Chinese Clinical Annual Book of Implant Dentistry

中国口腔种植临床精萃

（2022年卷）

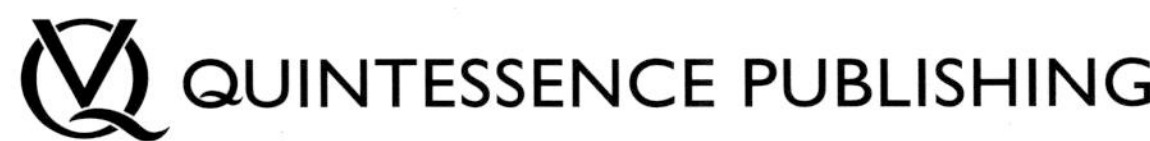

Berlin | Chicago | Tokyo
Barcelona | London | Milan | Mexico City | Moscow | Paris | Prague | Seoul | Warsaw
Beijing | Istanbul | Sao Paulo | Zagreb

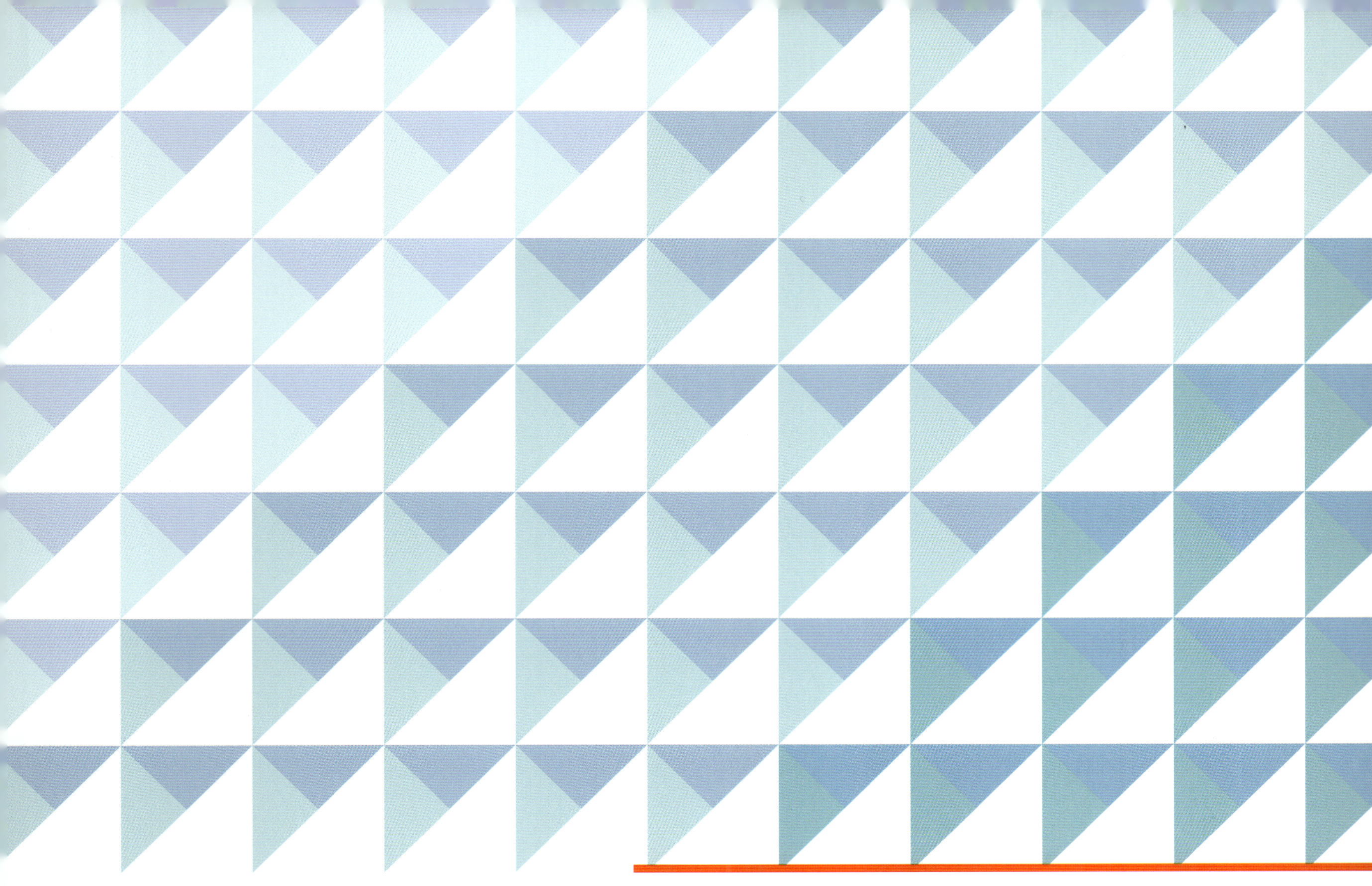

Chinese Clinical Annual Book of Implant Dentistry

（2022年卷）

中国口腔种植临床精萃

名誉主编　邱蔚六
主　　编　王　兴　刘宝林
执行主编　宿玉成
秘　　书　云　杨　徐　畅

北方联合出版传媒（集团）股份有限公司
辽宁科学技术出版社
沈　阳

图文编辑

杨 帆 刘 娜 张 浩 刘玉卿 肖 艳 刘 菲 康 鹤 王静雅 纪凤薇 杨 洋

图书在版编目（CIP）数据

中国口腔种植临床精萃. 2022年卷 / 王兴，刘宝林主编. —沈阳：辽宁科学技术出版社，2022.5

ISBN 978-7-5591-2414-2

Ⅰ. ①中… Ⅱ. ①王… ②刘… Ⅲ. ①种植牙－口腔外科学 Ⅳ. ①R782.12②R783.6

中国版本图书馆CIP数据核字（2022）第021833号

出版发行：辽宁科学技术出版社
（地址：沈阳市和平区十一纬路25号 邮编：110003）
印 刷 者：凸版艺彩（东莞）印刷有限公司
经 销 者：各地新华书店
幅面尺寸：240mm × 320mm
印 张：39
插 页：4
字 数：780 千字
出版时间：2022 年 5 月第 1 版
印刷时间：2022 年 5 月第 1 次印刷
策划编辑：陈 刚
责任编辑：金 烁 殷 欣 苏 阳 杨晓宇 张丹婷
封面设计：何 萍
版式设计：何 萍
责任校对：李 霞

书 号：ISBN 978-7-5591-2414-2
定 价：398.00 元

投稿热线：024-23280336
邮购热线：024-23280336
E-mail:cyclonechen@126.com js307883173@qq.com
http://www.lnkj.com.cn

中国口腔种植临床精萃

（2022年卷）

名誉主编

邱蔚六

主　　编

王　兴　刘宝林

执行主编

宿玉成

秘　　书

云　杨　徐　畅

编委名单（按姓名首字笔画为序）

Members of Editorial Board

前言

Preface

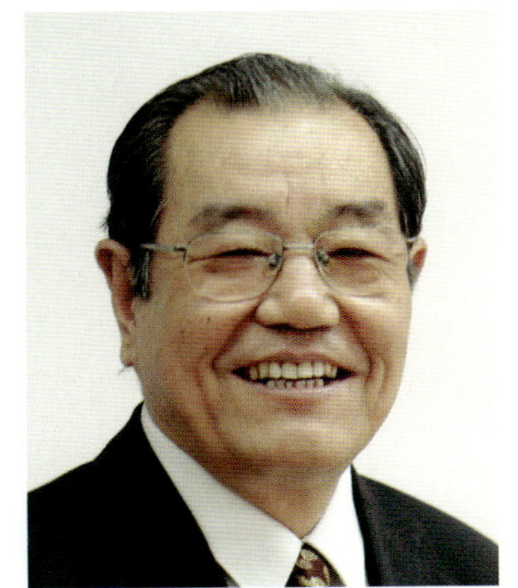

王　兴

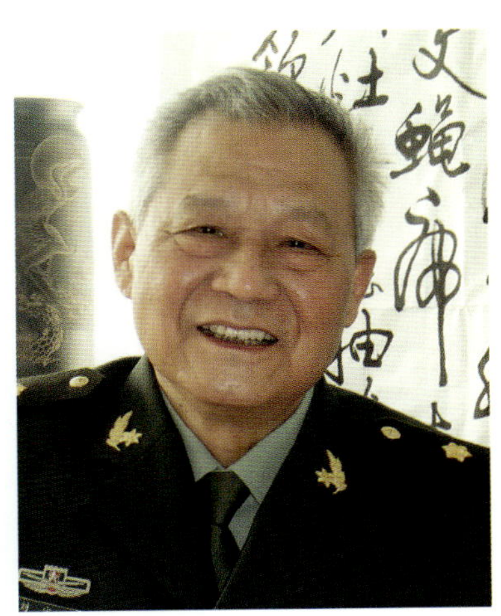

刘宝林

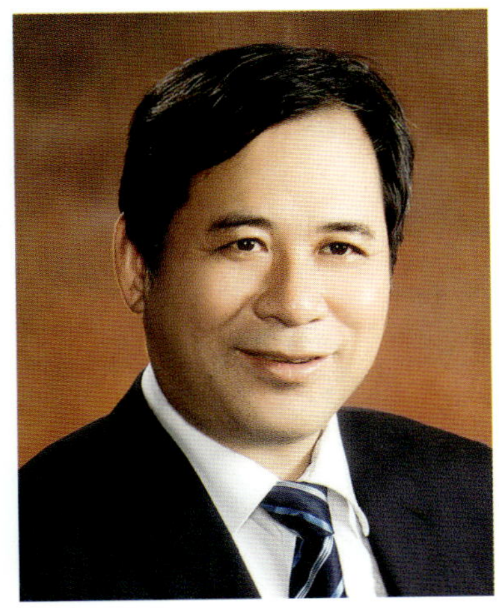

宿玉成

2012年，第一次“BITC口腔种植大奖赛”由北京口腔种植培训中心（BITC）主办，并作为中华口腔医学会在西安举办的第十四次学术会中的重要组成部分，投身于“中国口腔种植年”的学术洪流。自此“BITC口腔种植大奖赛”一直致力于推动口腔种植和相关骨再生临床事业的发展、促进口腔种植和相关骨再生临床技术的交流、鼓励临床医生收集和记录病例。

拾光盛典，不负韶华，2021年，BITC迎来了第十次口腔种植大奖赛。本次大奖赛根据病例类型分为骨增量主题分赛、牙列缺失种植治疗主题分赛、美学区种植治疗主题分赛和数字化种植治疗主题分赛，每个分赛的一等奖将进入总决赛。来自全国73名选手登台演讲，经48名专家认真、公正地评审、评分后，产生一等奖9名、二等奖18名、三等奖27名，及优胜奖21名，超过30万人次在线观看了本次为期4天的大奖赛。

在我国，口腔种植治疗起步较晚，但发展和普及的速度迅猛，口腔种植已经成为牙列缺损和牙列缺失的常规治疗方法之一，也成为当下口腔治疗项目中最为炙手可热的治疗方法。在各种门户网站、报刊、图书中均可看到相关的宣传，这使得口腔种植在民众中广泛普及，并已经形成了一个巨大的商业市场。

与传统修复方法相比，口腔种植治疗可分为种植治疗过程、种植治疗程序和种植治疗技术，包括种植治疗的诊断与设计、种植外科、种植修复、种植技工工艺、种植体周围维护及种植并发症的处理等诸多方面。在国内口腔种植迅速发展与广泛普及的过程中，虽取得巨大成绩，但同时也存在一些问题仍需不断提高，比如医生的临床水平、理论水平良莠不齐，临床资料收集及临床照片质量不高，难以拿出高水平病例报告等。

但令人欣慰的是，纵观BITC口腔种植大奖赛的10年，参赛病例数量不断增多、总体水平不断提高，内容涉及了口腔种植治疗的各个方面及颅颌面器官种植等很多先进的技术与方法，充分体现了近年来我国口腔种植技术的发展和口腔种植界的努力与成就。同时，我们欣慰地看到，参赛医生不仅有来自高等院校的知名专家、种植医生和在校研究生，也有来自民营口腔医疗机构的高水平种植医生，还得到了我国香港、澳门、台湾地区和海外医生的关注与积极参与。大奖赛的影响逐渐扩大，参与的医生数量逐年增加，其促进口腔种植临床水平提高的作用逐步显现。

为了促进口腔种植的健康发展，并广泛传播国内口腔种植的临床成果，BITC与辽宁科学技术出版社合作将入围大奖赛的病例和论文，以年鉴形式出版《中国口腔种植临床精萃》（2012—2022年卷），引起了业界的广泛关注和读者的好评。同时感谢辽宁科学技术出版社对《中国口腔种植临床精萃（2022年卷）》的大力支持。

此外，第十次BITC口腔种植大奖赛得到了业界朋友们的热心参与：士卓曼（北京）医疗器械贸易有限公司、盖思特利商贸（北京）有限公司、瑞士拓美/上海宇井贸易有限公司、北京瑞医博科技有限公司、辽宁科学技术出版社有限责任公司、人民卫生出版社、今日口腔、中华口腔医学杂志、中国口腔种植学杂志，至此，一并表示衷心感谢！

我们相信，出版《中国口腔种植临床精萃》和举办第十次BITC口腔种植大奖赛具有重要意义和价值，它将激励种植医生养成认真收集与整理病例的良好习惯，促进临床医生综合实力的提升，并展示我国口腔种植临床的发展水平。由于时间所限，本书难免出现争议和不妥之处，敬请读者指正。

我们希望，在明年《中国口腔种植临床精萃（2023年卷）》和BITC口腔种植大奖赛上看到更多的优秀医生参与，涌现出更多的优秀病例，中国口腔种植事业的发展一定会比今天更好！

最后，衷心感谢各位评委主席、各位评委专家不辞辛苦地付出，感谢各公司工作人员的日夜努力，感谢各位选手和导师的精心准备。在大家的共同努力下，中国口腔种植事业必将蓬勃发展！

2022年1月

致谢

Acknowledgements

本书收录病例均为第十次BITC口腔种植大奖赛4个分赛区中的获奖病例。在此，对各赛区的评委专家的辛苦付出表示感谢！同时对各位评委专家的精彩点评表示感谢！

评委专家名单（按姓名首字笔画为序）

万鹏　马国武　王立军　王丽萍　叶平　付钢　冯波　冯海兰　刘传通

刘洪臣　刘静明　杨晓喻　吴东　吴豪阳　邱立新　何东宁　何家才　余占海

邹立东　张玉峰　张志勇　张磊　陈江　陈明　陈波　欧阳翔英　季平

周延民　单小峰　孟焕新　孟维艳　胡文杰　柳忠豪　柳洪志　姜宝岐　姚江武

耿威　徐世同　徐欣　高永波　唐志辉　黄元丁　黄盛兴　宿玉成　董潇潇

路东升　谭包生　潘韶霞

目录
Contents

第1章 骨增量
Bone Augmentation

3 软硬组织增量的系统化种植流程治疗牙列缺损病例1例
马悦 杜习金 徐恋祎 曹颖光 宋珂

7 美学区单牙种植软硬组织增量1例
陆丞 邱立新 杨洋 翟树勇

12 下颌骨大面积骨缺损的牵引成骨+帐篷钉植骨联合种植修复
钱文涛 邹多宏

15 前牙美学区牙本质块技术水平向骨增量1例
冉雄文 喻娜 舒婷婷 张华丰 黄元丁

19 数字化GBR模拟技术联合外科导板在前牙区水平向骨增量中的应用研究
付钰 王茂夏 莫安春

22 患重度牙周病变的上下颌磨牙采用两种牙槽嵴保存方法术后种植修复效果观察（附1例6年诊疗随访分析）
张浩筠 危伊萍 胡文杰 徐涛 刘云松

29 自体牙本质片栅栏技术在前牙水平向骨量严重不足情况下的骨增量1例
赵莹琼 张敬阳 冯波 曾婷雯

33 前牙区同位骨环同期植入种植体1例
窦一萍 吕梦皓 郜康 何奕琳 马瑞洪
俞淑佳 曹诗钰 马攀

36 循序渐进——前牙美学区双次Onlay植骨种植1例
刘雨蒙 袁长永 李晓明 秦雁雁 李晓飞 王鹏来

40 Onlay植骨技术应用于上颌多颗前牙缺失伴重度骨缺损1例
刘金 赵雅君 袁小宇 宋丰 郭媛媛 兰晶

44 下颌垂直向骨增量及上颌少量软硬组织增量的种植修复1例
何冰浩

49 上颌前牙区引导骨组织再生种植修复5年观察1例
范挽亭

53 改良Onlay植骨术在上颌前牙连续缺失垂直向骨增量中的应用1例
黄培竣 陈中仁 陈雪 彭琳

57 块状骨移植联合角化龈游离移植修复下颌后牙区水平向骨量不足1例
黄铭浩 尚德浩

61 “向左走or向右走”——埋伏阻生齿致严重骨缺损的不同治疗方案比较
董伊雯 倪初蕾 刘劲松 刘登峰 卢文星 刘传通

65 上颌前牙区慢性根尖周炎伴大面积骨缺损行引导骨组织再生后延期种植病例报告1例
蒋澍

70 青少年外伤导致的美学区连续缺失：阶段性软硬组织保存及增量
薛菲 袁泉 彭琳

74 上颌前牙缺失邻近区环状取骨自体骨移植同期种植体植入
王郸 郭传波

78 CGF在美学区不翻瓣即刻种植中的应用
丘科栋 周伟光 完正

81 下颌后牙区严重骨缺损钛板植骨1例
朱慧琳 张艳婧

84 上颌牙列缺损种植修复1例
刘洁 孙蕾

88 上颌后牙垂直向骨量不足GBR后导航种植
刘楠楠 贾玉红

92 上颌前牙区骨缺损种植修复1例
李冬爽 谢奇效 完正

96 牙槽嵴顶GBR联合上颌窦底提升术病例报道7例
郑嘉宝 高文莫 罗晨晨 陈明

100 下颌后牙区垂直向骨增量种植修复
贺兴夏 徐世同

104 上颌窦整骨块提升的病例报告
莫君杰 张松涛 孟国辉

108 香肠技术应用于前牙多颗缺失骨增量-种植联合正畸治疗1例
崔飞燕 王峰 孙明旭

第2章 牙列缺失种植治疗

Implant Therapy for Edentulous Patients

115 数字化复制及颌位关系转移——全口种植固定修复重建1例

丁茜 张磊 浦婷婷 徐宏 康艳凤 谢秋菲 周永胜

120 三维扫描结合CBCT配准技术助力下颌无牙颌全程数字化即刻种植修复

马博文 耿威

124 计算机辅助导板引导上颌牙列即刻种植即刻修复3.5年随访病例1例

于惠 柳忠豪

128 数字化技术引导下的牙周炎患者全口种植咬合重建1例

米雪 苏镇亚 刘洋 莫安春

132 数字化导板引导下慢性牙周炎患者全口即刻种植即刻负重病例

王爽 汤雨龙

137 数字化序列导板+预成临时修复体辅助全口即刻种植即刻修复

焦铁军 傅娜 罗晓丁

141 数字化导板引导牙周炎患者下颌无牙颌种植固定修复

王文雪 李欣 赵保东

145 新殆学理念指导下的全口种植咬合重建病例1例

邬薇薇 刘长云 谭绮英 徐世同

151 数字化导航引导下重度骨萎缩患者的穿颧种植修复1例

汤易 汤春波

154 骨支持式数字化导板引导下颌All-on-4种植修复1例

吴凯鑫 李晓明 李晓飞 魏路明 王鹏来

158 Pro-Arch上颌全口种植固定义齿修复36个月随访观察1例

高君昭 邓悦 王燕

161 种植钉支持式导板引导上颌种植固定修复1例

孙明旭 付兴周 王妮 曹玲瑜 高云飞

166 终末期牙列的功能重建1例

张国用 张瑞杰

171 数字化技术引导下的全口种植咬合重建病例报告1例

蒋澍

第3章 美学区种植治疗

Implant Therapy in Esthetic Zone

181 即刻种植联合改良根膜技术治疗双侧上中切牙连续缺失1例

李少冰 徐淑兰 黄雁红 高岩 吴靖漪

卢委英 吴郁祥 程璐 黄喆逊

185 面部美学引导下的上颌前牙连续缺失全程数字化种植修复1例

张晓琳 蔡潇潇

189 早期种植同期GBR+多次-多种软组织增量治疗上颌前牙连续缺失1例

王妙贞 刘峰

193 盾构技术在前牙美学区连续缺失即刻种植中的应用

段思意 汤雨龙

199 知行合一，循序渐进——美学区连续缺失的种植修复软组织管理1例

苏镇亚 张介冰 李诗琪 莫安春

203 以侧貌为引导的软硬组织轮廓重建——III类错殆畸形伴重度牙周病的美学修复

张笑涵 彭琳 袁泉

208 软硬兼施——美学区种植的轮廓重建1例

王美洁

212 美学区连续缺失伴软硬组织缺失的多学科联合治疗

刘臣汉

216 响扣临时基台辅助粉色美学管理数字化即刻修复1例

李妍熹 杨晓庆 蒋金鑫 曲涛 姚洋 华成舸

219 数字化引导下美学区即刻种植即刻修复联合贴面应用1例

李诗琪 苏镇亚 李丹 莫安春

223 数字化导航引导下美学区连续缺失种植修复及天然牙根面覆盖1例

张雁君 杨仁丽 袁泉 杨醒眉

228 上颌前牙连续缺失早期种植伴钛网骨增量1例

廖梦琳 王黎

231 数字化全程导板引导前牙美学区连续种植修复1例

李晶 梅东梅 赵保东

235 连续多颗上颌前牙即刻种植即刻修复——结合数字化技术量化分析软组织轮廓变化

刘亚 董文静 李晓飞 秦雁雁 耿晓庆

魏路明 王鹏来

239 美学区单颗牙微创拔除后即刻种植即刻修复1例
李嘉慧 张馨文
243 前牙美学区根盾术即刻种植1例
姚晨阳 梅东梅 赵保东
247 美学区单颗牙即刻种植即刻修复1例
曹霄宇 刘璐 陆春露

第4章 数字化种植治疗
Digital Implant Therapy

255 美学区多颗牙连续缺失全程数字化种植修复1例
严宇巍 耿威
259 Smart数字化流程在前牙连续缺失病例中的应用
杨真瑜 吴庆庆
263 “软硬兼施”—— 数字化龈缘-骨缘指示导板应用于上颌前牙区龈缘塑形1例
把丽根·伯拉提汉 满毅
267 数字化下颌腓骨重建+种植固定修复1例
邹华伟 邓江 黄元丁
271 电子面弓及序列引导理念联合应用于准牙列缺失患者种植修复1例
赵瑜越 黄雁红 黄英 容明灯 张雪洋
274 “谋定后动”——数字化技术在前牙美学种植中的应用
徐海洋 徐世同
278 数字化引导上颌牙列缺损种植修复1例
陈媛 苏镇亚 莫安春
282 基于单数据源无牙颌种植设计及导航手术一次就诊方案
国丹妮 潘韶霞 周永胜 葛严军
286 动态导航辅助U形骨劈开精准种植1例
周倩冰 陈剑宇 张耀芳 夏文静 彭琰 唐华 姚洋
289 化繁为简——数字化殆托辅助简化全口种植修复流程
黄李蓉 王茂夏 李丹 莫安春
291 椅旁数字化种植钉式导板引导上颌无牙颌微创种植即刻负重1例
刘兴旺 曹玲瑜 高云飞 孙明旭
295 数字化精准种植体定位在无牙颌种植修复中的应用
刘雯君 许铭炎

第1章
骨增量
Bone Augmentation

软硬组织增量的系统化种植流程治疗牙列缺损病例1例

马悦　杜习金　徐恋祎　曹颖光　宋珂

摘要

目的：评价骨增量和软组织增量在软硬组织不足位点种植治疗的临床应用效果，探讨系统化的种植流程在治疗牙列缺损病例中的临床实践要点。**材料与方法：**外伤后软硬组织不足的下颌牙列缺损患者1例，选择Axiom BL REG种植体、纯钛马泷桥和氧化锆全瓷冠修复，并辅以序列化软硬组织增量方法完成系统化的种植修复治疗计划。按照术前的治疗计划拔除缺牙位点残根，同时应用引导骨组织再生（guided bone regeneration，GBR）技术行水平向骨增量。术后7个月以修复为导向在数字化导板下植入种植体，种植手术后4个月行腭部带上皮结缔组织移植及前庭沟加深术。3个月后待软组织愈合良好，行二期手术，放置愈合基台。二期手术2个月后完成纯钛马泷桥及氧化锆全瓷冠最终修复。**结果：**通过GBR骨增量技术恢复患者缺牙位点水平向骨量，使之满足种植治疗所需的牙槽嵴宽度。利用软组织移植和前庭沟加深术可在一定程度弥补角化龈不足，加深前庭沟。同时秉持“以终为始”的治疗方案，通过口外蜡型设计、口内mock-up、数字化种植设计、转移面弓及颌位关系等方法共同辅助完成种植治疗计划。通过完整的系统化术前设计及严谨的序列化临床操作，最终成功完成了整个种植治疗计划。故对于水平向骨量不足及软组织量不足的患者，经过骨增量和软组织增量等系统化治疗，可使种植修复治疗取得较为满意的临床效果。

关键词：水平向骨增量；引导骨组织再生技术；软组织移植；数字化导板

一、材料与方法

1. 病例简介　44岁女性患者。主诉：车祸外伤3个月，已于我院行颌面部骨折复位固定术，现要求种植修复缺失牙。口内检查：32-45缺失（图1）；缺牙区刃状牙槽嵴（图2）；牙龈无红肿；右侧下颌前庭沟较浅；上下颌咬合关系正常。CBCT示：缺牙区牙槽骨水平向骨量不足（图3）；44、45残根。

2. 诊断　下颌牙列缺损。

3. 治疗计划

（1）于32-45区域行GBR水平向骨增量。

（2）于32、41、43、45位点植入种植体。

（3）行软组织增量。

（4）上部结构行纯钛马泷桥加氧化锆全瓷冠修复。

4. 治疗过程

（1）根据蜡型及口内mock-up制订种植治疗计划（图4）。

（2）牙槽嵴水平向骨增量：常规消毒准备，阿替卡因于33-46牙位行浸润麻醉，32-45行牙槽嵴顶切口，33牙位行角形切口，46牙位行牙龈切口，翻瓣，显露术野（图5）。拔除44、45残根，清理术区，同期行GBR水平向骨增量。于46根方靠近外斜线位置收集自体骨（图6），并与Bio-Oss骨粉0.5g进行混合（图7）。开放骨髓腔后（图8），植入Bio-Oss骨粉混合物（图9），并利用唇舌侧5颗膜钉固定Bio-Gide胶原膜（25mm×25mm）（图10）。最后无张力缝合，关闭创口（图11）。

（3）骨增量术后7个月复查：拍摄CBCT（图12），进行数字化排牙（图13），与CBCT在计算机端进行拟合后进行植入位点设计，制作数字化静态导板。

（4）种植体植入：骨增量术后7个月，常规消毒准备，阿替卡因于33-46牙位行浸润麻醉，32-45行牙槽嵴顶切口，33、46牙位行牙龈切口，翻瓣，显露术野（图14，图15）。数字化导板引导下于32（Axiom BL REG 3.4mm×10mm）、41（Axiom BL REG 3.4mm×10mm）、43（Axiom BL REG 4.0mm×10mm）、45（Axiom BL REG 4.0mm×8mm）位点植入种植体（图16，图17）。无张力缝合，关闭创口（图18），并拍摄CBCT（图19）。

（5）软组织增量：种植术后3.5个月拍摄CBCT（图20）。常规消毒准备，阿替卡因于33-46牙位行浸润麻醉，32-45行牙槽嵴顶切口，两侧垂直切口。半厚瓣预备受植床，行根向复位瓣，以加深前庭沟（图21，图22）。制取腭部带上皮结缔组织游离瓣，腭部供区覆盖医用胶原蛋白海绵，丝线交叉压迫缝合（图23，图24）。软组织移植物采用PTFE不可吸收缝线，以穿骨膜的交叉压迫固定为主、边缘对位间断缝合为辅，固位良好（图25，图26）。

（6）种植二期手术：软组织愈合3个月后行二期手术，放置愈合基台

作者单位：华中科技大学同济医学院附属同济医院

通讯作者：宋珂；Email: songke_coco@163.com

（图27～图29）。

（7）取模：制取初印模，制作个性化托盘（图30），转移面弓记录颌位关系（图31），利用夹板式开窗转移杆制取终印模（图32）。

（8）试戴铝支架：模型上制作铝支架，行蜡型排牙，于口内试戴铝支架（图33）。

（9）试戴纯钛马泷桥（图34）。

（10）最终修复，完成戴牙（图35，图36）。

（11）最终修复6个月后复查（图37，图38）。

二、结果

在“以终为始”的治疗原则下，该病例通过术前完善的数字化设计，辅以骨增量和软组织增量等系统化临床治疗流程，解决了患者水平向骨量及软组织质量不足的问题；通过连续种植、纯钛马泷桥及氧化锆全瓷冠完成缺牙位点的修复治疗，恢复缺损牙列的完整性，满足患者对功能和美观的需求。

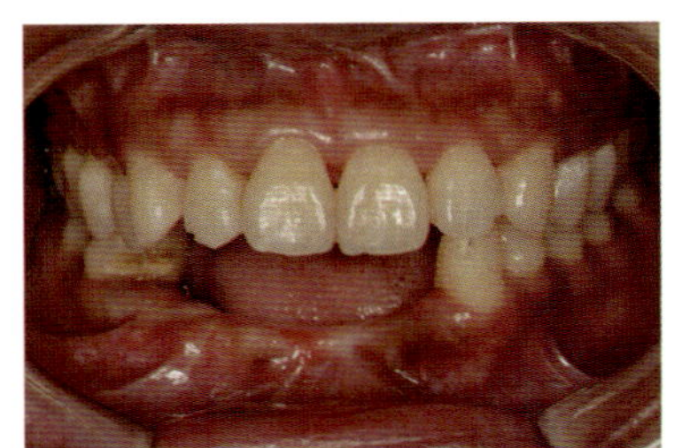

图1 初诊正面咬合像

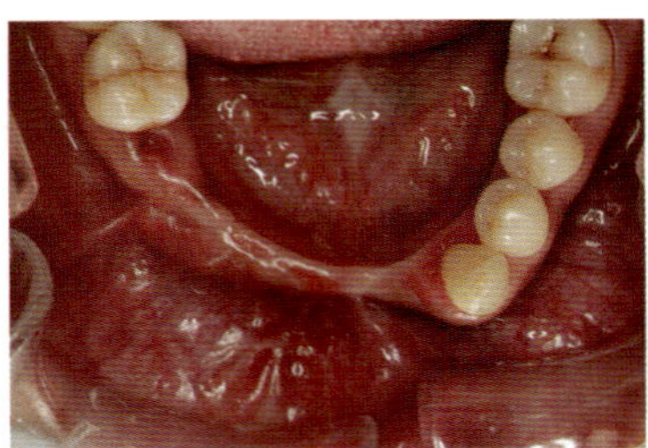

图2 初诊𬌗面像——水平向骨量不足

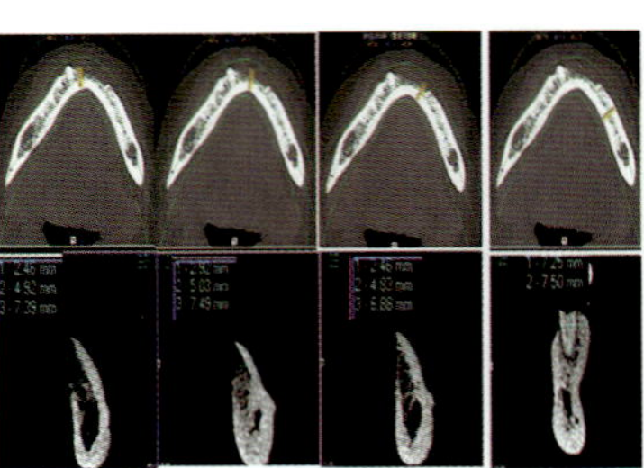

图3 初诊CBCT图像——水平向骨量不足，44、45残根

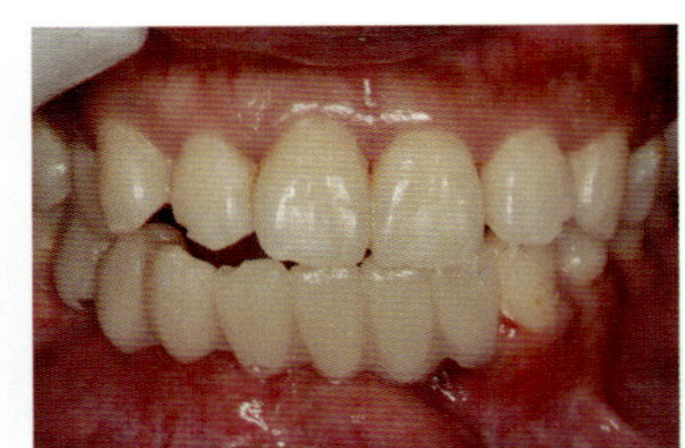

图4 口内mock up——根据蜡型设计及口内mock up制订种植治疗计划

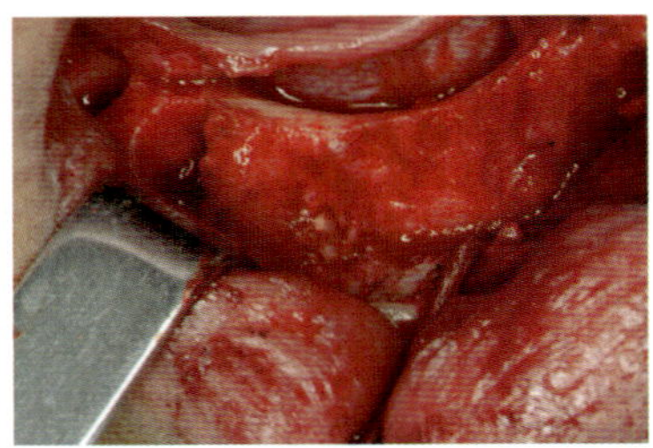

图5 GBR水平向骨增量术中——切开翻瓣，可见水平向骨量不足、残根及清创术后软组织内残留的异物

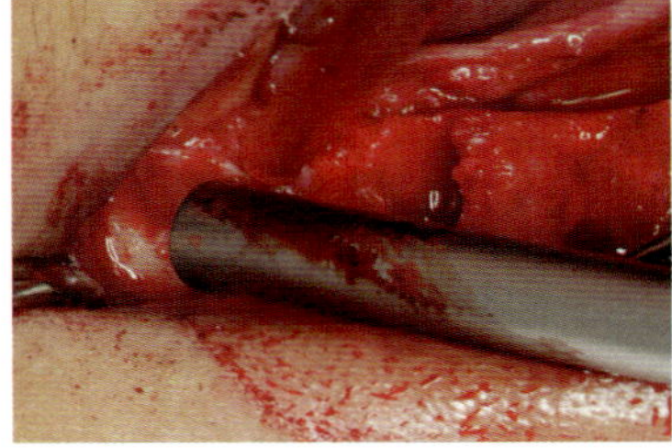

图6 GBR水平向骨增量术中——于46根方靠近外斜线位置制取骨碎屑

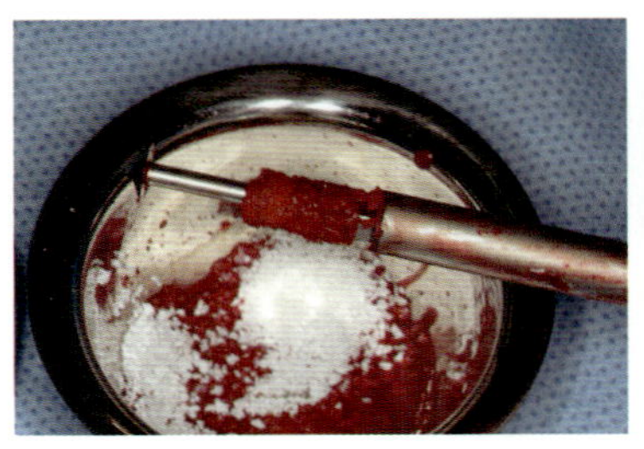

图7 GBR水平向骨增量术中——自体骨碎屑与Bio-Oss骨粉进行混合

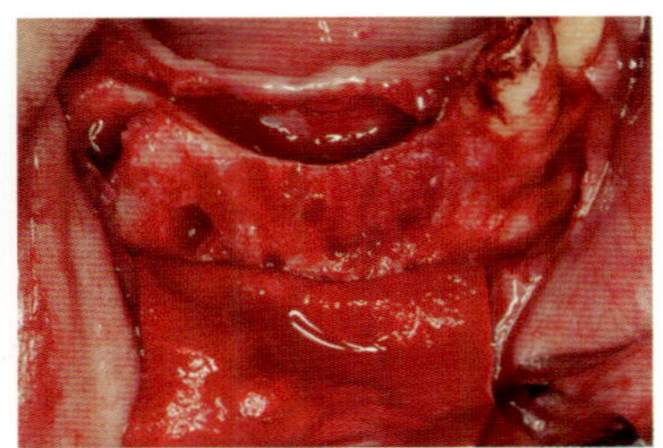

图8 GBR水平向骨增量术中——预备滋养孔

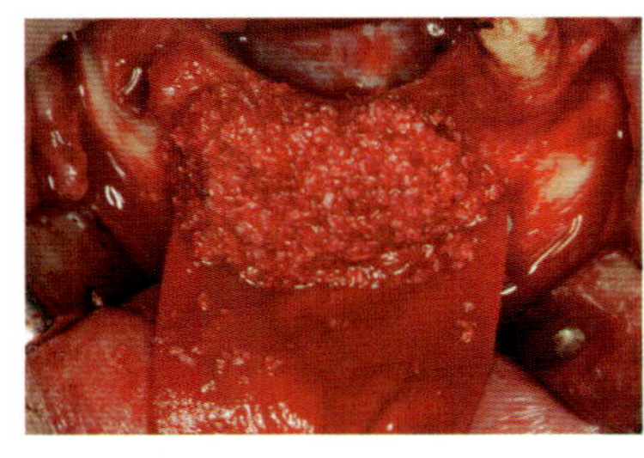

图9 GBR水平向骨增量术中——植入Bio-Oss骨粉混合物

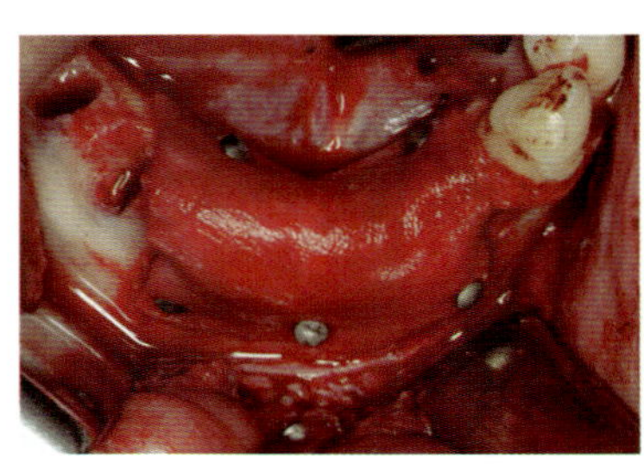

图10 GBR水平向骨增量术中——唇舌侧5颗膜钉固定Bio-Gide胶原膜

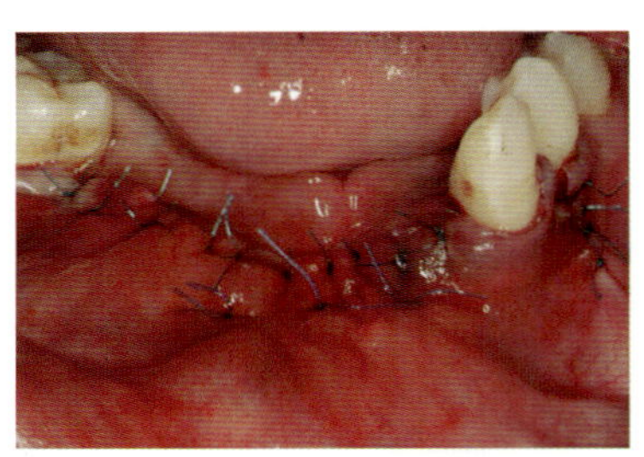

图11 GBR水平向骨增量术毕——无张力缝合，关闭创口

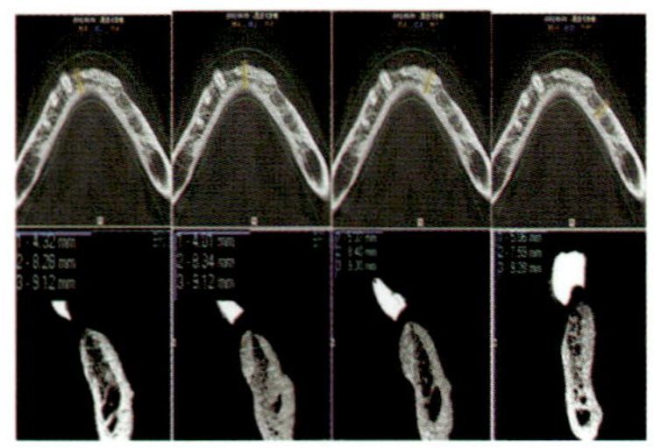

图12 GBR水平向骨增量术后7个月CBCT——可见骨增量效果显著

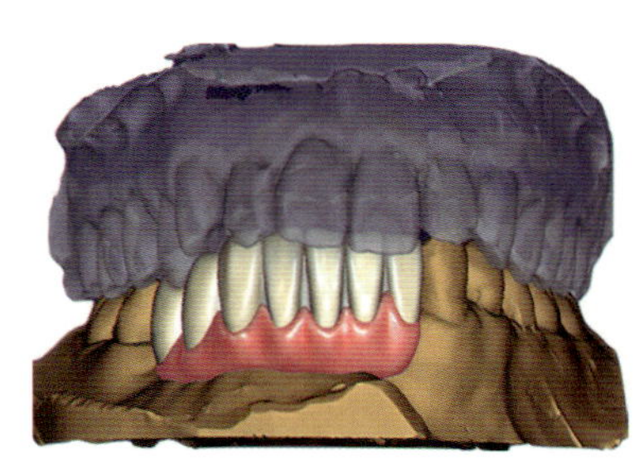

图13 利用数字化排牙进行种植位点设计

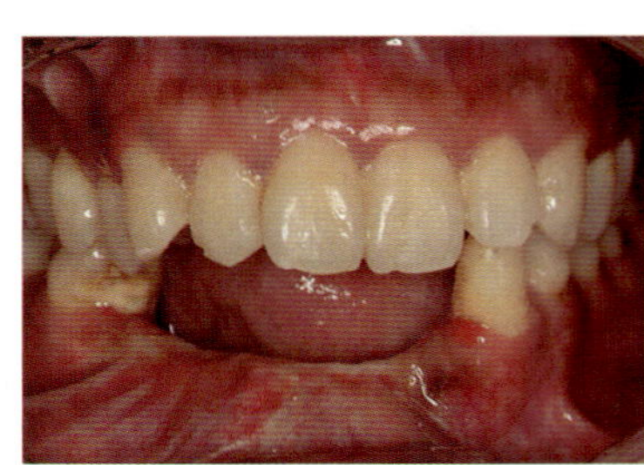

图14 骨增量术后7个月复查正面咬合像

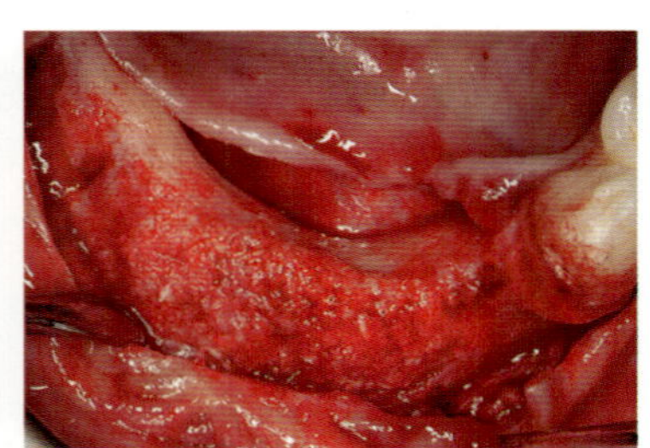

图15 种植手术中翻瓣——骨增量效果良好

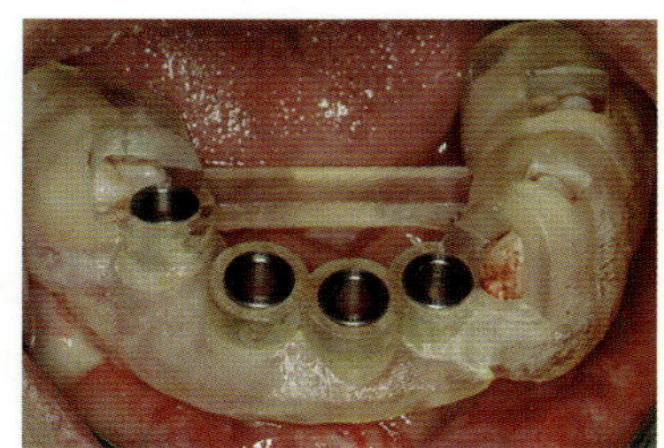
图16　导板辅助种植——导板引导下进行种植位点定位

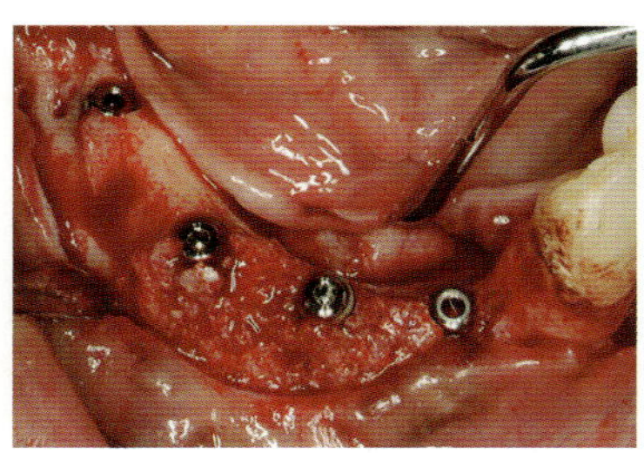
图17　术中植入种植体——导板引导下植入4颗Axiom BL REG种植体

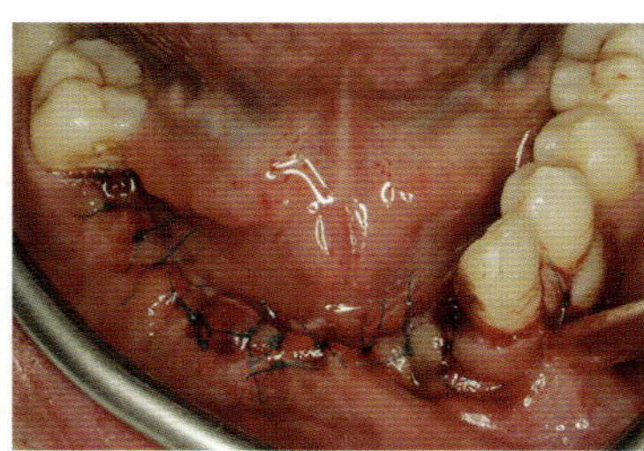
图18　种植手术毕——无张力缝合，关闭创口

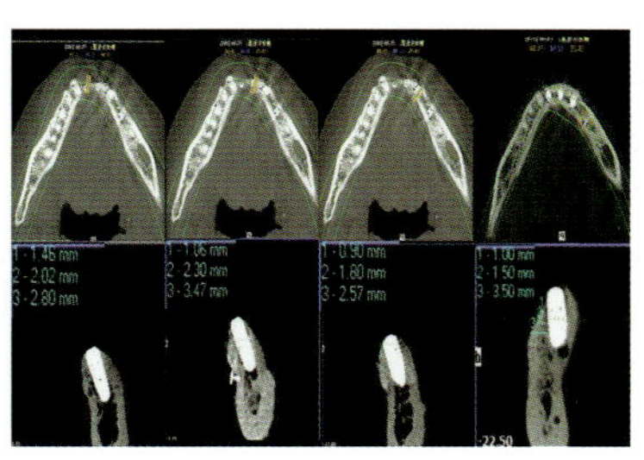
图19　种植手术当天CBCT图像——种植体三维位置良好

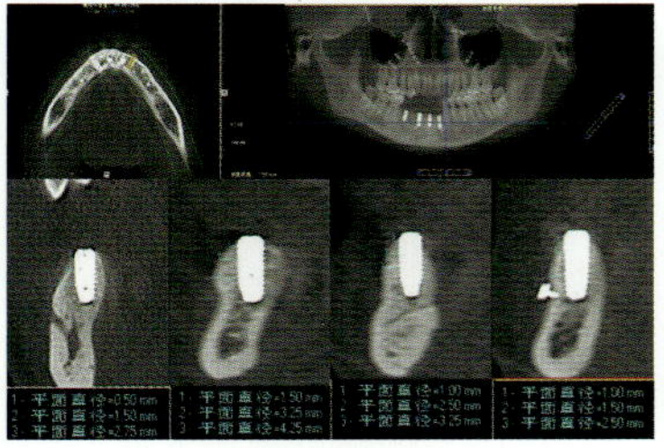
图20　种植术后3.5个月CBCT图像——种植体周骨密度良好，水平向骨量可

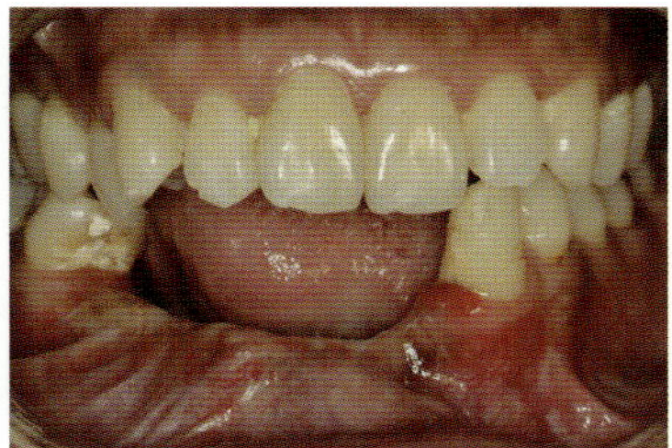
图21　软组织增量术前正面咬合像——种植位点软组织量不足

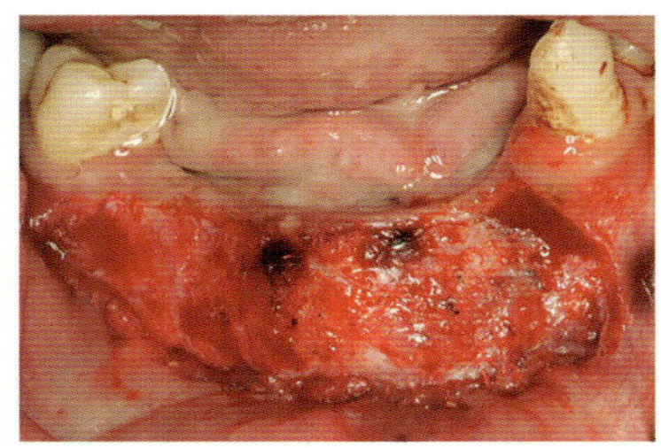
图22　软组织移植术中——半厚瓣预备移植床，行根向复位瓣，以加深前庭沟

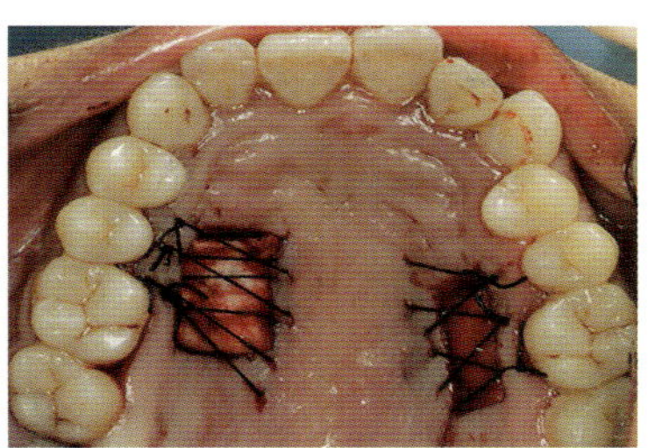
图23　软组织移植术后腭部像——腭部供区覆盖医用胶原蛋白海绵，丝线交叉压迫缝合

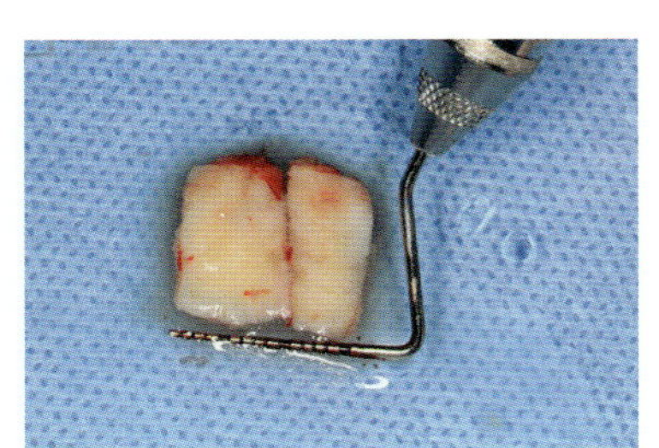
图24　取腭部带上皮结缔组织游离瓣——制取游离瓣量足，状态良好（13mm × 14 mm）

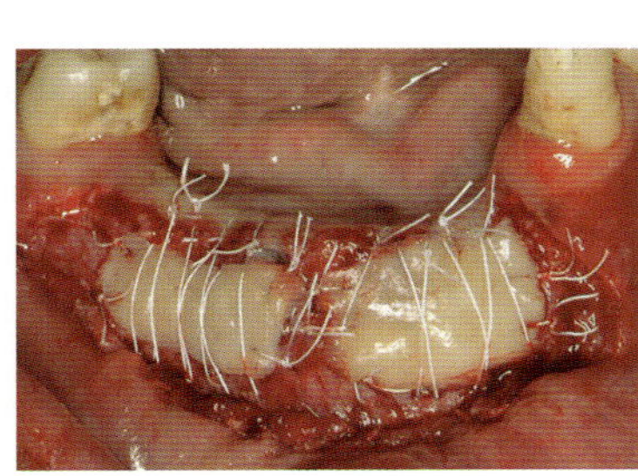
图25　软组织移植术后唇面像——前庭沟深度可

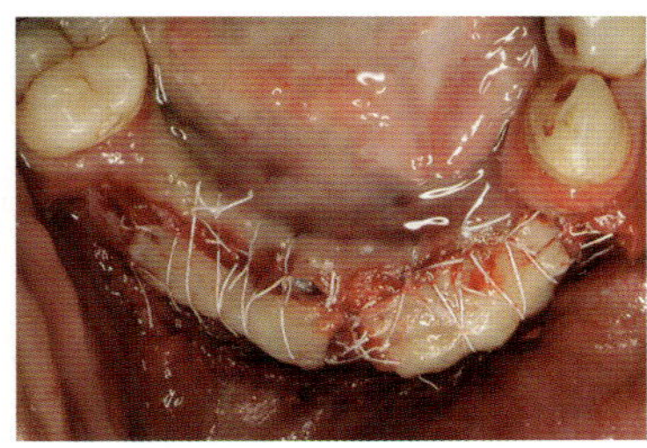
图26　软组织移植术后骀面像——软组织移植物采用PTFE不可吸收缝线，以穿骨膜的交叉压迫固定为主、边缘对位间断缝合为辅，固定良好

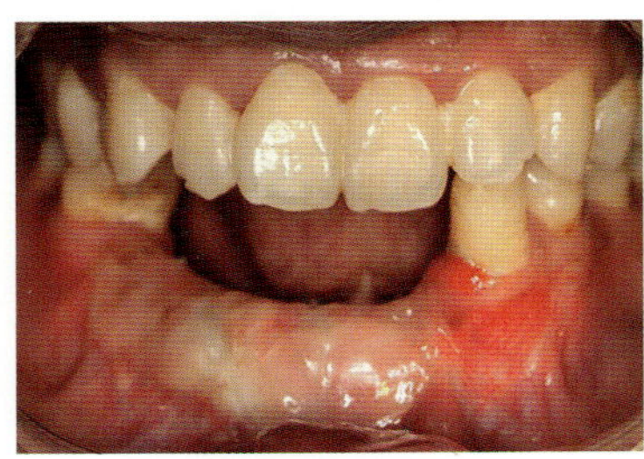
图27　软组织增量术后14周正面咬合像——前庭沟深度得到改善

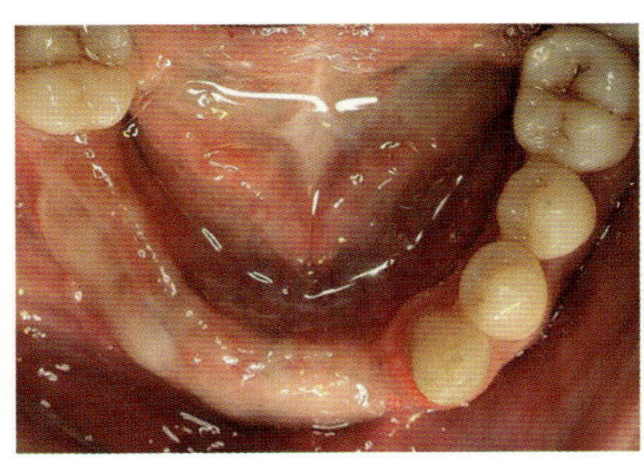
图28　软组织增量术后14周骀面像——软组织愈合良好，牙槽嵴丰隆

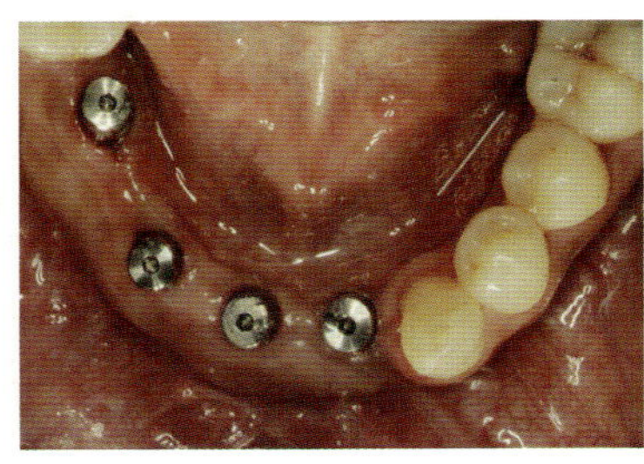
图29　种植二期手术——暴露种植体颈部

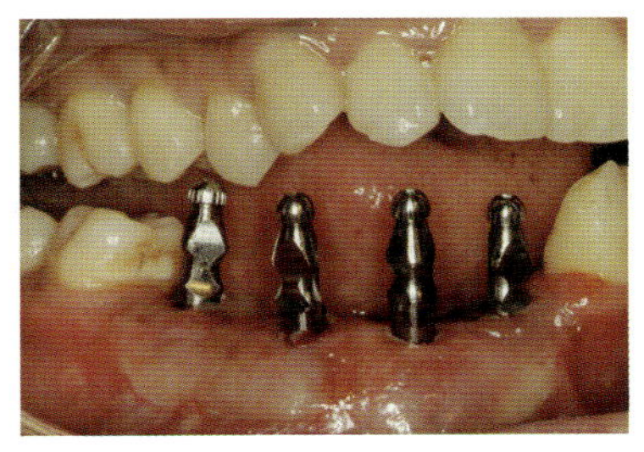
图30　制取初印模——非开窗式转移杆制取初印模，制作个性化托盘

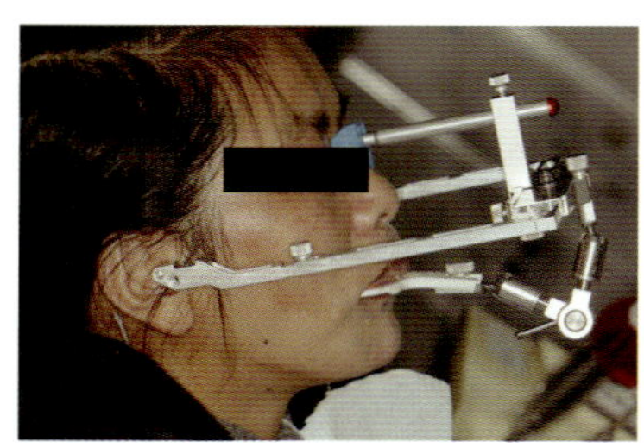
图31 面弓转移——面弓转移上颌骨位置

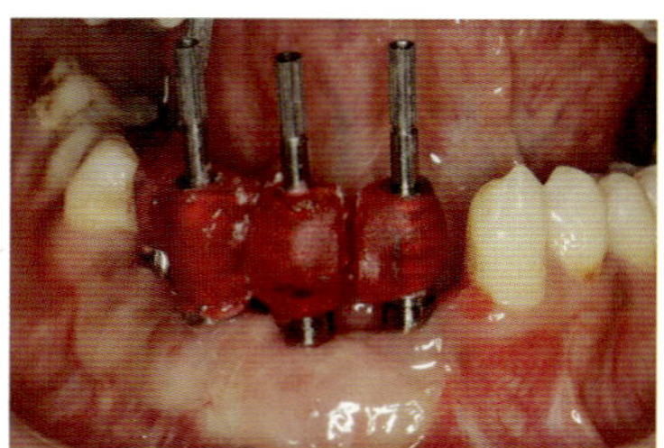
图32 制取终印模——夹板式开窗转移杆制取终印模

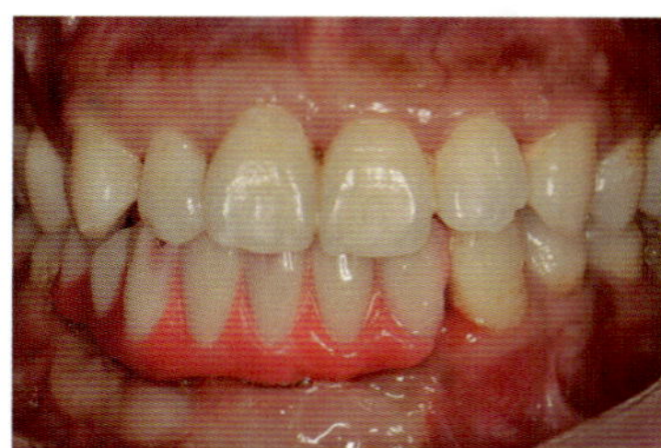
图33 口内试戴铝支架——铝支架试戴效果良好

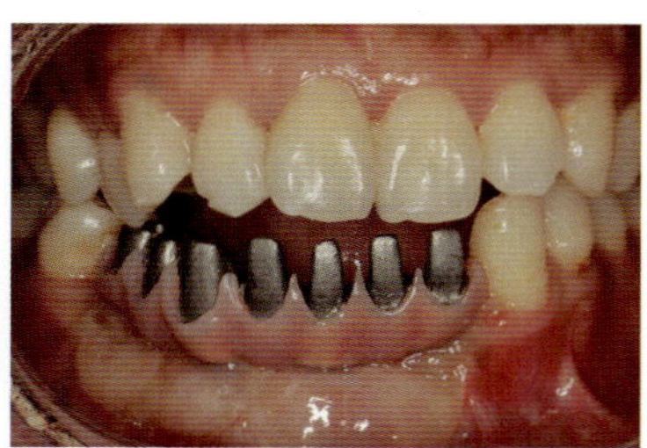
图34 复查试戴纯钛支架——纯钛支架试戴效果良好

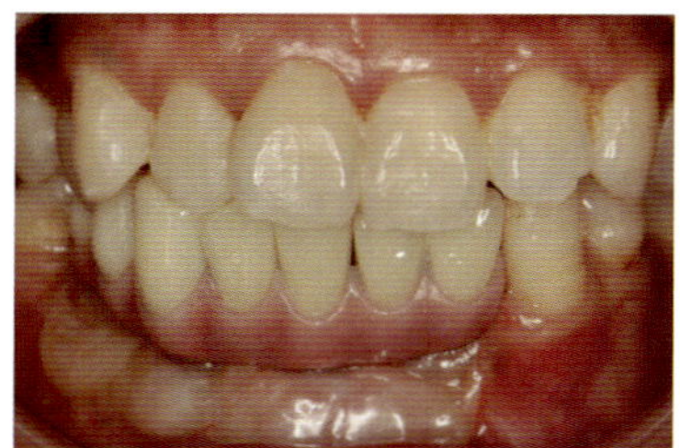
图35 最终戴牙正面像——纯钛马泷桥及氧化锆全瓷冠最终修复体就位良好、形态可

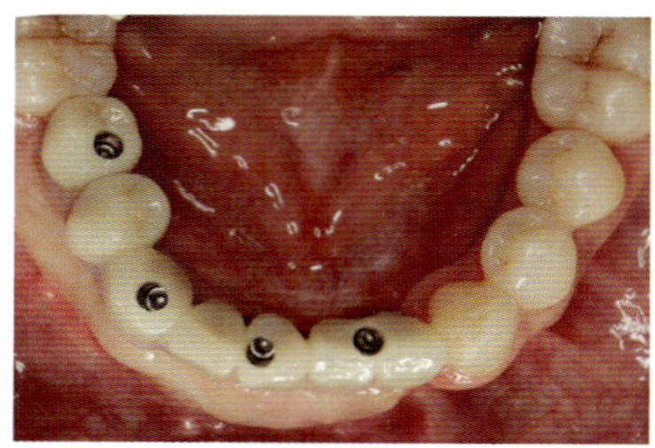
图36 最终戴牙殆面像——最终修复体形态可、骨弓轮廓丰满、前庭沟深度可

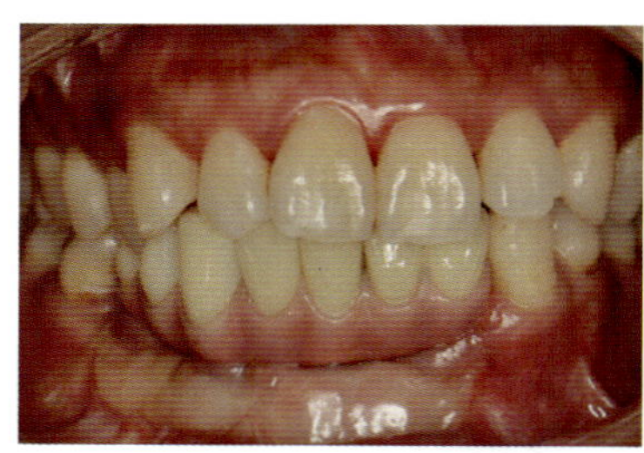
图37 最终修复6个月后复查正面咬合像——软硬组织效果较为稳定

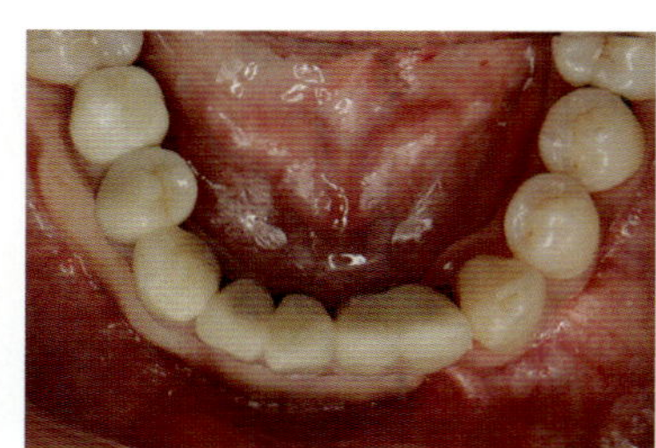
图38 最终修复6个月后复查殆面像

三、讨论

对于该类骨量及软组织量不足的患者，需在术前结合临床检查及CBCT检查结果进行综合评估，秉持“以终为始”的治疗原则，严格把控种植治疗适应证，制订完整、科学的系统化种植计划才有望达到更佳的临床治疗效果。GBR技术已被证实是一种成功的骨增量方式，通过屏障膜及骨移植材料维持空间，可引导新骨组织再生。然而，GBR具有较高的技术敏感性，需要严格遵守PASS原则，才能最大限度地获得可预期的骨增量效果。

正确的三维植入位置，是保证功能和美学长期稳定维持的重要因素。2015年第4届EAO共识会，专门将数字化设计及手术导板纳入讨论议题，提出与自由手植入的方式相比，数字化设计引导手术能够明显提高植入的精确度。故本病例选择在牙支持式数字化半程导板引导下精准植入4颗种植体。

然而，外伤及多次翻瓣手术使患者术区显现出角化龈及前庭沟深度明显不足的临床表现。2015年第4届EAO共识会提出软组织增量程序能够增加软组织厚度及角化龈宽度，有助于实现更佳的美学效果及更长久的种植体周生物学封闭。因此，我们在种植体形成良好骨结合后，通过根向复位瓣增加前庭沟深度，同时利用腭部带上皮结缔组织游离瓣行角化龈移植，使术后形成了足够的角化龈宽度和较为满意的前庭沟深度。

针对此类复杂临床病例，在经过系统化治疗后获得较为理想的临床效果，提示在为缺牙位点软硬组织条件不佳的患者制订种植方案时，可考虑在植入种植体前期为种植骨床创造良好条件，保证正确的三维植入位置，后期可对种植体周软组织进行扩增及前庭沟塑形，有益于种植体周软硬组织长期稳定的功能及美学维持。这种“以终为始”的系统化序列治疗有助于成功实践整个治疗计划，达到预期的临床效果。

参考文献

[1] Howe MS, Keys W, Richards D. Long-term (10-year) dental implant survival: A systematic review and sensitivity meta-analysis[J]. J Dent, 2019, 84:9-21.
[2] Wang HL, Boyapati L. “PASS” principles for predictable bone regeneration[J]. Implant Dent, 2006, 15(1):8-17.
[3] Hämmerle CH, Cordaro L, van Assche N, et al. Digital technologies to support planning, treatment, and fabrication processes and outcome assessments in implant dentistry. Summary and consensus statements. The 4th EAO consensus conference 2015[J]. Clin Oral Implants Res, 2015, 26 Suppl(11):97-101.
[4] Sicilia A, Quirynen M, Fontolliet A, et al. Long-term stability of peri-implant tissues after bone or soft tissue augmentation. Effect of zirconia or titanium abutments on peri-implant soft tissues. Summary and consensus statements. The 4th EAO Consensus Conference 2015[J]. Clin Oral Implants Res, 2015, 26 Suppl (11):148-152.

美学区单牙种植软硬组织增量1例

陆丞　邱立新　杨洋　翟树勇

摘要

目的： 探究美学区早期种植如何获得满意的粉白美学效果。美学区种植一直以来都是种植专业的热门话题，根据患者的实际情况，医生可能会采用即刻种植、早期种植或延期种植的治疗策略。即刻种植存在适应证条件苛刻、技术敏感性高等因素，早期种植或延期种植也存在一期手术后软硬组织的缺损导致外形轮廓塌陷的美学风险。在本病例中，笔者通过软硬组织增量的方式，恢复并保存了美学区外形轮廓，获得了理想的修复效果。**材料与方法：** 患者因外伤导致中切牙根折，剩余牙根已在就诊前1周于外院拔除，不具备即刻种植的条件。CBCT显示剩余唇侧骨板菲薄，可能存在一定程度的垂直向骨缺损，属于美学高风险病例。笔者通过早期种植同期骨增量、二期手术同期软组织增量、种植体支持式过渡义齿修复+螺丝固位氧化锆基台一体冠修复的方式，获得了理想的粉白美学效果。**结果：** 种植体周骨结合良好，种植体三维位置理想，完成修复后WES/PES评分分别为10分、13分，软硬组织增量恢复并保存了唇侧外形轮廓，骨增量术后2年随访显示种植体周骨结合稳定，软组织形态稳定，患者满意度高。**结论：** 美学区早期种植通过软硬组织增量的方式能够有效恢复和保存唇侧外形轮廓，获得良好的美学效果。

关键词： 美学区种植；骨增量；软组织增量

一、材料与方法

1. 病例简介　26岁男性患者。主诉：要求修复缺失牙。现病史：曾于2019年12月3日因外伤导致前牙根折，于外院拔除剩余残根，12月10日就诊北大口腔医院第四门诊部。既往史：患者身体健康，无系统性疾病史，免疫功能正常，不吸烟。口内检查：全口卫生情况良好，21缺失，拔牙窝软组织闭合，未见明显渗出，龈缘曲线、龈乳头高度都和对侧存在不协调（图1），唇侧丰满度存在一定程度塌陷。CBCT示：唇侧骨板菲薄，仅剩余0.4mm左右，有可能存在垂直向骨缺损（图2）；邻面牙槽嵴顶距龈乳头高度约3mm（图3），近远中缺牙间隙宽度约8.8mm（图4）。白色美学分析显示，切缘的位置和切缘曲线整体比较协调，中切牙的宽长比大约83%，较标准的79%略高，缺牙间隙的宽度和对侧基本一致，前牙区牙冠的宽度比处在可接受的范围内（图5）；粉色美学分析显示，龈缘曲线不协调，龈高点位置偏低，龈乳头高度不足（图6），唇侧软组织丰满度存在一定程度的欠缺（图7）。美学风险评估中，12项结果内有5项为低风险因素，5项为中风险因素（其中牙槽嵴解剖的风险因素存在高风险可能性），2项为明确的高风险因素（表1）。

2. 诊断　上颌牙列缺损。

表1　美学风险评估

美学风险因素	风险水平		
	低	中	高
健康状况	健康，免疫功能正常		免疫功能低下
吸烟习惯	不吸烟	少量吸烟，<10支/天	大量吸烟，>10支/天
患者美学期望值	低	中	高
唇线	低位	中位	高位
牙龈生物型	低弧线形、厚龈生物型	中弧线形、中龈生物型	高弧线形、薄龈生物型
牙冠形态	方圆形	卵圆形	尖圆形
位点感染情况	无	慢性	急性
邻面牙槽嵴高度	到接触点≤5mm	到接触点5.5～6.5mm	到接触点≥7mm
邻牙修复状态	无修复体		有修复体
缺牙间隙宽度	单颗牙（≥7mm）	单颗牙（≤7mm）	2颗牙或2颗牙以上
软组织解剖	软组织完整		软组织缺损
牙槽嵴解剖	无骨缺损	水平向骨缺损	垂直向骨缺损

3. 治疗计划　21种植+同期GBR植骨；二期手术+游离结缔组织移植；种植体支持式过渡义齿+螺丝固位氧化锆基台一体冠修复。

4. 治疗过程

（1）2020年1月13日行种植一期手术+GBR植骨术。术前复习病历及影像学资料，遵原计划手术。患者口服抗生素、止痛药、漱口水含漱，常

作者单位：北京大学口腔医院第四门诊部

通讯作者：邱立新；Email: qiulixin@263.net

规消毒，铺巾。术中必兰局部麻醉下，12远中纵切口连接12、11沟内切口（图8）、21牙槽嵴顶偏腭侧切开翻瓣后，见拔牙窝内存在少量肉芽组织（图9），唇侧骨板存在约6mm宽、4mm高垂直向骨缺损（图10）。清除拔牙窝内肉芽组织，NS冲洗，球钻定点、逐级备洞，探查洞壁及洞底完整后植入4.0mm×14mm种植体（图11），种植体边缘距离牙槽嵴顶约3mm，初始稳定性＞35N·cm。拧入覆盖螺丝，种植体与唇侧骨板之间存在约2mm跳跃间隙，于其中及牙槽嵴唇侧植入低替代率骨粉0.5g（图12），覆盖可吸收胶原膜25mm×25mm及自体CGF膜（图13），黏膜减张、拉拢对位缝合（图14）。术后CBCT示种植体深度及三维位置方向均良好，种植体唇侧硬组织厚度＞3mm（图15）。

（2）6个月后患者复查，术区愈合良好，黏膜未见明显异常（图16），唇侧软组织丰满度欠佳（图17）。依计划行二期手术，牙龈环切刀暴露种植体，微创分离唇侧黏膜（图18），在同侧上腭取游离去上皮结缔组织（图19），胶原蛋白海绵覆盖供区（图20），结缔组织隧道法植入唇侧龈瓣下方（图21），悬吊缝合固定（图22）。

（3）软组织成形术后10天，牙龈愈合状态良好，唇侧软组织丰满度得到了较大程度的改善（图23），但龈缘曲线还不够理想（图24）。当天进行种植体支持式过渡义齿的修复（图25）。修复体戴入后CBCT示种植体唇侧骨结合良好，骨增量结果稳定（图26）。

（4）经过3个月的时间，通过对临时冠穿龈部分形态的调整，达到了引导种植体周软组织成形的目的，获得了与对侧同名牙几乎完全一致的龈缘位置、近远中龈乳头高度、牙龈曲线外形及唇侧软组织丰满度（图27）。此时可以进行正式修复体的制作。通过种植软组织精确印模转移技术，口外间接法制作个性化转移杆，保证穿龈部分的形态和临时冠完全一致，获得种植体的三维位置和种植体周软组织印模，将临时冠穿龈形态复制到最终修复体上（图28），完成了螺丝固位氧化锆基台一体冠的制作（图29）。

（5）使用材料：种植体SPI Element Inicell 4.0mm×4.0mm（Thommen，瑞士）；低替代率骨粉Bio-Oss 0.5g（Geistlich，瑞士）；可吸收胶原膜Bio-Gide 25mm×25mm（Geistlich，瑞士）；胶原蛋白海绵4.5cm×1.5cm×0.2cm（倍菱，北京）。

二、结果

修复完成后1个月、3个月、6个月、1年复查显示（图30～图33），修复体稳定、位置良好，WES及PES评分分别为10/10分、13/14分（表2，表3）；骨增量2年后CBCT复查显示种植体周骨结合良好、稳定，唇侧软硬组织厚度良好（图34），对比术前获得了较大的美学提升（图35）；种植术前及修复完成后口内扫描数据叠加拟合计算得出唇侧外形丰满度增加约1.6mm（图36）。

表2　白色美学指标

WES指标	与参照牙重度不符	与参照牙轻度不符	与参照牙相同
牙体形态	0	1	2√
牙体颜色	0	1	2√
牙体大小	0	1	2√
牙齿表面质地	0	1	2√
牙齿透明度	0	1	2√
总分	10		

表3　粉色美学指标

与对侧同名牙的参数比较	0	1	2
近中龈乳头	缺失	未完全充满	完全充满√
远中龈乳头	缺失	未完全充满	完全充满√
软组织边缘高度	和对侧差异在2mm以上	和对侧差异在1～2mm	和对侧差异在1mm以内√
龈缘形态	不自然	比较自然	很自然√
软组织轮廓外形	明显不对称	轻度不对称√	对称
软组织颜色	明显不一样	有些许不一样	几乎一样√
软组织质地	明显不一样	有些许不一样	几乎一样√
总分	13		

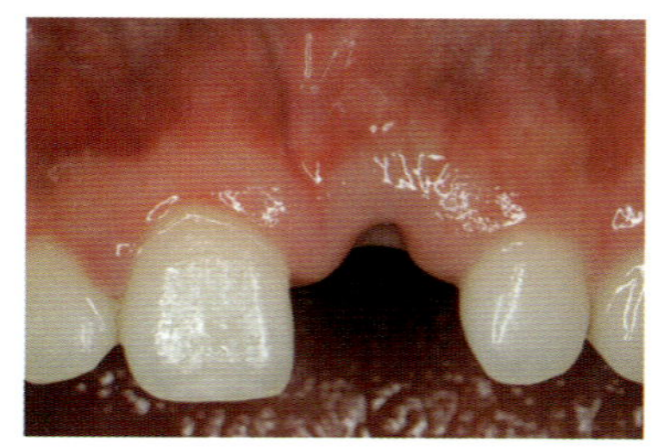
图1　术前正面口内像

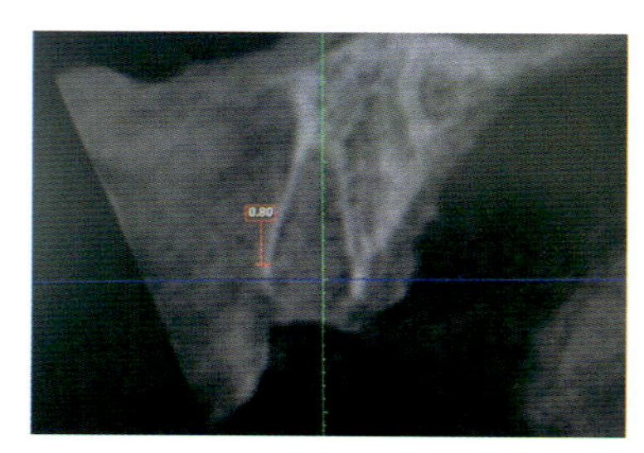
图2　术前CBCT示唇侧骨板

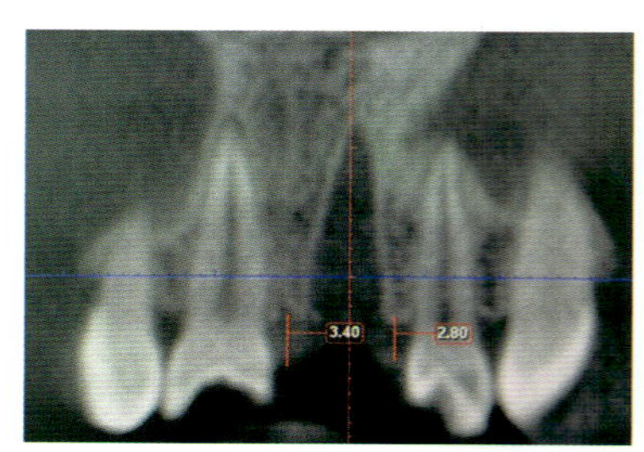
图3　术前CBCT示近远中龈乳头高度

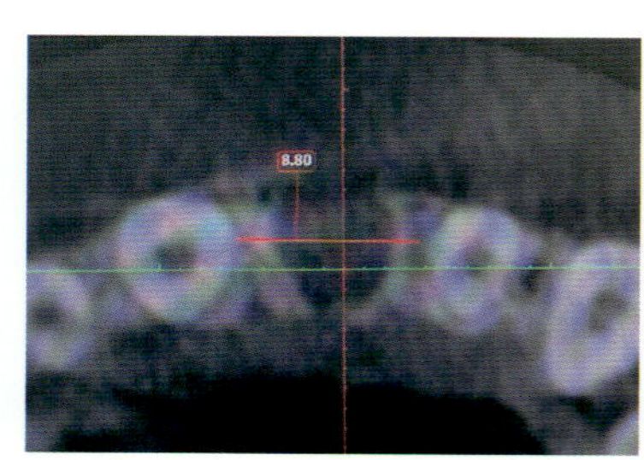
图4　术前CBCT示缺牙间隙宽度

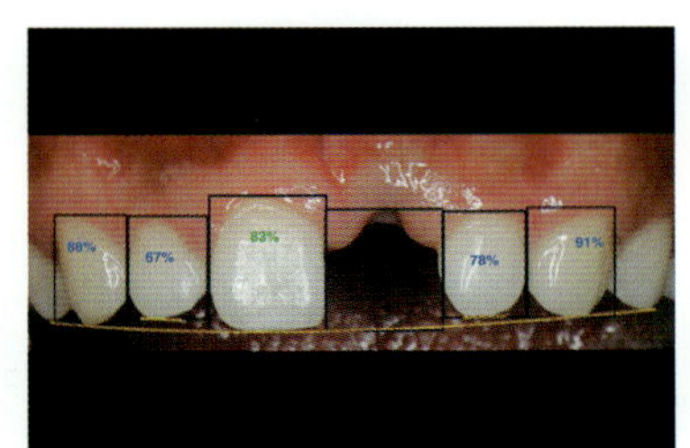
图5　术前白色美学分析

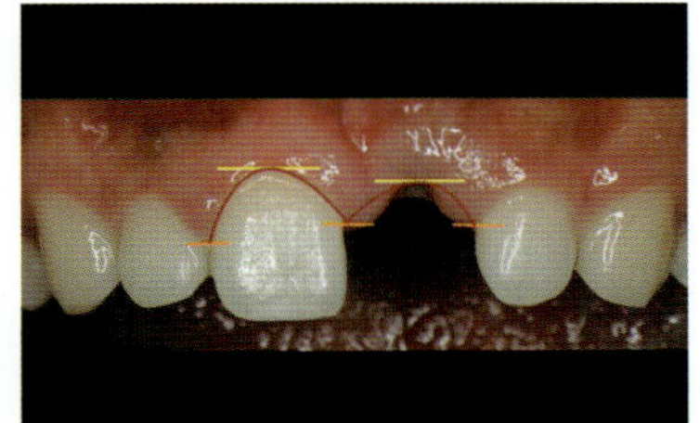
图6　术前粉色美学分析1

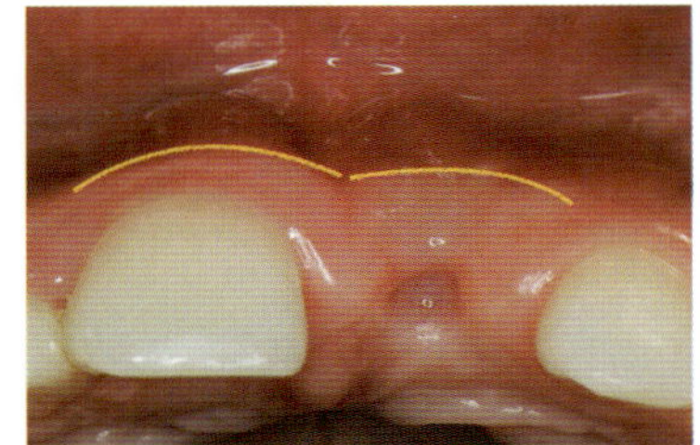
图7　术前粉色美学分析2

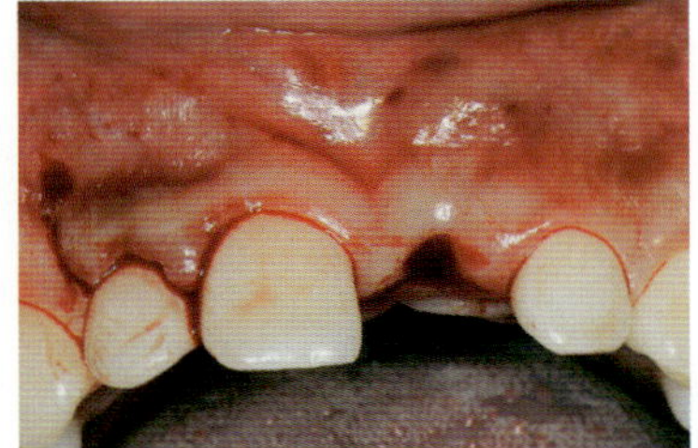
图8　一期手术切口

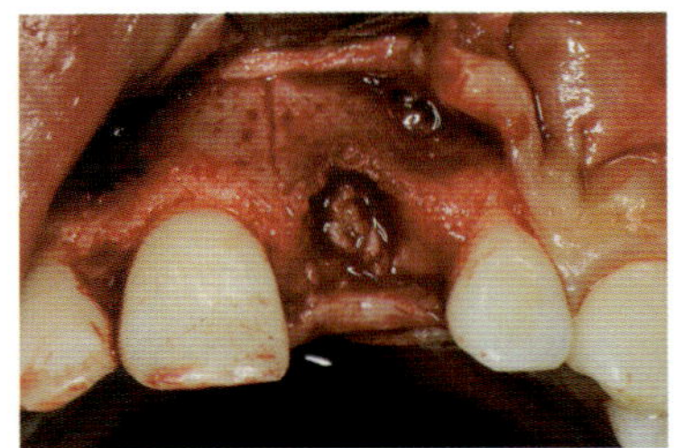
图9　拔牙窝内可见肉芽组织

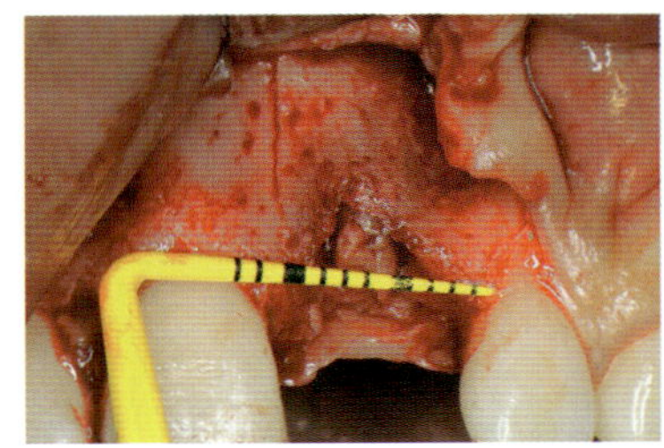
图10　唇侧垂直向骨缺损

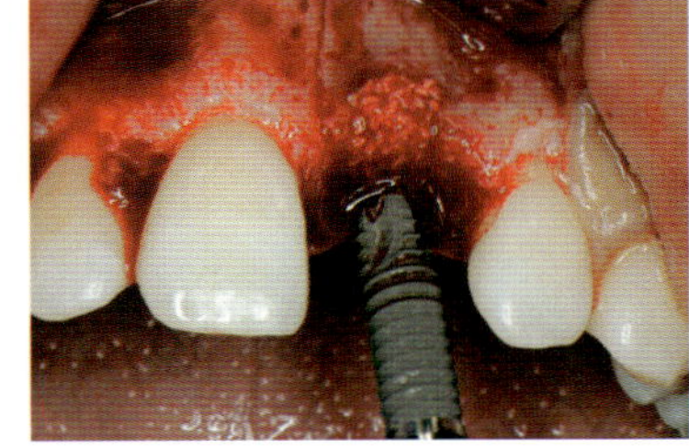
图11　种植体植入

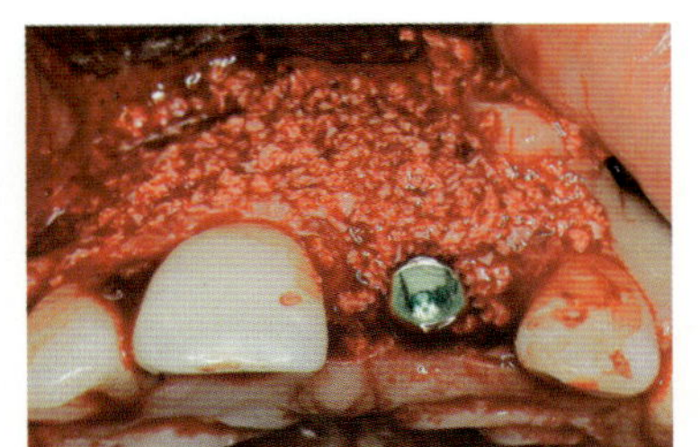
图12　骨增量

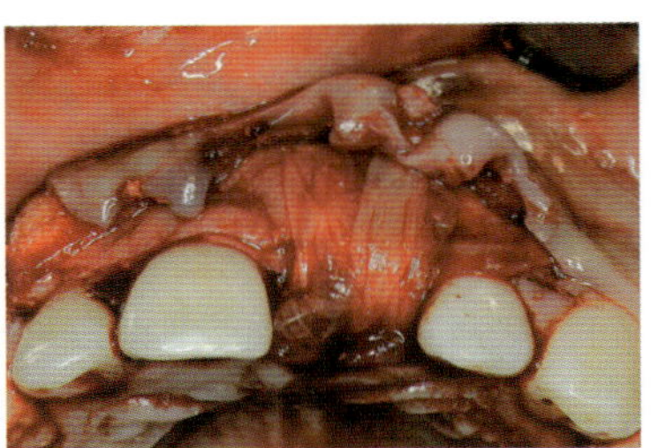
图13　GBR盖膜

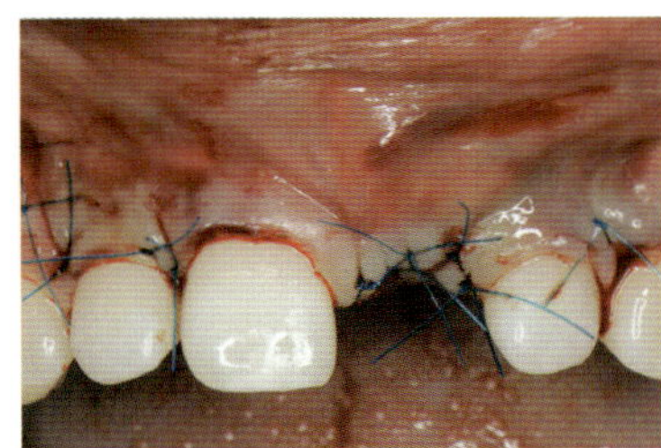
图14　减张缝合

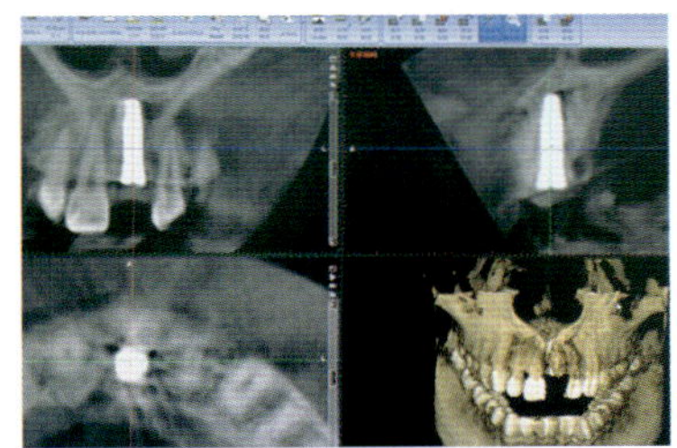
图15　术后CBCT示种植体三维位置及骨增量效果

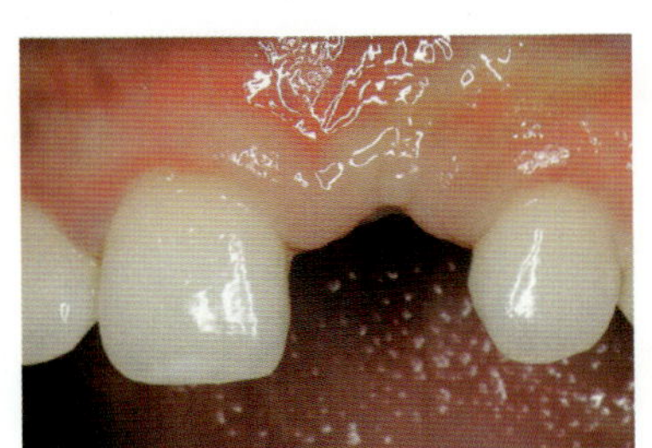
图16　6个月后愈合情况

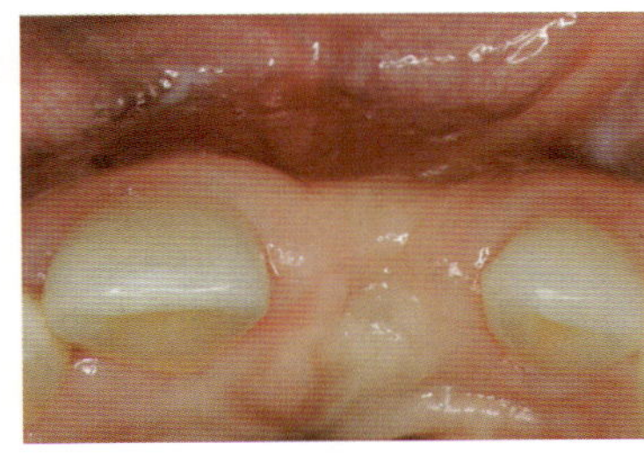
图17　唇侧软组织丰满度欠佳

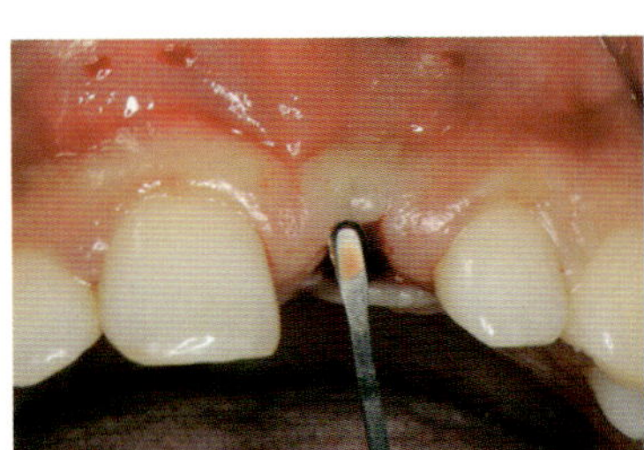
图18　微创翻瓣

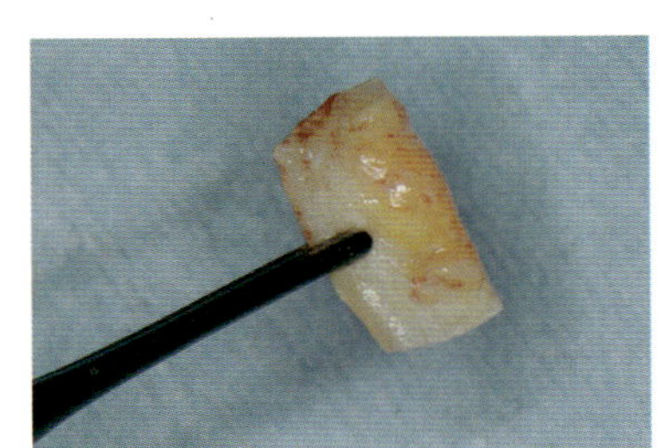
图19　游离结缔组织

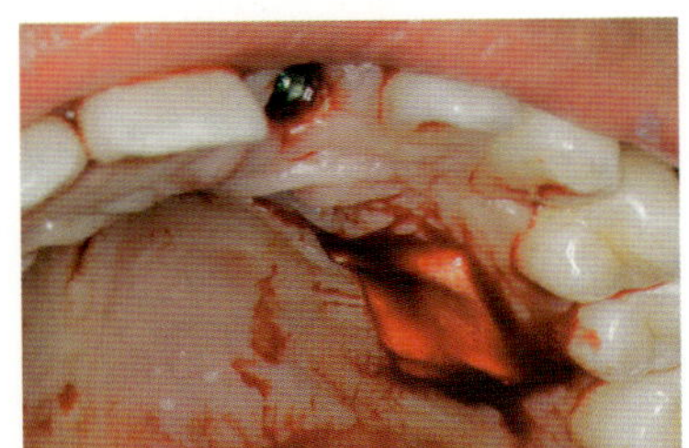
图20　供区处理

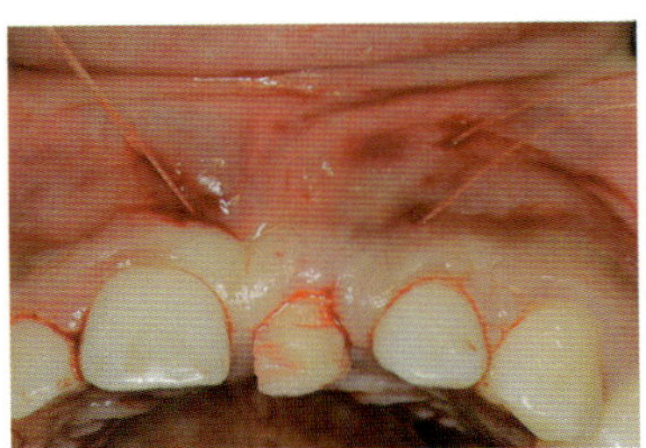
图21　隧道法结缔组织移植

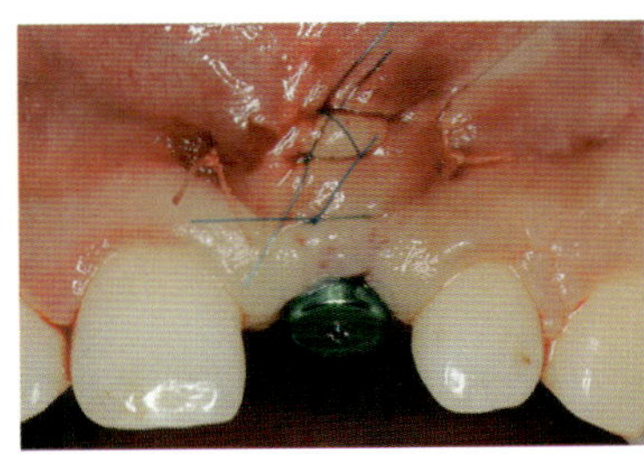
图22　悬吊缝合

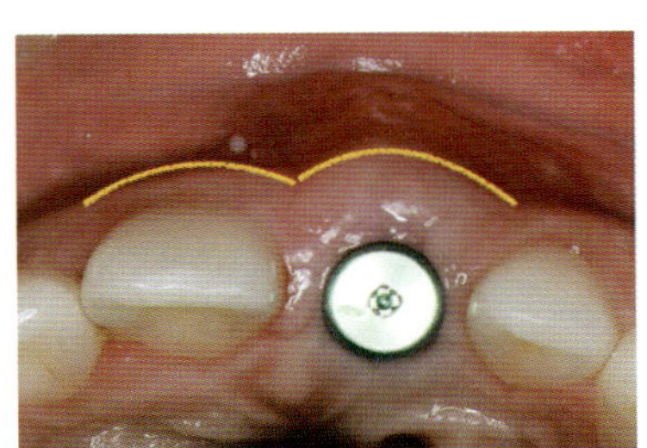
图23　软组织移植术后唇侧丰满度得到改善

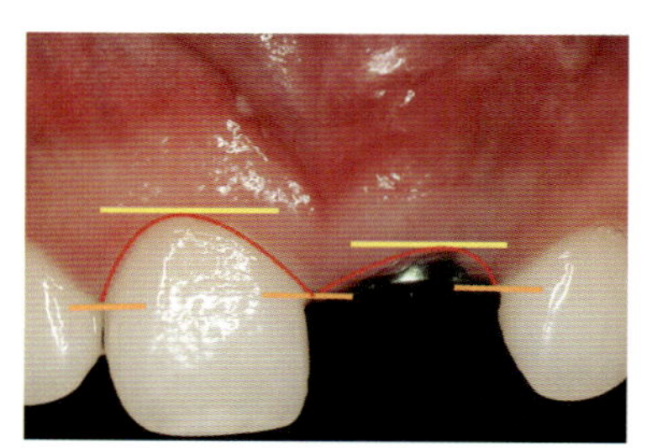
图24 龈缘曲线不协调

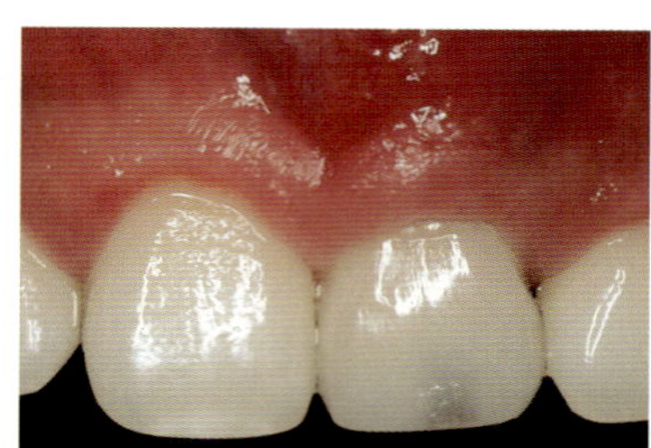
图25 种植体支持式过渡义齿修复

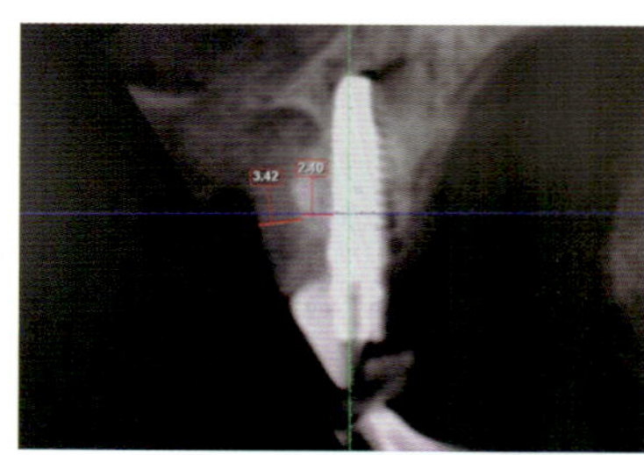
图26 骨增量6个月后CBCT

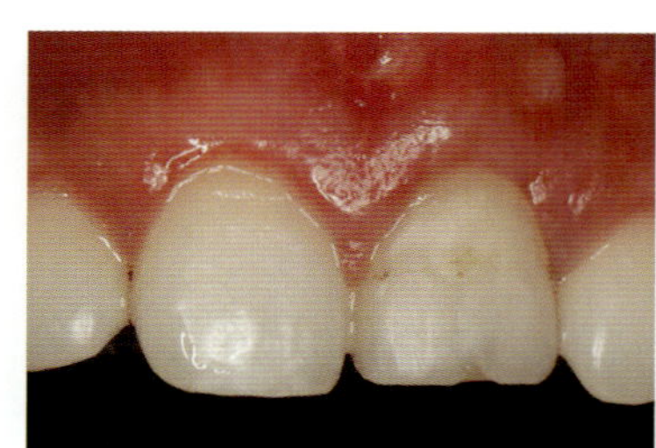
图27 临时冠塑形3个月后

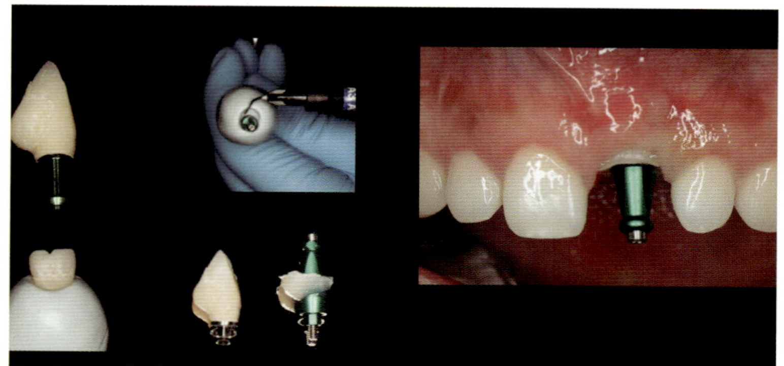
图28 种植体周软组织精确印模转移技术

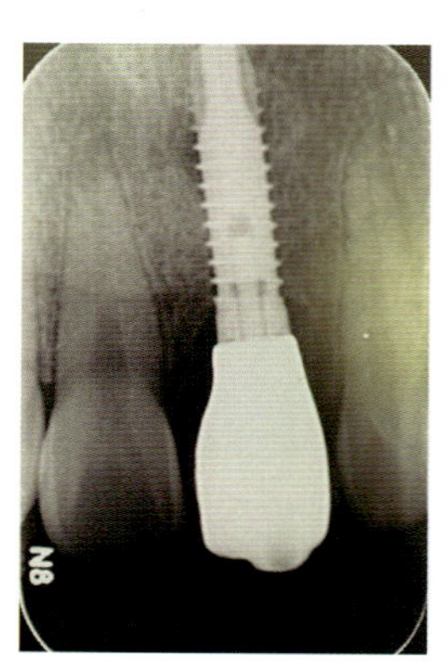
图29 种植修复后X线片

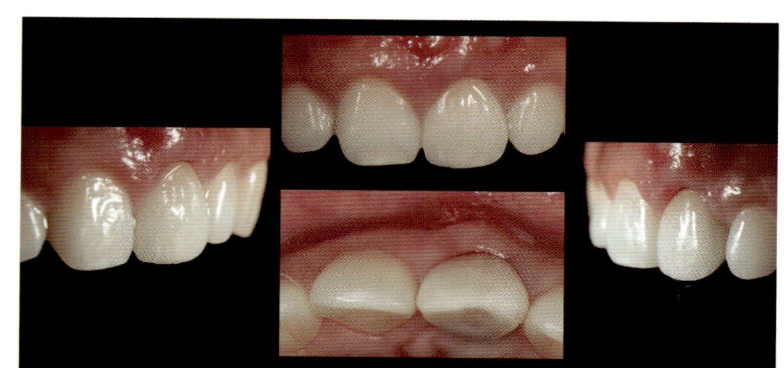
图30 种植修复后1个月复查

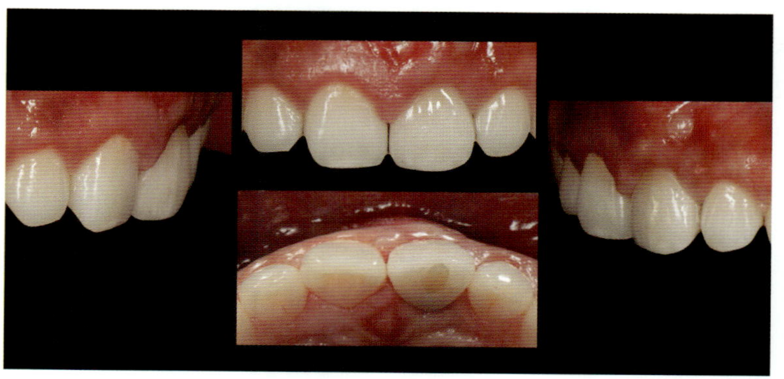
图31 种植修复后3个月复查

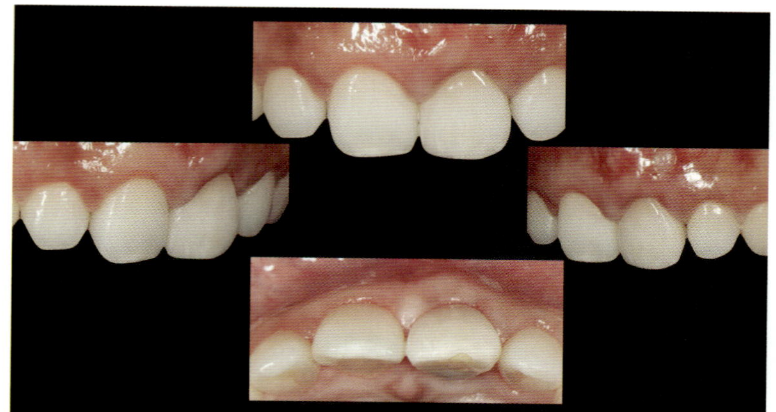
图32 种植修复后6个月复查

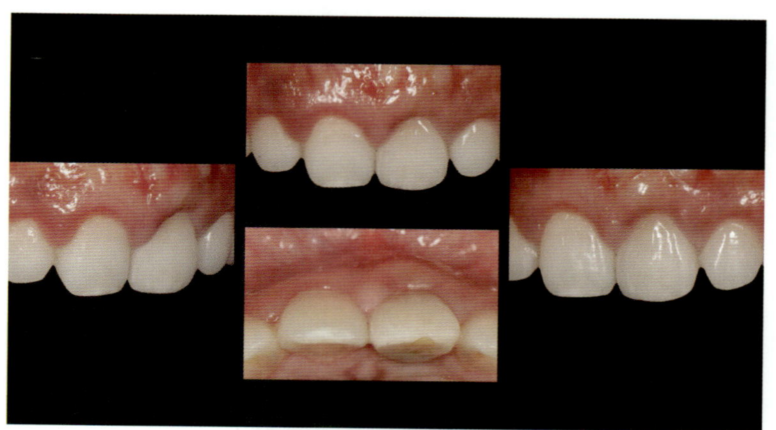
图33 种植修复后1年复查

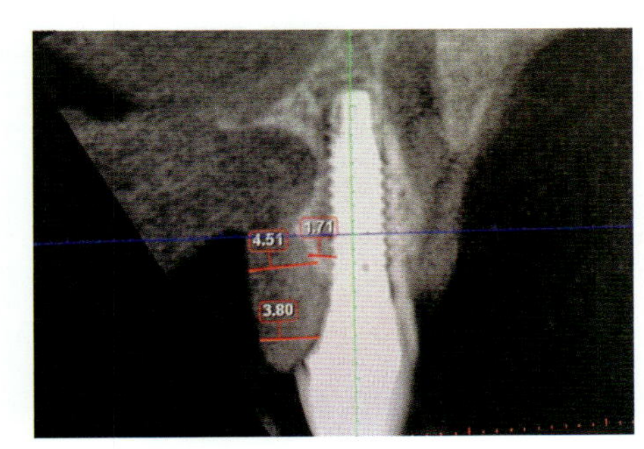

图34　骨增量术后2年CBCT

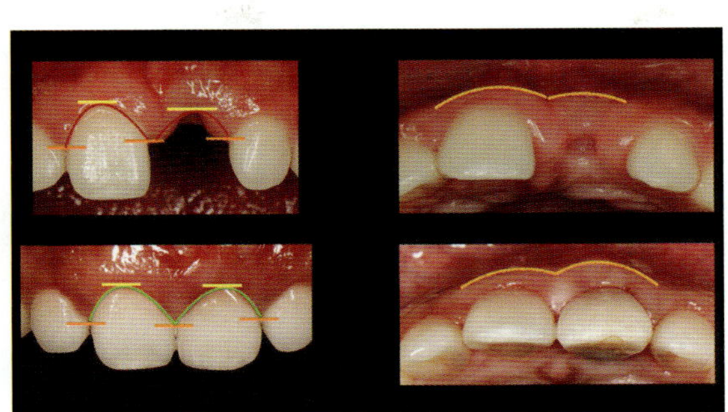
图35　术前、术后效果对比

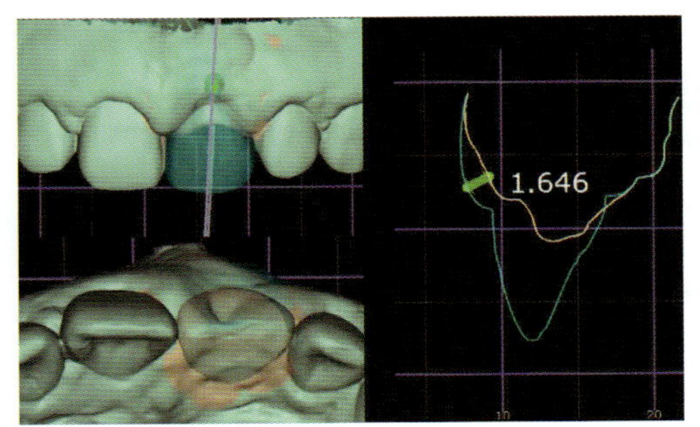

图36　口内扫描数据拟合计算外形轮廓恢复情况

三、讨论

对于美学区外伤牙的种植治疗原则，首先应从硬组织解剖形态的保存、软组织丰满度的维持、种植体植入的三维位置及修复体的制作等几个方面，来决定即刻种植、早期种植或延期种植治疗策略。虽然即刻种植在美学区牙列缺损的适宜病例中应用可以取得较好的修复效果，但在本病例中，一方面患者就诊时已经拔除剩余残根，不具备即刻种植的条件；另一方面从影像学检查可以发现患牙唇侧骨板菲薄，即使残根未拔除也难以达到理想的即刻种植标准。在早期种植的治疗计划中，维持软硬组织形态就是对于最终修复效果至关重要的一个问题。在拔牙后4～6周的时期，由于牙槽嵴骨改建还未完成，唇侧骨板可能存在一定程度的水平向或垂直向缺损。本病例中的情况属于有利型骨缺损，可以维持植入骨粉的形态，为了尽量获得最佳的美学效果，最大限度抵消因术后骨改建过程中唇侧骨板吸收导致外形轮廓的塌陷，故采用了种植同期+GBR植骨的方式，翻瓣手术直视下视野清晰，可以明确骨缺损的情况，也便于手术操作。骨增量同期的CGF膜覆盖，其中的生长因子有利于成骨细胞的再生分化，可以获得更理想的成骨效果。

经过了6个月的愈合，二期手术前对患者的临床检查及影像学可见种植体周骨结合良好，唇侧骨板厚度＞2mm，但唇侧牙龈丰满度欠佳，在这种情况下，不需要进行二次的骨增量手术，通过软组织增量就可以很好地解决粉色美学缺陷。二期手术的同时采用了隧道技术进行游离结缔组织移植，通过微创的方式获得较好的唇侧软组织丰满度。

在临时修复阶段，由于种植体周有良好的硬组织支撑及修复体周围充足的软组织量，我们可以通过调整临时冠穿龈部分的形态塑形牙龈，达到调整龈缘曲线、龈高点和龈乳头高度的目的，这也是获得最终理想美学效果不可或缺的重要一环。

通过此病例我们可以看到，在美学区种植修复中，如果患牙不具备即刻种植的条件，通过恰当的软硬组织增量方法及合理的临时冠修复引导穿龈形态，仍然可以获得理想的美学效果。在临床工作中，对于不同病例治疗方式的选择应全面考虑各种因素，做到个性化制订治疗计划，且通过种植、修复团队的密切配合能够取得令医生和患者都满意的治疗效果。

四、结论

美学区早期种植通过软硬组织增量的方式能够有效恢复和保存唇侧外形轮廓，获得良好的美学效果。

下颌骨大面积骨缺损的牵引成骨+帐篷钉植骨联合种植修复

钱文涛 邹多宏

摘要

目的：通过牵张成骨联合帐篷钉技术植骨修复下颌骨大面积垂直向骨缺损。**材料与方法**：39岁女性患者，因下颌骨成釉细胞瘤在外院行植骨手术，术后由于感染导致植骨失败，下颌骨大面积骨缺损，在我院先行牵张成骨，修复下颌前牙垂直向骨缺损，然后行帐篷钉植骨修复后牙区骨缺损，最后行种植修复治疗。**结果**：患者经过40个月的治疗，完成种植修复，修复效果满意，修复完成随访6个月，X线片显示种植体周骨水平稳定，没有明显骨吸收。

关键词：牵张成骨；帐篷钉植骨

一、材料与方法

1. **病例简介** 39岁女性患者。主诉：要求种植修复。现病史：2014年因下颌骨成釉细胞瘤，在外院行下颌骨成釉细胞瘤摘除手术+髂骨植骨术，术后发生感染，所植髂骨吸收，植骨失败。患者希望行种植修复治疗，来我院门诊就诊。口内检查：36-42缺失，37殆面银汞充填，舌侧牙体缺损至龈下2mm，无松动，38部分萌出，牙龈无红肿。口外检查：面部基本对称，双侧TMJ区无压痛，无弹响；开口度约3指。全景片示：36-42缺失，牙槽嵴凹陷低平（图1）。

2. **诊断** 牙列缺损；下颌骨垂直向骨缺损。

3. **治疗计划**

（1）先行牵张成骨完成下颌前牙区垂直向骨增量。

（2）牵张成骨完成后，行帐篷钉技术植骨完成后牙区垂直向骨增量。

（3）在骨增量完成基础上完成种植修复。

4. **治疗过程**

（1）2017年9月行下颌骨前牙区牵张成骨手术。局部麻醉下，下颌前牙区（34-44区域）唇侧翻瓣（图2），翻起全厚瓣后，将牵引器放置在唇侧骨面，钛钉固定确定牵引器位置（图3）。取下牵引器，超声骨刀进行矩形截骨（图4），然后游离骨块，但是要保证舌侧黏骨膜完整性。最后用钛钉将牵引器及骨块固定在一起（图5）。唇侧黏骨膜减张后缝合（图6）。

（2）术后进行牵张成骨，0.5～1mm/d，术后1个月复查全景片，牵张高度达到预期高度（图7），停止牵张。随访14个月后CT矢状面截图显示牵张成骨新骨骨密度与周围骨密度一致（图8）。

（3）牵张成骨15个月，口内见牵引器体部无暴露（图9）。局部麻醉下翻半厚瓣，拆除牵引器（图10）。

（4）左侧下颌骨后牙区同期翻全厚瓣，暴露牙槽嵴骨面，在34、35、36区域分布植入3颗长度9mm的帐篷钉（图11），颊侧和舌侧黏骨膜进行减张，同时在牙槽嵴位置制备营养孔（图12）。将Bio-Oss骨粉与血液混合后，覆盖在帐篷钉周围（图13），用Bio-Gide胶原膜覆盖骨粉，同时用膜钉固定胶原膜（图14），无张力缝合创口（图15）。

（5）7个月后随访CT，显示帐篷钉周围骨密度增高（图16）。9个月见口内牙龈黏膜无红肿，帐篷钉无暴露（图17）。局部麻醉下翻瓣显露牙槽嵴，见后牙区牙槽嵴宽度达到12mm（图18），垂直向高度增量9mm（图19），取出3颗帐篷钉。

（6）在种植导板引导下（图20），植入5颗种植体，种植位点分别为37、36、34、33、42。植入种植体后发现由于取出3颗帐篷钉后，在局部出现了新的骨缺损，导致在植入种植体后，2个位点（34、37）种植体颈部粗糙螺纹暴露（图21），再次进行GBR手术（图22），覆盖Bio-Oss骨粉+Bio-Gide胶原膜，减张缝合。

（7）术后6个月进行二期切开手术，更换愈合基台。可以看到愈合基台周围角化黏膜宽度1～1.5mm（图23）。与患者进行沟通后，进行角化龈增宽及前庭沟加深手术。33-47翻半厚瓣，将半厚瓣固定于前庭沟，增加宽度约11mm（图24），唇侧用Mucograft胶原膜覆盖，缝合固定（图25）。术前制作带基托板的临时冠，术后即刻佩戴（图26），保护创面的同时，防止前庭沟退缩。

（8）术后2周复查拆线，可见移植区移植物黏膜化（图27）。术后3个

作者单位：上海交通大学医学院附属第九人民医院

通讯作者：邹多宏；Email: zouduohongyy@163.com

月，可见愈合基台颊侧角化龈宽度明显增加（图28）。

（9）2021年1月完成种植修复，修复方式为钛支架+烤塑（图29，图30）。

二、结果

修复完成后6个月随访，全景片显示种植体周骨水平稳定（图31），无明显吸收。患者对种植修复效果满意。

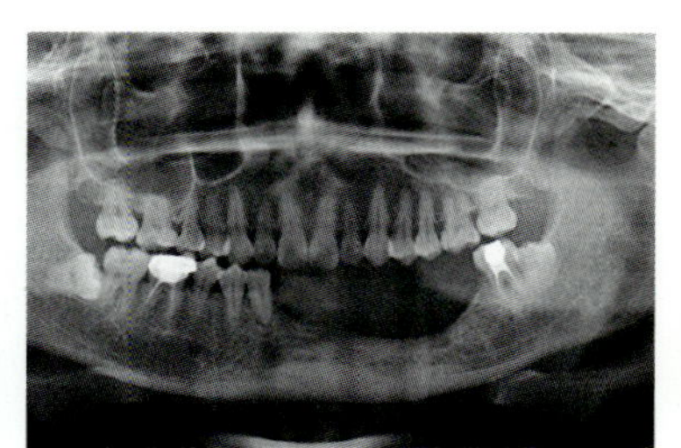
图1　术前全景片

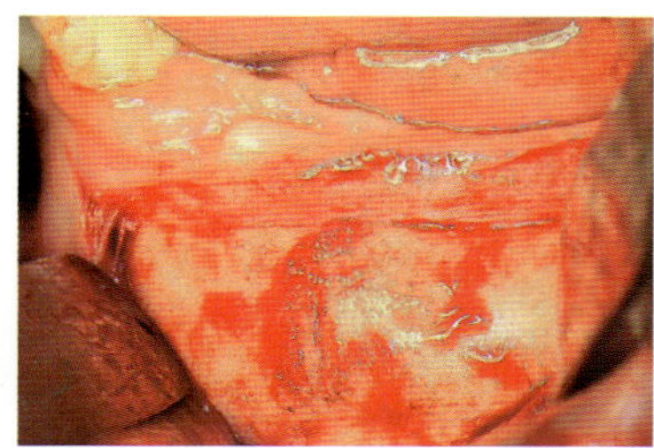
图2　下颌前牙区唇侧翻瓣

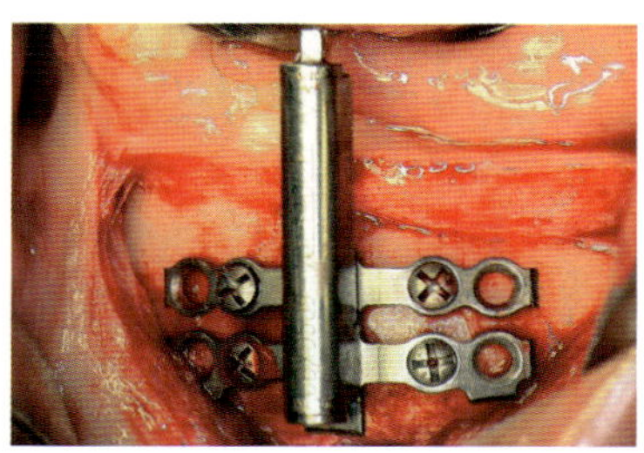
图3　确定牵引器位置

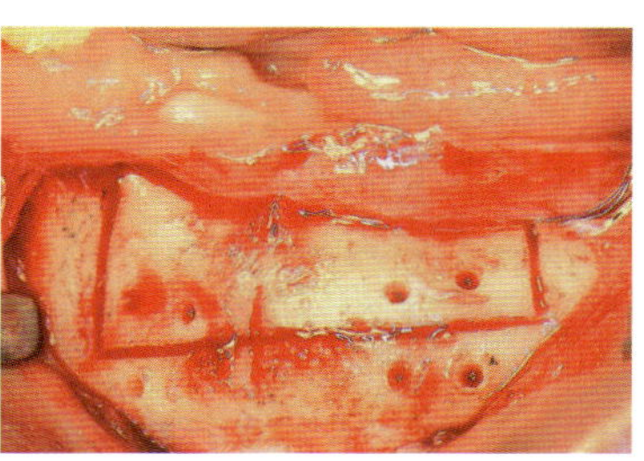
图4　超声骨刀截骨

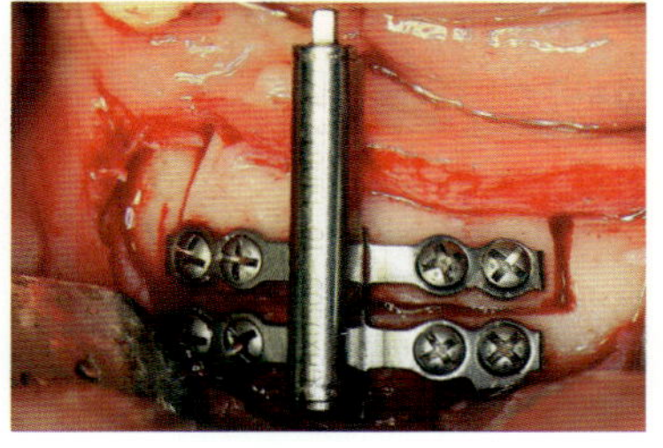
图5　固定牵引器

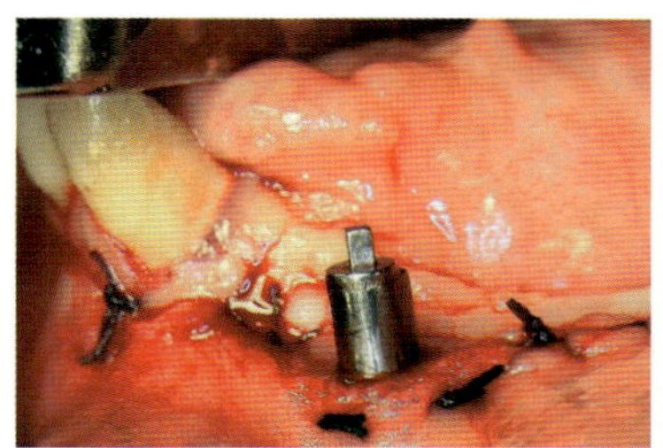
图6　减张缝合

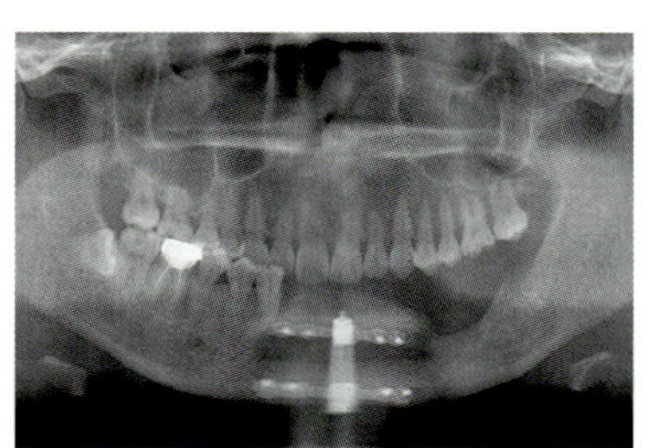
图7　术后1个月全景片

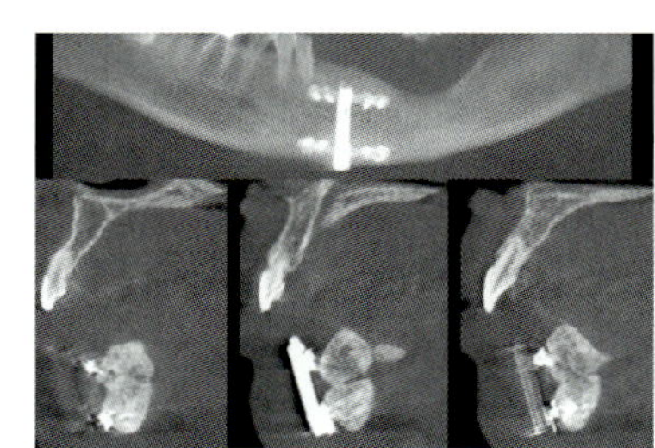
图8　术后14个月CT

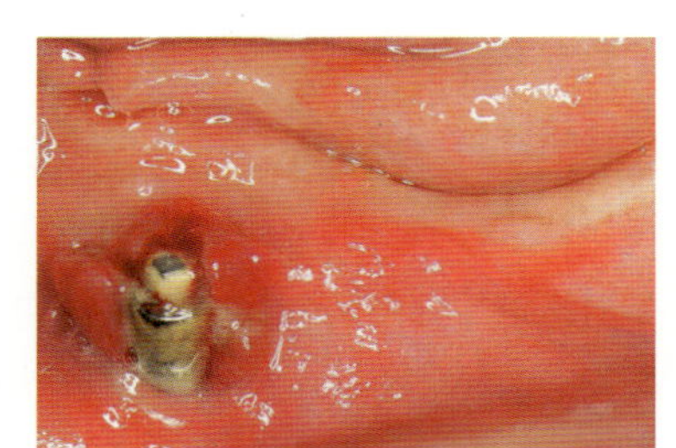
图9　术后15个月口内像

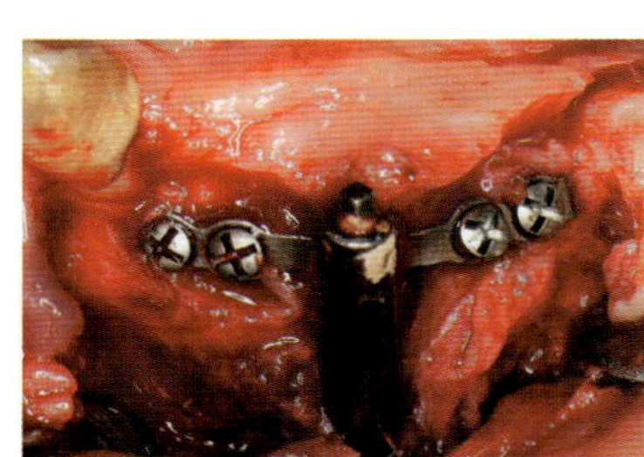
图10　拆除牵引器

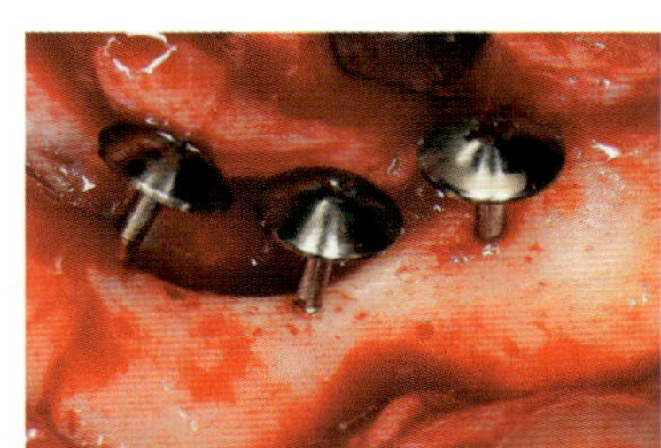
图11　植入帐篷钉

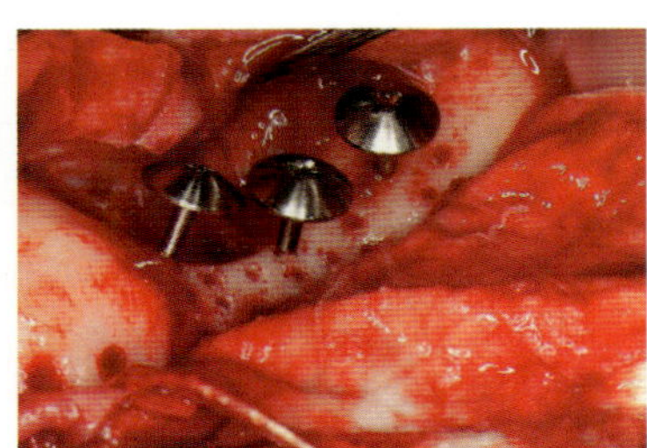
图12　牙槽嵴制备营养孔

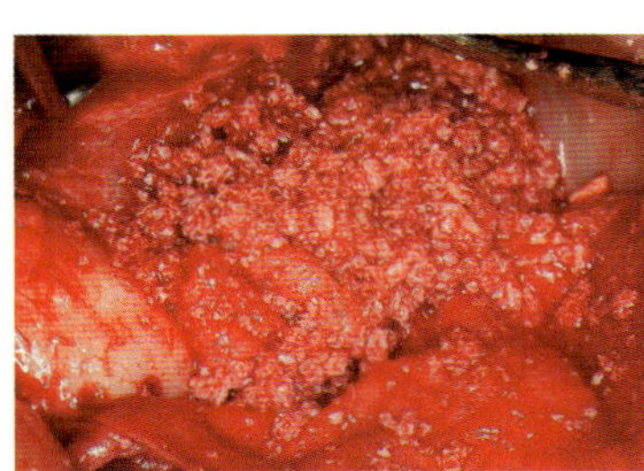
图13　覆盖骨粉

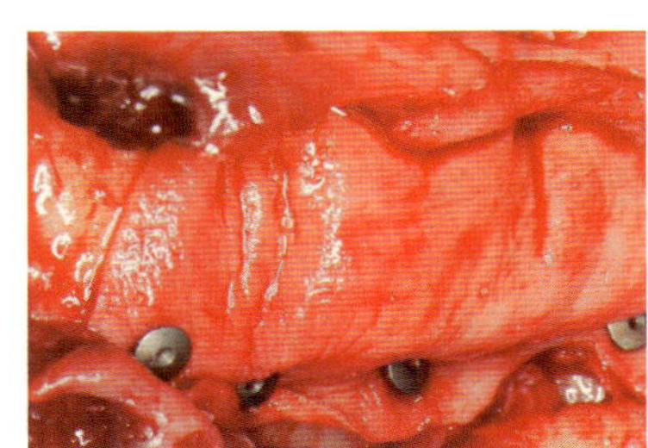
图14　覆盖胶原膜，膜钉固定

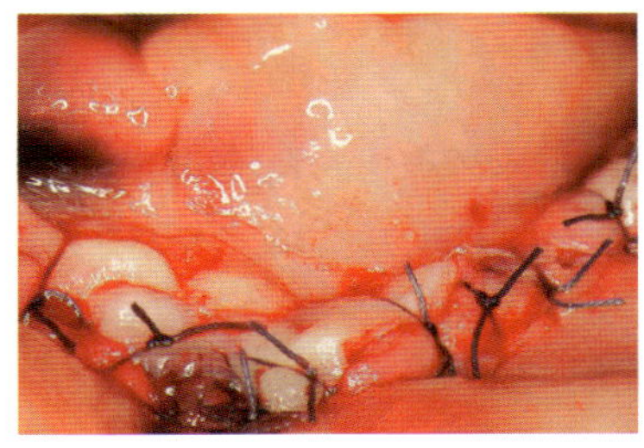
图15　减张缝合

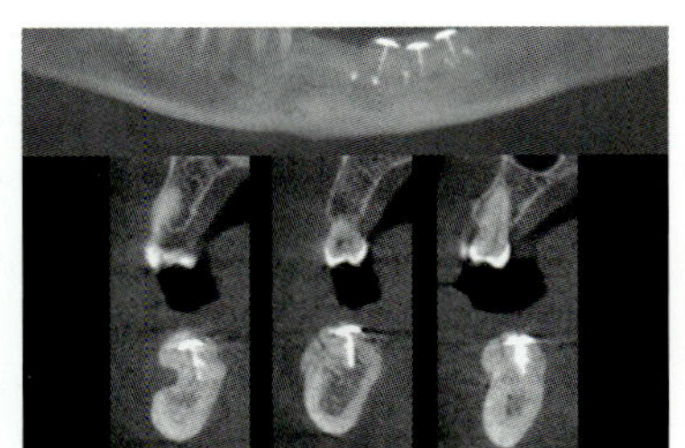
图16　术后7个月随访CT

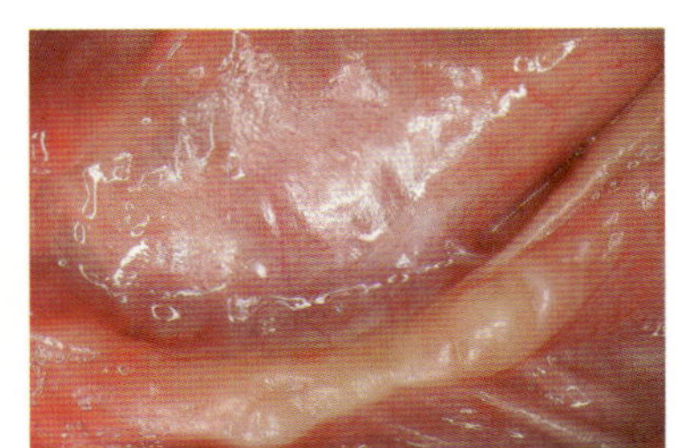
图17　术后9个月口内像

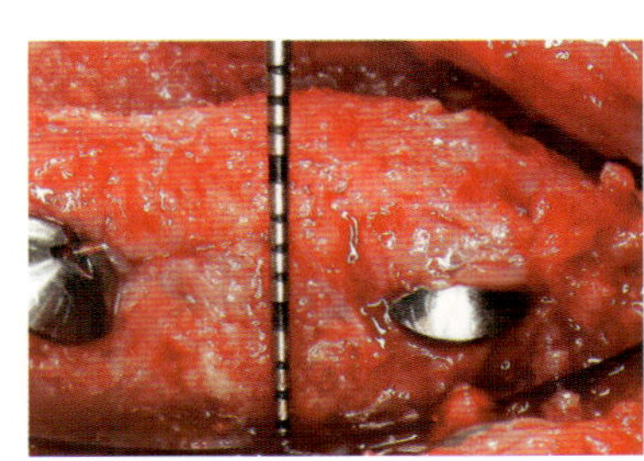
图18　后牙区牙槽嵴宽度测量

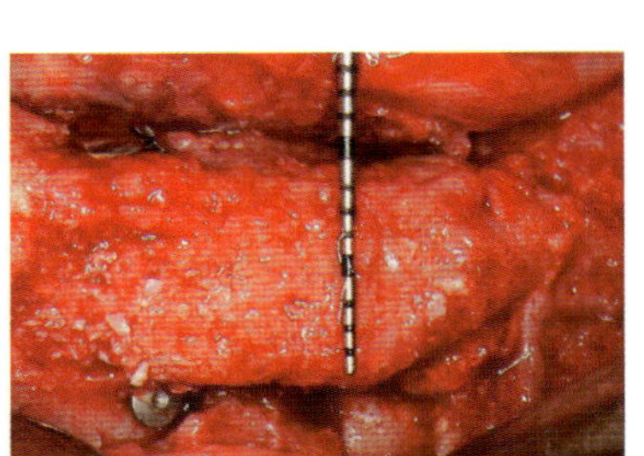
图19　后牙区牙槽嵴骨增量高度

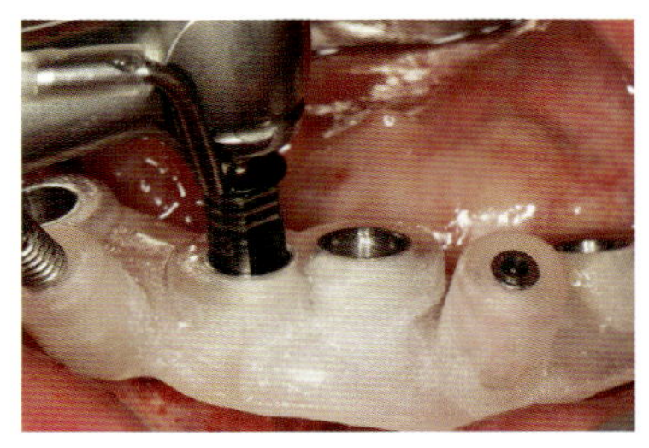
图20 种植导板引导下手术

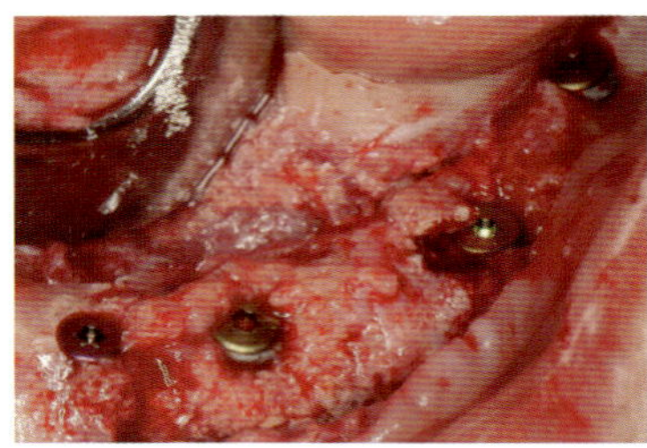
图21 34、37种植体颈部粗糙螺纹暴露

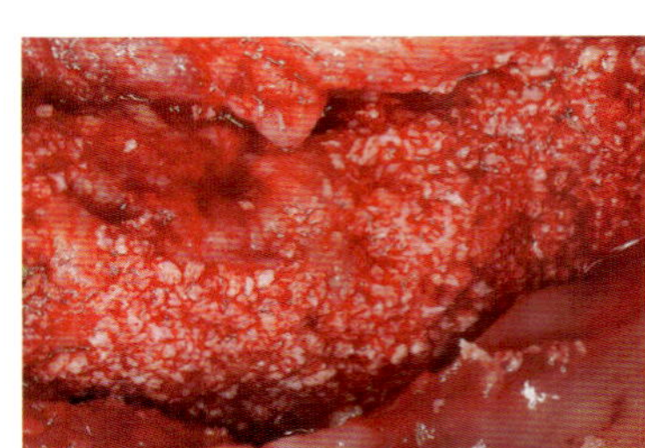
图22 GBR手术

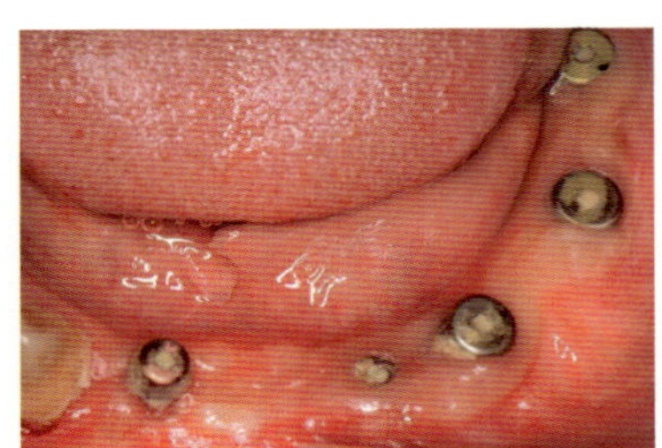
图23 更换愈合基台后发现角化龈宽度不足

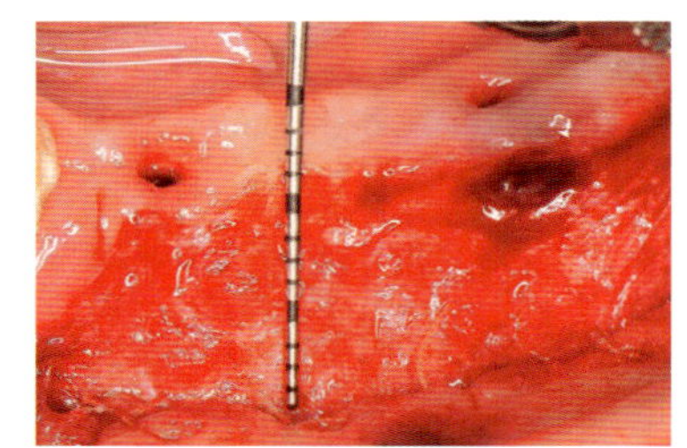
图24 翻半厚瓣，增加宽度约11mm

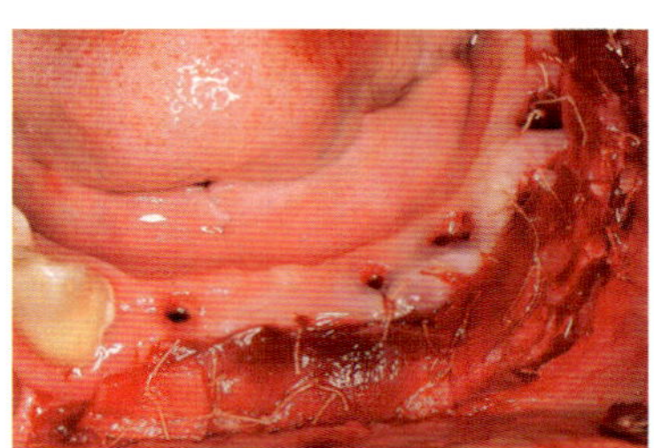
图25 Mucograft胶原膜覆盖，缝合固定

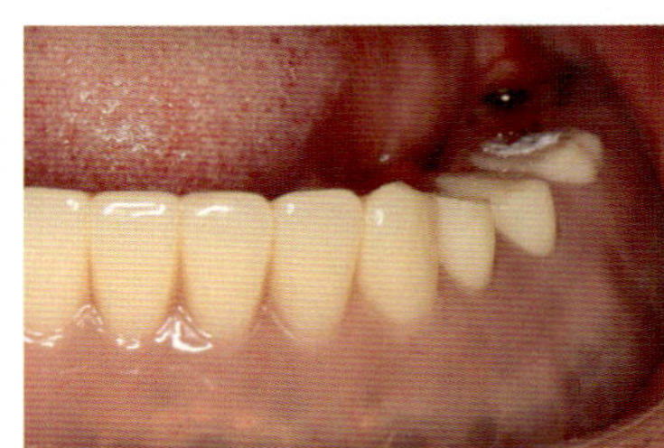
图26 术后即刻佩戴临时冠

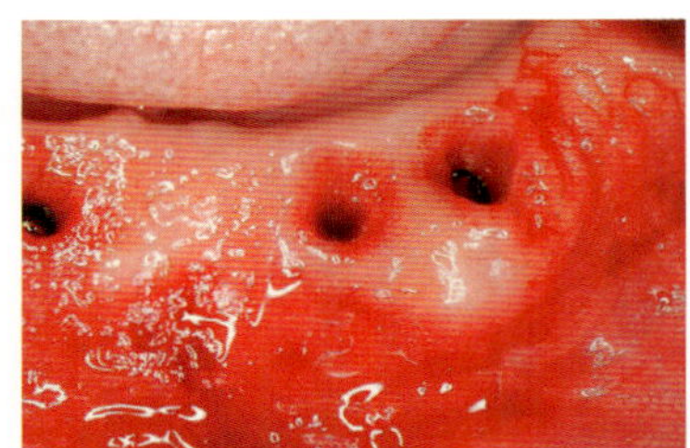
图27 拆线时见移植区移植物黏膜化

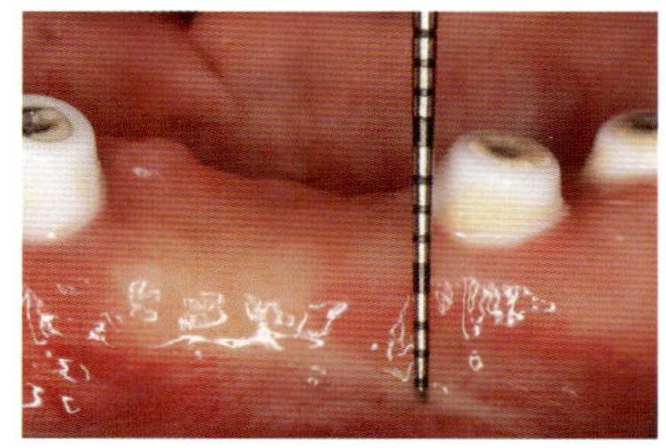
图28 术后3个月，可见愈合基台颊侧角化龈宽度明显增加

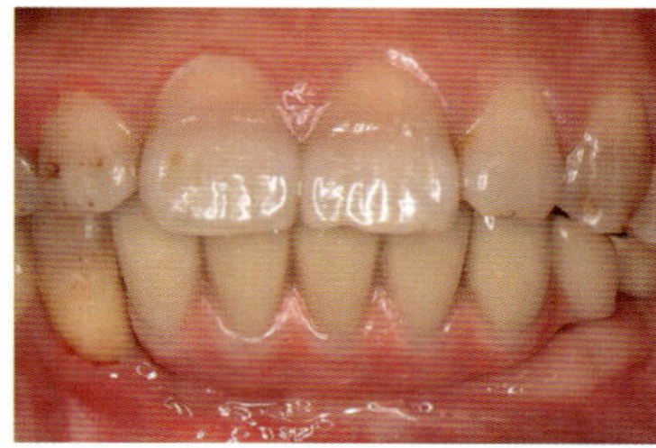
图29 修复完成正面像

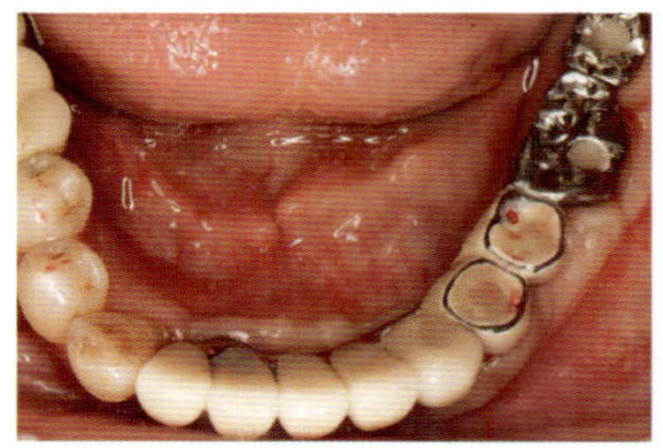
图30 修复完成殆面像

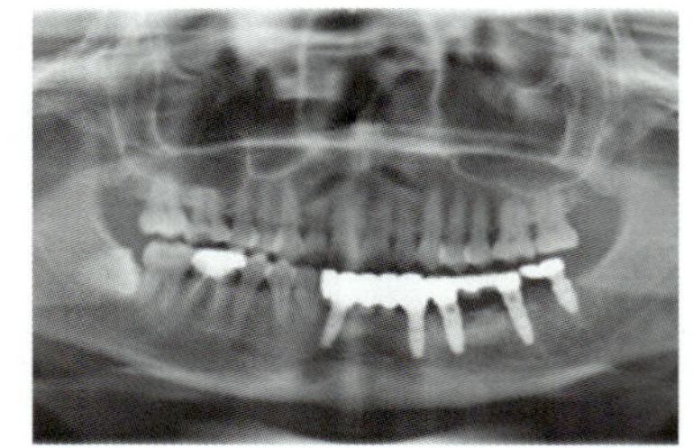
图31 修复完成后6个月随访全景片

三、讨论

肿瘤术后产生的大面积牙槽骨骨量的缺损一直是困扰义齿修复的难题。当为获得稳定的垂直向骨增量效果时，需要外部支撑物来支撑植骨区形态（如DPTFE膜、钛网、帐篷钉等）。这需要开辟第二术区取骨，造成一定的创伤。

牵张成骨技术可以形成新生天然骨，天然骨可以满足种植需要，同时吸收少，但是在与常规种植相比，可能需要更长时间的骨结合。在本病例中，由于前磨牙区颏孔位置接近牙槽嵴顶，牙槽骨的水平向骨量也不足，不足以支持牵张成骨。因此仅在下颌前牙区进行了牵张成骨手术。同时，由于之前植骨失败留下的阴影，患者拒绝再次采用自体骨移植的方式，因此在采用帐篷钉植骨方式的同时，我们单纯使用了Bio-Oss进行垂直向骨增量，获得了良好的治疗效果。

参考文献

[1] Pourdanesh F, Esmaeelinejad M, Aghdashi F. Clinical outcomes of dental implants after use of tenting for bony augmentation: A systematic review[J]. Br J Oral Maxillofac Surg, 2017, 55(10):999–1007.
[2] Chasioti E, Chiang TF, Drew HJ. Maintaining space in localized ridge augmentation using guided bone regeneration with tenting screw technology[J]. Quintessence Int, 2013, 44(10): 763–771.
[3] 邹多宏, 刘昌奎, 薛洋, 等. 帐篷钉技术在牙槽骨修复与再生中的临床应用及操作规范[J].中国口腔颌面外科杂志, 2021, 19(1):1–5.

前牙美学区牙本质块技术水平向骨增量1例

冉雄文 喻娜 舒婷婷 张华丰 黄元丁

摘要

目的：探索前牙美学区牙本质块技术水平向骨增量患者种植修复效果。**材料与方法：**患者外伤导致左侧上颌前牙连续缺失1年多，要求种植修复，口内检查21、22缺失，11、23松动（-），叩（-），48前倾阻生齿。拔除48，运用牙本质块技术恢复患者水平向骨量后CAD/CAM数字化导板引导下的种植修复。**结果：**牙本质块技术在美学区连续缺失伴不利型骨缺损的病例中，取得了良好的骨增量效果，结合数字化导板，精准植入种植体，最终在这种高风险美学区病例中，实现了良好而稳定的美学修复效果。**结论：**牙本质块作为一种自体骨移植材料，不仅具有骨引导和骨诱导作用，同时还具有生物相容性好、自体移植排异反应小、制作简捷、操作方便等优点。本病例拔除阻生齿利用牙本质块技术，进行水平向骨增量，达到了良好的骨增量效果，进一步的基础研究及临床系列病例研究正在进行。

关键词：前牙美学区；牙本质块技术；水平向骨增量；美学修复

一、材料与方法

1. 病例简介 23岁女性患者。主诉：要求种植修复。现病史：患者约1年前因外伤导致左侧上颌前牙连续缺失，未行可摘义齿修复，现至我科就诊，要求种植修复。既往史：否认系统性疾病史，否认特殊用药，否认过敏史，无手术及放化疗史。口内检查：前牙美学情况为中位笑线，牙龈生物型为中厚龈生物型；前牙咬合关系为深覆𬌗，21、22缺失，角化龈正常，21、22唇侧牙槽嵴明显吸收，缺牙间隙宽度14.5mm，缺牙间隙高度5.5mm；11根管治疗术后，48前倾阻生。口腔卫生情况一般，牙结石（-），菌斑软垢（-），龈缘颜色、质地正常，BOP（-），未探及牙周袋（图1～图3）。CBCT示：21水平向骨宽度4.2～5.5mm，鼻嵴距约13.5mm；22水平向骨宽度3.2～4.8mm，鼻嵴距约14.3mm；48前倾中位阻生齿（图4～图6）。

2. 诊断 21、22缺失；48阻生。

3. 治疗计划

（1）48拔除，运用牙本质块技术同期行缺牙区水平向骨增量。

（2）6个月后数字化导板引导下行缺牙区种植体植入，同期备GBR。

（3）临时冠牙龈塑形。

（4）永久修复。

4. 治疗过程

（1）水平向骨增量：拔除48，同期行牙本质块技术以及水平向骨增量术。术前半小时口服头孢克肟，氯己定含漱1分钟；半卧位，常规消毒，铺巾；于48区行利多卡因下牙槽神经阻滞麻醉，微创拔除48制备牙本质块。于21、22区行4%阿替卡因局部浸润麻醉。使用取骨钻于缺牙区唇侧根方取自体骨屑并与Bio-Oss骨粉1：1比例混合。骨缺损区，放置牙本质块，钛钉固定，放置自体骨屑及骨粉混合物，双层覆盖Bio-Gide胶原膜及CGF膜，严密缝合创口；术后软食，口服头孢克肟1周，氯己定含漱2周，局部冷敷，创口制动，术后10天拆线（图7～图14）。

（2）CAD/CAM数字化导板引导下的种植修复：虚拟排牙，口内预告；口内扫描后，3Shape软件进行虚拟排牙，并CAD/CAM切削树脂冠，行口内试戴，预告最终修复效果，口内调改至满意。数字化导板制作，拟合口内扫描数据和CBCT数据，以修复为导向利用3Shape软件进行虚拟种植体植入位置设计，CAD/CAM打印数字化导板。数字化导板引导下种植体植入。术前半小时口服头孢克肟，氯己定含漱1分钟；半卧位，常规消毒，铺巾；于21、22区行4%阿替卡因局部浸润麻醉，麻醉显效后于牙槽嵴顶做非保留龈乳头“一”形切口，辅助11、23远中垂直切口，翻瓣，暴露种植区骨床，取出钛钉，见牙本质块成骨良好；数字化导板引导下定点，并逐级备洞，于21、22处植入ITI系统3.3mm×12mm种植体各1颗，初始稳定性35N·cm；植入Bio-Oss骨粉，覆盖CGF膜，严密缝合创口。术后软食，口服头孢克肟1周，氯己定含漱2周，局部冷敷，创口制动，术后10天拆线（图15～图23）。

（3）临时冠塑形后永久修复（图24～图34）。

（4）随访复查：永久修复后12个月复查，美学效果稳定，粉色美学、白色美学评分均为9分（图35～图38）。

二、结果

本病例中（美学区连续缺失伴不利型骨缺损），利用牙本质块水平向

作者单位：重庆医科大学附属口腔医院

通讯作者：黄元丁；Email: huangyd@126.com

骨增量，取得了良好的骨增量效果，为后期美学修复效果打下基础；骨增量完成术后6个月，结合数字化导板，精准植入种植体，骨结合完成后行临时冠牙龈塑形，个性化取模，最终在这种高度复杂的美学区连续牙列缺损的病例中，实现了良好而稳定的美学修复效果。

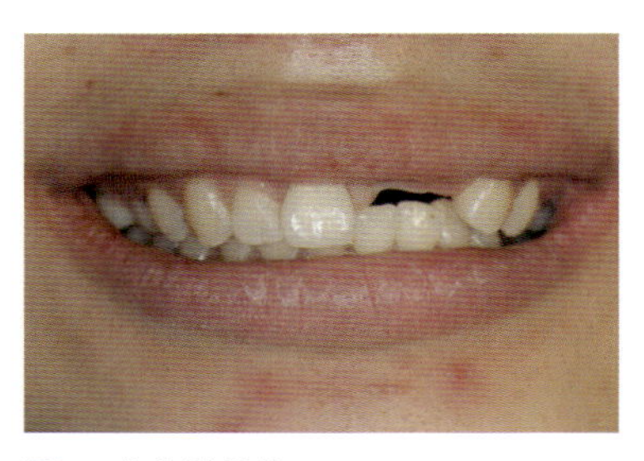
图1 术前微笑像

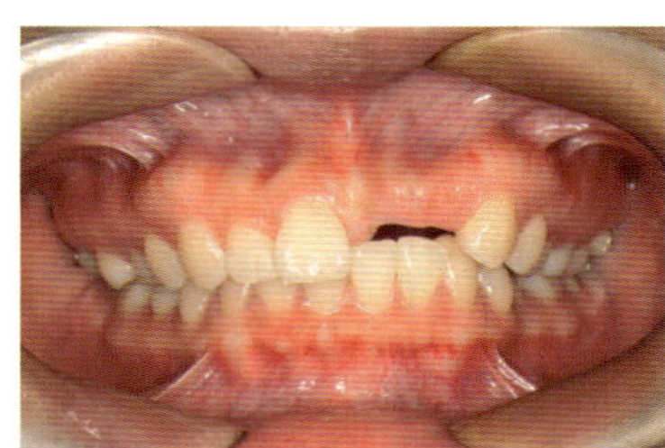
图2 21、22正面像

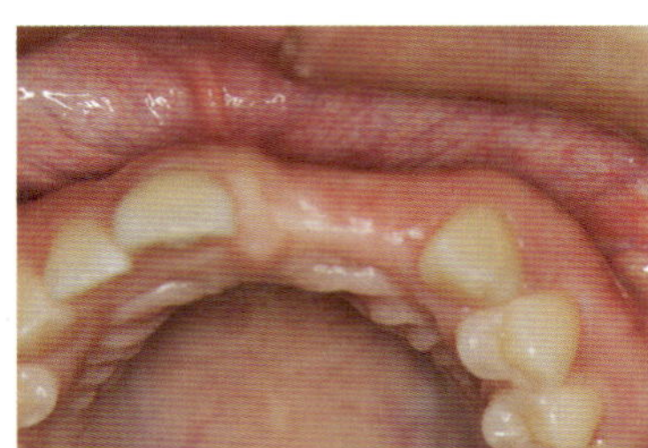
图3 21、22殆面像

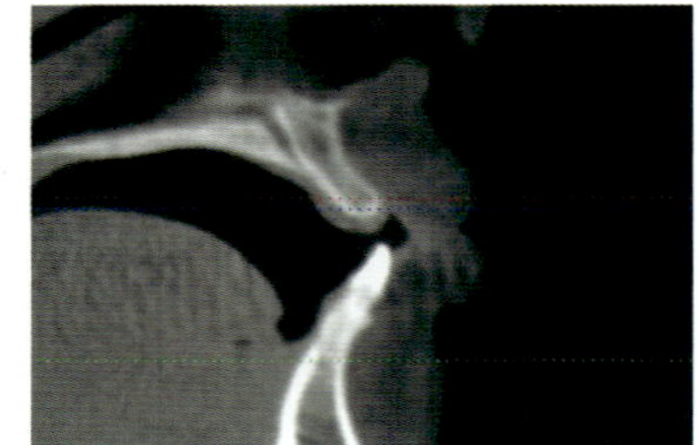
图4 21术前CT

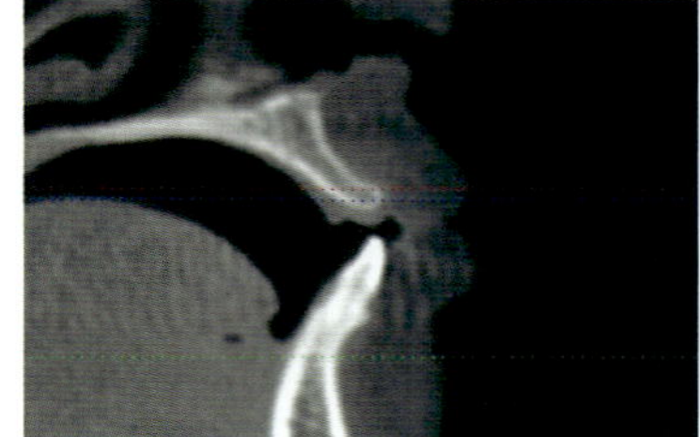
图5 22术前CT

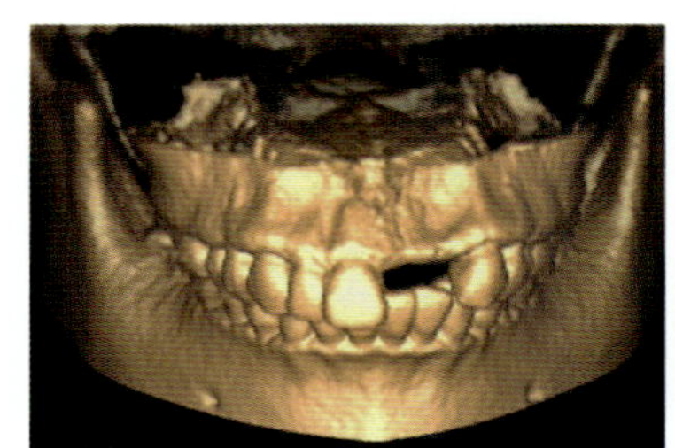
图6 21、22连续缺失三维重建

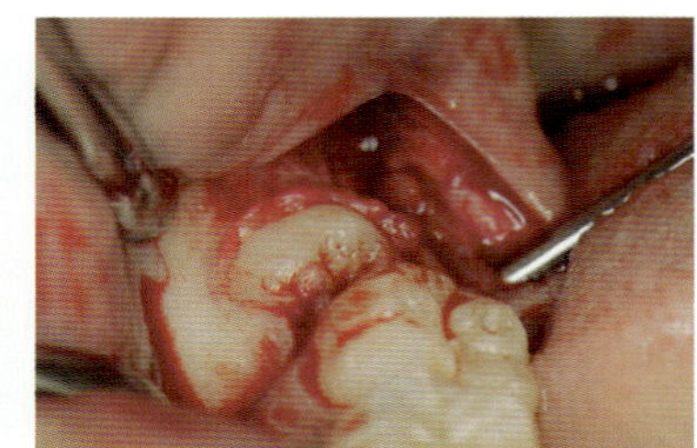
图7 微创拔除48阻生齿

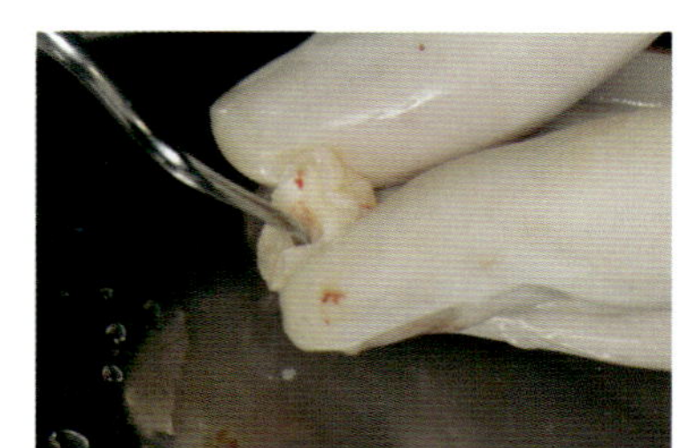
图8 牙本质块制备1

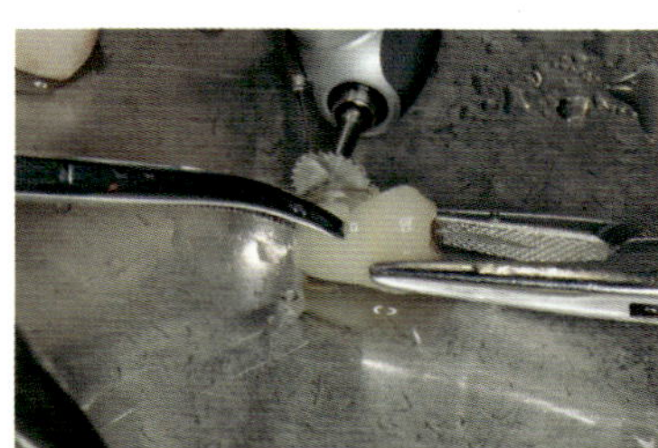
图9 牙本质块制备2

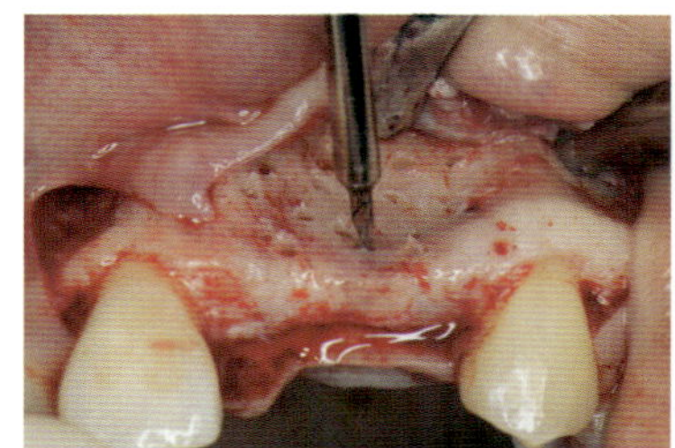
图10 植骨术区准备

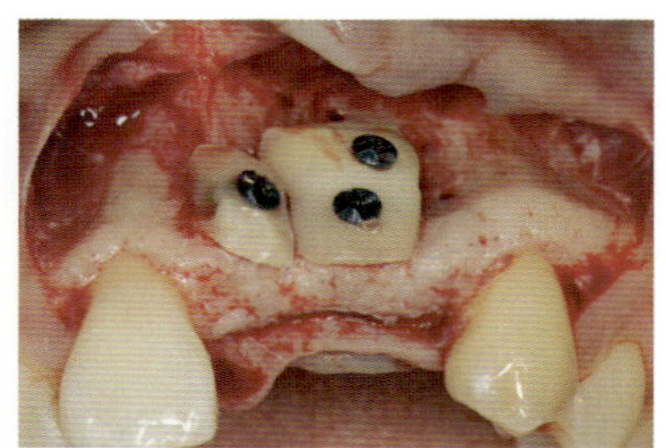
图11 牙本质块固定

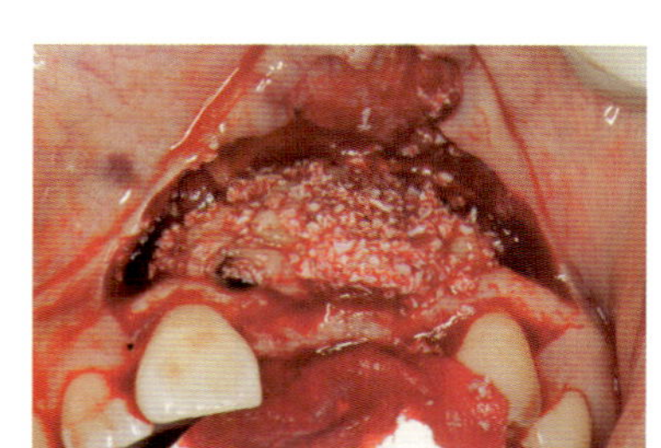
图12 术区植骨

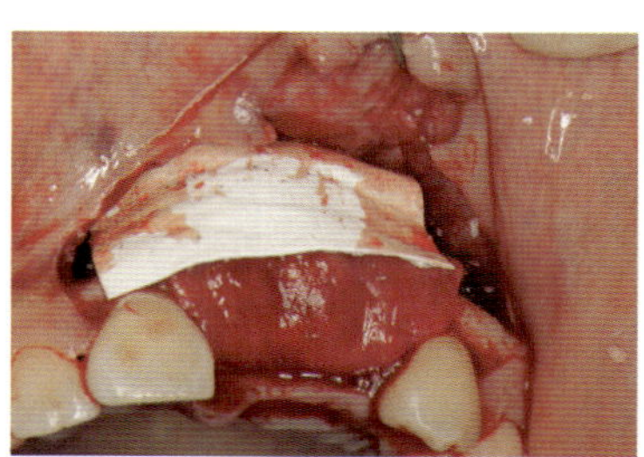
图13 双层生物膜覆盖

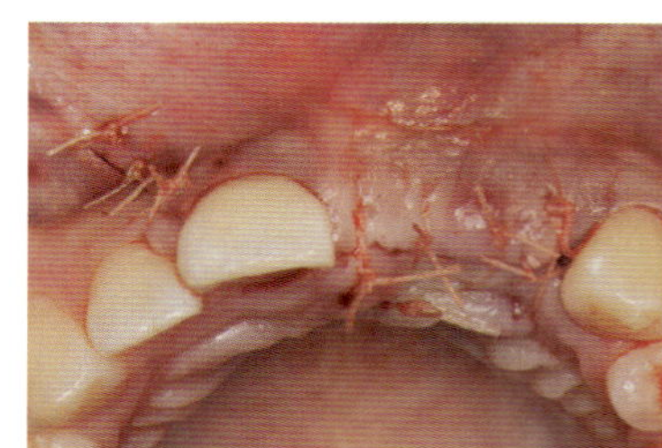
图14 减张严密缝合

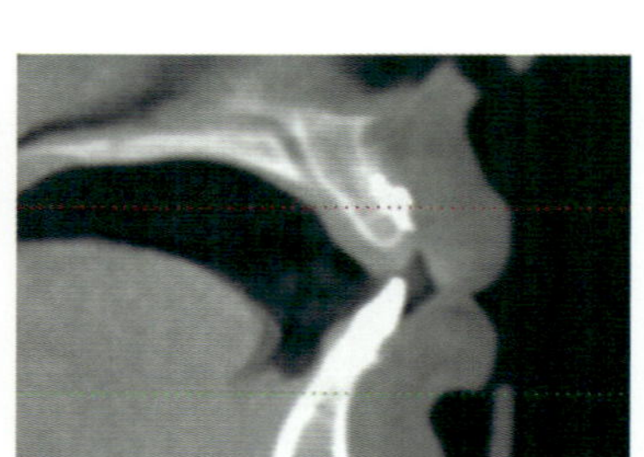
图15 21牙本质植骨术后6个月CT

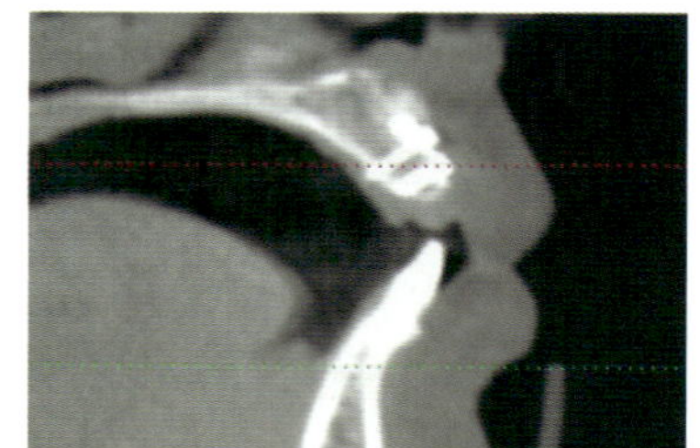
图16 22牙本质植骨术后6个月CT

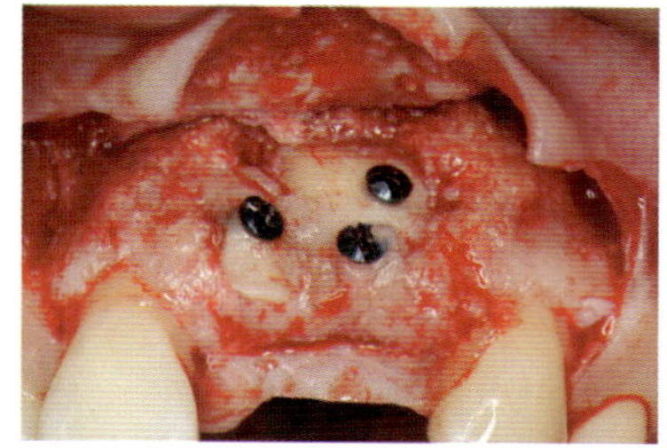
图17 骨增量术后6个月种植术骨量恢复情况

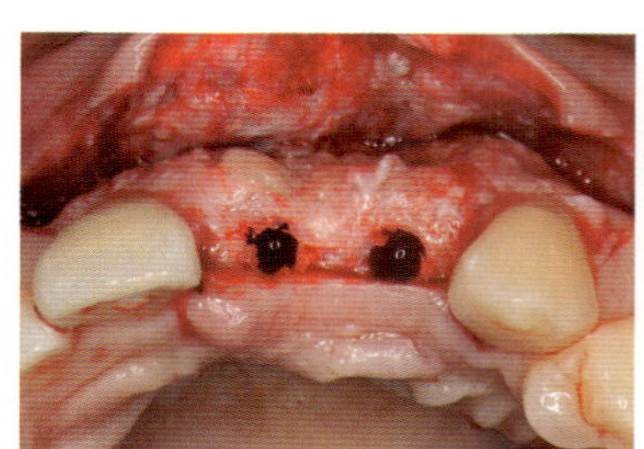
图18 导板引导下种植术窝洞预备完成1

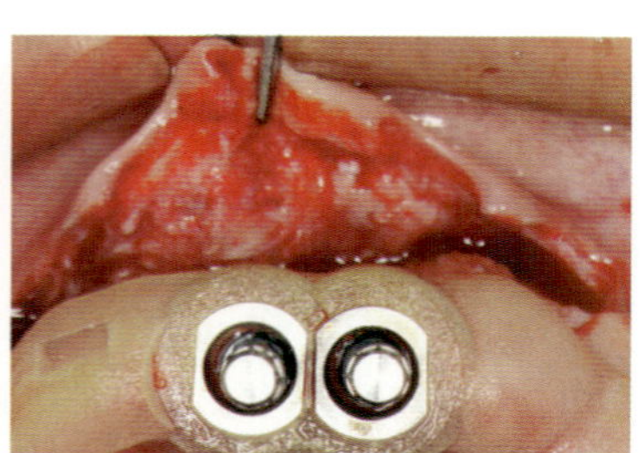
图19 导板引导下种植术窝洞预备完成2

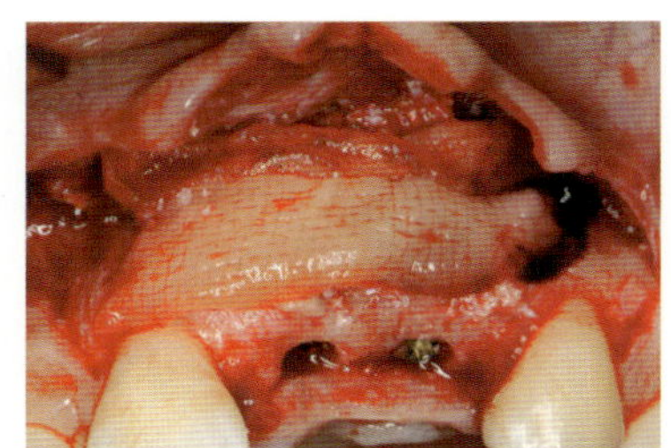
图20　导板引导下种植术同期补充GBR

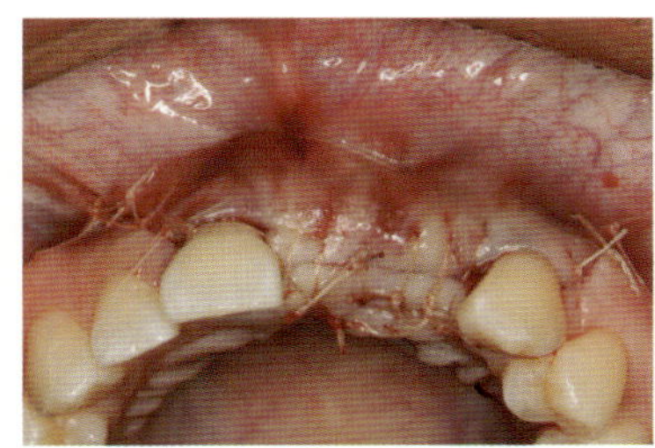
图21　导板引导下种植术同期补充GBR缝合后情况

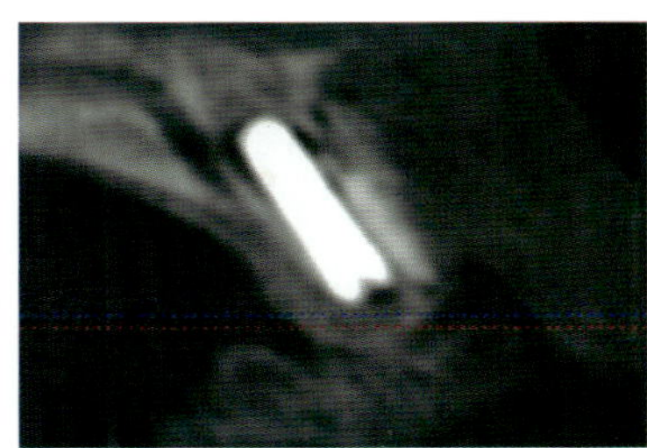
图22　21种植体植入术后当天CT

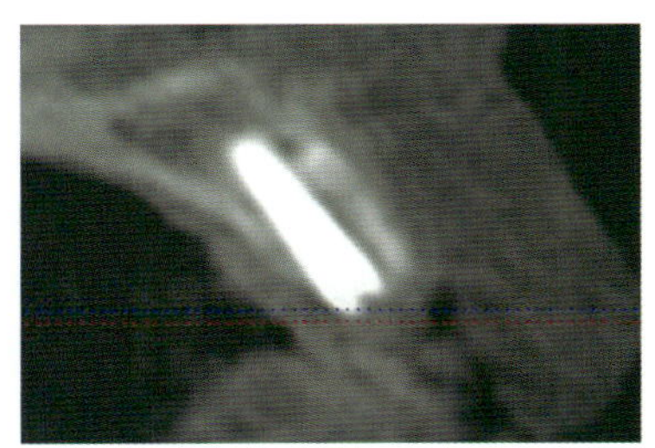
图23　22种植体植入术后当天CT

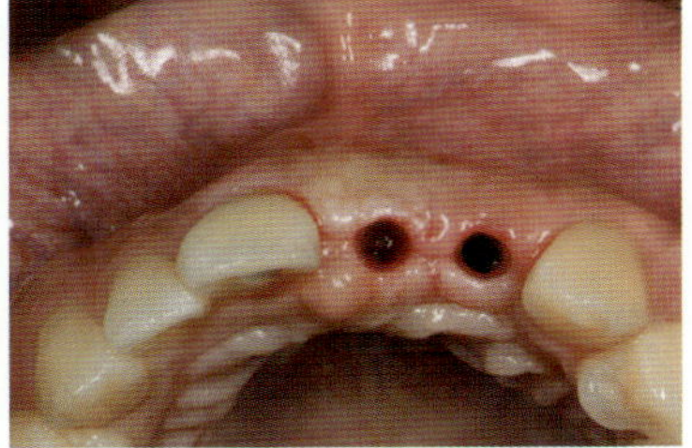
图24　牙龈成形术后临时冠取模（牙龈袖口）

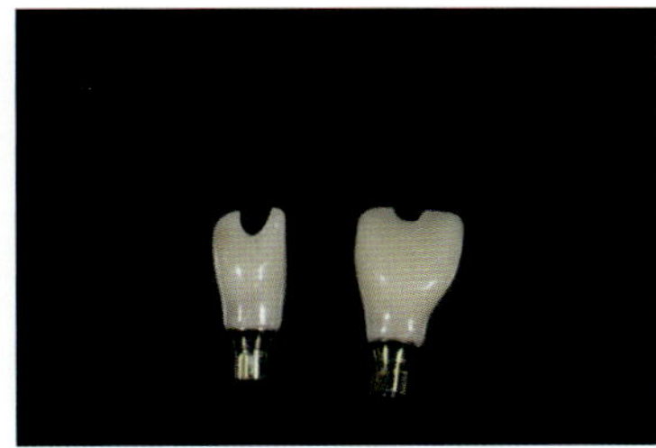
图25　牙龈袖口成形临时树脂冠

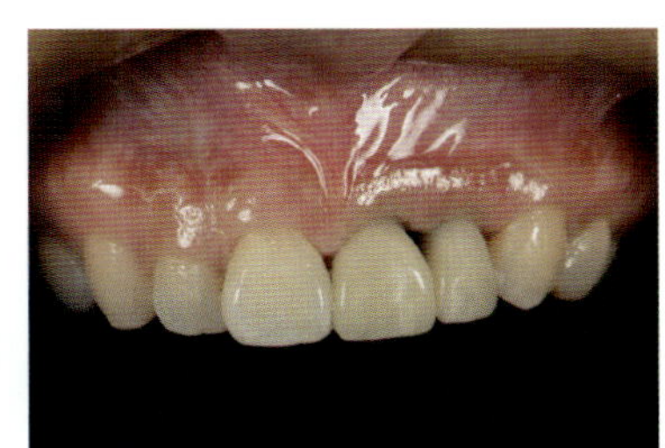
图26　牙龈袖口成形临时冠初戴口内正面像

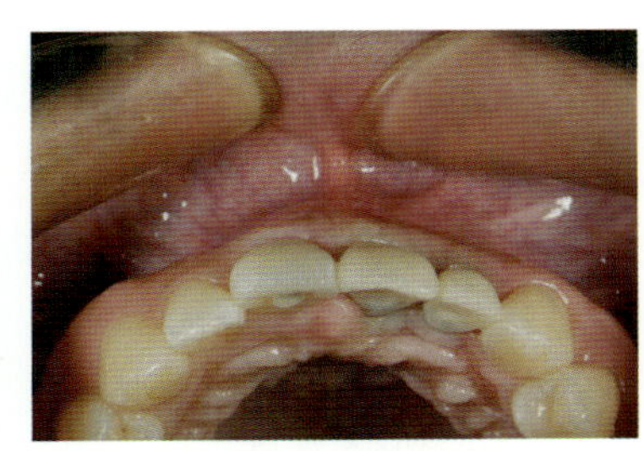
图27　牙龈袖口成形临时冠初戴口内殆面像

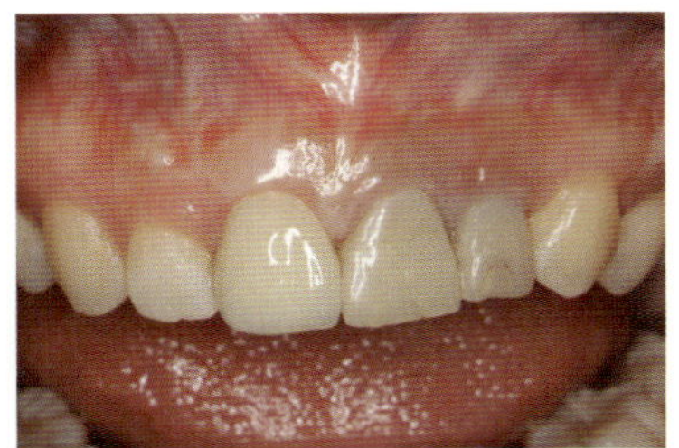
图28　牙龈袖口成形多次调整后口内正面像

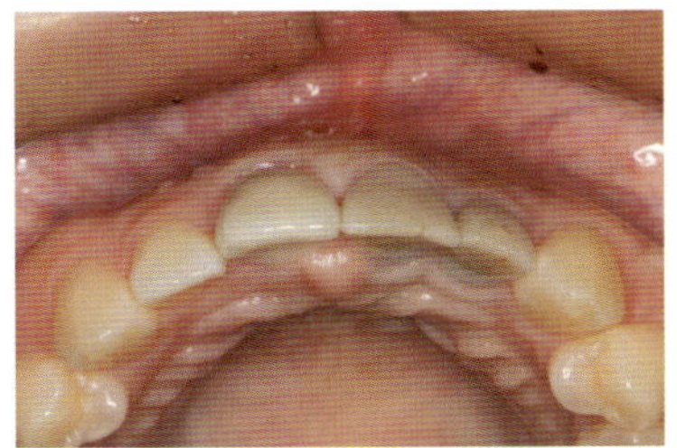
图29　牙龈袖口成形多次调整后口内殆面像

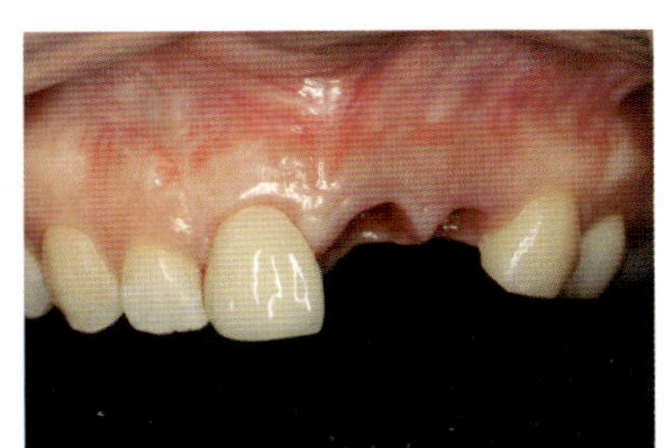
图30　永久修复牙龈袖口正面像

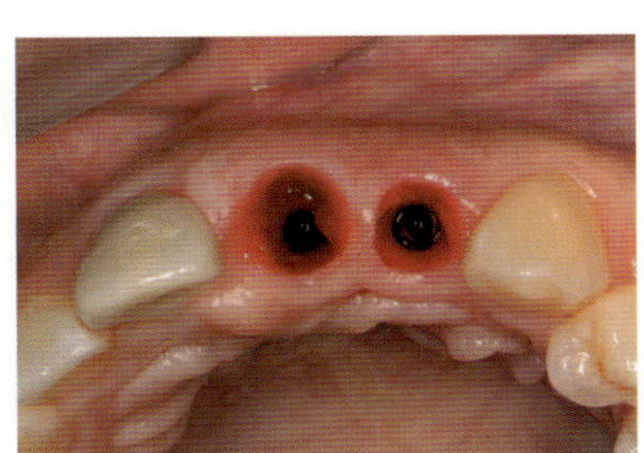
图31　永久修复牙龈袖口殆面像

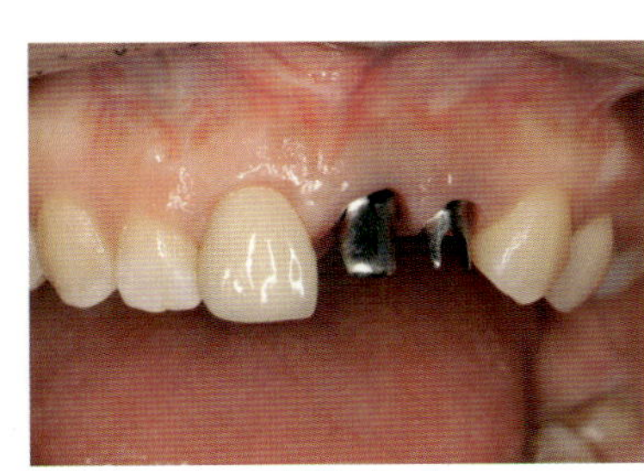
图32　永久修复基台口内正面像

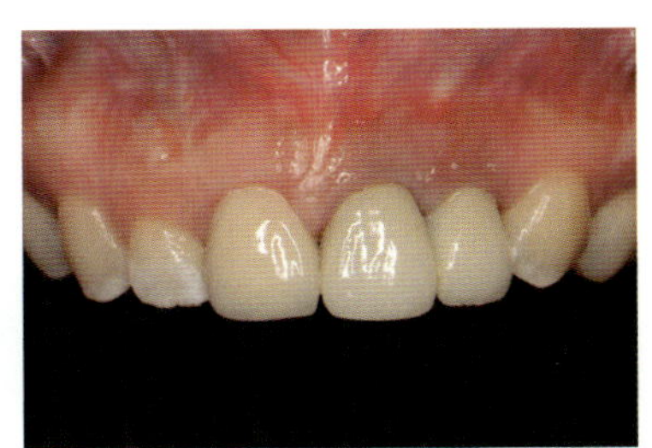
图33　永久修复戴牙口内正面像

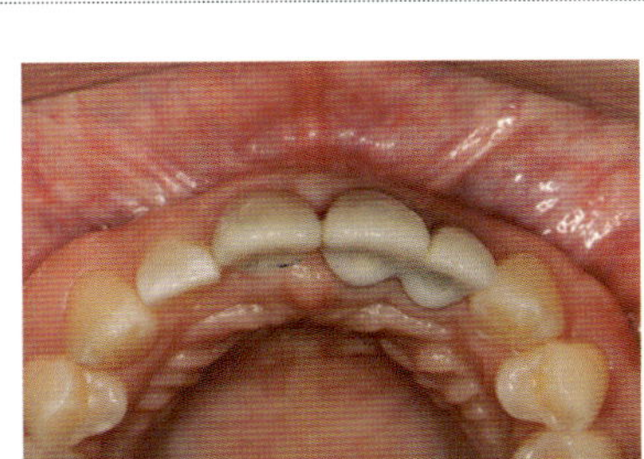
图34　永久修复戴牙口内殆面像

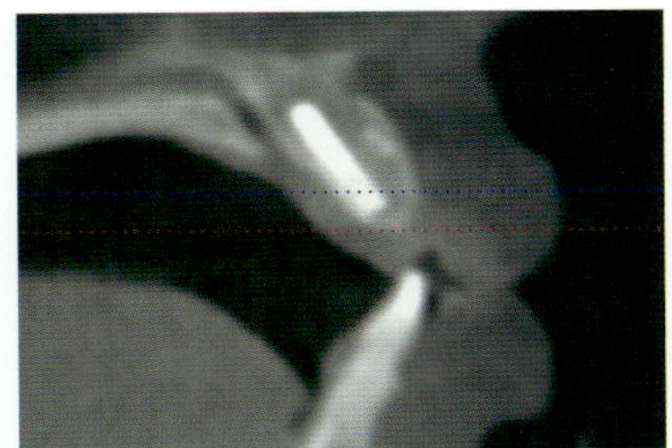
图35　21牙本质块骨增量的术后26个月CT

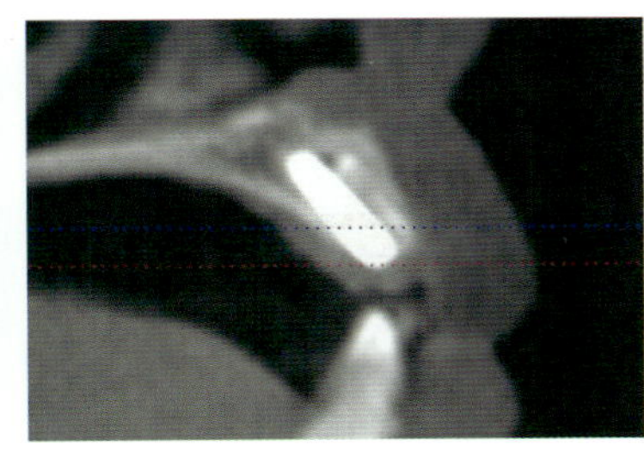
图36　22牙本质块骨增量的术后26个月CT

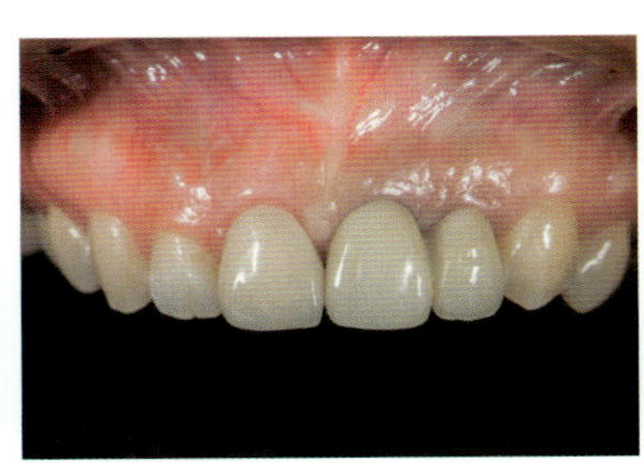
图37　最终修复后12个月复查口内正面像

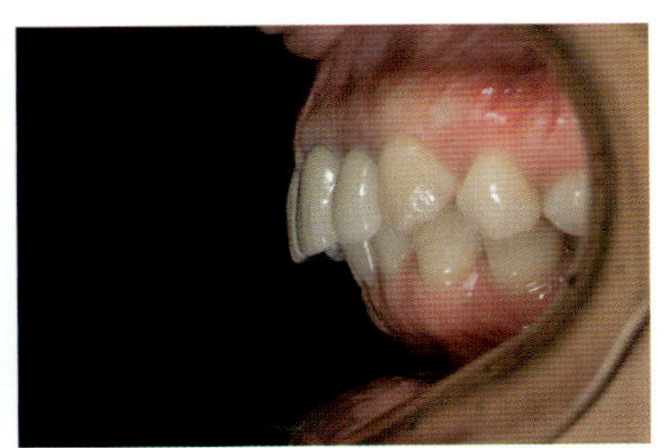
图38　最终修复后12个月复查口内侧面像

三、讨论

美学区连续牙列缺损病例一直是种植修复中的难点，想要获得良好的修复效果，足够的软硬组织条件是基础，但此类牙列缺损的病例往往同时伴随大量软硬组织缺损，为种植修复增加难度和不可预期性。

引导骨组织再生（guided bone regeneration，GBR）一直以来是口腔种植修复研究领域的热点，也是临床难点技术问题之一，尤其是对于不利型的水平向骨缺损，但传统GBR的空间维持能力较弱，骨增量效果往往不尽如人意。近年来，自体牙本质技术已广泛应用于临床，如拔牙后牙槽窝位点保存术、种植时骨缺损的植骨术、引导骨组织再生术、上颌窦提升术以及牙周垂直向骨吸收的植骨术等多个领域。牙本质块作为一种自体骨移植材料，不仅具有骨引导和骨诱导作用，同时还具有生物相容性好、自体移植排异反应小、制作简捷、操作方便等优点。本病例中采用牙本质块技术对1例美学区连续牙列缺损伴有不利型水平向骨缺损病例进行水平向骨增量，6个月后在数字化导板引导下行种植修复，取得了较满意的修复效果。为期26个月的随访观察，骨增量及修复效果十分稳定。

四、结论

自体牙本质块技术已广泛应用于临床，如拔牙后牙槽窝位点保存术、种植时骨缺损的植骨术、引导骨组织再生术、上颌窦提升术以及牙周垂直向骨吸收的植骨术等多个领域。牙本质块作为一种自体骨移植材料，不仅具有骨引导和骨诱导作用，同时还具有生物相容性好、自体移植排异反应小、制作简捷、操作方便等优点。本病例拔除阻生齿，利用牙本质块技术进行水平向骨增量达到了良好的骨增量效果，进一步的基础研究及临床系列病例研究正在进行。

参考文献

[1] Chiapasco M, Casentini P. Horizontal bone-augmentation procedures in implant dentistry: prosthetically guided regeneration[J]. Periodontol 2000, 2018, 77(1):213-240.

[2] Daniel Buser, Urs Belser, Daniel Wismeijer. ITI Treatment Guide: Implant Therapy in the Esthetic Zone-Single-tooth Replacements[M]. Berlin, Germany, Quintessenz Verlags-GmbH, 2006.

[3] Schwarz F, Golubovic V, Mihatovic I, et al. Periodontally diseased tooth roots used for lateral alveolar ridge augmentation. A proof-of-concept study[J]. J Clin Periodontol, 2016, 43(9):797-803.

[4] Pohl V, Pohl S, Sulzbacher I, et al. Alveolar Ridge Augmentation Using Dystopic Autogenous Tooth: 2-Year Results of an Open Prospective Study[J]. Int J Oral Maxillofac Implants, 2017, 32(4):870-879.

[5] Parvini P, Sader R, Sahin D, et al. Radiographic outcomes following lateral alveolar ridge augmentation using autogenous tooth roots[J]. Int J Implant Dent, 2018, 28, 4(1):31.

数字化GBR模拟技术联合外科导板在前牙区水平向骨增量中的应用研究

付钰　王茂夏　莫安春

摘要

目的：本文探讨了利用全程数字化技术进行以修复为导向的骨增量技术在前牙区水平向骨缺损病例中的临床效果。**材料与方法：**67岁男性患者，12-21缺失，24缺失，口内多颗牙存在根面暴露，缺牙区存在软硬组织缺损。采集患者CBCT并进行口内扫描及修复体设计，判断为1/4型水平向骨缺损，虚拟设计种植体的三维位置并打印数字化外科导板，在此基础上设计了可恢复理想骨轮廓的骨增量导板并打印成形。术中联合可注射型富血小板纤维蛋白（i-PRF）/颗粒骨替代物行GBR术同期植入Nobel Active种植体。术后6个月进行二期手术及临时固定修复，待牙龈塑形良好后行单冠永久修复。**结果：**数字化GBR模拟技术同期植入种植体后6个月行二期手术，骨轮廓维持良好，种植体唇侧骨壁厚度均＞2mm；临时固定修复后6个月复查，软硬组织稳定；完成最终的单冠修复，患者对外形较满意。**结论：**数字化GBR模拟技术所提供的骨增量导板术后即能恢复良好的骨弓轮廓，联合外科导板应用于水平向骨增量种植体颈部的唇侧骨壁厚度能得到显著提高。

关键词：数字化技术；水平向骨增量；GBR技术；颗粒骨替代物；i-PRF

一、材料与方法

1. 病例简介　67岁男性患者。主诉：要求种植修复缺失牙。现病史：3个多月前患者上颌前牙出现松动，于外院拔除后未行可摘义齿修复。现因影响美观、发音和咀嚼于我科就诊。既往史无特殊，无不良嗜好，全身情况良好。口内检查：12-21缺失，24缺失。13、22烤瓷修复，多颗牙存在根面暴露。缺牙区牙槽突唇侧软组织明显塌陷，多个位点龈乳头退缩。牙龈为中厚龈生物型，美学风险评估：中度。全口卫生一般，牙结石、色素（+）。口外检查：中位笑线，面部对称，开口度、开口型无异常，颞下颌关节及咀嚼肌扪诊阴性，无关节弹响等。CBCT示：12-21缺失，24缺失，缺牙区存在水平向骨缺损，12唇腭向宽度为4.2mm，可用牙槽骨高度为14.4mm；11唇腭向宽度为3.6mm，可用牙槽骨高度为15.9mm；21唇腭向宽度为4.8mm，可用牙槽骨高度为17.8mm；24唇腭向宽度为5.1mm，可用牙槽骨高度为17mm（图1~图3）。

2. 诊断　牙列缺损；慢性牙周炎。

3. 治疗计划　牙周基础治疗后，可行数字化种植修复，酌情行软硬组织再生术。

作者单位：四川大学华西口腔医院

通讯作者：莫安春；Email: moanchun@163.com

4. 治疗过程

（1）牙周基础治疗。

（2）数字化种植外科导板设计与制作：拍摄患者临床照片、采集CBCT数据，并进行口内扫描及修复体的设计。利用Clinician软件进行以修复为导向的种植位点设计，判断为1/4型骨缺损，可行GBR术同期植入种植体，由此生成数字化外科全程导板并打印成形（图4）。

（3）骨增量导板的设计与制作：在Mimics软件中根据理想种植体和修复体的位置设计了大于理想骨轮廓1.5mm的虚拟骨块进行过度增量，即模拟术中理想GBR效果进行以修复为导向的骨轮廓设计，在此基础上设计了一个两段式的骨增量导板，紫色模块用于指导轮廓的恢复，绿色模块用于辅助固定，由此生成的牙支持式导板并打印成形（图5，图6）。

（4）一期种植手术：常规消毒，铺巾，局部麻醉后翻瓣，就位外科导板并固定，在导板引导下逐级备洞，分别于12、11、21、24位点植入Nobel Active 3.5mm×13mm种植体4颗，植入扭矩＞35N·cm。取下导板，制备滋养孔，利用骨膜钉先固定腭侧的Bio-Gide胶原膜，同时于肘关节处抽取静脉血，离心后制备i-PRF，将i-PRF与0.5g Bio-Oss骨粉混合制备黏性骨块备用。就位骨增量导板，将剩余的骨粉颗粒和黏性骨块充填于导板与骨面之间，充分压实后分段去除导板，用膜钉固定唇侧胶原膜，充分减张后采用组织瓣双层严密缝合。拍摄CBCT示种植体方向、位点良好，骨轮廓恢复效果与术前基本一致（图7~图16）。

（5）二期手术与临时固定桥修复：种植体植入后6个月，CBCT示种植体周骨结合良好，局部麻醉下行二期手术，采用硅橡胶印模材料开窗取模后行临时固定桥修复（图17，图18）。

（6）永久修复：种植体植入后1年，X线片示骨量维持良好，软组织成形良好，最终采用数字化口内扫描的方式行12-21、24全瓷单冠永久修复（图19～图22）。

（7）定期复查：种植体植入后2年，即永久修复后1年复查，牙冠完整，牙龈未见明显红肿。X线片示种植体周骨组织未见明显吸收（图23，图24）。

二、结果

该患者前牙连续缺失，存在水平向骨缺损，通过数字化GBR模拟技术联合外科导板获得了稳定、充足且精准的骨增量效果，历时1年完成最终修复，软硬组织稳定，患者满意。

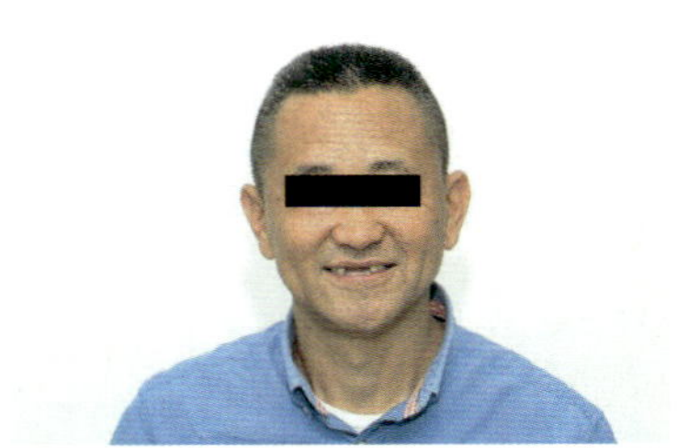
图1　治疗前的微笑像

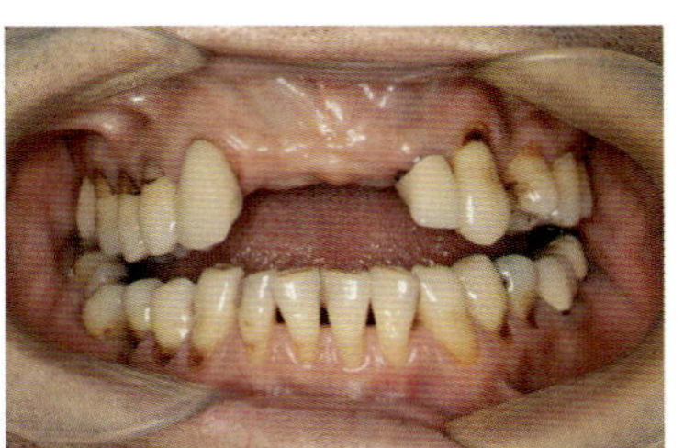
图2　初诊口内正面像

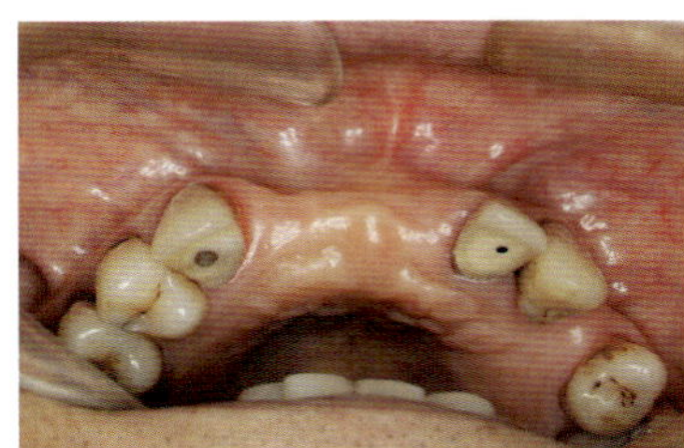
图3　初诊口内上颌前牙区殆面像

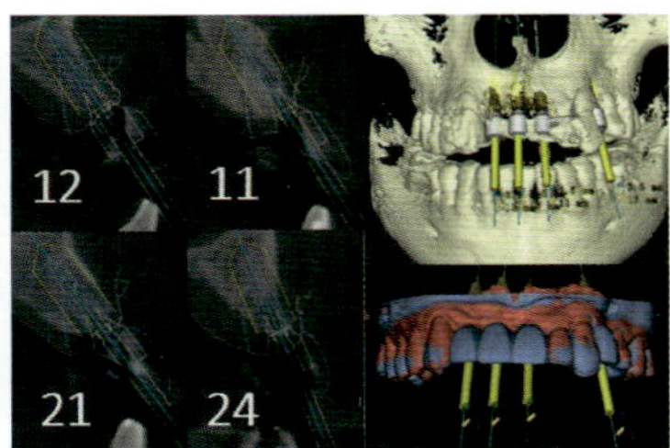

图4　数字化虚拟设计种植体的三维位置关系

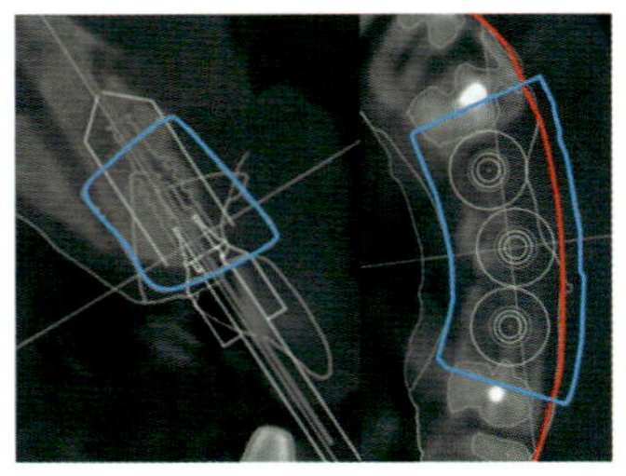
图5　设计虚拟骨块观察恢复骨轮廓情况

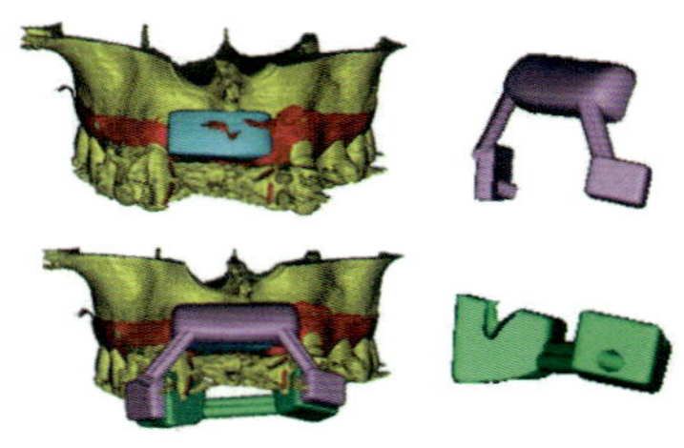
图6　两段式骨增量导板的数字化设计

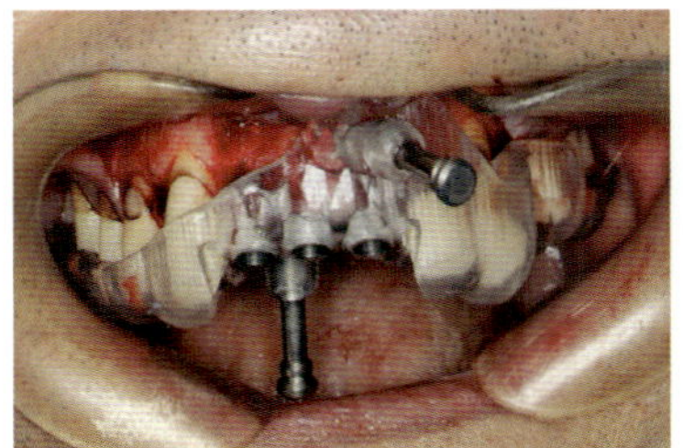
图7　外科导板的就位与固定

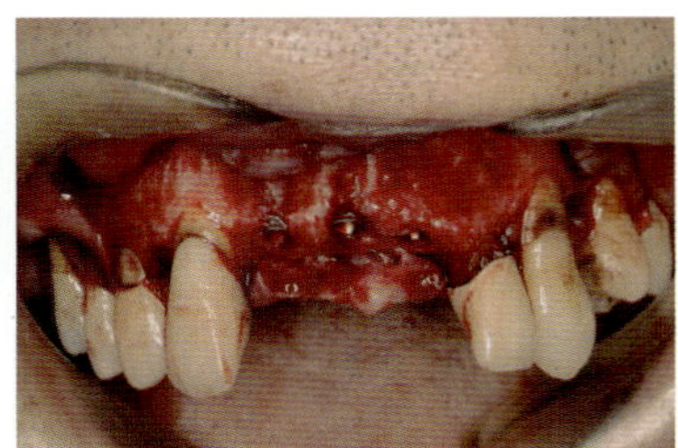
图8　植入种植体后的正面像

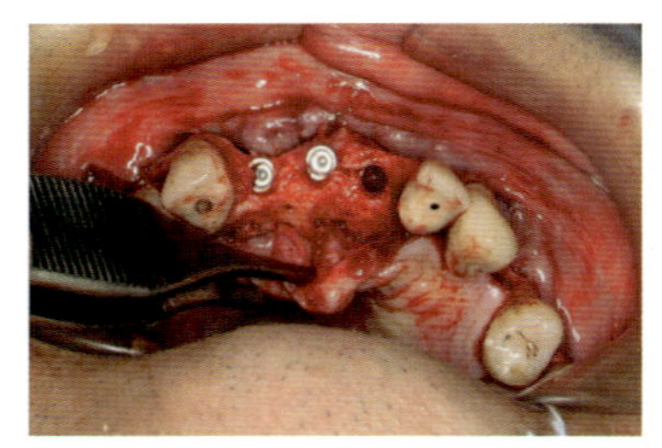
图9　植入种植体后的殆面像

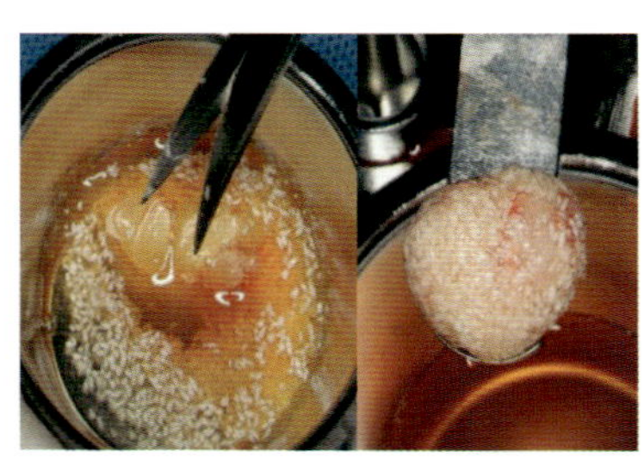
图10　i-PRF与骨粉颗粒混合形成黏性骨块

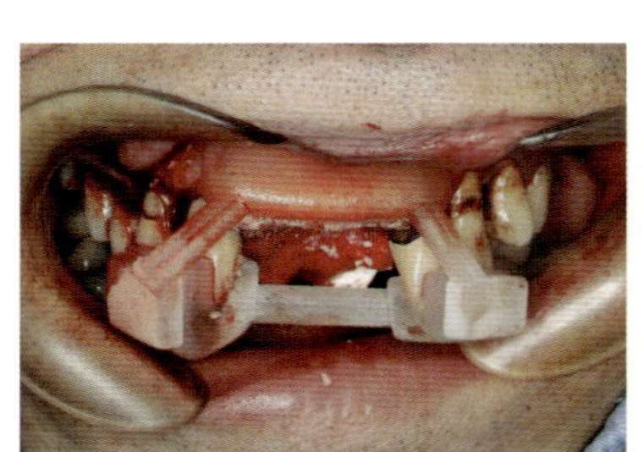
图11　骨增量导板的就位

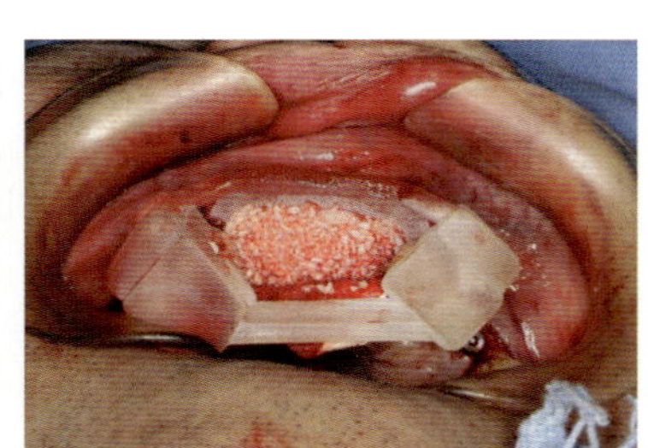
图12　充填骨移植物并充分压实

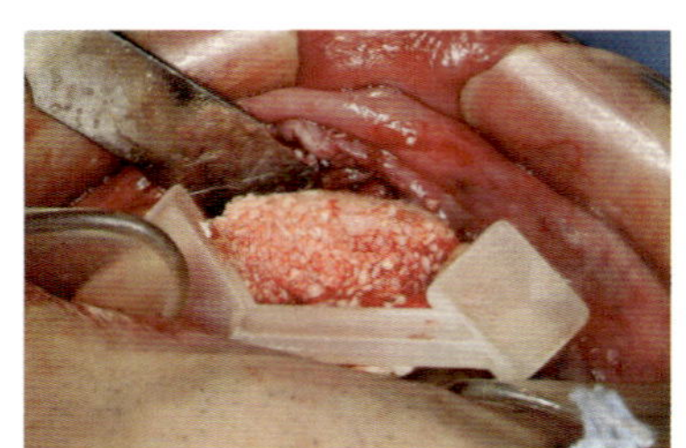
图13　分段去除导板，骨轮廓恢复良好

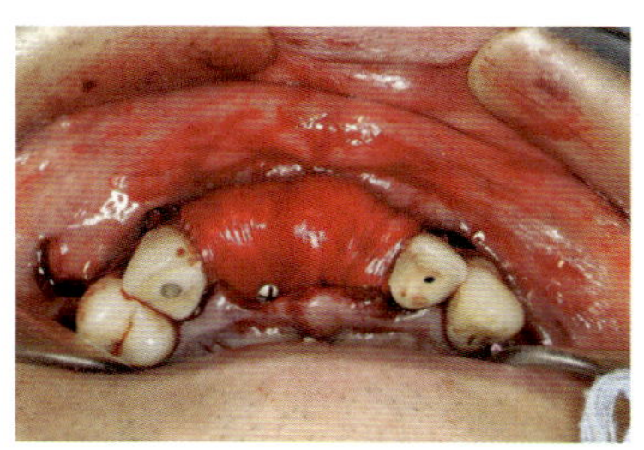
图14　利用膜钉固定胶原膜

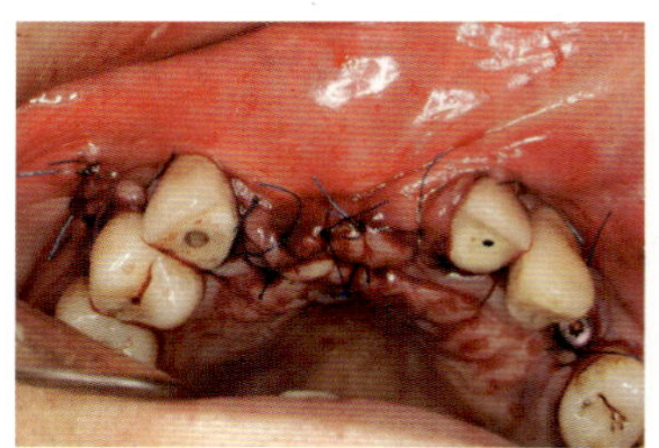
图15　充分减张并严密缝合

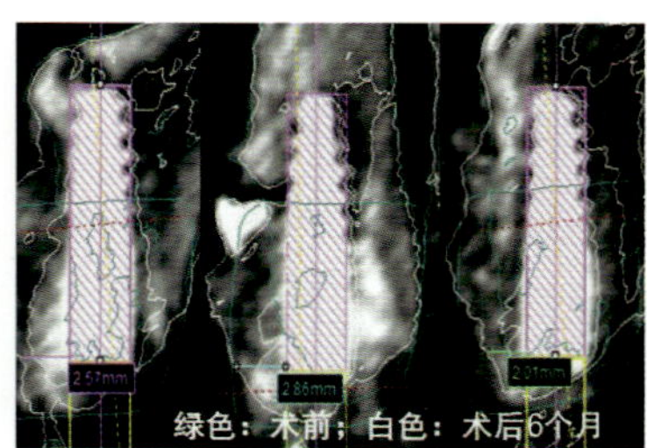

图16　术前、术后即刻与术后6个月CBCT重叠观察骨组织情况

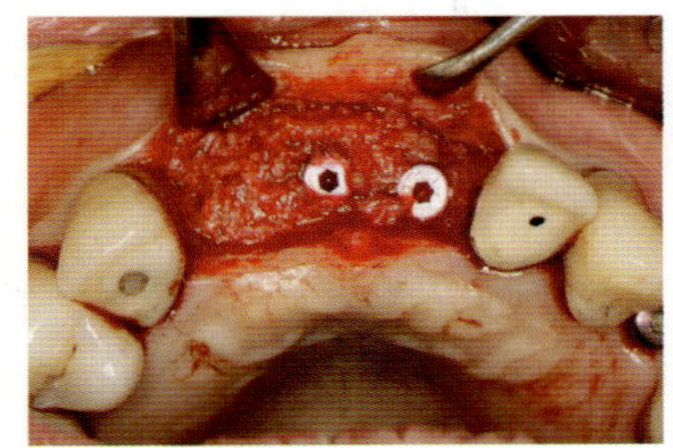
图17　二期手术翻瓣后可见骨轮廓维持良好

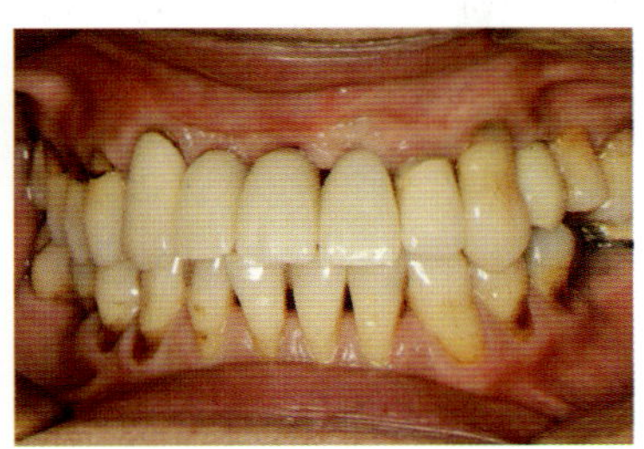
图18　临时固定桥修复

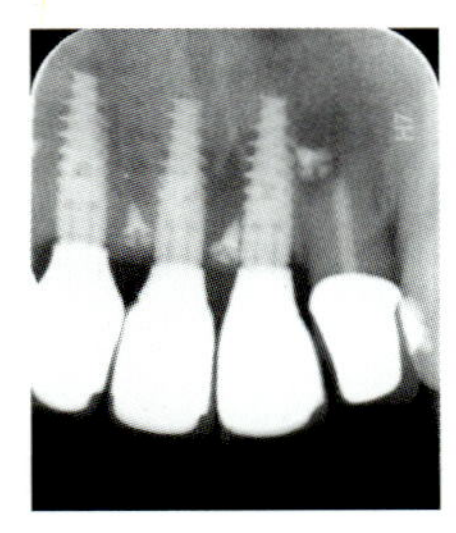
图19　术后1年复查的数字化X线片

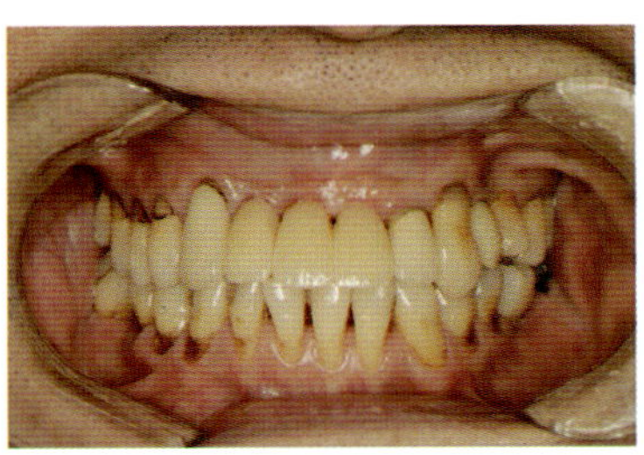
图20　戴入永久修复体的口内正面像

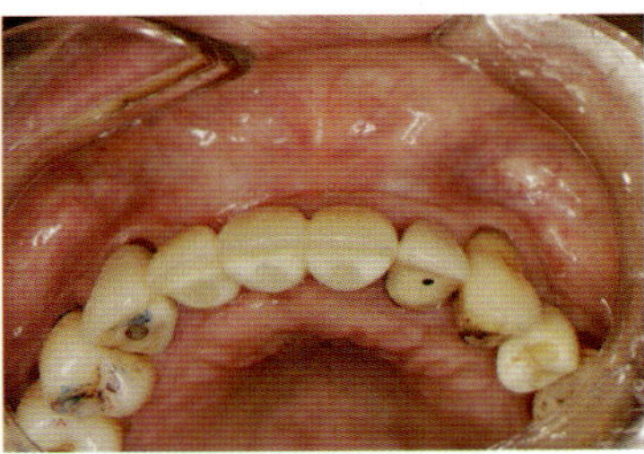
图21　戴入永久修复体的口内殆面像

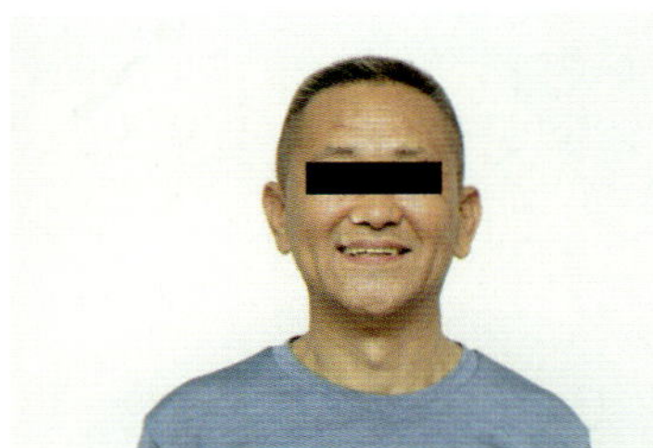
图22　戴入永久修复体的微笑像

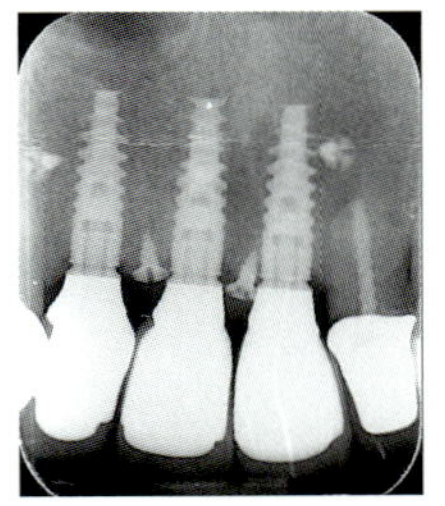
图23　术后2年复查的数字化X线片

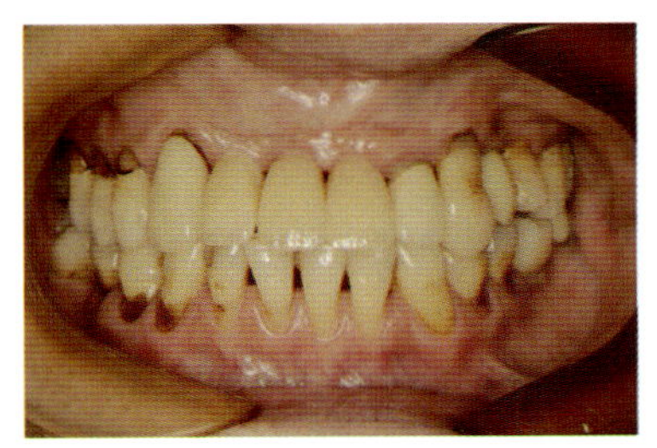
图24　术后2年复查的口内正面像

三、结论

数字化GBR模拟技术是利用CBCT数据结合口内表面数据，通过软件设计，模拟术中理想GBR效果进行以修复为导向的骨轮廓设计，获得可应用于临床的骨增量导板。采用骨增量导板术后即能恢复良好的骨弓轮廓，联合外科导板应用于水平向骨增量种植体颈部的唇侧骨壁厚度能得到有效提高。该技术可以指导骨缺损类型的判断及骨增量方式的选择，可以实现在虚拟上观察修复体、种植体、骨和软组织的关系，同时不过多依赖术者经验，降低了技术敏感性，实现个性化骨增量，具有一定的预见性和精准性。

参考文献

[1] Scarano A, Inchingolo F, Murmura G, et al. Three–Dimensional Architecture and Mechanical Properties of Bovine Bone Mixed with Autologous Platelet Liquid, Blood, or Physiological Water: An In Vitro Study[J]. Int J Mol Sci, 2018, 18, 19(4):1230.

[2] Wang M, Zhang X, Li Y, et al. The Influence of Different Guided Bone Regeneration Procedures on the Contour of Bone Graft after Wound Closure: A Retrospective Cohort Study[J]. Materials (Basel), 2021, 27, 14(3):583.

[3] Elnayef B, Porta C, Suarez–Lopez DAF, et al. The Fate of Lateral Ridge Augmentation: A Systematic Review and Meta–Analysis[J]. Int. J Oral Maxillofac Implants, 2018, 33: 622–635.

患重度牙周病变的上下颌磨牙采用两种牙槽嵴保存方法术后种植修复效果观察（附1例6年诊疗随访分析）

张浩筠 危伊萍 胡文杰 徐涛 刘云松

摘要

随着种植治疗技术发展，种植修复已逐渐成为牙周炎患者牙列缺损后的常规修复方法。因牙槽嵴保存可为种植治疗提供良好的软硬组织条件，在临床中的应用日益广泛。对不同牙槽嵴保存技术的术式选择，术后软硬组织保存效果及修复后长期效果的关注逐渐增加。本文完整展示1例罹患重度牙周病变的上下颌磨牙拔牙后，采用两种不同方法行牙槽嵴保存及种植修复后的长期观察，讨论了牙槽嵴保存的临床意义、两种牙槽嵴保存方法的选择及其治疗效果比较，为罹患重度牙周病变磨牙的临床处置提供了经验。

关键词：重度牙周炎；磨牙；牙槽嵴保存；拔牙；种植修复；CBCT

一、材料与方法

1. 病例简介 53岁女性患者。主诉：2014年11月因右下颌后牙牙龈肿痛，不能咬物3天就诊。现病史：患牙曾行根管治疗。既往史：否认吸烟史、全身系统性疾病史、药物过敏史、长期用药史及正畸治疗史。口内检查：可见47殆面牙色充填体，叩痛（+），Ⅲ度松动，牙龈红肿，龈颊沟膨隆，颊侧及远中探诊深度（probing depth，PD）可达10mm，出血指数（bleeding index，BI）为3（图1）；17为Ⅱ度松动，腭侧牙龈退缩2～3mm，PD为6～9mm，BI为3～4（图2）。余牙PD普遍4～7mm，磨牙为重，多数磨牙根分叉病变（furcation involvement，FI）1～2度，个别牙Ⅱ度松动（图3）。平行投照片与CBCT示：47冠部高密度阻射影像，根管内欠充影像，远中牙槽骨吸收过根尖，近中牙槽骨吸收达根长1/3，根分叉区透射影（图4）。17冠部未见明显异常，根尖周可见低密度影，腭侧牙槽骨弧形吸收至根尖，距上颌窦底3.2mm，近远中根分叉区低密度影（图5）。

2. 诊断 慢性牙周炎（广泛型Ⅲ期C级）；47牙周脓肿（牙周牙髓联合病变）；17牙周牙髓联合病变。

3. 治疗计划

（1）控制全口炎症：牙周基础治疗恢复全口牙周组织健康。17、47牙周状况差（图1d，图2d），控制局部炎症后行微创拔牙。

（2）17、47种植修复：17、47属游离端缺失，提出种植修复或不修复保持短牙弓两种方案。患者选择种植修复。2颗患牙在拔牙前已存在明显牙槽骨破坏，为了最大限度地保存软硬组织轮廓，拟于拔牙同期采用牙槽嵴保存术。术后6个月，完成以修复为导向的种植治疗和上部结构修复。

（3）17、47负重后定期复查维护追踪种植修复效果。

4. 治疗过程

（1）牙周基础治疗：全口洁治、刮治、根面平整，超声去除17、47龈上及龈下结石。

（2）47、17微创拔牙+翻瓣附加纵切口牙槽嵴保存：根据前述治疗设计，47微创拔牙，同期翻瓣附加纵切口牙槽嵴保存，17行微创拔牙同期微翻瓣牙槽嵴保存，具体方法可见于既往发表文献[2]（图6，图8）。术后即刻拍摄X线片及CBCT示填充效果良好（图7，图9）。术后2周拆线时，创口愈合良好。

（3）术后随访：牙槽嵴保存术后6个月复查，全口牙周状况良好，术区愈合良好，牙槽嵴外形轮廓满意。上颌术区颊侧角化组织充足，达4～6mm；下颌术区颊侧角化组织相对较窄，为2～3mm（图10）。影像学检查示17、47行微创拔牙+牙槽嵴保存术后6个月，拔牙窝内植骨材料均保持稳定。17、47位点的骨高度和宽度均良好，均满足种植手术的骨量要求。牙槽嵴保存术后6个月与术后即刻CBCT比较显示，47和17颊舌（腭）侧骨壁高度及牙槽嵴宽度无明显吸收，牙槽窝中央骨嵴高度明显增加（图11）。

（4）17、47种植手术：术前取研究模型，并制作手术导板，基于CBCT测量种植位点三维骨量。由1名经验丰富的牙周专科医生完成种植手术（图12）。

（5）17、47种植二期手术及修复治疗：种植体植入6个月后行种植二期手术（图13），种植二期术后2个月，由1名经验丰富的修复专科医生

作者单位：北京大学口腔医学院·口腔医院

通讯作者：胡文杰；Email: huwenjie@pkuss.bjmu.edu.cn

完成种植体上部结构修复，种植修复体戴入即刻拍摄平行投照根尖片（图14）。

二、结果

（1）17、47负重4.5年随访复查临床效果评价：种植修复后每6个月对种植体和全口牙进行临床检查，4.5年复查时牙周检查表见图15。负重4.5年随访期中，患者口腔卫生状况良好，种植体及上部结构无松动，牙龈无炎症，探诊后无出血，种植体周探诊深度（PPD）≤4mm，上颌种植体颊侧角化组织宽度（KTW）≥6mm，下颌种植体颊侧角化组织宽度≥2mm。负重4.5年后，颊侧牙槽嵴轮廓保持良好，与邻牙骨弓轮廓和修复体外形基本协调。近中龈乳头充盈较好，4.5年后种植修复体颊侧软组织和龈乳头保持稳定（图16）。

（2）17、47负重4.5年随访复查影像学效果评价：平行投照根尖片示种植体颈部无明显骨吸收，负重4.5年后无明显边缘骨丧失（marginal bone loss，MBL）。种植体周骨结合良好（图16d，h）。口内扫描资料显示（图17）17、47负重后4.5年颊舌（腭）侧软组织轮廓丰满，与修复体及相邻部位软组织外形协调。

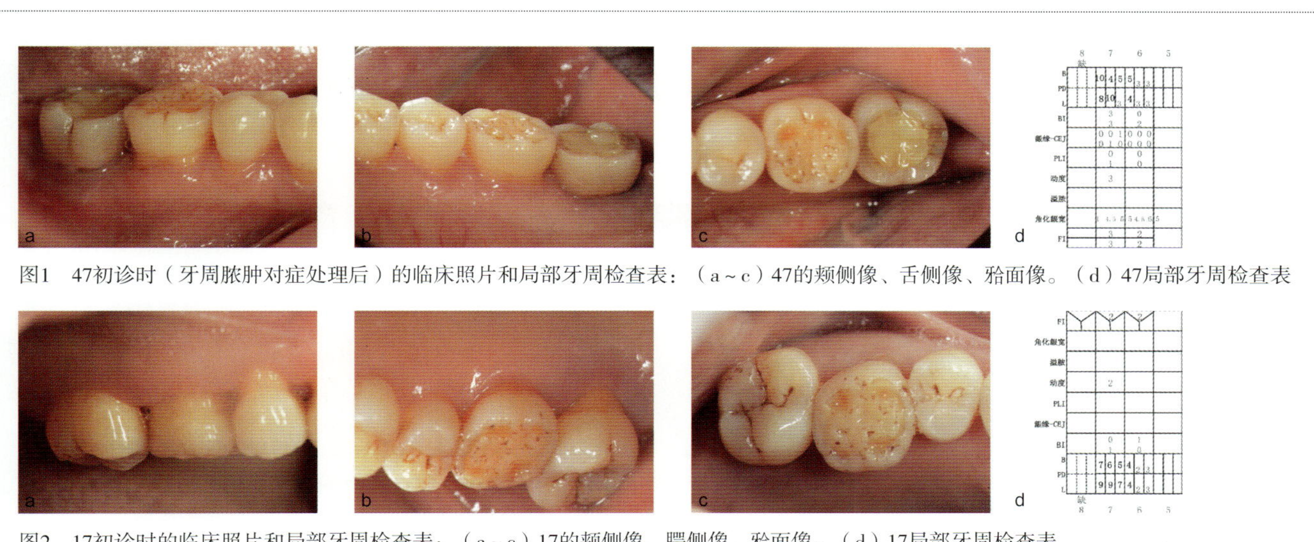

图1　47初诊时（牙周脓肿对症处理后）的临床照片和局部牙周检查表：（a～c）47的颊侧像、舌侧像、𬌗面像。（d）47局部牙周检查表

图2　17初诊时的临床照片和局部牙周检查表：（a～c）17的颊侧像、腭侧像、𬌗面像。（d）17局部牙周检查表

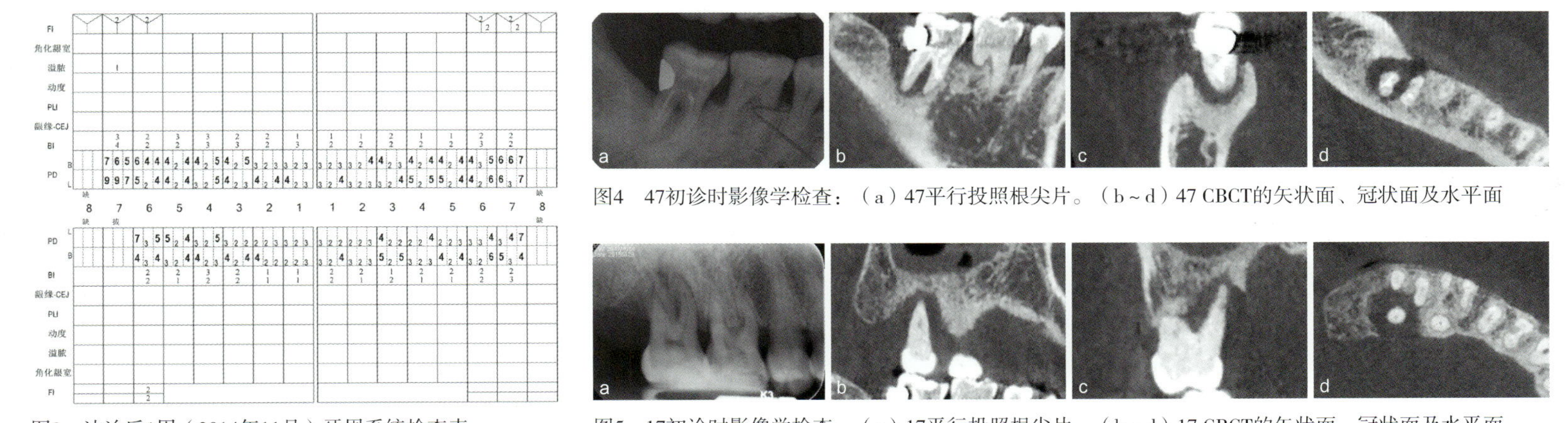

图3　洁治后1周（2014年11月）牙周系统检查表

图4　47初诊时影像学检查：（a）47平行投照根尖片。（b～d）47 CBCT的矢状面、冠状面及水平面

图5　17初诊时影像学检查：（a）17平行投照根尖片。（b～d）17 CBCT的矢状面、冠状面及水平面

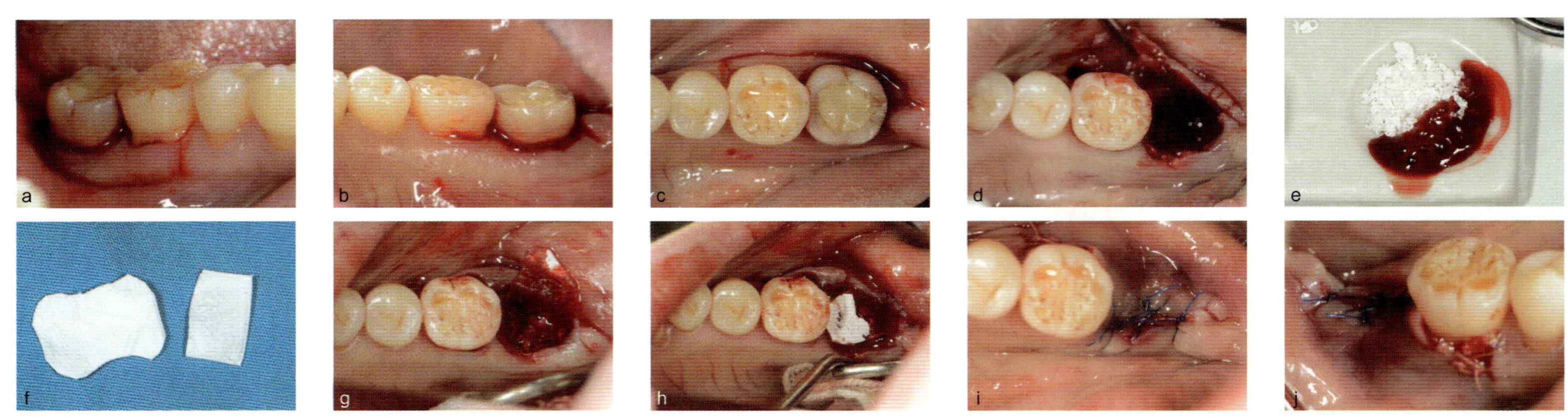

图6 47微创拔牙+翻瓣附加纵切口的拔牙位点保存术过程：（a～c）切口设计：47颊舌侧距龈缘0.5mm处行内斜切口，46行沟内切口，46颊侧近中轴角及47远中行纵切口。（d）47微创拔除，此过程不做颊舌向或近远中向晃动，并彻底清创。（e，f）Bio-Oss骨粉（0.5g，直径1.0～2.0mm，Geistlich，瑞士）及双层Bio-Gide可吸收膜（13mm×25mm，Geistlich，瑞士）。（g，h）47牙槽窝内植入Bio-Oss骨粉，表面覆盖双层Bio-Gide可吸收膜。（i，j）龈瓣冠向复位，使用4-0不可吸收缝线拉拢颊舌侧龈瓣，纵切口采用5-0可吸收线间断缝合

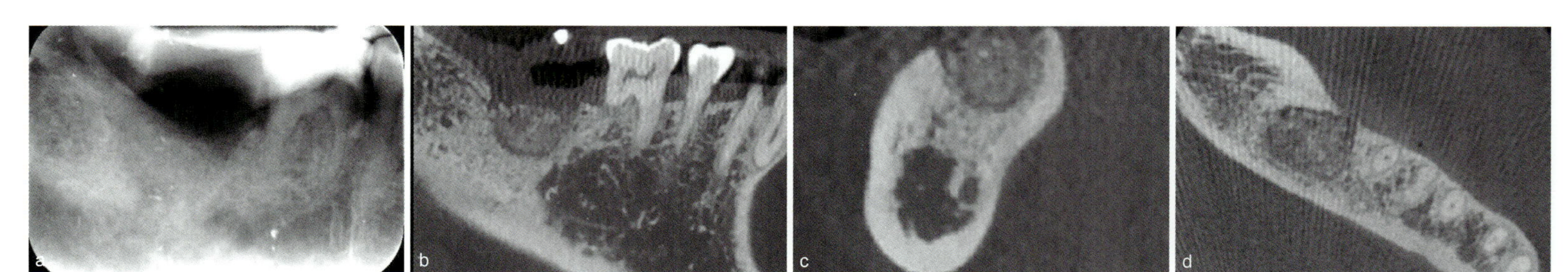

图7 47微创拔牙+翻瓣附加纵切口的拔牙位点保存术后影像学检查：（a）术后平行投照根尖片。（b～d）术后即刻术区CBCT的矢状面、冠状面及水平面

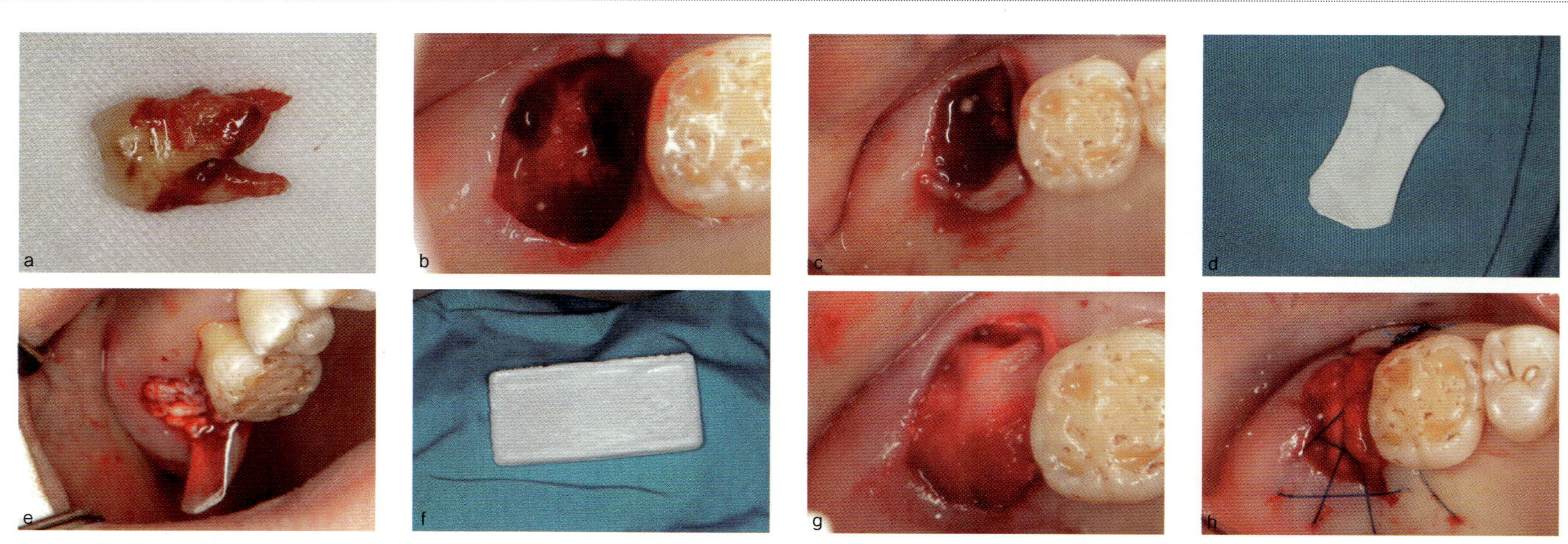

图8 17微创拔牙+微翻瓣拔牙位点保存术过程：（a）微创拔除后的17。（b）牙槽窝彻底清创后。（c）17颊腭侧用骨膜分离器（P24G，Hu-Friedy公司，美国）微翻瓣至骨嵴顶根方2mm。（d）Bio-Gide可吸收膜。（e）Bio-Gide可吸收膜插入至腭侧骨壁骨嵴顶根方2～3mm，随后于17牙槽窝内植入Bio-Oss骨粉，可吸收膜严密覆盖植骨材料。（f，g）可即邦医用胶原蛋白海绵（13mm×25mm，无锡贝迪生物工程有限公司）覆盖在Bio-Gide生物膜表面，并与四周牙龈创缘贴合。（h）严密缝合，封闭创口，稳定移植材料

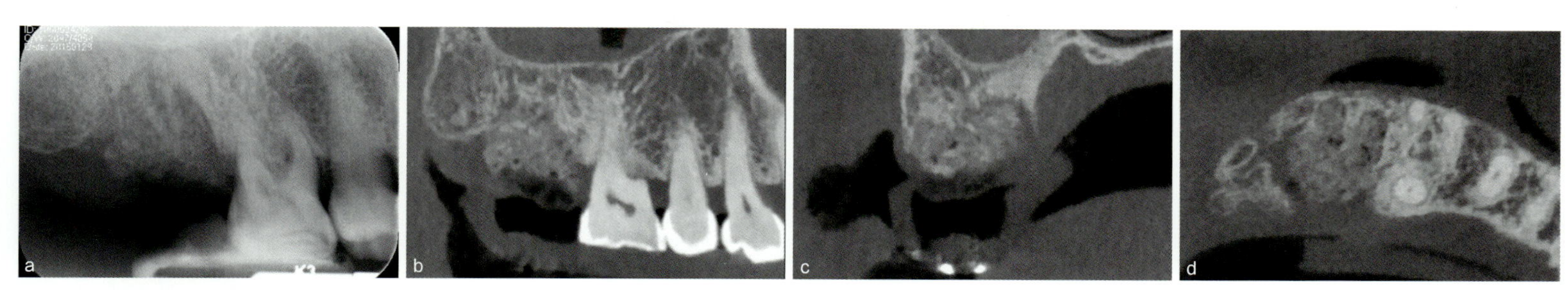

图9　17微创拔牙+微翻瓣拔牙位点保存术后影像学检查：（a）术后平行投照根尖片。（b~d）术后即刻术区CBCT的矢状面、冠状面及水平面

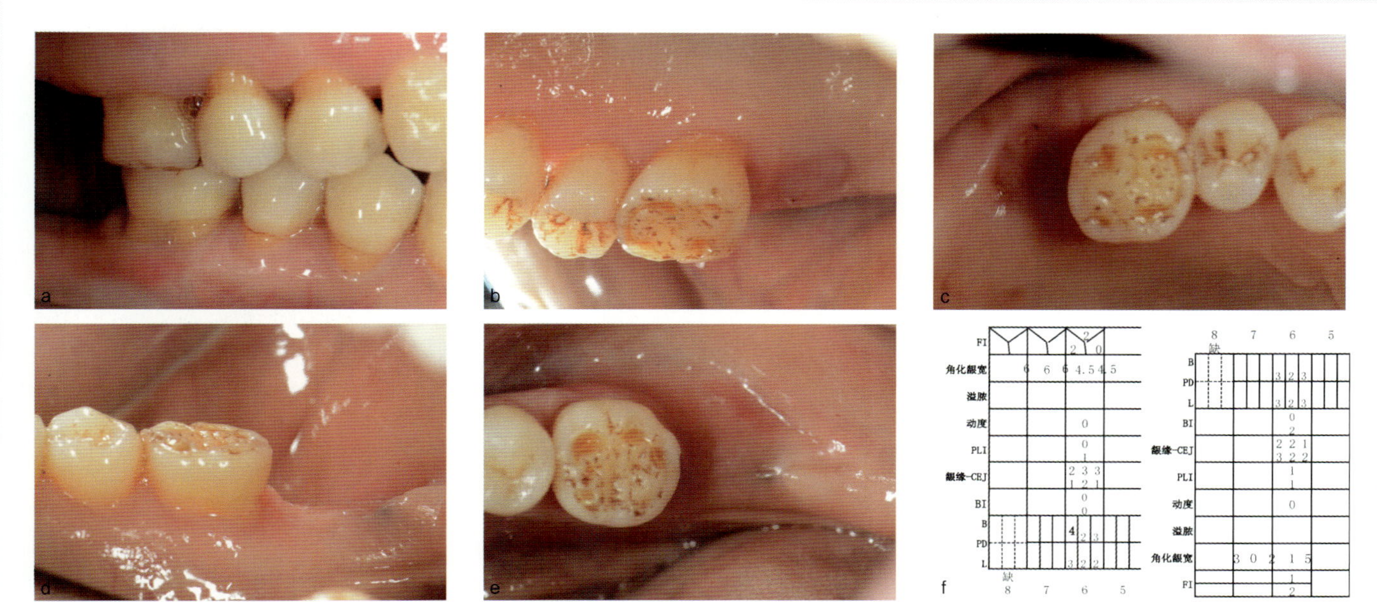

图10　17、47拔牙位点保存术后6个月术区临床照片及牙周检查表：（a）17、47术区术后6个月颊侧像。（b）17术区术后6个月腭侧像。（c）17术区术后6个月殆面像。（d）47术区术后6个月舌侧像。（e）47术区术后6个月殆面像。（f）17、47术区专项检查表

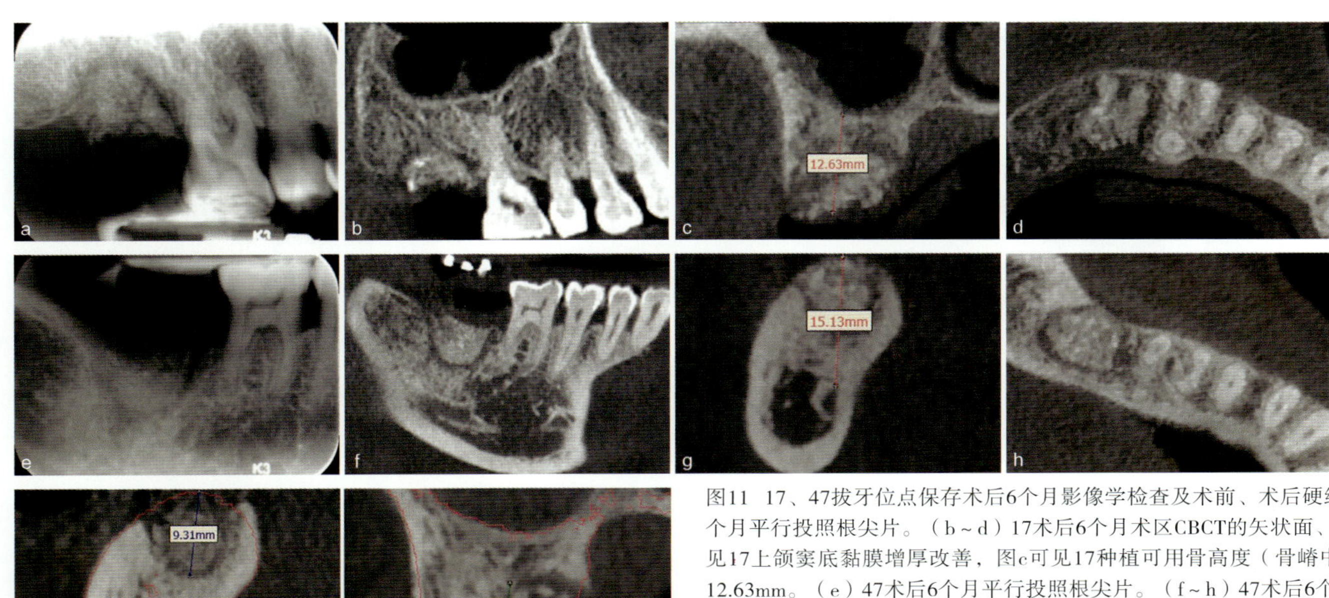

图11　17、47拔牙位点保存术后6个月影像学检查及术前、术后硬组织变化：（a）17术后6个月平行投照根尖片。（b~d）17术后6个月术区CBCT的矢状面、冠状面及水平面，图b可见17上颌窦底黏膜增厚改善，图c可见17种植可用骨高度（骨嵴中央至上颌窦底距离）为12.63mm。（e）47术后6个月平行投照根尖片。（f~h）47术后6个月术区CBCT的矢状面、冠状面及水平面。图g可见47牙槽嵴形态为宽平型，47种植可用骨高度（骨嵴中央至下颌神经管距离）为15.13mm。（i，j）47、17拔牙位点保存术后6个月与术后即刻CBCT配准（红色线条代表术后6个月硬组织轮廓）

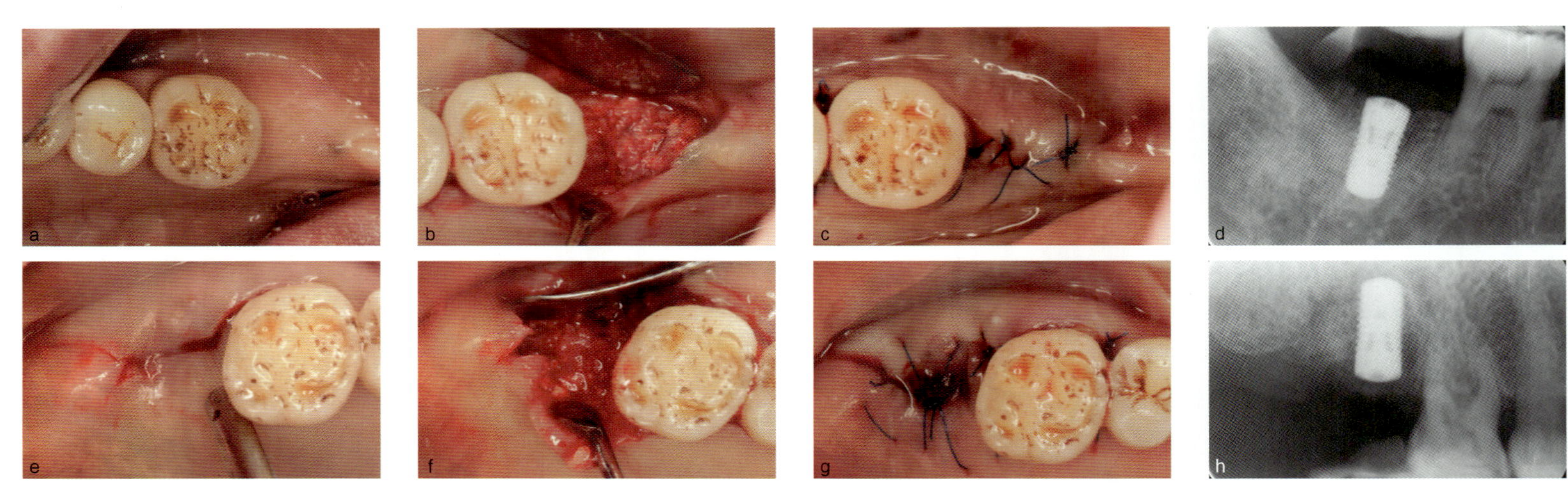

图12 17、47种植一期手术过程：（a，e）17、47种植术前𬌗面像/切口设计。（b，f）沿牙槽嵴顶行水平切口，显露种植区域骨嵴顶，术中见牙槽嵴宽平，术区为Ⅳ类骨质，球钻定点后，扩孔钻逐级备洞，深度10mm，植入Straumann BL 4.8mm × 10mm RC SLA种植体，初始稳定性良好（17扭矩15N·cm，47扭矩30N·cm），覆盖封闭螺丝。（c，g）龈瓣原位复位，严密缝合。（d，h）术后即刻平行投照根尖片显示种植体位置良好

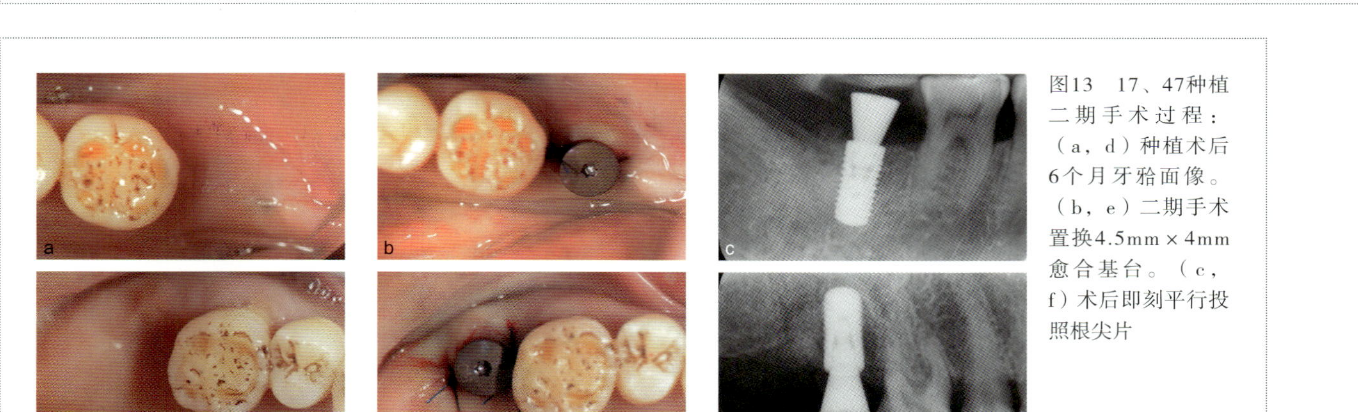

图13 17、47种植二期手术过程：（a，d）种植术后6个月牙𬌗面像。（b，e）二期手术置换4.5mm × 4mm愈合基台。（c，f）术后即刻平行投照根尖片

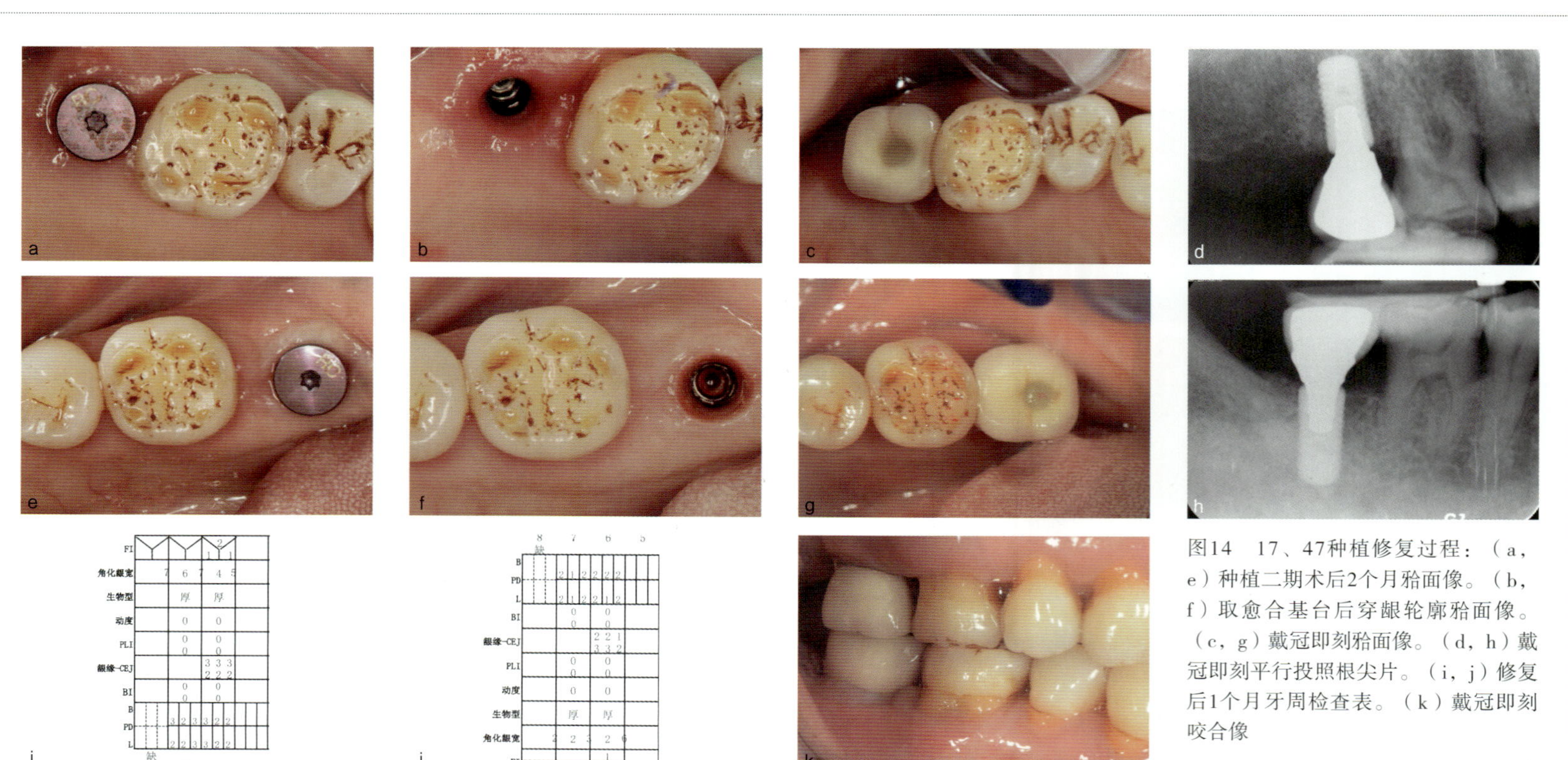

图14 17、47种植修复过程：（a，e）种植二期术后2个月𬌗面像。（b，f）取愈合基台后穿龈轮廓𬌗面像。（c，g）戴冠即刻𬌗面像。（d，h）戴冠即刻平行投照根尖片。（i，j）修复后1个月牙周检查表。（k）戴冠即刻咬合像

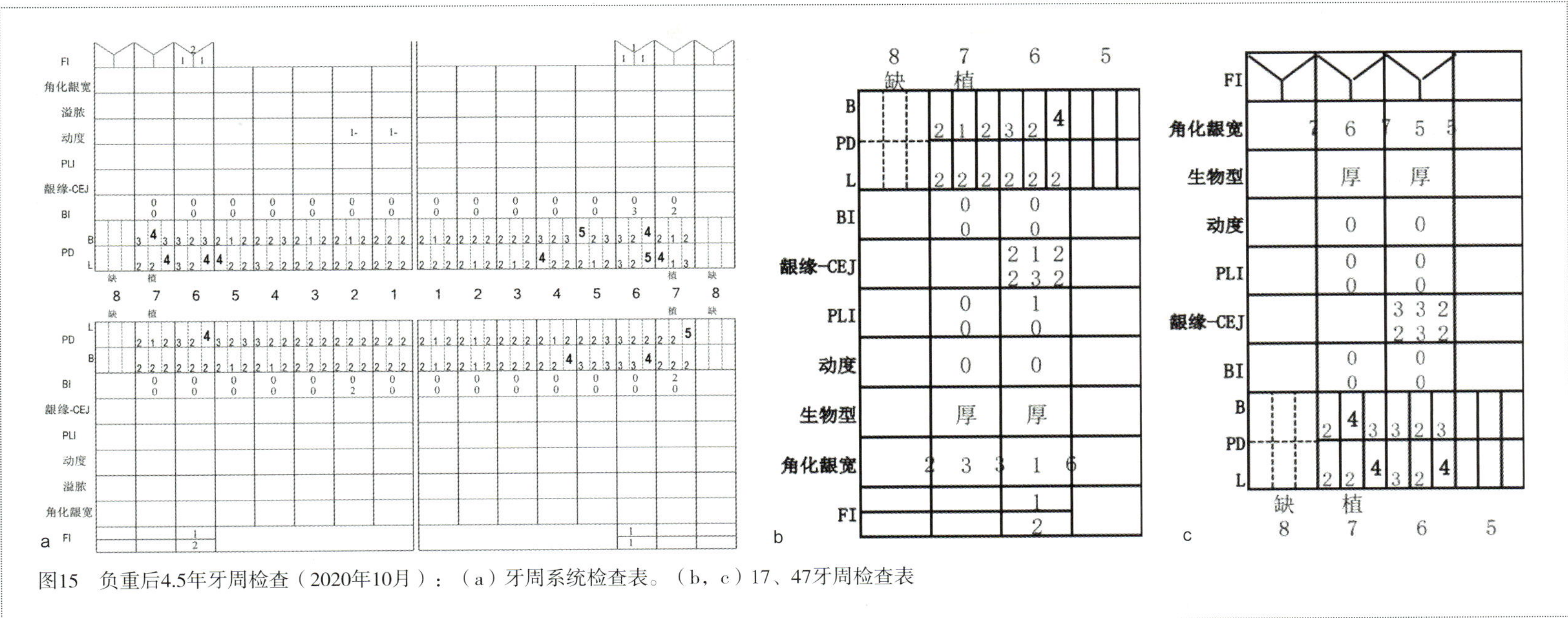

图15　负重后4.5年牙周检查（2020年10月）：（a）牙周系统检查表。（b，c）17、47牙周检查表

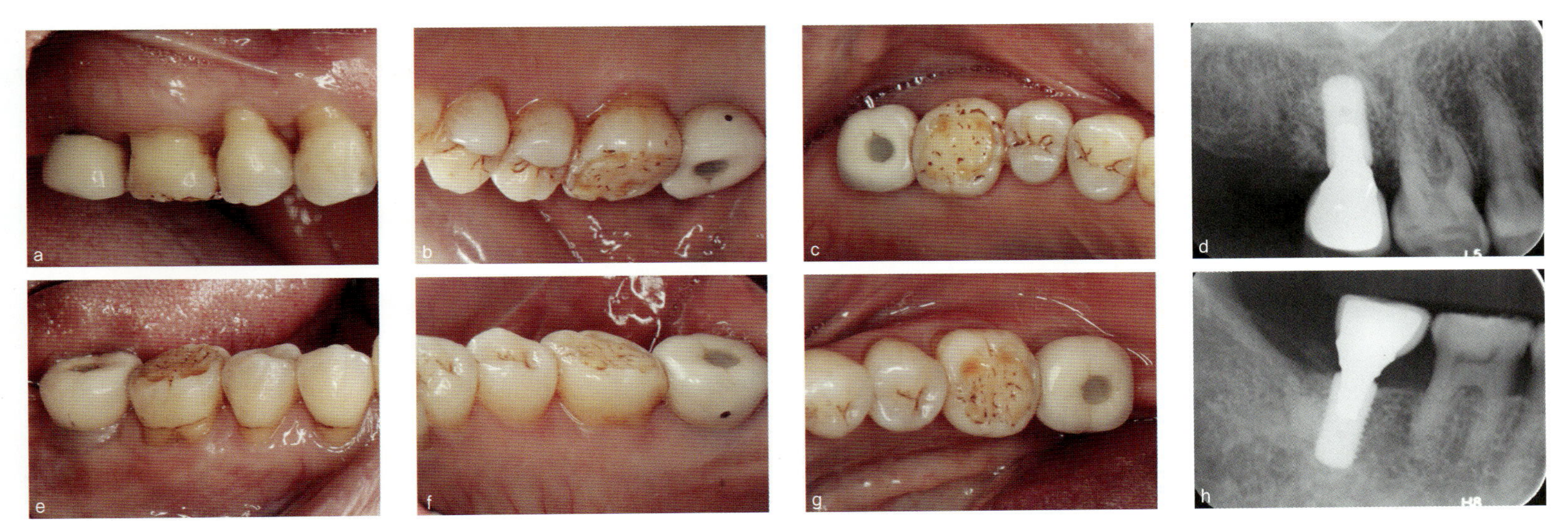

图16　17、47负重后4.5年临床照片、平行投照根尖片：（a～c）17的颊侧像、腭侧像、𬌗面像。（d）17的平行投照根尖片。（e～g）47的颊侧像、腭侧像、𬌗面像。（h）47的平行投照根尖片

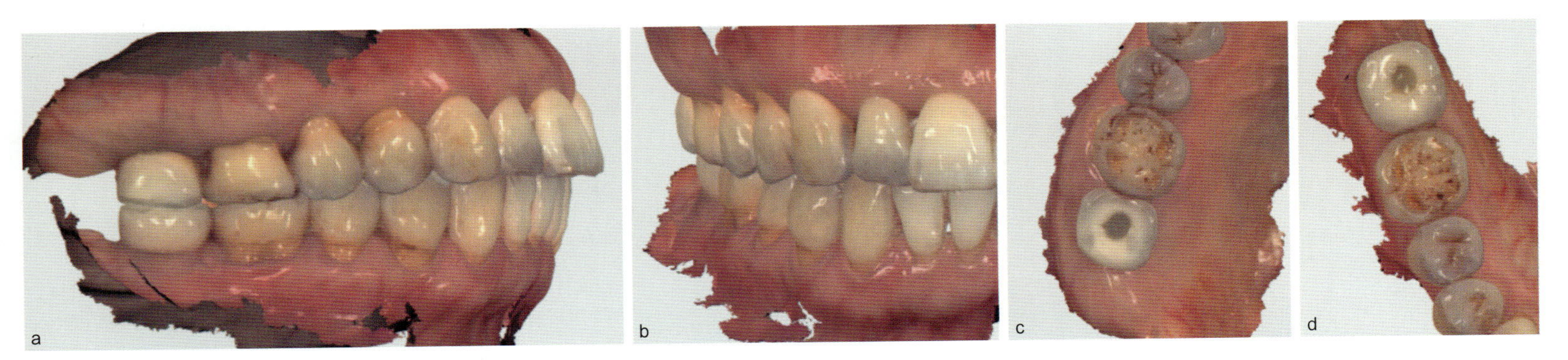

图17　口内扫描轮廓图像资料：（a～d）咬合侧面像、咬合正面像、17𬌗面像、47𬌗面像

三、讨论

1. 第二磨牙拔除后行牙槽嵴保存的意义及术式选择和技术要点

第二磨牙缺失后难以行常规固定或活动修复，除选择不修复维持短牙弓状态外，种植修复是其最佳选择。由于第二磨牙位置靠后，该部位临床操作空间狭窄、口腔卫生维护困难。罹患重度牙周病变的患牙同时存在不同程度的骨吸收和骨破坏，若采取自然愈合，则最终会因牙槽嵴的体积不足或形态不良，影响后续种植治疗。研究证实，牙槽嵴保存可减少拔牙后的牙槽骨吸收，改善该类患牙的软硬组织条件。既可以形成宽平的牙槽嵴轮廓，简化种植治疗流程，缩短治疗时间；又能够维持丰满的软组织外形，有利于自洁和口腔卫生维护，降低未来发生生物学并发症的风险。

本例47拔牙前远中颊轴角及其远中角化龈缺失，在此部位采用翻瓣附加纵切口的牙槽嵴保存技术，可类似在术区局部形成侧向转位瓣，预期术后可增加远中的角化组织宽度。本例中17选择了微翻瓣牙槽嵴保存技术，维持了其颊侧及近远中较宽的角化组织。17牙槽嵴保存术中难点在于腭侧骨壁吸收严重，不利于骨粉固位稳定，故在术中可先将可吸收膜插入至腭侧骨壁骨嵴顶根方2～3mm，形成填充骨粉的阻隔空间，随后于牙槽窝内植入骨粉，最后用可吸收膜严密覆盖植骨材料，上覆胶原海绵封闭创口，术后影像学检查显示腭侧骨壁高度维持良好。

2. 两种牙槽嵴保存方法的软硬组织效果比较

本病例采用了两种不同的牙槽嵴保存手术方法，即翻瓣附加纵切口（术后严密关闭创口）和微翻瓣牙槽嵴保存术（术后覆盖胶原蛋白海绵封闭创口）。根据既往工作基础及国内外文献报道，两种方法均可获得良好的牙槽嵴保存效果。

目前关于牙槽嵴保存术中是否翻瓣及术后是否严密关闭创口仍存在种种讨论。胡文杰等曾对翻瓣及微翻瓣牙槽嵴保存术进行了比较，结果表明，两种方法术后愈合6个月均获得了牙槽骨高度、宽度增加，两组无显著差异，均可满足种植治疗所需的骨量条件。但翻瓣牙槽嵴保存术后角化龈宽度较拔牙前显著下降，另有一些研究及Meta分析得出类似结论。这提示我们，在符合适应证的前提下，采用微翻瓣牙槽嵴保存术有利于角化组织宽度保持；而翻瓣的牙槽嵴保存术后应格外注意软组织的变化，避免种植体周角化组织不足（＜2mm）。

本病例中17、47采用了不同的牙槽嵴保存术，均获得了可观的骨嵴高度和宽度增加。负重后4.5年观察中可见牙槽嵴软硬组织轮廓良好，与相邻天然牙协调一致。术后观察可发现47周围角化组织相对较窄，但仍维持2mm宽度，17周围角化组织充足，47与17均获得良好的长期效果。影像学可见种植体骨结合良好，无明显骨吸收。

四、结论

综上所述，罹患重度牙周病变的磨牙在拔除同期行翻瓣附加纵切口的牙槽嵴保存或微翻瓣牙槽嵴保存均能达到理想的硬组织保存或增量的效果，而牙周基础治疗控制炎症是牙槽嵴保存术及后续种植修复的基本条件，临床实践中应根据局部软硬组织条件合理选择牙槽嵴保存术式。

参考文献

[1] 孟焕新. 2018年牙周病和植体周病国际新分类简介[J]. 中华口腔医学杂志, 2019, 54(2):73-78.
[2] 赵丽萍, 胡文杰, 徐涛, 等. 罹患重度牙周病变磨牙拔牙后两种牙槽嵴保存方法的比较[J]. 北京大学学报(医学版), 2019, 51(3):579-585.
[3] Zhao LP, Wei YP, Xu T, et al. Changes in alveolar process dimensions following extraction of molars with advanced periodontal disease: A clinical pilot study[J]. Clin Oral Implan Res, 2019, 30(4):324-335.
[4] Macbeth N, Trullenque-Eriksson A, Donos N, et al. Hard and soft tissue changes following alveolar ridge preservation: a systematic review[J]. Clin Oral Implan Res, 2017, 28(8):982-1004.
[5] 徐涛, 胡文杰, 毕小成, 等. 针对罹患重度牙周病变磨牙实施微创拔牙和位点保存术的初步探索(附1例报告)[J]. 中国实用口腔科杂志, 2018, 11(1):37-43.
[6] Wei Y, Xu T, Hu W, et al. Socket Preservation Following Extraction of Molars with Severe Periodontitis[J]. Int J Periodontics Restorative Dent, 2021, 41(2):269-275.
[7] Zhao LP, Xu T, Hu WJ, et al. Preservation and augmentation of molar extraction sites affected by severe bone defect due to advanced periodontitis: A prospective clinical trial [J]. Clin Implant Dent R, 2018, 20(3):333-344.
[8] 毕小成, 危伊萍, 胡文杰, 等. 罹患重度牙周病变磨牙拔牙后位点保存与自然愈合后种植治疗效果对比研究[J]. 中国实用口腔科杂志, 2017, 10(10):598-604.
[9] Lim HC, Shin HS, Cho IW, et al. Ridge preservation in molar extraction sites with an open-healing approach: A randomized controlled clinical trial[J]. Journal of Clinical Periodontology, 2019, 46(11):1144-1154.
[10] Darby I, Chen ST, Buser D. Ridge Preservation Techniques for Implant Therapy[J]. Int J Oral Max Impl, 2009, 24:260-271.
[11] Lee J, Lee JB, Koo KT, et al. Flap Management in Alveolar Ridge Preservation: A Systematic Review and Meta-Analysis[J]. Int J Oral Max Impl, 2018, 33(3):613.
[12] Barone A, Toti P, Piattelli A, et al. Extraction Socket Healing in Humans After Ridge Preservation Techniques: Comparison Between Flapless and Flapped Procedures in a Randomized Clinical Trial[J]. Journal of Periodontology, 2014, 85(1):14-23.
[13] Scheyer ET, Sanz M, Dibart S, et al. Periodontal Soft Tissue Non-Root Coverage Procedures: A Consensus Report From the AAP Regeneration Workshop[J]. Journal of Periodontology, 2015, 86(2):S73-S76.

自体牙本质片栅栏技术在前牙水平向骨量严重不足情况下的骨增量1例

赵莹琼 张敬阳 冯波 曾婷雯

摘要

目的：探讨Terheyden 2/4型骨缺损病例，利用自体牙制备出来的牙本质片固定在前牙区唇侧，在自体牙本质片与剩余牙槽骨合围区域进行骨增量，以达到牙槽骨水平向骨量扩增的目的。**材料与方法**：本病例中患者上颌前牙因外伤松动，在根管治疗＋松牙固定观察3个月后未见好转，要求种植修复。拟行利用12、11、21拔出后制备出的牙本质片在缺牙区行水平向骨增量。**结果**：骨增量术后10个月，术区3个位点水平向骨量扩增明显。种植修复最终完成后，种植体唇侧牙槽骨厚度均维持在2mm以上。**结论**：选择合理的适应证，采用自体牙本质片进行骨增量的效果明显且稳定。

关键词：自体牙本质片；骨增量

骨量不足是前牙区牙齿缺失后种植义齿修复的一个难点。对于唇侧牙槽骨严重不足，影响同期种植体植入的病例，临床上也在尝试着用各种方法进行骨增量。常用的骨增量方法很多，各有优点，也各有不足。近年来，陆续有临床研究报告利用牙本质片进行骨增量能获得可预期的种植修复效果。本课题组近2年采用获取患者自体牙本质片进行栅栏式围挡骨增量的效果确切。本病例报道1例利用自体牙本质片进行上颌前牙连续缺失的水平向骨量严重不足情况下的骨增量种植修复。

一、材料与方法

1. 病例简介 32岁女性患者。主诉：外伤致上颌前牙松动3个月未见好转，要求种牙。现病史：3个月前因外伤导致上颌前牙松动，已在外院行患牙的根管治疗＋松牙固定3个月，自觉效果不佳，要求种植义齿修复。既往史：既往体健，否认系统性疾病史。口外检查：患者颌面部对称，开口度正常，开口型正常，无关节弹响，无黏膜病损。口内检查：13-23可见树脂纤维带固定于唇面。11、21唇侧牙颈部牙龈向上退缩3～4mm。12、11、21舌侧可见充填物（图1）。拆除唇面树脂纤维带后，可见12、11、21Ⅱ～Ⅲ度松动（图2，图3）。余未见明显异常。口腔卫生情况一般，牙结石（+），BOP（+），可探及牙周袋。CBCT示：12、11、21位点唇侧牙槽骨大面积吸收，21唇侧骨板完全消失。3个位点腭侧牙槽骨高度暂未发生吸收。12、11、21已行根管充填，恰充（图4～图6）。

2. 诊断 12、11、21牙外伤；21牙体缺损；慢性牙周炎。

3. 治疗计划

（1）牙周基础治疗。

（2）拔除12、11、21，利用自体牙本质片栅栏技术行上颌前牙缺牙区骨增量。

（3）延期种植＋种植固定桥修复。

4. 治疗过程

（1）在与患者术前沟通手术治疗方案时，患者认为依靠两侧种植体支撑的中间桥体不足以抵抗咬合力。故最终方案改为骨增量后，行3颗种植体支撑的单冠修复。

（2）局部麻醉下微创拔除12、11、21，牙本质片制备组立即开始牙本质片的制备及处理（图7～图10）。

（3）同时拔除28，获取患者的新鲜自体骨屑（图11）。将其与Bio-Oss小牛骨粉（Bio-Oss，Geistlich，Wolhusen，瑞士）混合，加入患者外周血中提取的生长因子（图12）。

（4）将制备并处理好的牙本质片用钛钉固定（图13）。在牙本质片与术区剩余牙槽骨合围区域，植入自体骨屑与Bio-Oss小牛骨粉（Bio-Oss，Geistlich，Wolhusen，瑞士）的混合物（图14）。表面覆盖Bio-Gide生物屏障膜（Bio-Gide，Geistlich，Wolhusen，瑞士）以及CGF膜（图15）。最后无张力缝合，关闭创口（图16）。

（5）骨增量术后10个月，可见3个位点水平向骨增量效果达到预期（图17～图19）。

（6）骨增量术后11个月，取出钛钉（图20），进行种植体植入。利用术前制作好的临时义齿作为简易导板（图21），在11、21位点分别植入Straumann BLT（亲水型）种植体4.1mm×12mm；在12位点植入Straumann BLT（亲水型）种植体3.3mm×12mm（图22，图23）。术后

作者单位：湖南中医药大学附属长沙市口腔医院

通讯作者：张敬阳；Email: 3040242526@qq.com

CBCT示3颗种植体唇侧牙槽骨厚度均超过3mm（图24～图26）。

（7）种植术后5个月，行常规二期手术，将封闭螺丝替换成愈合基台（图27）。

（8）二期手术后半个月，戴入临时基台＋临时冠，进行牙龈塑形（图28）。

（9）临时冠佩戴2个月后，戴入最终的3颗氧化锆全瓷冠修复体（图29，图30）。

（10）最终修复体戴入1个月后复查，患者对种植修复体粉白美学效果满意（图31～图34）。

（11）使用材料：自体牙、Bio-Oss小牛骨粉（Bio-Oss，Geistlich，Wolhusen，瑞士）、Bio-Gide生物屏障膜（Bio-Gide，Geistlich，Wolhusen，瑞士）、CGF膜、钛钉。

二、结果

此病例我们利用患者自体牙制备出来的牙本质片在术区唇侧进行栅栏式围挡骨增量，获得了令人满意的骨增量效果。为日后种植体植入创造出了充足的牙槽骨宽度。对比骨增量以及种植修复术前、术后断层CBCT测量数据，我们发现最终每颗种植体唇侧牙槽骨骨板厚度均维持在2mm以上（图35～图37）。

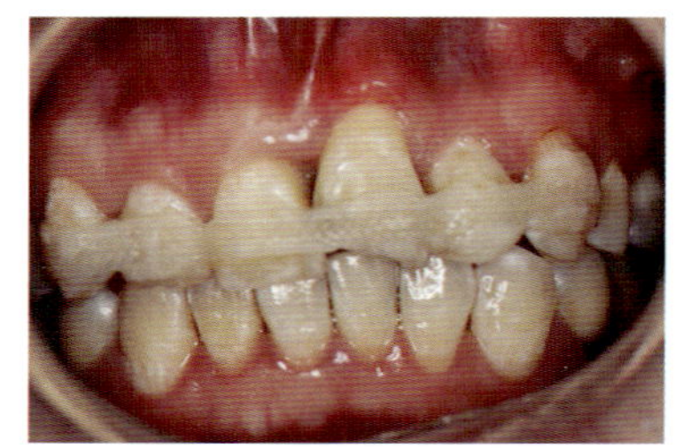
图1 术前患者口内正面像（拆除树脂纤维带前）

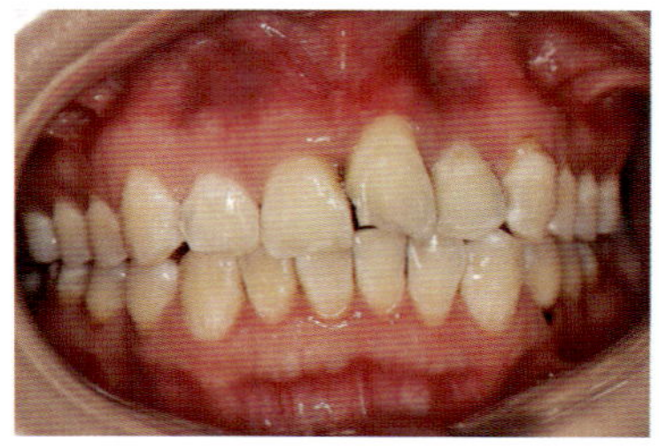
图2 术前患者口内正面像（拆除树脂纤维带后）

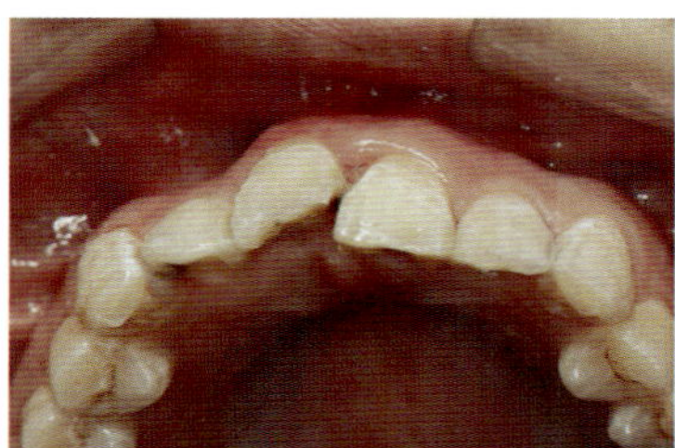
图3 术前患者口内（牙合）面像

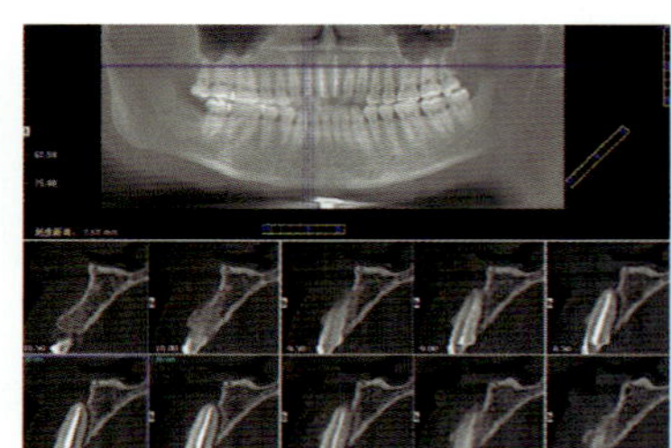
图4 12位点术前CBCT检查结果

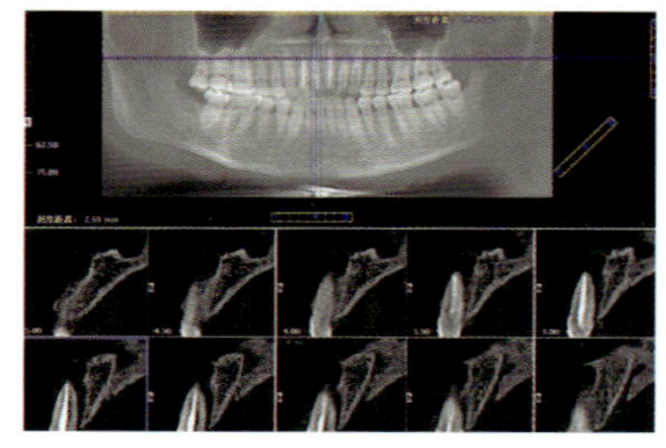
图5 11位点术前CBCT检查结果

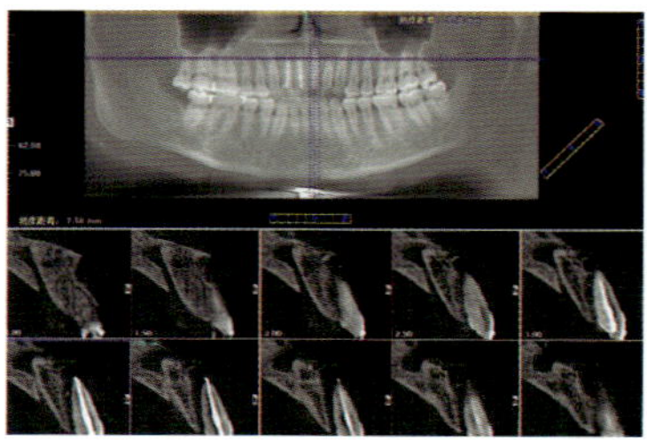
图6 21位点术前CBCT检查结果

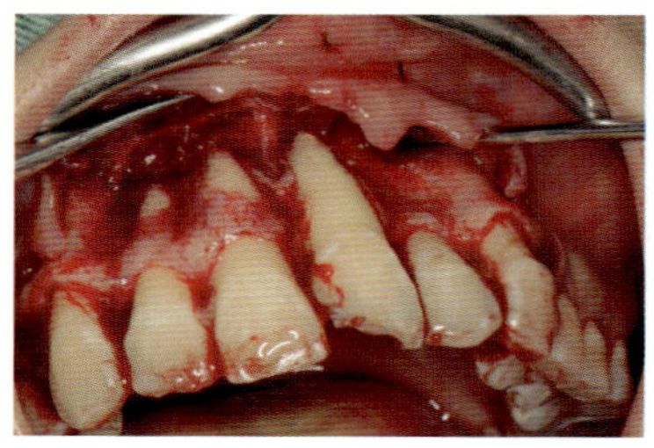
图7 翻瓣后情况，可见11、21唇侧牙槽骨严重吸收

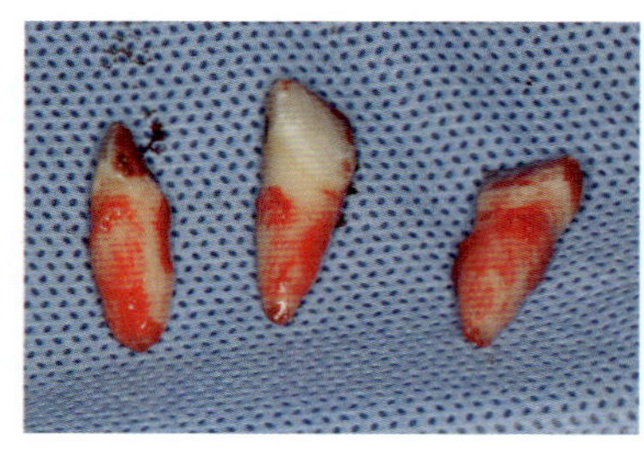
图8 微创拔除12、11、21患牙

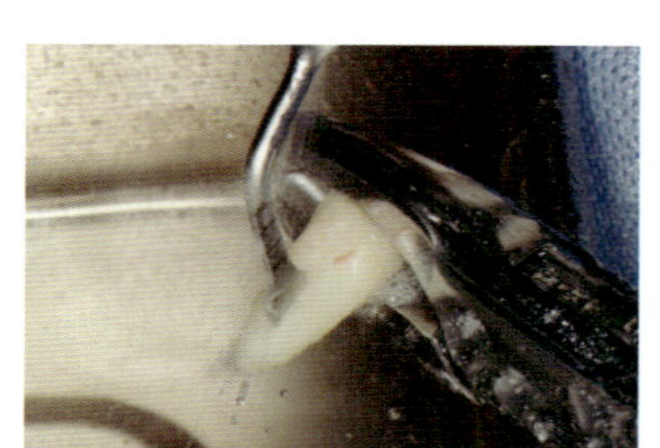
图9 制备自体牙本质片

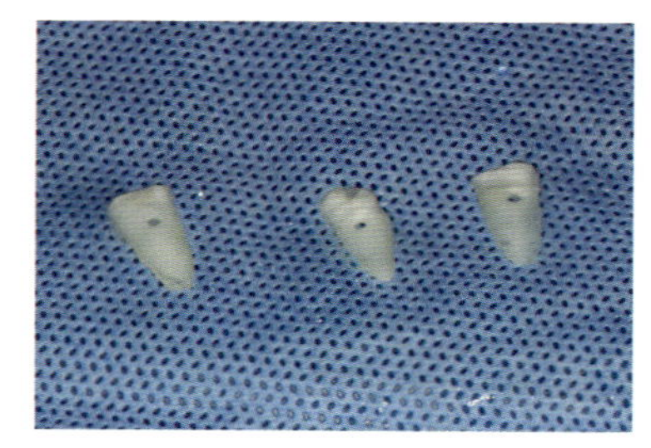
图10 制备并处理好的自体牙本质片待用

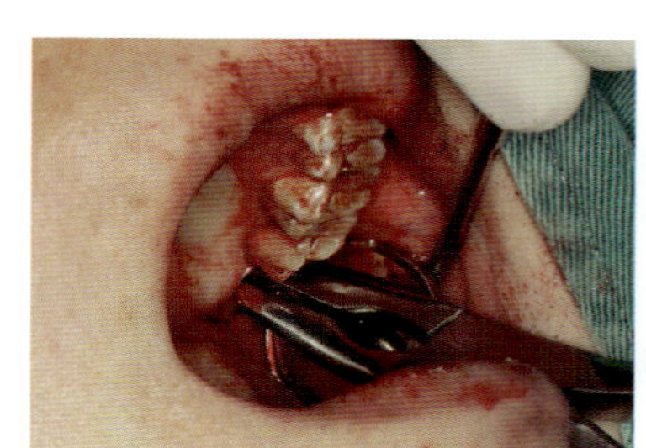
图11 拔除28

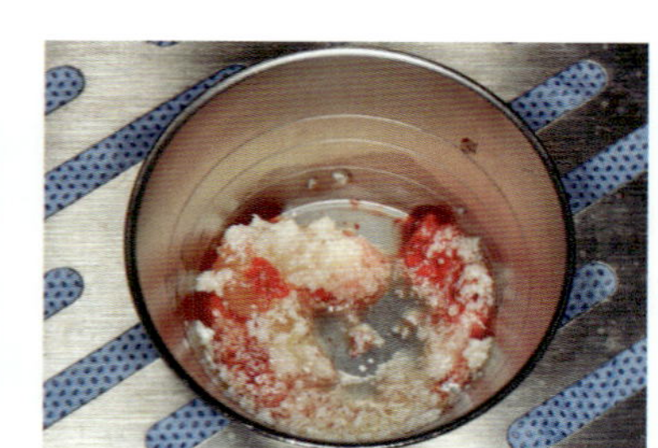
图12 将获取的28拔牙区的新鲜自体骨屑与Bio-Oss骨粉混合，同时加入生长因子

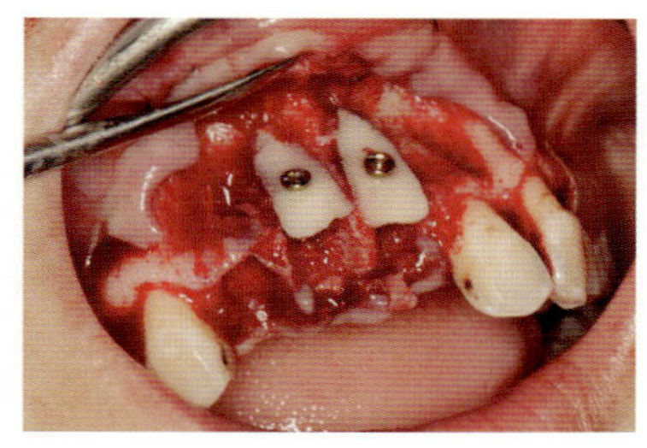
图13　将按术区缺损形态制备好的牙本质片固定在缺牙位点唇侧

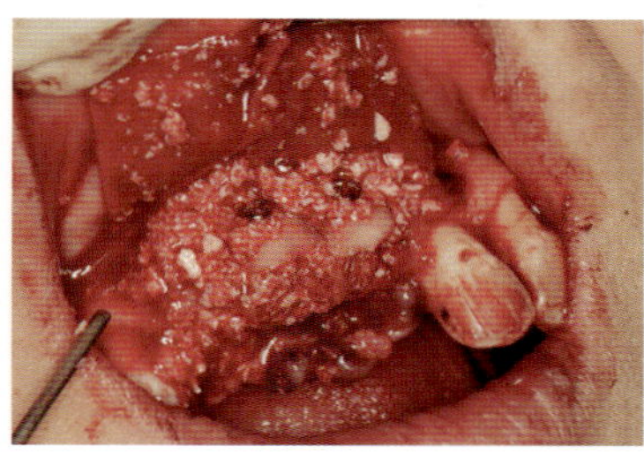
图14　将自体骨与Bio-Oss混合物植入牙本质片与剩余牙槽骨合围区域

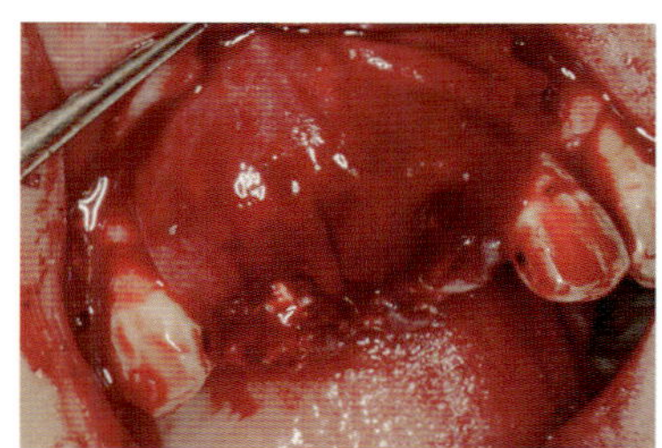
图15　表面覆盖Bio-Gide生物屏障膜以及CGF膜

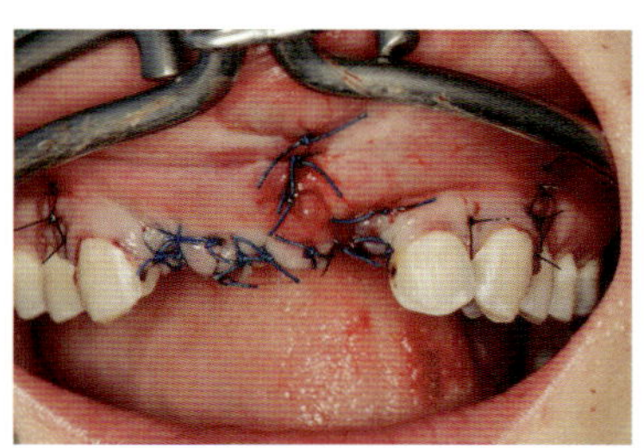
图16　无张力缝合，关闭创口

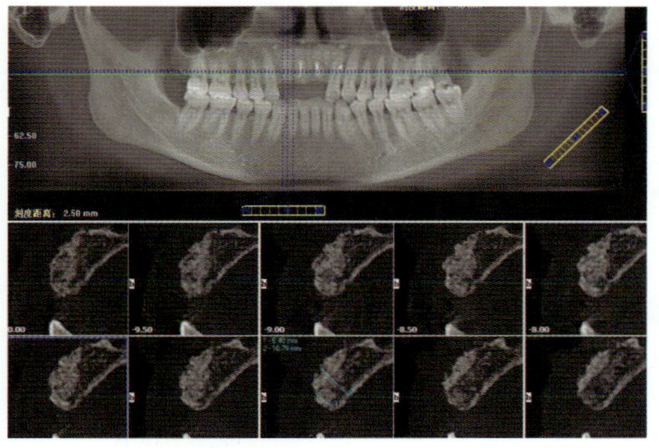
图17　12位点骨增量术后10个月CBCT检查结果

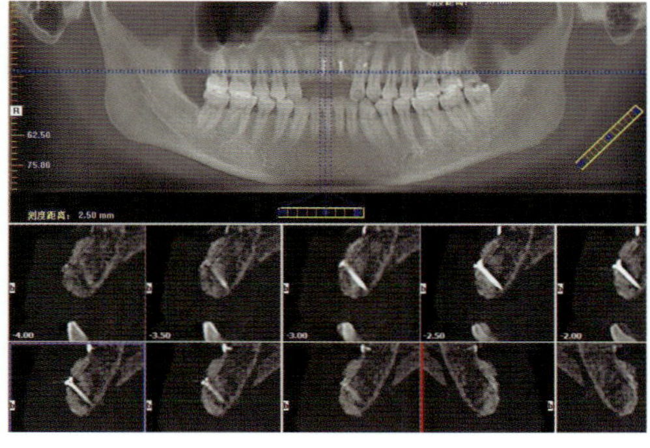
图18　11位点骨增量术后10个月CBCT检查结果

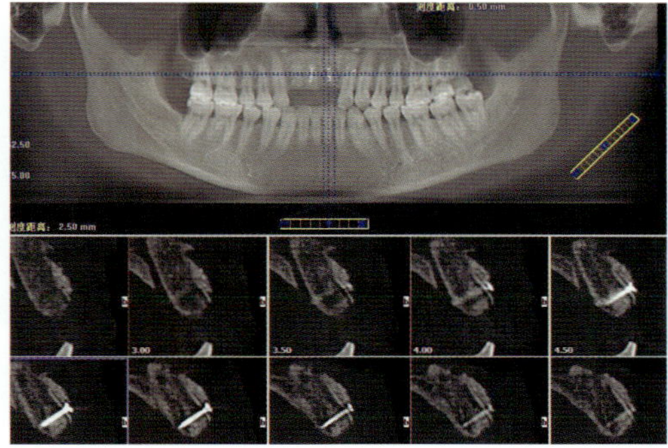
图19　21位点骨增量术后10个月CBCT检查结果

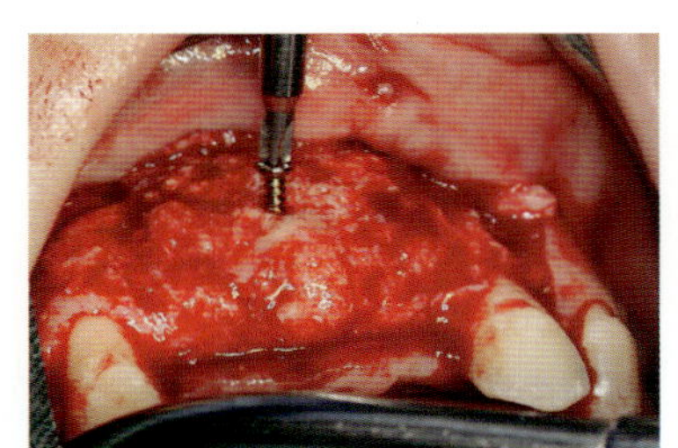
图20　骨增量术后11个月，翻瓣后取出钛钉

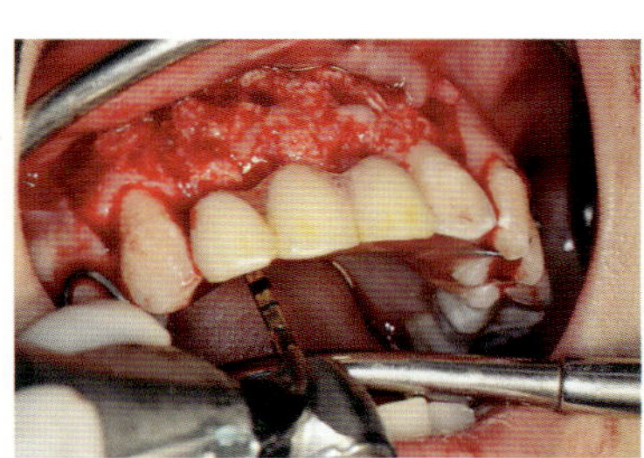
图21　利用临时义齿作为简易导板进行种植窝洞预备

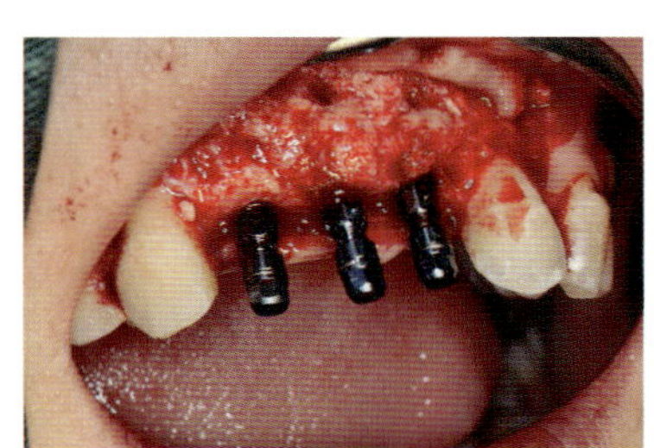
图22　植入3颗种植体

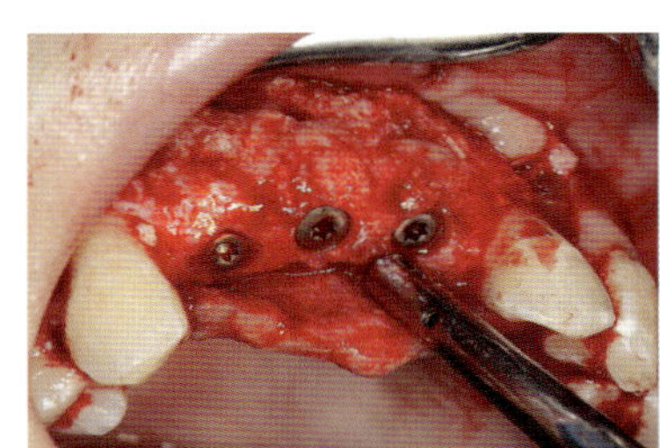
图23　覆盖封闭螺丝

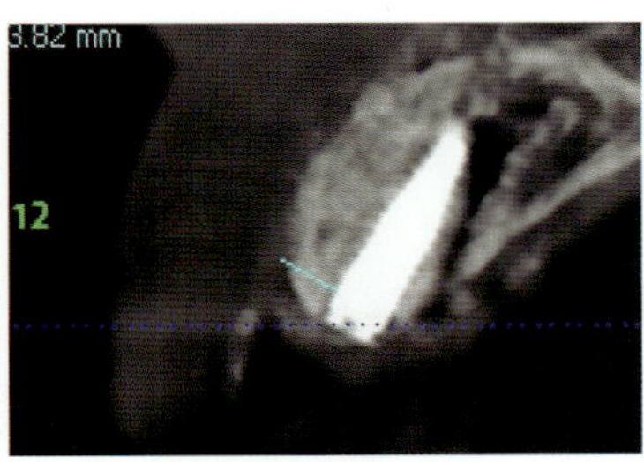

图24　12位点种植术后当天CBCT检查结果

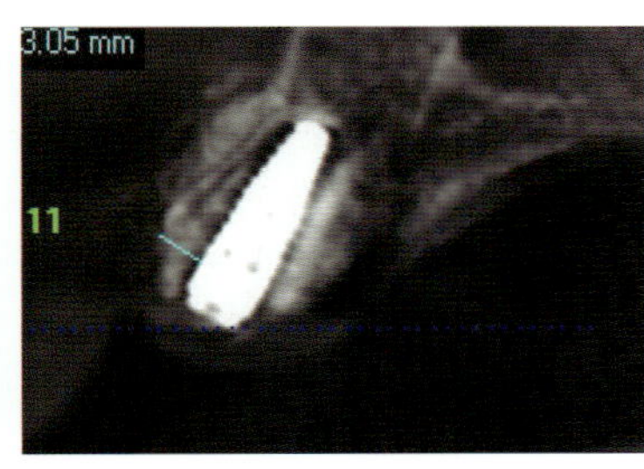

图25　11位点种植术后当天CBCT检查结果

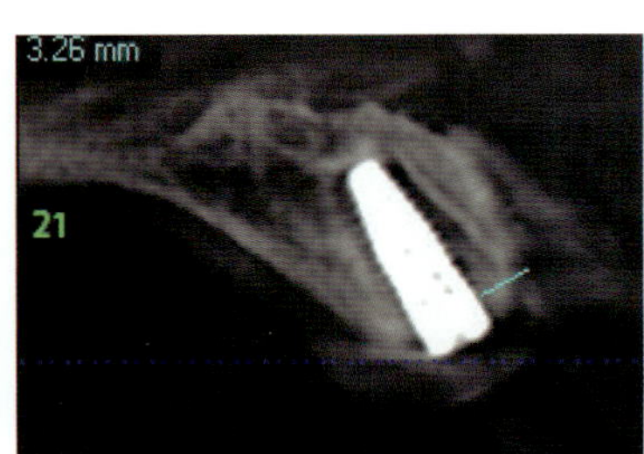

图26　21位点种植术后当天CBCT检查结果

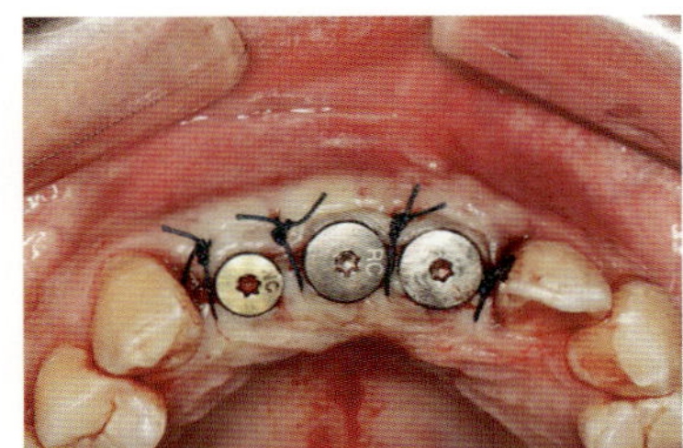
图27　种植术后5个月常规二期手术

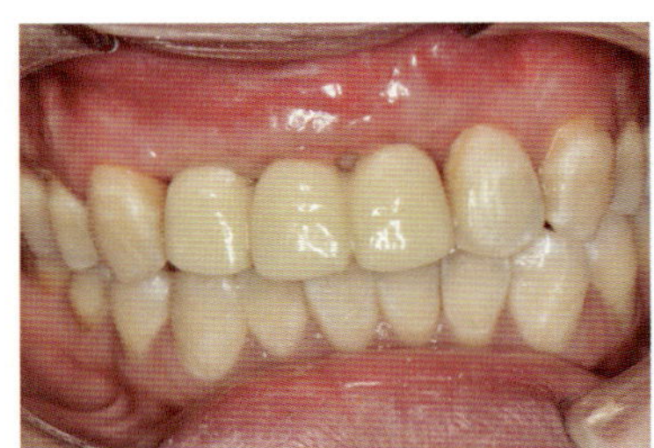
图28　二期手术后半个月，戴入临时修复体

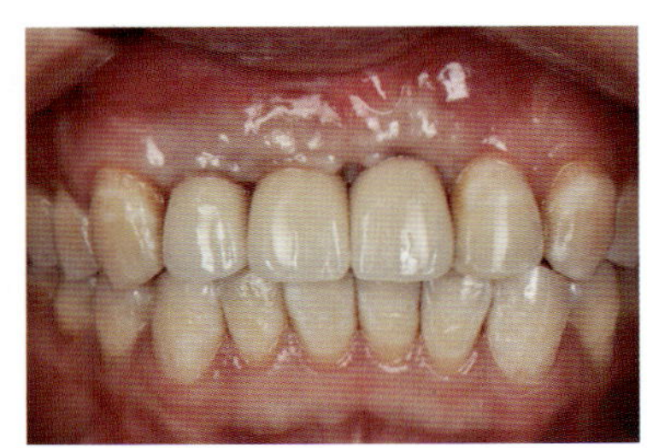
图29　最终修复当天口内唇面像

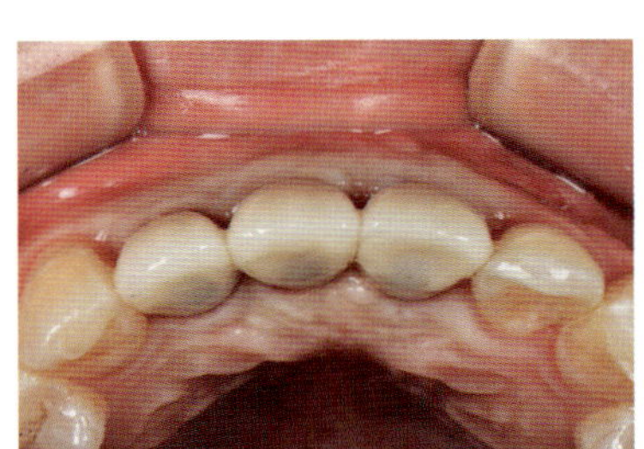
图30　最终修复当天口内殆面像

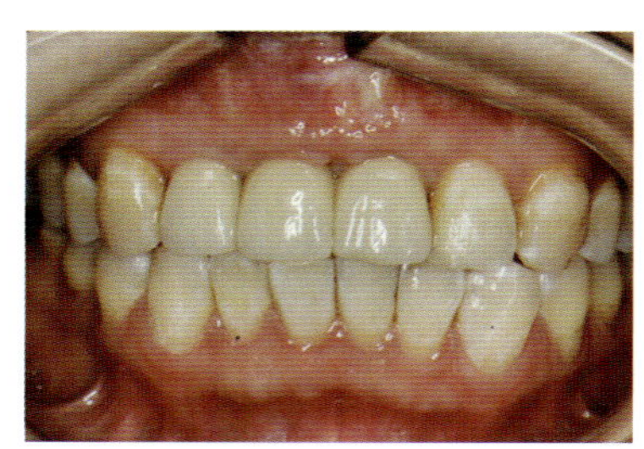
图31 最终修复后1个月复查口内唇面像

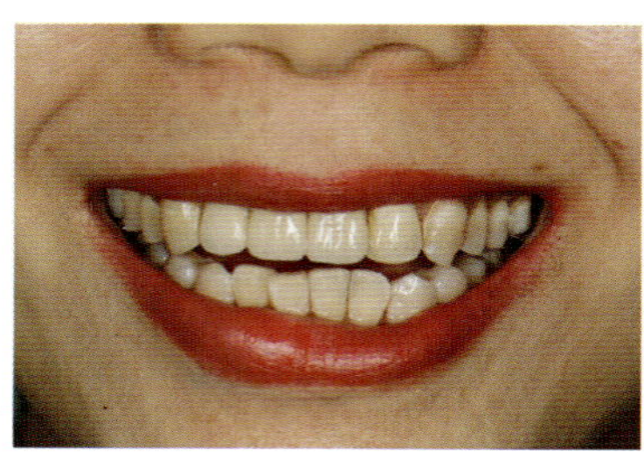
图32 最终修复后1个月复查正面微笑像

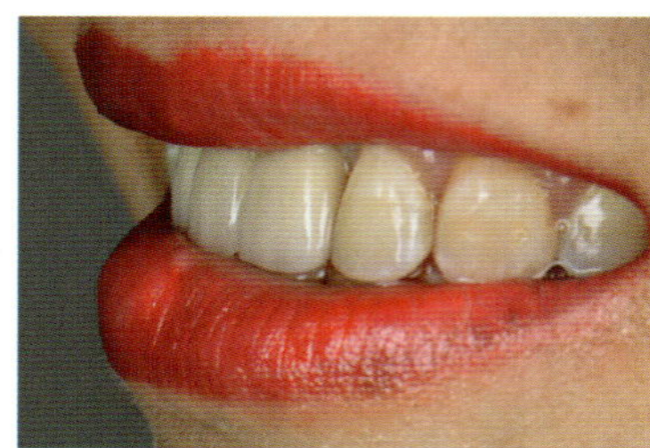
图33 最终修复后1个月复查左侧微笑像

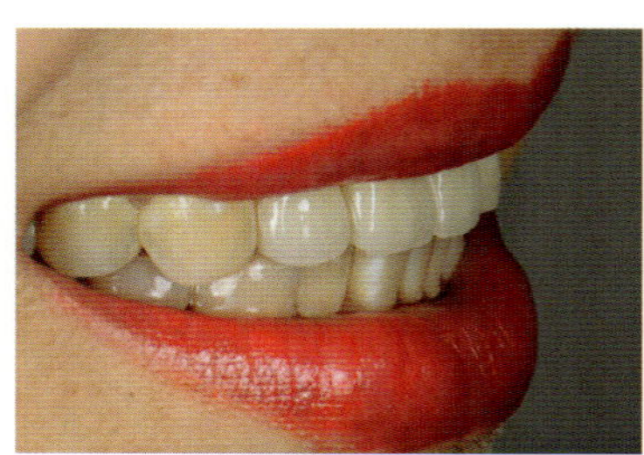
图34 最终修复后1个月复查右侧微笑像

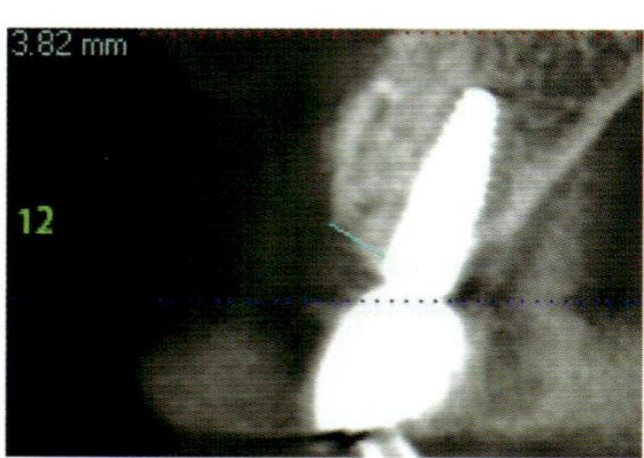

图35 12位点戴牙当天CBCT检查结果

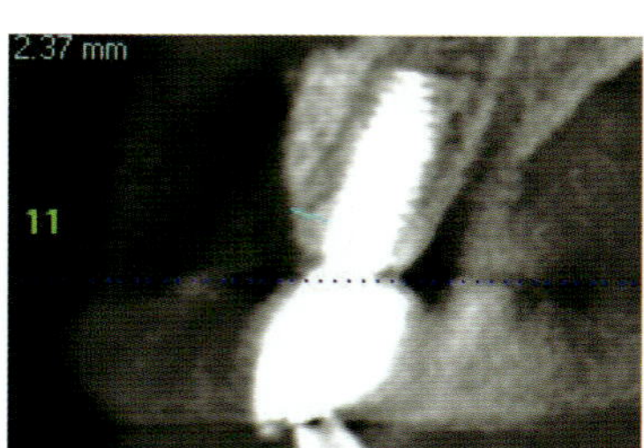

图36 11位点戴牙当天CBCT检查结果

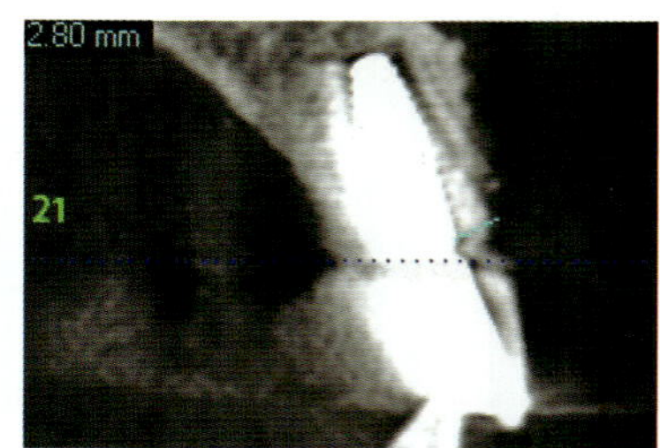

图37 21位点戴牙当天CBCT检查结果

三、讨论

利用自体牙本质片进行骨增量，它的优势明显：既降低了患者的医疗成本，又减少了患者的手术痛苦。本课题组近2年做了许多类似利用自体牙本质片进行骨增量的临床研究，都取得了不错的骨增量效果。这与近几年国内外学者做出的类似病例报告结果一致。当前牙已经缺失伴牙槽骨缺损的Terheyden 2/4型病例，本课题组利用拔除患者阻生齿获得自体牙本质片进行骨增量，也取得了不错的效果。当然，植入的牙本质片最终会以什么形式长期存在或者吸收消失？牙本质片是取出为好，还是可以安全地保留在原处？这需要以后更深入的研究以及长时间的追踪观察。

四、结论

选择合理的适应证，采用自体牙本质片进行骨增量的效果明显且稳定。

参考文献

[1] Becker K, Drescher D, Hönscheid R, et al. Biomechanical, micro-computed tomographic and immunohistochemical analysis of early osseous integration at titanium implants placed following lateral ridge augmentation using extracted tooth roots[J]. Clinical Oral Implants Research, 2016, 28(3):334-340.

[2] Becker K, Jandik K, Stauber M, et al. Microstructural volumetric analysis of lateral ridge augmentation using differently conditioned tooth roots[J]. Clinical Oral Investigations, 2019, 23(7):3063-3071.

[3] Lorenz J, Kubesch A, Al-Maawi S, et al. Allogeneic bone block for challenging augmentation—a clinical, histological, and histomorphometrical investigation of tissue reaction and new bone formation[J]. Clinical Oral Investigations, 2018, 22(9):3159-3169.

[4] Schwarz F, Schmucker A, Becker J. Initial case report of an extracted tooth root used for lateral alveolar ridge augmentation[J]. Journal of Clinical Periodontology, 2016, 43(11):985-989.

[5] Schwarz F, Hazar D, Becker K, et al. Efficacy of autogenous tooth roots for lateral alveolar ridge augmentation and staged implant placement. A prospective controlled clinical study[J]. Journal of Clinical Periodontology, 2018, 45(8):996-1004.

[6] Parvini P, Schliephake C, Al-Maawi S, et al. Histomorphometrical assessment of vertical alveolar ridge augmentation using extracted tooth roots in the canine[J]. Clinical Oral Investigations, 2020, 24(1):317-323.

[7] Schwarz F, Hazar D, Becker K, et al. Short-term outcomes of staged lateral alveolar ridge augmentation using autogenous tooth roots. A prospective controlled clinical study[J]. Journal of Clinical Periodontology, 2019, 46(9):969-976.

[8] Schwarz F, Sahin D, Becker K, et al. Autogenous tooth roots for lateral extraction socket augmentation and staged implant placement. A prospective observational study[J]. Clinical Oral Implants Research, 2019, 30(5):439-446.

[9] Xiao W, Hu C, Chu C, et al. Autogenous Dentin Shell Grafts Versus Bone Shell Grafts for Alveolar Ridge Reconstruction: A Novel Technique with Preliminary Results of a Prospective Clinical Study[J]. The International Journal of Periodontics & Restorative Dentistry, 2019, 39(6):885-893.

前牙区同位骨环同期植入种植体1例

窦一萍 吕梦皓 郜康 何奕琳 马瑞洪 俞淑佳 曹诗钰 马攀

摘 要

目的：观察同位骨环结合GBR技术＋同期种植的临床效果。**材料与方法：**通过缺牙区近远中获得血供后，通过骨环技术将同术区骨环与种植体同期植入，Bio-Oss骨粉恢复骨环根方及受植区间的有利型骨缺损，从而获得满意的三维方向骨增量以及种植修复效果。**结果：**修复后3个月、9个月复查，CBCT示种植体周骨结合良好，未见明显骨吸收。种植体周龈乳头外形、颜色均满意，修复效果良好。

关键词：同位骨环技术；引导骨组织再生；前牙美学；单牙缺失；同期种植

牙齿缺失后，牙槽骨的改建与吸收往往会导致局部牙槽嵴高度和宽度丧失，而在种植修复治疗中，足够的骨量是获得较为满意种植效果的必要因素之一。特别是在前牙的美学领域，局部骨量是影响种植体方向、软硬组织丰满度、最终修复效果的关键因素，因此骨增量技术是目前国内外临床上关注的重点技术。但当存在严重的垂直向骨高度降低时，往往需要钛网引导骨组织再生、块状骨移植、牵张成骨等方法才能获得满意的种植条件。以上方法往往面临着需要开辟第二术区、创伤大、患者接受度低、两阶段植入种植体、缺牙时间长等问题。骨环技术能够将种植体与骨环同期植入，减少了治疗时间的同时保持了局部的稳定性。本病例报道了1例前牙区同位骨环同期植入种植体的病例。

一、材料与方法

1. 病例简介 21岁女性患者。主诉：上颌前牙缺失2年余，要求种植修复。现病史：2年前因上颌前部囊肿拔除上颌前牙，戴可摘义齿1年余，自觉美观及功能较差，今来我科要求种植修复。既往史：体健，否认过敏史，无吸烟史等不良生活习惯。家族史：无特殊。口内检查：21缺失，牙龈未见明显红肿（图1～图3）。深覆殆，覆盖正常，轻度氟牙症。口腔卫生尚可。CBCT示：21牙槽骨重度吸收，牙槽嵴顶骨宽度约为7.74mm，距鼻底约为11.73mm（图4）。

2. 诊断 上颌牙列缺损。

3. 治疗计划

（1）同位骨环骨增量同期种植手术。

（2）临时冠诱导。

（3）永久修复。

4. 治疗过程

（1）术前常规检查，拍摄CBCT，制订治疗计划。

（2）手术过程：使用含肾上腺素的4%阿替卡因浸润麻醉13-23，切开翻瓣后暴露骨缺损至鼻底区（图5），可见21牙槽嵴存在严重的垂直向骨缺损（图6），于鼻底正中骨环钻预备直径5mm骨块（图7）。定点后严格按照种植原则和流程，于骨块中心逐级备洞（图8），植入1颗Straumann BLT种植体3.3mm×14mm RC后与骨环同时取出，修整21近远中骨壁。三棱钻穿通21牙槽嵴顶骨皮质，逐级备洞，植入已套入骨环的种植体（图9），覆盖封闭螺丝。于骨块根方周围及表面植入Bio-Oss骨粉（图10），覆盖Bio-Gide+海奥膜（图11），2颗膜钉固定，减张缝合（图12，图13）。术后即刻CBCT可以观察到种植体方向良好（图14）；对比术前、术后CBCT可以观察到明显的垂直向骨高度增加（图15）。调改患者旧义齿作为过渡义齿应用。

（3）修复过程：于术后6个月复查，CBCT示种植体周骨质稳定，行二期手术。2周后闭窗取模，行种植体支持式临时冠修复（图16，图17）。诱导1个月后，患者要求进行永久修复（图18～图22）。

二、结果

修复后3个月（图23～图25）、9个月（图26，图27）复查，对比术前、术后及复查CBCT示种植体周骨结合良好，未见明显骨吸收（图28）。种植体周龈乳头外形、颜色均满意，修复效果良好（图29）。

三、讨论

骨环技术由Bernhard教授于2004年首次提出，是通过不同直径的骨环钻来获得与种植体良好嵌合的骨环后，将骨环与种植体同期植入受植区，通过种植体固定和稳定骨环移植物的技术，该技术在获得三维方向骨增量的同时，大大缩短了治疗周期。尽管骨环技术适应证窄、对种植体位置要求较高。但2020年1项有关219颗采用骨环技术进行垂直向骨增量同期植入种植

作者单位：首都医科大学附属北京口腔医院

通讯作者：马攀；Email: mapanxw@163.com

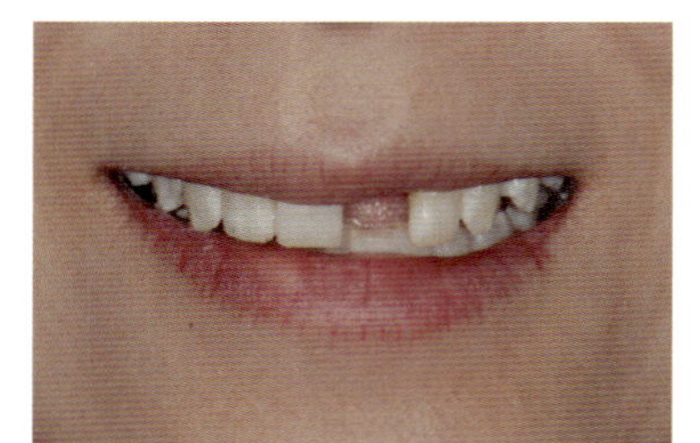
图1 术前微笑像

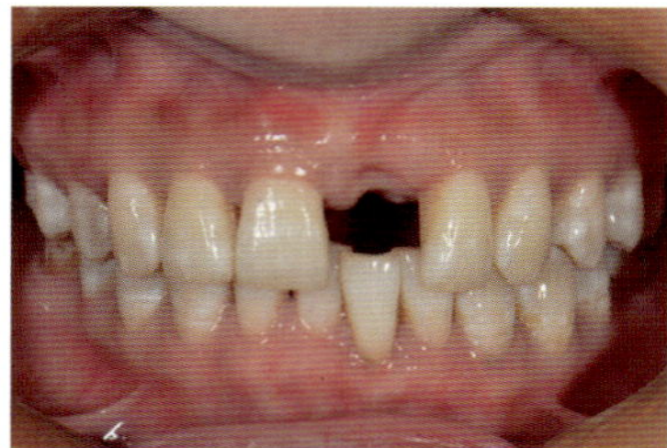
图2 术前口内正面像

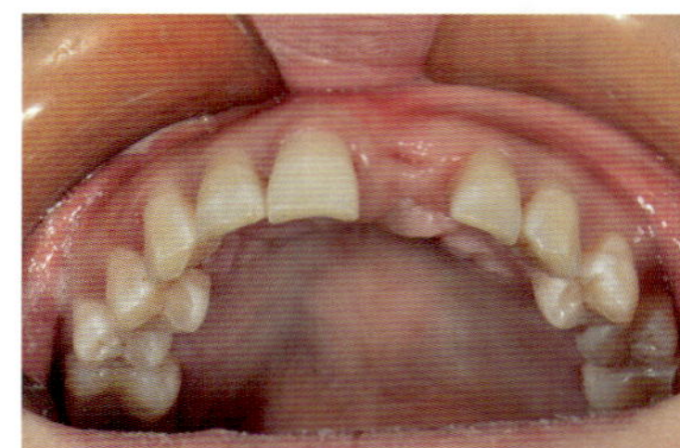
图3 术前口内殆面像

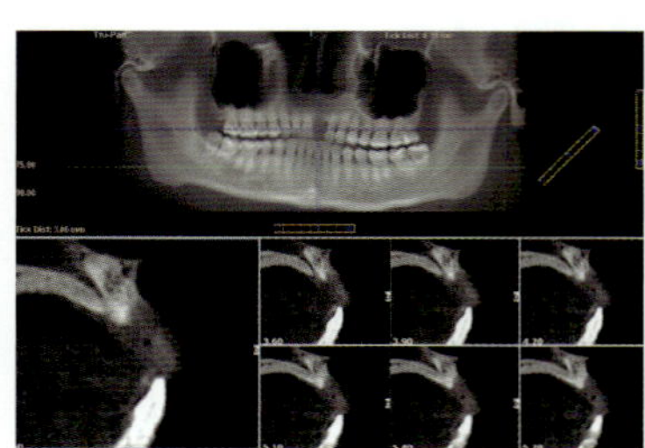
图4 术前CBCT

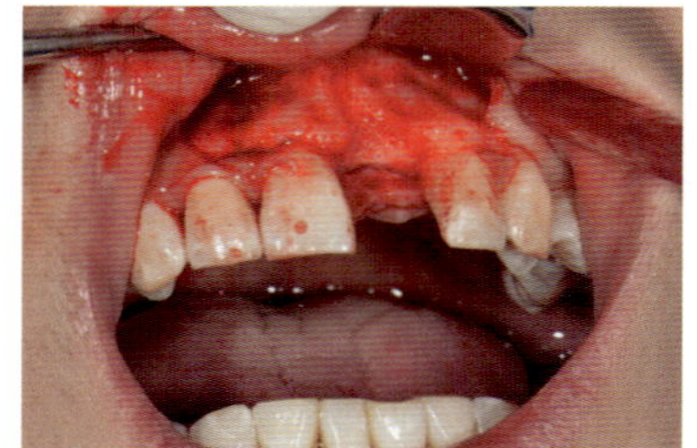
图5 翻瓣暴露骨缺损

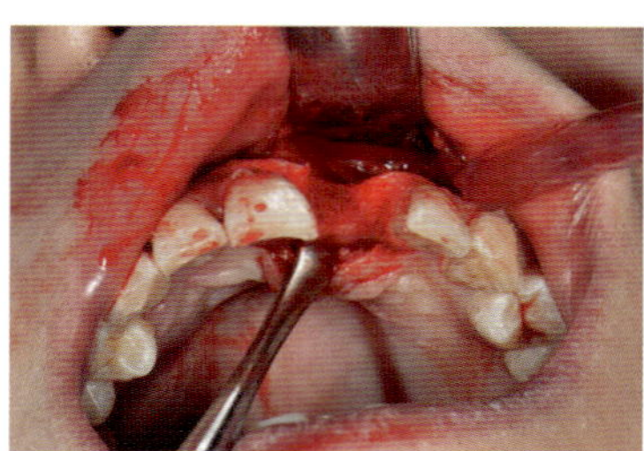
图6 测量骨缺损区

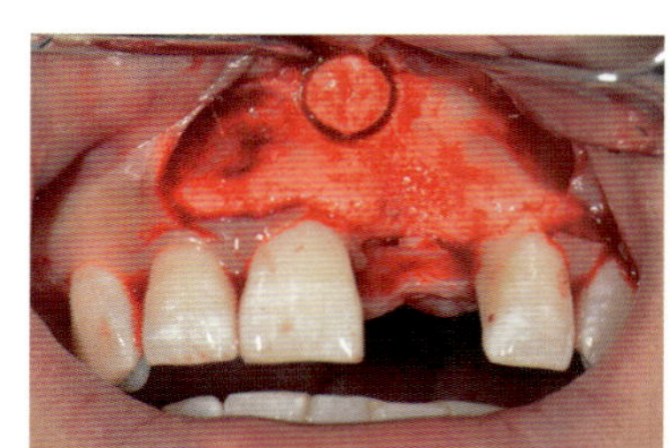
图7 于鼻底区预备骨块

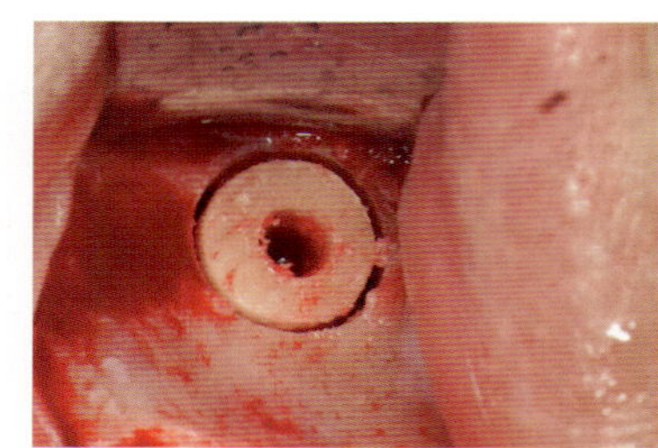
图8 骨环制备

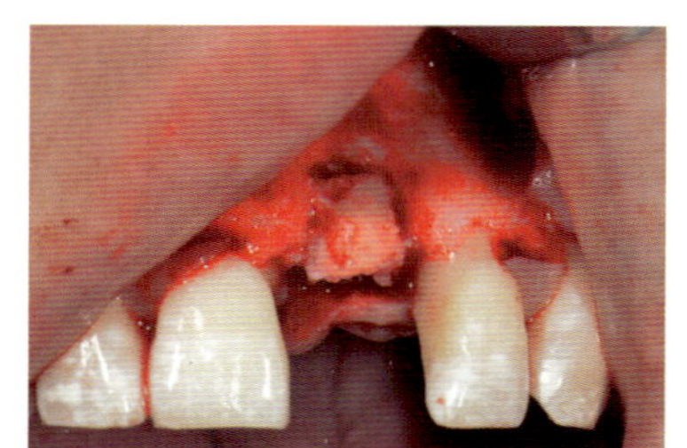
图9 植入骨环及种植体

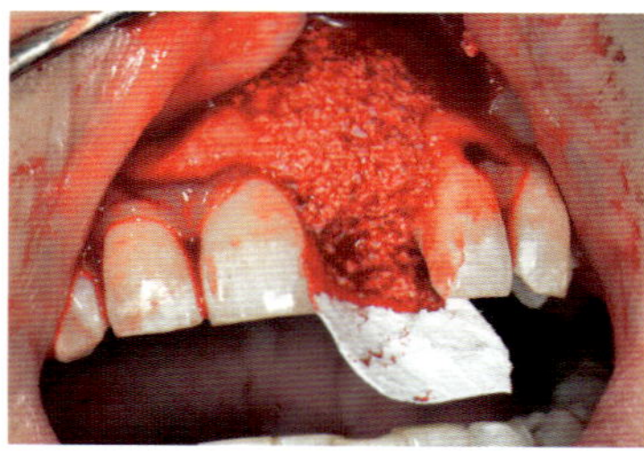
图10 于根方有利型骨缺损内覆盖骨粉

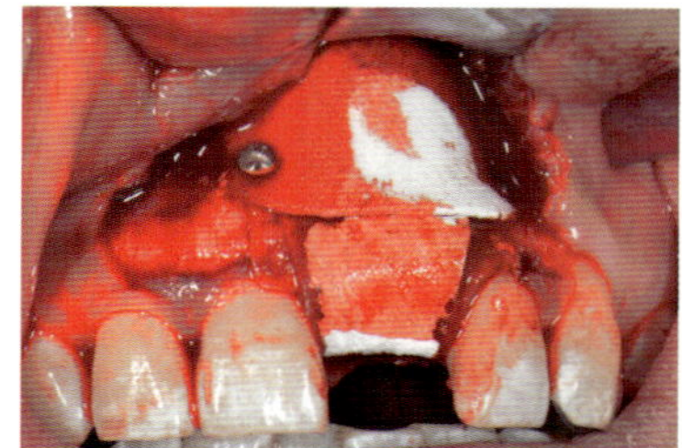
图11 双层盖膜

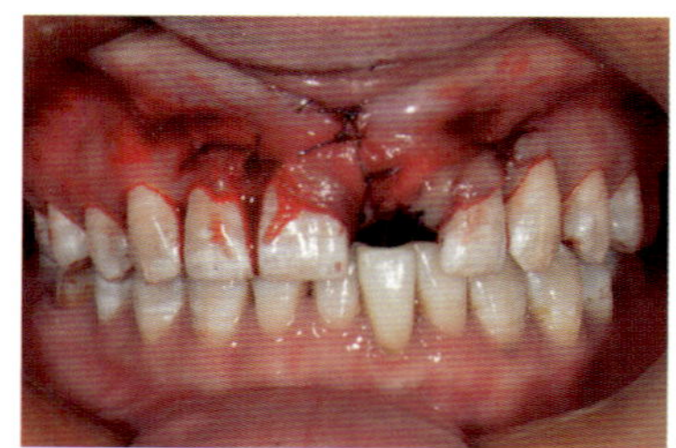
图12 无张力关闭创口1

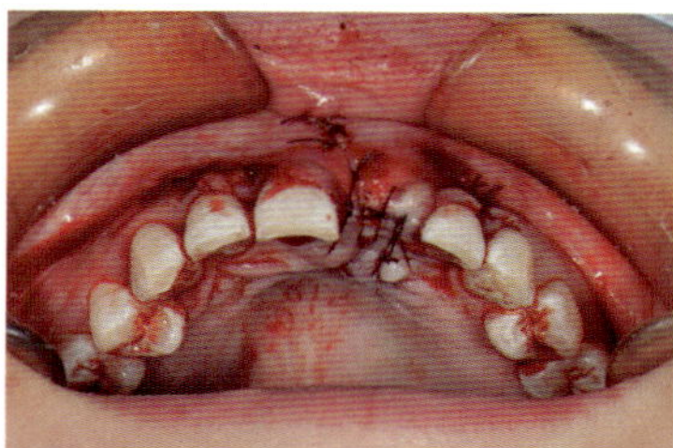
图13 无张力关闭创口2

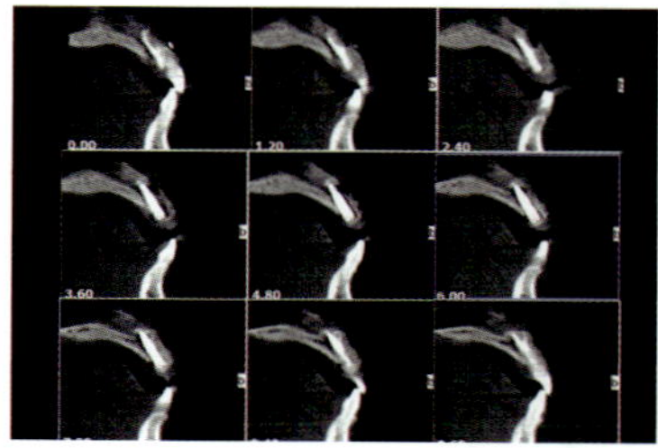
图14 术后即刻CBCT

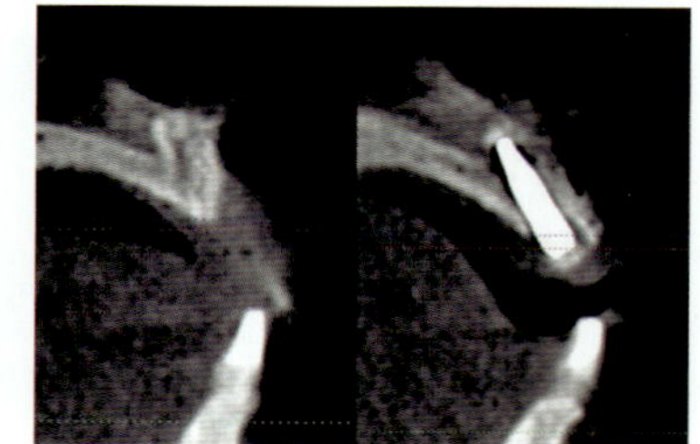
图15 术前、术后CBCT比较，骨高度显著增加

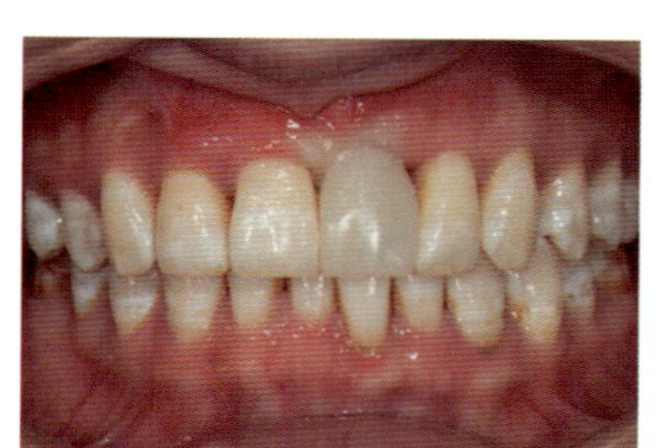
图16 戴临时冠口内正面像

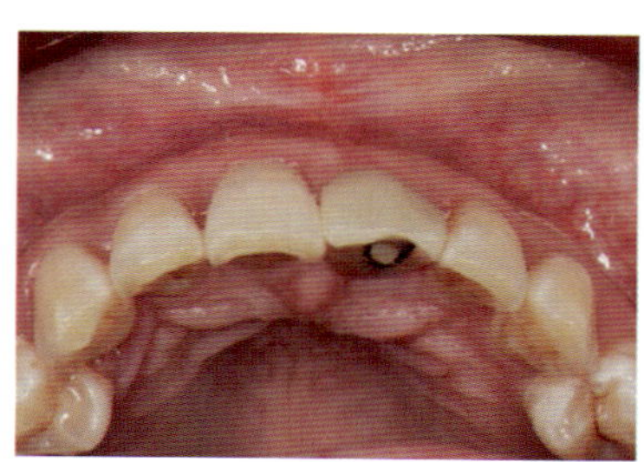
图17 戴临时冠口内殆面像

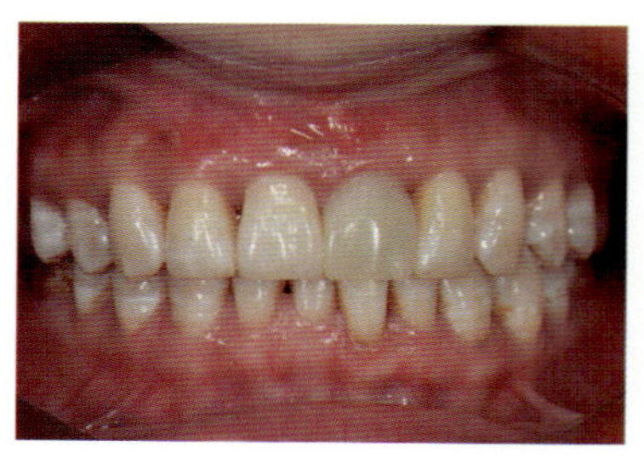
图18 临时冠诱导1个月后口内正面像

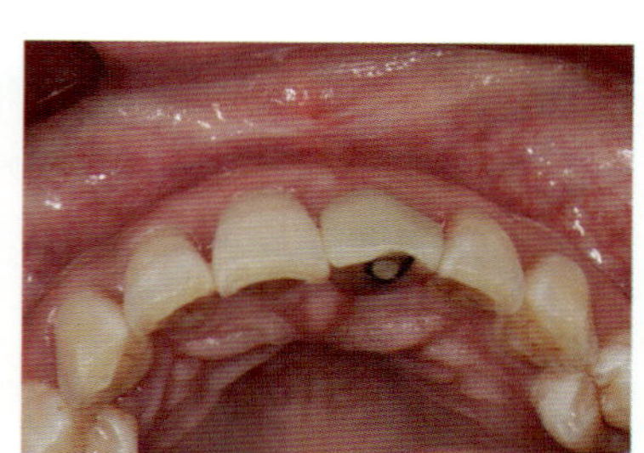
图19 临时冠诱导1个月后口内殆面像

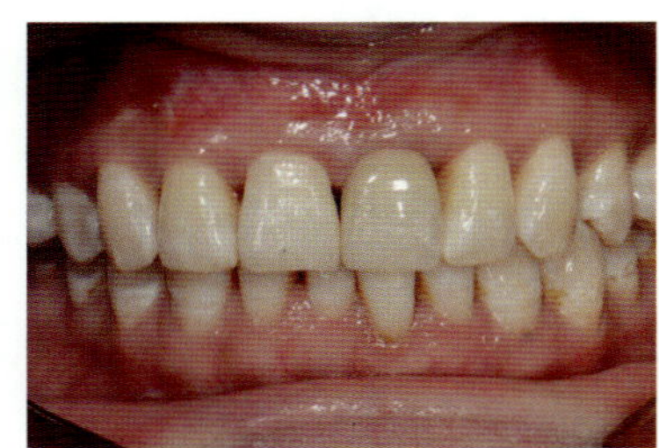

图20 永久修复后当天口内正面像

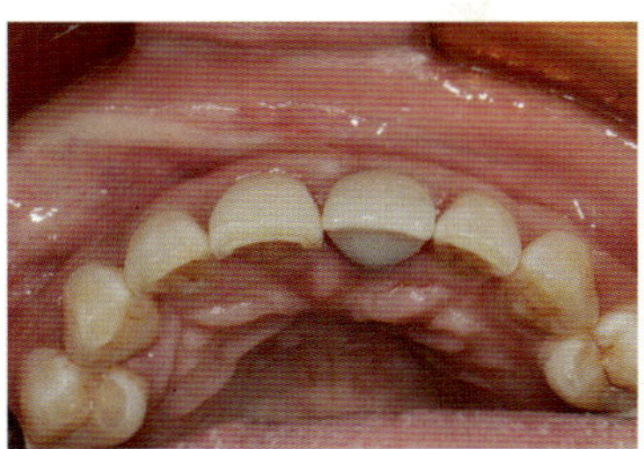

图21 永久修复后当天口内殆面像

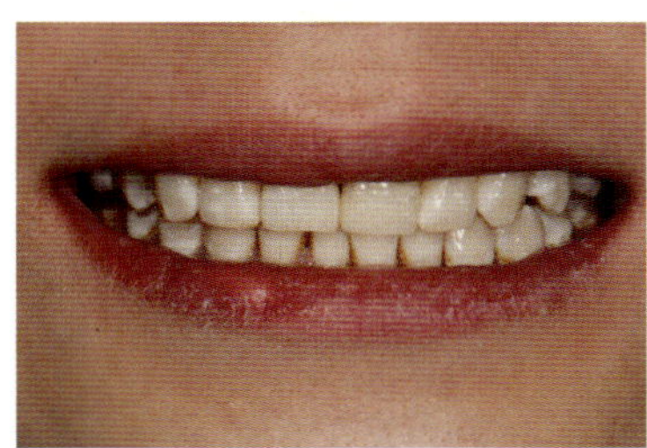

图22 永久修复后当天微笑像

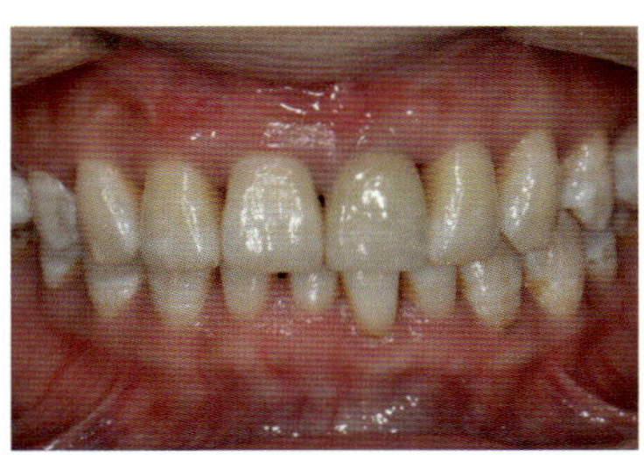

图23 永久修复后3个月口内正面像

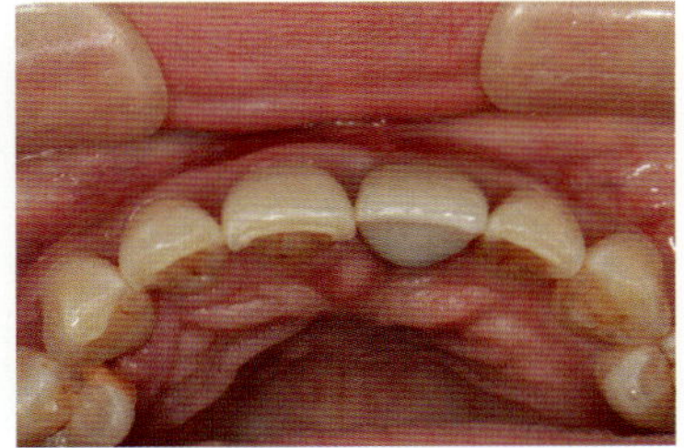

图24 永久修复后3个月口内殆面像

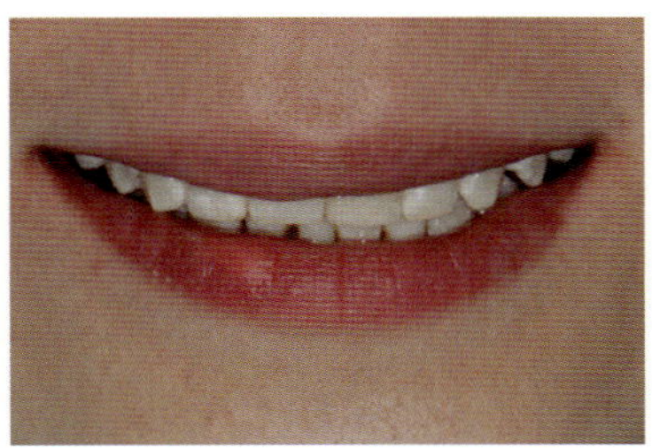

图25 永久修复后3个月微笑像

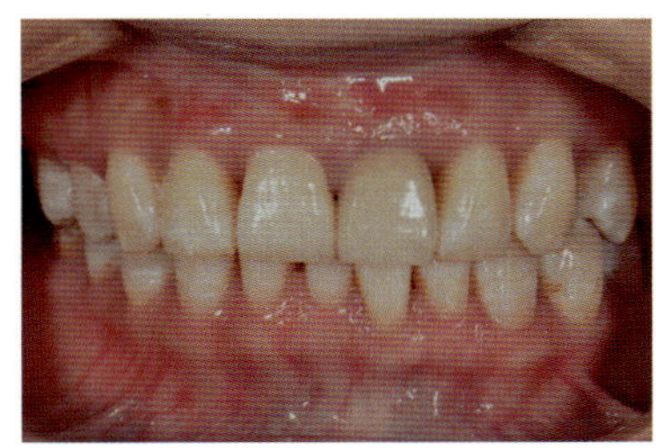

图26 永久修复后9个月口内正面像

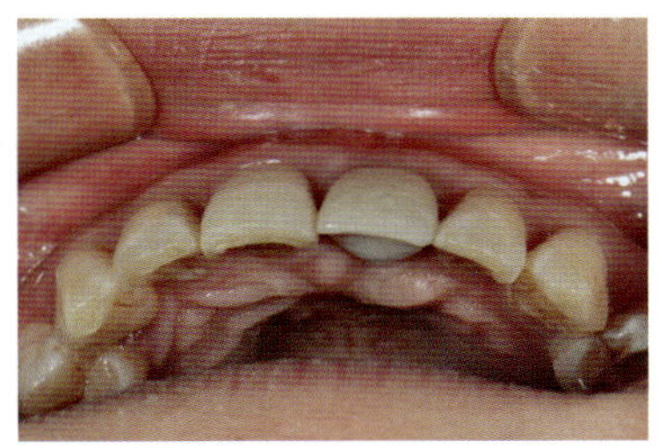

图27 永久修复后9个月口内殆面像

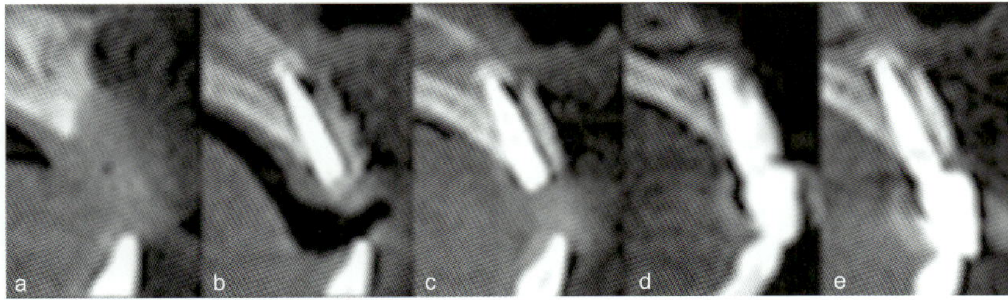

图28 对比术前、术后及复查种植体周骨质变化：（a）术前。（b）术后即刻。（c）术后6个月复查。（d）永久修复后3个月复查。（e）永久修复后9个月复查

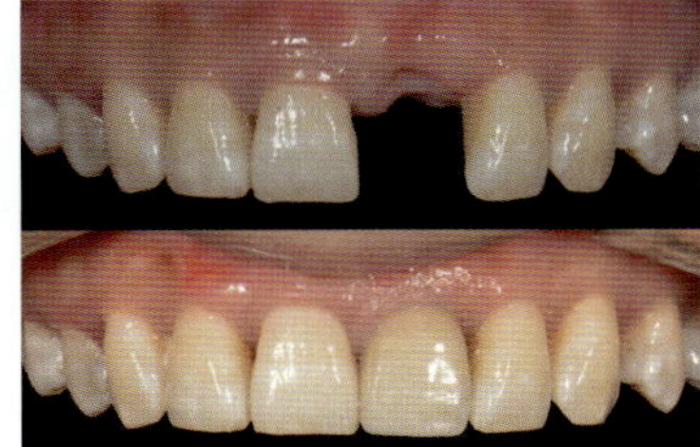

图29 术前、术后上颌唇面像对比

体的散在临床报告表明，骨环与种植体的存活率与其他垂直向骨增量方法不具有统计学差异。

骨环技术强调骨环与缺牙区尽可能契合，从而使骨环能够获得足够血供的同时，依靠骨块高度来恢复垂直向缺损量，因此为了获得理想的骨环，国内外报道往往选择下颌正中联合附近作为骨环供区，但此区域取骨不仅开辟了第二术区增加了创伤，还面临着牙根、神经、血管损伤的风险。而同位骨环技术能够避免以上问题，在减少创伤的同时增加患者接受度。但对于美学区单颗牙缺失时，尽管可以同术区的鼻底区作为供骨区，但往往不能取得满足传统骨环技术要求的骨环。因此，在缺牙区近远中存在骨壁的情况下，我们汇报的同位骨环技术不强调完全依靠骨环恢复垂直高度，不过分预备骨环根方及缺牙区的牙槽嵴顶，依靠近远中骨壁为骨环提供血运的同时，在骨环根方与受植区形成类似于四壁骨缺损的有利型骨缺损，随后借助Bio-Oss骨粉补充缺损区、获得满意的牙槽突连续性。这种技术在保证骨环血供的同时降低了对骨块的要求及塑形的难度，降低了技术敏感性。目前我们仍在进行改良骨环技术的应用与观察，将进一步完善患者的后期随访。

参考文献

[1] Buser D, Chappuis V, Belser UC, et al. Implant placement post extraction in esthetic single tooth sites: when immediate, when early, when late? [J]. Periodontol 2000, 2017, 73(1):84–102.

[2] Giesenhagen B, Yüksel O. Einzeitig behandeln mit Knochenringen. Vertikale Augmen–tation und Implantation in nureinem Eingriff[J]. Implantol J 2010,14:50–52.

[3] Omara M, Abdelwahed N, Ahmed M, et al. Simultaneous implant placement with ridge augmentation using an autogenous bone ring transplant[J]. Int J Oral Maxillofac Surg,2016,45:535–544.

[4] Tekin U, Kocyigit DI, Sahin V. Symphyseal bone cylinders tapping with the dental implant into insufficiency bone situated esthetic area at one–stage surgery: A case report and the description of the new technique[J]. J Oral Implantol,2011,37:589–594.

[5] Pikos MA. Mandibular block autografts for alveolar ridge augmentation[J]. Atlas Oral Maxillofac Surg Clin North Am,2005,13:91–107.

[6] Stevens MR, Emam HA, Alaily M, et al. Implant bone rings. One–stage three–dimensional bone transplant technique: a case report[J]. J Oral Implantol, 2010, 36(1):69–74.

[7] Yuce MO, Adali E, Turk G, et al. Three–dimensional bone grafting in dental implantology using autogenous bone ring transplant: Clinical outcomes of a one–stage technique[J]. Niger J Clin Pract, 2019,22(7): 977–981.

[8] Sáez–Alcaide LM, Brinkmann CB, Sánchez–Labrador L, et al. Effectiveness of the bone ring technique and simultaneous implant placement for vertical ridge augmentation: a systematic review[J]. Int J Implant Dent, 2020, 6(1): 82.

[9] Roccuzzo M, Ramieri G, Bunino M, et al. Autogenous bone graft alone or associated with titanium mesh for vertical alveolar ridge augmentation: a controlled clinical trial[J]. Clin Oral Implants Res, 2007, 18(3):286–294.

[10] Ding Y, Wang L, Su K, et al. Horizontal bone augmentation and simultaneous implant placement using xenogeneic bone rings technique: a retrospective clinical study[J]. Sci Rep, 2021, 11(1): 4947.

循序渐进——前牙美学区双次Onlay植骨种植1例

刘雨蒙 袁长永 李晓明 秦雁雁 李晓飞 王鹏来

摘要

目的：前牙美学区连续多牙缺失，严重水平向及垂直向骨缺损，通过分次Onlay植骨种植修复，恢复患者咀嚼功能及美学效果。**材料与方法**：20岁女性患者，3年前因上颌前牙畸形松动拔除，13埋伏阻生行正畸牵引治疗。正畸结束后，通过第1次Onlay植骨恢复水平向严重缺损牙槽骨，8个月后第2次Onlay植骨恢复垂直向缺损牙槽骨，并同期植入2颗Straumann Roxolid Slactive BLT 3.3mm×12mm，6个月后行牙龈诱导恢复龈乳头，3个月后制作个性化穿龈转移杆复制穿龈轮廓，行全瓷永久修复。**结果**：患者修复后自觉功能良好，美学效果佳。1年后复查牙龈健康，种植体周未见明显骨吸收。**结论**：通过分次Onlay植骨种植，恢复了患者的咬合，达到了良好的美学效果。

关键词：Onlay植骨；美学区；骨缺损；个性化穿龈轮廓

一、材料与方法

1. 病例简介 20岁女性患者。主诉：上颌前牙缺失数年。现病史：上颌前牙因松动畸形拔除数年，影响美观，就诊于我科，要求种植修复。既往史：否认系统性疾病史，否认药物过敏史、传染病史。口内检查：口腔卫生情况一般；11、21缺失，22Ⅲ度松动，唇侧窦道，牙槽嵴水平向及垂直向严重缺损；全口氟斑牙；厚龈生物型，覆𬌗、覆盖基本正常；高位笑线。口外检查：颌面部对称，开口度正常。

2. 诊断 上颌牙列缺损（11、21缺失）；22根尖周囊肿；轻度氟斑牙。

3. 治疗计划

（1）11 Onlay植骨水平向骨增量。

（2）6~8个月后行11 Onlay植骨垂直向骨增量。

4. 治疗过程（图1~图35）

（1）术前拍摄CBCT显示该患者11、21缺失，刃状牙槽骨，水平向及垂直向骨缺损明显，骨密度为Misch分类的D2~D3类。11骨宽度1.5mm，高14.8mm；21骨宽度3mm，高18mm。22根尖见直径约6mm的囊肿，整体唇侧骨轮廓塌陷明显。

（2）按照治疗计划首先进行11处垂直向骨增量。沿牙槽嵴顶切开翻瓣，可见患者整体水平向凹陷明显，牙槽嵴呈刃状，22牙根暴露，根尖可见囊肿，唇侧骨壁大部分缺如。

（3）拔除22，摘除囊肿，同时自患者右侧外斜线处制取骨环。

（4）预备受植区，开放骨皮质，使用钛钉固定骨环于11唇侧凹陷区，同时，在骨块及周围间隙内填入大量Bio-Oss骨粉，覆盖双层Bio-Gide可吸收胶原膜，减张缝合并修整唇系带。

（5）术后拍摄CBCT可见，与术前相比，牙槽骨水平向明显增宽，11达到7mm，22达到6.8mm。

（6）术后8个月复查，牙槽嵴轮廓丰满，水平向增量效果满意，同时垂直向也得到了一定的恢复。再次复查CBCT，整体水平向骨量维持良好，但是11处刃状骨仍有少量的垂直向吸收。

（7）在垂直向骨增量前，使用数字化软件进行种植体理想三维位置的设计，制作数字化导板。

（8）再次切开翻瓣后可见牙槽骨轮廓丰满自然，再血管化良好，骨块与周围骨质融合良好。

（9）自患者左侧外斜线处制备骨环，在骨块中心备孔，于11、21处植入2颗Straumann瑞锆亲水骨水平锥柱状3.3mm×12mm种植体，使用种植体固定骨块，并在11区再次填入Bio-Oss骨粉，覆盖双层Bio-Gide可吸收胶原膜。

（10）术后，复查CBCT，可见种植体唇侧骨壁厚度达到4mm，垂直向骨缺损得到了非常理想的恢复。

（11）术后6个月复查X线片，可见种植体周没有明显骨吸收，同时，种植体周骨高度得到了非常理想的维持。

（12）此时软组织轮廓丰满，但波浪状龈乳头尚未成形，之后进行为期3个月的牙龈诱导，牙龈诱导结束后形成了稳定且健康的穿龈袖口。

（13）制备个性化转移杆复制穿龈形态，最终修复完成，牙冠形态、颜色协调美观，牙龈轮廓丰满，对比术前，有了非常明显的提升。

（14）1年之后复查X线片，种植体周未出现明显骨吸收，牙冠、牙龈均未见色泽、形态、质地改变，修复体周围软组织协调美观。

作者单位：徐州医科大学附属口腔医院

通讯作者：袁长永；Email: yuanchangyong1983@163.com

二、结果

患者对义齿的美学效果、咀嚼功能、舒适度均非常满意。1年后复查可见牙龈轮廓未见明显改变，修复体色泽、形态、质地正常，种植体周未见明显骨吸收。

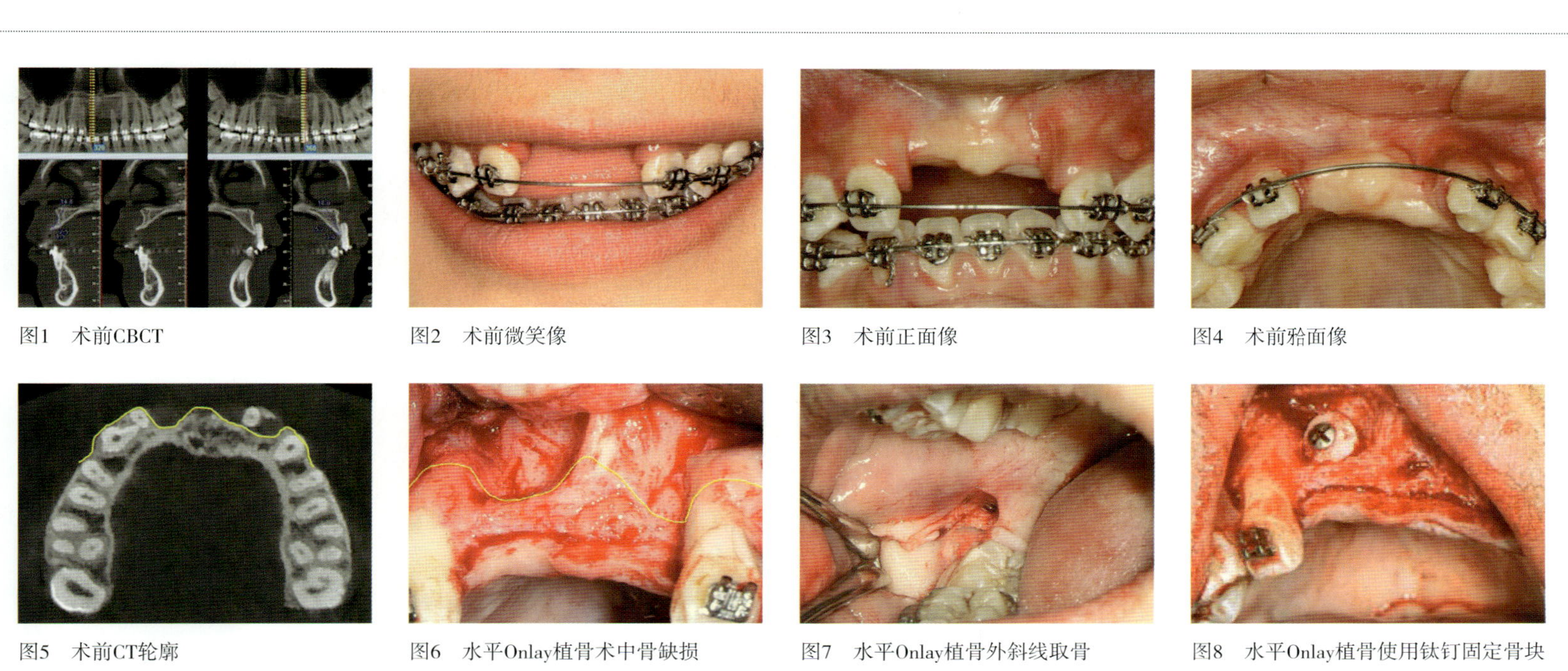

图1　术前CBCT

图2　术前微笑像

图3　术前正面像

图4　术前殆面像

图5　术前CT轮廓

图6　水平Onlay植骨术中骨缺损

图7　水平Onlay植骨外斜线取骨

图8　水平Onlay植骨使用钛钉固定骨块

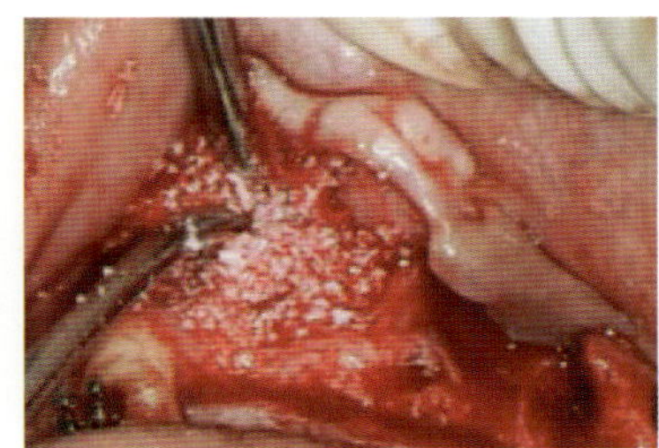

图9　水平Onlay植骨术中在骨块与缺损间隙内植入骨替代材料

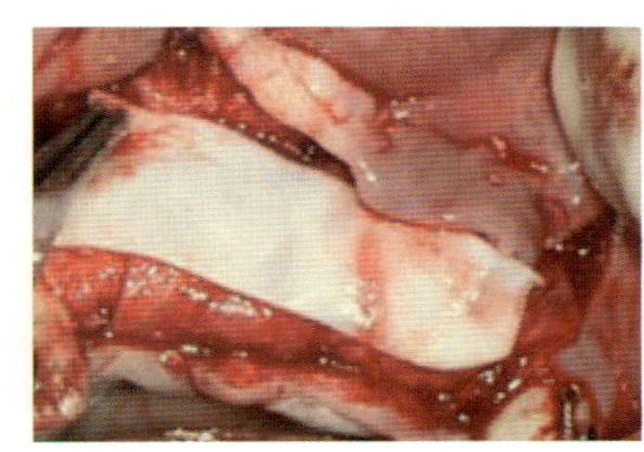

图10　水平Onlay植骨术中盖双层可吸收胶原膜

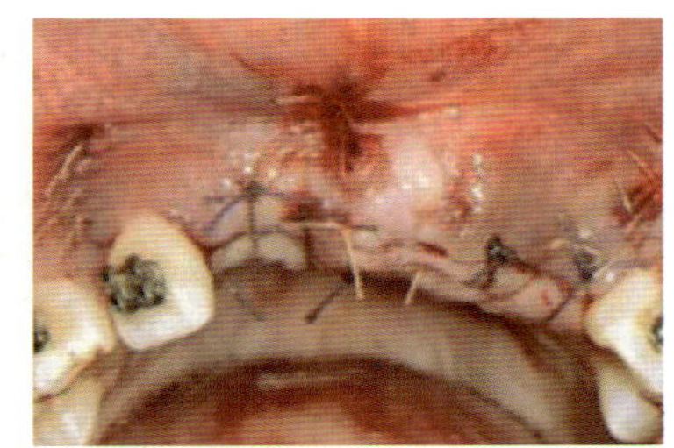

图11　水平Onlay植骨术中严密缝合创口并修整唇系带

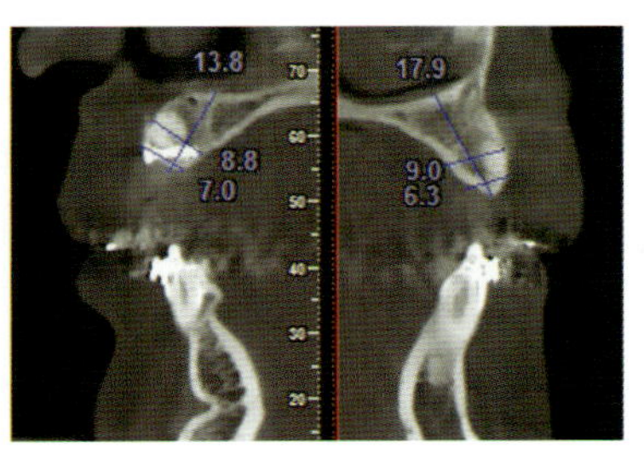

图12　水平Onlay植骨术后CT

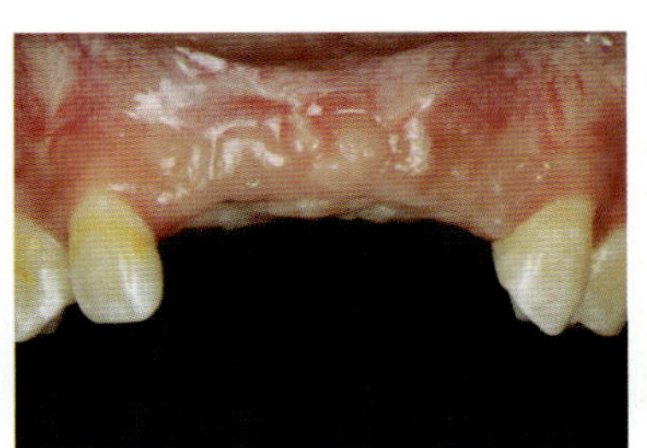

图13　水平Onlay植骨术后复查正面像

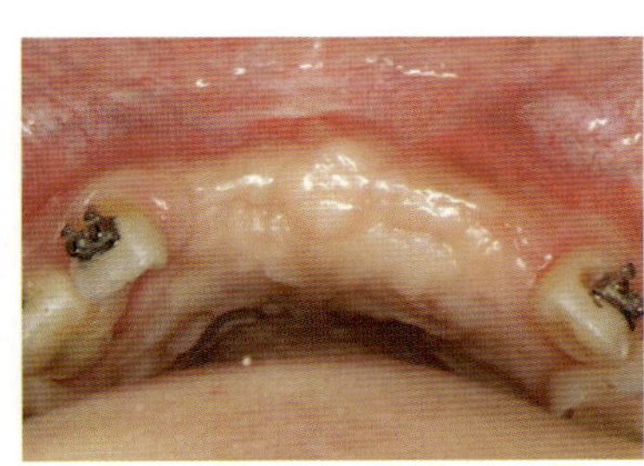

图14　水平Onlay植骨术后复查殆面像

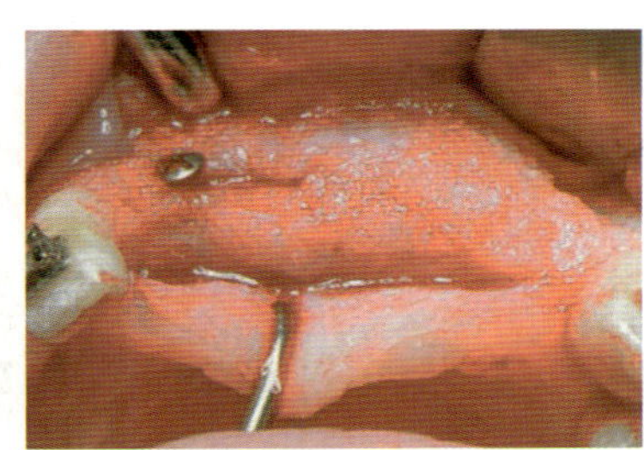

图15　垂直Onlay植骨，切开翻瓣暴露钛钉

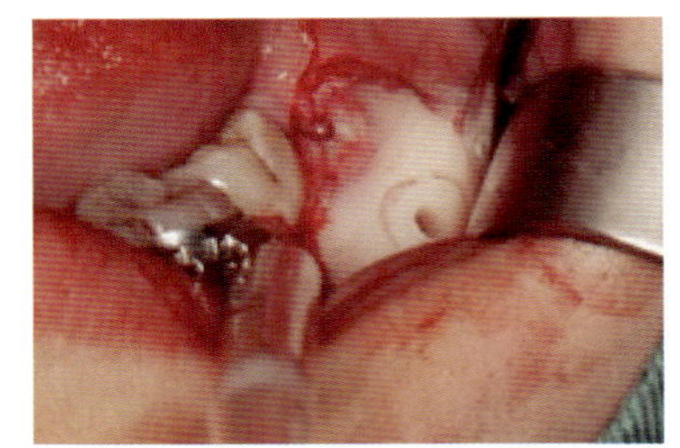

图16　垂直Onlay植骨左侧外斜线取骨

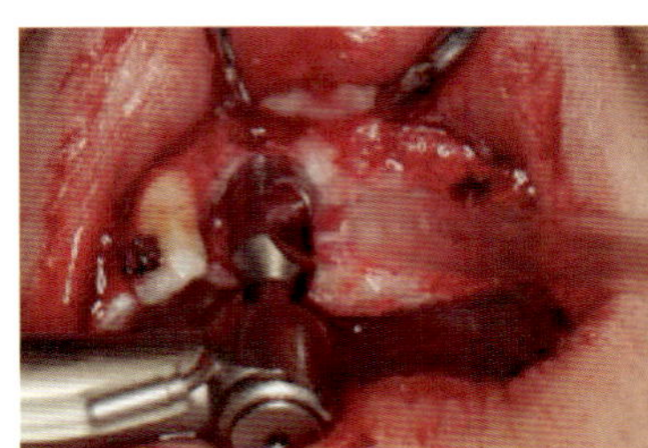

图17　垂直Onlay植骨骨预备受植窝

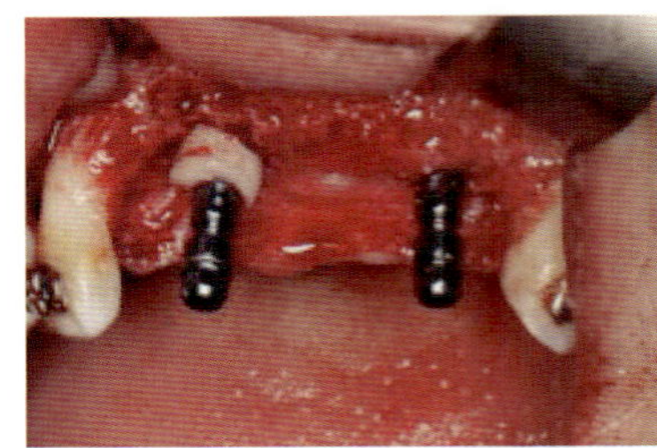

图18　垂直Onlay植骨种植体植入后正面像

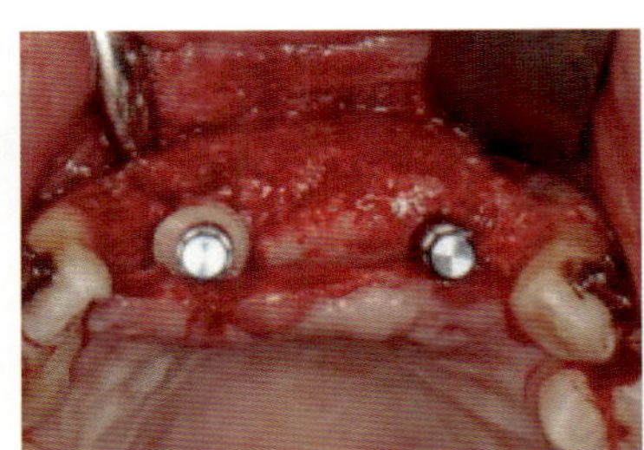

图19　垂直Onlay植骨种植体植入后殆面像

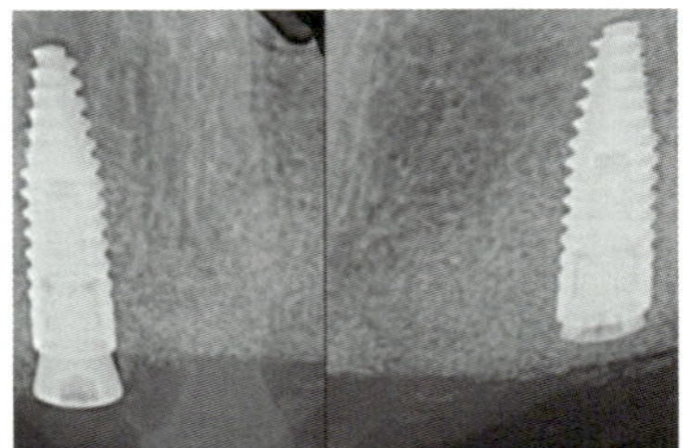

图20　垂直Onlay植骨种植体植入后6个月X线片

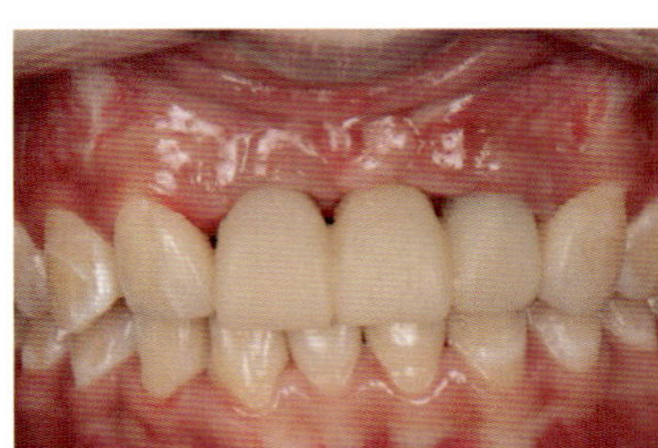

图21　牙龈诱导前正面像

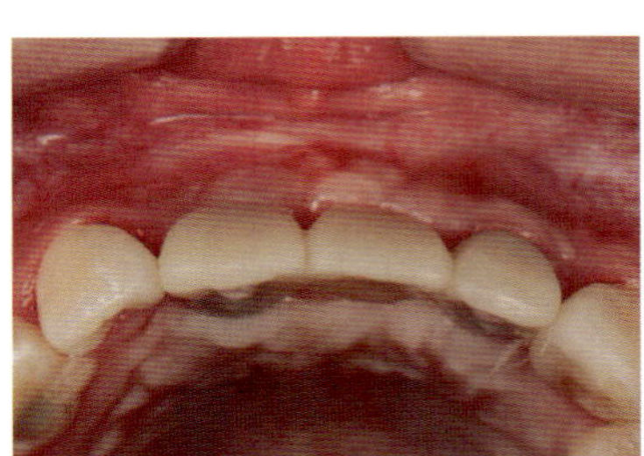

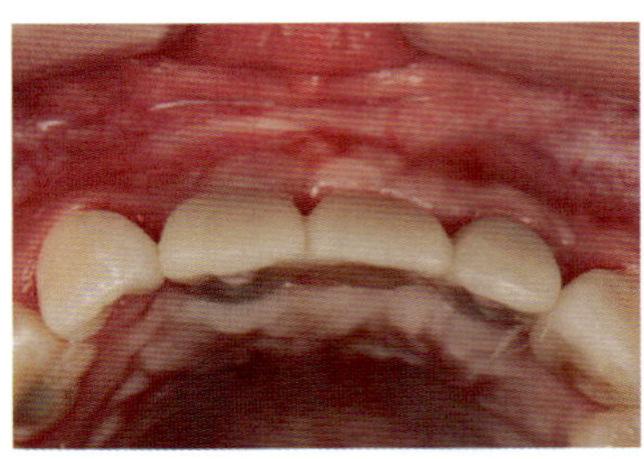

图22　牙龈诱导前殆面像

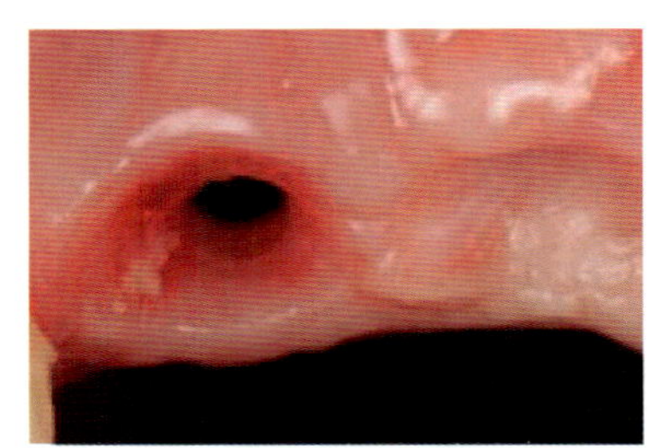

图23　牙龈诱导后3个月，11穿龈袖口

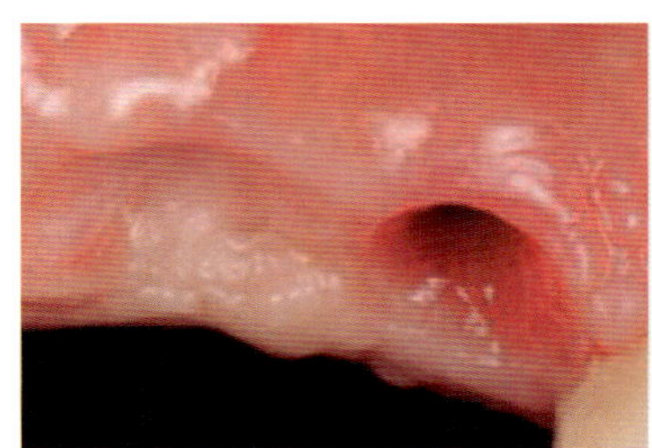

图24　牙龈诱导后3个月，22穿龈袖口

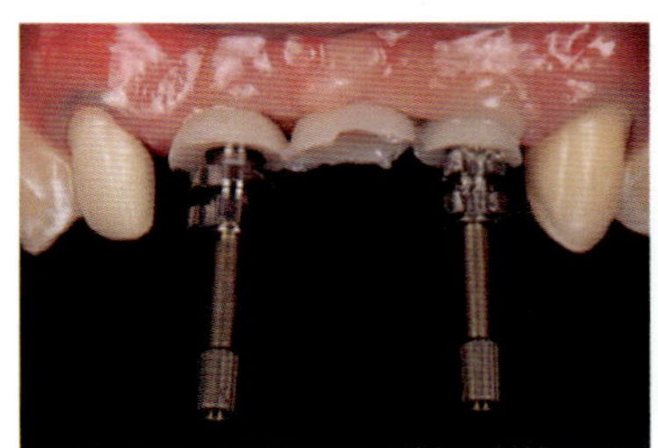

图25　11、22个性化转移杆

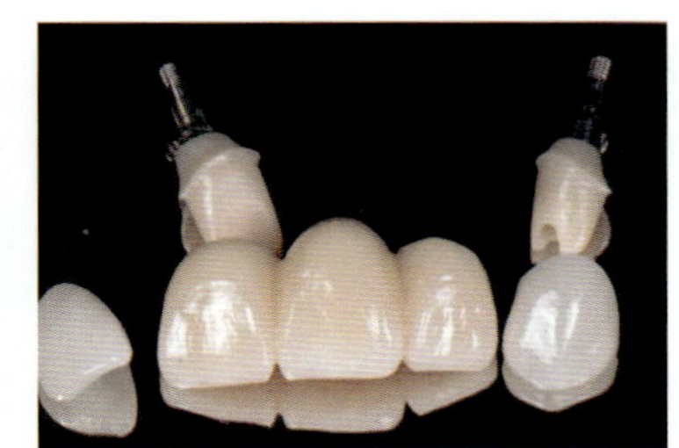

图26　最终修复体

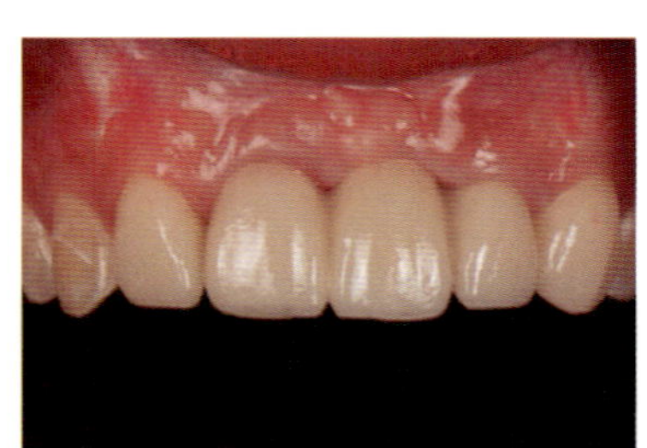

图27　修复体戴入正面像

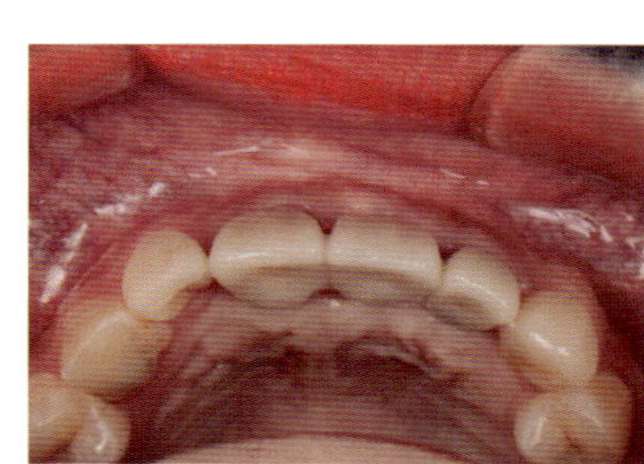

图28　修复体戴入殆面像

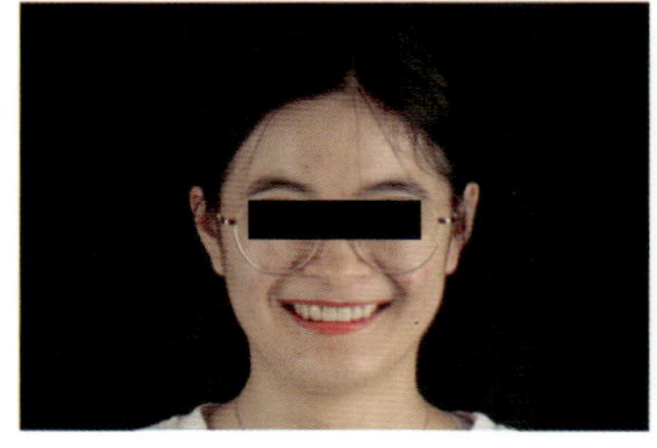

图29　修复体戴入后患者正面像

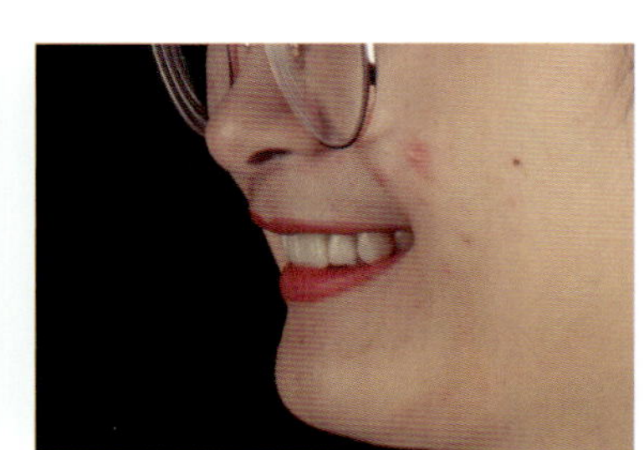

图30　修复体戴入后患者侧45°像

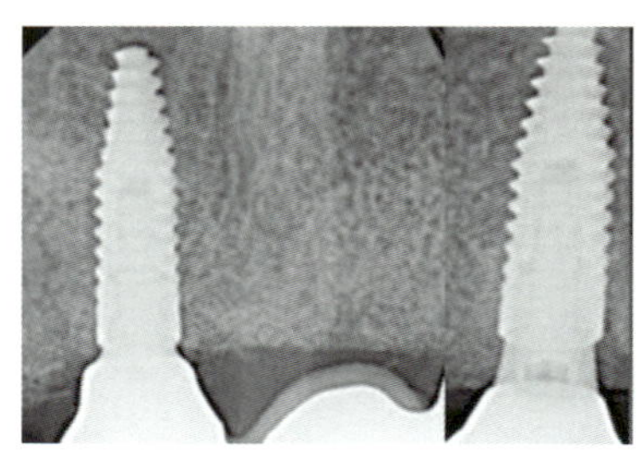

图31　修复完成1年后X线片

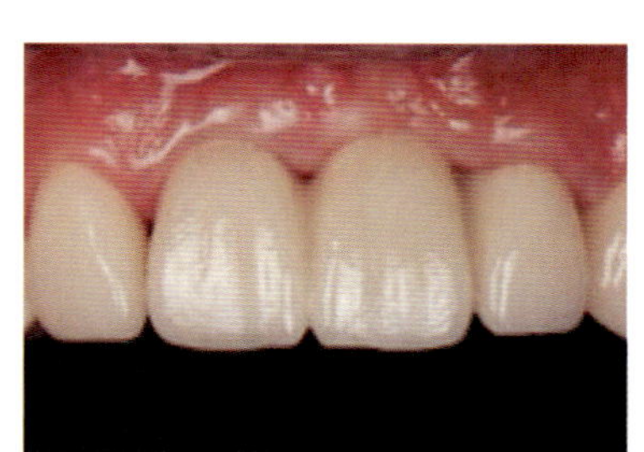

图32　修复完成1年后复查口内正面像

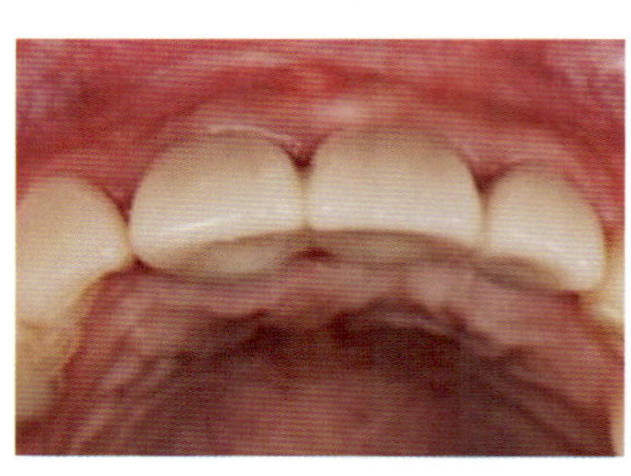

图33　修复完成1年后复查口内殆面像

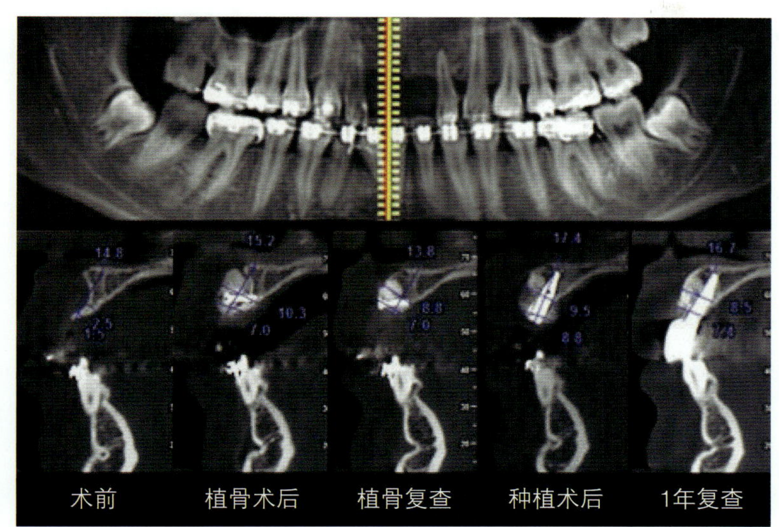

图34　11整体治疗流程前后CBCT对比

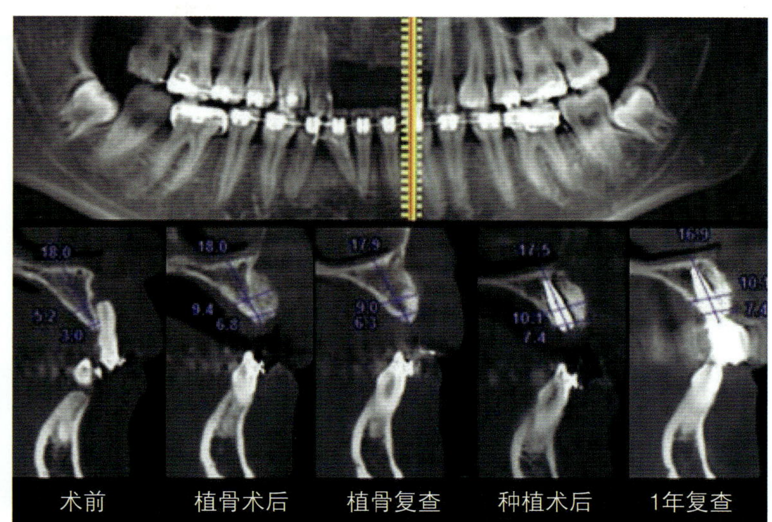

图35　22整体治疗流程前后CBCT对比

三、讨论

本病例患者3年前因上颌前牙畸形松动拔除，前牙区唇侧伴有明显的垂直向和水平向骨缺损。患者为年轻女性且年龄较小，对美学要求的心理期望值高，故治疗计划应该建立在详细的综合分析之上，包括：患者的年龄，缺牙间隙的大小，修复体形态、色泽，修复体周围软组织的色泽、轮廓、质地、厚度，龈乳头，牙龈曲线等。

下颌外斜线是使用块状自体骨移植最常用的口内供骨区，并且因为此处增厚的骨质主要为皮质骨，所取得的骨块在移植以后吸收缓慢，且取骨区手术后并发症的风险很小，创口愈合快，所以患者的面型也不会因取骨发生改变，故此本病例分次从患者双侧外斜线处切取骨环，通过分次Onlay植骨种植修复，恢复患者咀嚼功能及美学效果。通过双次的自体骨移植恢复了患者的水平向及垂直向的骨量，并且在第2次垂直向增量的过程中同期植入种植体，减少了患者的手术创伤。在最终修复时，唇侧软组织轮廓良好，制作个性化转移杆复制个性化穿龈愈合基台的穿龈形态。最终获得了良好的修复效果。

四、结论

通过分次Onlay植骨种植，恢复了患者的咬合，达到了良好的美学效果。

参考文献

[1] Morton D, Chen ST, Martin WC, et al. Consensus statements and recommended clinical procedures regarding optimizing esthetic outcomes in implant dentistry[J]. Int J Oral Maxillofac Implants, 2014, 29 Suppl:216–220.

[2] Slagter KW, den Hartog L, Bakker NA, et al. Immediate placement of dental implants in the esthetic zone: a systematic review and pooled analysis[J]. J Periodontol, 2014, 85(7):e241–e250.

[3] Ruales–Carrera E, Pauletto P, Apaza–Bedoya K, et al. Peri–implant tissue management after immediate implant placement using a customized healing abutment[J]. J Esthet Restor Dent, 2019, 31(6):533–541.

Onlay植骨技术应用于上颌多颗前牙缺失伴重度骨缺损1例

刘金 赵雅君 袁小宇 宋丰 郭媛媛 兰晶

摘要

目的：本文为1例上颌前牙连续缺失合并重度骨缺损，采用Onlay植骨术进行骨增量，延期植入种植体，后期软组织塑形，最后获得满意的临床美学修复效果。**材料与方法：**23岁女性患者，13年前因外伤导致21、22缺失，于外院行11-23固定桥修复，5个月前因23根折、固定桥松动而拆除固定桥并拔除23。检查见缺牙区重度水平向骨缺损。自颏部取骨，移植于21-23唇侧骨缺损处，Bio-Oss骨粉填塞周围间隙，Bio-Gide膜覆盖。术后8个月取出钛钉，于21、23植入Straumann Roxolid BL 3.3mm×12mm种植体2颗，3个月后行二期手术，2周后取模行牙龈诱导成形术，6个月后制作个性化转移杆，取种植体水平开窗式印模，2周后完成永久修复。**结果：**骨增量术后8个月复查，CBCT显示21-23骨高度与邻牙基本一致，骨厚度充足，骨增量效果明显。种植体植入术后3个月CBCT显示种植体与牙槽骨骨结合良好，唇侧骨板厚度可。经牙龈诱导成形术，21近远中龈乳头基本充满邻间隙，不足之处在于23近远中牙间龈乳头未完全充满邻间隙。最终完成修复体戴入，牙冠形态、色泽逼真，唇侧骨丰满度良好，牙龈曲线尚可。美学效果令患者满意。**结论：**上颌前牙连续缺失伴重度骨缺损，应用Onlay植骨术可获得良好的骨增量效果。

关键词：美学区；口腔种植；Onlay植骨术；骨增量

一、材料与方法

1. 病例简介 23岁女性患者。主诉：因外伤导致前牙缺失，要求修复。现病史：13年前因外伤导致21、22缺失，于外院行11-23固定桥修复，5个月前因23根折、固定桥松动而拆除固定桥并拔除23，来我科就诊要求种植修复上颌前牙。口内检查：全口卫生状况尚可；21-23缺失，牙槽骨塌陷明显；11牙预备体，松（-），叩（-）；余留前牙浅覆殆、浅覆盖；中位笑线，牙龈组织学类型为中弧形、中厚龈生物型。口外检查：开口度、开口型正常。CBCT示：21-23牙槽嵴狭窄，嵴顶骨厚度仅3mm，根方凹陷处骨厚度仅2mm，水平向骨缺损严重，骨高度尚可（图1～图3）。颏部骨量充足。

2. 诊断 上颌牙列缺损；11牙体缺损。

3. 治疗计划

根据临床和放射线检查并结合患者的美学期望值，进行美学风险评估。患者美学期望值高，笑线为中位高度，牙龈生物型属于中高弧线形、中厚龈生物型，牙冠形态为卵圆形，多颗前牙连续缺失，牙槽嵴可见明显的水平向骨缺损，所以此病例具有高度美学风险，外科及修复SAC分类为复杂。

作者单位：山东大学口腔医（学）院

通讯作者：兰晶；Email: 540453166@qq.com

治疗计划：拟于颏部制取自体骨块，移植于21-23唇侧骨缺损处，延期植入Straumann Roxolid BL 3.3mm×12mm种植体2颗，延期修复。

4. 治疗过程

（1）术前准备：完善各项术前检查，患者充分知情同意。

（2）手术过程：常规消毒，铺巾（仰卧位），使用含肾上腺素的阿替卡因局部浸润麻醉13-22区，11-23牙槽嵴顶横行切口，11远中、24近中附加切口，翻瓣，见21-23牙槽嵴顶狭窄呈刃状（图4），刮除肉芽组织，制备滋养孔（图5）。超声骨刀于颏部32-43区截取大约10mm×5mm×3mm骨块和6mm×5mm×3mm骨块，并于中间钻孔，骨凿取下，移植于21-23唇侧，8mm钛钉固定（图6～图8）。取骨区置奇特邦胶原蛋白海绵，可吸收线严密缝合。21-23术区骨块周围及缺骨区植入Bio-Oss骨粉0.25g（图9），覆盖Bio-Gide膜25mm×25mm（图10），合并进行GBR。唇侧瓣充分减张，可吸收线严密缝合。压迫止血，弹性颅颌绷带加压压迫颏部术区。术后CBCT显示骨增量效果明显（图11）。

（3）术后1个月复查：术区愈合良好，牙槽骨轮廓丰满（图12，图13）。

（4）术后8个月复查：口内缺牙区牙槽骨轮廓良好（图14，图15）。CBCT示缺牙区骨高度与邻牙基本一致，骨厚度充足，骨增量效果明显（图16）。

（5）植入种植体：含肾上腺素的阿替卡因局部浸润麻醉下，11-23牙槽嵴顶横行切口，11远中、24近中附加切口，翻瓣，见骨块生长良好

（图17，图18），旋除钛钉。球钻略偏腭侧定点，先锋钻定深、定向，扩孔钻逐级扩孔，颈部成形，分别于21、23植入Straumann Roxolid BL 3.3mm×12mm种植体，初始稳定性良好，种植体顶端位于骨下约1.5mm（图19，图20）。置覆盖螺丝。可吸收线严密缝合，压迫止血。拍摄曲面断层片示种植体方向及位置良好（图21）。

（6）术后3个月复查：口内术区牙龈愈合良好，牙槽骨轮廓维持丰满（图22，图23）。CBCT示种植体与牙槽骨骨结合良好，唇侧骨板厚度可（图24）。行二期手术。2周后复查，取开窗式种植体水平印模，制作临时修复体，行牙龈诱导成形术（图25，图26）。

（7）6个月后复查：经过不断调整临时修复体颈部形态，21近远中龈乳头基本充满邻间隙，23近远中牙间龈乳头未完全充满邻间隙（图27，图28），形成了良好的牙龈曲线及龈袖口（图29）。11精细牙体预备，排龈，21、23制作个性化印模杆，取开窗式种植体水平印模，制作最终修复体。2周后戴入11全瓷冠、21-23种植体支持式全瓷固定桥（图30，图31）。牙冠形态、色泽逼真，唇侧骨丰满度良好，牙龈曲线尚可。美学效果令患者满意。

二、结果

戴入永久修复体后6个月，修复体无松动，种植体周软组织健康，龈缘曲线和龈乳头高度稳定（图32，图33）。使用PES（Furhauser）/WES（Belser）评分进行美学评估：21PES评分为12分，WES评分为10分；23 PES评分为12分，WES评分为9分。

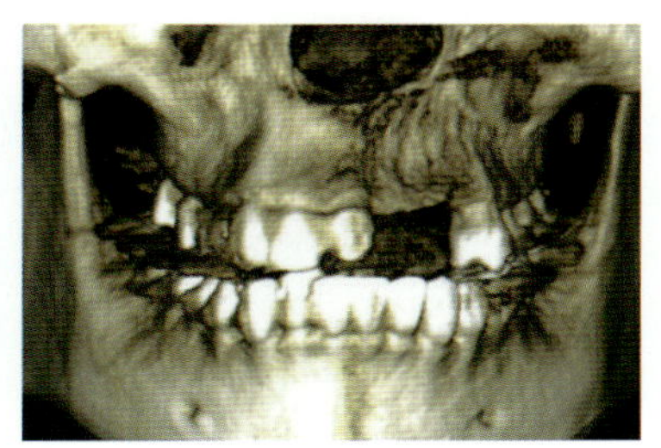

图1 初诊CBCT正面像：缺牙区垂直向骨高度尚可

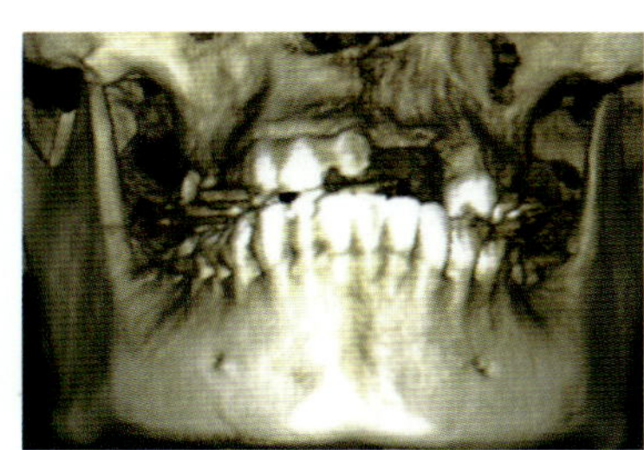

图2 初诊CBCT殆面像：缺牙区骨厚度重度不足

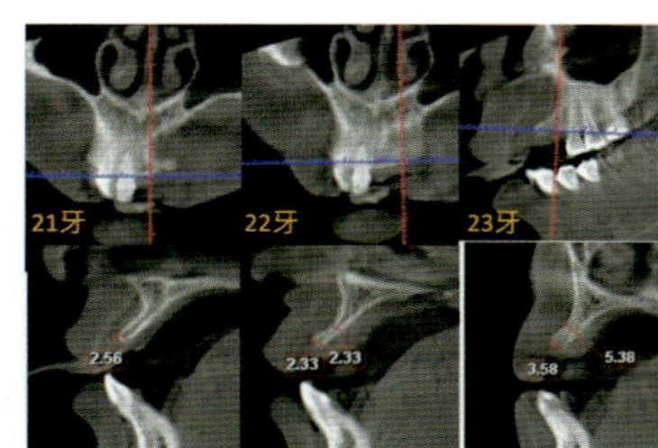

图3 初诊CBCT 21-23矢状面观

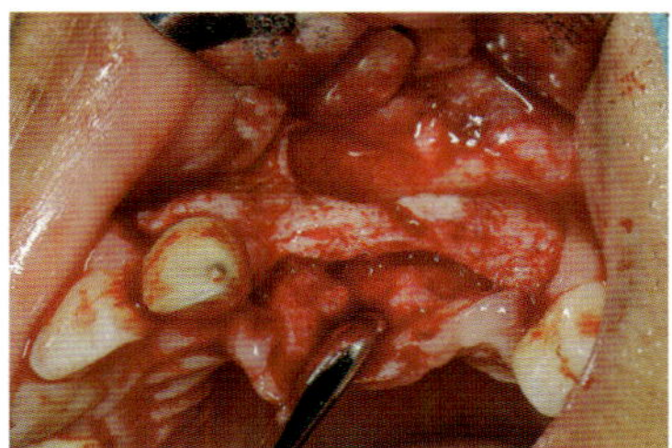

图4 翻瓣后见21-23牙槽嵴顶狭窄，唇侧凹陷严重

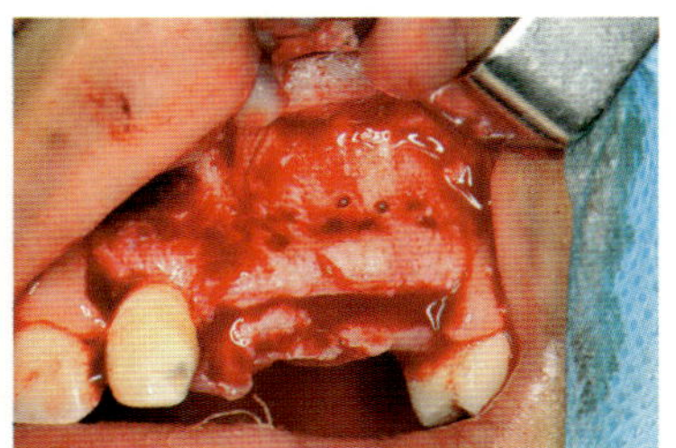

图5 21-23唇侧制备滋养孔

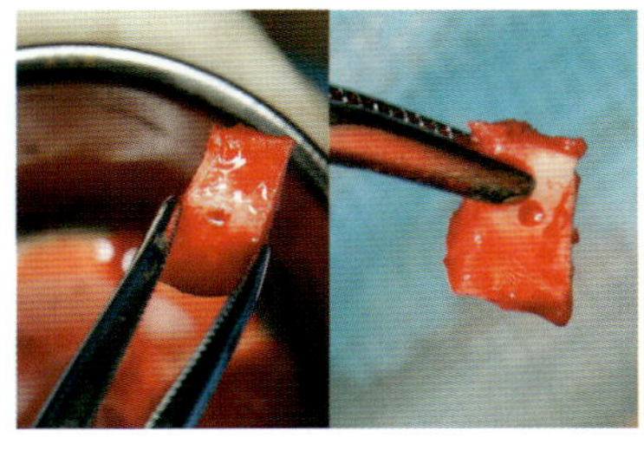

图6 于颏部截取2个自体骨骨块，并于中间钻孔

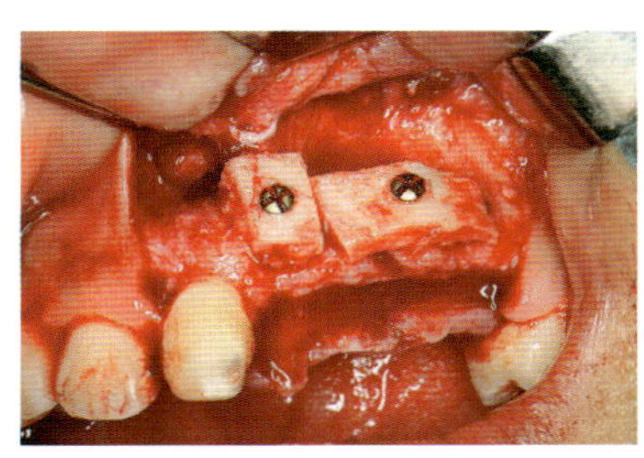

图7 自体骨移植于21-23唇侧，钛钉固定

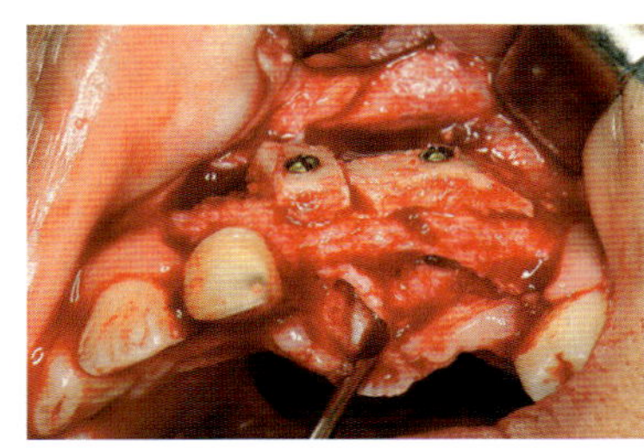

图8 自体骨移植后殆面像

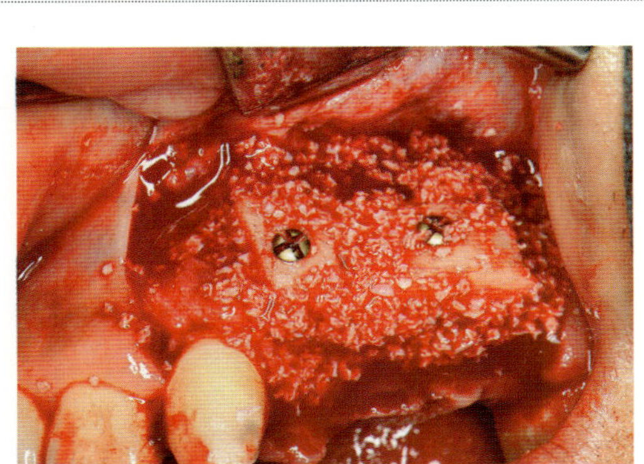

图9 骨块周围及缺骨区植入Bio-Oss骨粉0.25g

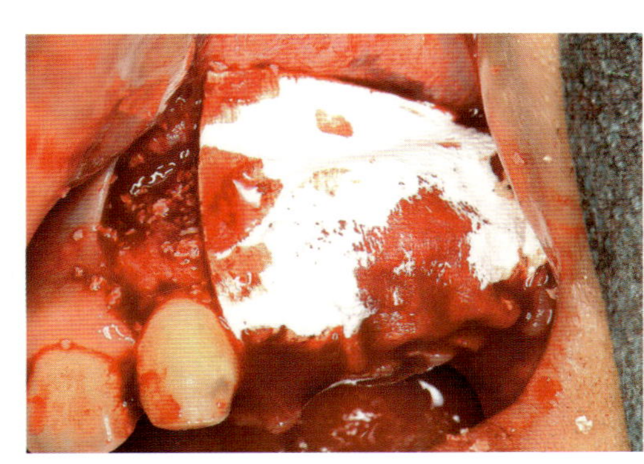

图10 骨粉外覆盖Bio-Gide膜

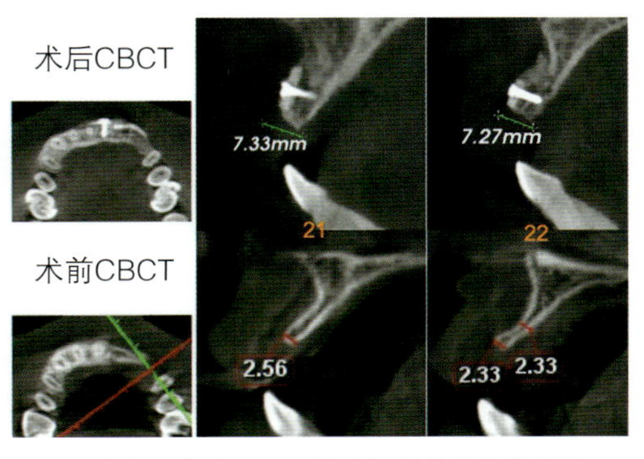

图11 术前、术后CBCT对比显示骨增量效果显著

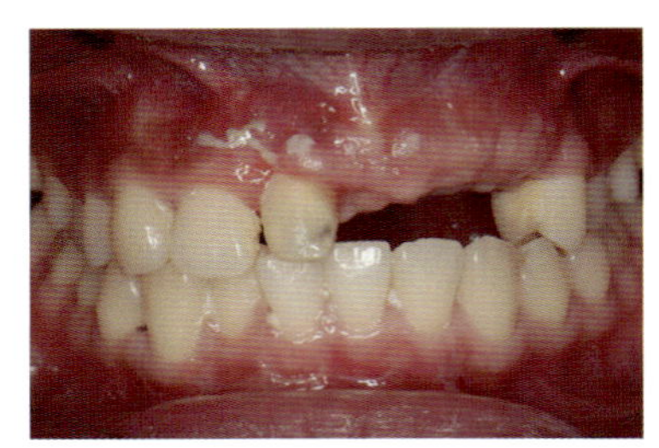
图12 术后1个月复查正面像

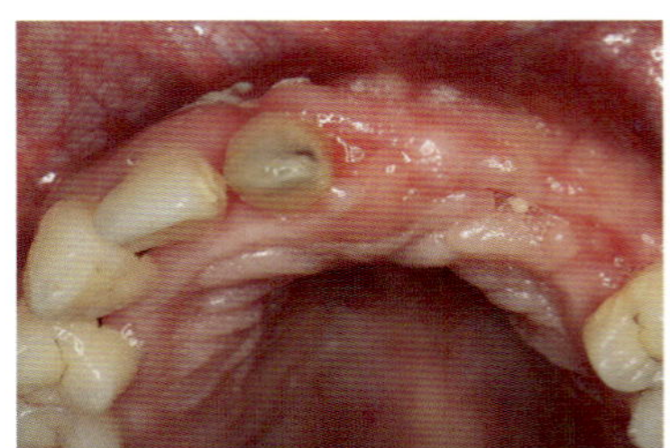
图13 术后1个月复查𬌗面像

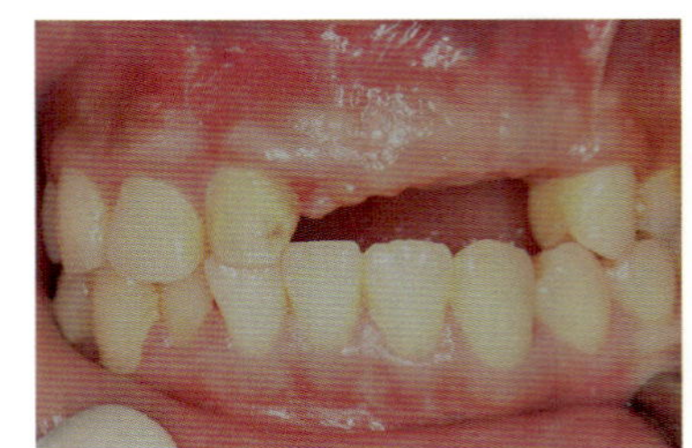
图14 术后8个月复查正面像

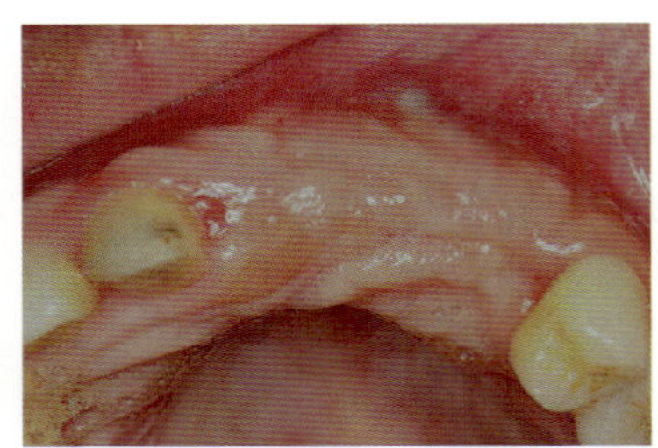
图15 术后8个月复查𬌗面像

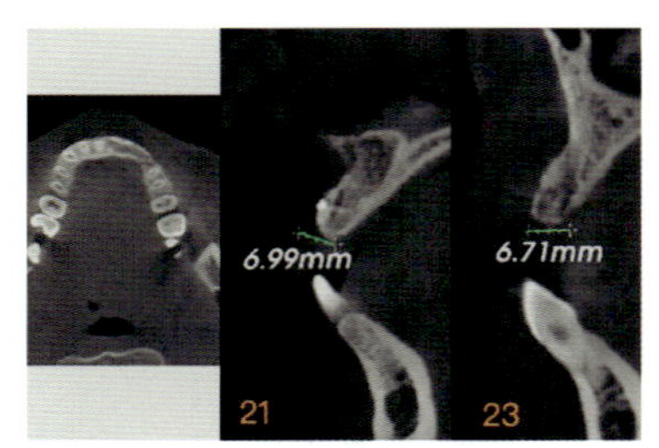

图16 CBCT示植骨区骨厚度良好

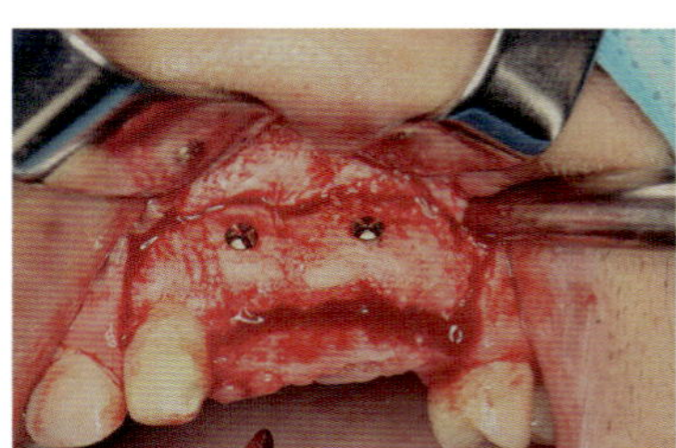
图17 翻瓣后正面像

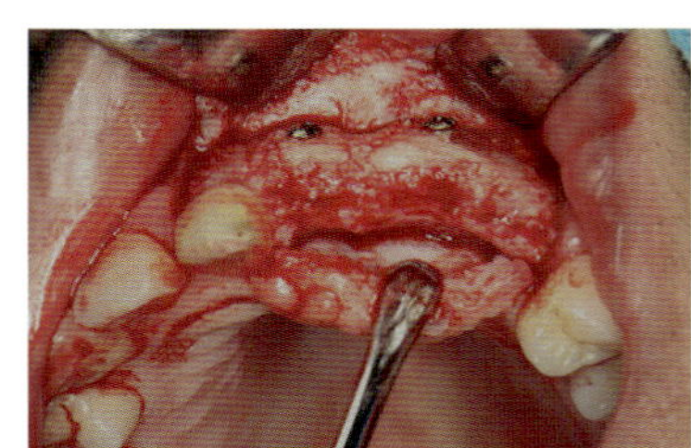
图18 翻瓣后𬌗面像

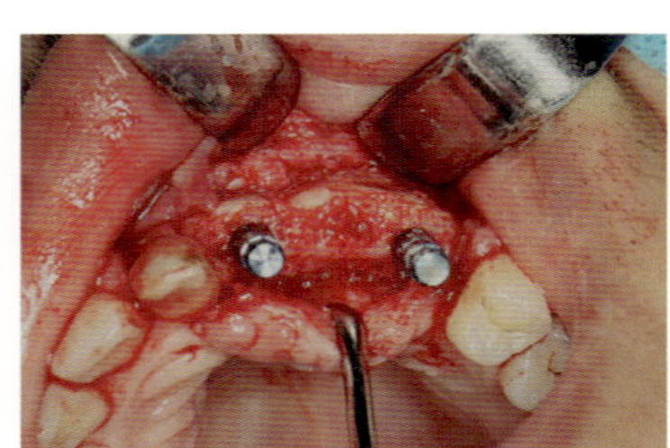
图19 植入种植体𬌗面像

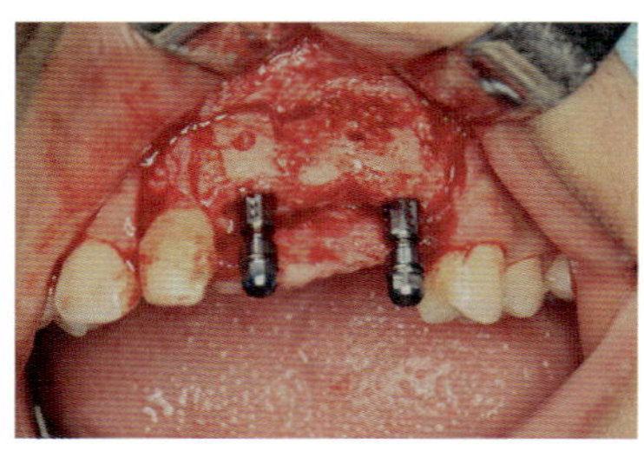
图20 植入种植体正面像

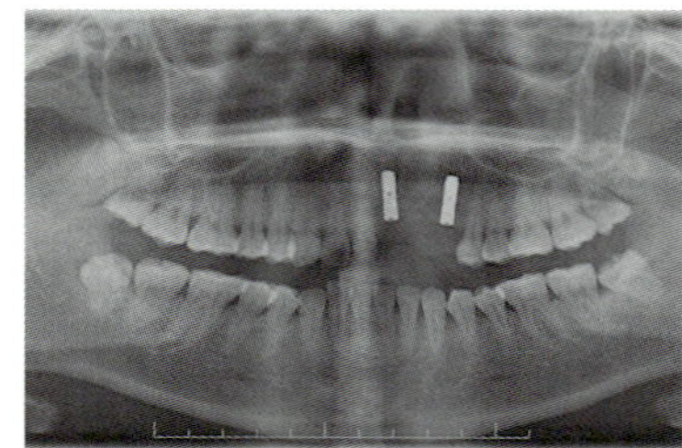
图21 术后曲面断层片

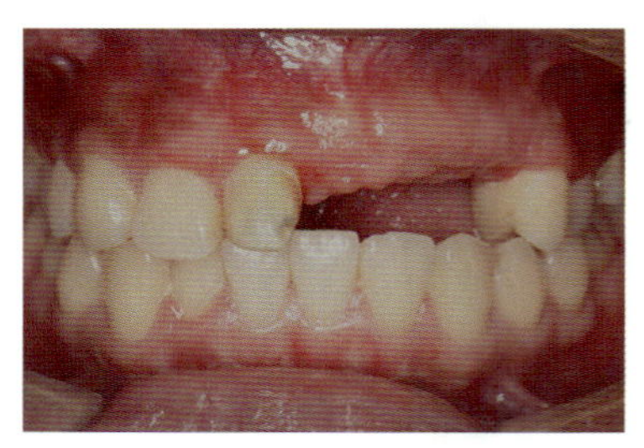
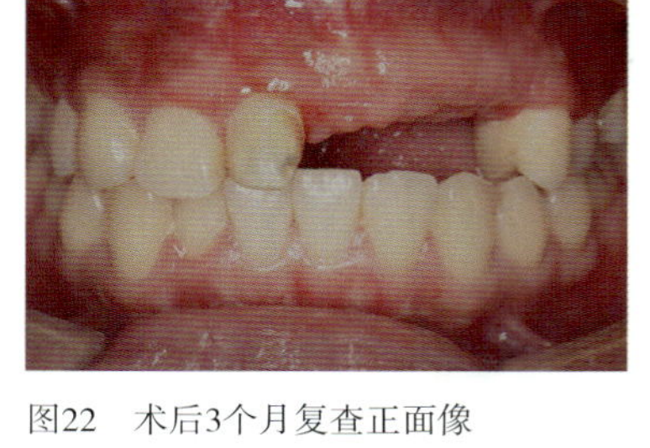
图22 术后3个月复查正面像

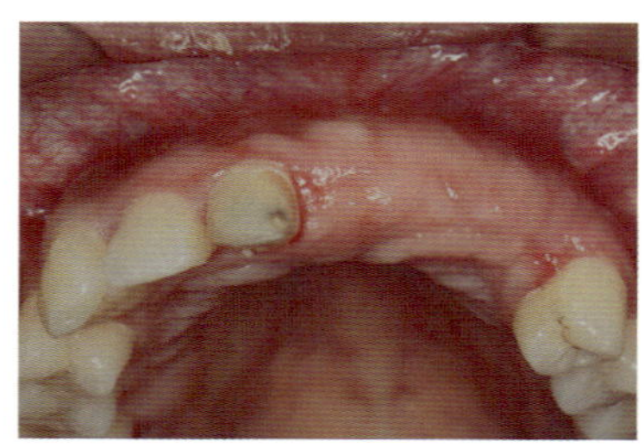
图23 术后3个月复查𬌗面像

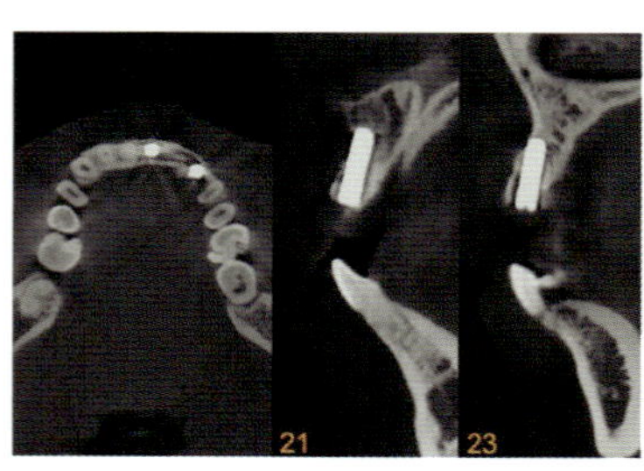

图24 CBCT显示种植体与牙槽骨骨结合良好，唇侧骨板厚度可

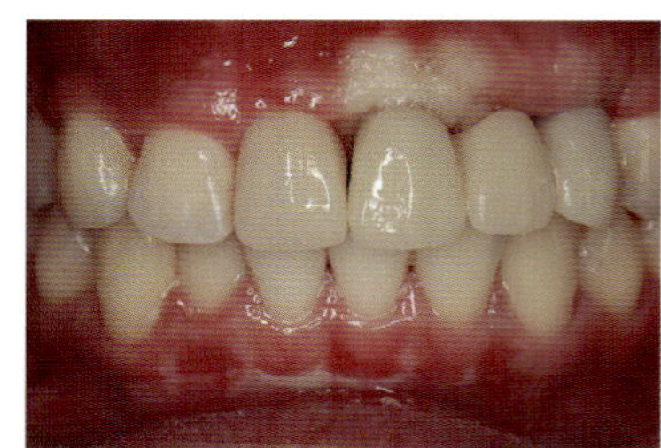
图25 戴入临时冠口内正面咬合像

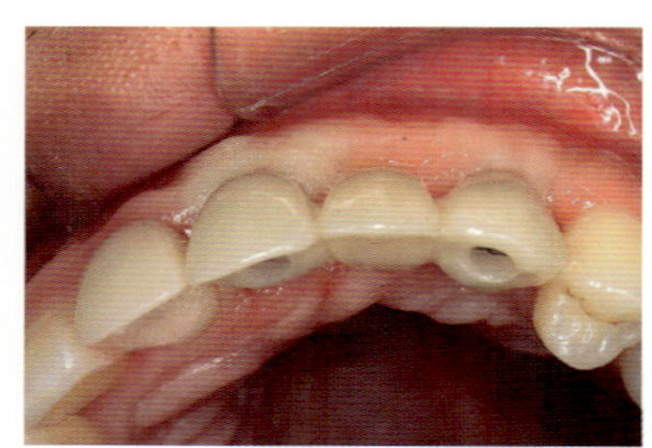
图26 戴入临时冠口内𬌗面像

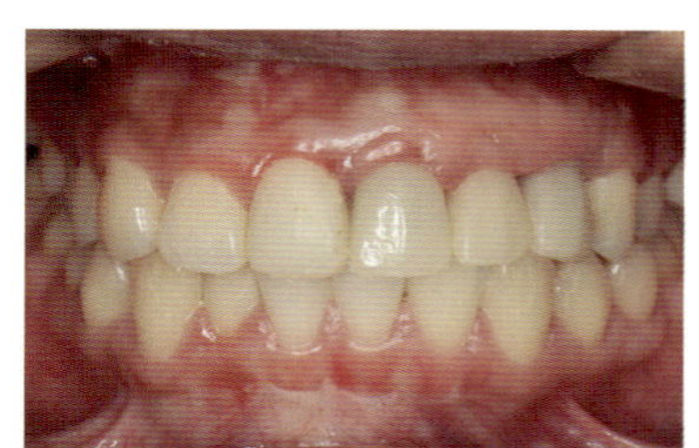
图27 牙龈塑形6个月后口内正面咬合像

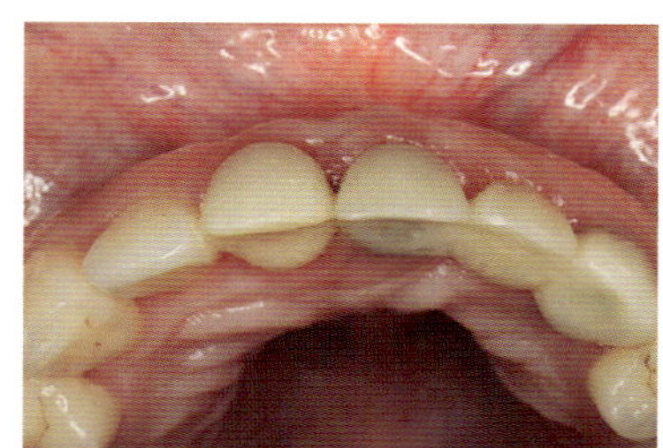
图28 牙龈塑形6个月后𬌗面像

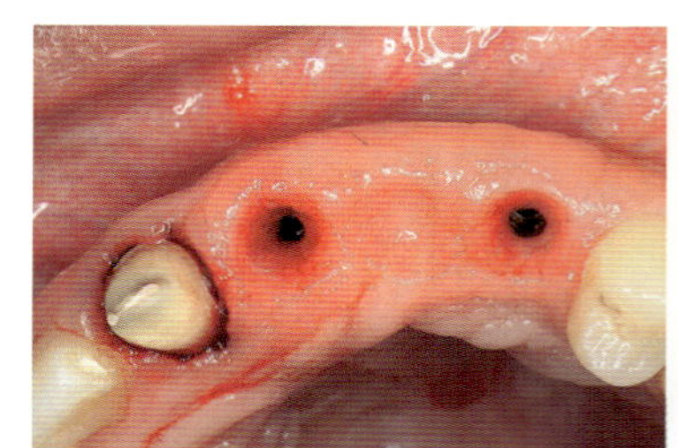
图29 种植区龈袖口形态良好

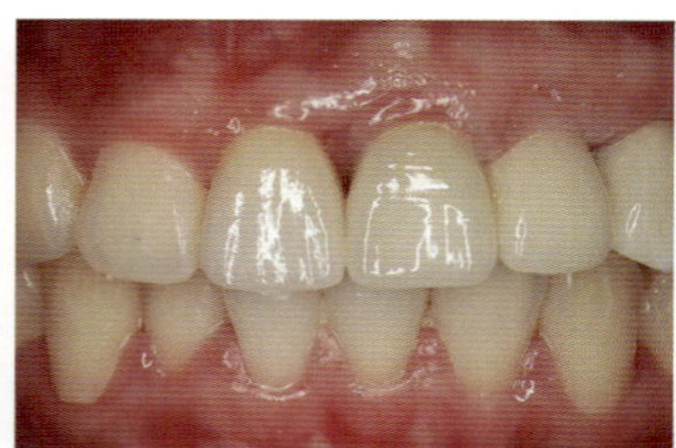
图30 戴牙口内正面咬合像

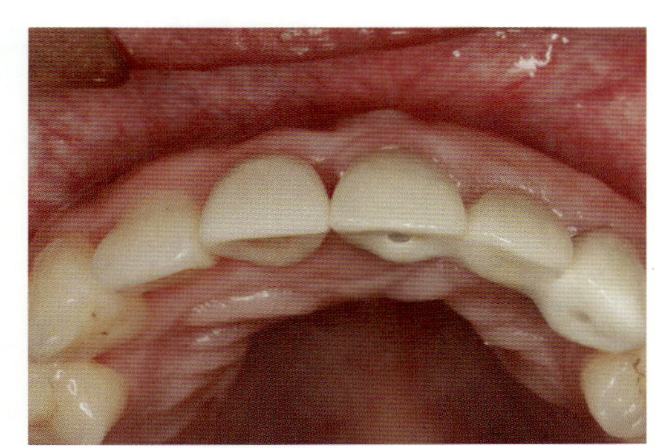

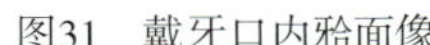
图31 戴牙口内𬌗面像

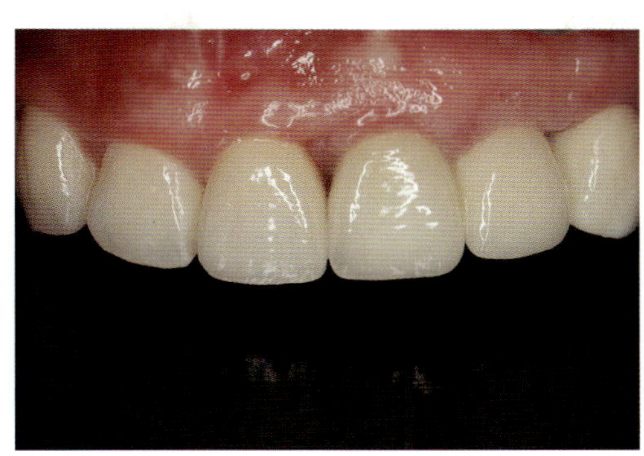
图32 戴牙6个月后口内唇面像

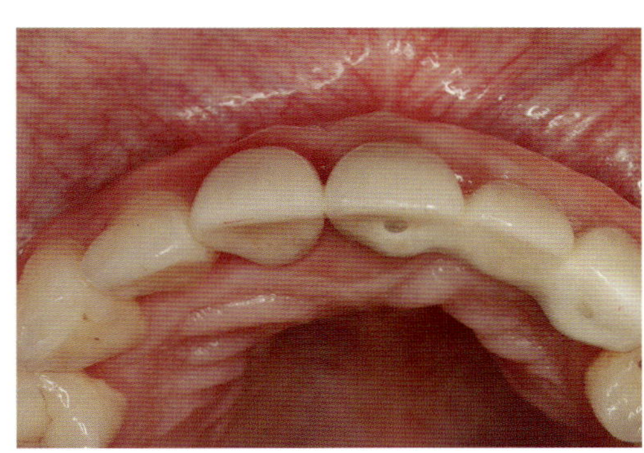
图33 戴牙6个月后口内𬌗面像

三、结论

对于重度骨缺损的患者来说，自体骨移植因其良好的骨诱导性以及骨传导等优势成为目前公认的最佳骨移植材料。因单纯使用骨替代材料进行GBR塑形困难、难以取得良好的支撑作用，骨增量效果往往不理想，利用自体骨块进行Onlay植骨术能获得良好的骨增量效果。另外，上颌前牙连续多颗牙缺失的种植美学修复，如何获得健康、协调、美观的修复效果，也是美学区种植的难点。本病例患者为连续多颗前牙缺失伴重度水平向骨缺损，选择颏部取骨行Onlay植骨术同时联合GBR技术进行骨增量，并通过软组织塑形，最终获得了良好且稳定的美学修复效果。

下颌垂直向骨增量及上颌少量软硬组织增量的种植修复1例

何冰浩

摘要

目的：通过引导骨组织再生重建口内多区域的骨缺损，恢复咬合功能与美观。**材料与方法：**选取1例口内多区域骨缺损伴牙龈缺损患者，在为期34个月内，进行左侧下颌后牙区行垂直向骨增量术同期36、37位点种植Dentium 4.5mm×10mm种植体，下颌前牙行水平向及垂直向骨增量7个月后32、42、44位点种植Dentium 3.6mm×12mm种植体，上颌左侧行上颌窦提升术同期26、27位点种植Dentium 4.5mm×10mm种植体，上颌右侧行上颌窦提升/水平向引导骨组织再生同期15位点种植Dentium 4.5mm×10mm和13位点种植Dentium 4.0×10mm种植体，上颌前牙即刻11位点种植Dentium 4.0mm×12mm和22位点种植Dentium 3.6mm×12mm种植体，14位点种植Dentium 4.0mm×10mm种植体。引导骨组织再生中使用材料为Bio-Oss骨粉、Bio-Gide胶原膜、PTFE含钛支架膜、钛膜钉。上部修复采取氧化锆冠，完成全部修复，恢复患者咬合功能与美观。**结果：**下颌左侧后牙垂直向骨增量修复完成23个月，软硬组织稳定，下颌前牙垂直向和水平向骨增量临时冠修复至最终修复11个月软硬组织稳定。其余区域小范围软硬组织增量皆获得良好效果。

关键词：垂直向骨增量；水平向骨增量；上颌窦提升；角化龈移植；数字化导板

选取1例口内多区域骨缺损伴牙龈缺损患者，在为期34个月内，通过多区域引导骨组织再生恢复患者咬合功能与美观。

一、材料与方法

1. 病例简介 40岁女性患者。主诉：口内多颗牙齿不适松动，咀嚼无力，希望种植修复。既往史：体健，否认系统性疾病史。口内检查：17、14、21、26、36、37、43、47牙体未见，15-13、11-22、42-44为烤瓷冠连桥修复体且Ⅱ～Ⅲ度松动，边缘溢出脓液，13唇侧牙龈缺损、牙根完全暴露，27近中倾斜严重、Ⅲ度松动，37处凹陷，38近中倾斜。

2. 诊断 全口牙周炎；17、14、21、26、36、37、43、47牙体缺失；15-13、11-22、42-44不良修复体；27重度牙周炎；38近中倾斜。

3. 治疗计划

（1）全口牙周基础治疗。

（2）36、37种植同期垂直向骨增量，38拔除。2周27拔除，3个月后行上颌窦提升术同期种植16、17，9～12个月完成左侧后牙区修复。

（3）41-44拔除，2个月后行骨增量术，再7个月后行32、42、44种植，临时冠修复。

（4）15-13拔除，3个月后行15、13种植术和骨增量，同期11、22即刻种植，临时冠修复。

（5）6个月后完成15-13、11-22、32-44最终修复。

4. 治疗过程（图1～图60）

（1）全口牙周基础治疗后，牙龈不溢脓、不红肿。2018年8月，分别于36、37位点种植Dentium 4.5mm×10mm种植体，同期行垂直向骨增量。舌侧先用2颗钛膜钉固定PTFE含钛支架不可吸收膜，种植体表面植入自体骨，然后再覆盖Bio-Oss骨粉，颊侧再用2颗钛膜钉固定PTFE不可吸收膜。2周后拆线时，拔除27，3个月后于26、27分别植入Dentium 4.5mm×10mm，同期行上颌窦提升术。于36、37位点种植7个月后取出不可吸收膜，角化龈移植2个月后，于2019年6月行26、27、36、37氧化锆冠修复。

（2）左侧修复完成，患者咀嚼良好。2019年7月行41-44拔除，牙龈愈合2个月后，2019年9月行下颌前牙区水平向和垂直向骨增量，颏部环形取骨钻取骨后碾碎与Bio-Oss骨粉混合置于骨缺损处，钛膜钉分别固定PTFE含钛支架不可吸收膜和Bio-Gide可吸收胶原膜。愈合7个月后取出不可吸收膜和钛膜钉，2020年4月，于32、42、44位点数字化全程导板下种植Dentium 3.6mm×12mm种植体，安装个性化纯冠基台与PMMA临时冠。

（3）下颌前牙区拆线时，行15-13拔除，清创搔刮。3个月后，数字化全程导板下，15位点种植Dentium 4.5mm×10mm且用Bio-Oss骨粉行上颌窦提升术，13位点种植Dentium 4.0mm×10mm且颊侧用Bio-Oss骨粉与

作者单位：上海恒正口腔门诊部

Email: 136828601@qq.com

Bio-Gide胶原膜行GBR。11即刻种植Dentium 4.0mm×12mm，22即刻种植Dentium 3.6mm×12mm，种植体颊侧拔牙窝植入Bio-Oss骨粉，安装个性化纯钛基台与PMMA临时冠。

（4）15、13、11、22种植6个月后，取下11-22、32-44PMMA临时冠与基台，种植体水平取模制作个性化基台氧化锆冠，2021年3—5月，完成15-13、11-22、32-44三段最终修复。

（5）在上颌前牙种植后约1个月，24位点因咀嚼硬物纵折拔除，愈合3个月后行种植术，种植体为Dentium 4.0mm×10mm，3个月后取模制作氧化锆外冠，完成最终修复。

二、结果

2018年8月行下颌后牙垂直向骨增量，2019年6月修复完成，至今观察23个月，未发现明显软组织炎症及骨吸收。下颌前牙区2019年9月行骨增量术，2020年4月种植同期临时冠修复，于2021年3月完成最终修复，未发现明显软组织炎症及骨吸收。上颌两侧上颌窦提升骨量良好，13区域牙龈角化良好，21处牙龈增量效果满意，33牙根远中角形吸收，在基础牙周治疗后，角形缺损再生良好。整体效果满意。

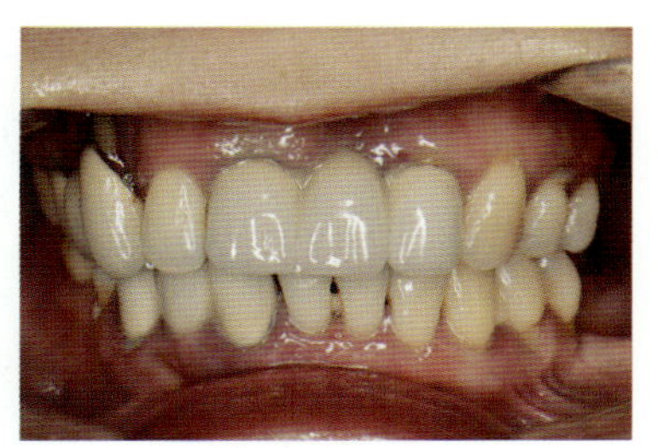
图1　术前正面像

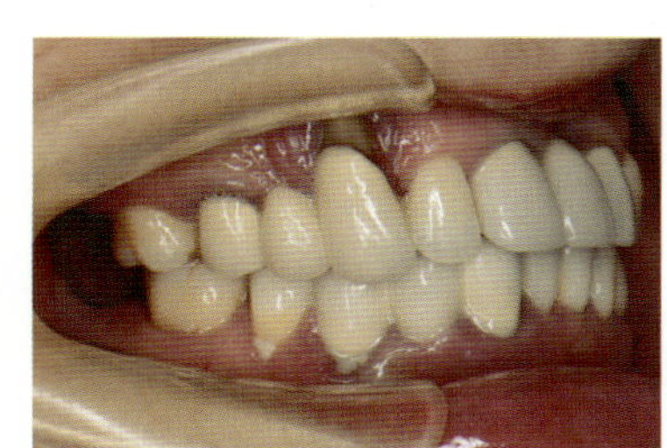
图2　术前右侧像

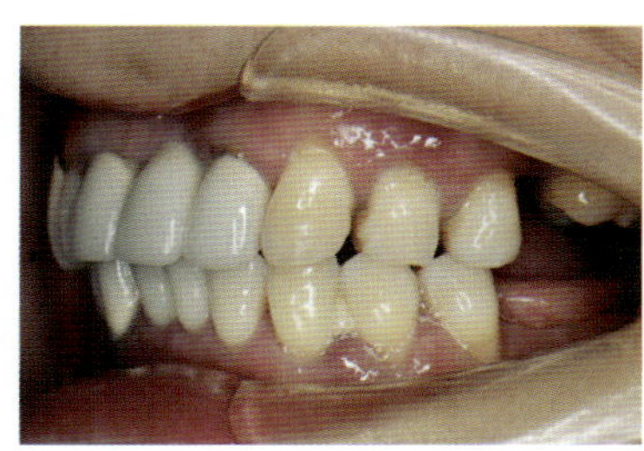
图3　术前左侧像

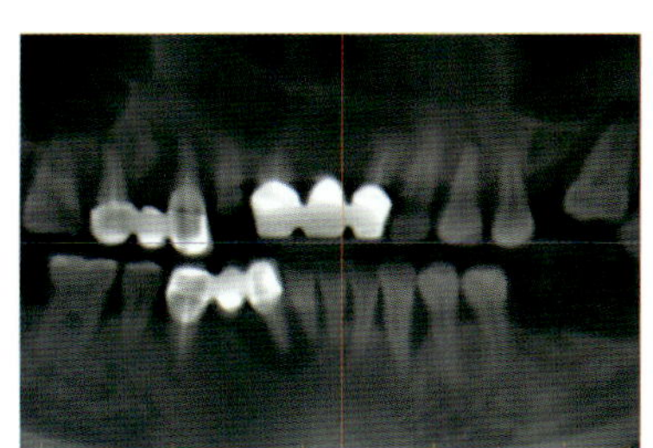
图4　术前全景片

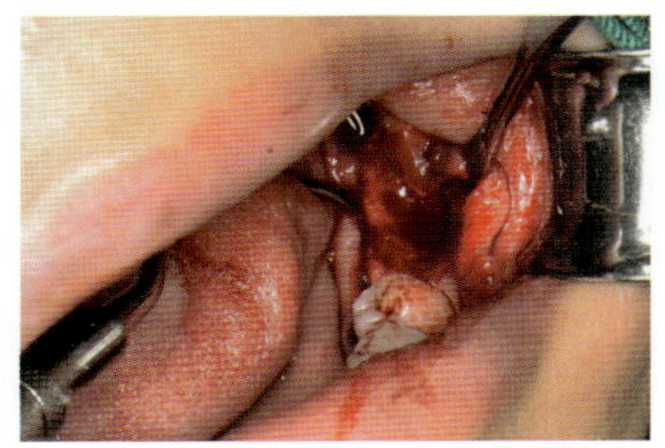
图5　骨缺损明显

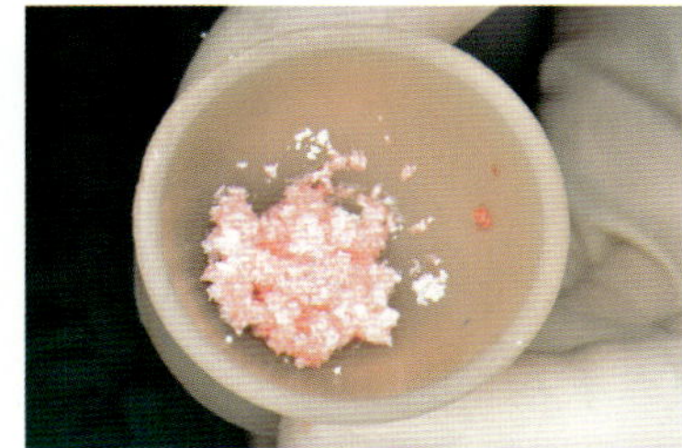
图6　自体骨与Bio-Oss骨粉

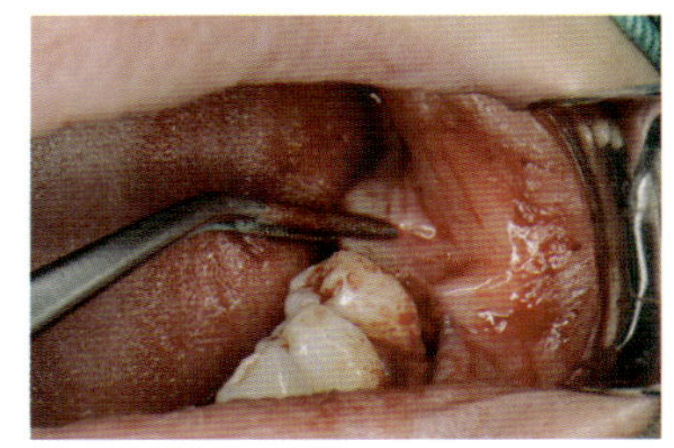
图7　下颌左侧颊侧减张

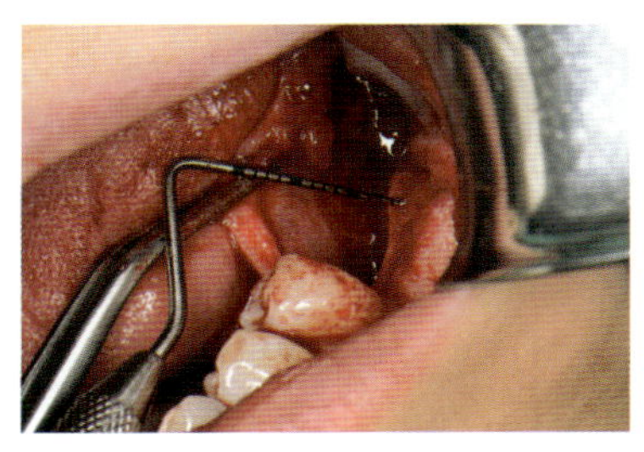
图8　下颌左侧舌侧减张

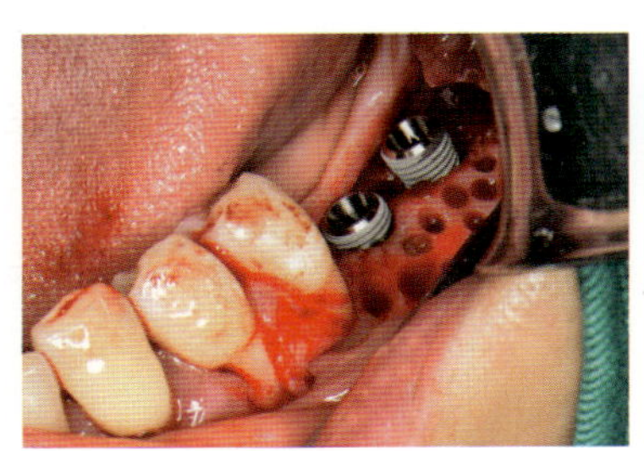
图9　36、37种植体植入

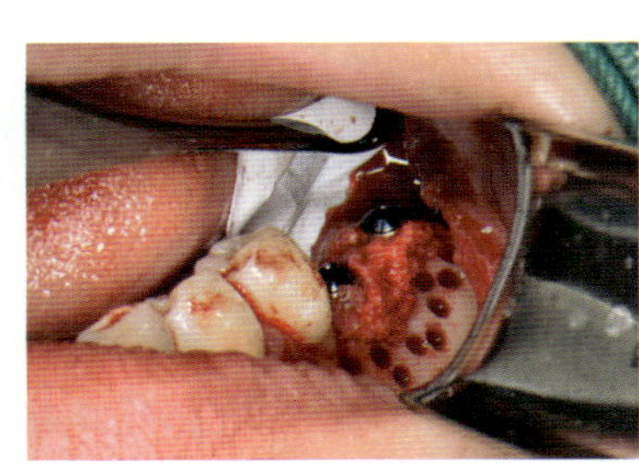
图10　植入自体骨

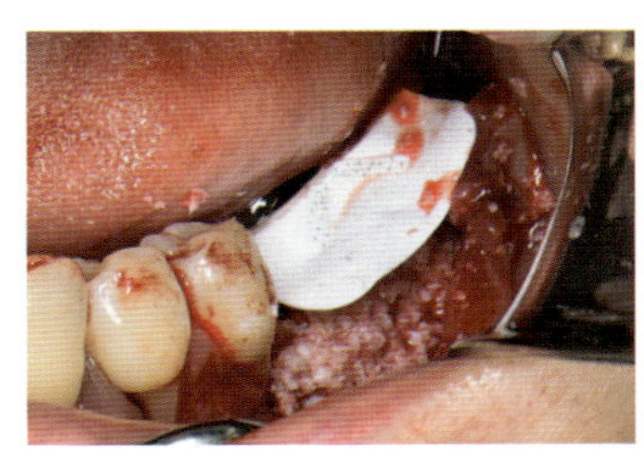
图11　植入自体骨与骨粉混合物

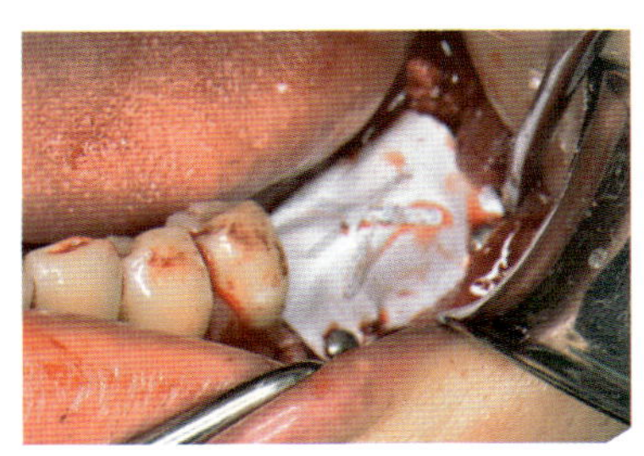
图12　颊侧固定PTFE膜

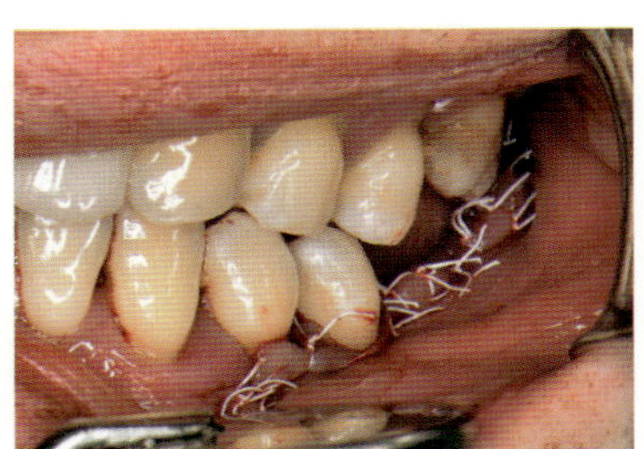
图13　褥式缝合+间断缝合

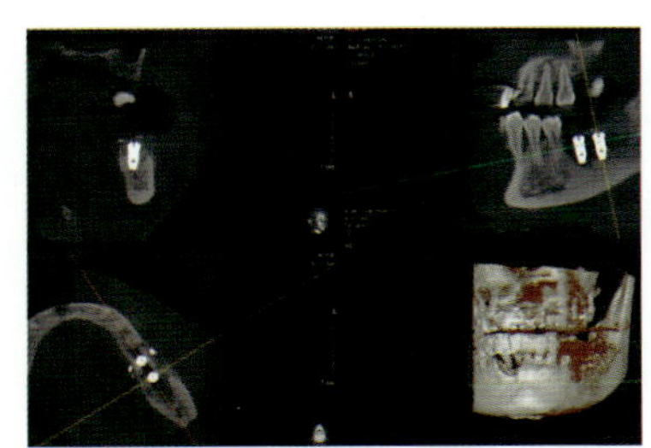
图14　37术后CT

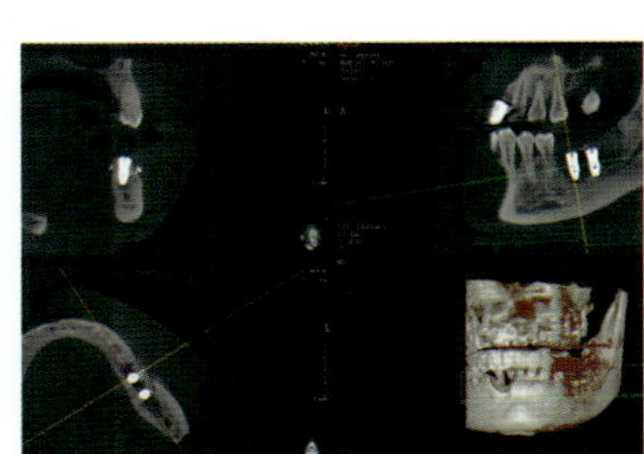
图15　36术后CT

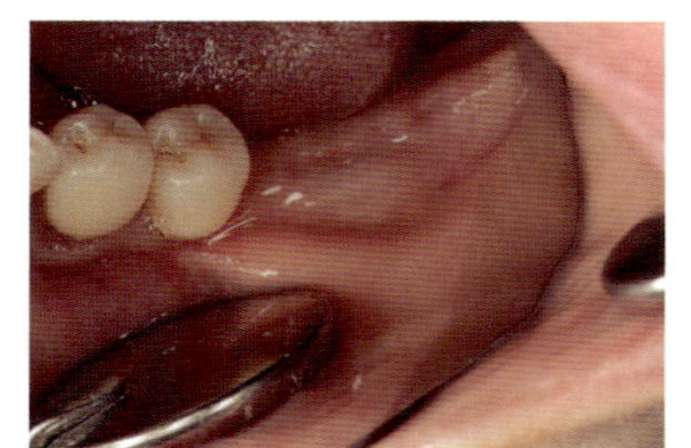
图16 2019年3月复查口内

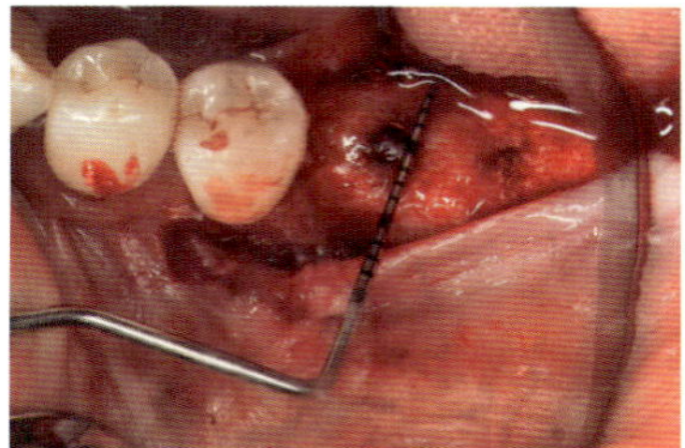
图17 取出骨膜，成骨稳定

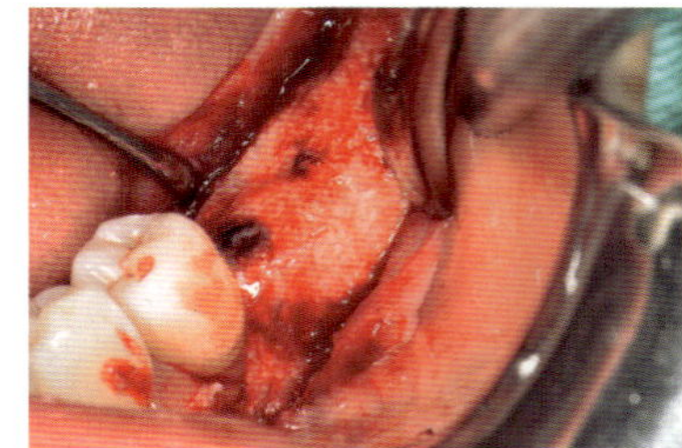
图18 成骨稳定

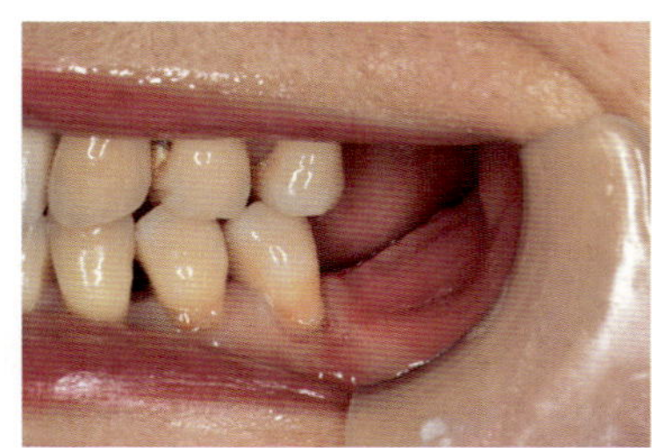
图19 角化龈不足

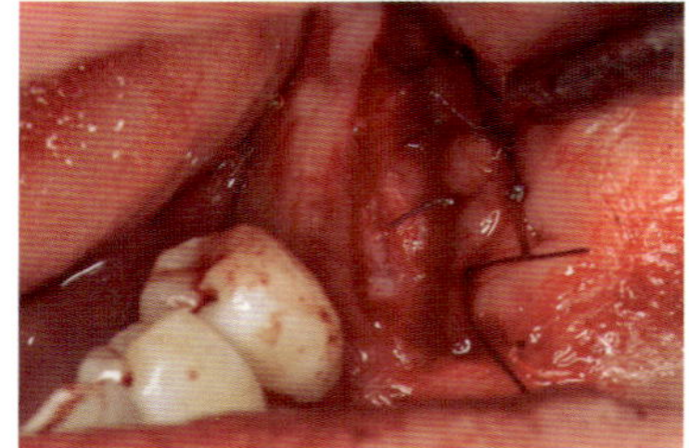
图20 下颌左侧后牙颊侧牙龈根向复位

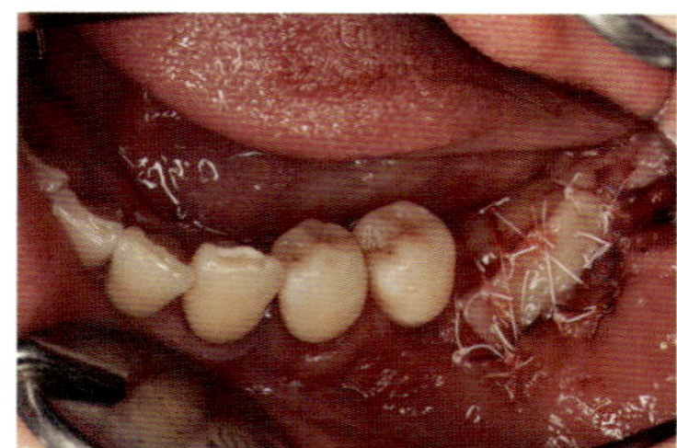
图21 角化龈移植缝合

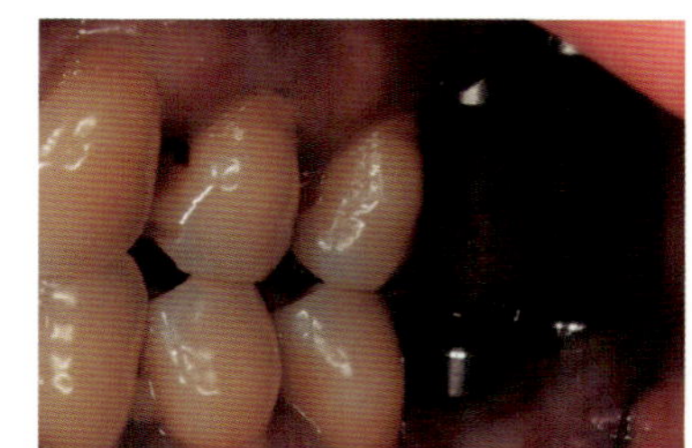
图22 愈合后

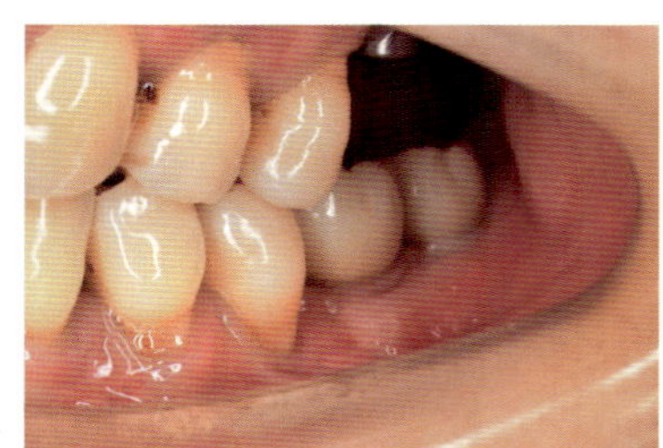
图23 戴牙后

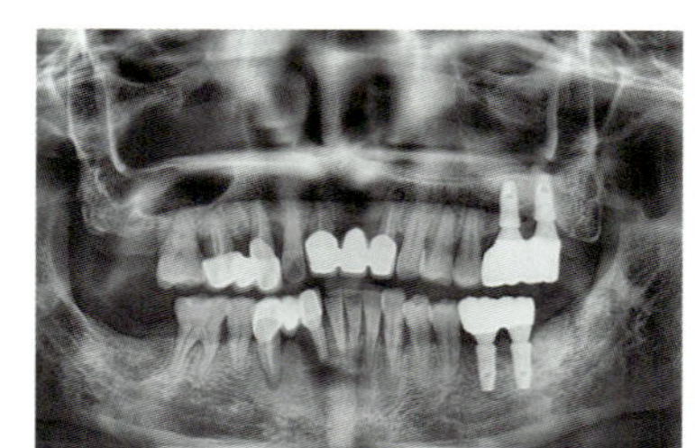
图24 2019年6月全景片

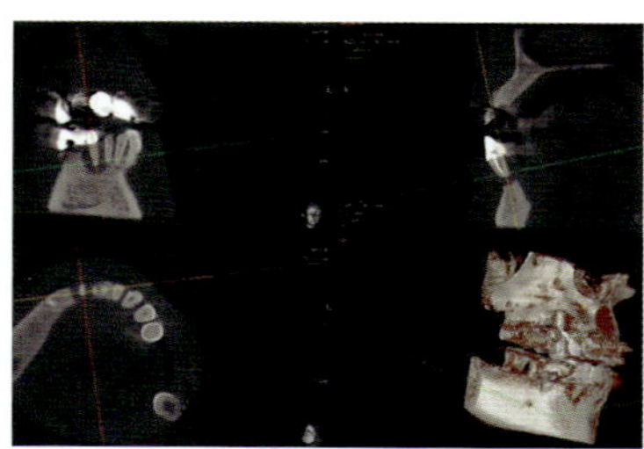
图25 下颌前牙严重骨缺损CT

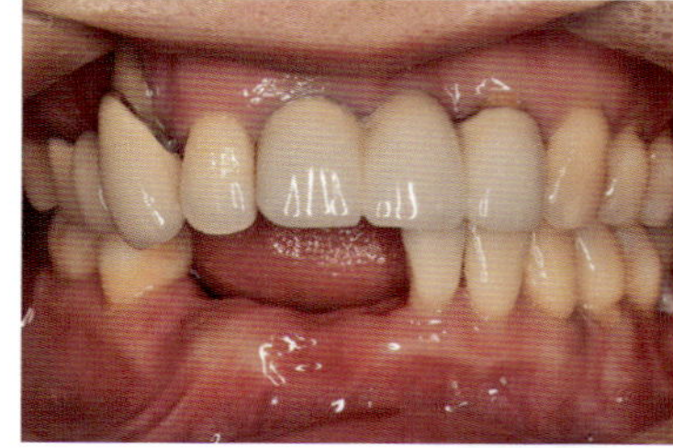
图26 下颌前牙拔除2个月后正面像

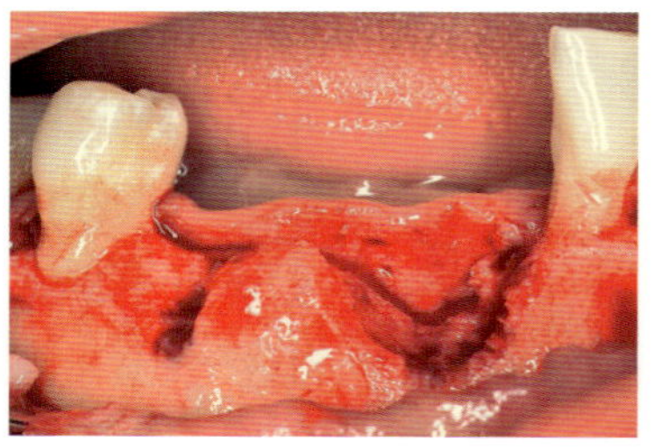
图27 2019年9月，下颌前牙水平向和垂直向骨缺损

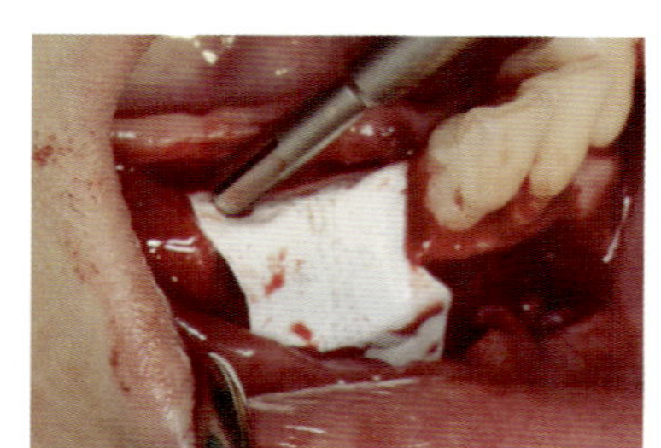
图28 舌侧固定PTFE膜

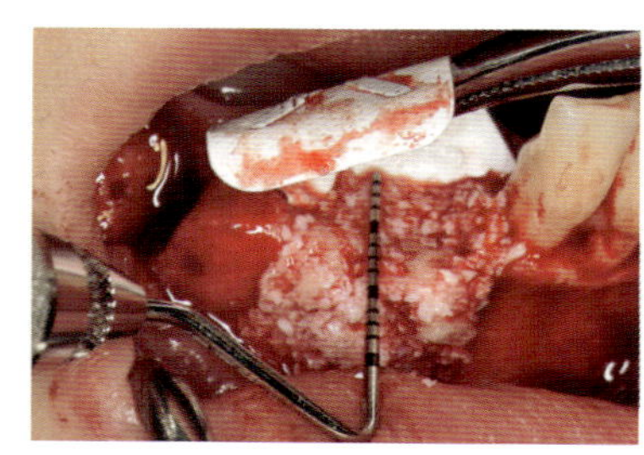
图29 下颌前牙植骨

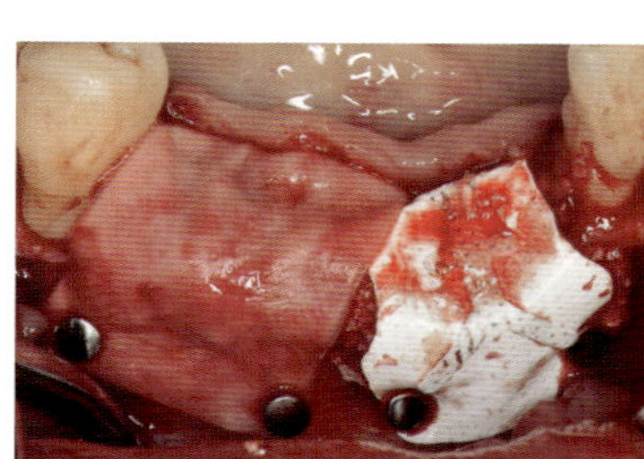
图30 固定骨膜

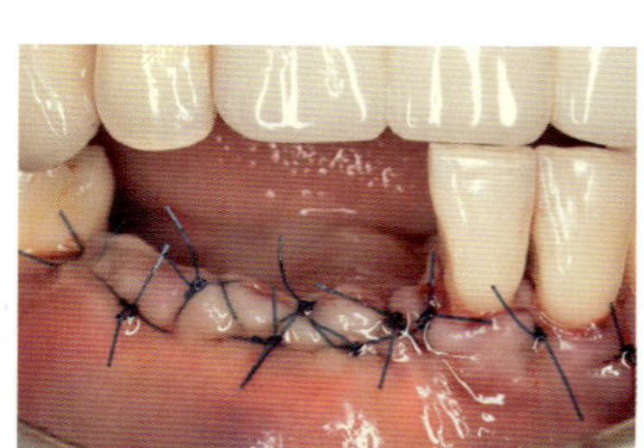
图31 减张缝合

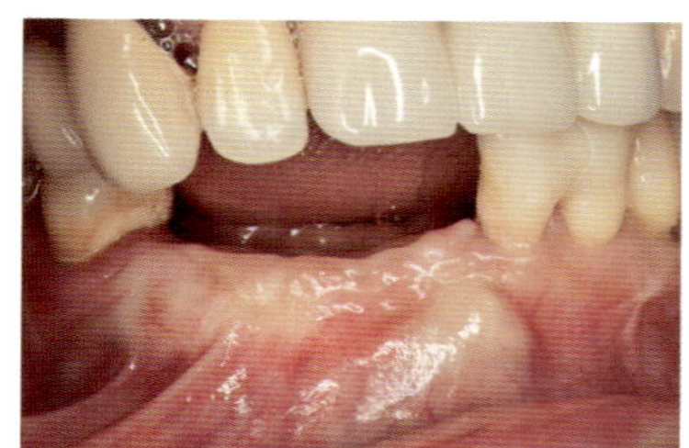
图32 2020年4月，软硬组织丰满

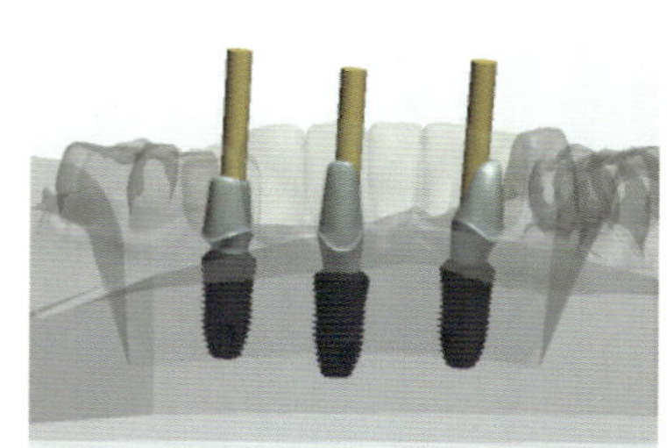
图33 数字化设计

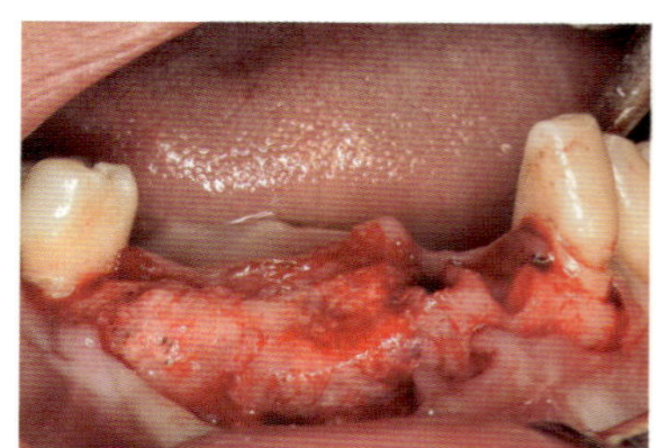
图34 成骨坚硬稳定

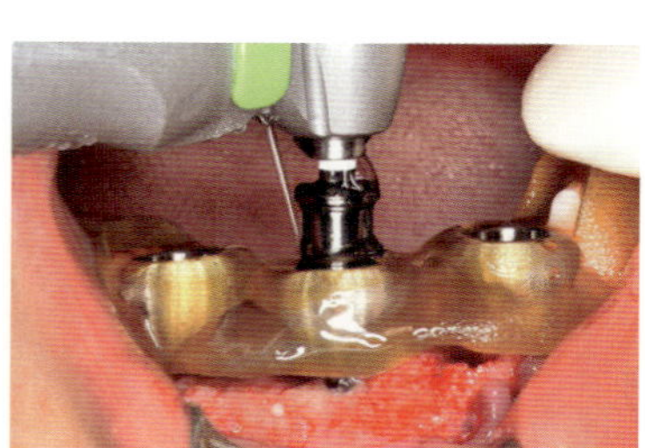
图35 种植手术

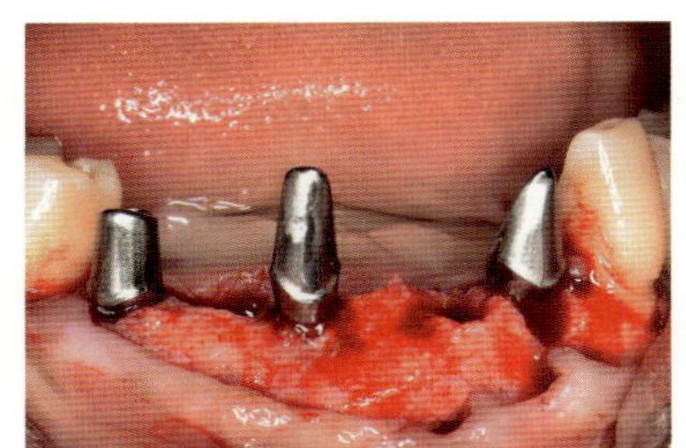
图36 安装基台

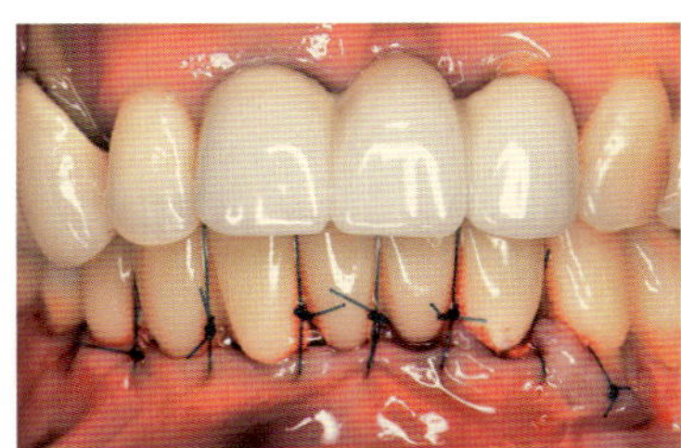
图37 悬吊缝合

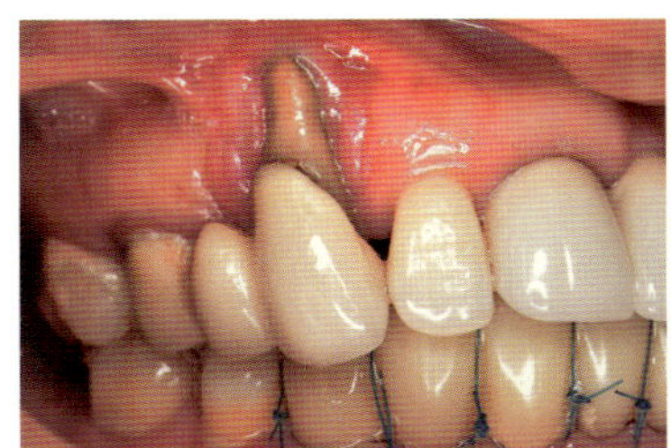
图38 上颌右侧术前侧面像

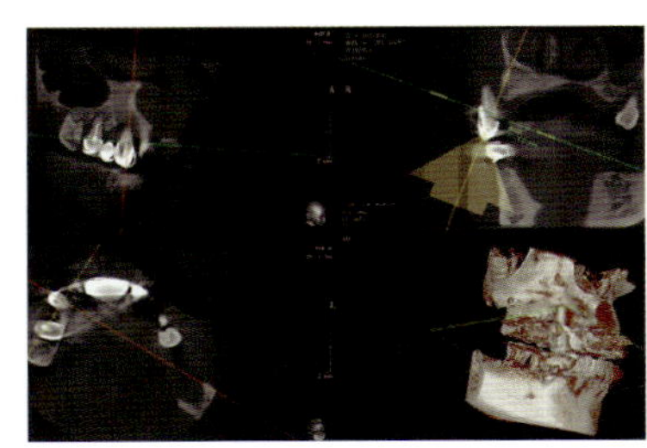
图39 13CT

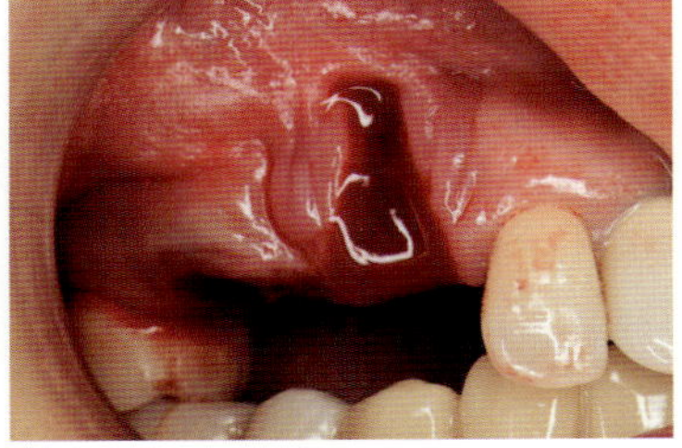
图40 搔刮出血充满拔牙窝

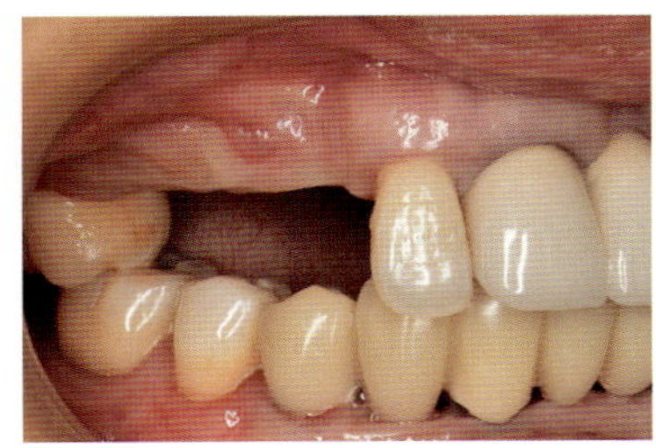
图41 上颌右侧拔除3个月后

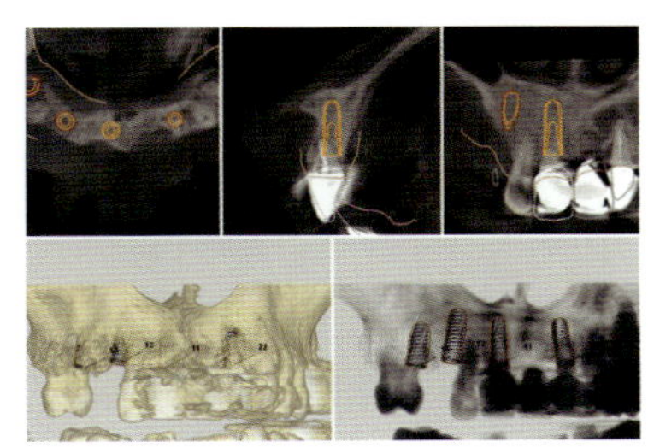
图42 上颌数字化设计

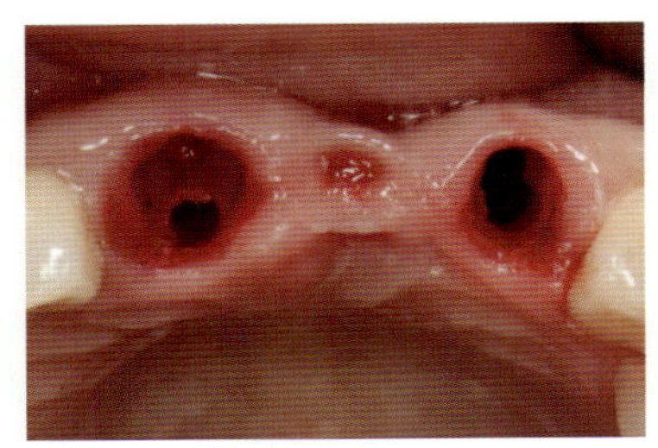
图43 11、22偏腭侧制作种植窝

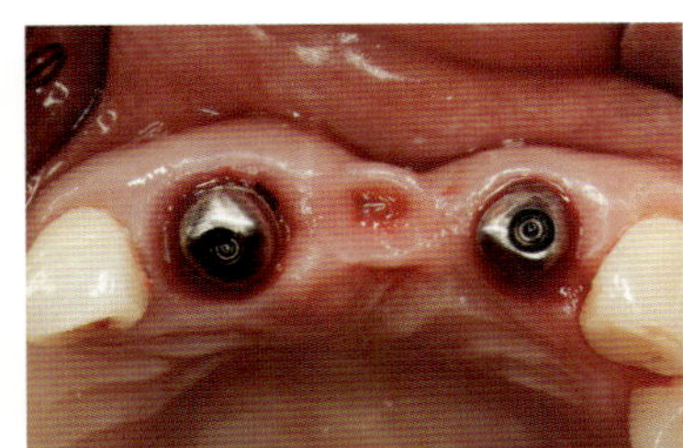
图44 安装个性化基台

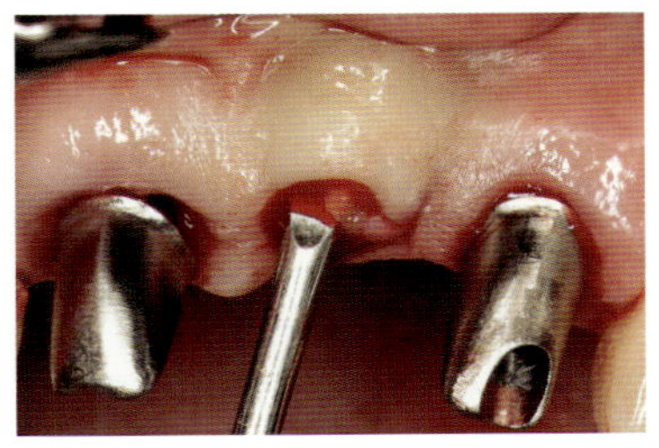
图45 口袋法制备牙龈移植区

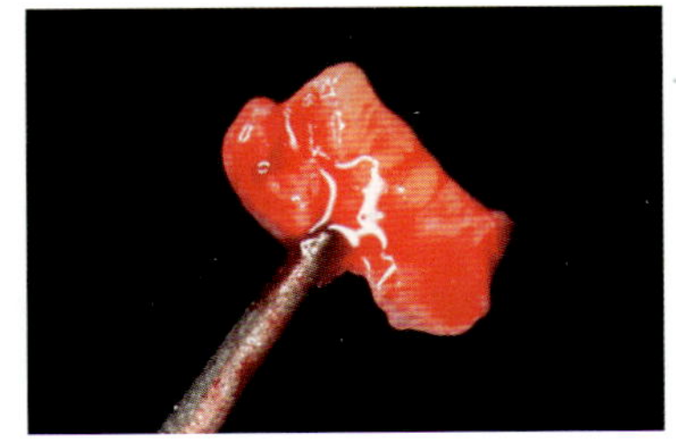
图46 腭侧取半厚瓣

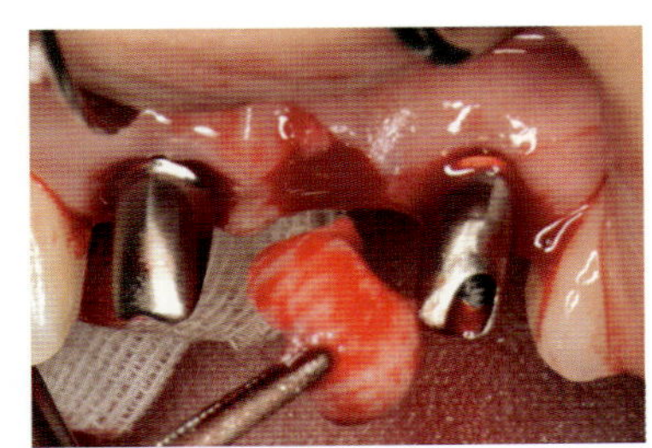
图47 半厚瓣植入

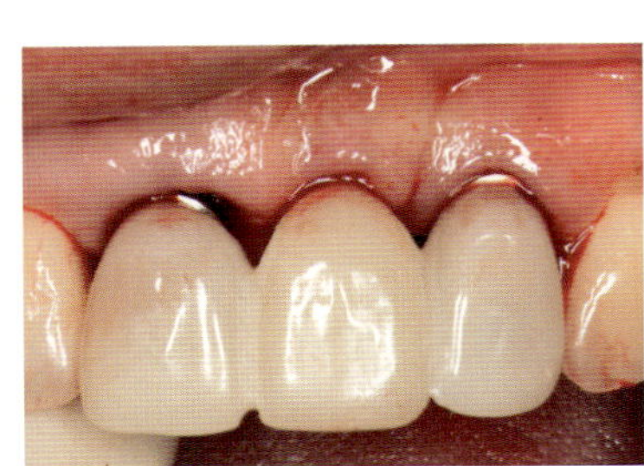
图48 上颌前牙戴冠

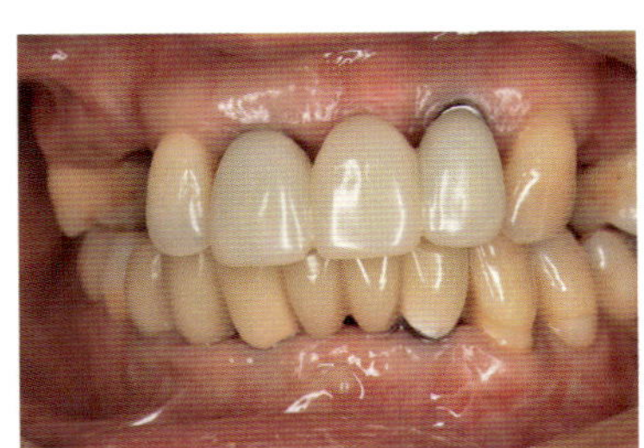
图49 2021年3月愈合良好

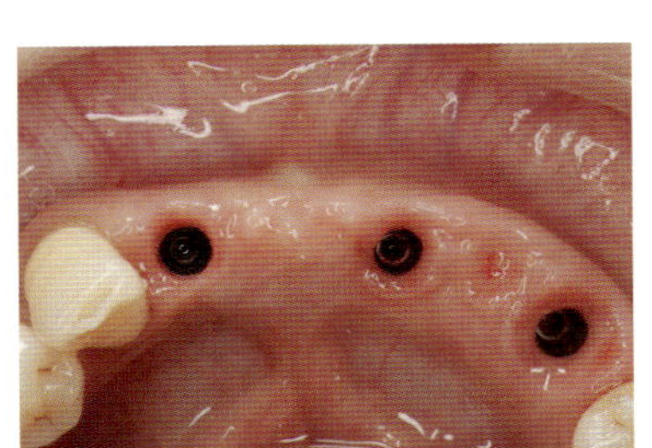
图50 下颌丰满的软硬组织

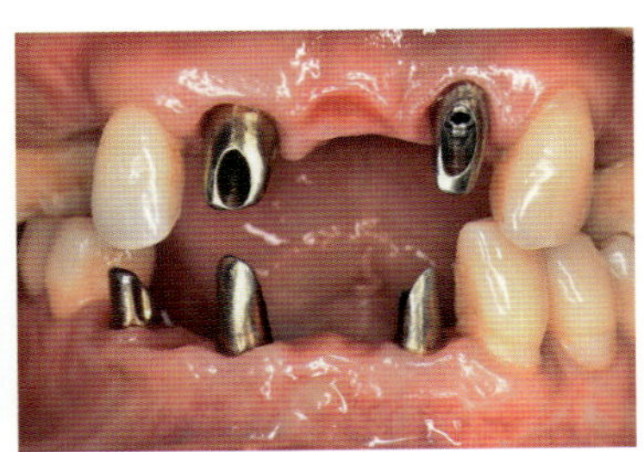
图51 上下前牙基台就位

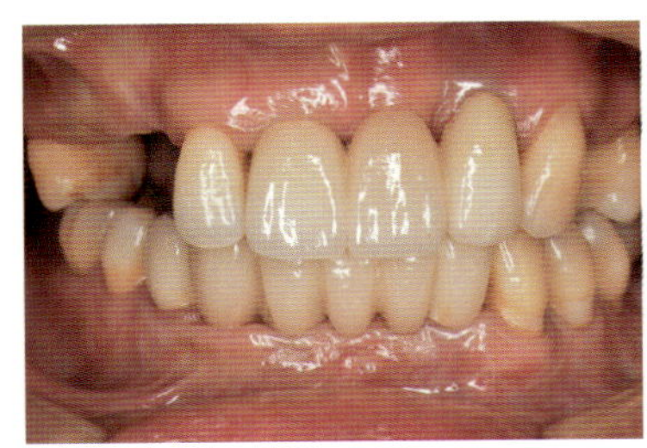
图52 上下前牙修复完成

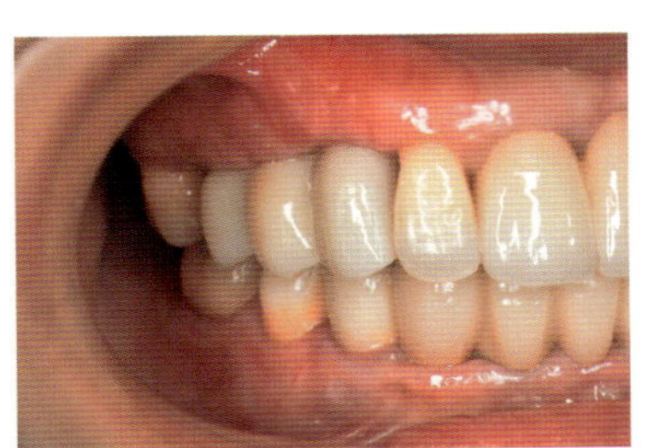
图53 2021年5月修复后右侧口内像

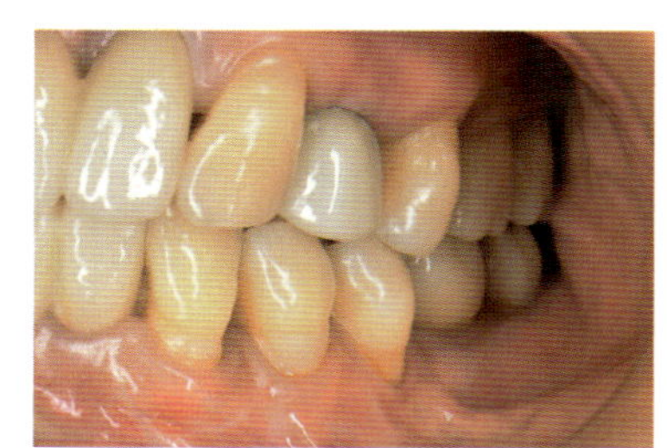
图54 2021年5月修复后左侧口内像

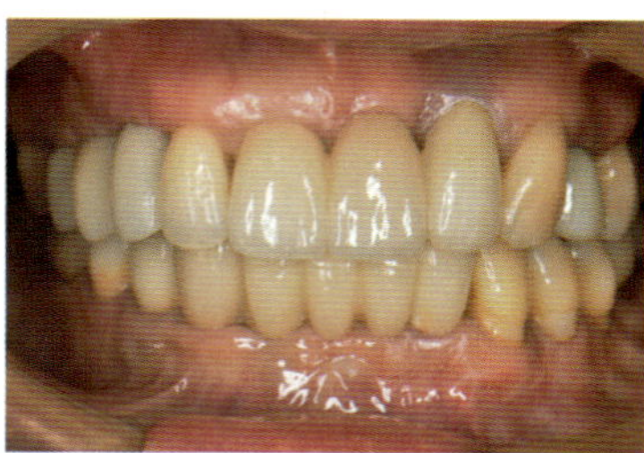
图55 2021年5月修复后正面口内像

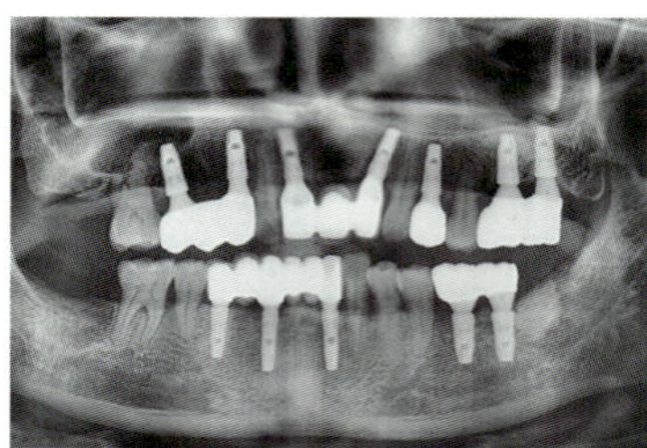
图56 2021年5月修复后全景片

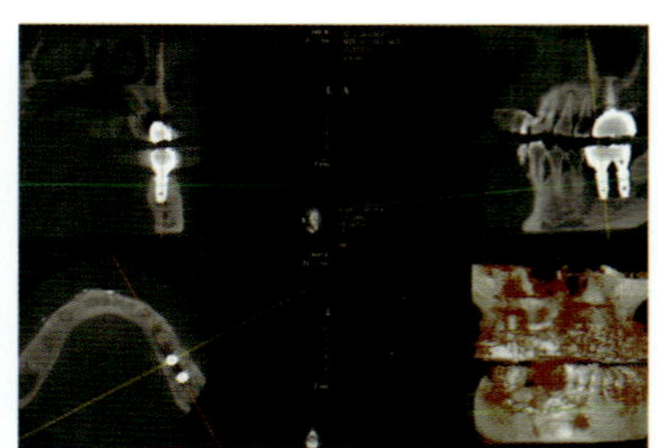
图57 36戴牙后1年CT

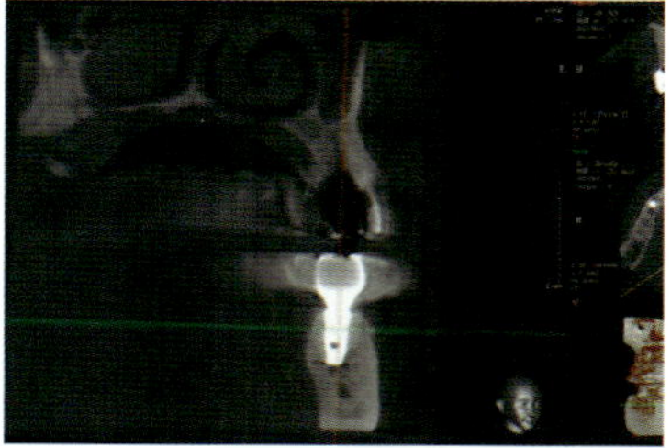
图58 36戴牙后2年CT

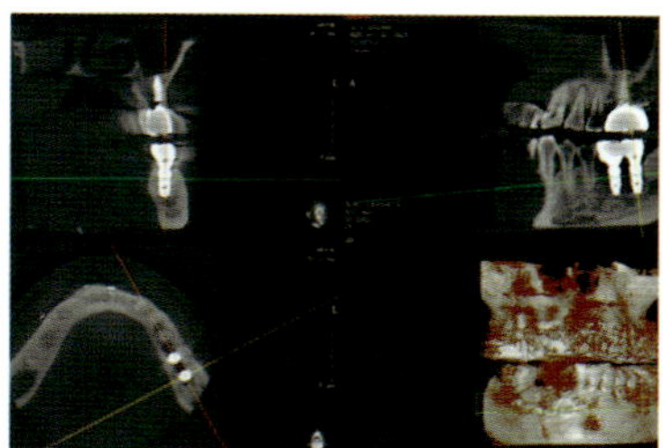
图59 37戴牙后1年CT

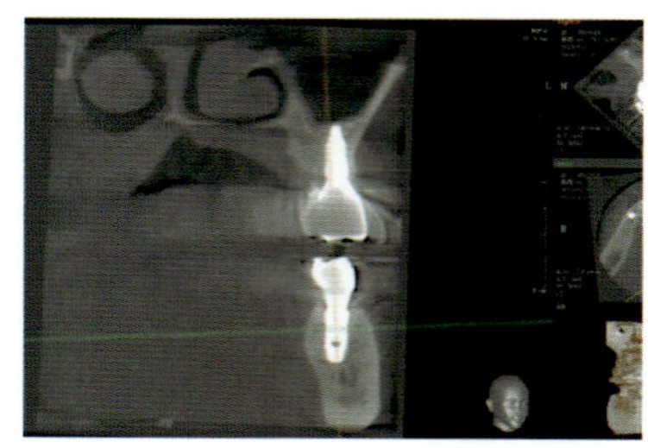
图60 37戴牙后2年CT

三、讨论

下颌区域垂直向骨增量，骨增量区域的空间维持操作相对于上颌较难，可以用种植体支撑也可以用帐篷钉支撑，也可以用含钛支架的不可吸收膜维持。不可吸收膜需要用钛钉来固定，防止移动，下颌后牙舌侧固定先固定远中，再固定近中，然后再固定颊侧。对于大区域的骨缺损，建议使用自体骨与骨粉混合物，种植体表面建议直接使用自体骨覆盖。下颌颊侧的骨膜减张，要注意勿损伤颏神经，减张仅切开骨膜，弹性纤维钝性弹拨以达到减张效果。下颌舌侧减张，前牙区翻瓣注意舌侧小动脉，发现小动脉可直接结扎，避免动脉出血而造成严重的并发症。下颌后牙区舌侧减张，远中钝性剥离松散远中软组织，中间区域弹拨分离下颌舌骨肌，近中做骨膜的切开松解，舌侧减张一定要小心，避免损伤下颌下腺、舌下腺导管以及舌神经和舌下动静脉，保证术区视野的清晰，骨膜切开不可过深。

参考文献

[1] 徐鸿玮, 储顺礼. 下颌后牙区水平向骨增量研究进展[J].口腔医学研究, 2020, 36(4):321-323.
[2] 魏建华, 杨新杰, 王维戚, 等. 下颌骨功能重建中的骨增量技术及软组织重建[C]// 第十四次中国口腔颌面外科学术会议论文汇编,2018.
[3] 赵永强, 蒋练. 帐篷式骨增量技术在口腔种植中的应用研究进展[J].口腔疾病防治, 2020, 28(12):811-816.
[4] Marco Ronda, Claudio Stacchi, 李艳琴. 骨再生术中冠向移位舌侧瓣的处理:系列病例介绍——改良技术[J]. 中国口腔医学继续教育杂志, 2012, 015(003):188-192.
[5] 陈光. 口底及舌侧牙龈的动脉供应[J]. 国外医学口腔医学分册, 1994, 21(6):51-52.

上颌前牙区引导骨组织再生种植修复5年观察1例

范挽亭

摘要

目的：观察上颌前牙因根尖周病变拔除后行GBR延期种植修复5年后的临床效果。**材料与方法**：患者为38岁健康女性，11根折合并根尖周病变、唇侧骨板缺损，需拔除患牙后种植修复。通过翻瓣手术拔除残根清除根尖周病变组织，过量植入脱蛋白牛骨矿物基质（Bio-Oss, Geistlish，瑞士），覆盖可吸收胶原膜（Bio-Gide, Geistlish，瑞士）。愈合9个月后数字化导板引导下植入Ankylos C/X 3.5mm×14mm（DentsplySirona），过渡义齿修复牙龈塑形，4个月后终修复。收集术前、术后影像学资料。收集术前、植骨术后9个月及5年后复查的CBCT（Galileos，Sirona Dental Systems）影像资料，测量获得唇侧骨壁变化的数据；拍摄修复后患者口内像，用Belser等提出的PES标准和WES标准对修复进行美学评估。**结果**：种植体骨结合良好，患者满意修复效果。PES评分为12、WES评分为9，术后5年唇舌向骨量稳定。**结论**：本病例通过翻瓣手术、唇侧过量植骨行GBR、数字化导板引导精准植入的手术方法及过渡义齿牙龈塑形等方法在上颌单颗前牙唇侧骨壁缺损的病例中能获得较好的美学效果，唇舌向牙槽骨厚度稳定，长期效果仍待观察。

关键词：牙种植；引导骨组织再生；手术导板

上颌前牙区种植时机可分为即刻种植、早期种植以及延期种植，种植时机的选择需要主诊医生根据患者的实际情况综合评估做出判断；引导骨组织再生（GBR）是目前常用的骨增量方法，效果可靠稳定，应用低替代率的骨粉材料及可吸收胶原屏障膜进行GBR手术是远期获得成功的重要因素。以上均为国内外牙种植界先驱们经过实践达成的共识并制定出相关的准则，让后继者有章可循，少走弯路。本病例遵循种植手术的基本准则，完成上颌前牙感染病灶区清创、引导骨组织再生、种植修复，获得较满意的修复效果，5年后随访效果稳定。

一、材料与方法

1. 病例简介　38岁女性患者。主诉：上颌右侧前牙折断1个月。现病史：患者1个月前咬硬物致11中切牙折断及21中切牙烤瓷冠脱落，来诊要求修复。既往史：患者自述体健，否认高血压、糖尿病、心脏病等系统性疾病史。无药物过敏史，无吸烟史，否认夜磨牙史。口内检查：口腔卫生情况一般；11剩余部分牙根，断面齐龈，根颈部大量腐质，无松动；11唇侧根方未见瘘管；角化龈宽度充足，中厚龈生物型；前牙唇侧骨弓轮廓丰满度维持较好；21牙体预备后，22近中邻面充填物继发龋，冷测持续敏感，电活力测试阈值降低，叩痛（-）（图1，图2）。口外检查：面部基本对称，无明显肿胀；颞下颌关节无弹响，开口型无偏斜，无张口受限；低位笑线（图3）。CBCT示：11残根，根长不足，根尖周低密度影，唇侧骨板破坏不连续，根尖偏唇侧，根尖区牙槽骨唇舌向宽度不足。21根尖周组织未见异常（图4）。11美学风险评估：中等偏高风险（表1）。

表1　美学风险评估

美学风险因素	风险水平		
	低	中	高
健康状况	健康，免疫功能正常		免疫功能低下
吸烟习惯	不吸烟	少量吸烟，<10支/天	大量吸烟，>10支/天
患者美学期望值	低	中	高
唇线	低位	中位	高位
牙龈生物型	低弧线形、厚龈生物型	中弧线形、中龈生物型	高弧线形、薄龈生物型
牙冠形态	方圆形	卵圆形	尖圆形
位点感染情况	无	慢性	急性
邻面牙槽嵴高度	到接触点≤5mm	到接触点5.5~6.5mm	到接触点≥7mm
邻牙修复状态	无修复体		有修复体
缺牙间隙宽度	单颗牙（≥7mm）	单颗牙（≤7mm）	2颗牙或2颗牙以上
软组织解剖	软组织完整		软组织缺损
牙槽嵴解剖	无骨缺损	水平向骨缺损	垂直向骨缺损

作者单位：深圳市人民医院口腔医学中心

Email: fanwanting@qq.com

2. 诊断 11残根、慢性根尖周炎；21、22慢性牙髓炎。

3. 治疗计划

（1）拔除11，清除根尖周病变组织，植骨盖胶原膜引导骨组织再生，为9个月后种植体植入合理的位点提供基础。

（2）21、22根管治疗，21、11单端树脂桥过渡修复。

（3）植骨术后9个月拟于数字化导板引导下植入Ankylos C/X 种植体1颗，种植体支持式树脂冠过渡修复，牙龈成形。

（4）4个月种植体骨结合完成后，取模、个性化转穿龈轮廓，种植体上部全瓷冠修复；21、22全瓷冠修复。

4. 治疗过程

（1）术前准备：向患者介绍种植修复方案、手术过程及费用，签署知情同意书；术前常规检查，如血常规、凝血功能、传染病等；术前行全口洁治。

（2）一期拔牙、清创、植骨手术：术前采静脉血15mL于试管内，离心、静置制备CGF备用；上颌前牙区局部浸润麻醉后常规消毒，铺巾；11牙槽嵴顶偏腭侧正中做水平切口，翻瓣（图5），拔除11残根，仔细搔刮牙槽窝，清理牙槽窝内肉芽组织；探查见11唇侧根方及牙槽嵴边缘骨板缺损（图6）。在拔牙窝内及唇侧过量植入Bio-Oss骨粉（图7），覆盖胶原膜（图8），切口区覆盖CGF膜（图9），减张缝合（图10）。

（3）植骨术后9个月骨组织愈合稳定、骨量充分（图11～图13）；二期种植体植入、过渡义齿修复：11区牙槽嵴顶偏腭侧水平切口，翻瓣，植骨区成骨血运良好（图14）；数字化导板引导下逐级扩孔预备种植窝，11区植入1颗Ankylos C/X种植体3.5mm×14mm，植入扭矩>35N·cm，种植体位置符合预期（图15，图16）；利用Ankylos C/X种植体携带器制作临时过渡义齿，缝合牙龈（图17，图18）。

（4）4个月后软组织及牙槽骨愈合稳定（图19，图20）；调整临时冠形态，牙龈塑形（图21）。牙龈塑形满意，复制穿龈轮廓，制作终修复体（图22，图23），制作钛基底氧化锆个性化基台，氧化锆全瓷冠，粘接固位。患者满意修复效果（图24～图27）。

（5）使用材料：脱蛋白牛骨矿物基质（Bio-Oss，Geistlish，瑞士）；可吸收胶原膜（Bio-Gide，Geistlish，瑞士）；Ankylos C/X种植体3.5mm×14mm；Ankylos C/X开窗转移杆；Ankylos C/X 钛基底。

二、结果

种植体骨结合良好，患者满意修复效果，WES评分为9分（表2），PES评分为12分（表3）。术后5年复查软组织稳定（图28，图29）、种植体唇侧骨板厚度约2.8mm（图30）。最终修复体形态色泽良好，牙龈颜色质地正常，龈缘曲线与邻牙相协调；获得了令患者满意的稳定且美观的修复效果。

表2 白色美学指标

WES指标	与参照牙重度不符	与参照牙轻度不符	与参照牙相同
牙体形态	0	1	2√
牙体颜色	0	1	2√
牙体大小	0	1	2√
牙齿表面质地	0	1	2√
牙齿透明度	0	1√	2
WES总分		9	

表3 粉色美学指标

与对侧同名牙的参数比较	0	1	2
近中龈乳头	缺失	未完全充满	完全充满√
远中龈乳头	缺失	未完全充满√	完全充满
软组织边缘高度	和对侧差异在2mm以上	和对侧差异在1～2mm	和对侧差异在1mm以内√
软组织轮廓外形	不自然	比较自然√	很自然
软组织轮廓塌陷	明显	轻度	没有√
软组织颜色	明显不一样	有些许不一样	几乎一样√
软组织质地	明显不一样	有些许不一样	几乎一样√
PES总分		12	

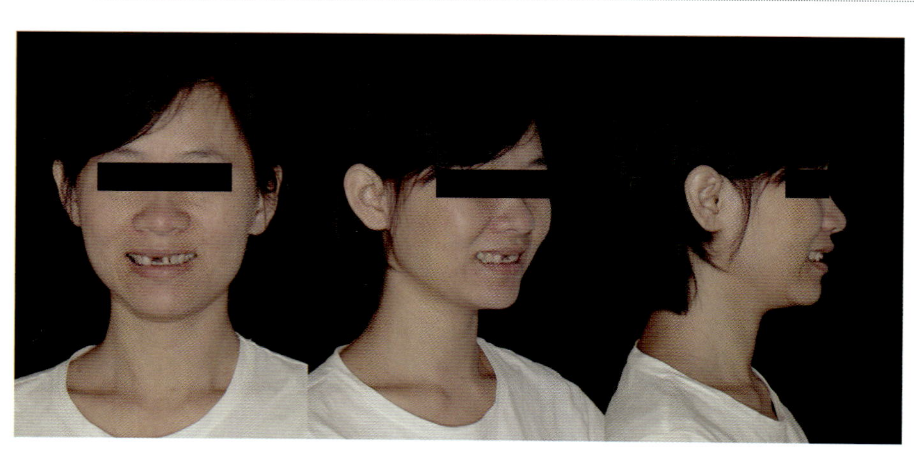

图1 患者面像

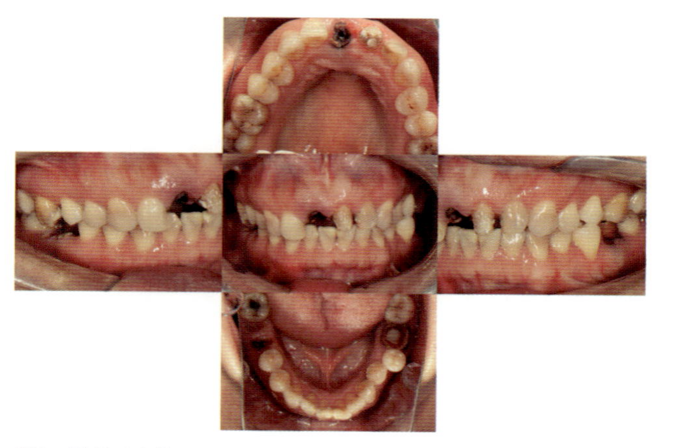

图2 患者口内像

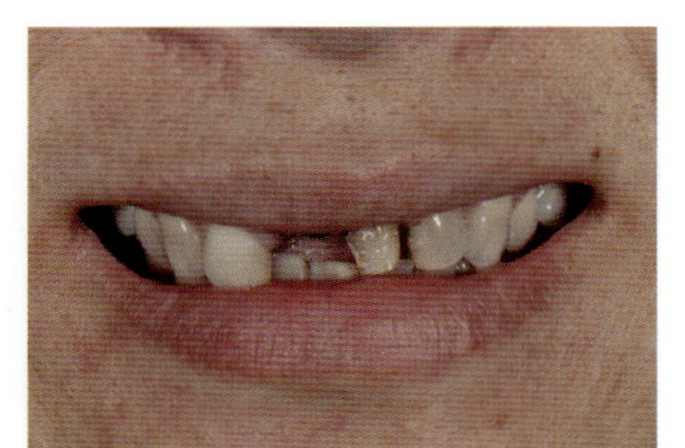

图3　患者口外像

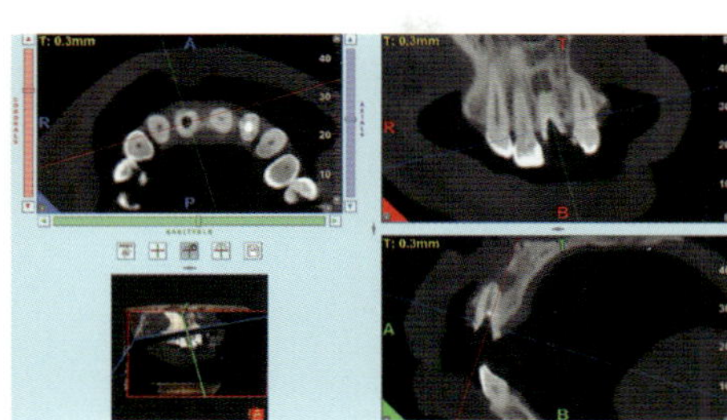

图4　术前CBCT检查

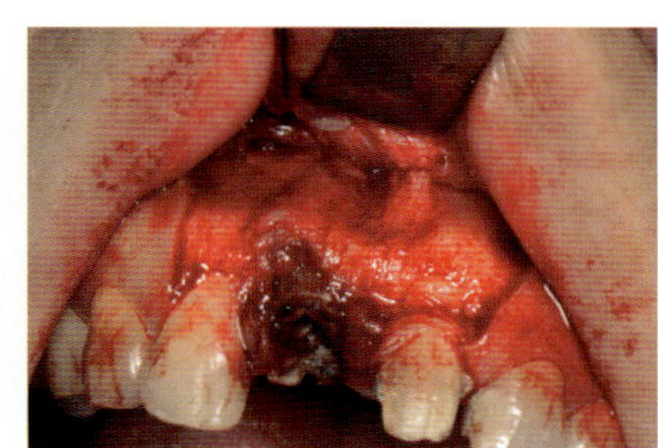

图5　牙槽嵴顶水平切开，近远中垂直切口，翻瓣

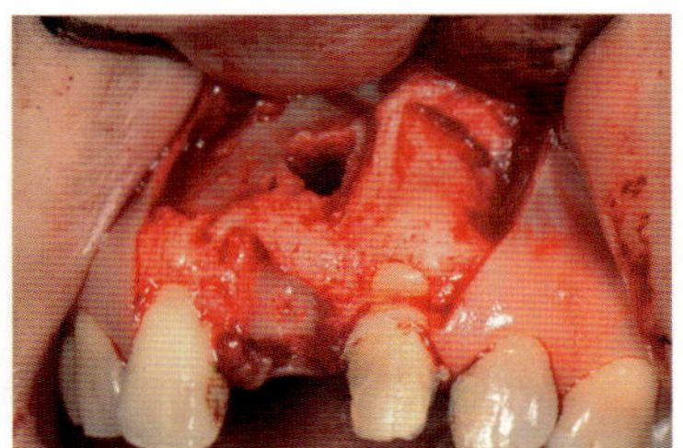

图6　拔除残根清创，唇侧骨板缺损

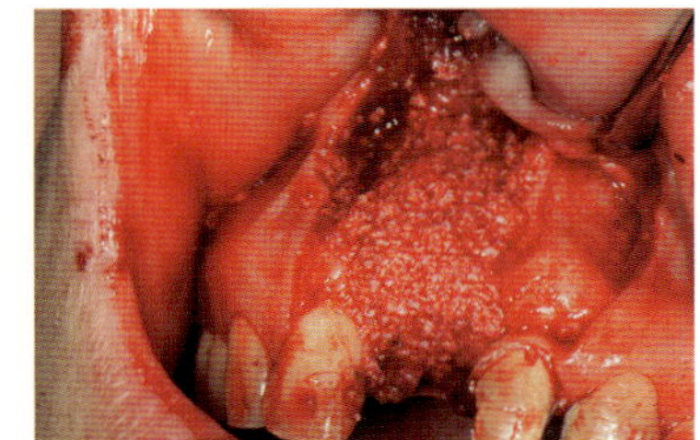

图7　过量植入Bio-Oss骨粉

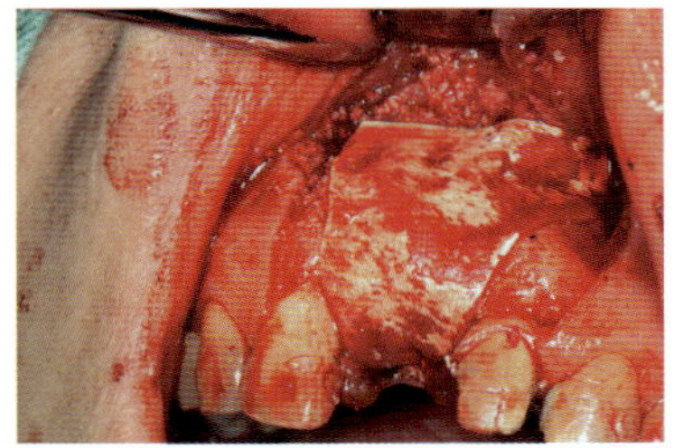

图8　覆盖Bio-Gide可吸收胶原膜

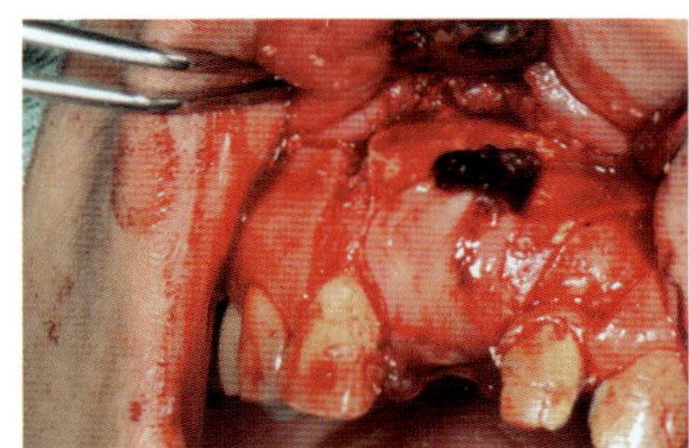

图9　切口区覆盖CGF膜

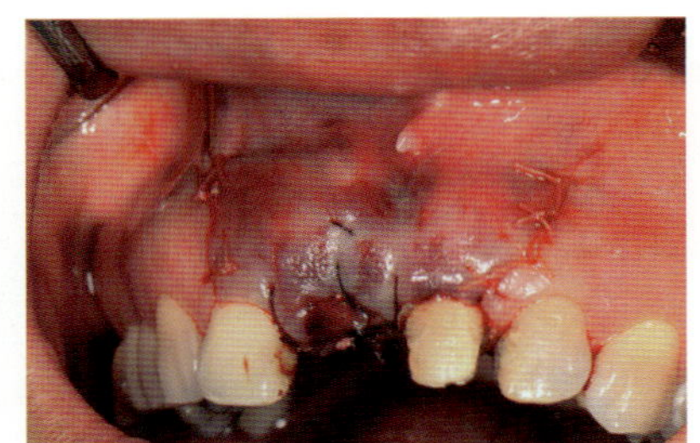

图10　减张缝合

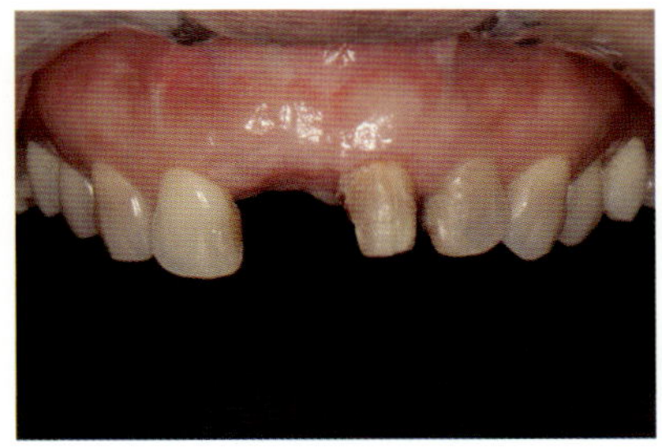

图11　植骨术后9个月软组织愈合稳定

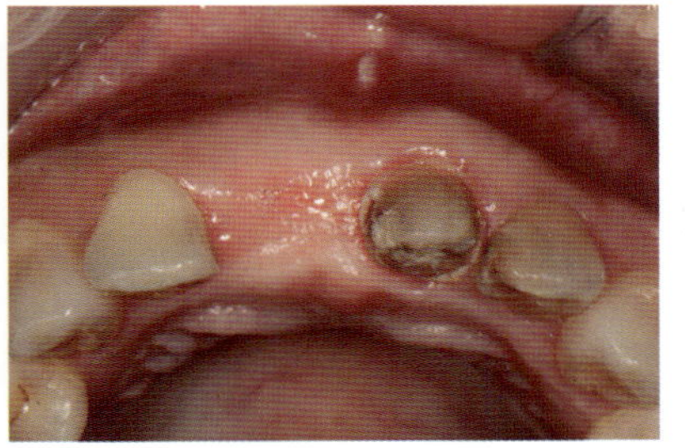

图12　植骨术后9个月骨弓轮廓维持稳定

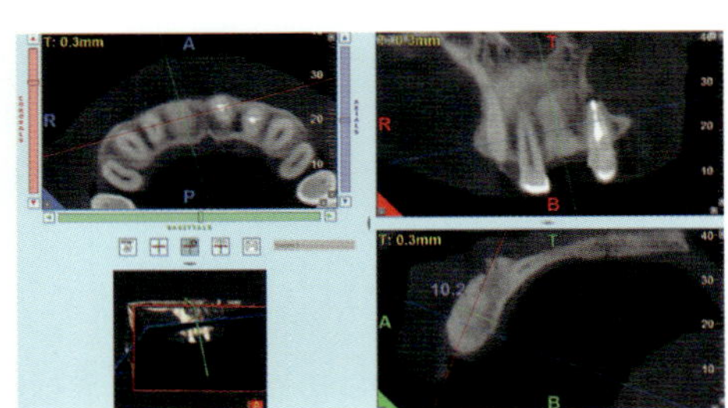

图13　植骨术后9个月骨组织稳定，骨量充分

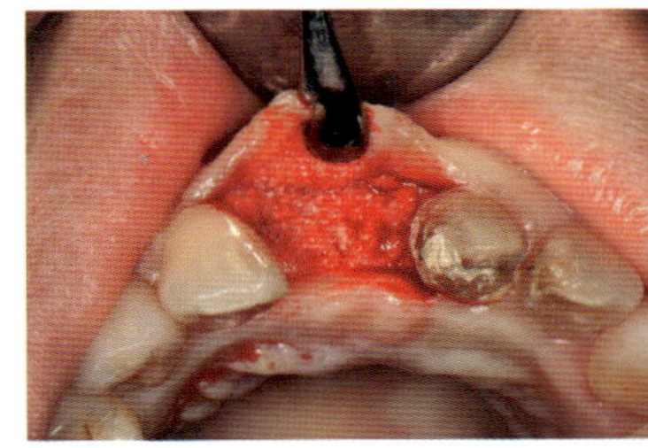

图14　11区牙槽嵴顶偏腭侧水平切口，翻瓣，植骨区成骨血运良好

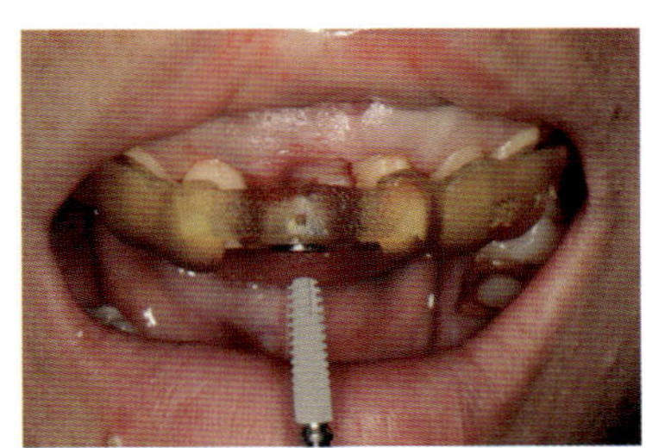

图15　数字化导板引导下逐级扩孔预备种植窝，11区植入1颗Ankylos C/X种植体3.5mm×14mm，植入扭矩＞35N·cm

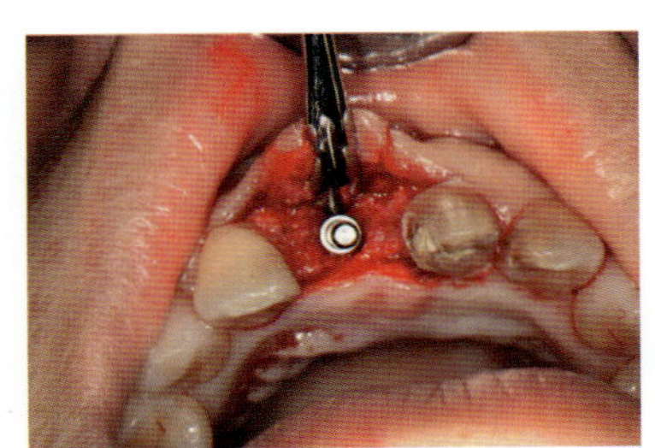

图16　种植体位置符合预期

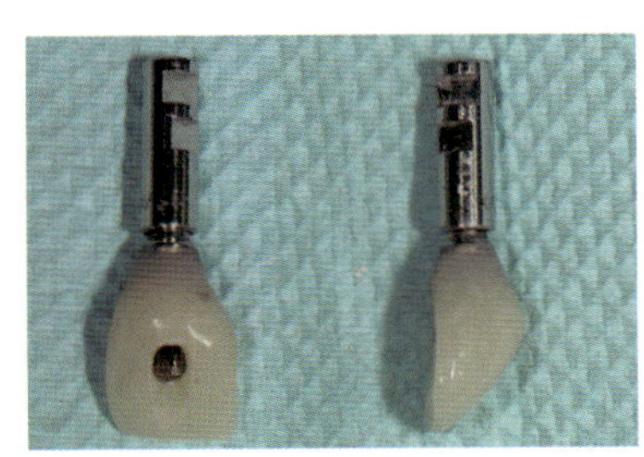

图17　利用Ankylos C/X种植体携带器制作临时冠

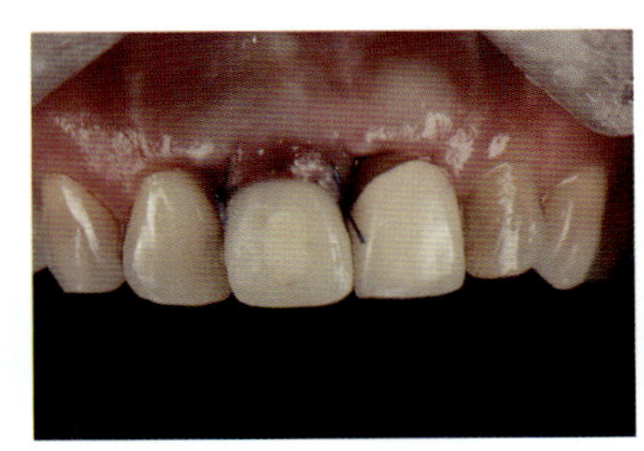

图18　制作过渡义齿，缝合牙龈

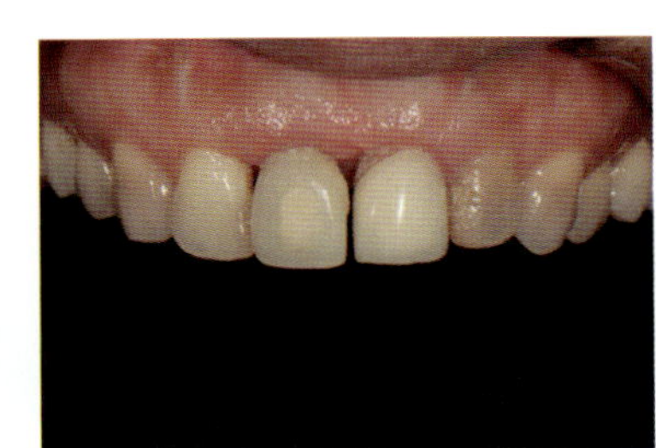

图19　4个月后软组织及牙槽骨愈合稳定

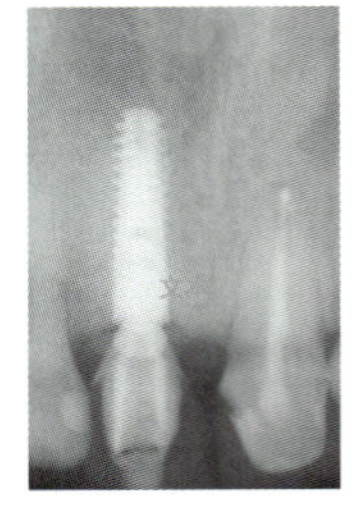

图20 4个月后X线片检查种植体骨结合良好

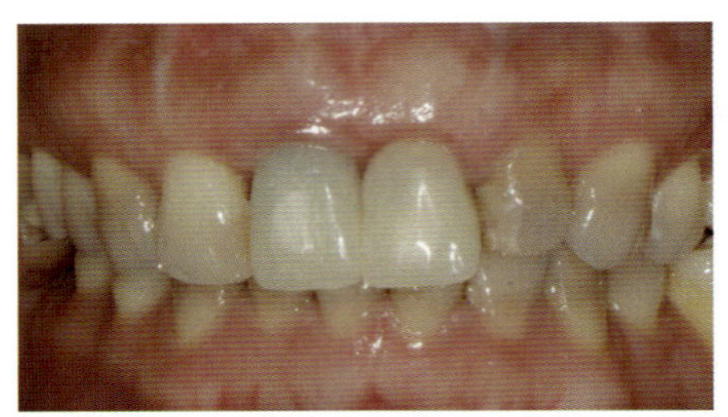

图21 调整临时冠形态，牙龈塑形

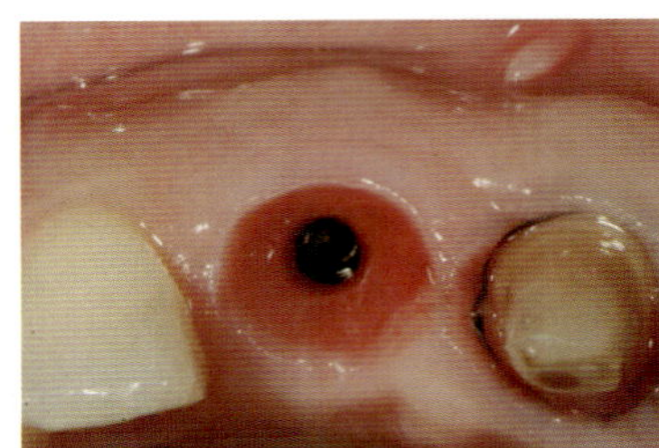

图22 牙龈塑形满意

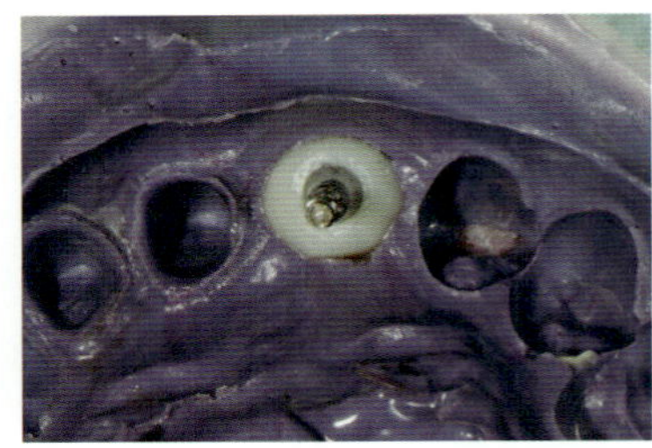

图23 取模复制穿龈轮廓及种植体位置

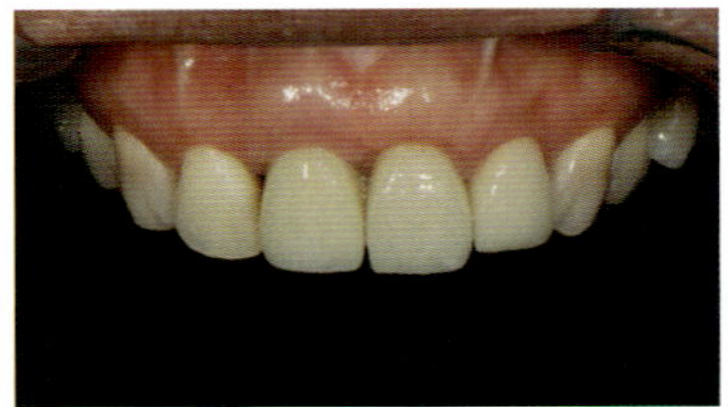

图24 修复完成后效果

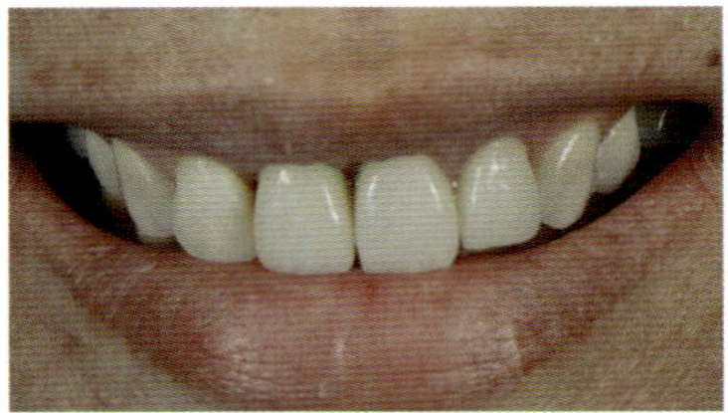

图25 修复完成后微笑正面像

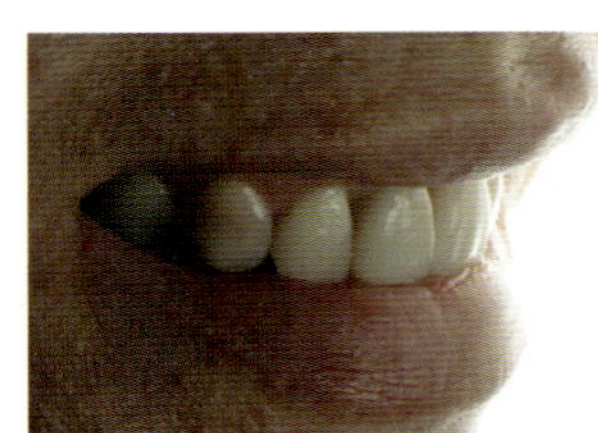

图26 修复完成后微笑侧面像

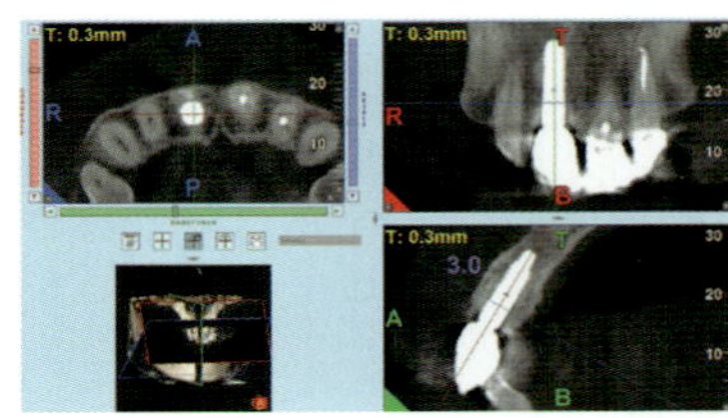

图27 种植术后3个月种植体唇侧骨量充分

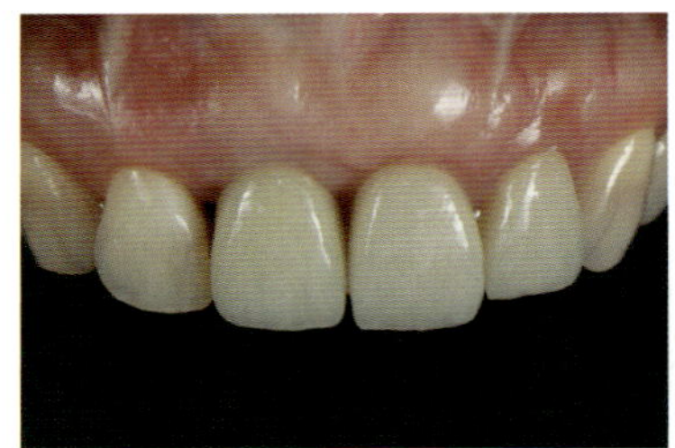

图28 5年后随访牙龈曲线稳定

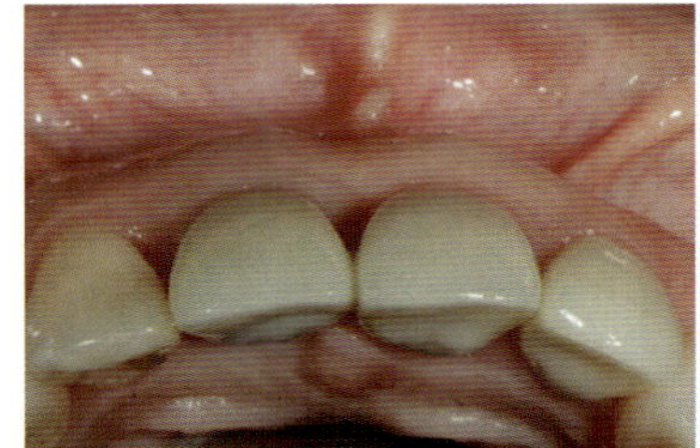

图29 5年后随访骨弓轮廓稳定

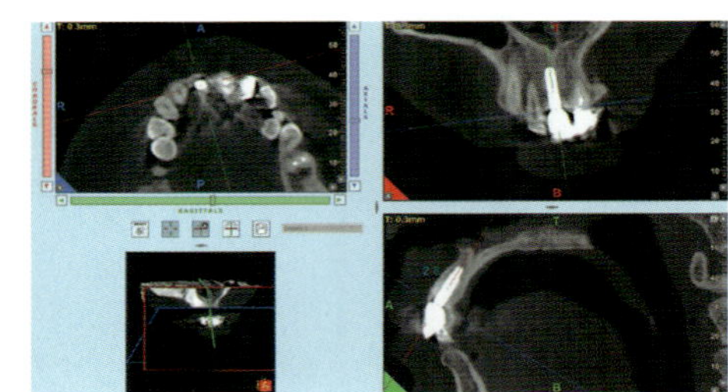

图30 5年后随访唇舌向牙槽骨量稳定

三、讨论

1. 合适的种植时机选择是种植修复最终效果的重要保障，原因是：①患者根尖周存在较严重的感染，唇侧骨板不完整，拔除残根后即刻种植风险较高。②患牙根尖周病变范围较大，且根方牙槽骨唇舌向骨宽度不足，种植体获得理想三维位置并获得一定的初始稳定性难度大，因此拔牙术后早期种植并非最优选择。③术区邻牙可提供单端桥临时过渡修复的条件，患者无长期缺牙影响美观的风险。因此，分步手术一期拔除残根清创后过量植骨GBR，为二期种植体植入至合理的三维位置提供了条件，维持了骨弓轮廓，降低了失败的风险。

2. 数字化导板在种植外科的应用为在理想的三维位置上植入种植体提供了便利条件。为保证前牙区种植修复的软硬组织美学效果，需要将种植体植入到理想的三维位置。自由手操作容易受到局部骨质条件和术者观察方向的影响。结合术前口内模型和CBCT数据设计的数字化导板能够让术者更精准地完成种植体的植入。

3. 低替代率植骨材料（Bio-Oss骨粉）的应用保证了种植体植入后唇舌向骨宽度的稳定。自植骨术后5年随访，唇舌向牙槽骨宽度保持稳定，仅少量吸收。GBR是获得足够的骨量进行种植修复稳定可靠的方法。

4. 种植体与修复基台之间的平台转移和锥形连接能够使种植体周软硬组织长期保持稳定。平台转移将种植体与基台连接部分远离边缘骨，同时能够在种植体颈部形成良好的软组织封闭，从而减少了边缘骨吸收。

5. 在美学区进行种植修复时，通过过渡修复义齿诱导种植体周软组织形成自然的穿龈轮廓，保证龈缘高度，龈乳头形态与邻牙相匹配。

四、结论

本病例通过翻瓣手术、唇侧过量植骨并行GBR、数字化导板引导精准植入的手术方法及过渡义齿牙龈塑形等方法在上颌单颗前牙唇侧骨壁缺损的病例中能获得较好的美学效果，唇舌向牙槽骨厚度稳定，长期效果仍有待观察。

参考文献

[1] Chen ST, Wilson TG Jr, Hämmerle CH. Immediate or early placement of implants following tooth extraction: review of biologic basis, clinical procedures, and outcomes[J]. Int J Oral Maxillofac Implants, 2004, 19 (Suppl):12–25.
[2] Buser D, Chappuis V, Belser UC, et al. Implant placement post extraction in esthetic single tooth sites: when immediate, when early, when late? [J]. Periodontol 2000, 2017, 73(1):84–102.
[3] D'haese J, Ackhurst J, Wismeijer D, et al. Current state of the art of computer–guided implant surgery[J]. Periodontol 2000, 2017, 73(1):121–133.
[4] Hsu YT, Lin GH, Wang HL. Effects of Platform–Switching on Peri–implant Soft and Hard Tissue Outcomes: A Systematic Review and Meta–analysis[J].Int J Oral Maxillofac Implants, 2017, 32(1):e9–e24.
[5] Caricasulo R, Malchiodi L, Ghensi P, et al. The influence of implant–abutment connection to peri–implant bone loss: A systematic review and meta–analysis[J]. Clin Implant Dent Relat Res, 2018, 20(4):653–664.
[6] Wittneben JG, Buser D, Belser UC. Peri–implant soft tissue conditioning with provisional restorations in the esthetic zone: the dynamic compression technique[J]. Int J Periodontics Restorative Dent, 2013, 33(4):447–455.

改良Onlay植骨术在上颌前牙连续缺失垂直向骨增量中的应用1例

黄培竣　陈中仁　陈雪　彭琳

摘 要

目的：利用改良Onlay植骨术对因牙周病上颌前牙连续缺失伴有缺失垂直向骨缺损的患者进行美学修复。**材料与方法**：拔除因牙周病松动的11、21，策略性拔除部分牙槽骨吸收、Ⅱ度松动的22，分别在11、22即刻植入Nobel Active NC 3.5mm×13mm，同时在21唇侧取自体环形骨块移植于21牙槽嵴顶，通过改良Onlay植骨术恢复垂直向骨缺损，术后4个月行二期软组织手术，二期术后1个月临时冠塑形牙龈，6个月后行种植最终修复。**结果**：通过改良Onlay植骨术获得了充分稳定的骨增量效果，在恢复患者牙齿缺失的同时恢复了患者上颌前牙的牙列及骨弓轮廓形态，获得了较好的美学效果，患者十分满意，且短期随访效果稳定，长期的效果有待随访观察。

关键词：前牙种植；美学；改良Onlay植骨术；牙周病

口腔种植作为一种可预期的治疗缺失牙齿的修复方式，仍然面临许多挑战。为了恢复因为牙周炎、创伤导致的牙槽骨高度降低，需要进行垂直向骨增量。其中包括牵张成骨、引导骨组织再生、自体骨块移植等方式，而自体骨块因其具有骨传导、骨诱导和成骨特性被认为是“金标准”；但自体骨块需要开辟第二术区、能够获取的骨量较少等有其局限性。因此，我们对传统Onlay技术进行改良，并用于上颌前牙缺失的垂直向骨增量患者，并获得了良好的美学效果。

一、材料与方法

1. 病例简介　38岁男性患者。主诉：数月前上颌前牙松动，要求种植修复松动牙齿。既往史：否认系统性疾病史，否认传染病史，否认吸烟饮酒史，无夜磨牙、紧咬牙等不良习惯。口内检查患者11、21Ⅲ度松动，22Ⅱ度松动，牙龈退缩，前牙排列不齐，牙龈不同程度的退缩（图1，图2）。根尖片示：11、21牙槽骨吸收至根尖处，22牙槽骨吸收至根尖1/3（图3）。

2. 诊断　牙周病；11、21Ⅲ度松动；22Ⅱ度松动。

3. 治疗计划

（1）建议继续牙周基础治疗，改善牙周状况。

（2）告知患者12、22预后不佳且影响缺牙区植骨成骨效果，在此基础上给患者提供了3种种植治疗方案。方案一：全口洁治，拔除11、21，11行早期种植修复，拔除22，行即刻种植修复。方案二：全口洁治，拔除11-22，行可摘义齿修复。方案三：全口洁治，拔除11-22，行固定桥修复。向患者交代病情及可选方案，同时告知患者相应的治疗程序，以及可能出现的并发症、预后、费用等相关问题，患者知情同意，选择方案一。

骨增量方案：于非手术21区域唇侧取环形自体骨移植于21牙槽嵴顶+11-22区唇侧GBR。

4. 治疗过程

（1）微创拔牙：首微创拔除11、21，根尖搔刮，去除炎性组织，修整牙龈软组织，严密缝合组织瓣关闭创口。

（2）种植一期手术：1个月后，首先按照设计方案拔除了患者的22，翻瓣后可见21垂直向骨高度丧失（图4，图5）。其次，利用空心环钻在21唇侧根方取环形骨，保留于患者血液中，利用余空心环钻匹配实心环钻预备21拟植骨区（图6～图8）。然后在11、22导板引导先锋钻定位，扩孔钻逐级预备种植窝，导向杆探查种植体植入方向，最终于11、22区植入Nobel种植体各1颗（3.5mm×13mm）（图9，图10）。接着利用钛钉将环形骨块固定于21牙槽嵴顶（图11），在其周围回填植入Bio-Oss骨替代材料，表面覆盖Bio-Gide可吸收生物膜，通过改良Onlay技术恢复缺失区的垂直向骨高度及丰满度，然后用5-0可吸收缝线固定可吸收性生物膜（图12），最后用6-0尼龙线严密缝合关闭创口（图13）。术后CBCT显示由于骨帐篷的支撑效应，不仅恢复了缺牙区的垂直向骨高度，同时唇侧骨厚度＞4mm（图14，图15）。

（3）种植二期手术：经过4个月愈合期后，患者复查行二期手术。口内检查可见患者术区软组织愈合良好，但是角化龈宽度不足，唇系带附着异常（图16，图17）。CBCT显示植骨虽然部分吸收，但垂直向骨高度及整

作者单位：四川大学华西口腔医院

通讯作者：彭琳；Email: lusy_peng@hotmail.com

体骨弓轮廓形态均恢复良好（图18，图19）。12–22唇侧角化龈与游离龈交界处做水平切口（图20），修整游离角化龈。局部麻醉下于上颌右侧后牙腭侧取角化龈（图21，图22），在11–22槽嵴顶行一字切口进行二期手术，小翻瓣后可见钛钉周围的新生骨，取出钛钉，行角化龈增量术，以可吸收缝线对位缝合（图23），局部加深前庭沟。2个月后，11–22牙槽嵴顶切开行二期手术，翻瓣，取出钛钉，旋下原覆盖螺丝，更换愈合帽，缝合创口（图24）。

（4）修复程序：二期手术后2个月给患者进行软组织塑形。采用DSD设计临时冠，获得的临时冠，穿龈部分粗大，不符合生理要求，因此在模型上进行穿龈轮廓修整，最终获得满意的形态（图25，图26）。戴入口内后软组织无明显压迫，牙齿外形与口内协调。患者对临时冠形态满意（图27）。经过6个月牙龈塑形，龈乳头基本完成充填，牙龈轮廓恢复良好（图28）。此时给患者进行最终修复。采用个性化取模复制出牙龈边缘及穿龈轮廓形态（图29，图30）。然后面弓转移（图31）上殆架，对模型进行仓扫，数字化设计基台及最终牙冠，最终制作出全瓷基台以及全瓷冠，其外形和临时冠基本一致（图32）。取下临时冠，可以看到穿龈处软组织比较健康，呈扇贝状（图33）。戴入最终修复体（图34），X线片显示基台就位良好，冠边缘密合。患者对修复效果非常满意。

（5）随访：戴牙后6个月，复查时可见牙龈稳定维持，骨弓轮廓形态维持良好。CBCT及牙片均显示骨高度及骨弓轮廓形态维持稳定。

二、结果

本病例考虑整体的远期治疗效果，从术前设计、骨组织、软组织以及修复体处理4个方面着手，策略拔牙后通过改良Onlay技术获得了充分且稳定的骨增量效果，又通过角化龈移植和前庭沟加深术重建种植体周角化龈宽度，同时解决患者前庭沟浅、系带异常附着和角化龈宽度与厚度不足的问题。最终在恢复患者牙齿缺失的同时恢复了患者上颌前牙的牙列及骨弓轮廓形态，获得了较好的美观效果，且短期随访效果稳定，患者对修复结果十分满意，长期的效果有待随访观察。

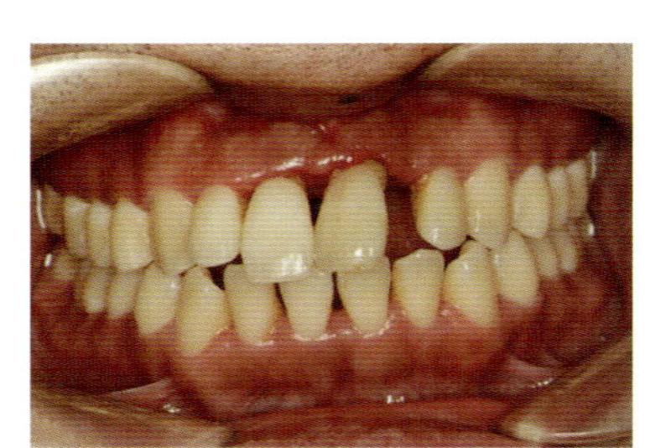

图1　术前患者口内正面像

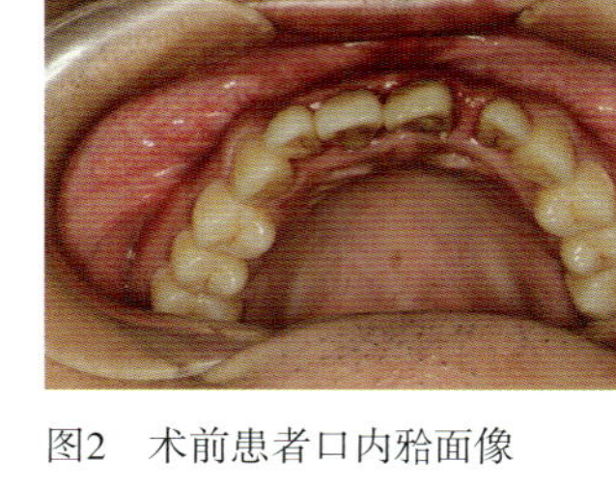

图2　术前患者口内殆面像

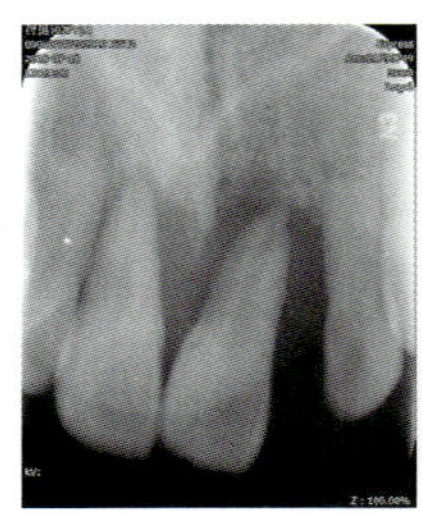

图3　术前根尖片

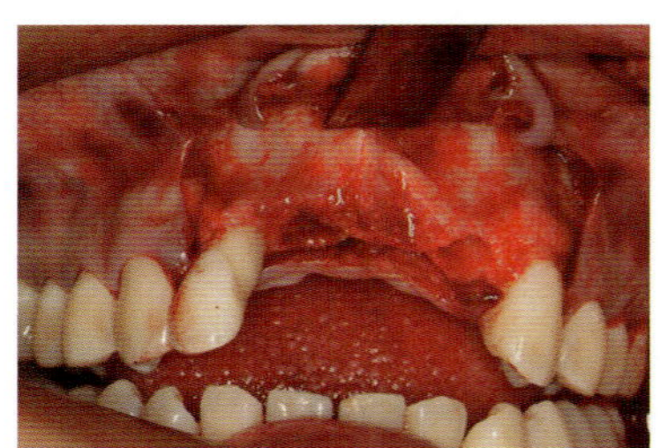

图4　一期术中患者口内正面像

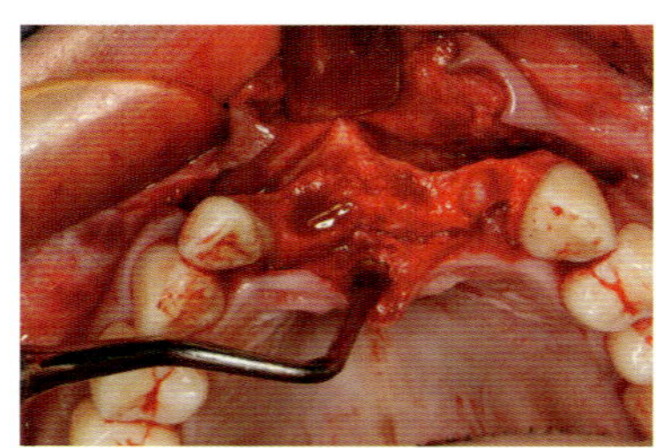

图5　一期术中患者口内殆面像

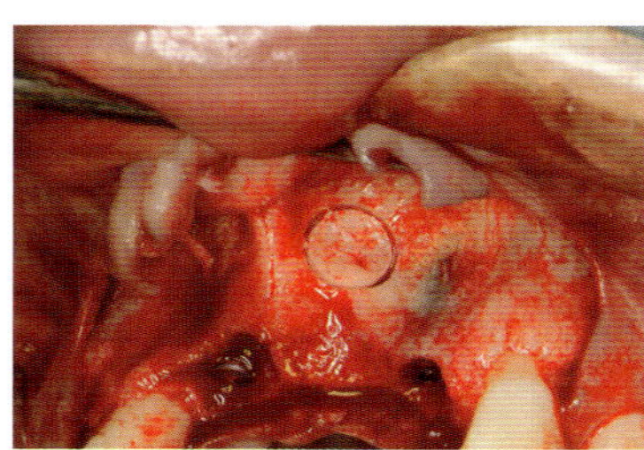

图6　一期术中制备环形骨块

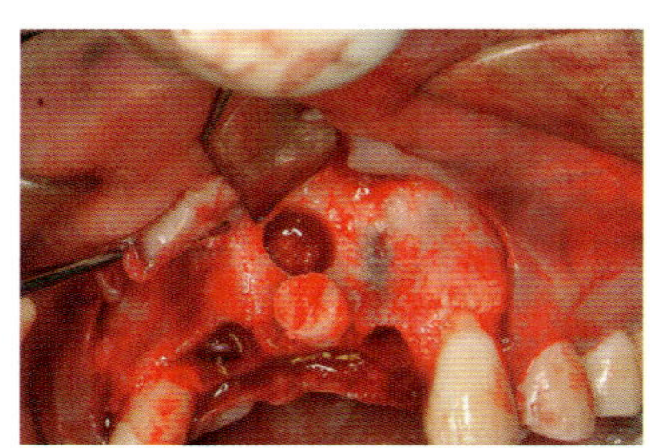

图7　一期术中取出环形骨块

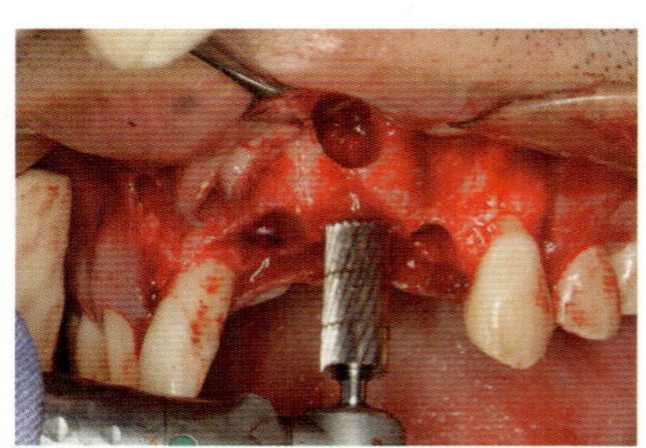

图8　一期术中预备骨床

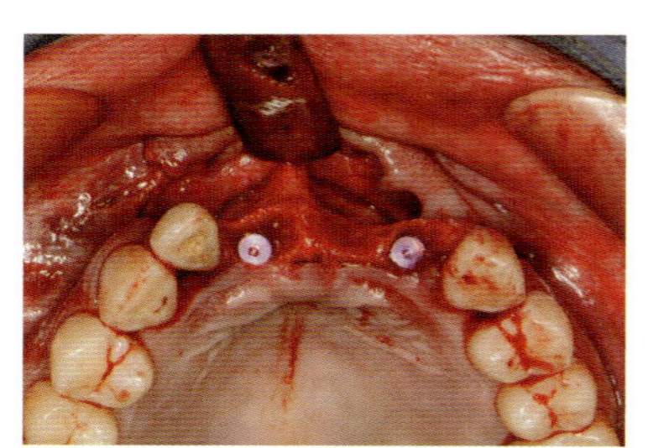

图9　一期种植体植入

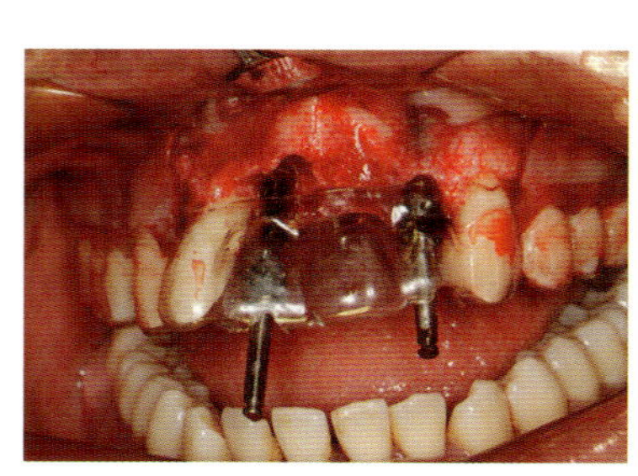

图10　一期简易导板验证

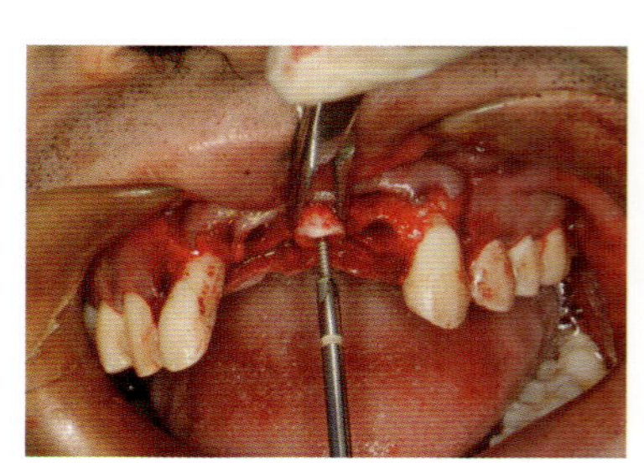

图11　骨块固定

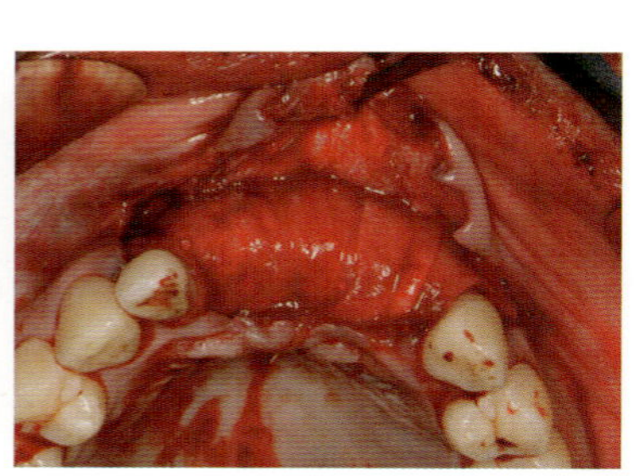

图12　GBR骨增量

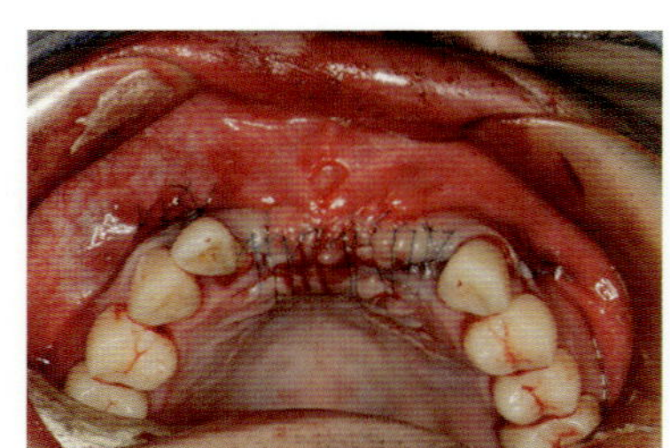
图13　创口缝合

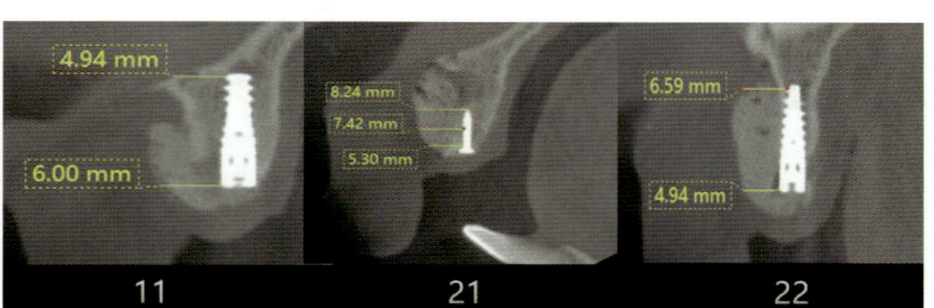

图14　一期术后矢状面断层CBCT

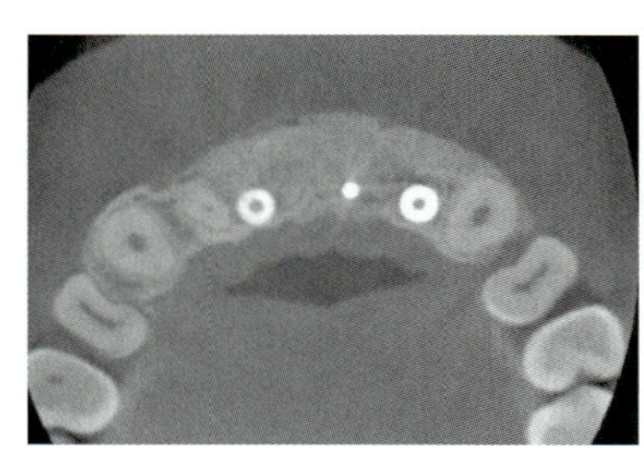
图15　一期术后水平面断层CBCT

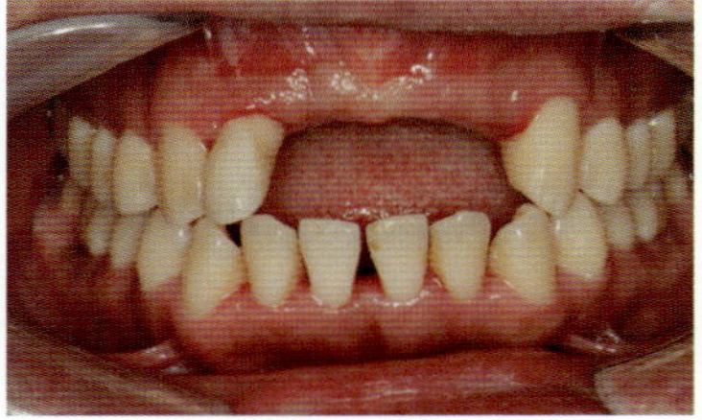
图16　一期术后4个月患者口内正面像

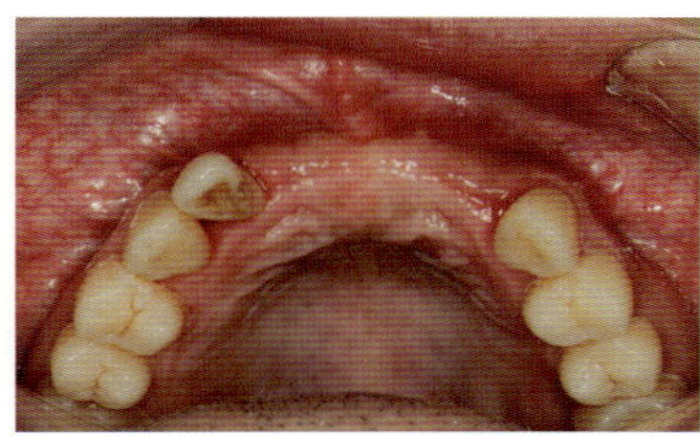
图17　一期术后4个月患者口内殆面像

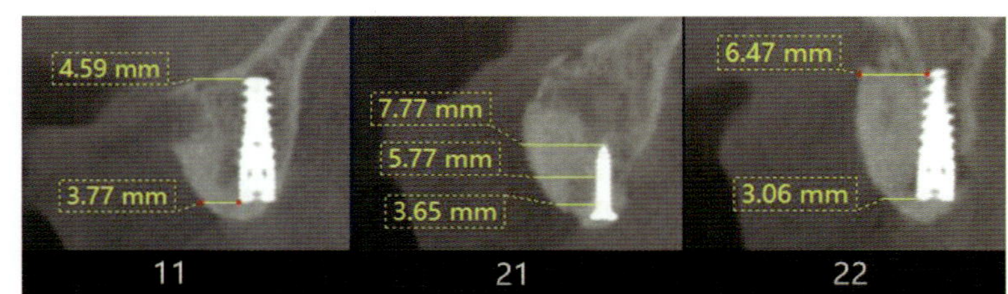

图18　一期术后4个月矢状面断层CBCT

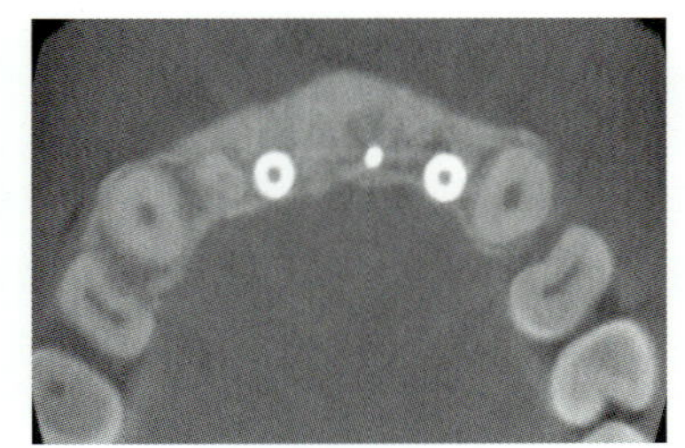
图19　一期术后4个月水平面断层CBCT

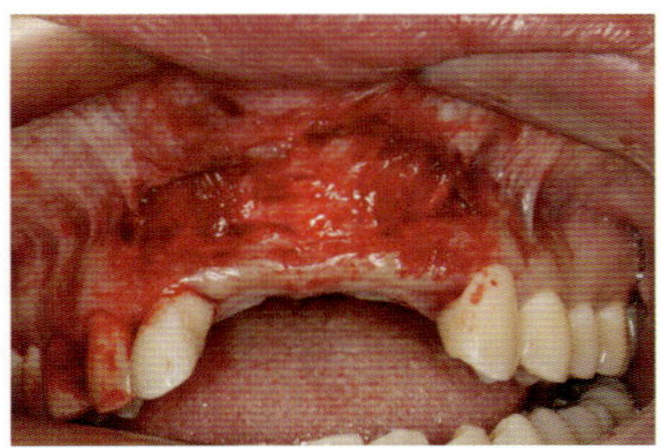
图20　二期软组织增量手术切口

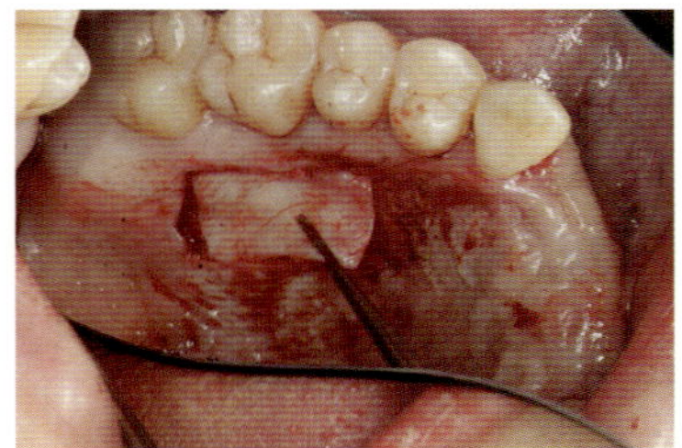
图21　二期软组织移植供区

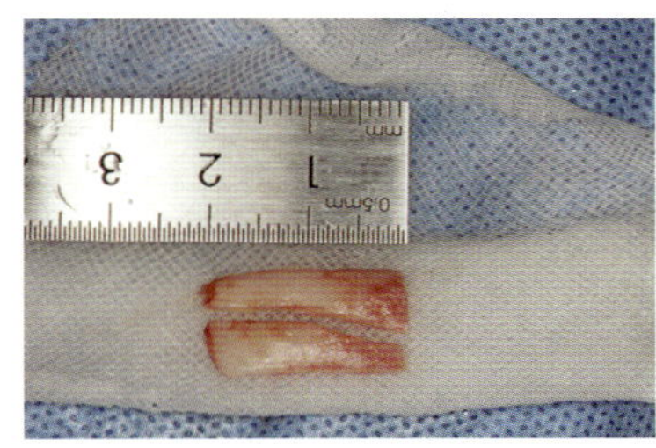
图22　二期软组织移植角化龈

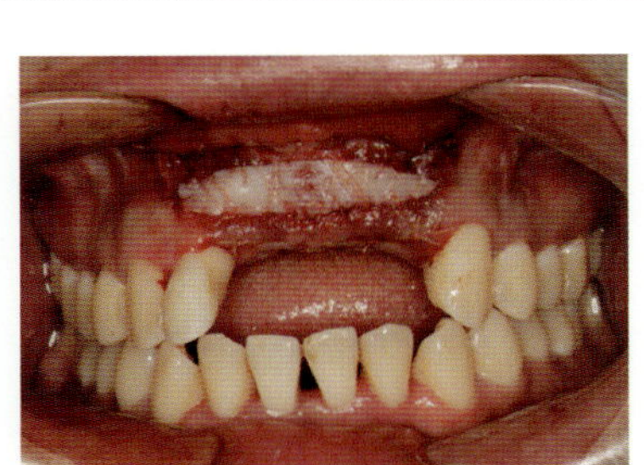
图23　二期软组织移植缝合

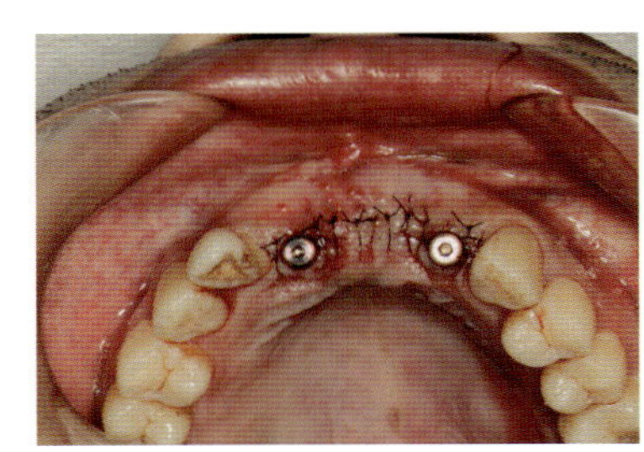
图24　二期手术

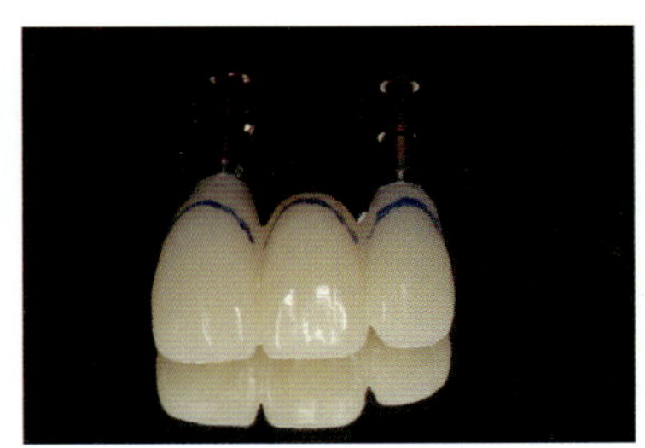
图25　临时冠修整前

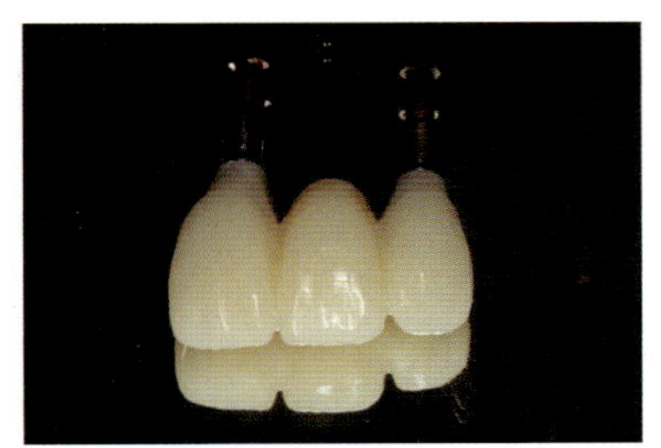
图26　临时冠修整后

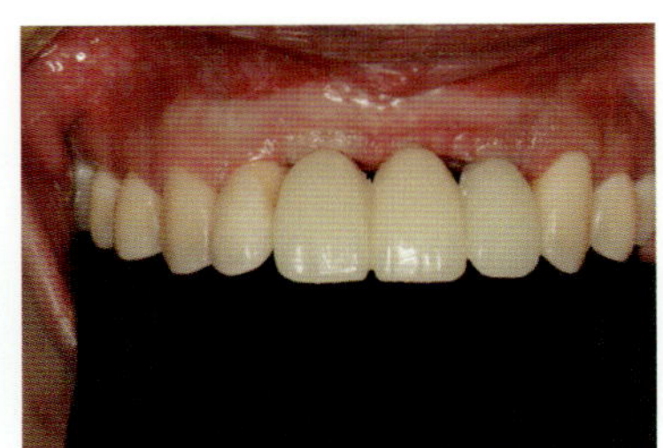
图27　戴入临时冠当天

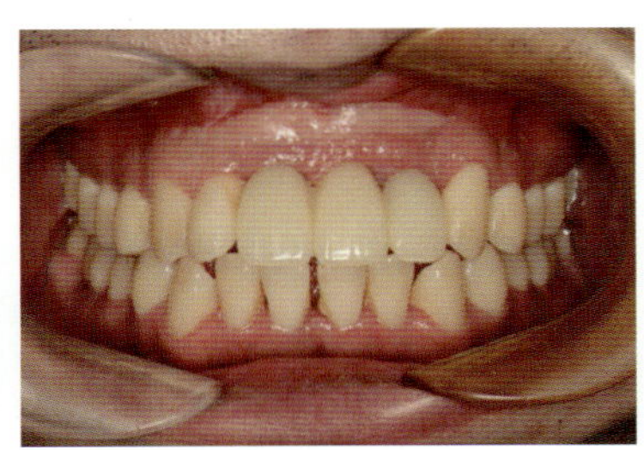
图28　临时冠戴入6个月后

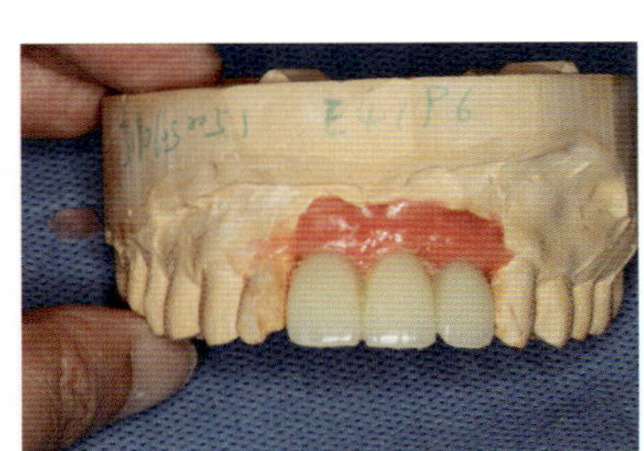
图29　个性化取模（戴临时冠）

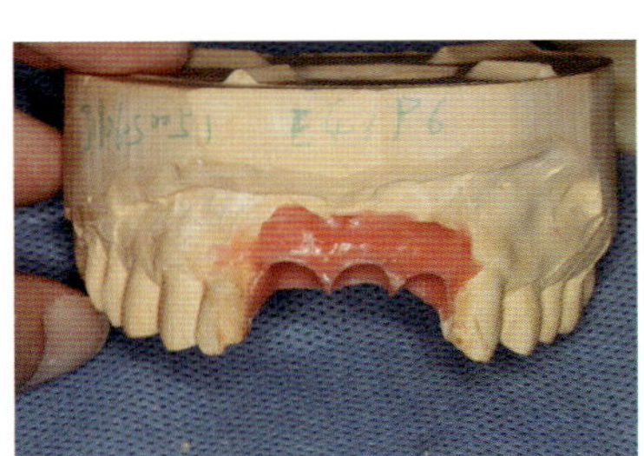
图30　个性化取模（取下临时冠）

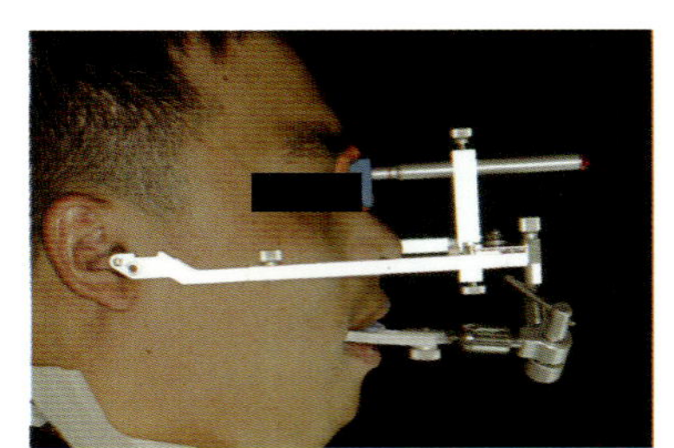

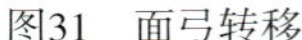

图31 面弓转移

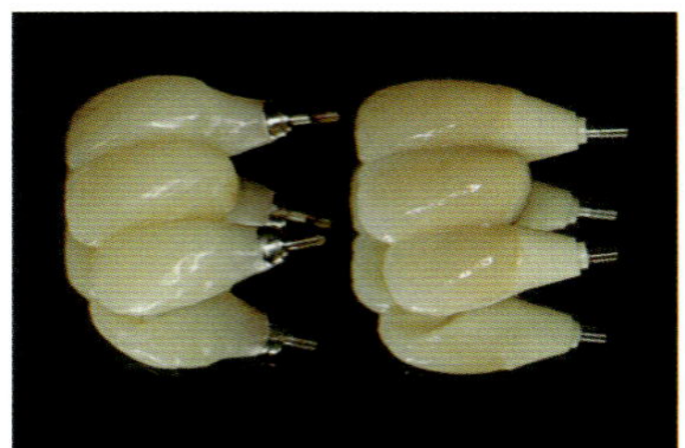

图32 临时冠（左），最终冠（右）

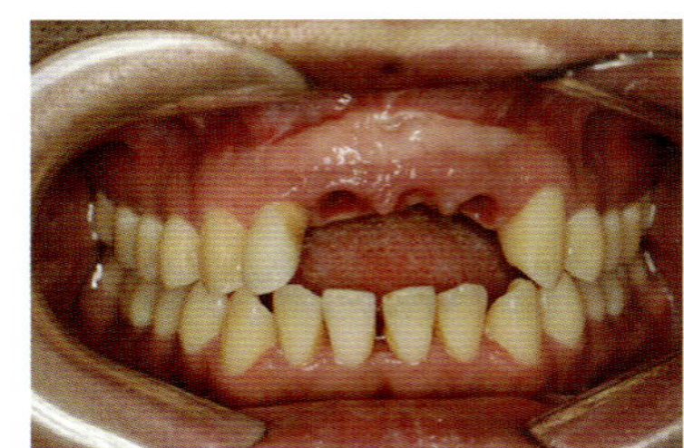

图33 扇贝状牙龈轮廓

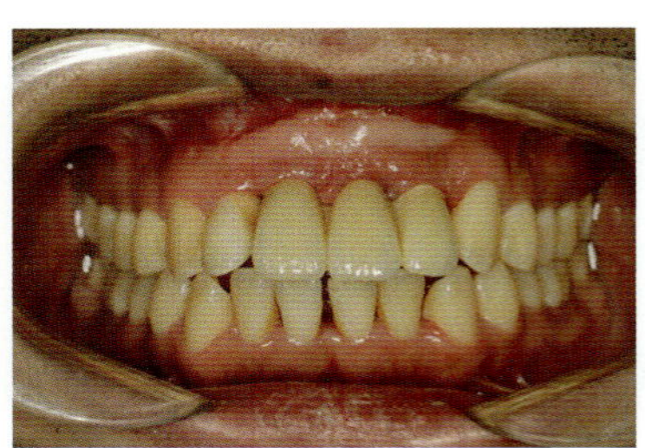

图34 最终修复体戴入

三、讨论

1. 关于长期稳定的治疗效果

长期稳定治疗效果的获得离不开术前设计、骨组织、软组织以及修复体处理4个方面。在本病例中，术前规划考虑整体的远期治疗效果，将预后不佳且可能影响骨增量效果的松动牙拔除。一期手术选择改良Onlay技术原位取骨，对缺牙区行水平向及垂直向骨增量，获得桥体下方稳定骨高度。二期手术角化龈移植和前庭沟加深术重建种植体周角化龈宽度，同时解决患者前庭沟浅、系带异常附着和角化龈宽度与厚度不足的问题。最终修复通过临时修复体对穿龈袖口的塑形作用，减少了患者最终戴牙的不适，进一步提高了软组织的美学效果。实现软硬兼顾、双剑合璧，为远期疗效保驾护航。

2. 关于改良Onlay技术

本病例中采用的改良Onlay技术是自体皮质骨帐篷技术（cortical autogenous tenting technique）的一种改良。自体皮质骨帐篷技术最初由学者Le B于2008年提出，该技术利用钛钉将自体皮质骨块固定于骨面，像帐篷一样，将骨膜支撑起来从而允许成骨细胞移行到间隙中开始成骨，同时骨块与骨面之间形成间隙，在间隙内填入具有骨引导和（或）骨诱导的材料，骨块的表面覆盖屏障膜，阻止爬行速度过快的上皮细胞，而骨块的使用形成硬支撑为成骨提供了更加稳定空间，可应用于水平向和垂直向骨增量，文献报道其可获得5mm的骨增量效果。本病例对该传统经典的Onlay植骨术进行了改良，在21进行原位取骨，避免二次术区取骨，并尽量缩小了骨块的大小及改变了骨块的形态，使用小的圆心骨块代替传统较大的不规则骨块作支撑，再在小圆形骨块周围填放人骨骨粉作辅助支撑。术后随访中获得了良好且稳定的骨增量效果。

3. 关于垂直向骨增量术式

临床常用的垂直向骨增量方法主要有牵张成骨、钛网技术、传统的Onlay植骨技术等。但牵张成骨不能同时纠正垂直向/水平向骨缺损，且增量的骨块易舌向倾斜。钛网技术需要面临钛网暴露风险，还需二期取出钛网。传统的Onlay植骨技术增加了二次术区，而单纯的钛钉支撑法增量有限。尽管垂直向增量的术式选择有很多，但对于哪种方法是最好的提供可预测的结果尚无共识。本病例选择改良Onlay技术，获得了良好的美学修复效果，短期随访效果稳定保持，长期效果有待继续观察。

参考文献

[1] Le B, Burstein J, Sedghizadeh PP. Cortical tenting grafting technique in the severely atrophic alveolar ridge for implant site preparation[J]. Implant Dent, 2008, 17:40–50.
[2] Khojasteh A, Hassani A, Motamedian SR, et al. Cortical bone augmentation versus nerve lateralization for treatment of atrophic posterior mandible: a retrospective study and review of literature[J]. Clin Implant Dent Relat Res, 2016, 18:342–359.
[3] Pourdanesh F, Esmaeelinejad M, Aghdashi F. Clinical outcomes of dental implants after use of tenting for bony augmentation: a systematic review[J]. British Journal of Oral and Maxillofacial Surgery, 2017, 55(10):999–1007.
[4] Chiapasco M, Casentini P, Zaniboni M. Bone augmentation procedures in implant dentistry[J]. Int J Oral Maxillofac Implants, 2009, 24 (Suppl):237–259.

块状骨移植联合角化龈游离移植修复下颌后牙区水平向骨量不足1例

黄铭浩　尚德浩

摘要

背景：自体骨块移植是治疗种植区域水平向和垂直向骨缺损的重要方法。**目的：**于下颌骨外斜线区域取自体骨块移植联合GBR治疗下颌后牙区水平向骨缺损。种植体植入术后进行角化龈游离移植恢复种植体周软组织稳定性，重建下颌后牙区软硬组织。**材料与方法：**42岁女性患者，ITI（亲水）种植体（Straumann，瑞士），型号：4.1mm×8mm，4.8mm×10mm，4.1mm×8mm；Bio-Oss骨粉（Geistlich，瑞士）0.5g，Bio-Gide双层可吸收胶原膜（Geistlich，瑞士）25mm×25mm。**结果：**骨增量术后种植体初始稳定性良好，自体黏膜移植后，获得足量角化龈，牙龈袖口形态良好，义齿修复后1年复查可见骨块位置稳定，未见明显吸收，患者对治疗效果满意。

关键词：自体骨块移植；GBR；角化龈游离移植；水平向骨缺损

种植维持长期稳定的重要因素是种植体周具有充足的骨量，然而牙周炎、长期缺牙等均会造成牙槽嵴水平向和（或）垂直向的骨缺损。针对牙槽嵴骨量无法满足牙种植需求时，可采取不同的骨增量技术包括：骨劈开、骨牵引、引导骨组织再生（GBR）、“三明治”植骨术、自体骨块移植技术等。由于自体骨具有优良的骨传导性、骨诱导性和直接成骨特性，同时自体骨成骨相关细胞可以释放骨形态生成蛋白（BMP）等生长因子，利于早期再血管化，促进植骨区域的成骨效果，因此自体骨块移植是临床中常用的骨增量手术方法，也是重度骨缺损重建的“金标准”。本文报道了1例应用自体骨块移植联合GBR修复下颌后牙区水平向骨缺损并通过自体黏膜游离移植增加角化龈的病例，并对相关问题进行了探讨。

一、材料与方法

1. 病例简介　42岁女性患者。主诉：下颌左侧后牙区缺牙5余年，要求修复。患者无系统性疾病及不良嗜好，年轻时行正畸治疗拔除4颗第一前磨牙。口内检查：下颌左侧后牙区牙列缺损（35-37缺失），附着龈宽度＜2mm，颌间距离、覆殆、覆盖正常（图1～图4）。CBCT示：35-37缺失，可用骨宽度3～4mm，可用骨高度10～13mm（图5）。

2. 诊断　牙列缺损（35-37缺失）。

3. 治疗计划

（1）自体骨移植联合GBR恢复种植区骨宽度。

（2）35、36、37种植体植入术。

（3）自体角化黏膜游离移植恢复角化龈宽度。

4. 治疗过程

（1）自体骨移植手术：患者下颌左侧外斜线区骨量充足且与拟种植位点位于同一术区内，设计从该处取自体骨块修复缺牙区骨缺损，避免开辟第二术区，患者采纳该方案。治疗步骤：①移植骨块制备：术前常规消毒，铺巾，梯形切口切开，翻起黏骨膜瓣，暴露术区。种植手机配合裂钻联合骨凿沿外斜线区域切除14mm×6mm×4mm大小骨块，置于生理盐水备用（图6～图8）。取骨后骨创面用明胶海绵填塞止血。②受区准备：在受区皮质骨表面制备营养孔做去皮质化处理（图9，图10）。③自体骨移植：在骨缺损区放置修整好的骨块，轻加压使骨块间完全接触，用2颗外科固定螺钉固定。将Bio-Oss（Geistlich，瑞士）0.5g和自体骨屑混合充填于受区与骨块间的空隙，重新形成骨弓轮廓，覆盖Bio-Gide双层可吸收胶原膜（Geistlich，瑞士）25mm×25mm。骨膜充分减张后采用双重缝合（褥式加间断），关闭创口（图11～图14）。

（2）种植体植入术：自体骨移植6个月后，行CBCT检查，显示骨块生长良好（图15）。常规消毒，铺巾，局部麻醉下沿嵴顶偏腭侧行T形切口切开，翻瓣，取下外科固定螺钉。修整骨面，逐级预备后植入ITI（亲水）种植体（Straumann，瑞士）（35：4.1mm×8mm；36 ：4.8mm×10mm；37：4.1mm×8mm）3颗，初始稳定性良好，旋入封闭螺丝，对位缝合。术后曲面断层片显示35、36、37种植体位置良好（图16～图19），术后给予消炎、止痛处理，1周后拆线。

（3）自体黏膜游离移植：种植术后5个月，因缺牙区附着龈过窄拟行自体角化黏膜游离移植恢复角化龈宽度。①受区处理：常规消毒，铺巾，

作者单位：中国医科大学附属口腔医院

通讯作者：尚德浩；Email: dehaoshang@hotmail.com

局部麻醉下于剩余角化龈处水平切开，翻半厚瓣，保留骨膜（图20，图21）。②供区处理：自23-26区，距龈缘2mm处切取一块20mm×10mm游离角化黏膜（图22，图23）。双极电凝止血，常规腭护板压迫保护创面。③移植物固定：调整游离组织瓣外形，缝合固定在骨膜表面，使其稳定贴合于下方组织（图24）。

（4）二期手术与上部结构修复：软组织移植后1个月复查，35、36、37牙龈颜色良好，形态无异常；CBCT示35、36、37骨结合良好。行二期手术更换愈合基台；1个月后常规取模，牙龈袖口形态良好，常规完成种植体上部结构修复（图25～图29）。X线片示戴入愈合基台后及戴入牙冠后的唇侧骨板形态良好，未见明显吸收。1年后随访，种植体骨结合良好，功能良好，患者对治疗效果满意（图30）。

二、结果

自体骨块移植后恢复足够可用骨宽度，种植体植入三维位置良好，自体黏膜移植后，获得足量角化龈，牙龈袖口形态良好，义齿修复后1年复查可见骨块位置稳定，未见明显吸收，患者对治疗效果满意。

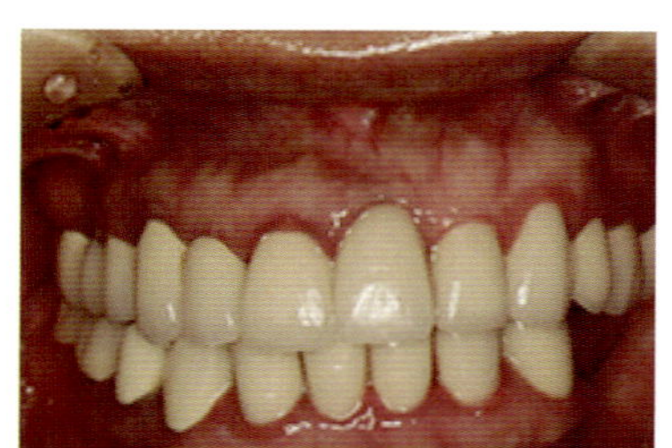

图1　患者口内正面像

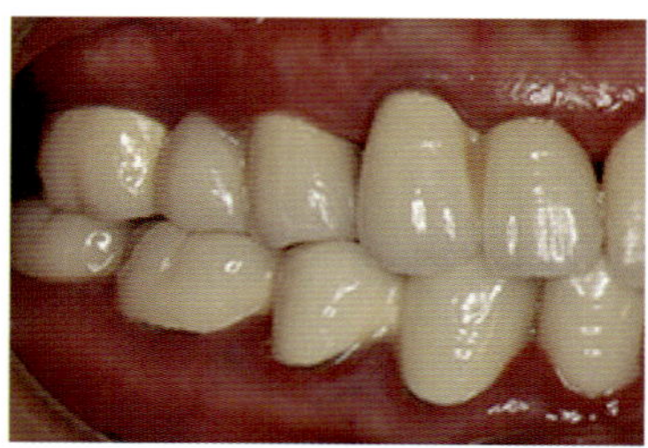

图2　患者口内侧面像（健侧），可见下颌左侧后牙区牙列缺损（35-37缺失），缺牙区骨缺损

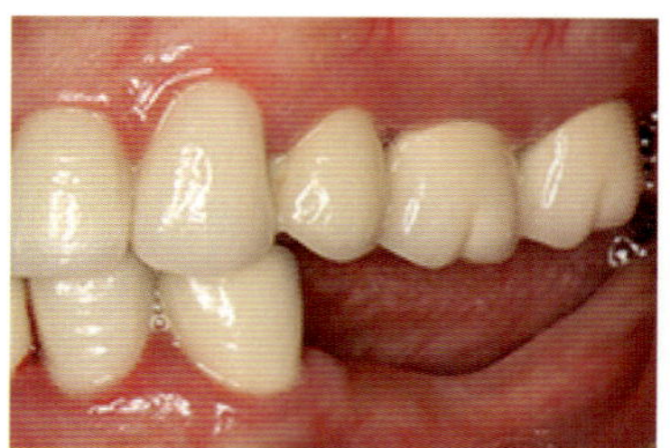

图3　患者口内侧面像（患侧）

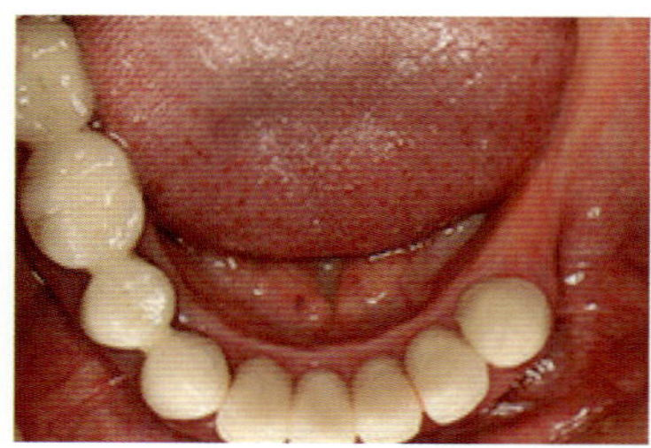

图4　患者口内殆面像

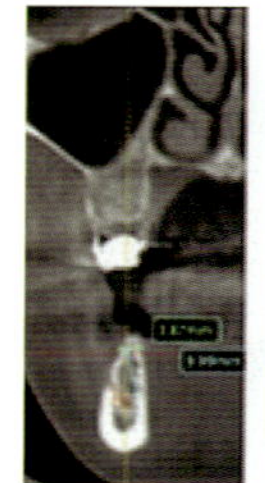

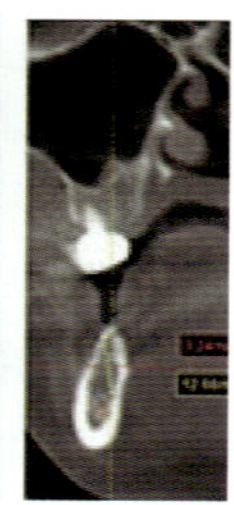

图5　唇腭侧CBCT截面，可见缺牙区牙槽骨宽度不足为3～4mm

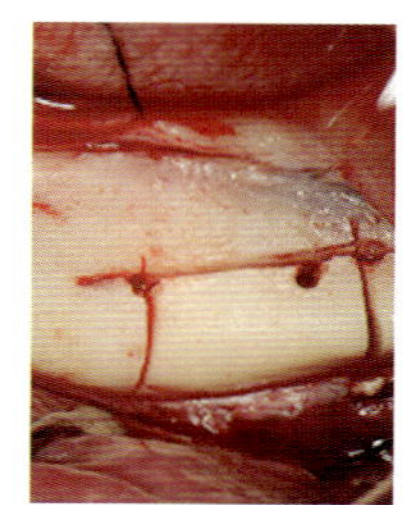

图6　下颌左侧外斜线区制备移植骨块

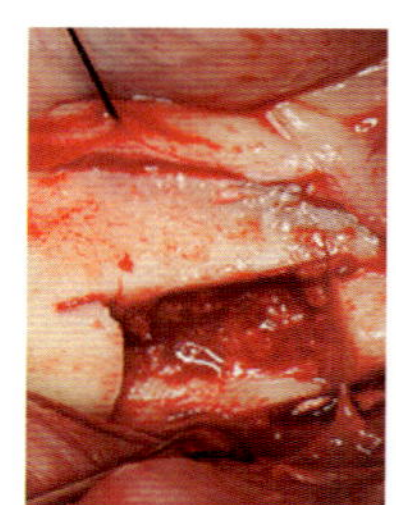

图7　下颌左侧外斜线区取下骨块后

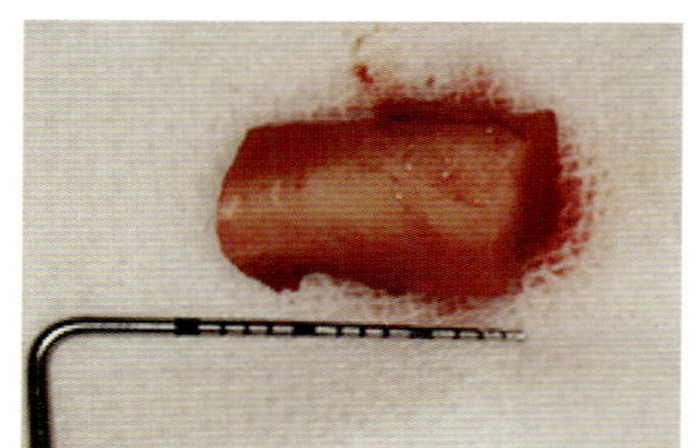

图8　骨块大小14mm×6mm×4mm

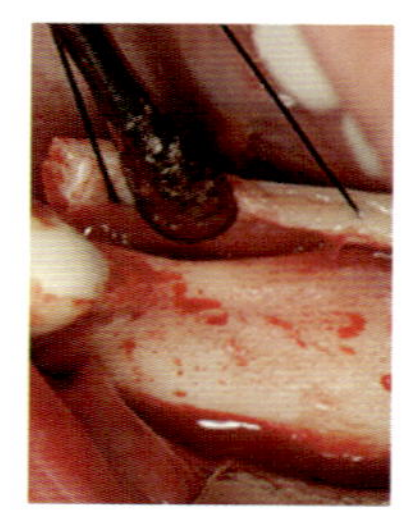

图9　唇侧牙槽骨吸收牙槽嵴呈刃状

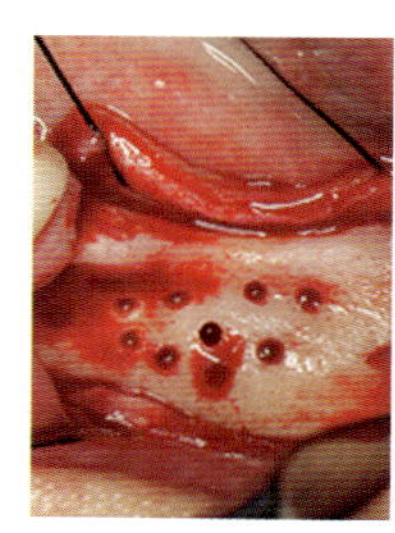

图10　受区皮质骨表面制备营养孔做去皮质化处理

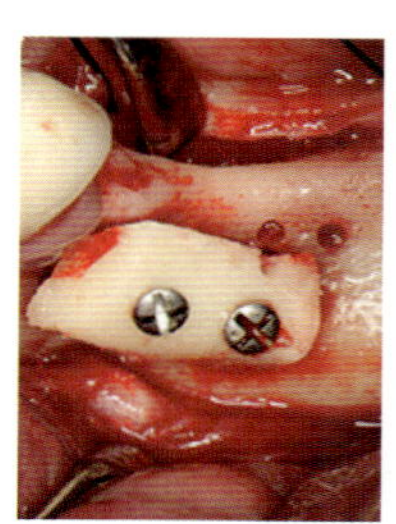

图11　钛钉固定修整后的自体骨块

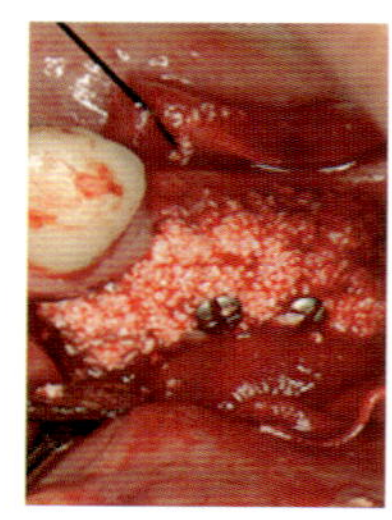

图12　自体骨屑与Bio-Oss骨粉充填于受区与骨块之间的空隙并在表面重新形成骨弓轮廓

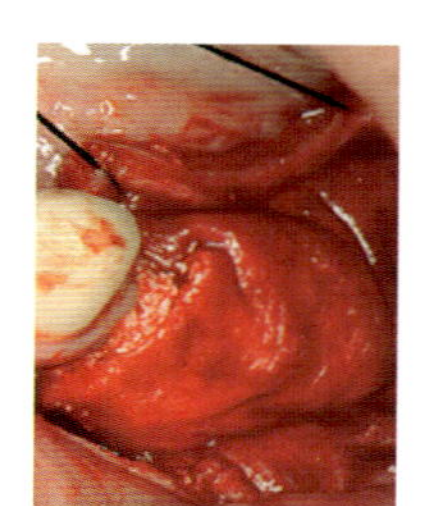

图13　Bio-Gide胶原膜覆盖骨块及骨粉

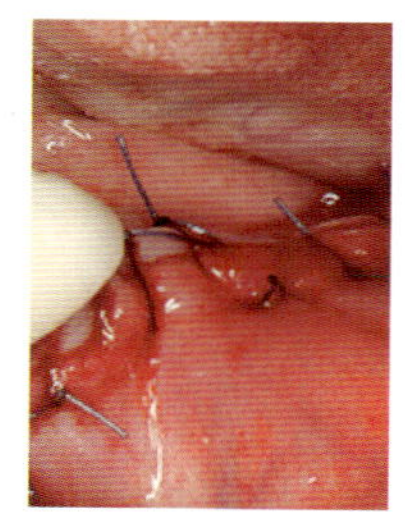

图14　褥式加间断双重缝合，无张力关闭创口

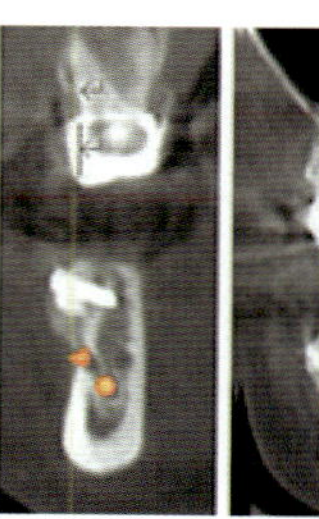

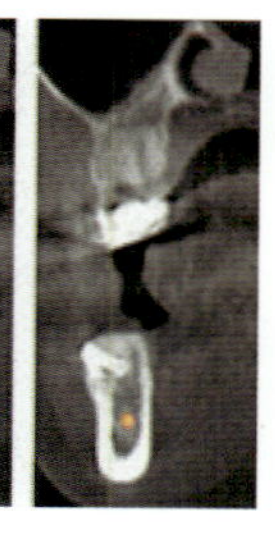

图15　自体骨移植6个月后，CBCT检查显示获得种植所需骨宽度

图16　种植常规切开翻瓣

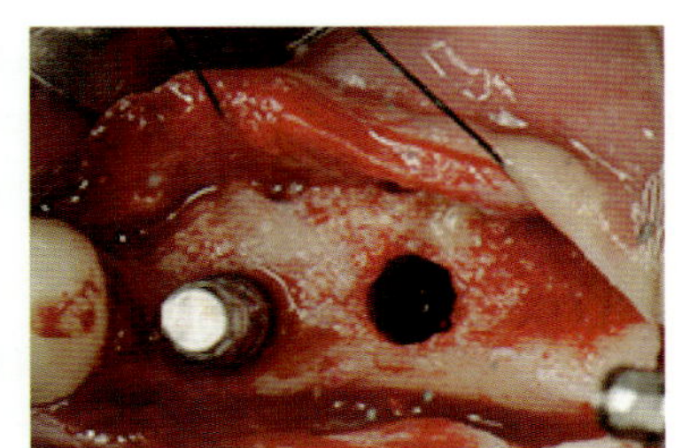
图17　逐级备洞植入种植体

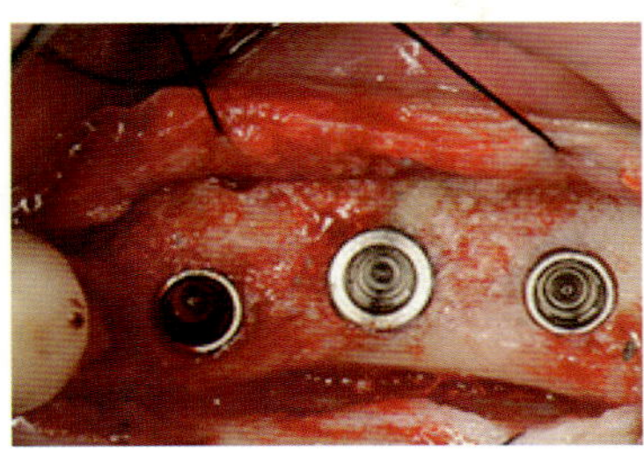
图18　植入ITI（亲水）种植体（Straumann，瑞士）（35：4.1mm×8mm；36：4.8mm×10mm；37：4.1mm×8mm）3颗

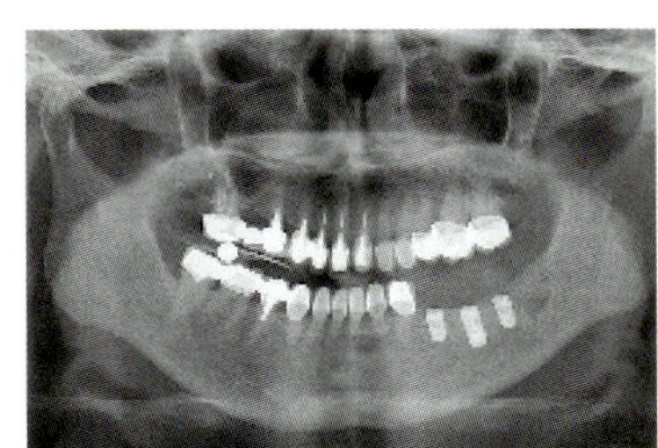
图19　曲面断层片显示35、36、37种植体位置良好

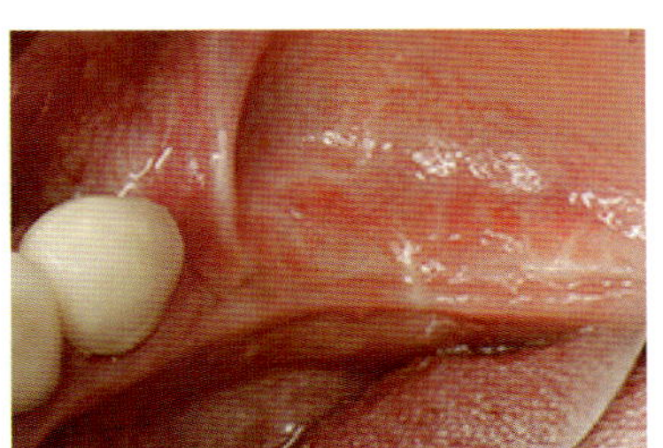
图20　缺牙区角化龈不足

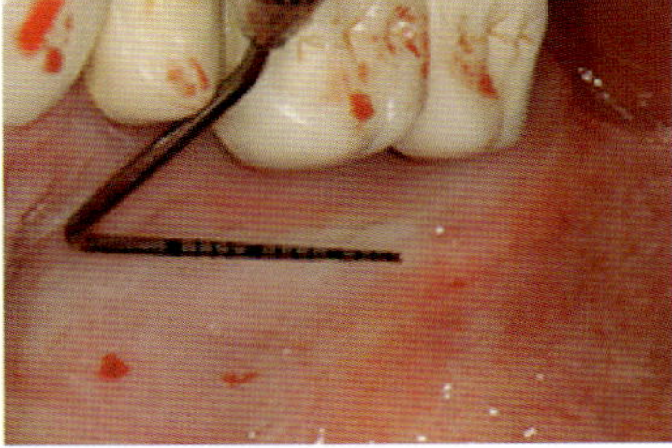
图21　测量受区所需角化黏膜大小

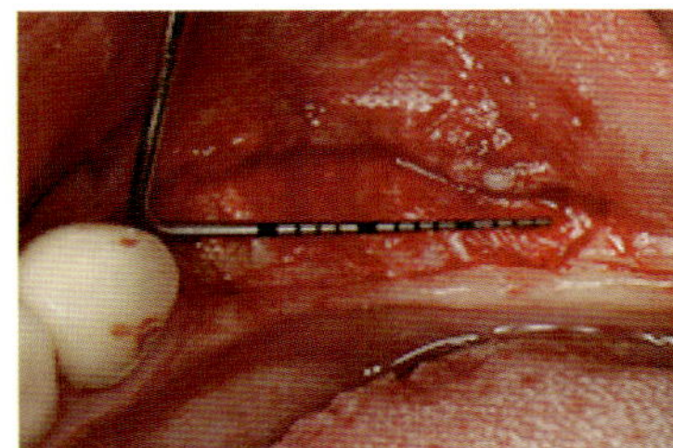
图22　根据需求设计供区

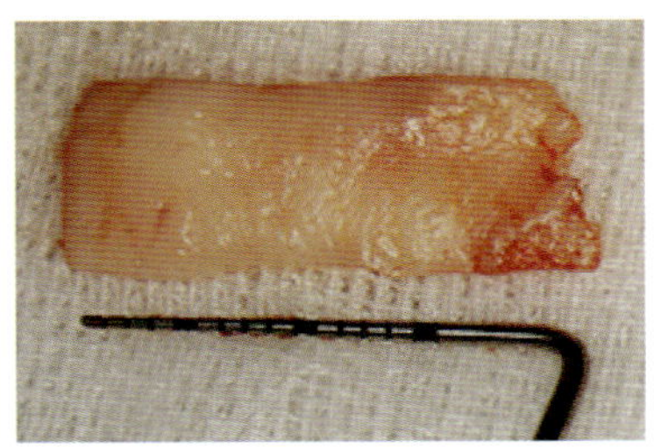
图23　制备自体游离移植黏膜大小为20mm×10mm

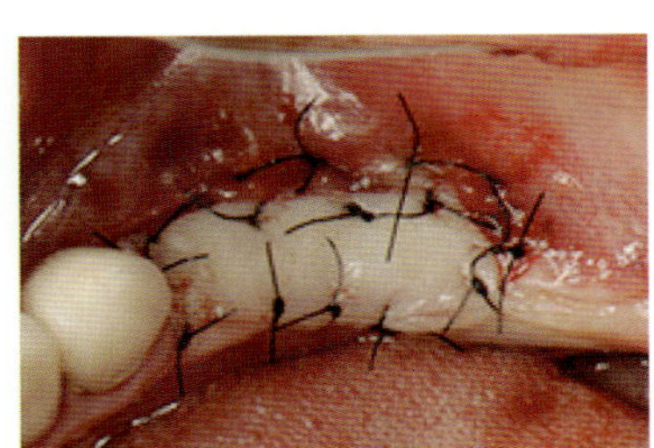
图24　将游离角化黏膜瓣缝合固定在骨膜表面

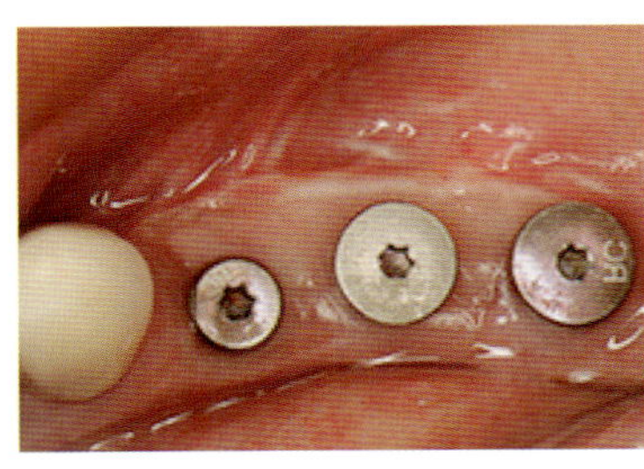
图25　行二期手术，更换愈合基台

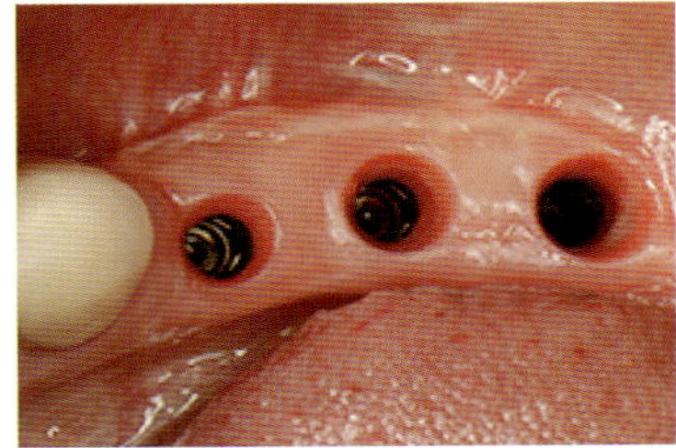
图26　去除愈合基台，牙龈袖口良好

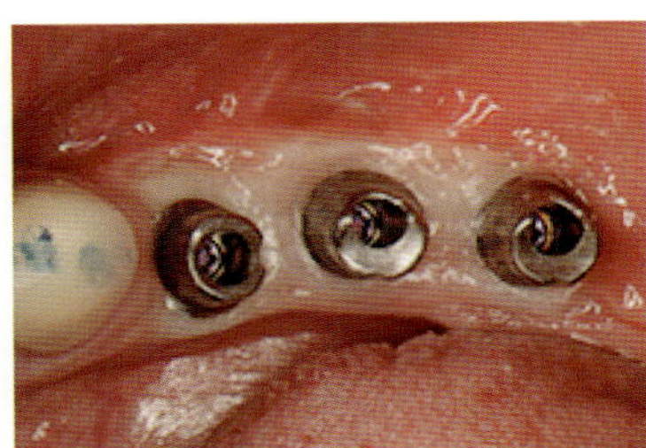
图27　更换永久基台

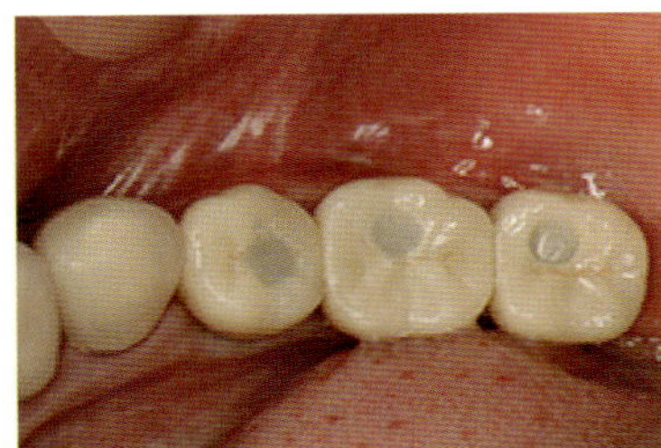
图28　戴入修复体

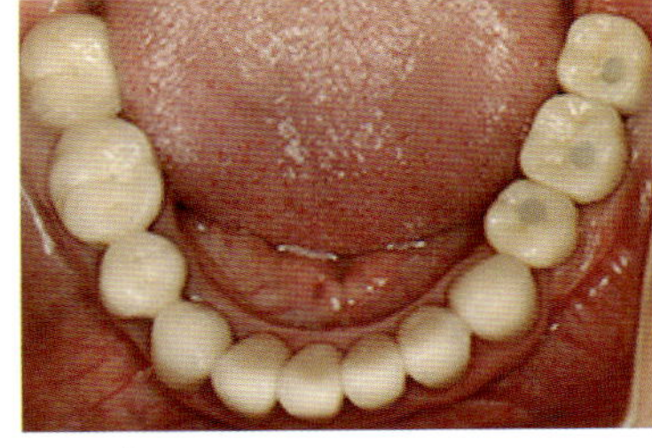
图29　最终修复效果殆面像

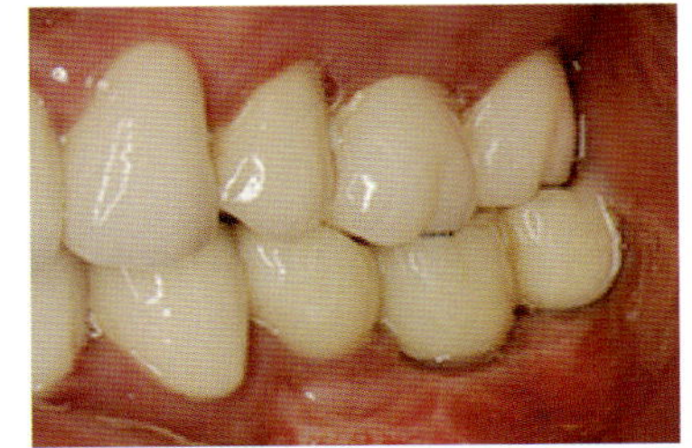
图30　戴入修复体后1年随访

三、讨论

作为骨缺损修复的“金标准”，自体骨移植10年后种植体成功率可达100%，骨块表面吸收率仅为7.7%。与其他骨移植材料相比，自体骨保留了骨母细胞和成骨细胞的活性，加上其自身含BMP等生长因子，促使间充质干细胞向成骨细胞分化以及成骨细胞再集落，具有良好的骨传导与骨诱导能力。本病例中的取骨部位为下颌外斜线区，最多可提供厚6.5mm、体积为4.4mm^{3}的骨块。因其为膜内成骨，可直接成骨无爬行替代过程，骨块吸收率较低。同时和颏部相比外斜线区的密质骨较多、松质骨较少，所以其移植后吸收较少，并且防止了下颌前牙感觉异常等术后并发症。自体骨移植联合GBR可进一步提高自体骨移植效果，Maiorana等研究表明，覆盖无机牛骨矿物质后自体骨块外侧的骨吸收率（9.3%）显著低于单纯骨块移植（18.3%）。种植体周软组织的稳定是种植修复维持长期效果的另一项保障，角化黏膜宽度不足2mm时，会带来黏膜动度增加，引起食物存留和菌斑堆积，进而发展为种植体周黏膜炎、种植体周炎，严重者可能发生种植体的脱落。自体角化黏膜游离移植能有效恢复缺牙区软组织形态，重建种植体周软组织结构，有利于长期稳定效果的维持。

参考文献

[1] [Bassetti MA, Bassetti RG, Bosshardt DD. The alveolar ridge splitting/expansion technique: a systematic review[J]. Clinical oral implants research, 2016, 27(3):310–324.

[2] Chiapasco M, Zaniboni M, Rimondini L. Autogenous onlay bone grafts vs. alveolar distraction osteogenesis for the correction of vertically deficient edentulous ridges: a 2–4–year prospective study on humans[J]. Clinical oral implants research, 2007, 18(4):432–440.

[3] Urban IA, Monje A. Guided Bone Regeneration in Alveolar Bone Reconstruction[J]. Oral Maxillofac Surg Clin North Am, 2019, 31(2):331–338.

[4] Louis PJ, Sittitavornwong S. Managing Bone Grafts for the Mandible[J]. Oral Maxillofac Surg Clin North Am, 2019, 31(2):317–330.

[5] Khoury F, Hanser T. Mandibular bone block harvesting from the retromolar region: a 10–year prospective clinical study[J]. The International journal of oral & maxillofacial implants, 2015, 30(3):688–697.

[6] Sanz M, Dahlin C, Apatzidou D, et al. Biomaterials and regenerative technologies used in bone regeneration in the craniomaxillofacial region: Consensus report of group 2 of the 15th European Workshop on Periodontology on Bone Regeneration[J]. Journal of clinical periodontology, 2019, 46 (Suppl)21: 82–91.

[7] Chappuis V, Cavusoglu Y, Buser D, et al. Lateral Ridge Augmentation Using Autogenous Block Grafts and Guided Bone Regeneration: A 10–Year Prospective Case Series Study[J]. Clinical implant dentistry and related research, 2017, 19(1):85–96.

[8] Tolstunov L, Chi J. Alveolar ridge augmentation: comparison of two socket graft materials in implant cases[J]. Compend Contin Educ Dent, 2011, 32(9):e146–e155.

[9] Starch–Jensen T, Deluiz D, Deb S, et al. Harvesting of Autogenous Bone Graft from the Ascending Mandibular Ramus Compared with the Chin Region: a Systematic Review and Meta–Analysis Focusing on Complications and Donor Site Morbidity[J]. J Oral Maxillofac Res, 2020, 11(3): e1.

[10] Maiorana C, Beretta M, Salina S, et al. Reduction of autogenous bone graft resorption by means of bio–oss coverage: a prospective study[J]. The International journal of periodontics & restorative dentistry, 2005, 25(1):19–25.

[11] Costa FO, Takenaka–Martinez S, Cota LOM, et al. Peri–implant disease in subjects with and without preventive maintenance: a 5–year follow–up[J]. Journal of clinical periodontology, 2012, 39(2):173–181.

[12] Sculean A, Romanos G, Schwarz F, et al. Soft–Tissue Management as Part of the Surgical Treatment of Periimplantitis: A Narrative Review[J]. Implant Dent, 2019, 28(2):210–216.

[13] Zucchelli G, Tavelli L, McGuire MK, et al. Autogenous soft tissue grafting for periodontal and peri–implant plastic surgical reconstruction[J]. Journal of periodontology, 2020, 91(1):9–16.

"向左走or向右走"——埋伏阻生齿致严重骨缺损的不同治疗方案比较

董伊雯 倪初蕾 刘劲松 刘登峰 卢文星 刘传通

摘 要

目的：探讨当前牙存在埋伏阻生齿致严重骨缺损时，是运用分阶段GBR进行骨增量并种植修复还是运用正畸将埋伏阻生齿牵出引导骨组织再生后再行种植修复。对比两种方式的适应证及效果。**材料与方法**：对类似的两例上颌右侧中切牙埋伏阻生患者进行临床检查，其缺牙区软组织不存在缺损，术前CBCT示二者均存在牙槽嵴高度及宽度严重不足并伴有埋伏阻生齿。其中一个病例（A）拔除患者右上埋伏阻生齿并彻底搔刮牙槽窝，进行骨髓腔开放，拔牙窝内植入拜欧金（吉特瑞）颗粒，并覆盖GTR（吉特瑞）胶原膜，充分减张，严密缝合。术后常规预防性应用抗生素及激素。植骨后6个月植入种植体并同期行GBR术，4个月后种植体支持式临时义齿进行软组织塑形，2个月后行最终修复。修复后定期复查。另一个病例（B）通过正畸将埋伏阻生齿牵出引导垂直向成骨，并将阻生齿保留至患者成年后拔除同期行种植修复。**结果**：病例A经过二次GBR+种植术后，缺牙区种植体唇侧获得了均＞1.5mm的牙槽骨厚度，通过临时义齿进行牙龈塑形后最终行上部牙冠修复时获得了较为理想的软组织轮廓和美学效果；病例B通过正畸牵引后获得了较为理想的垂直向骨增量，待患者成年后进行阻生齿拔除及同期种植手术进行较为少量骨增量即可得到较好的美学效果。**结论**：以上两个病例通过骨增量+种植修复的方式或正畸牵引引导骨组织再生后再行种植修复的方式均取得了较为满意的效果，且两种方式均存在大量的文献支持证明其存在不错的长期稳定效果，针对不同患者不同阶段可提供更多的治疗方案。

关键词：骨增量；种植修复；正畸牵引

美学区埋伏阻生齿在拔除后通常会造成严重的骨组织缺损。如何合理规划，对骨缺损区域进行骨增量，并尽可能达到较为理想的美学修复效果始终是临床的一大难题。目前，临床较常用的骨增量方法有自体骨块植骨、自体骨片技术、引导骨组织再生及通过正畸牵引埋伏阻生牙等。大量研究表明，运用同种异体骨材料可以加快骨缺损区域的成骨速度，骨增量效果长期、稳定。此外，大量研究证实，在一定范围内对牙槽骨施加拉力可促进牙槽骨的再生，因此通过正畸方式将无法保留的埋伏阻生齿正畸牵出，可有效促进牙槽骨再生。

一、材料与方法

1. 病例简介 病例A：21岁女性患者，因右上中切牙埋伏阻生，经正畸科会诊后转诊至我科。正畸会诊结果显示，该埋伏阻生齿冠根折叠角度＞90°，通过正畸牵引无法保留该患牙，遂转诊至我科要求行种植修复。既往史和个人史无殊。病例B：10岁女性患者，因右上中切牙埋伏阻生，至正畸科就诊，正畸会诊结果显示，该埋伏阻生齿冠根折叠角度＞90°，通过正畸牵引无法保留该患牙，遂转诊至我科要求行种植修复。既往史和个人史无殊。

病例A口内检查：患者11埋伏阻生。CBCT示：骨高度、宽度严重不足。附着龈宽度可，近远中龈乳头完整。22深龋树脂修复后，修复体已近髓。口腔卫生情况一般，菌斑中量，软垢中量，牙结石：0～（+）。前牙开殆、浅覆盖，磨牙关系中性。病例B口内检查：患者11埋伏阻生。CBCT示：骨高度、宽度严重不足。附着龈宽度可，近远中龈乳头完整。口腔卫生情况一般，菌斑中量，软垢中量，牙结石：0～（+）；替牙列。

2. 诊断 病例A：牙龈炎；11埋伏阻生；22深龋。病例B：11埋伏阻生。

3. 治疗计划

病例A：

（1）全口洁治。

（2）拔除11埋伏阻生齿后同期行GBR。

（3）4个月后行种植+骨块植骨术。

（4）二期+种植体支持式临时义齿引导软组织成形。

（5）种植体支持式义齿永久修复。

病例B：

（1）全口洁治。

作者单位：温州医科大学附属口腔医院

通讯作者：董伊雯；Email: 272702576@qq.com

（2）正畸牵引埋伏阻生齿最大限度引导骨生成。

（3）待年满18周岁后再行埋伏阻生齿拔除+即刻种植+GBR+即刻修复。

（4）种植体支持式义齿永久修复。

4. 治疗过程（图1～图37）

病例A：

（1）全口洁治。

（2）在受植区及其附近行必兰局部浸润注射，行牙槽嵴顶水平切口，远中角形切口减张，翻瓣，暴露埋伏牙所在区域，小范围去骨拔除埋伏阻生齿，彻底清除拔牙窝内牙囊等组织，开放骨髓腔，在骨缺损区域植入足量拜欧金骨粉，覆盖吉特瑞可吸收胶原膜并用缝线进行水平褥式缝合固定，严密缝合创口，术后常规预防性应用抗生素及激素。术后4天复查，2周部分拆线，4周拆除所有缝线。

（3）术后3个月CT复查骨量可见拔牙区域骨增量效果显著，但仍存在部分水平向骨缺损，故术后4个月行种植+GBR术，在受植区及其附近行必兰麻局部浸润注射，行牙槽嵴顶水平切口，远中角形切口减张，翻瓣，暴露缺牙区域，拆除原有膜钉，在简易导板的指引下遵照3A2B原则植入Straumann系统骨水平3.3mm×10mm种植体，置1mm愈合基台，并在骨缺损区域覆盖Bio-Oss骨粉，覆盖Bio-Gide可吸收胶原膜并以膜钉固定，随后用缝线进行水平褥式缝合固定，严密缝合创口，术后4天复查，2周部分拆线，4周拆除所有缝线。

（4）术后3个月CBCT复查显示种植体周存在至少1.8mm厚度骨量，植骨效果可。术后6个月复查患者口内角化龈宽度厚度可，无须行软组织移植，遂行腭侧U形软组织瓣折叠塞入唇侧以增厚唇侧软组织厚度。并取出原愈合基台后更换为4mm高度愈合基台，2周后种植体支持式临时义齿牙龈塑形，2个月后个性化转移，行永久修复。

病例B：

（1）全口洁治。

（2）开窗正畸牵引11至适宜部位引导垂直向骨增量。

（3）待年满18周岁后行埋伏阻生齿拔除+即刻种植+GBR+即刻修复后，再行种植体支持式义齿永久修复。

二、结果

两例患者均对治疗效果满意，病例A患者唇侧丰满度理想，牙龈形态较为自然，色泽健康。种植修复体外形较为协调、色泽逼真，种植体功能性负载3个月后无松动、脱落，CT示骨水平稳定，无明显边缘骨吸收。病例B患者唇侧丰满度理想，牙龈形态较邻牙稍有欠缺，色泽健康；CT示牙槽骨得到了较好的增量。

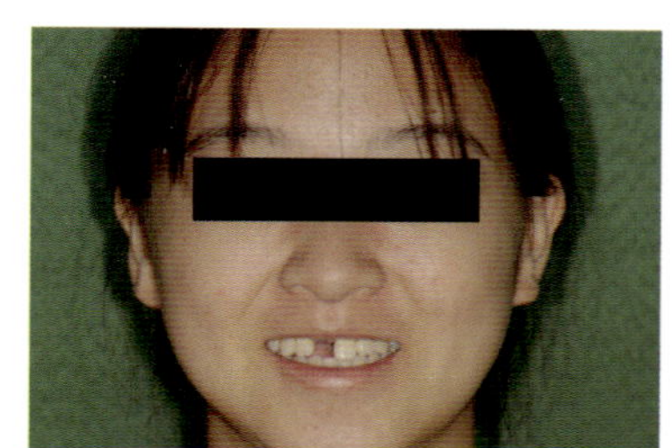

图1　术前微笑像为中位笑线

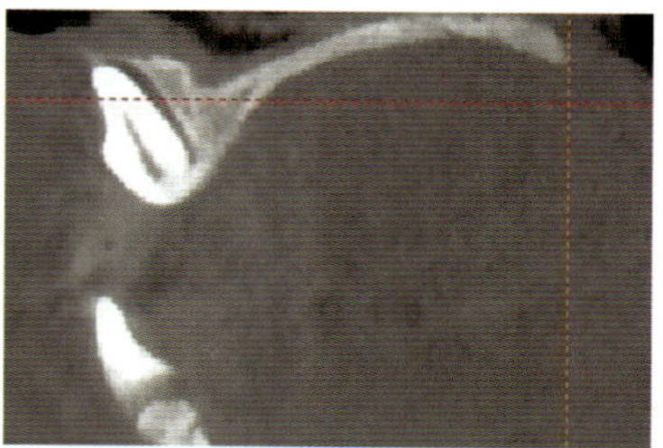

图2　术前CBCT矢状面截图显示存在明显垂直向及水平向骨缺损

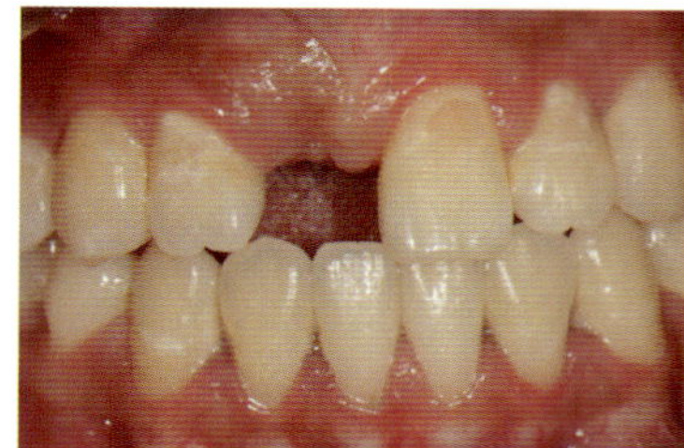

图3　术前口内正面像

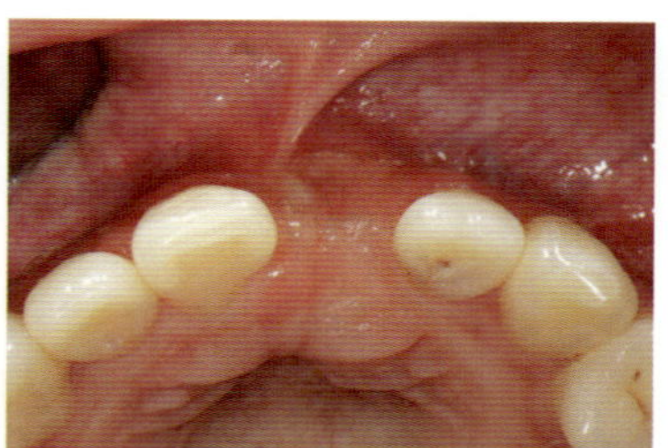

图4　术前口内殆面像

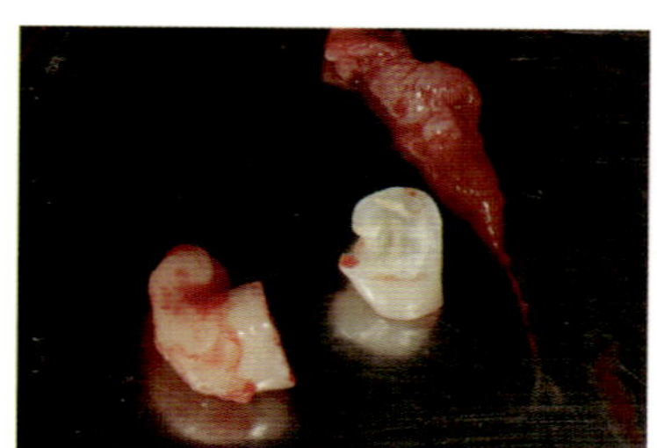

图5　拔除埋伏阻生齿

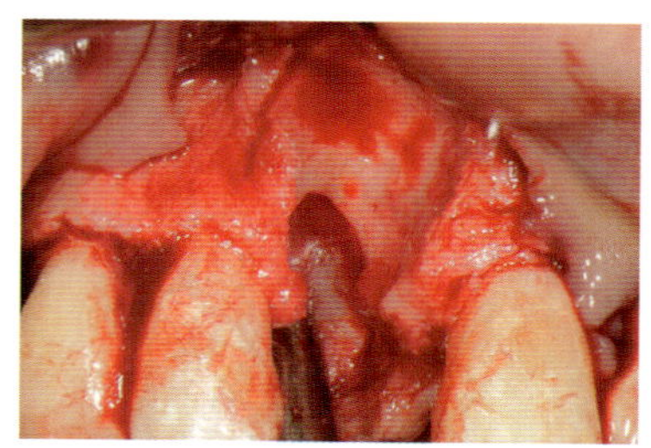

图6　拔除阻生齿后正面像，可见拔牙窝内严重骨缺损

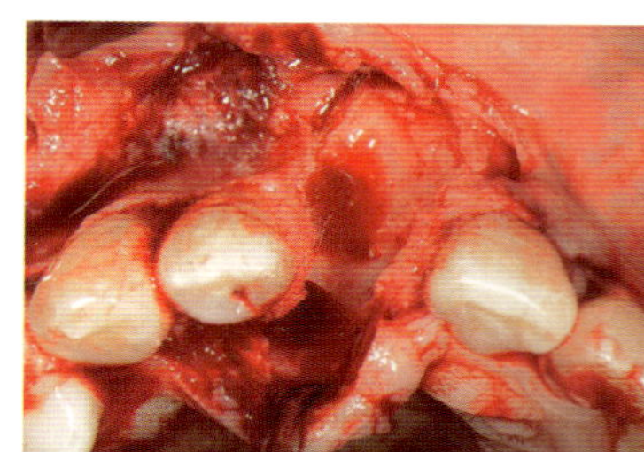

图7　拔牙后殆面像

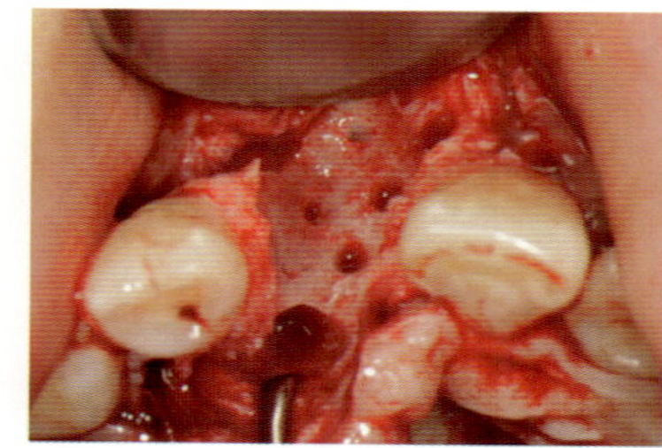

图8　开放骨髓腔

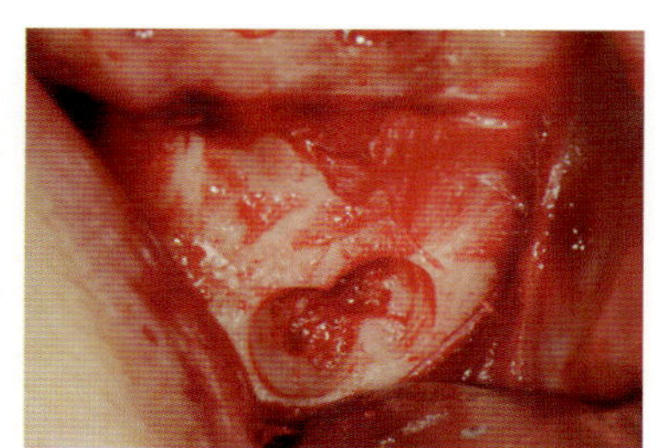
图9　下颌颏部取自体骨屑

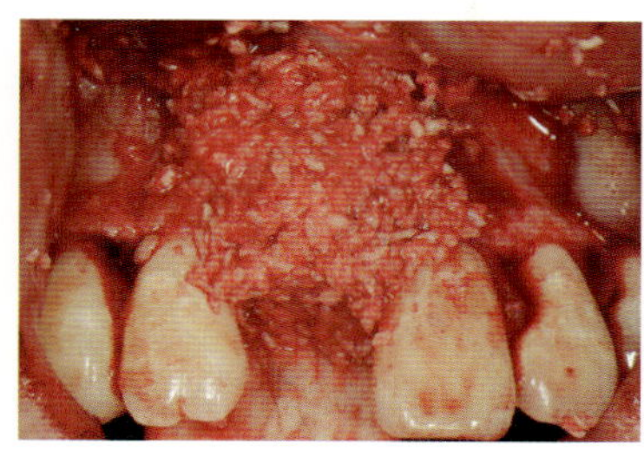
图10　同种异体骨粉混合自体骨屑进行GBR

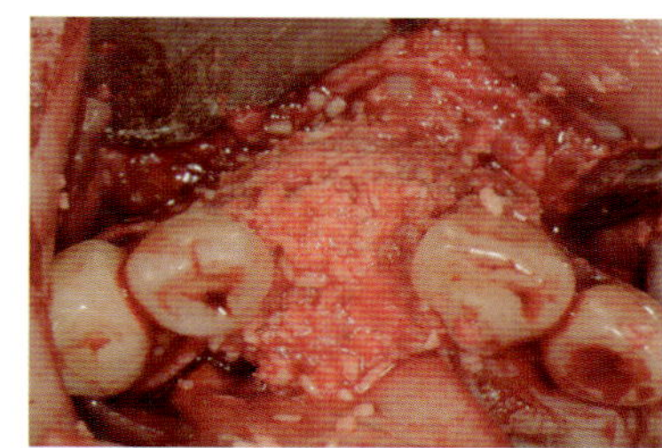
图11　填塞骨粉后殆面像

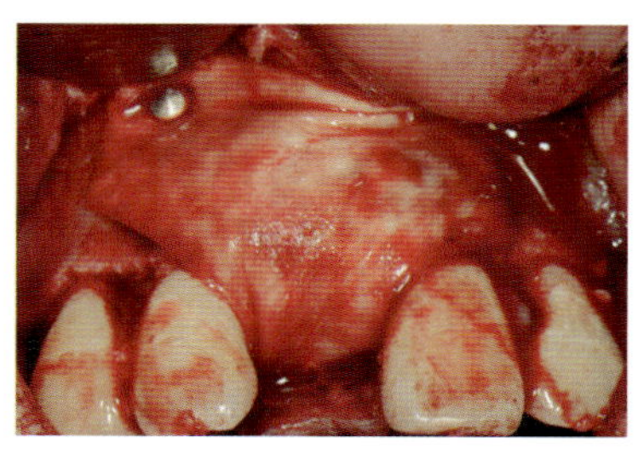
图12　覆盖胶原膜并用膜钉固定

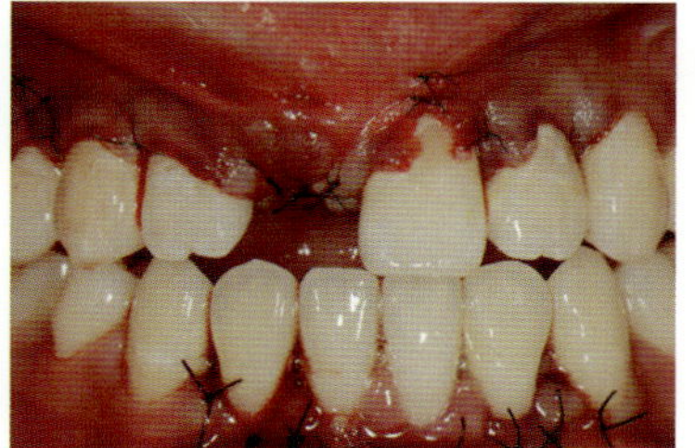
图13　减张严密缝合

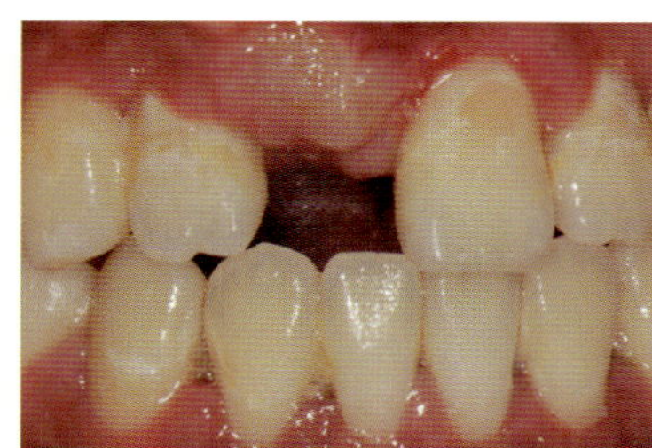
图14　植骨后6个月口内正面像

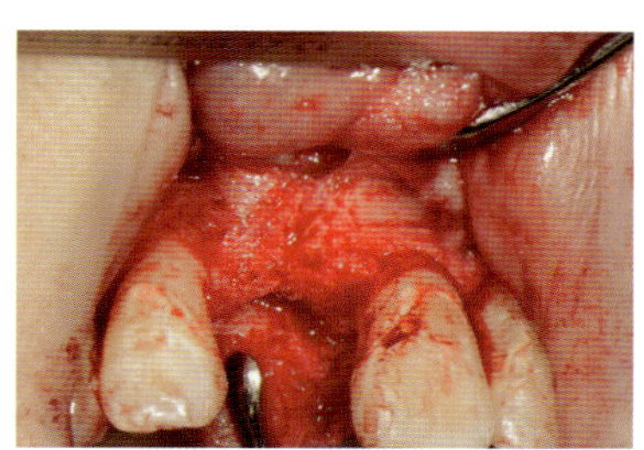
图15　切开翻瓣可见大量骨形成

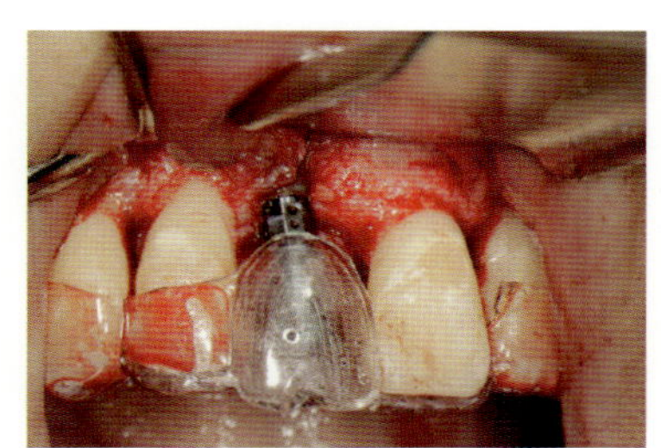
图16　简易导板引导下植入种植体

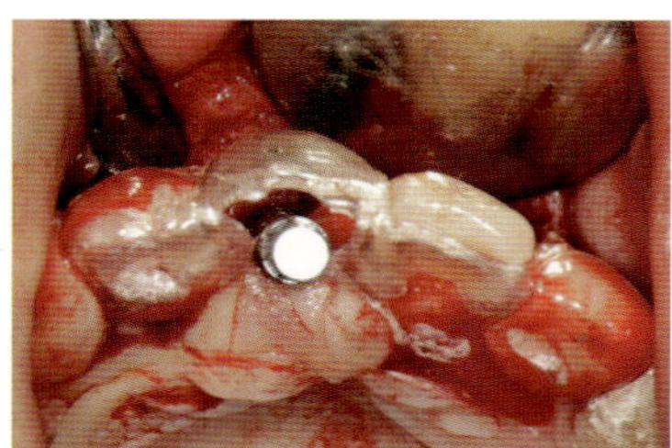
图17　种植体植入后殆面像

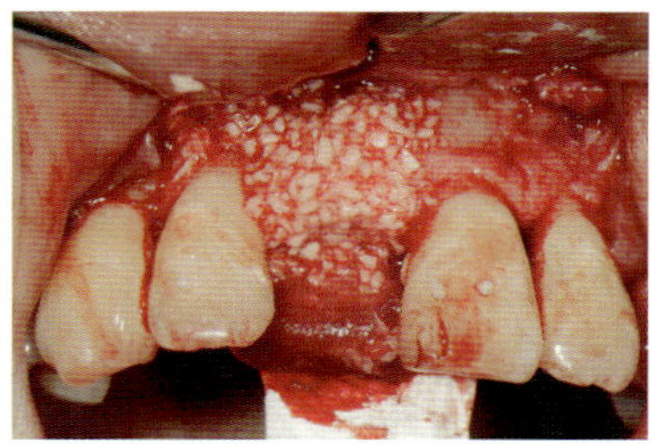
图18　再次行GBR

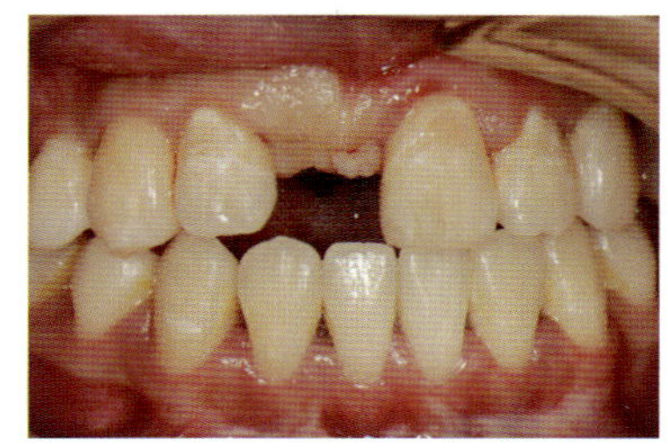
图19　种植+GBR术后4个月口内正面像

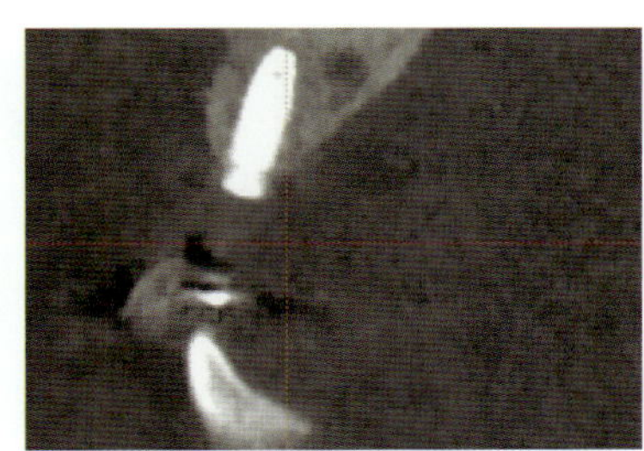
图20　种植+GBR术后3个月CBCT复查可见种植体周有充足的骨量

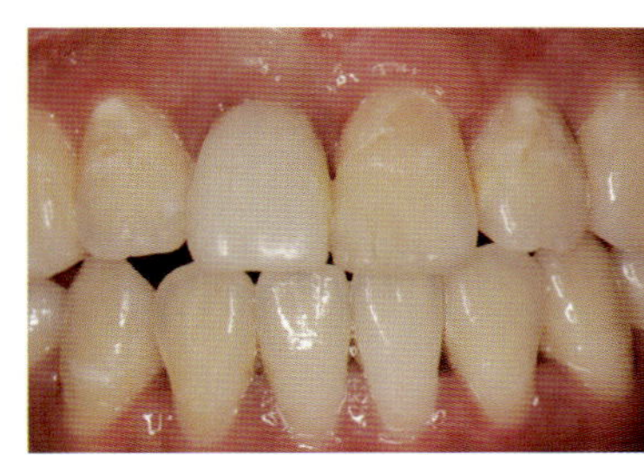
图21　临时义齿牙龈诱导成形后

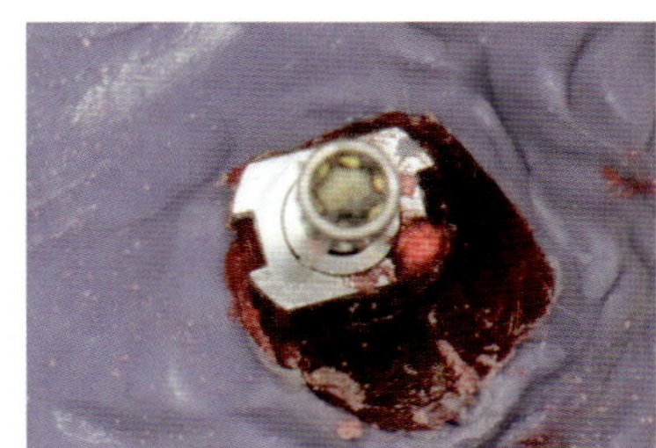
图22　个性化转移取模

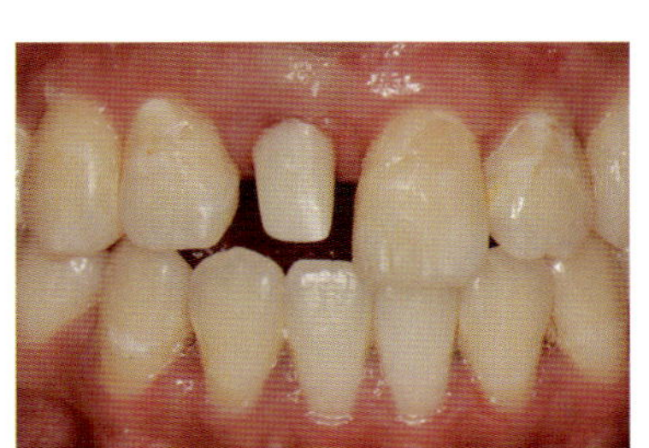
图23　个性化瓷基台试戴

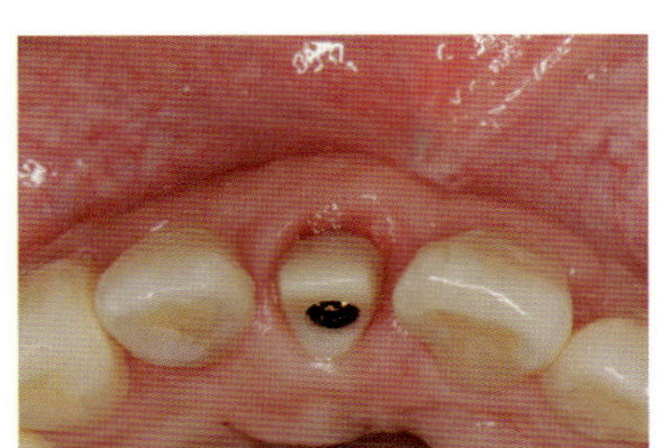
图24　瓷基台试戴殆面像

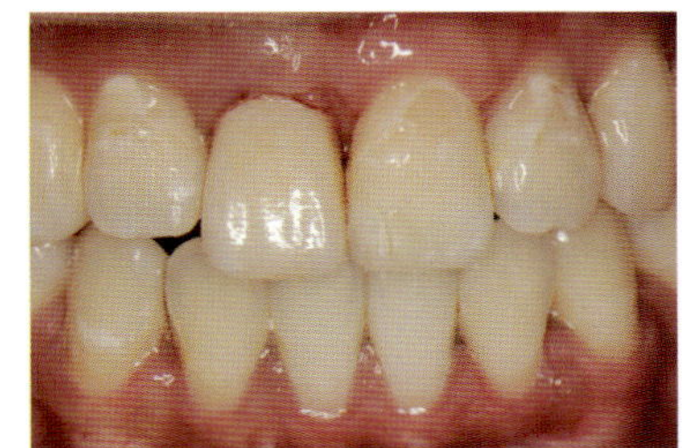
图25　永久修复体戴入后即刻

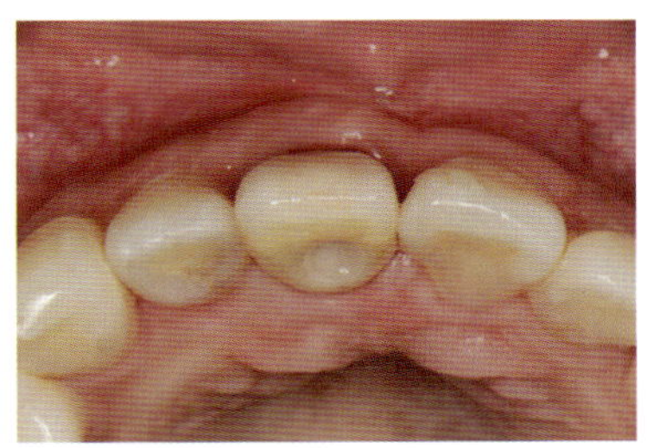
图26　永久修复体戴入后即刻殆面像

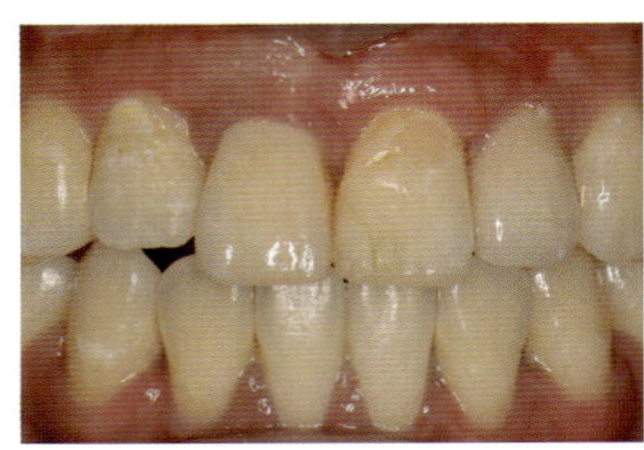
图27　永久修复后4个月口内正面像

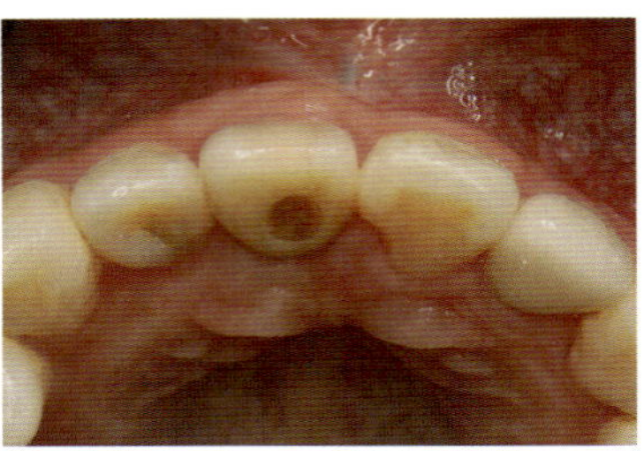
图28　永久修复后4个月口内殆面像

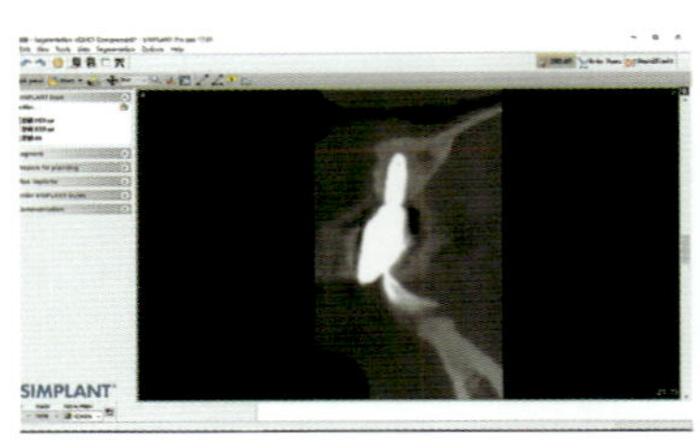
图29　永久修复后4个月CBCT复查可见骨量保存良好

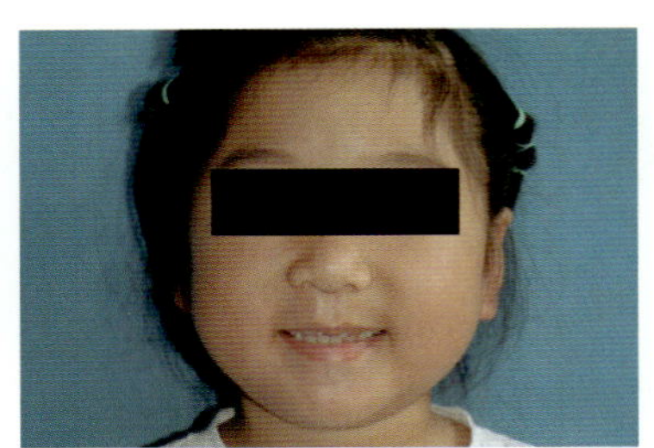
图30　正畸治疗前正面微笑像

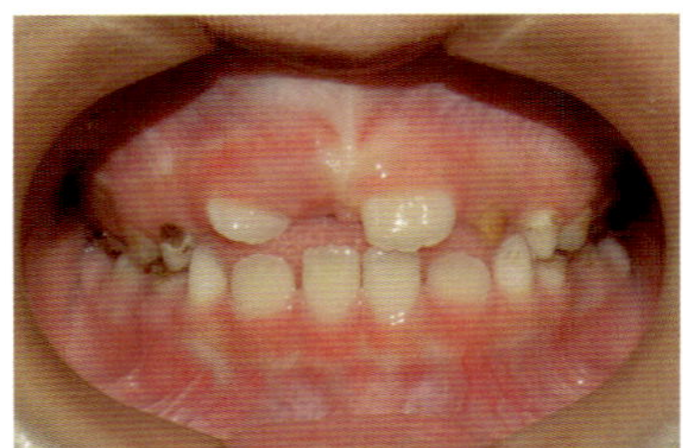
图31　术前口内正面像

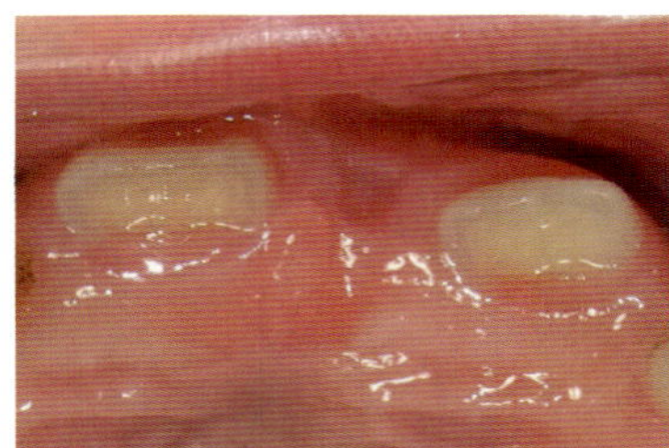
图32　术前殆面像

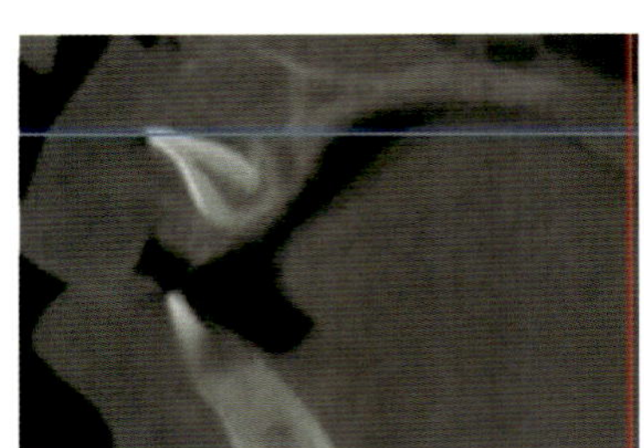
图33　术前CT矢状面示存在垂直向及水平向骨缺损

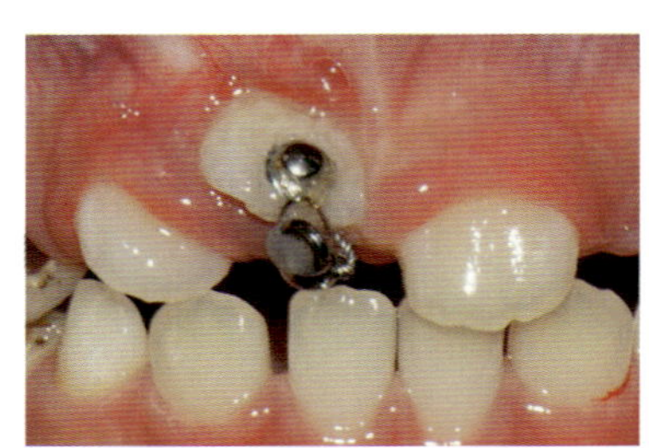
图34　开窗正畸牵引中正面像

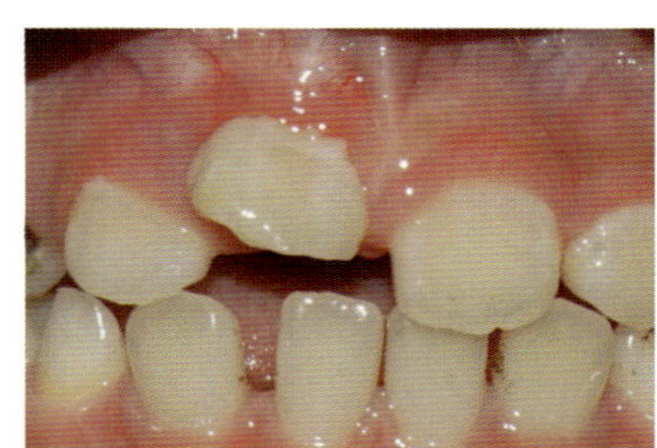
图35　正畸结束后正面像

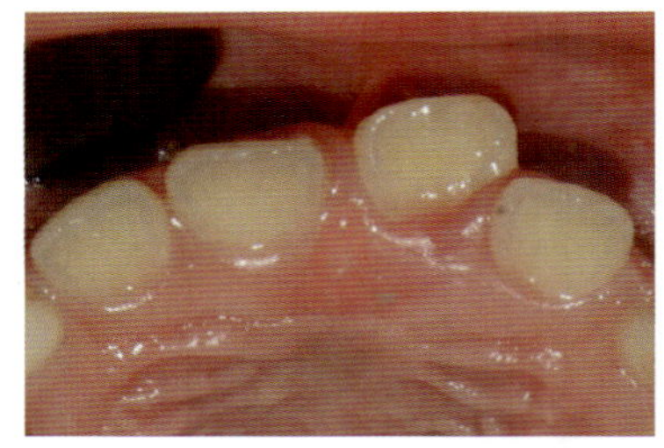
图36　正畸结束后殆面像

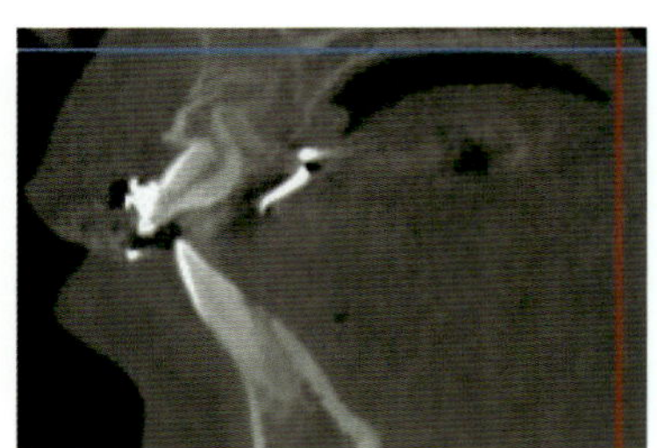
图37　正畸结束后CT矢状面示牙槽骨高度较之前有明显增加

三、讨论

埋伏阻生齿拔除后常伴随严重的骨缺损，本案例中的两名患者直接拔除阻生齿后均会出现严重的垂直向及水平向骨缺损。病例A患者唇侧丰满度理想，牙龈形态较为自然、色泽健康。种植修复体外形较为协调、色泽逼真，种植体功能性负载3个月后无松动、脱落，CT示骨水平稳定，无明显边缘骨吸收。病例B中根据骨缺损分型对其进行分阶段骨增量，并且由于存在的骨缺损较大，利用自体骨和人工骨粉进行混合，提高其成骨的质和量。最终取得了较为满意的效果。病例B中由于患者距18周岁后进行种植修复的时间间距较大，且通过正畸力的施加可以有效促进垂直向的骨增量，因此通过大约6个月时间的正畸牵引促进了新骨的形成，为后期种植打下了坚实的基础，降低了后期种植修复的难度，取得了较为满意的效果。两个类似的案例通过不同的方式进行骨增量，对不同阶段的患者提供了更多的选择。

四、结论

以上两个病例通过骨增量+种植修复的方式或正畸牵引引导骨组织再生后再行种植修复的方式均取得了较为满意的效果，且两种方式均存在大量的文献支持证明其存在不错的长期稳定效果，针对不同患者不同阶段可提供更多的治疗方案。

参考文献

[1] Chiapasco M, Zaniboni M. Clinical outcomes of. GBR procedures to correct peri-implant dehiscences and fenestrations: a systematic review[J]. J Clin Oral Implant Res, 2009, 20(4):113-123.
[2] Clementini M. Success rate of dental implants inserted in horizontal and vertical guided bone regenerated areas: a systematic review[J]. Int J Oral Maxillofac Surg, 2012, 41(7):847-852.
[3] Bahat O, Fontanessi RV. Efficacy of implant placement after bone graftinng for three-dimensional reconstruction of the posterior jaw[J]. International Journal of Periodontics and Restorative Dentistry, 2001, 21(3):220-231.

上颌前牙区慢性根尖周炎伴大面积骨缺损行引导骨组织再生后延期种植病例报告1例

蒋澍

摘要

目的：前牙美学区连续缺失牙列牙槽嵴为ClassⅢ~Ⅳ型骨缺损时，无法同期种植，需Onlay植骨术（块状，颗粒状，Shell）行水平向骨增量。虽然“块状骨及Shell（贝壳技术）”仍为骨移植“金标准”，但是技术敏感性高，第二术区开辟往往被接受度不高。随着生物工程学的不断发展，高性能的可吸收屏障膜配合颗粒状骨替代品使用的GBR技术在临床中运用越来越广泛，可复制可预期性大大增加。本病例报告使用Guidor膜，同种异体骨，低替代率异种骨颗粒的“GBR”技术在上颌前牙连续缺失区牙槽嵴水平向骨增量中取得较好的结果。

关键词：引导骨组织再生；Guidor（聚乳酸膜）

一、材料与方法

1. 病例简介 36岁男性患者。主诉：前牙烤瓷桥松动，要求就诊。现病史：数十年前因外伤致11-22缺失，于外院行13-23烤瓷冠连桥修复体，期间唇侧牙龈反复肿胀史，口服消炎药好转，现因13-23烤瓷冠桥松动，来我院就诊。既往体健。吸烟史：每天20支。口内检查：口腔卫生状况欠佳，牙结石（++），下颌舌侧居多，烟渍色素Ⅰ度，软垢指数2，牙龈红肿，探易出血。低笑线，厚龈生物型。取下13-23烤瓷冠连桥，11-22缺失区牙槽嵴水平向吸收，角化龈宽度约5mm；12备牙状，叩痛（±），冷刺激无反应，松动Ⅱ度，牙龈无异常；21探及残根位于龈下，表面炎性软组织附着，探诊出血，约7mm×8mm软硬组织缺损；13、23备牙状，部分牙本质着色，探质硬，叩痛（-），冷刺激一过性敏感，无松动，牙龈无异常。口外检查：双侧颌面部基本对称，颞下颌关节未见明显异常，开口度及开口型正常。CBCT示：22缺失区可用骨宽度约3.17mm；12根尖外吸收伴大面积低密度影像约13.5mm×10.2mm，向上波及鼻底区，近中波及11缺失区位点；21根中1/3处冠根分离，根上1/3可见约8mm×8mm低密度影像，唇侧骨板消失；13-23根尖周未见明显异常（图1~图10）。

2. 诊断 全口牙龈炎；11、22缺失；21残根；12牙体缺损伴慢性根尖周炎；13、23牙体缺损伴外源性着色。

3. 治疗计划

（1）全口龈上洁治，口腔卫生宣教。

（2）拔除21、12。

（3）行上颌前牙缺失区引导骨组织再生。

（4）延期种植，种植体支持式固定桥修复12-22。13、23行单冠修复。

4. 治疗过程

（1）制作过渡义齿：术前沟通，患者对原烤瓷桥美学效果满意，全口龈上洁治，口腔卫生宣教。暂时复位烤瓷桥，硅橡胶印模制取临时冠模板，移除烤瓷桥，签署知情同意书，局部麻醉下拔除12、21，搔刮拔牙窝，过氧化氢、庆大霉素液交替冲洗，去净感染组织，压迫止血后戴树脂临时冠桥。

（2）骨增量：4周后，拔牙创软组织愈合（图11，图12）。术前告知患者种植相关风险及费用，患者知情同意并签订手术治疗同意书，氯己定漱口水含漱10分钟，术前抽取静脉血离心制取CGF，局部麻醉下13、14、23、24龈沟内切口附加远中垂直切口，缺失区牙槽嵴顶水平切口切透黏骨膜翻全厚瓣，暴露植骨区域（图13），12位点大面积骨内缺损至鼻底（图14，图15），彻底清除肉芽组织，庆大霉素液浸泡，鼻底黏膜完整上盐酸米诺环素软膏（图16），覆盖CGF膜，充填同种异体骨颗粒拜欧金（1mL）至压实，延续充填11、21、22位点骨缺损间隙并往唇侧做水平向骨弓轮廓扩增，平顺至13、23根方牙槽嵴外形高点一致，外层继续添加低替代率小牛骨（Bio-Oss，0.25g）稍稍过量扩增，唇侧覆盖Guidor膜（20mm×28mm），嵴顶覆盖Bio-Gide（13mm×25mm）（图17~图22），缝线压膜法（图23），减张缝合关闭创口（图24）。2周后拆线，创口基本愈合，21位点因缺失量较多部分裂开（图25，图26）。术后CBCT示：各位点水平向骨增量明显（图27）；6个月后复查CBCT示：骨增量效果良好，12-22位点水平向可用骨宽度7~8mm（图28）。

（3）种植体植入：光学口内扫描拟合CBCT数据制作打印3D导板，

作者单位：武汉大众口腔医院

Email: 61646787@qq.com

局部麻醉半程导板静态引导下，12、22位点分别植入2颗3.8mm×13mm Camlog种植体，分别上3.8mm×2mm愈合基台，缝合关闭创口（图29～图40）。验证植入位点与预设位点一致（图41，图42）。

（4）种植体支持式临时修复体牙龈塑形：种植体植入3个月后，骨结合良好。种植体水平取膜，美学诊断模型抽壳制取临时修复体，牙龈塑形（图43）。

（5）制作最终修复体：牙龈塑形3个月后，复制个性化穿龈轮廓及桥基轮廓（图44），直接法开窗式取膜制作最终修复体，戴入螺丝固位氧化锆桥（图45，图46）。

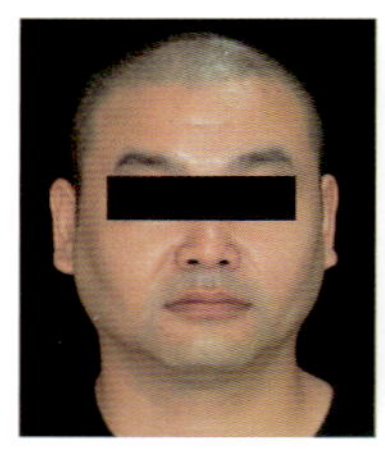
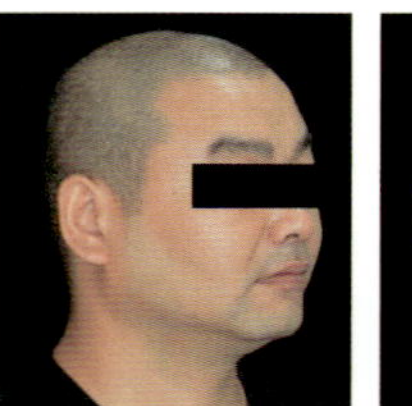
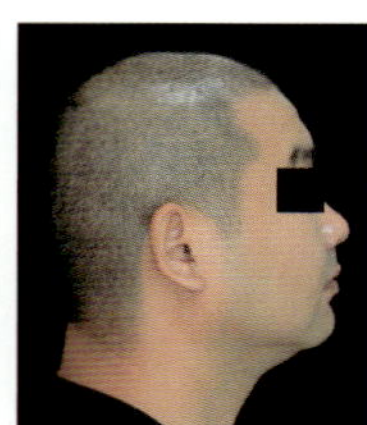

图1 术前面像

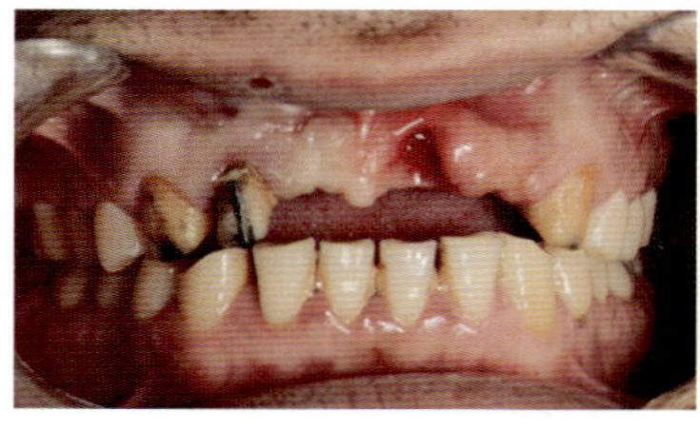

图2 低位笑线，烤瓷桥脱落，21残根，13、12、23备牙状

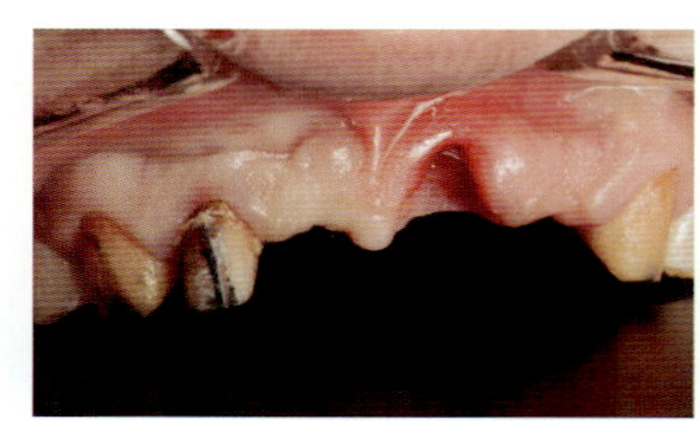

图3 缺失区骨弓轮廓塌陷，21区软硬组织缺失

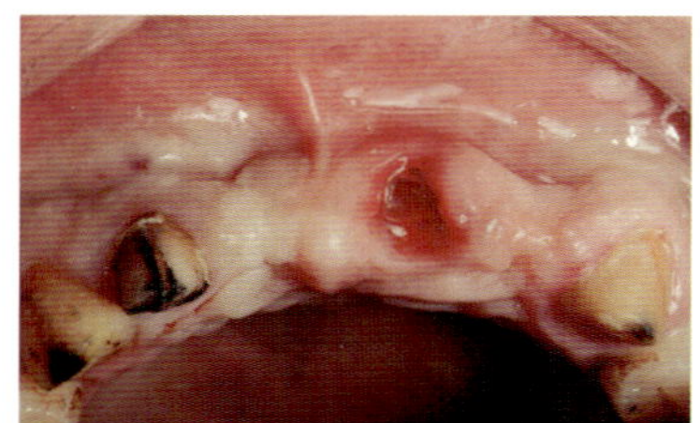

图4 厚龈型，角化龈宽度尚可

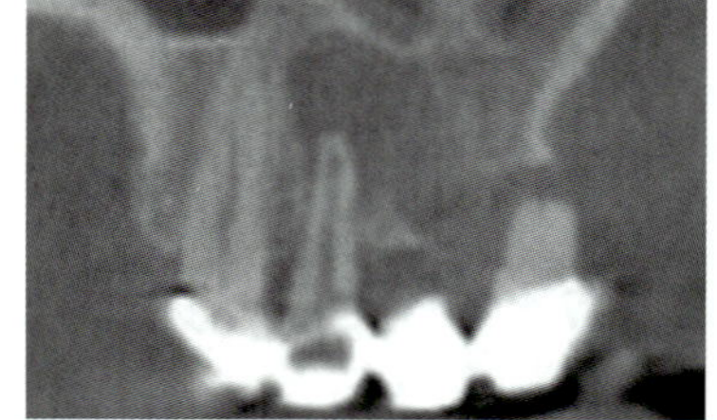

图5 根尖周炎波及范围

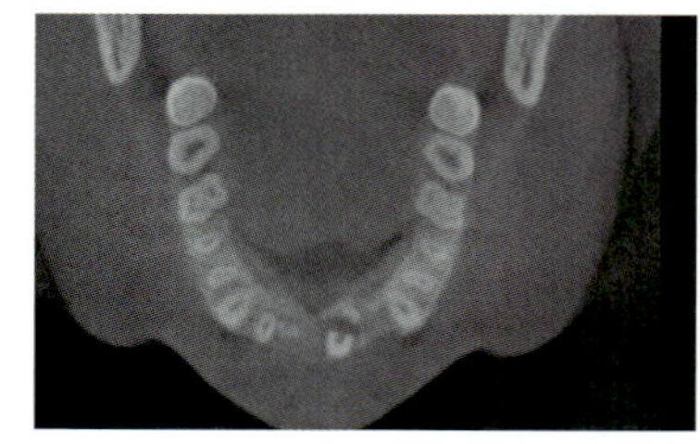

图6 水平向骨缺损较大

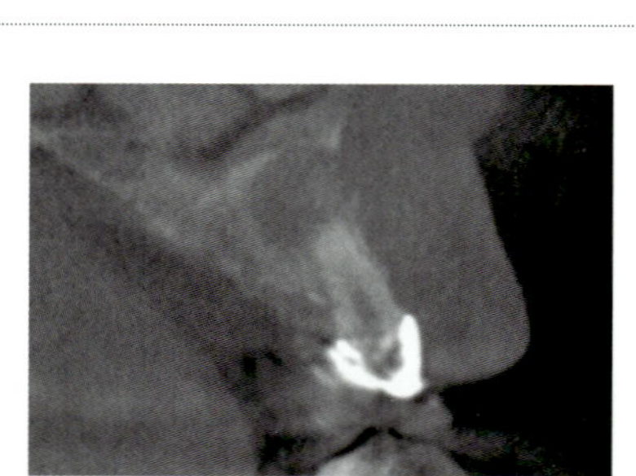

图7 12位点截图

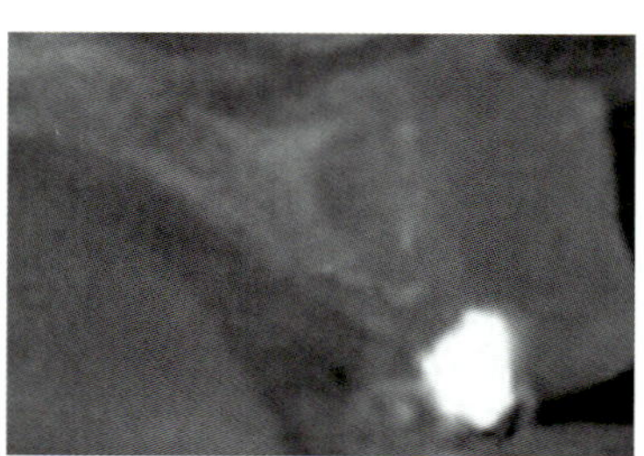

图8 11位点截图

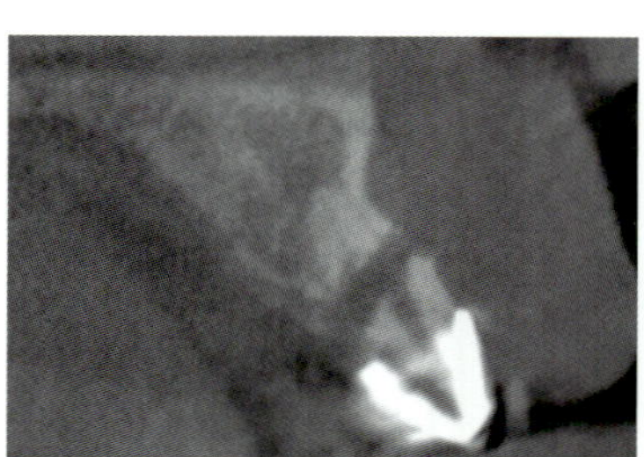

图9 21位点截图

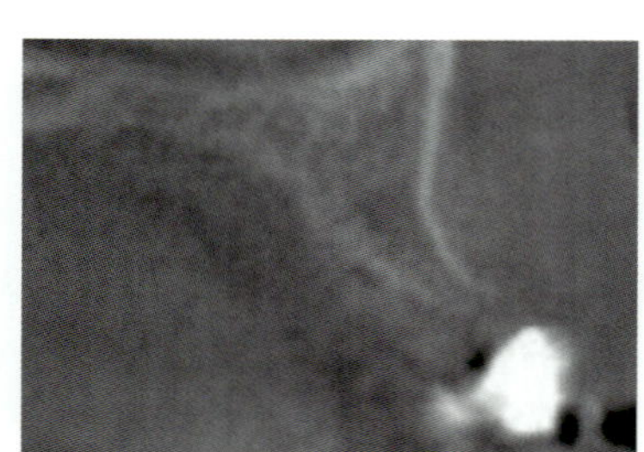

图10 22位点截图

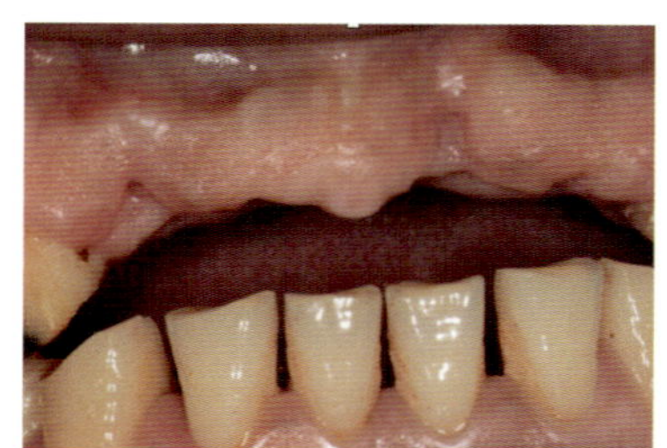

图11 12、21拔除后四周软组织基本愈合

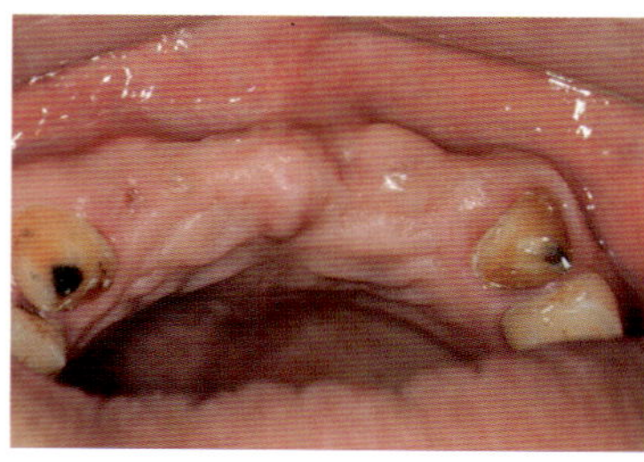

图12 水平向骨弓轮廓塌陷

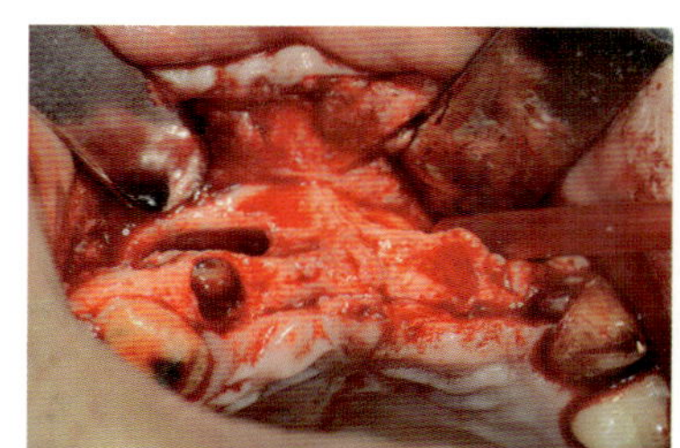

图13 翻全厚瓣，暴露植骨区域

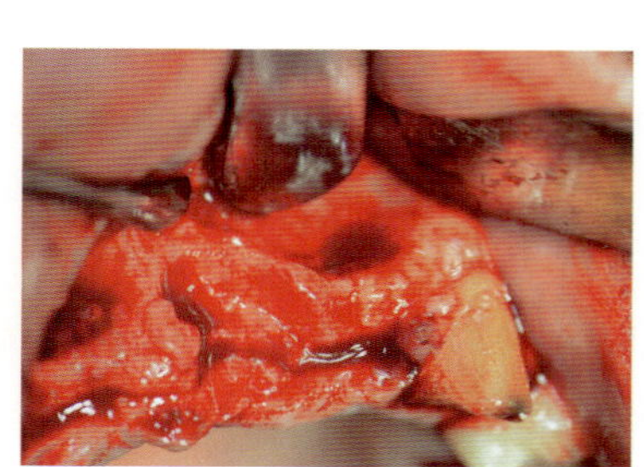

图14 Class Ⅲ～Ⅳ型骨缺损

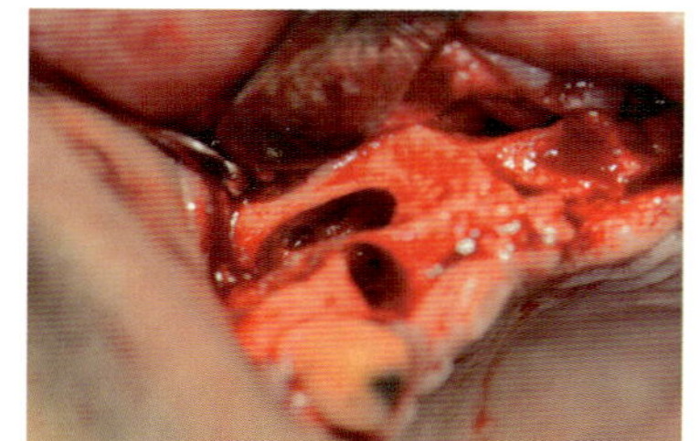

图15 12位点骨缺损区肉芽组织去尽后，鼻底黏膜暴露

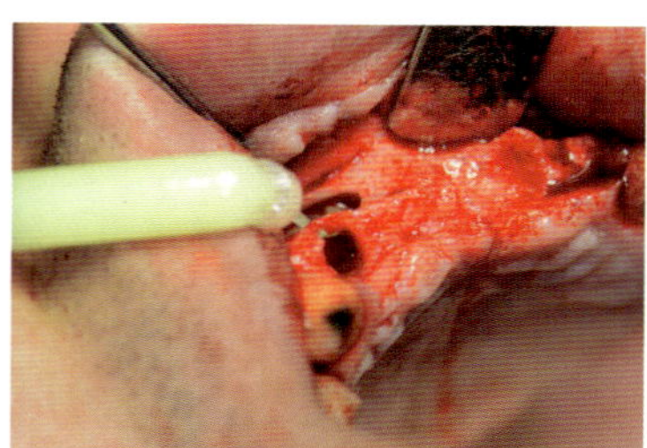

图16 庆大霉素液冲洗浸泡后，上盐酸米诺环素软膏

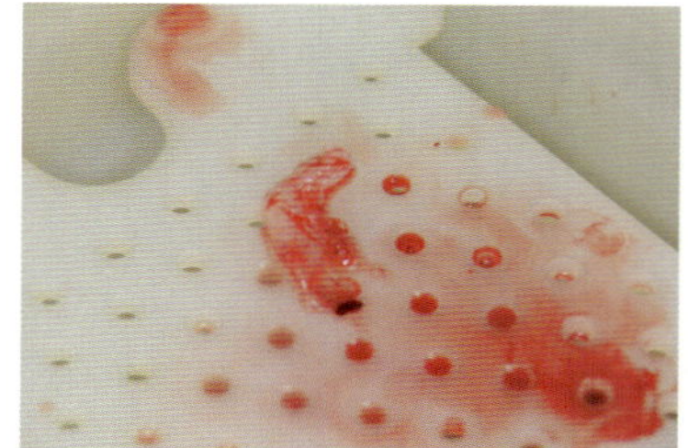

图17 CGF隔离鼻底黏膜

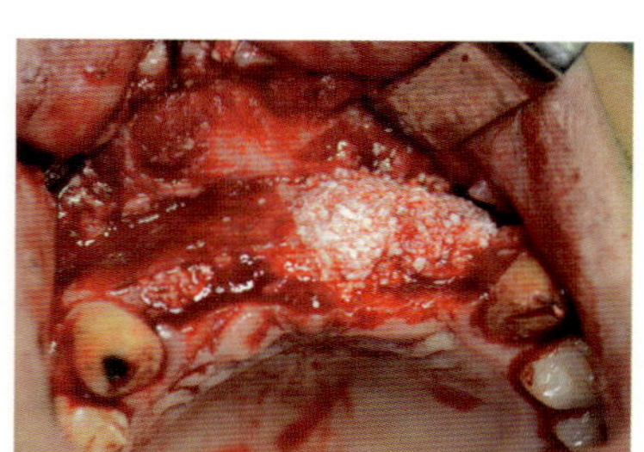

图18 缺损区充填同种异体骨颗粒，最外层低替代率小牛骨骨弓轮廓扩增

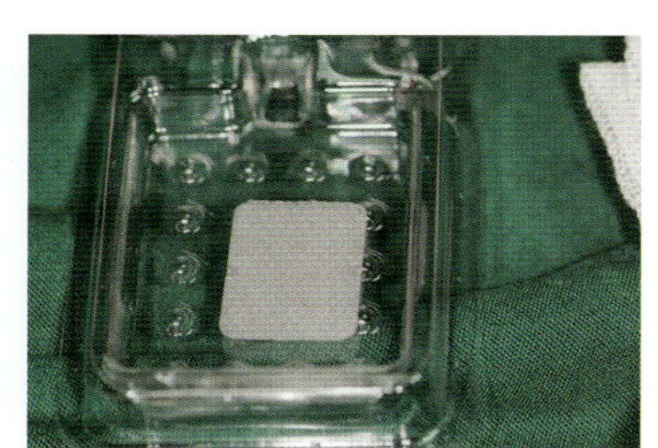
图19 Guidor膜

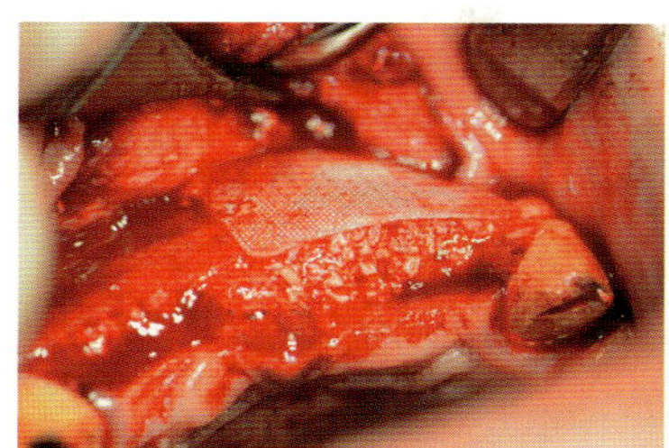
图20 覆盖于植骨区域唇侧

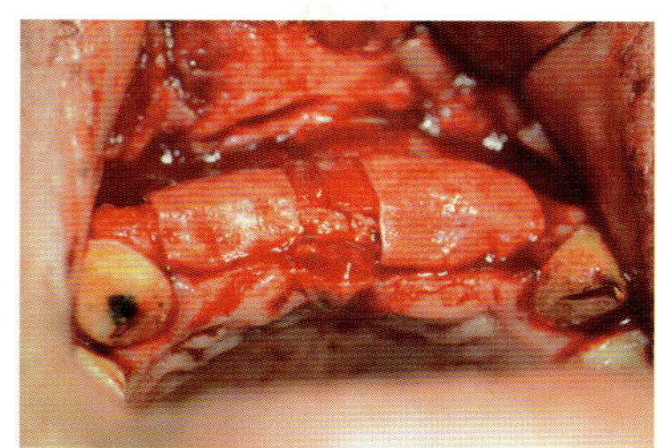
图21 嵴顶区域覆盖胶原膜

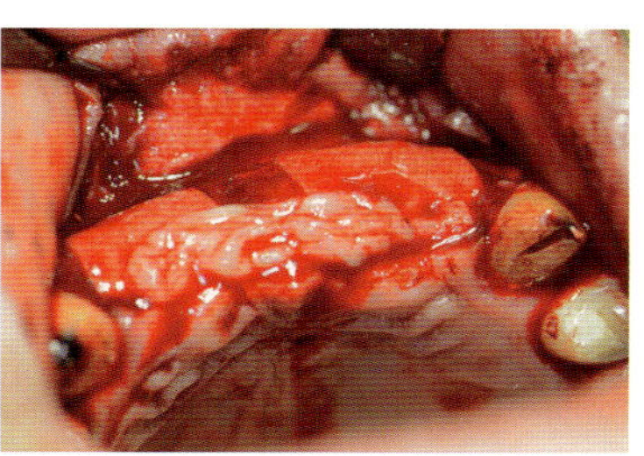
图22 CGF覆盖嵴顶胶原膜，骨膜减张

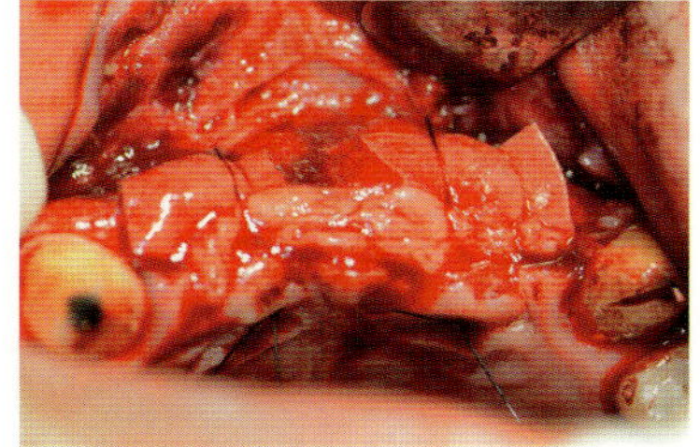
图23 缝线压膜法

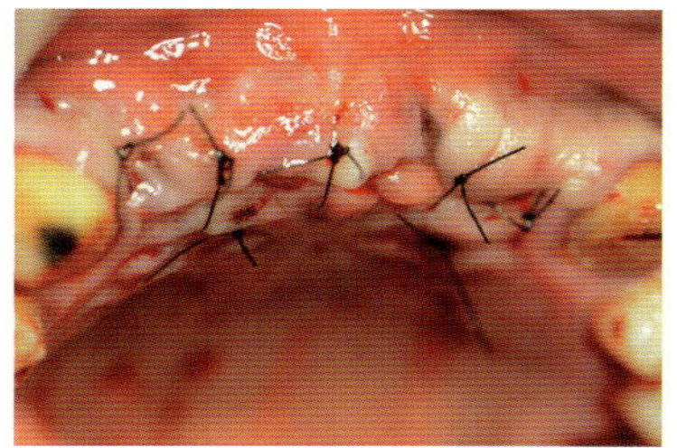
图24 无张力缝合

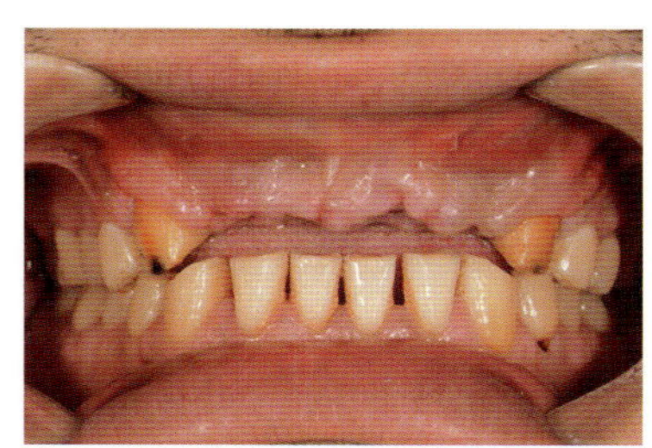
图25 2周后拆线

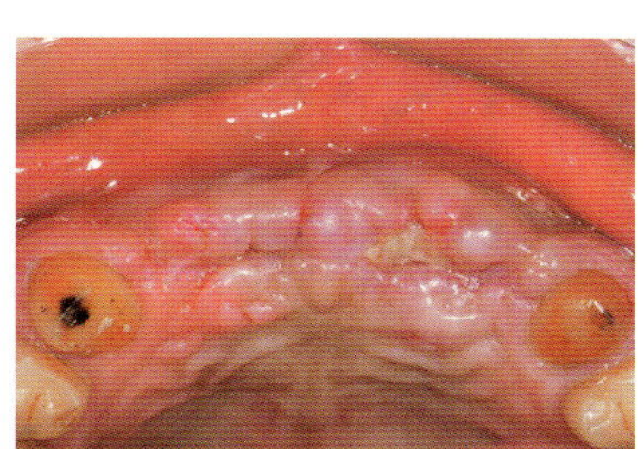
图26 21位点创口部分裂开

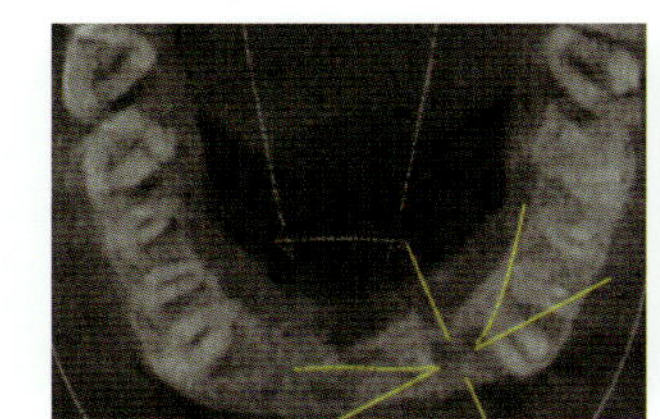
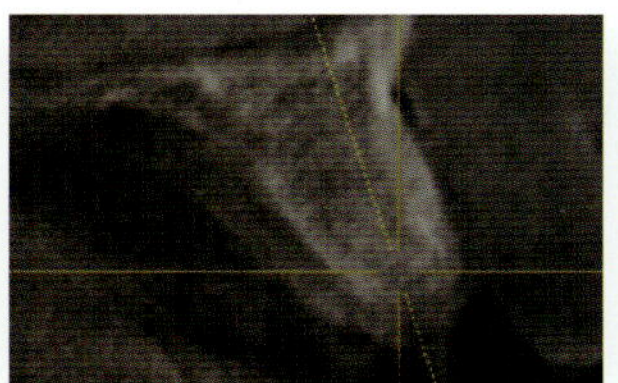
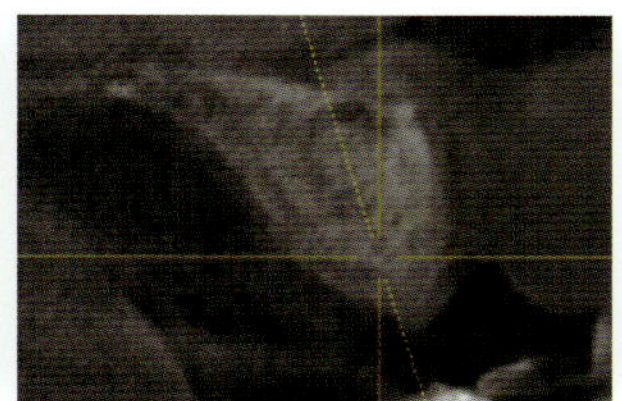
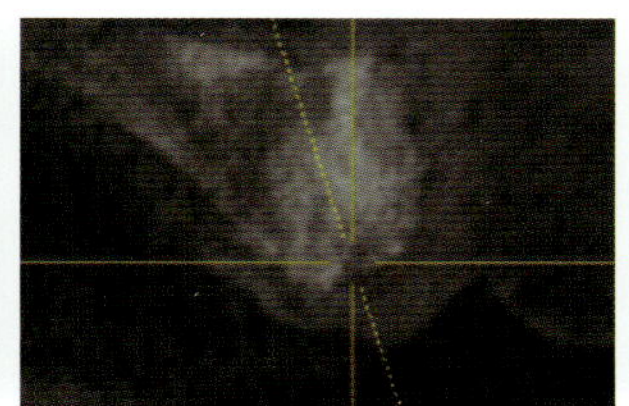
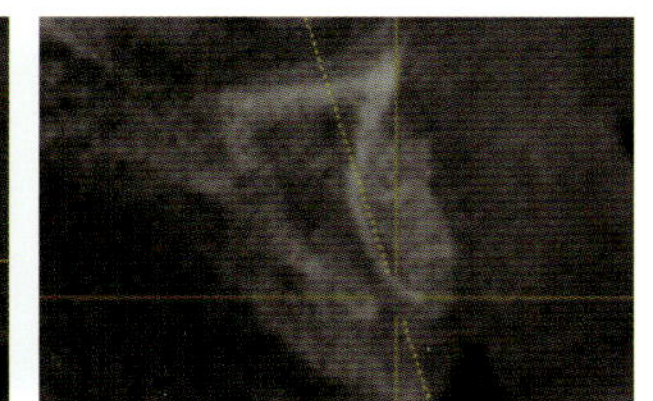
图27 术后CBCT截图示各位点水平向骨增量明显

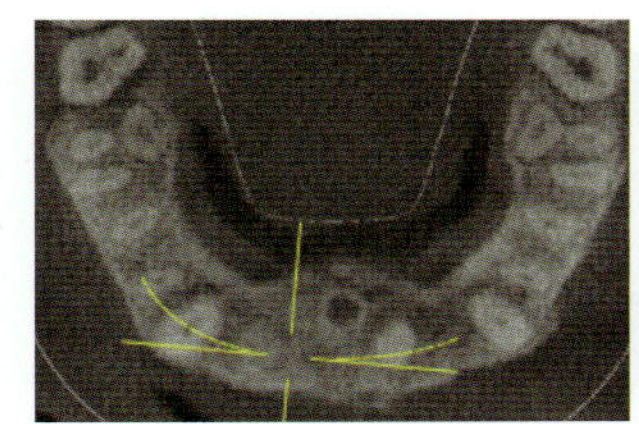
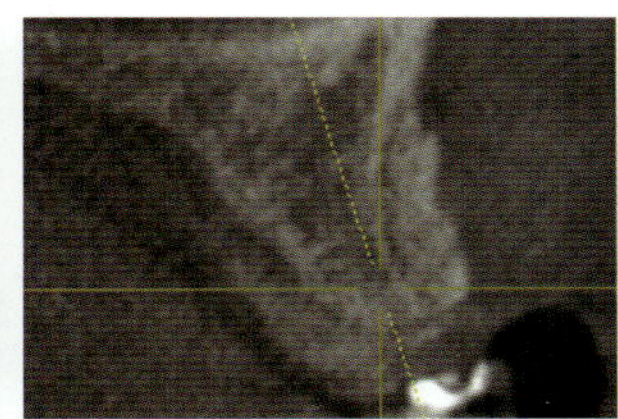
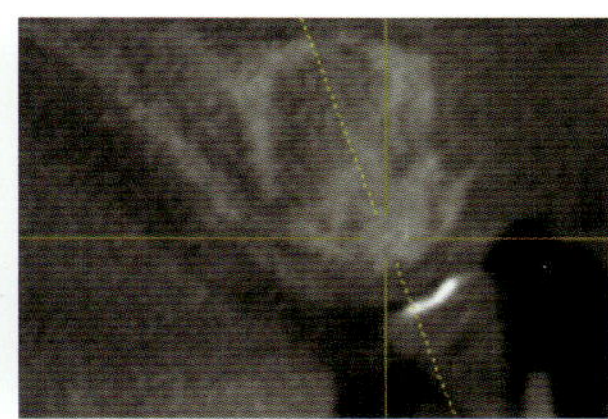
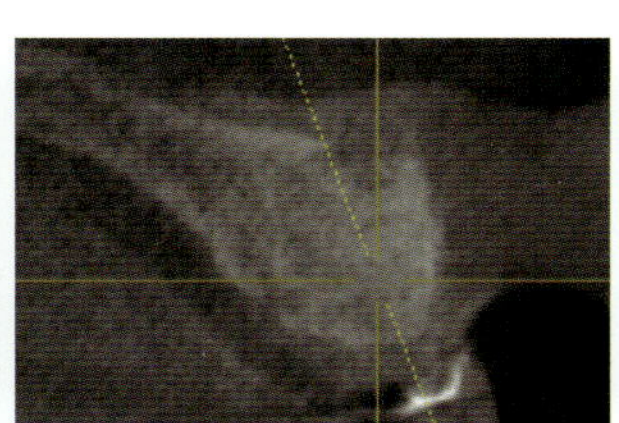
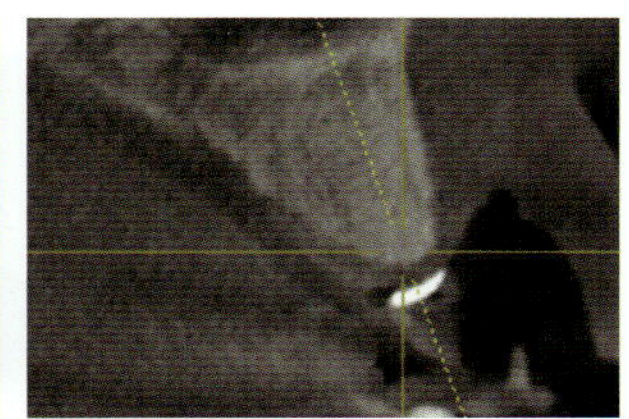
图28 术后6个月CBCT示骨增量效果良好

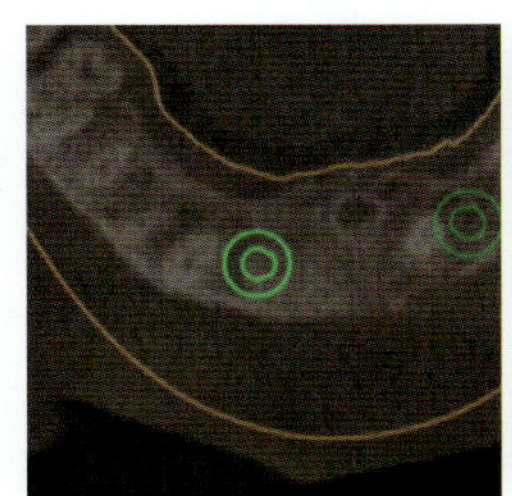
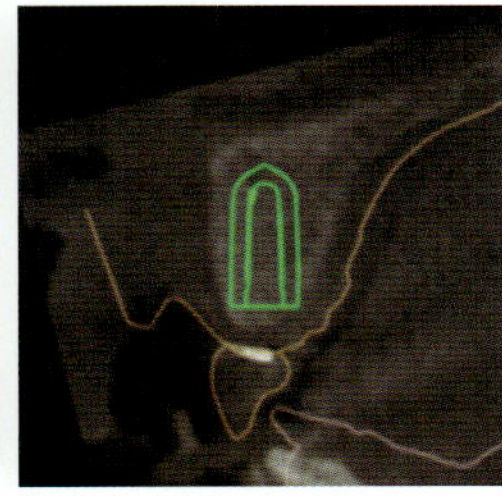
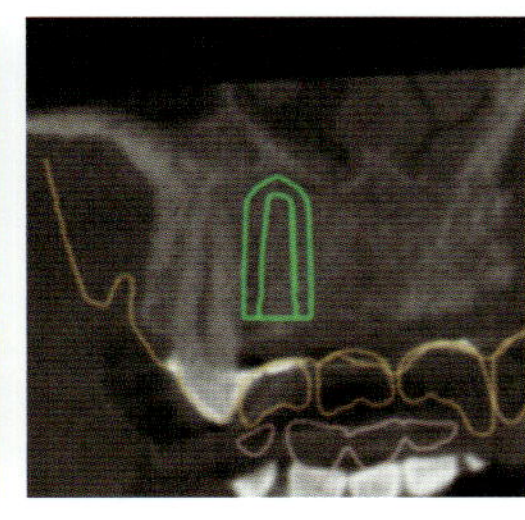
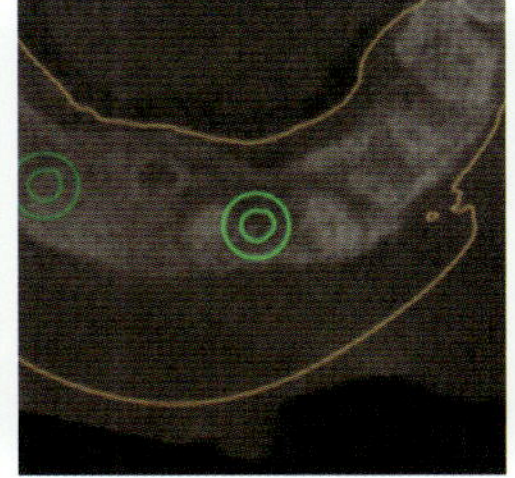
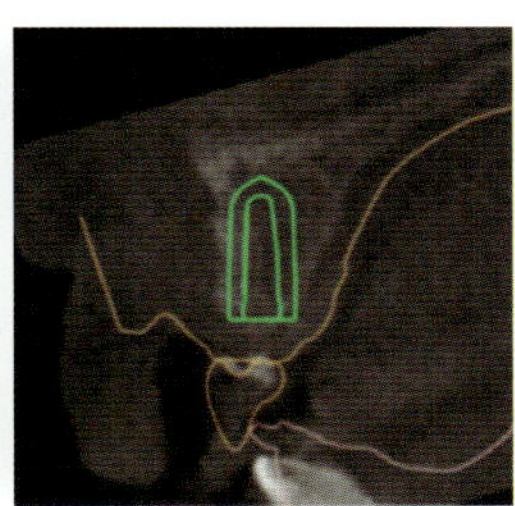
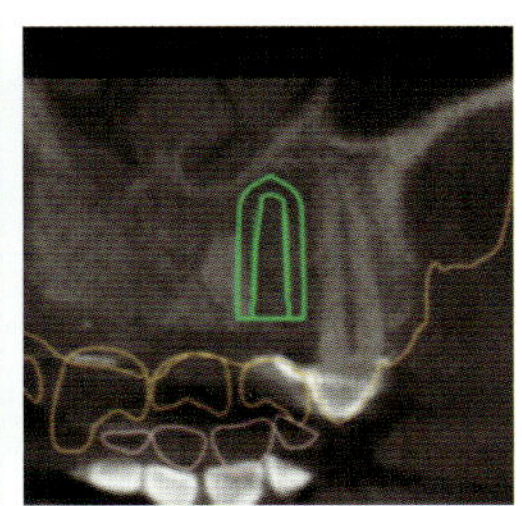
图29 光学扫描拟合CBCT数据，以修复为导向设计种植体最佳穿出位置外科手术导板

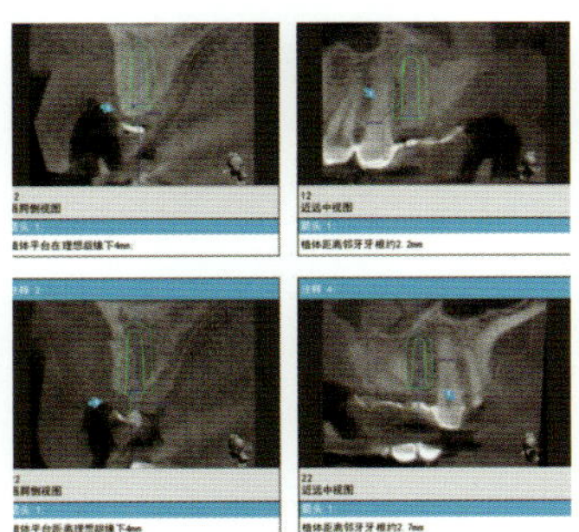
图30 12、22唇腭侧及近远中视图

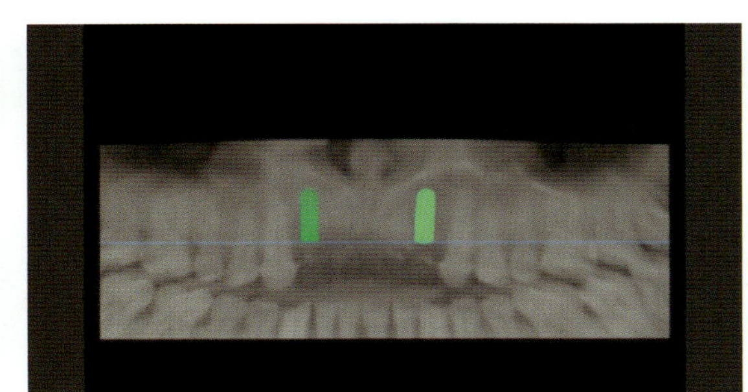
图31 全景视图

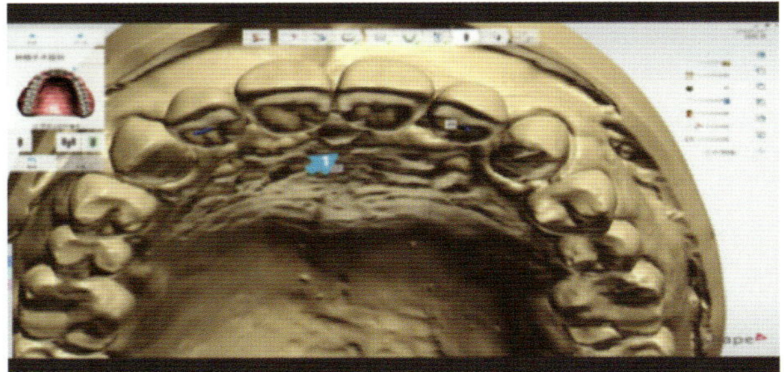
图32 种植体开口方向

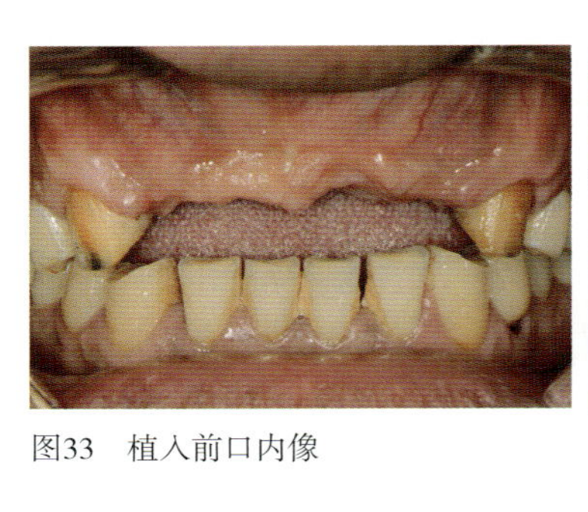
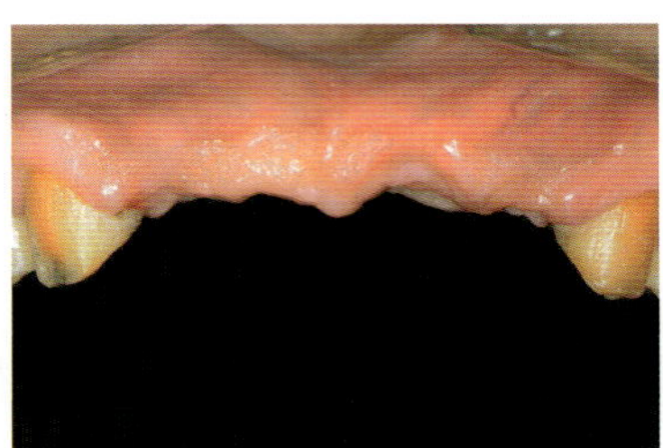
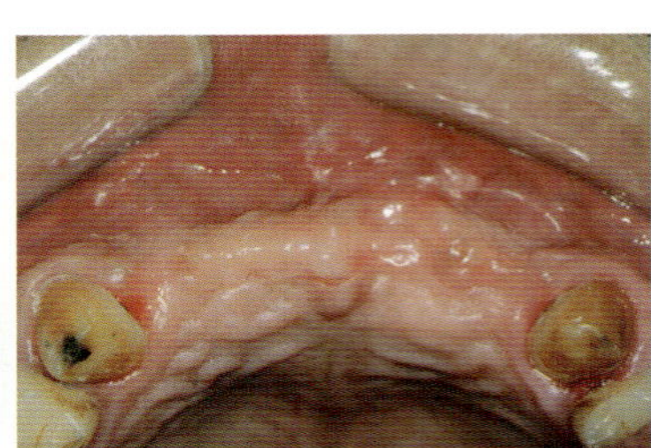

图33　植入前口内像

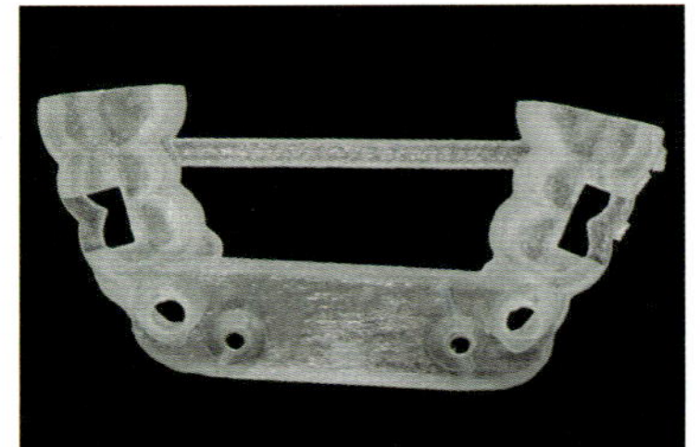
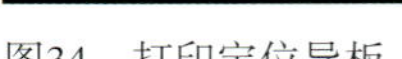

图34　打印定位导板

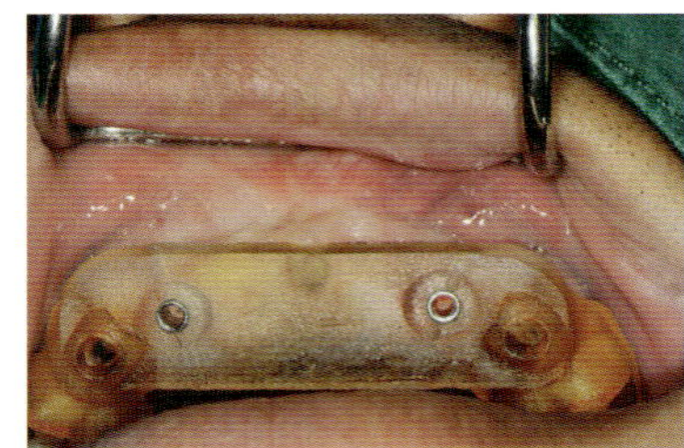

图35　导板就位

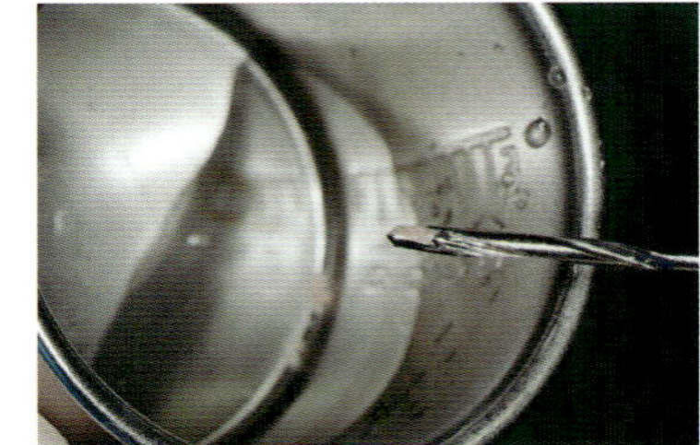

图36　先锋钻定位，成骨良好

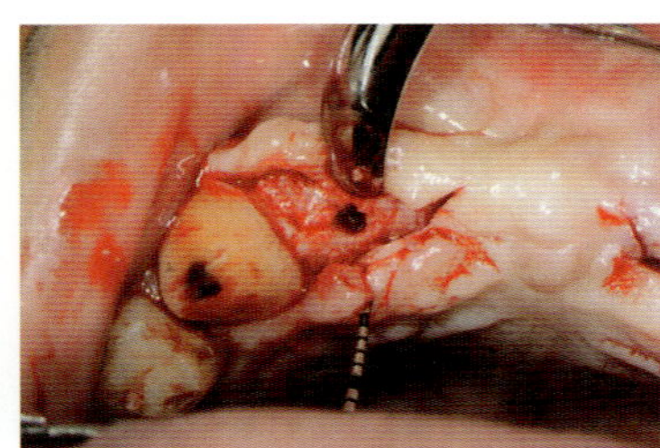

图37　微创切口

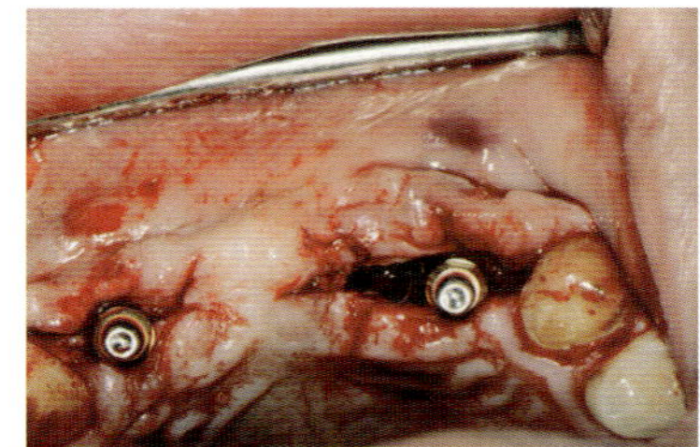

图38　植入Camlog种植体

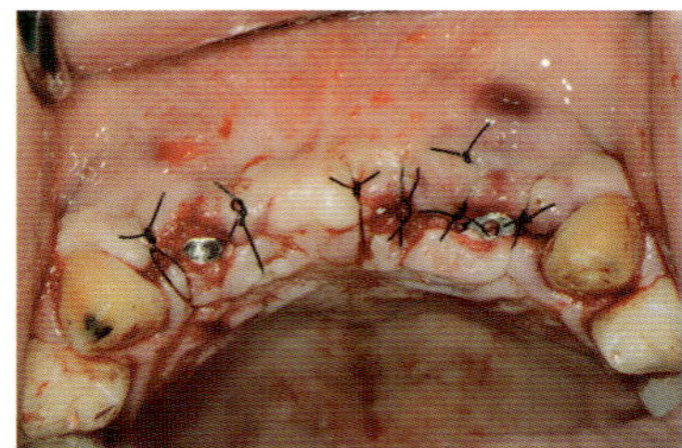

图39　缝合，关闭创口

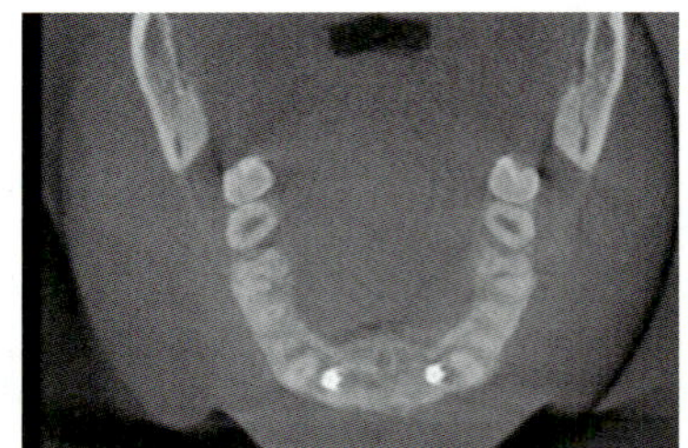

图40　唇侧骨弓轮廓丰满

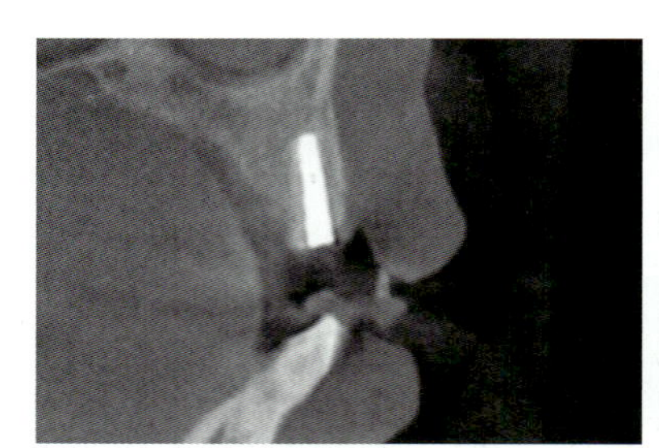
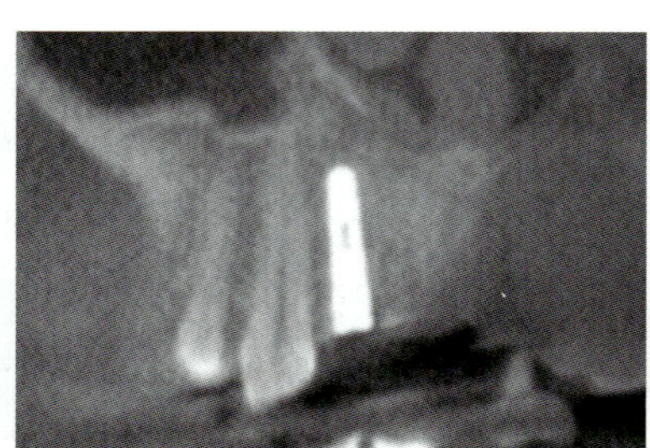
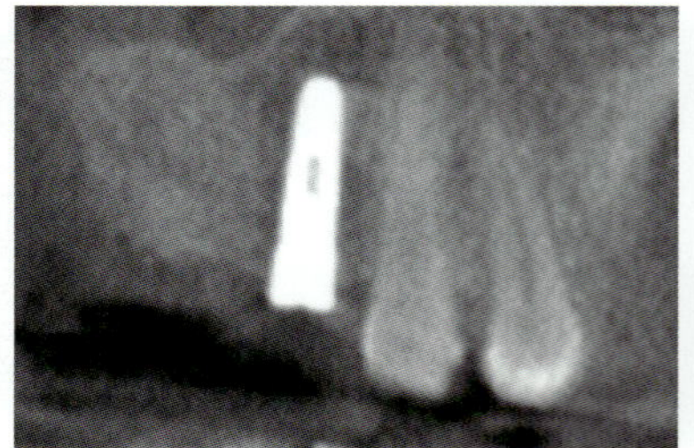
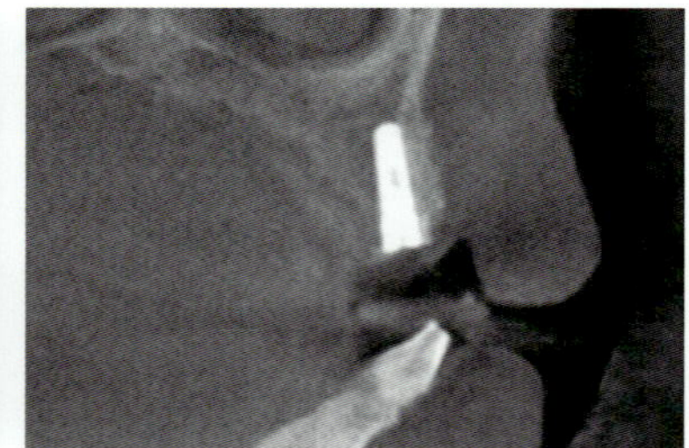

图41　种植体与预设位点一致

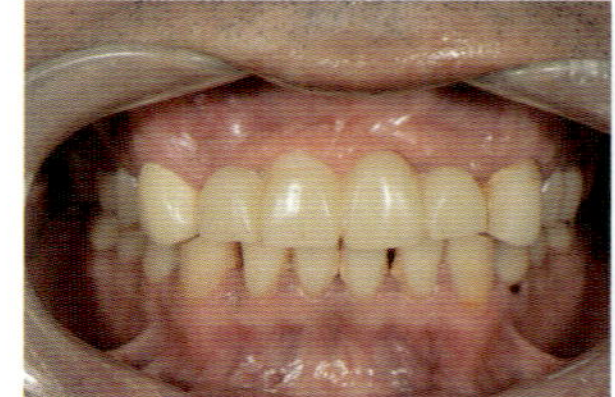
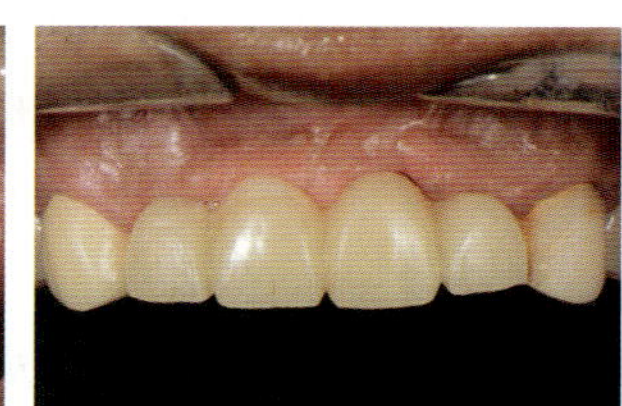
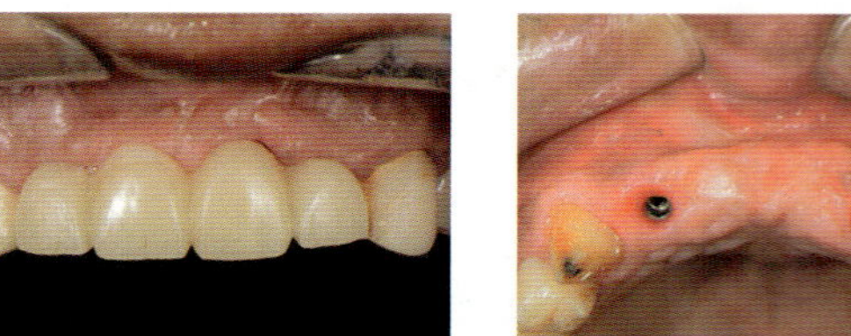

图42　种植体支持式临时修复体牙龈塑形

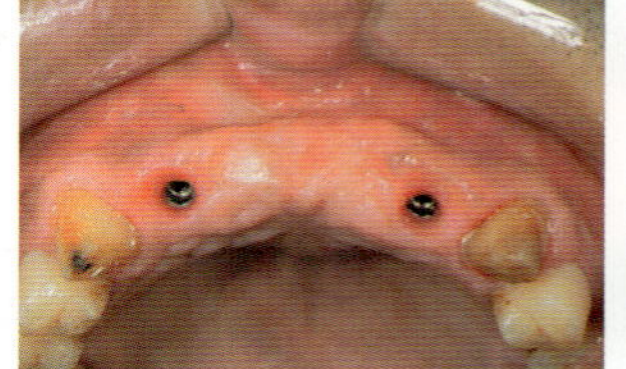

图43　个性化穿龈轮廓及桥基轮廓复制

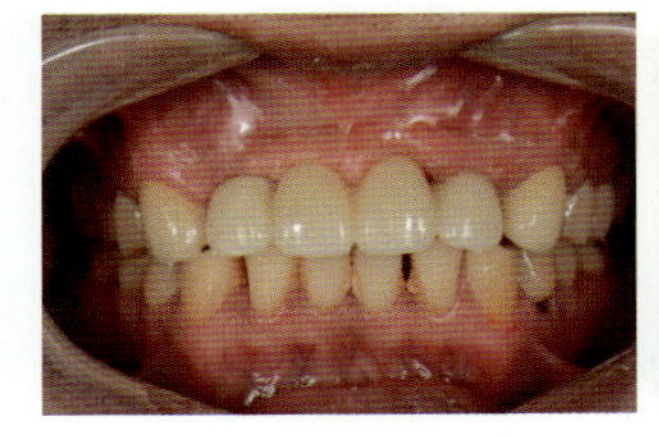
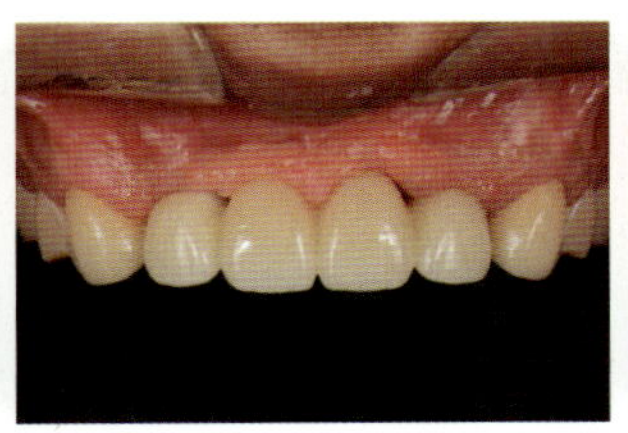
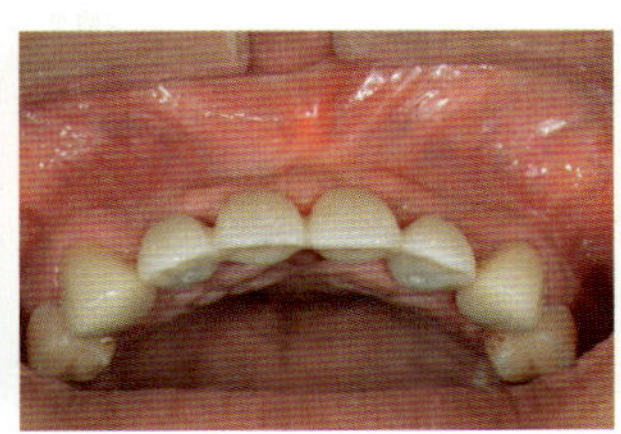
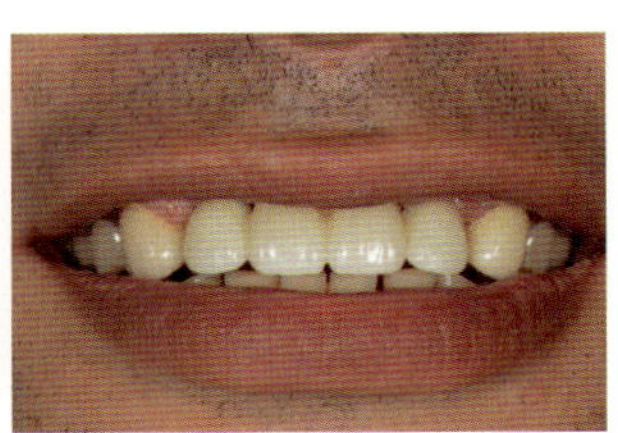
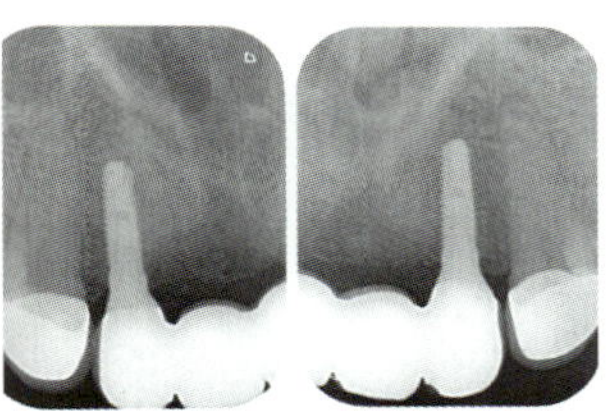

图44 戴入最终修复体——螺丝固位氧化锆桥

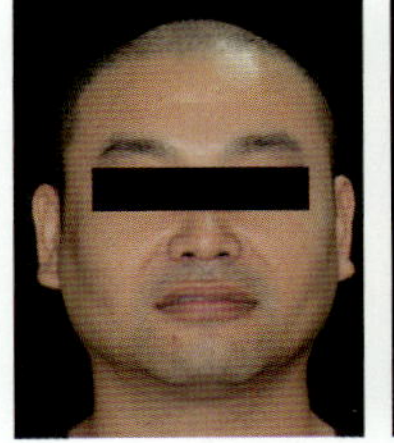
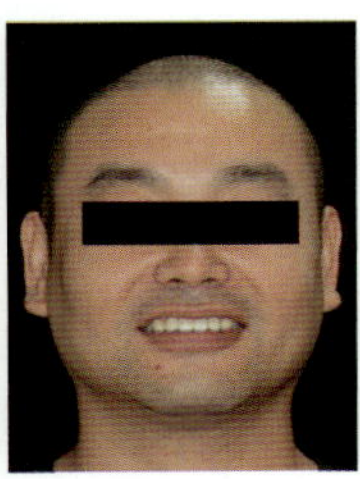
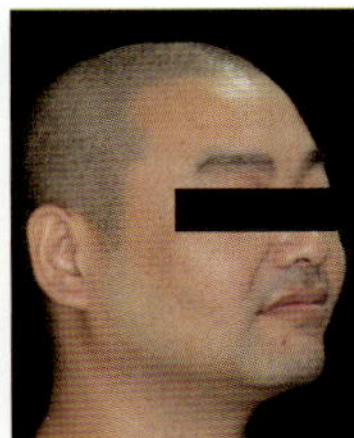
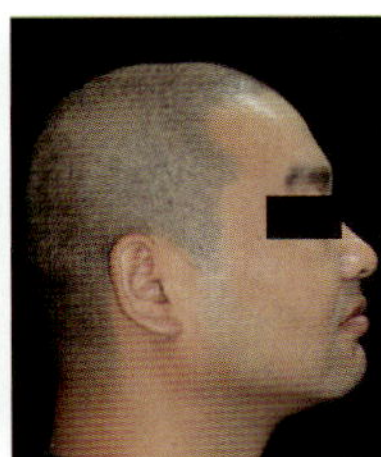

图45 戴入最终修复体面像

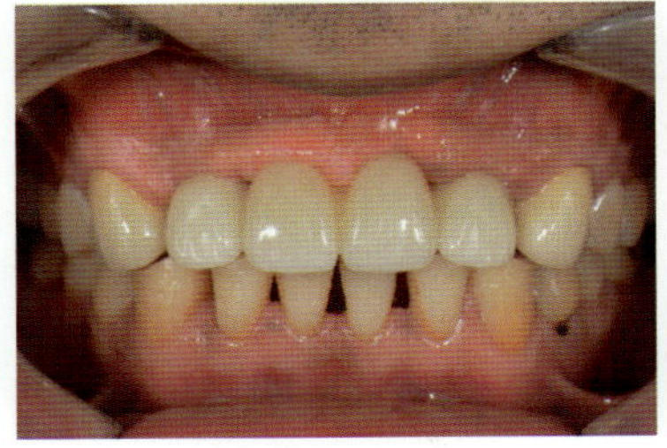
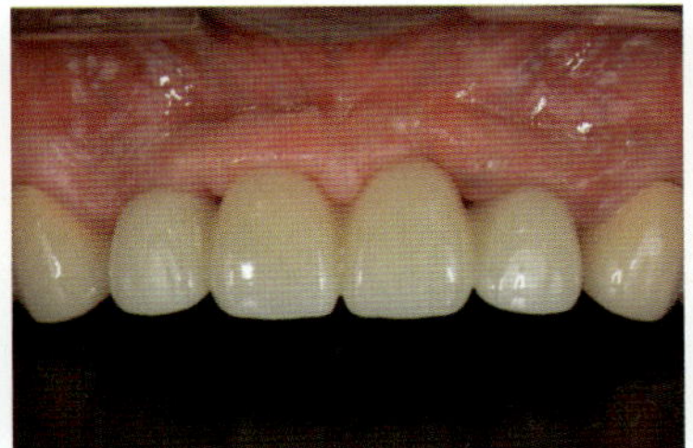
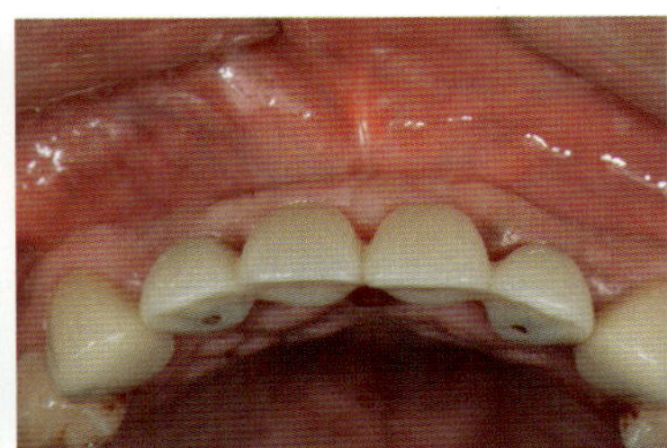
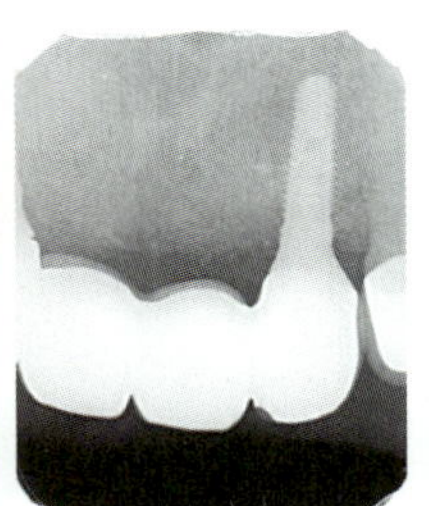
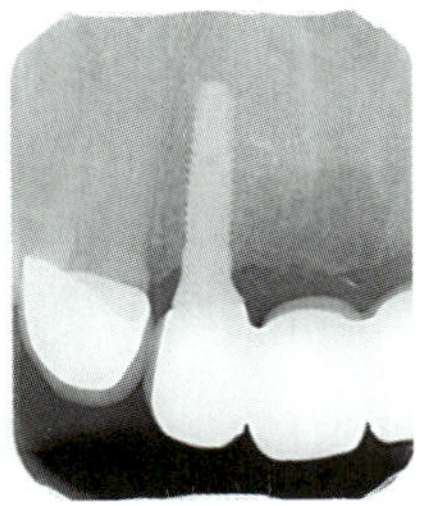

图46 1年后复查

二、结论

可吸收基质膜在上颌前牙连续缺失区牙槽嵴水平向骨增量中起到良好的屏障作用，为植骨空间的产生及维持创造最有利的条件，并取得满意的成骨结果。

三、讨论

1. 21位点增量术后创口裂开的原因分析：该位点软组织缺损量较邻近位点多、差距大，即便是充分减张也存在对位不一致的问题。解决量不够的问题，唯有同期外科软组织移植（腭侧带蒂的结缔组织瓣或者游离结缔组织）。CGF膜在嵴顶区的覆盖加速创口愈合，虽然少量胶原膜暴露吸收但是创口迅速地再上皮化，让移植物损失量降到最少。所以该病例少量创口裂开并未行二次缝合拉拢，只是嘱患者保持口腔卫生，氯己定漱口液漱口3周。

2. 该病例骨缺损面积跨度大，混搭使用Guidor膜与胶原膜是充分利用其各自优点，弥补对方缺点。在唇侧Guidor膜其硬度及较长的降解时间配合低替代率的小牛骨为植骨空间的产生及维持创造有利的条件，在牙槽嵴处CGF膜配合胶原膜的柔软与组织面的贴合利于创口无张力愈合，少量暴露也可以迅速再上皮化。

3. 该病例受困于没有足够尺寸的膜匹配骨缺损面积，配合使用膜钉固定。国外早有病例报道个性化Guidor及钉用于美学区连续多颗牙缺失水平向骨弓轮廓扩增中起到很好的栅栏作用，取得完美的骨再生效果。

参考文献

[1] Wang HL, Boyapati L. "PASS" Principles for Predictable Bone Regeneration[J]. Implant Dentistry, 2006,15(1):8–17.
[2] Benic GI, Hämmerle CHF. Horizontal bone augmentation by means of guided bone regeneration[J].Periodontology 2000, 2014,66(1):13–40.
[3] Fugazzotto Paul. The Role of Guided Tissue Regenerative Therapy in Todays Clinical Practice[J]. J Impl & Adv Clin Dent,2011(1):33–45.
[4] Rosen Paul. The Combined Use of Allograft and a Polylactic Acid Barrier for GTR and GBR Efforts 2 Case Reports[J].J Impl & Adv Clin Dent,2010(7):55–63.

青少年外伤导致的美学区连续缺失：阶段性软硬组织保存及增量

薛菲 袁泉 彭琳

摘要

目的：对青少年外伤导致的美学区连续缺失患者进行阶段性软硬组织保存及增量后，探究软硬组织保存增量效果，并评估后续修复美学效果。**材料与方法：**患者初诊时17岁，因外伤于外院拔除11、21松动牙。CBCT示11、21唇侧骨板完全缺失，为Ⅱ型拔牙窝。于11、21位点分别行隧道屏障膜技术和“冰激凌蛋卷”技术进行微创不翻瓣的位点保存。位点保存术后1年行种植体植入手术，在数字化外科导板引导下植入Straumann BL种植体2颗，种植体同期GBR进行轮廓骨增量。6个月后复查行游离结缔组织移植以增量软组织。二期手术更换个性化基台，同期取模。戴临时冠进行软组织重塑。个性化取模、制作最终修复体，戴最终冠后完成修复。**结果：**患者种植修复后对其进行美学评估、骨增量评估、软组织增量评估，发现阶段性软硬组织增量及保存效果显著、令人满意。在此基础上，患者达到了良好的种植体骨结合效果以及最终修复的美学效果。**结论：**青少年外伤牙缺失合并严重骨缺损，需要实施阶段性软硬组织保存增量，重建美学轮廓。

关键词：美学区种植；前牙连续缺失；位点保存；冰激凌蛋卷技术；隧道屏障膜技术

一、材料与方法

1. 病例简介 17岁男性患者。主诉：半个月前两颗门牙因外伤松动而在外院拔除，现要求种植修复。现病史：半个月前11、21牙外伤，牙齿松动，于外院拔除患牙。既往史：无特殊。专科检查：11、21缺失。软组织充足，龈乳头略塌陷。口内卫生状况不佳（图1）。CBCT示：11根方软组织内残根，12牙周膜间隙增宽，21缺失，12、21唇侧骨板缺损（图2）。

2. 诊断 11残根、21缺失、12牙外伤。

3. 治疗计划

（1）拔除11残根。

（2）11、21唇侧骨板部分或完全丧失，建议行拔牙位点保存术。

（3）建议患者成年后行种植修复。

4. 治疗过程

（1）软硬组织保存：于11位点根方做切口拔除软组织内残根，在11、21分别行隧道屏障膜技术和“冰激凌蛋卷”技术进行微创不翻瓣的位点保存，填入Bio-Oss骨粉，放置Bio-Gide膜（图3，图4）。1年后复查，位点保存效果良好，角化龈充足、唇侧轮廓丰满（图12）。CBCT示术区骨量明显恢复，位点保存效果良好，缺牙位点颊舌侧宽度5～6mm（图5～图7）。

（2）软硬组织增量：在石膏模型上制作美学诊断蜡型，并制作数字化外科导板，在导板引导下植入两颗Straumann种植体（3.3mm×12mm），旋入覆盖螺丝（图8，图9）。术中实际观察唇侧存在骨轮廓缺损，自体血液混合自体骨屑及Bio-Oss骨粉，于唇侧回填移植骨屑及骨粉，行种植同期GBR，覆盖Bio-Gide胶原膜，5-0可吸收缝线固定生物膜，引导骨组织再生。严密缝合组织瓣，关闭创口（图10）。种植术后6个月复查，CBCT示骨量稳定（图11），口内检查发现角化龈高度不足，软组织有塌陷（图14）。在患者前磨牙区腭侧取游离软组织移植，增厚软组织（图13，图15）。软组织增量术后3个月，软组织高度和宽度明显改善，轮廓得到恢复（图16）。

（3）软组织塑形稳定：复查行二期手术，连接个性化基台（图17）。戴临时冠对软组织塑形。临时冠戴入6个月后复查，龈乳头恢复效果良好（图18，图19）。个性化取模、比色，制作最终修复体。戴入最终冠完成修复（图20～图24）。

二、结果

患者种植修复后对其进行美学评估、骨增量评估、软组织增量评估，发现阶段性软硬组织增量及保存效果显著、令人满意。位点保存后延期种植，术区的骨量得到明显恢复，部分骨组织被吸收改建，种植同期需进行轮廓骨增量，骨量总体呈波浪形改变。同时，软组织增量很好地弥补了骨增量过程中因骨组织部分吸收导致的唇侧轮廓不足。种植牙的长宽比、轴向以及弧度相比天然牙和谐，角化龈宽度充足，龈乳头形态良好，唇侧轮廓形成自然牙弓形状（图23，图24）。

作者单位：四川大学华西口腔医院

通讯作者：彭琳；Email: 334627424@qq.com

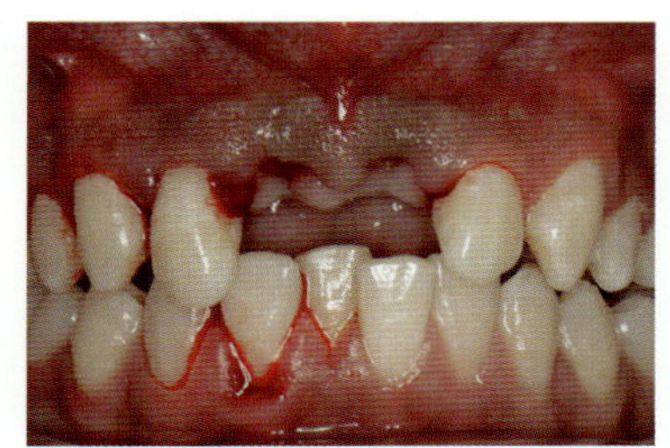

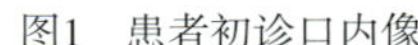

图1　患者初诊口内像

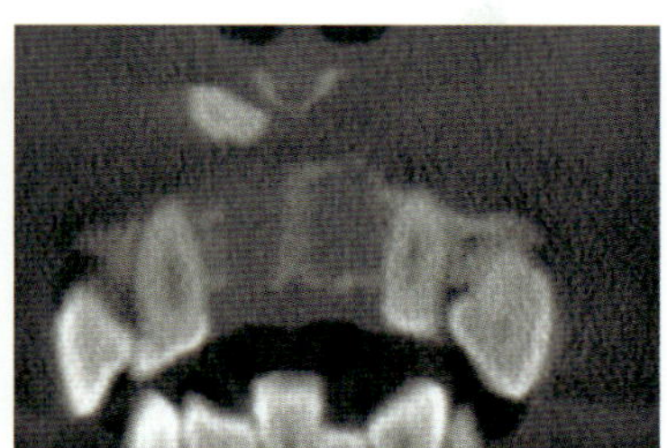

图2　患者初诊CBCT

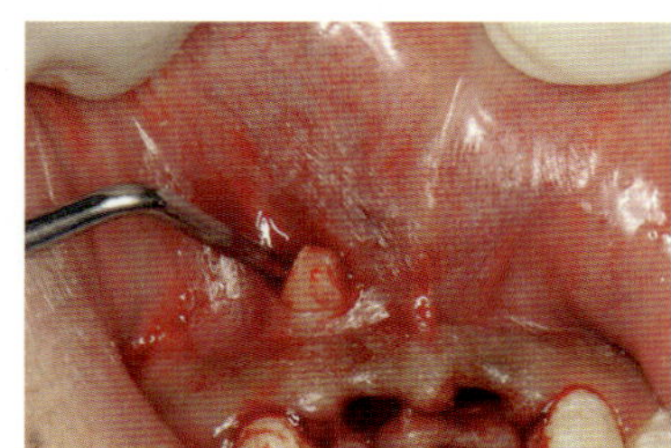

图3　拔除11牙根方软组织内残根

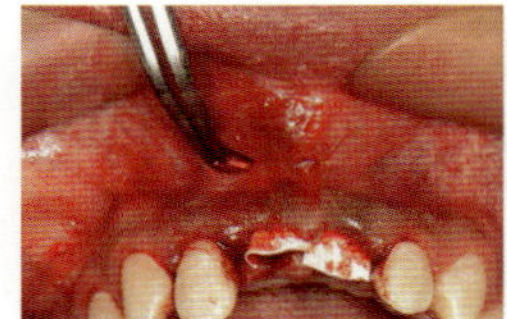

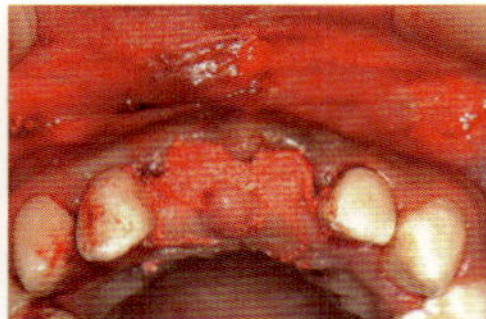

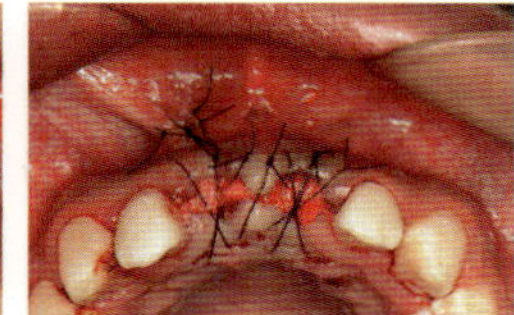

图4　11（隧道屏障膜技术）、21（“冰激凌蛋卷”技术）微创位点保存

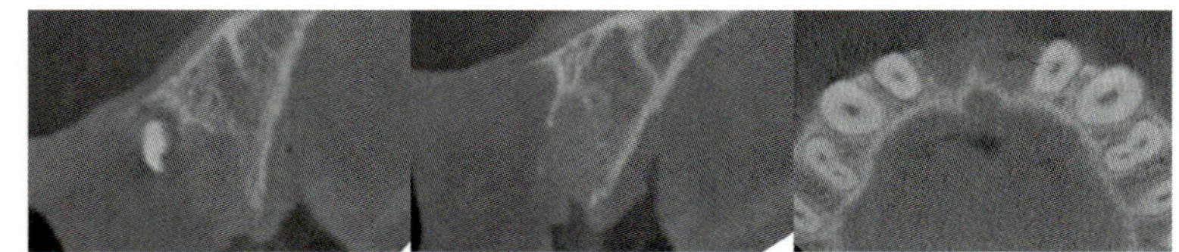

图5　CBCT示位点保存前牙槽窝骨量

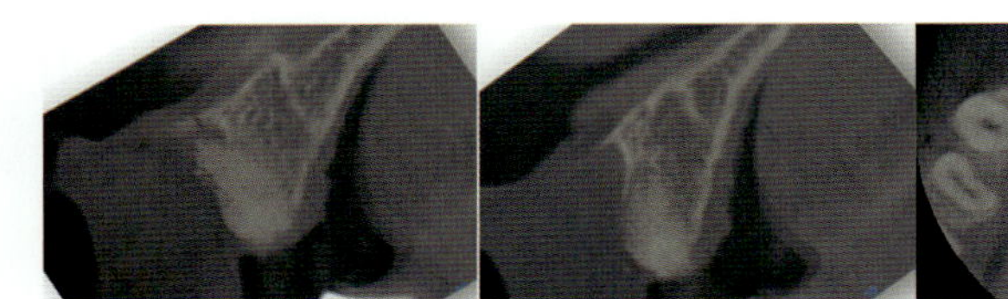

图6　CBCT示位点保存后即刻牙槽窝骨量

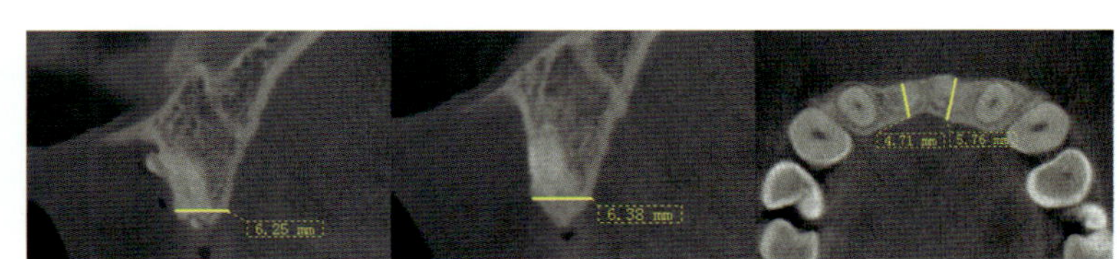

图7　CBCT示位点保存后1年牙槽骨骨量

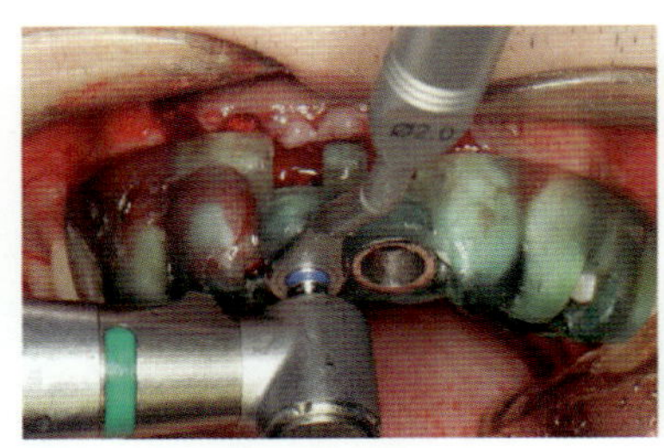

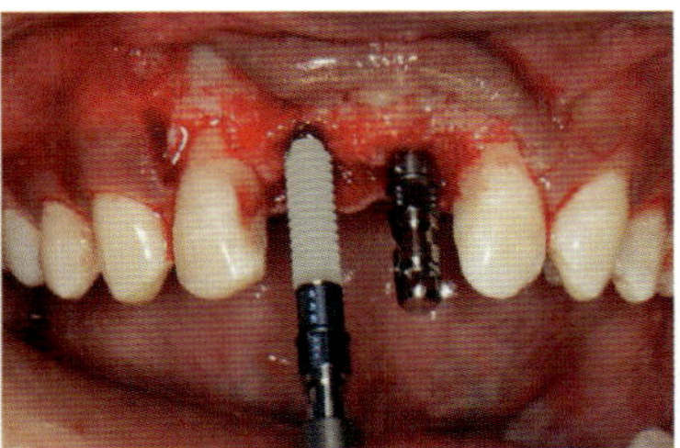

图8　数字化外科导板引导下植入种植体

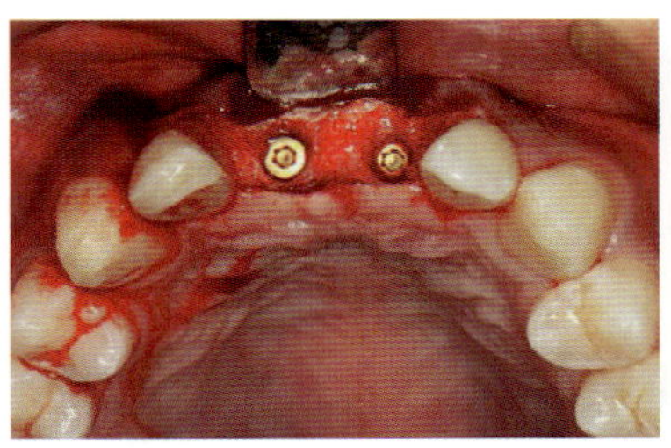

图9　种植位点唇侧骨板有吸收

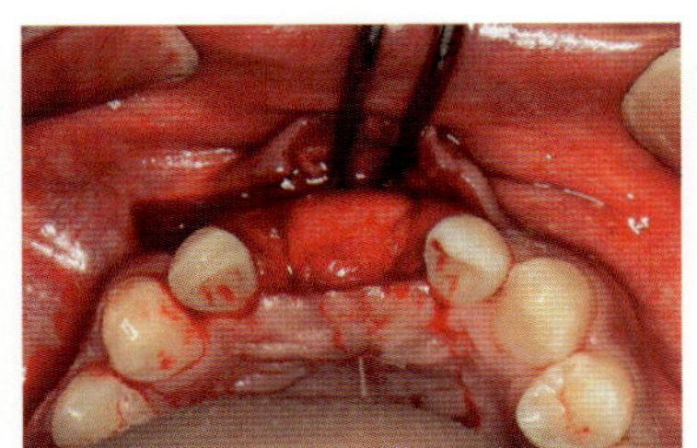

图10　种植手术同期GBR

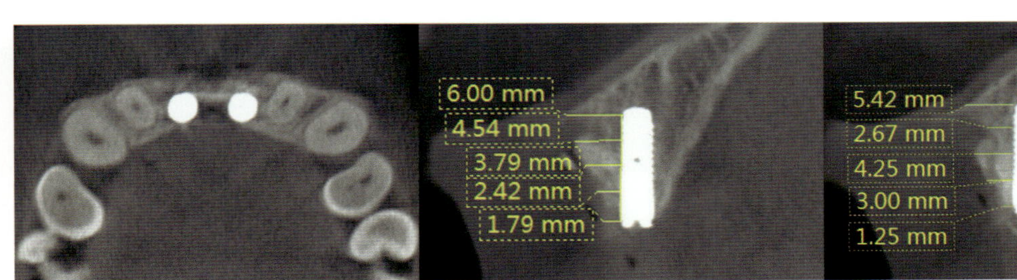

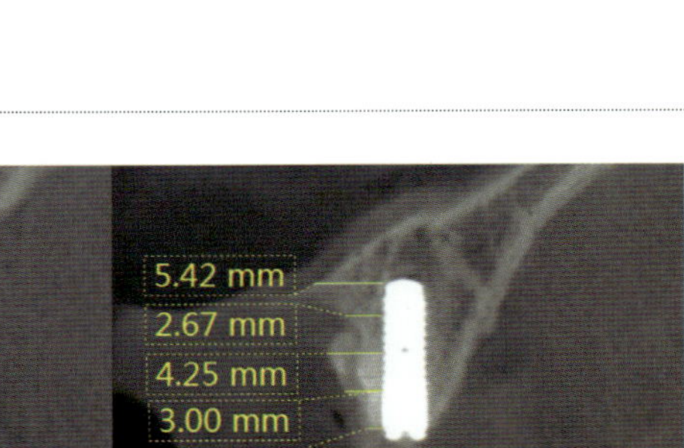

图11　CBCT示种植术后6个月牙槽骨骨量

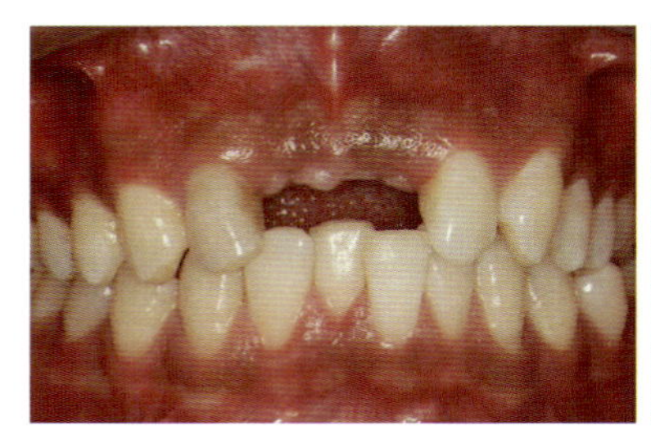

图12 位点保存术后1年口内软组织情况

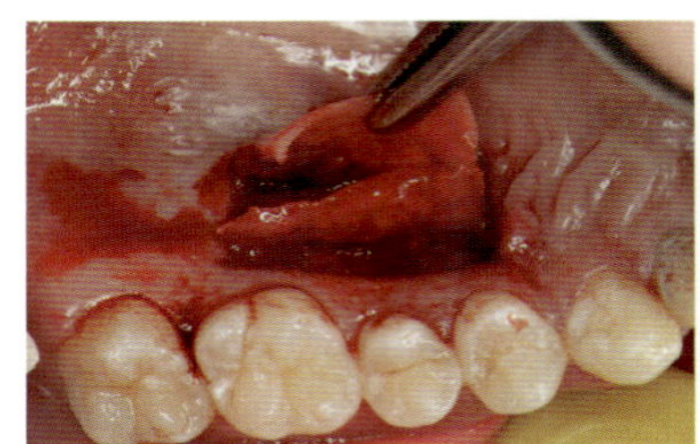
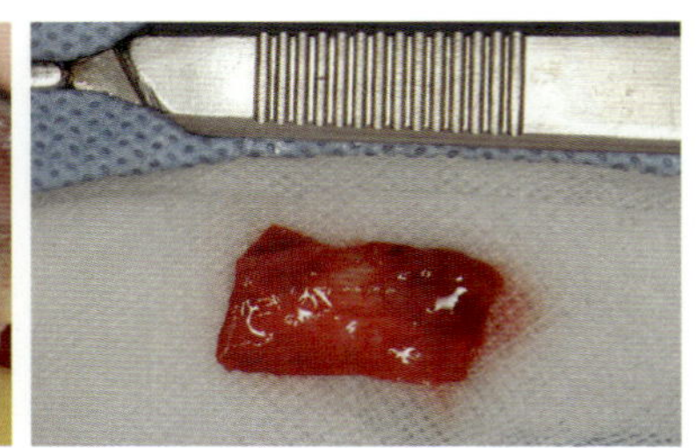

图13 取腭侧游离结缔组织

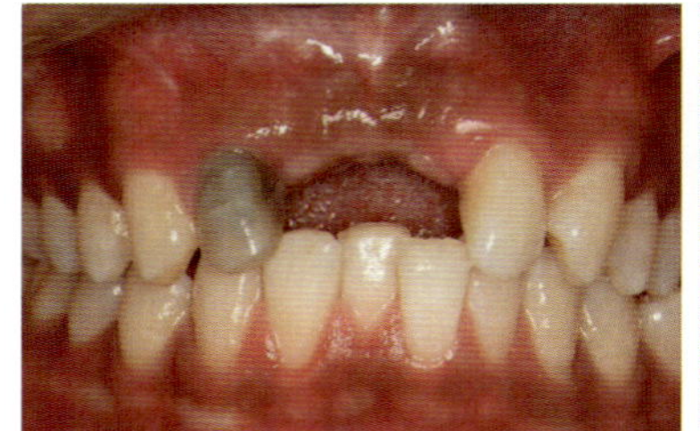
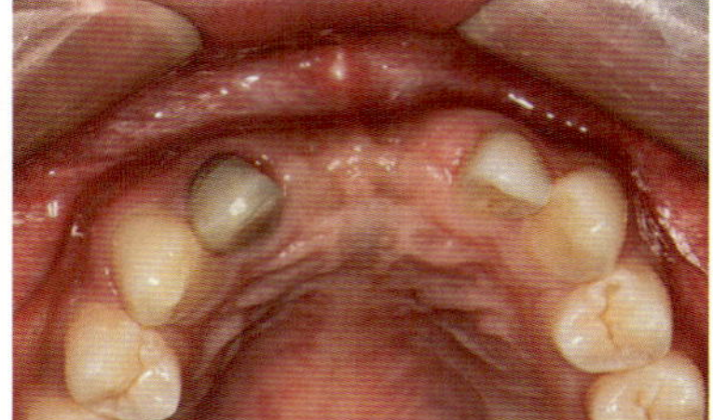

图14 种植术后6个月口内软组织情况

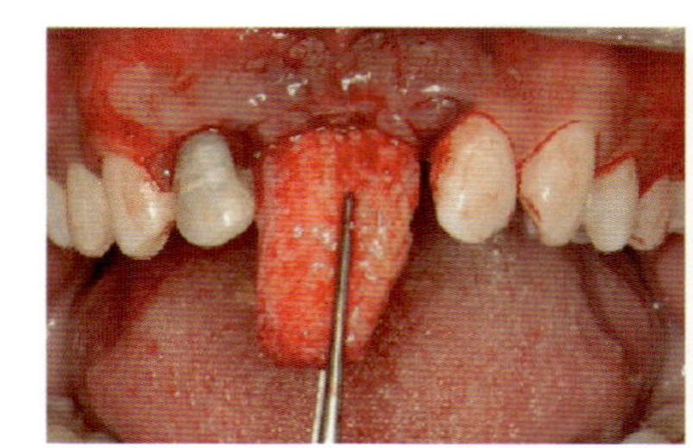
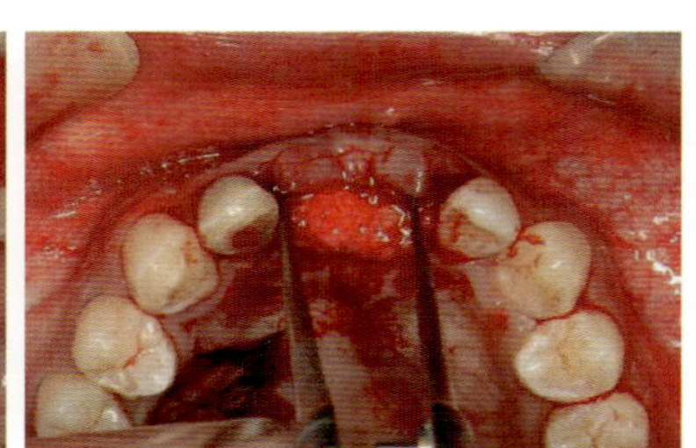

图15 软组织增量

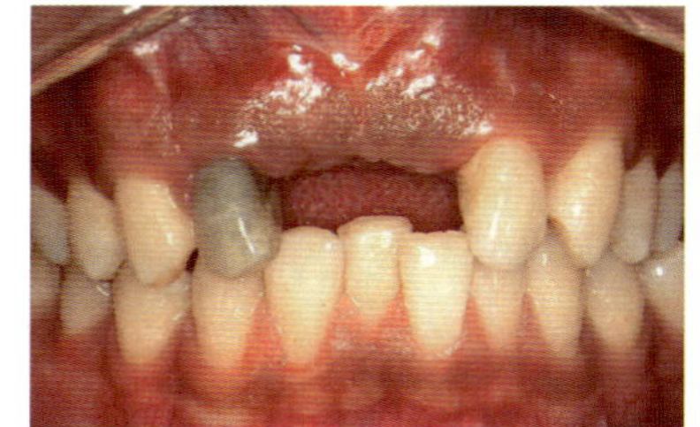
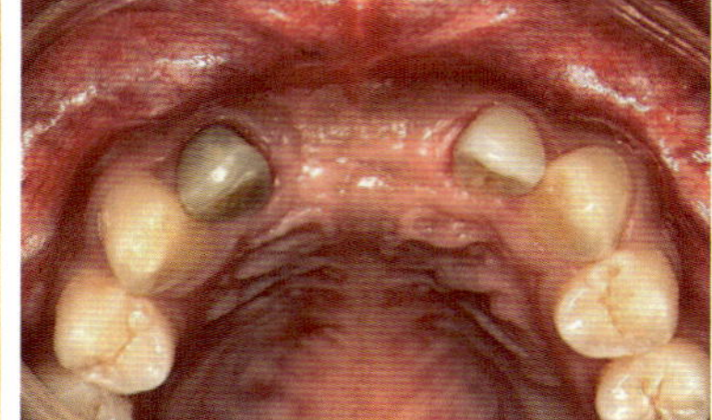

图16 软组织增量术后3个月口内软组织情况

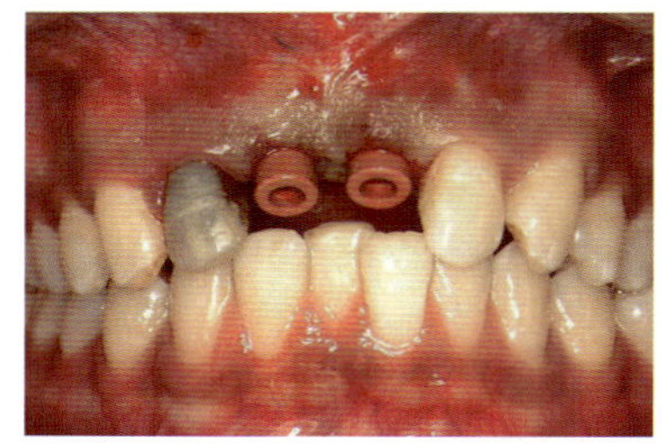

图17 二期手术，连接个性化基台

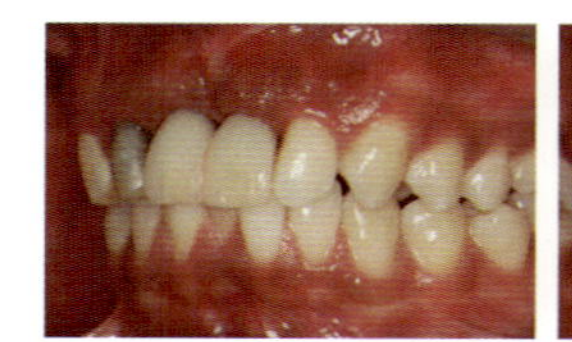
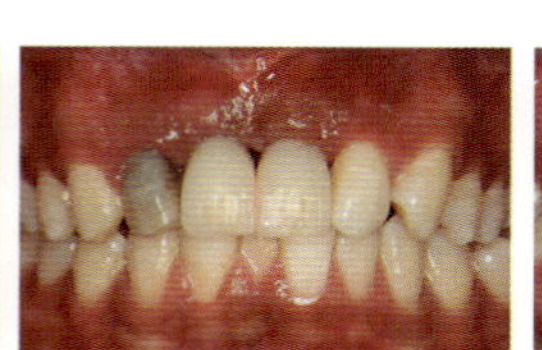
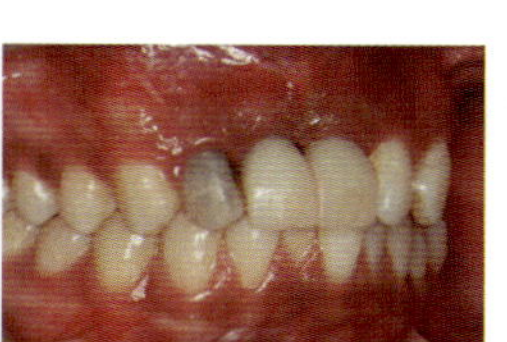

图18 戴临时冠重塑软组织

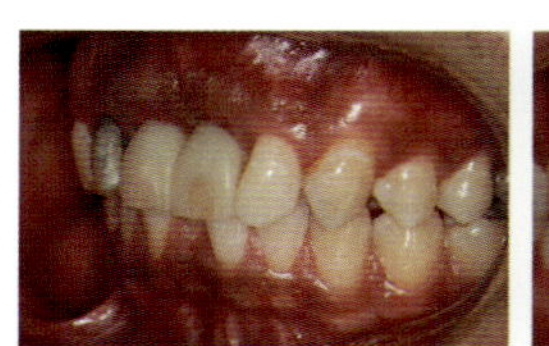
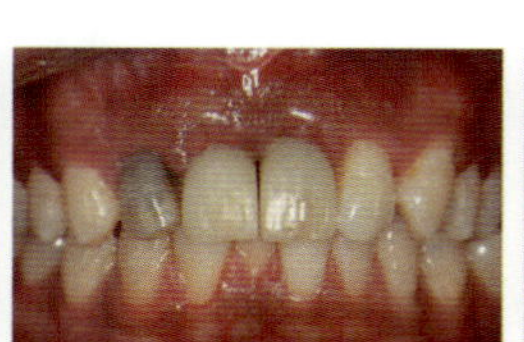
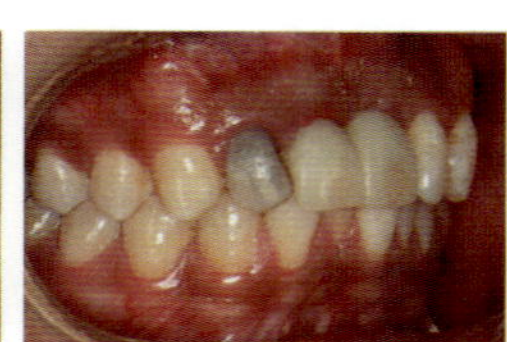

图19 戴临时冠6个月后复查

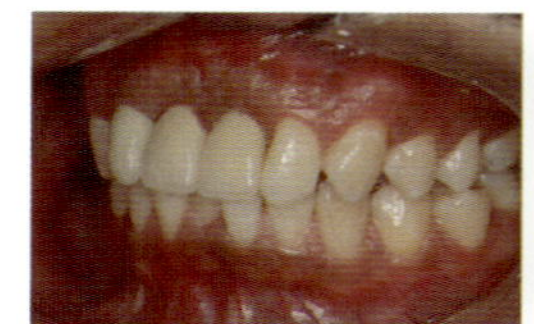
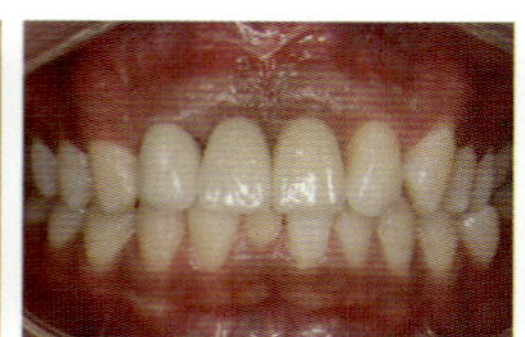
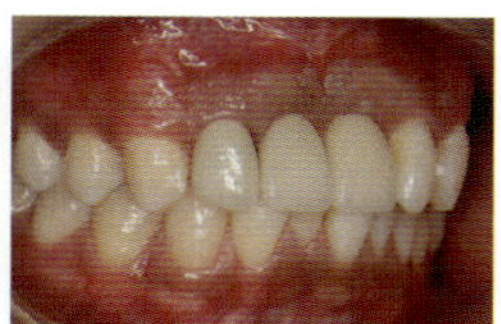

图20 戴最终冠

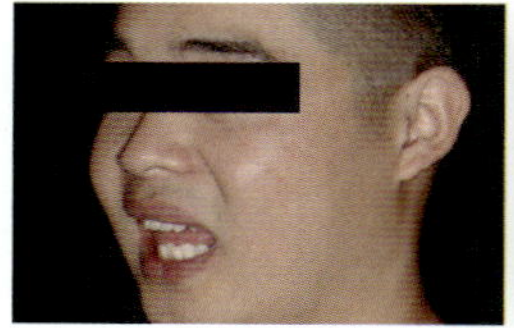
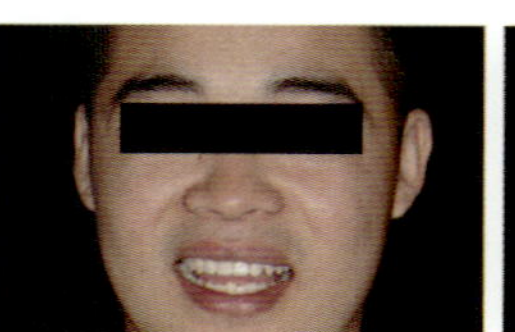
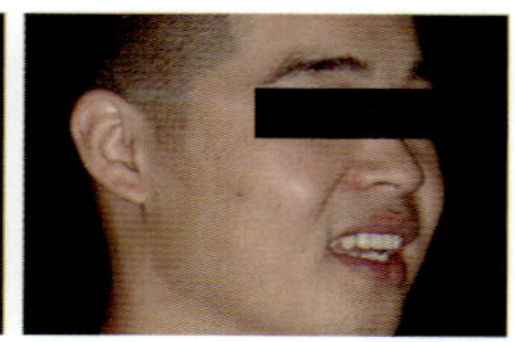

图21 修复完成后患者全面像

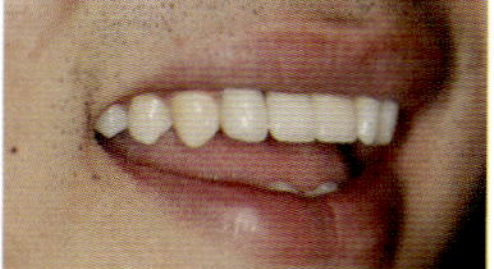

图22 修复完成后患者面下1/3像

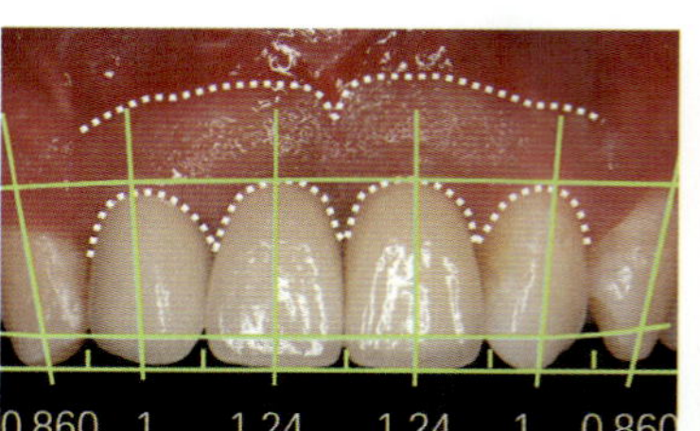

图23 修复效果评估

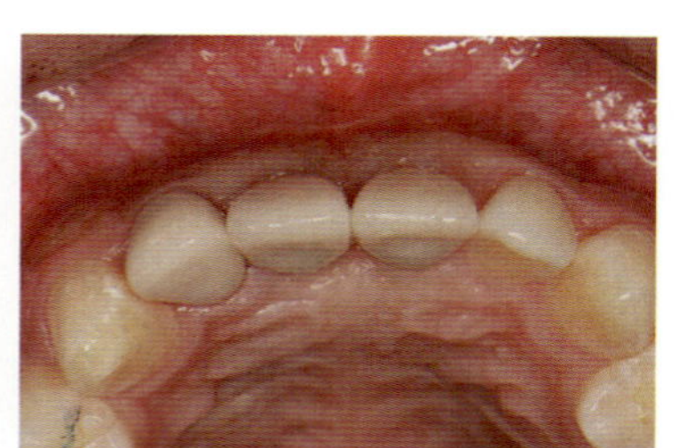

图24 修复后牙弓唇侧轮廓

三、讨论

该患者是一名因外伤导致的前牙美学区连续缺失的未成年患者，拔除外伤松动牙后，唇侧骨板完全缺失，这为种植以及后续的修复带来了极大的困难。

首先，需要确定种植时机。患者初诊时未成年，掌指关节片显示其骨骺端尚未闭合，并且唇侧骨板完全丧失，综合以上因素，该情况符合位点保存的“患者特异性”和“位点特异性”。参考位点保存经典决策树，该患者缺牙位点“骨缺损范围＞50%”，需要“硬组织保存”6个月及以上进行延期种植。所以我们初步选择“位点保存后延期种植”，降低今后治疗时复杂植骨的需要。

然而，硬组织保存即引导骨组织再生是翻瓣术式，这对软组织尤其是角化龈的保存不利。考虑到该患者美学期望高、治疗周期长、未来可能发生的软硬组织不足等因素，更应使用微创不翻瓣、覆盖屏障膜的术式。有学者使用“冰激凌蛋卷”技术对Ⅱ型拔牙窝（唇侧部分骨丧失，软组织完整）进行位点保存，发现6个月后，颊舌向骨宽度仅减少1.32mm，且种植体植入后骨结合全部成功。隧道屏障膜技术则是根方入路的微创术式，优点是可以将瘢痕留在前庭沟，适合该患者需要拔除根方软组织内残根的情况。针对11、21的不同情况，最终选择了在拔除11残根同时行隧道屏障膜技术，21位点行“冰激凌蛋卷”技术。

影响位点保存效果的因素很多，如创口闭合类型、植骨材料类型、有无使用屏障膜、有无使用生长因子等。同时，以往文献报道，位点保存的效果是有限的，后续阶段仍会发生骨组织吸收。鉴于以上两点，我们预测未来该患者软硬组织仍会欠缺，很可能需要对其进行软硬组织增量。而实际情况也验证了术前预期。位点保存1年后复查进行种植体植入手术，翻瓣后发现种植位点存在唇侧骨轮廓缺损，故同期为其进行了轮廓骨增量。6个月后复查，唇侧软组织轮廓略有塌陷，故进行了游离软组织移植来弥补因骨吸收导致的轮廓不足。

在软硬组织充足的基础上重塑患者软组织外形，获得了良好的穿龈形态，最终修复的美学效果也令人满意。

四、结论

面对需要进行延期种植的患者，尤其是未成年患者，需要在诊疗初期建立保存现有软硬组织以降低未来可能发生的软硬组织量不足的观念，在治疗过程中为患者进行阶段性软硬组织保存及增量。

参考文献

[1] Lee J, Lee J–B, Koo K–T, et al. Flap Management in Alveolar Ridge Preservation: A Systematic Review and Meta–Analysis[J]. Int J Oral Maxillofac Implants, 2018, 33(3):613–621.

[2] Troiano G, Zhurakivska K, Lo Muzio L, et al. Combination of bone graft and resorbable membrane for alveolar ridge preservation: A systematic review, meta–analysis, and trial sequential analysis[J]. J Periodontol, 2018, 89(1):46–57.

[3] Tan–Chu JHP, Tuminelli FJ, Kurtz KS, et al. Analysis of buccolingual dimensional changes of the extraction socket using the “ice cream cone” flapless grafting technique[J]. Int J Periodontics Restorative Dent, 2014, 34(3):399–403.

[4] Jung RE, Ioannidis A, Hämmerle CHF, et al. Alveolar ridge preservation in the esthetic zone[J]. Periodontol 2000, 2018, 77(1):165–175.

[5] Benic GI, Hämmerle CHF. Horizontal bone augmentation by means of guided bone regeneration[J]. Periodontol 2000, 2014, 66(1):13–40.

上颌前牙缺失邻近区环状取骨自体骨移植同期种植体植入

王郸 郭传波

摘要

目的：采用骨环技术解决种植位点垂直向和水平向牙槽骨缺损。**材料与方法：**患者21缺失，CBCT测量种植位点有垂直向及水平向骨缺损，排除手术禁忌后采取骨环加GBR完成骨增量及种植体的同期植入。切断骨膜减张及参照骨膜成形术，关闭创口完成手术。术后6个月CBCT评估骨增量效果，术后6个月行二期手术、牙龈塑形，完成最终修复。**结果：**术后6个月CBCT及二期手术观察成骨理想，种植体稳定性良好，骨弓轮廓基本恢复。

关键词：骨环；自体骨移植；骨缺损

目前，口腔种植中应用块状自体骨进行骨增量通常需2次手术，延期进行种植体植入。Giesenhagen教授发明了自体骨环移植技术（以下称“骨环技术”）种植体同期植入获得骨结合种植体和垂直向骨增量（vertical bone augmentation，VBA）。本文病例：采用种植位点邻近区域环状取骨，骨环技术，同期种植体植入，获得较理想骨弓轮廓及良好的种植体稳定性。

一、材料与方法

1. 病例简介 42岁男性患者。4个月前患者上颌左侧前牙唇侧反复肿痛且溢脓，伴有不同程度松动，患者全身状况良好，否认全身系统性疾病，有吸烟史。口内检查：口腔卫生状况差，全口牙龈有不同程度的退缩，21、22唇侧牙龈红肿、压痛，探诊出血，21Ⅲ度松动，22Ⅰ度松动，且21牙龈溢脓。经口内及牙周会诊治疗，21拔除，22行根管治疗、系统牙周治疗。4个月后，21缺失（图1，图2）。CBCT示：21垂直向和水平向骨量不足（图3～图5）。

2. 诊断 21牙周脓肿；22根尖炎；牙周炎；牙列缺损。

3. 治疗计划

（1）种植术前洁治。

（2）21种植修复：①21牙位骨环技术同期植入种植体。②6个月后永久修复21牙位，22全冠修复。

（3）定期复查，牙周维护。

4. 治疗过程

（1）外科程序：①常规消毒，铺巾，2%盐酸利多卡因眶下神经传导阻滞麻醉，阿替卡因局部浸润麻醉，11近中轴角做垂直切口，21牙槽嵴顶略偏腭侧翻开黏骨膜瓣，暴露21、22、23牙龈缘切口，行角形瓣翻开黏骨膜，暴露21、22、23根尖区。②清理骨面结缔组织，21有水平向和垂直向骨缺损，22根尖腭侧可见团状结缔组织，将其清除，22根尖部分骨缺损，骨壁光滑。唇侧观21位近远中牙槽嵴较完整。③种植位点21使用Straumann BLT（骨水平锥柱状）种植系统逐级备洞，受植区用外径7mm环钻及菠萝钻修整骨面。22根尖上2mm，23根尖近中区域骨量平坦，用内径7mm环钻预备至6mm深度。④使用圆形骨柱中心Straumann BLT种植系统逐级备洞至3.3mm皮质成型钻直径，利用微创拔牙挺及组织镊取出骨环，钢丝剪修松质骨面，收集松质骨屑。⑤安放骨环于受植区，骨环与骨缺损区直径及高度基本吻合，Straumann 3.3mm×10mm BLT种植体穿入骨环中央孔，种植体根尖部植入种植窝，到位后，获得种植体初始稳定性35N·cm，骨环与植骨床稳定接触，再安置StraumannNC 4.8mm×2mm愈合基台，达20N扭力。⑥加强骨环固位效果且使其与受区骨面更紧密接触。⑦修剪Geistlich Bio-Gide胶原膜，膜钉固定，骨间隙处致密填塞Bio-Oss小颗粒骨粉，骨膜4-0尼龙线，悬吊缝合于腭侧黏膜。⑧唇颊侧黏骨膜锐性分离，牙槽嵴顶增厚结缔组织，制备半厚瓣悬吊于腭侧黏膜，松解骨膜减张，21牙槽嵴顶水平褥式间断缝合，完全关闭创口（图6～图24）。

（2）二期手术及修复术后6个月：复查21位牙弓轮廓丰满，行二期手术，临时修复牙龈塑形，21、22全瓷修复（图25～图32）。

（3）使用材料：Straumann 3.3mm×10mm BLT种植体及种植系统；Bio-Oss小颗粒骨粉；Geistlich Bio-Gide胶原膜；创英膜钉；Dentium环形取骨钻。

二、结果

术后6个月CBCT及二期手术观察：成骨理想，种植体稳定性良好，骨弓轮廓基本恢复。

作者单位：沈阳市口腔医院

通讯作者：郭传波；Email: 18602478805@163.com

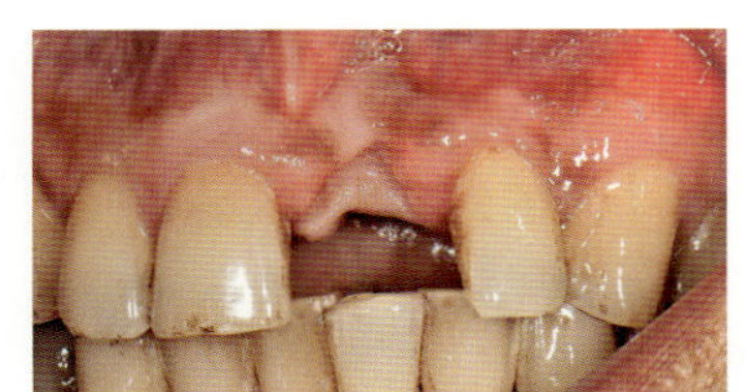
图1 术前正面像

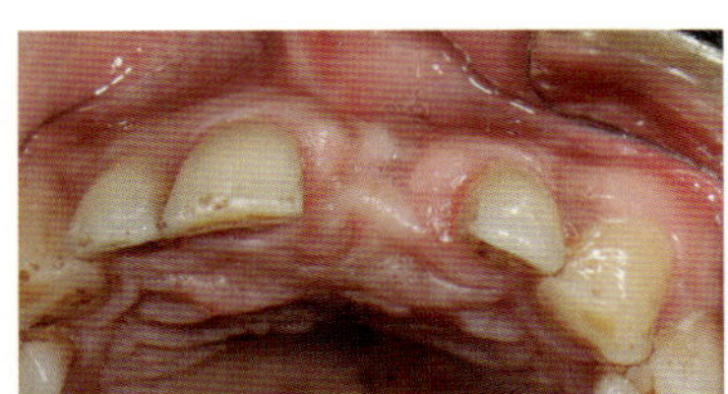
图2 术前殆面像

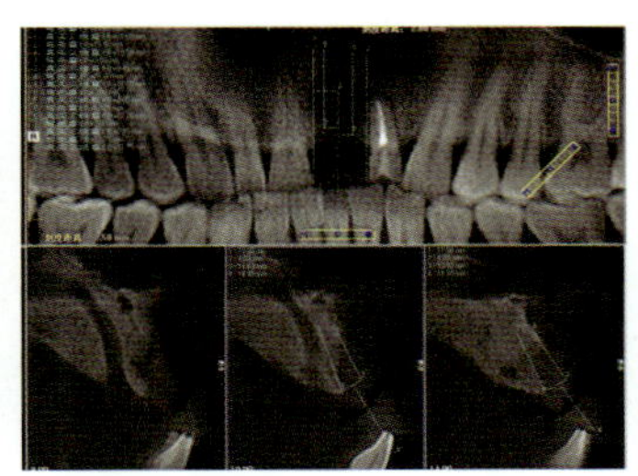
图3 术前CBCT测量

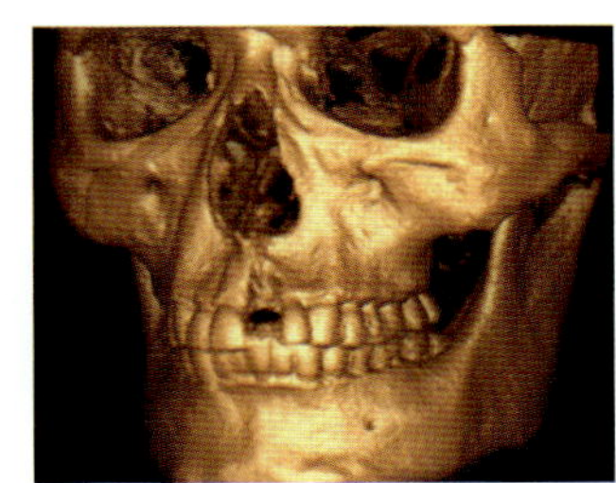
图4 术前CT三维图像

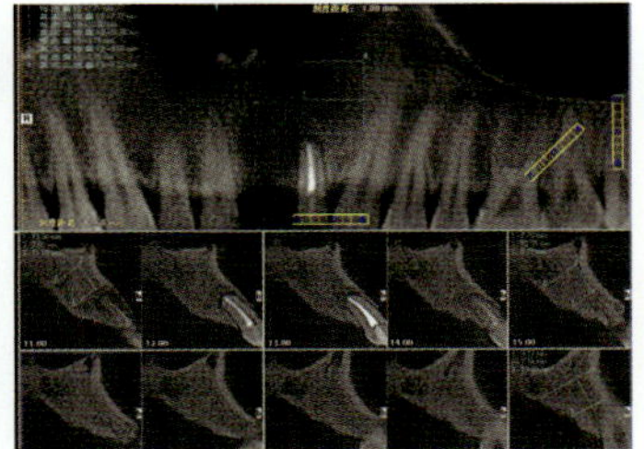
图5 取骨区CBCT测量

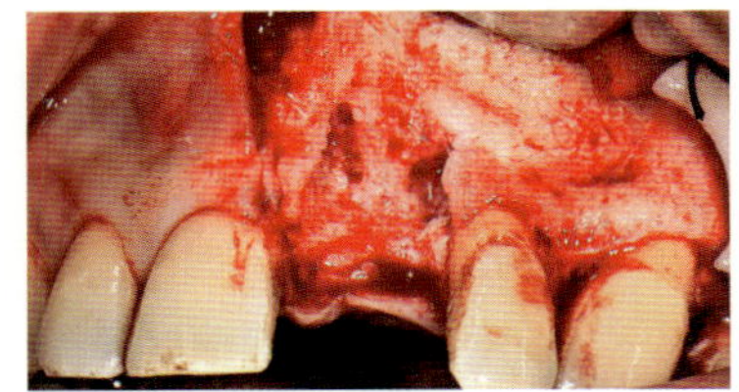
图6 21种植点位骨缺损情况

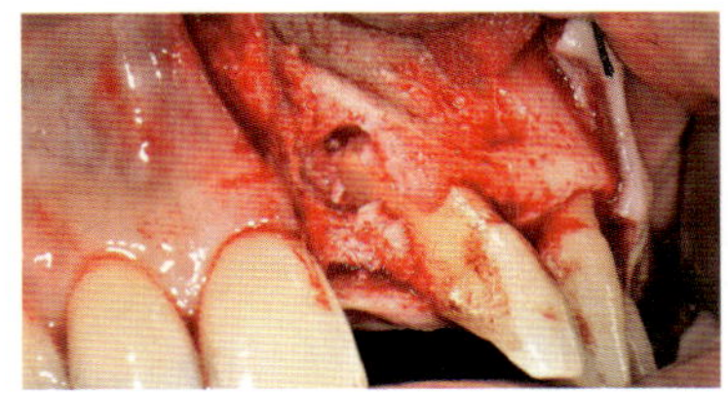
图7 22根尖状况

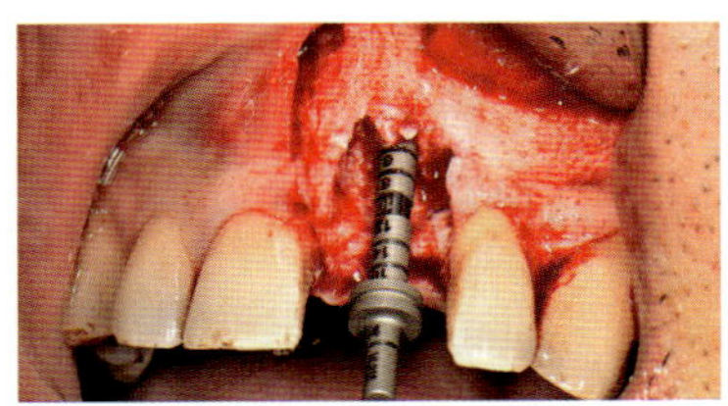
图8 种植及植骨床预备，测量尺测量

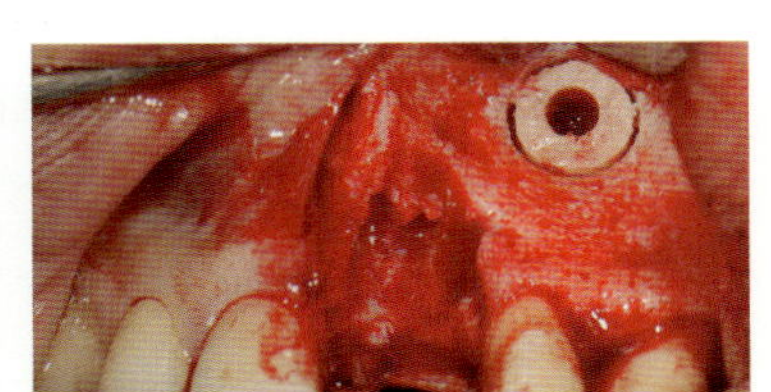
图9 骨环制备

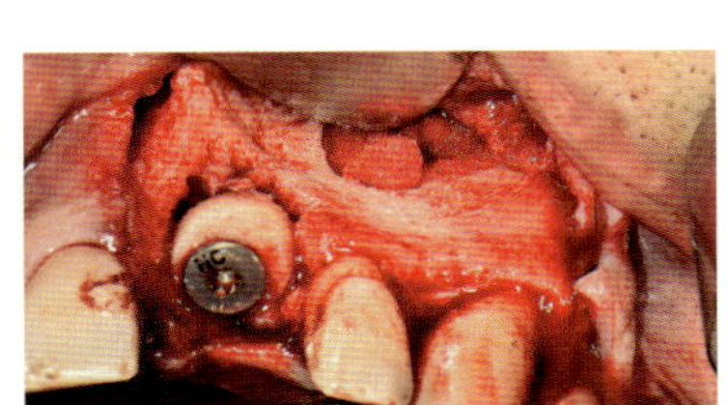
图10 种植体套入骨环，种植体植入高度2mm愈合基台固定骨环

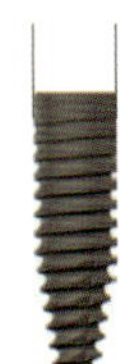
图11 Straumann 3.3mm × 10mm BLT种植体

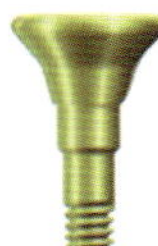
图12 4.8mm × 2mm愈合基台

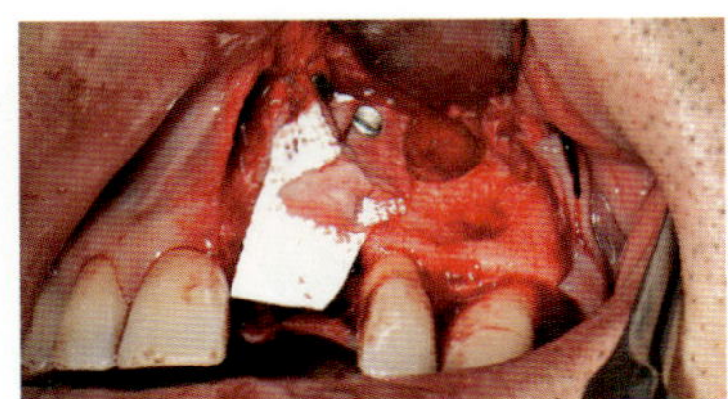
图13 膜钉固定Geistlich Bio-Gide胶原膜

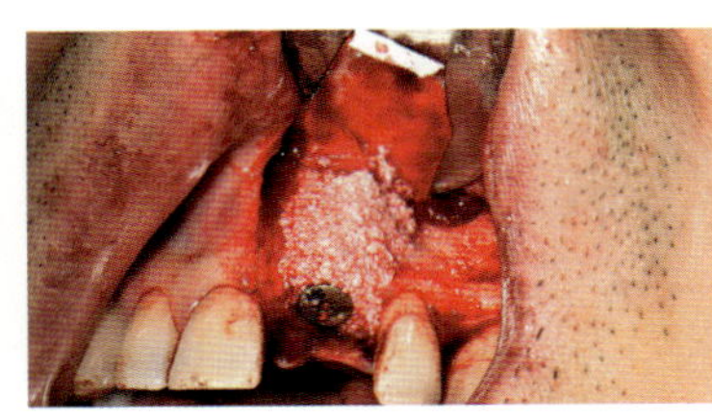
图14 骨环间隙及种植体唇侧植入Bio-Oss小颗粒骨粉

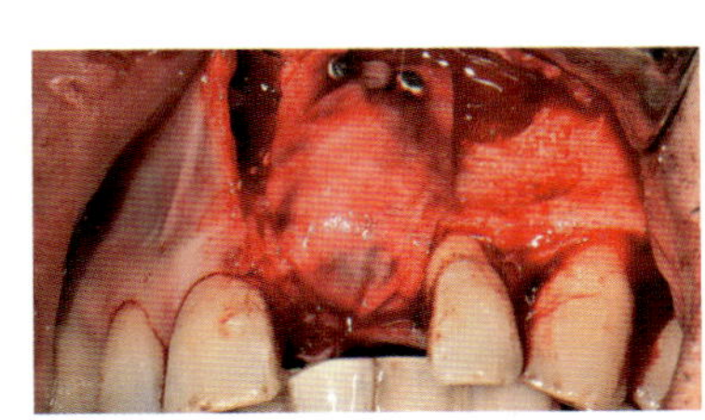
图15 骨膜悬吊于腭侧黏骨膜

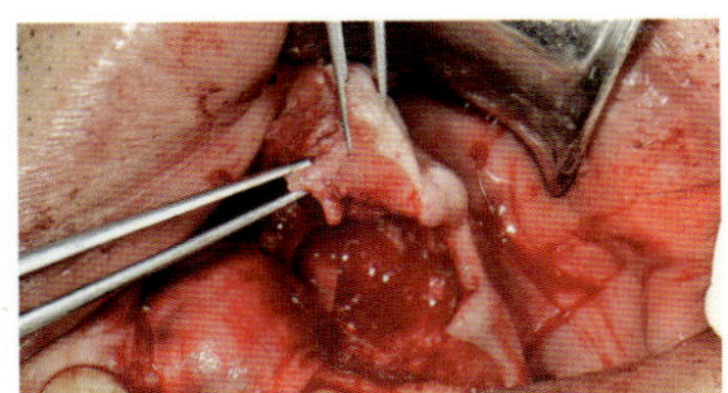
图16 处理21种植位点牙槽嵴顶增厚黏膜

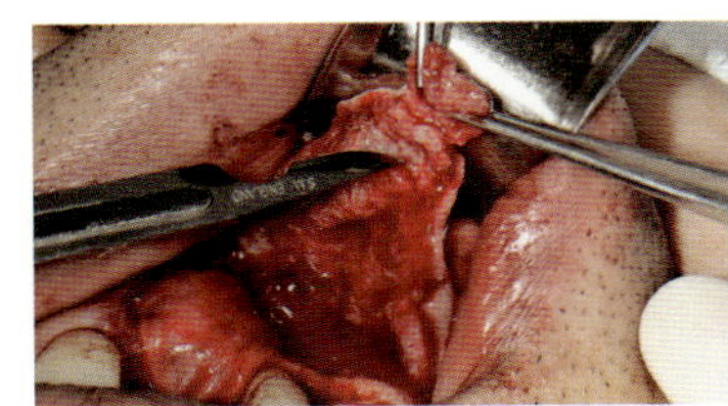
图17 制备半厚瓣

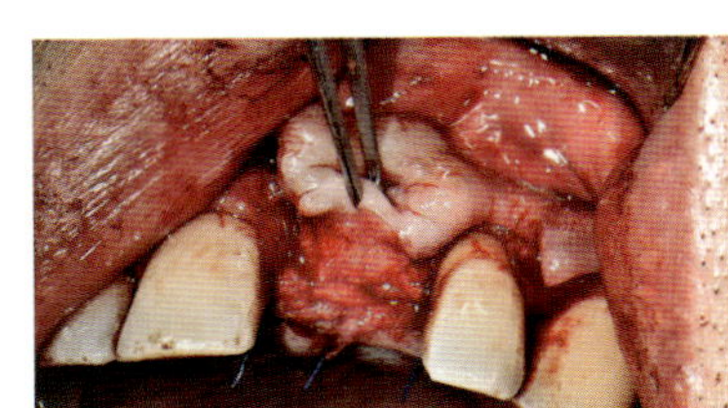
图18 半厚瓣悬吊于腭侧黏骨膜

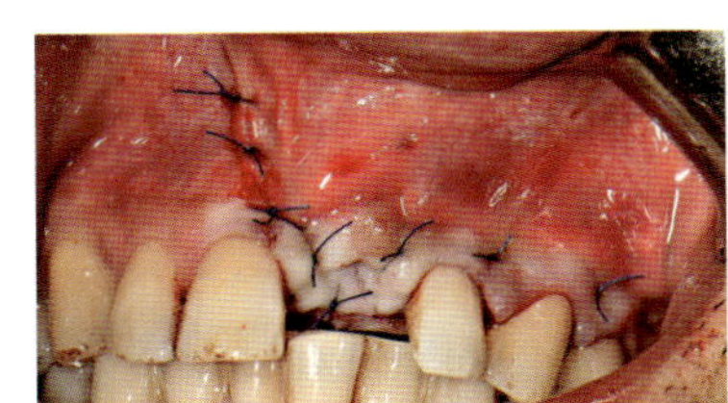
图19 关闭创口

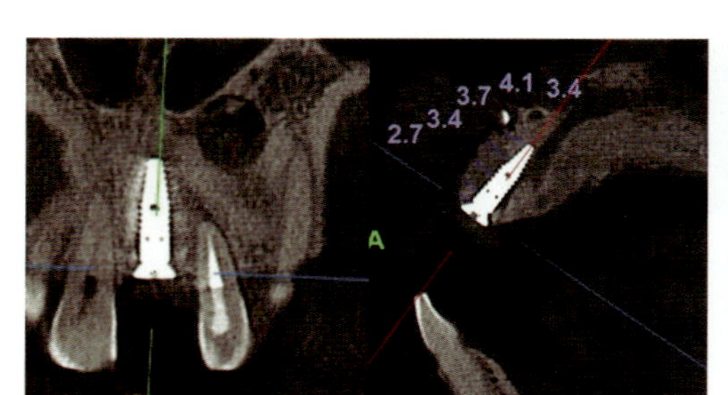

图20 术后CBCT1

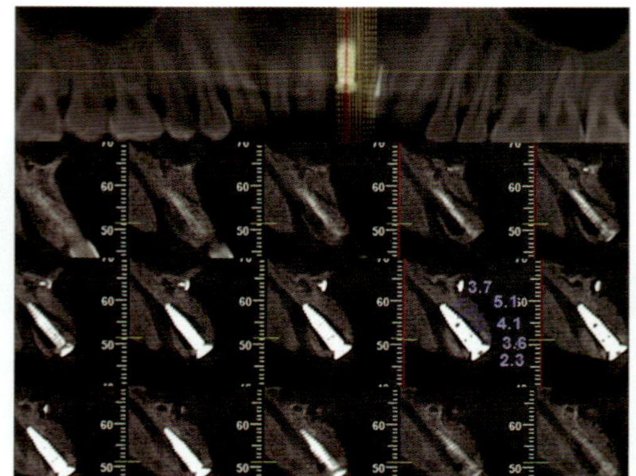

图21 术后CBCT2

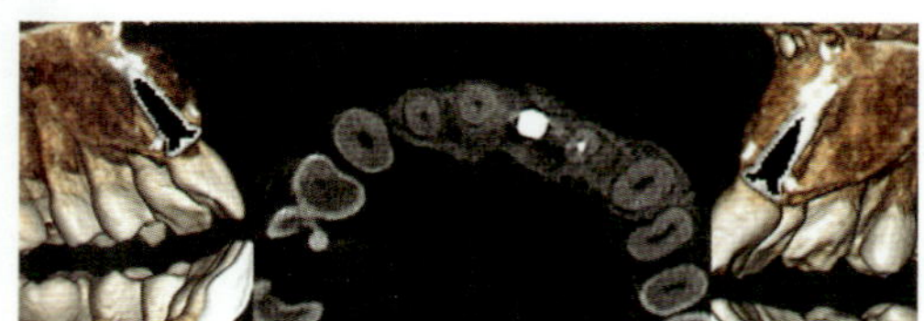
图22 术后CBCT3

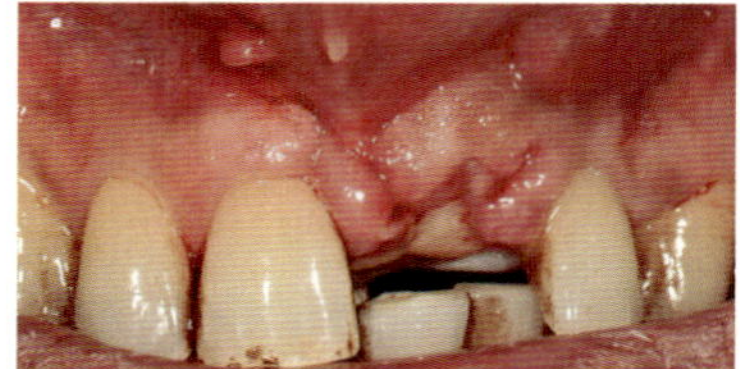
图23 术后10天拆线正面像

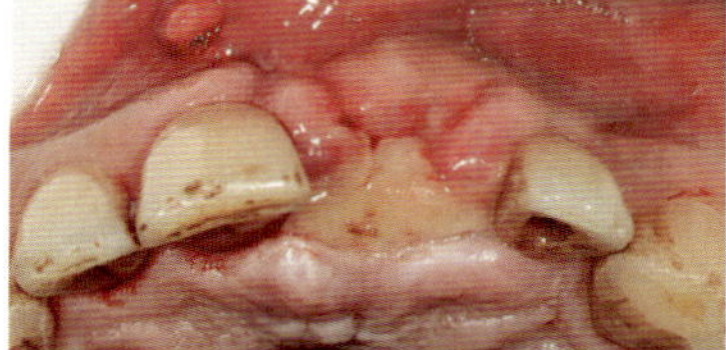
图24 术后10天拆线殆面像

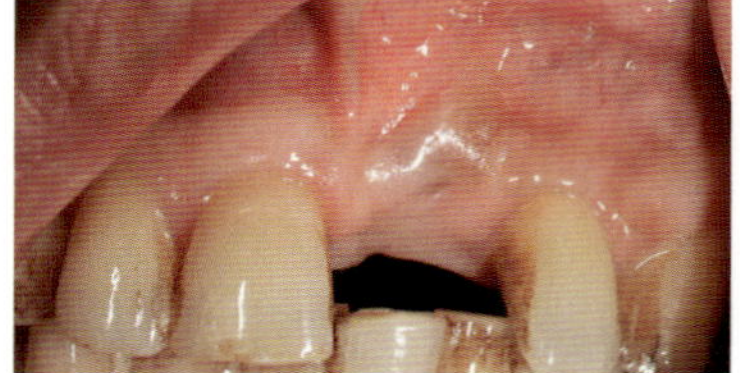
图25 术后6个月正面像

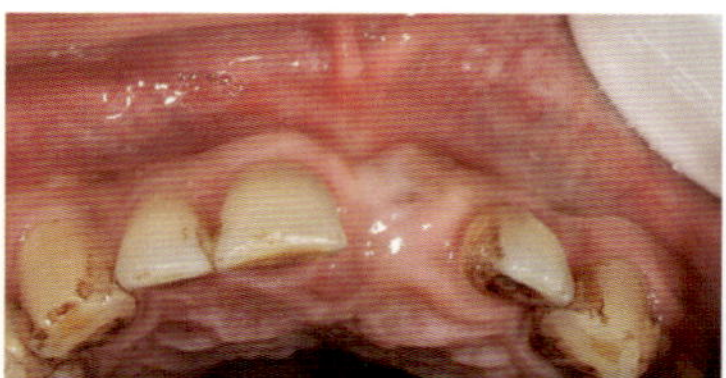
图26 术后6个月殆面像

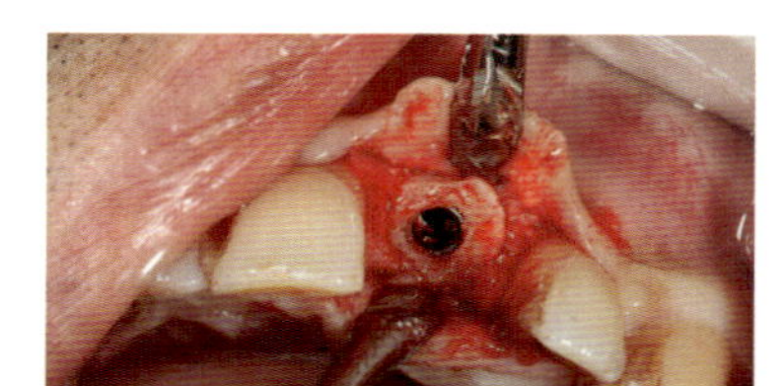
图27 术后6个月二期手术

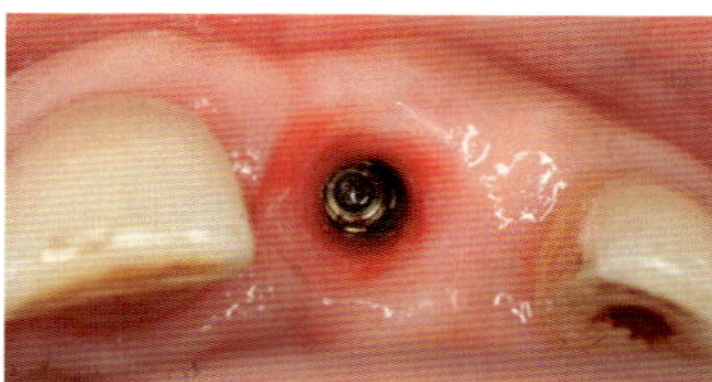
图28 袖口

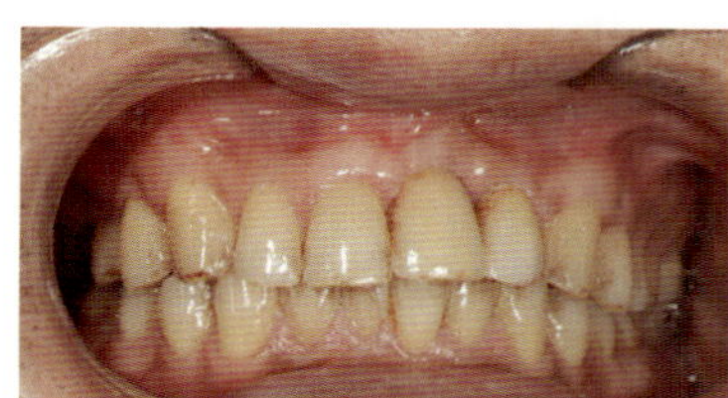
图29 术后修复正面像

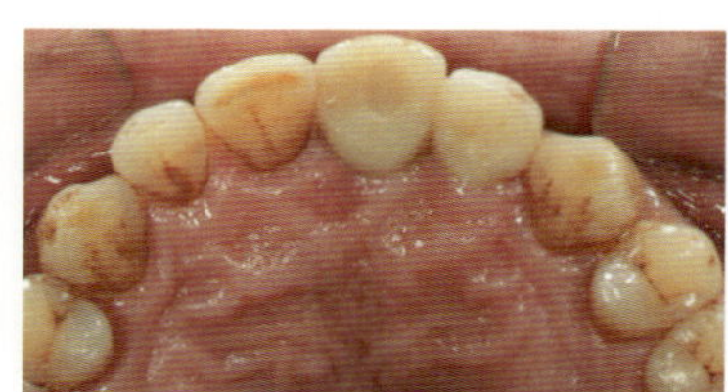
图30 术后修复殆面像

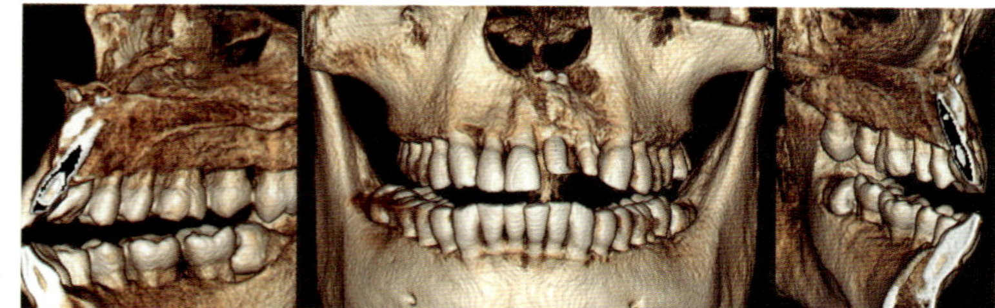
图31 术后6个月CBCT三维图像

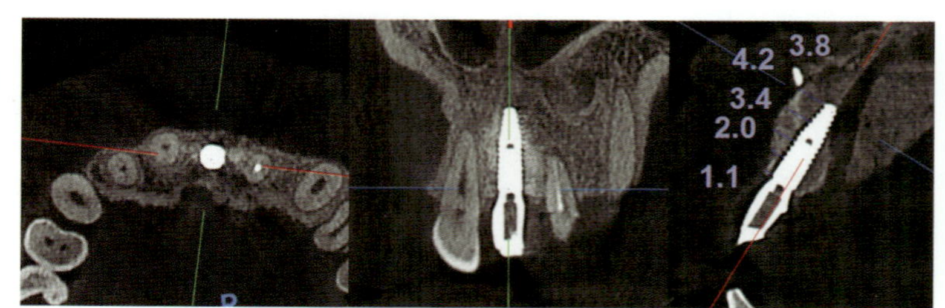

图32 术后6个月CBCT

三、讨论

环状植骨术是以骨环的形式和种植体结合来修复骨缺损。该手术优点：①植骨和种植体同期植入，缩短了治疗时间。②减少了种植体与骨环之间的间隙，增加种植体初始稳定性，同时增加了骨环的固位。这种术式在嵴顶部骨不足导致的种植体不稳定时有突出的优势。③覆盖于牙槽嵴上的骨环同时可以增加软组织量，抑制软组织收缩。④由于种植体支撑，骨吸收量明显减小。

块状骨移植同期种植体植入受到移植骨块血管化和种植体初始稳定性的限制。有文献报道，骨移植的成功主要取决于受骨区的骨质，而不是供骨区的骨质。本文病例受区基骨充足，近远中骨高度良好，且骨区血运丰富，利于骨块成活。取骨部位一般选择：①颏部。②磨牙后区。③缺牙区腭侧。④缺牙区唇侧，也可以选取缺牙区邻近骨量充足区域作为供骨区制取骨环。本文病例骨环取自邻近骨量充足区域，邻牙22牙根较短，21、22、23根尖之间上颌骨体唇侧面较为平坦，且有充足的宽度、高度、厚度，是非常理想的供骨区。虽然22本身有根尖炎症，通过根管治疗，炎症控制，不存在根尖损伤问题。

种植体套入骨环中心，骨环制备时为避免种植体对骨环压力过大至骨环裂开或折断，所以制备骨环的内径与植体颈部无级差或略小级差，但会存在骨环初始稳定性不足的可能。本病例用4.8mm × 2mm Straumann愈合基台旋入种植体达20N·cm，进一步加强了骨环的固位效果，减少了骨环与植骨床之间的间隙，使其之间更加紧密（图10～图12）。

应用GBR技术可弥补自体骨吸收过快及骨量不足。作为一种骨引导材料，脱蛋白牛骨基质（DBBM）获得了文献充分的证实，并且认为接近于不可吸收。证实了DBBM的引导骨组织再生效果。本病例，骨环与种植体间隙及其唇侧致密植入Bio-Oss小颗粒骨粉，覆盖Geistlich Bio-Gide胶原膜，根尖区胶原膜用膜钉固定，嵴顶膜插入腭侧，褥式缝合固定于腭侧黏膜，有利于植骨材料的稳定。

为保证植骨种植手术成功，软组织关闭创口是非常重要的。21牙位骨缺损空间被牙龈结缔组织所占据，完全剥离后嵴顶牙龈下组织增厚，采取了参照骨膜成形术原理（图16～图18），利用牙槽嵴顶软组织厚度制备半厚瓣，增加嵴顶软组织长度，同时再松解骨膜充分释放张力，达到无张力严密缝合效果，也减少唇侧黏骨膜瓣的一个垂直切口，保障软组织血运。

本病例短期效果观察，骨环技术有效保证了种植位点垂直和水平向牙槽骨缺损的骨量恢复。与经典的分阶段骨增量种植技术相比，减少了手术次数，缩短治疗时间，取得了满意效果，长期效果有待观察。

参考文献

[1] 余粤海. 改良骨环技术扩增骨量的临床研究[J]. 中国口腔种植学杂志, 2015, 20(3):115-117.
[2] 梁晋. 环状植骨术同期牙种植临床效果的短期观察[J]. 华西口腔医学杂志, 2014, 32(1):40-44.
[3] Stevens MR, Emam HA, Alaily ME, et al. Implant bonerings. One-stage three-dimensional bone transplant technique: a case report[J]. J Oral Implantol, 2010, 36(1):69-74.
[4] 宿玉成. 口腔种植学[M] 2版. 北京:人民卫生出版社, 2014.
[5] Simion M, Jovanovic SA, Trisi P, et al. Vertical ridge augmentation around dental implants using a membrane technique and autogenous bone or allografts in humans[J].Int J Periodontics Restorative Dent,1998,18(1):8-23.
[6] 王翔, 李树春, 刘学恒, 等. 骨环移植在纠正牙槽嵴骨量不足即刻种植中的应用[J]. 中国实验诊断学, 2014, 18(2):207-209.
[7] 孟维艳, 周延民, 储顺. 种植体周不同骨量缺损修复的组织学研究[J].现代口腔医学杂志, 2009, 23(2):124.
[8] 宿玉成. 牙种植学的引导骨再生: 20年的进展[M]. 北京:人民军医出版社, 2010.
[9] Istvan Urban著. 黄懽, 张鹏, 马开宇等译. 垂直向和水平向牙槽嵴骨增量[M]. 沈阳：辽宁科学技术出版社, 2018.

CGF在美学区不翻瓣即刻种植中的应用

丘科栋 周伟光 完正

摘要

目的：不翻瓣微创技术、CGF、Er:YAG激光在前牙美学区的即刻种植即刻修复中的应用。**材料与方法**：患者因上颌前牙留治无望须拔除，选择种植牙修复，通过Simplant术前模拟设计方案，运用不翻瓣微创技术、Er:YAG激光清创，配合使用CGF，在拔牙后即刻植入种植体，同期植骨，并完成即刻修复，经过8个月骨结合后完成永久修复。**结果**：种植体三维位置理想，骨结合良好稳定，患者原有的软硬组织得到最大限度的保存和维持，永久修复的美学效果相对理想。患者满意度较高。**结论**：在适宜的情况下，微创即刻种植即刻修复在美学区种植里对于原有软硬组织的保存和维持具有一定的优势，CGF与激光技术有利于感染的控制，促进软硬组织的愈合与再生。

关键词：美学区；微创；即刻种植即刻修复；Er:YAG激光；浓缩生长因子（CGF）

一、材料与方法

1. 病例简介 63岁女性患者。主诉：上颌右侧前牙影响美观。现病史：近20年前上颌右侧前牙因外伤致疼痛，于外院行根管治疗后充填修复至今。近数年来出现上颌右侧前牙变色进行性加重，近2年来出现松动，无明显疼痛，影响美观及使用，来诊。既往史：全身健康状况良好，否认全身系统性疾病及药物过敏史，否认吸烟史。口内检查：中厚龈生物型，11牙体变色，牙体切端向伸长约1mm，探（－），叩诊不适，松动Ⅱ度，唇侧牙龈瘘管（图1）。唇侧牙槽嵴轮廓无明显塌陷（图2）。CBCT示：11牙槽骨吸收至根中1/3，唇侧骨板菲薄，根尖1/3牙体外吸收明显，根尖周大面积暗影。11位置骨宽度约6.9mm，高度约17.5mm（图3）。美学风险评估：患者有2项高风险因素：①高笑线。②高期望值。有5项中风险因素：①中厚龈。②牙冠为卵圆形。③种植位点存在慢性感染。④邻牙牙槽嵴高度到接触点距离为5.5～6.5mm。⑤位点唇侧存在水平向骨缺损。

2. 诊断 11慢性根尖周炎；牙外吸收。

3. 治疗计划

（1）与患者沟通治疗方案：11拔除后可行种植修复，或固定桥修复，或可摘义齿修复，患者选择种植修复。

（2）术前做好Simplant软件的模拟种植设计（图4），计划术中拔除11清创后确认唇侧骨板的完整性。若唇侧骨板缺损较大，则由其自然愈合，4～6周后行早期种植；若唇侧骨板基本完整，则行即刻种植即刻修复。

4. 治疗过程

（1）一期手术：11必兰局部麻醉下微创拔牙，Er:YAG激光辅助清创，确认唇侧骨板基本完整，不翻瓣定点定深完成种植窝预备，插入方向指示杆确认三维位置理想（图5，图6）。采患者自体静脉血离心制取CGF混合Bio-Oss骨粉（图7，图8）。混合后的骨粉填塞种植位点周围间隙（图9～图11）。取下方向指示杆，植入1颗Ankylos C/X 3.5mm×14mm种植体，植入扭矩35N·cm（图12～图14）。覆盖CGF膜，接愈合基台（图15，图16）。术后CBCT示种植体颈部唇侧骨增量至3.4mm厚（图17）。次日完成制戴种植体支持式临时树脂冠修复体，完成即刻修复，唇侧软组织轮廓维持良好（图18～图20）。

（2）二期最终修复：一期术后8个月患者复查，可见种植临时冠稳定，软组织健康稳定（图21）。此时CBCT示种植体周骨稳定，未见明显异常。种植体颈部唇侧骨厚度为2.7mm（图22）。取下种植临时冠后可见软组织袖口稳定，唇侧软组织轮廓维持良好（图23）。完成种植印模后，比色（图24）。拟制作原厂钛基底个性化锆基台、全瓷冠修复。依次戴入个性化基台及全瓷冠，完成永久修复，粉白美学效果理想（图25～图29）。

（3）定期复查：戴牙后6个月复查，种植修复体稳定，软组织形态与唇侧轮廓稳定，21近中切角缺损已行树脂修复（图30，图31）。此时CBCT示种植体周骨稳定，种植体颈部唇侧骨厚度为2.7mm（图32）。最终美学效果理想（图33）。

二、结果

经过以上治疗程序，患者11完成了种植修复，修复后软组织基本维持原有的轮廓外形，种植修复体颜色形态协调美观，种植体三维位置理想，骨结合良好稳定，患者原有的软硬组织得到最大限度的保存和维持，永久修复的美学效果相对理想。患者满意度较高。

作者单位：广西南宁完氏口腔诊所

通讯作者：完正；Email: 13607719868@163.com

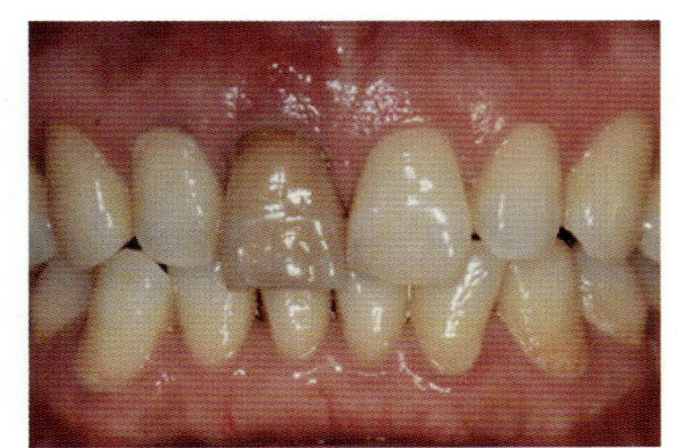

图1 术前口内检查，11变色，伸长

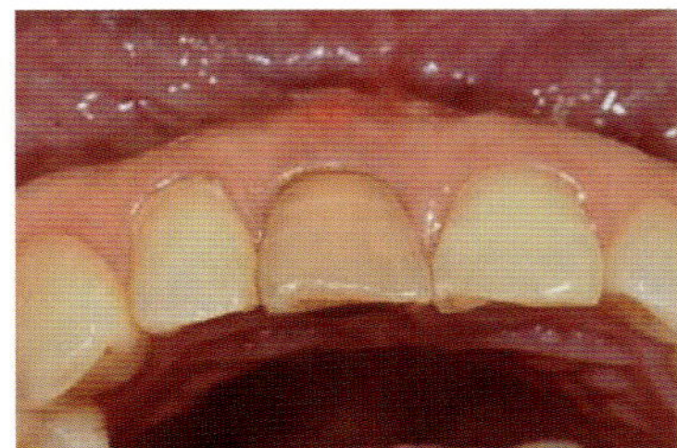

图2 11唇侧牙槽嵴轮廓丰满无塌陷

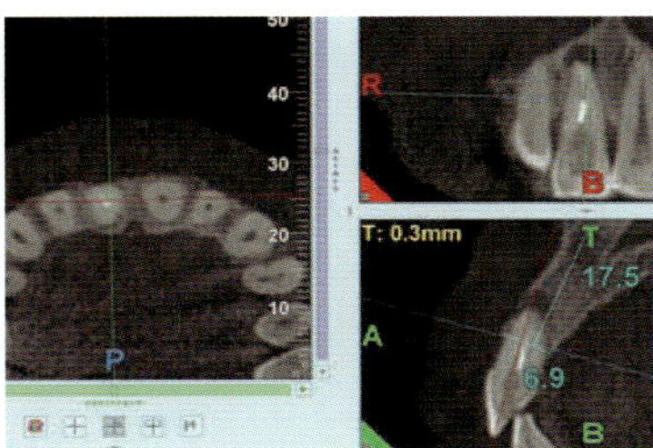

图3 术前CBCT（MPR）

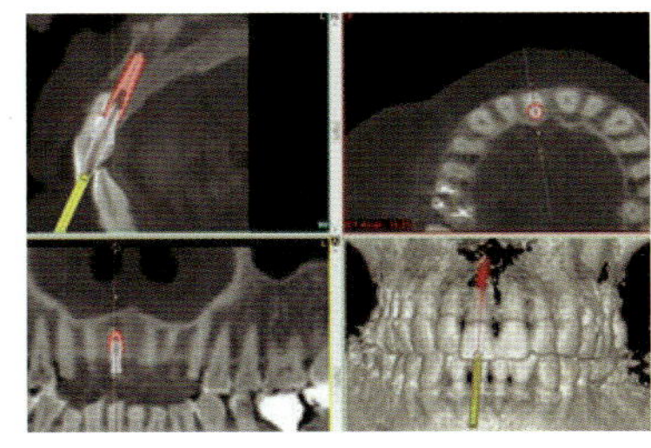

图4 术前Simplant设计

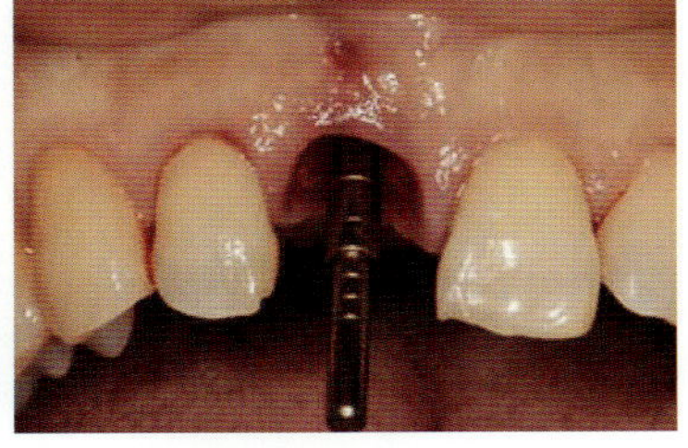

图5 11微创拔除，Er:YAG清创后，不翻瓣完成植牙窝预备

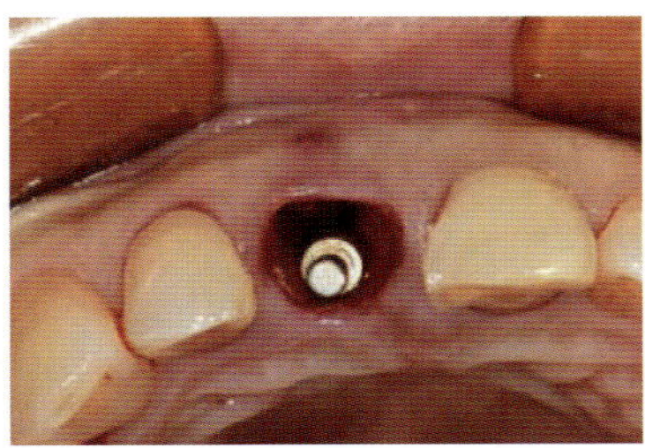

图6 插入方向指示杆，观察三维位置

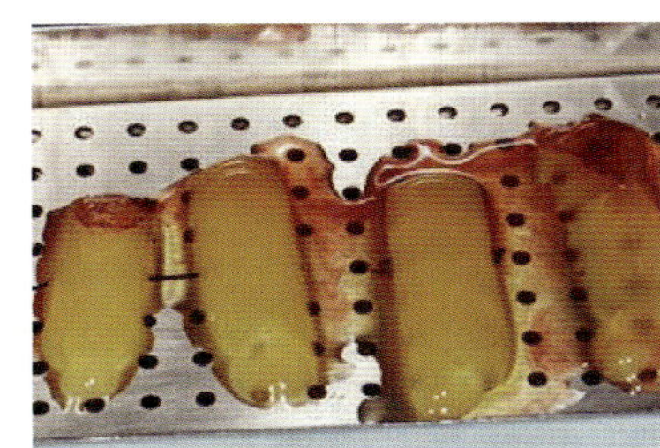

图7 采患者自体静脉血制取CGF

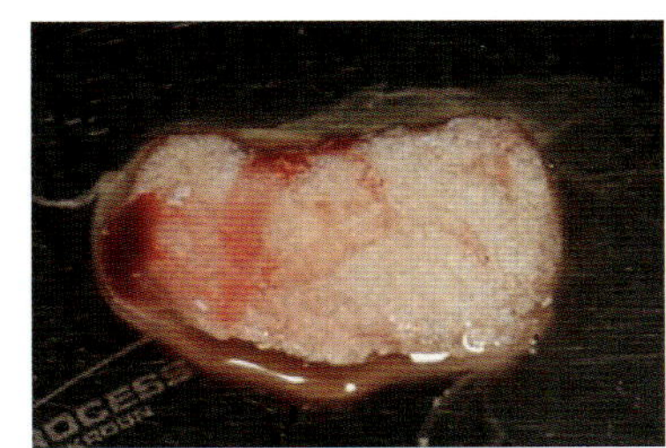

图8 CGF混合Bio-Oss骨粉

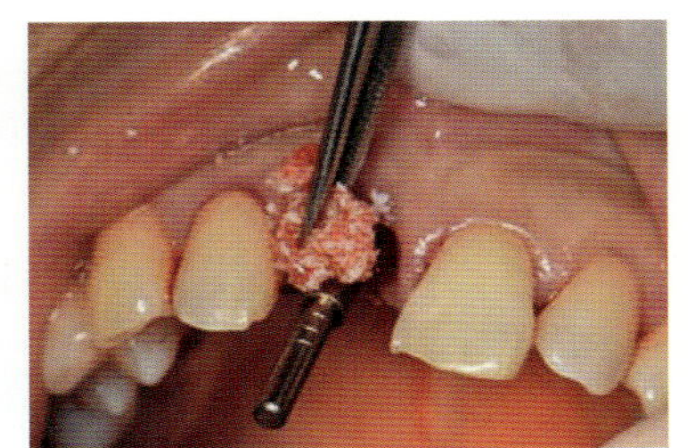

图9 混合后的骨粉分块充填

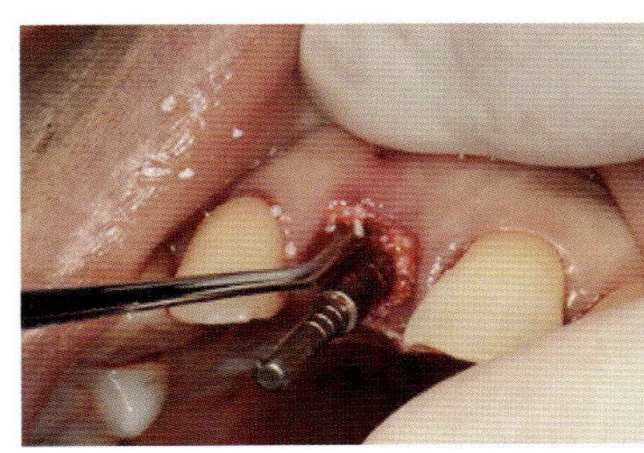

图10 填塞指示杆周间隙

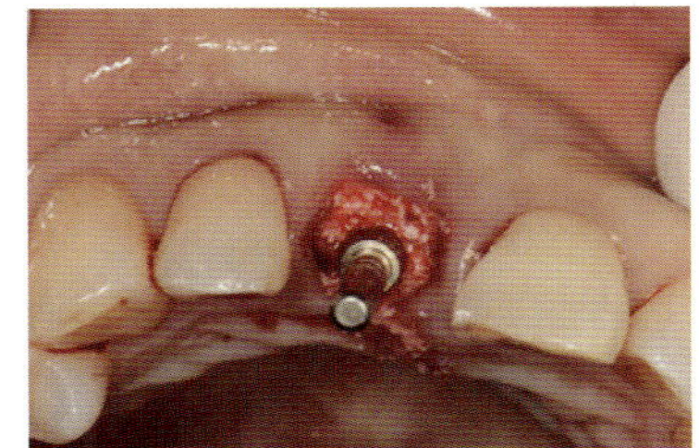

图11 完成骨粉充填

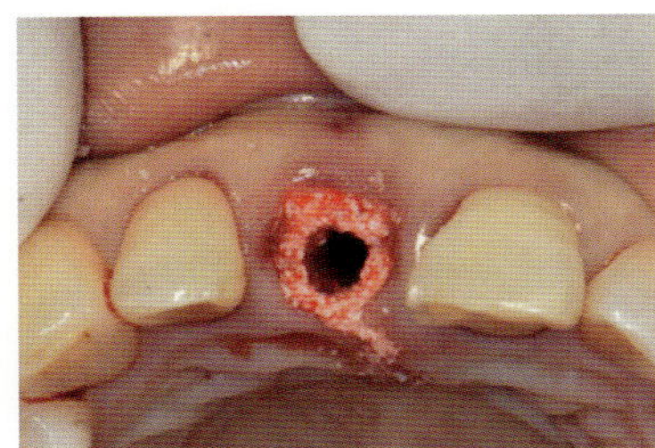

图12 取下方向指示杆

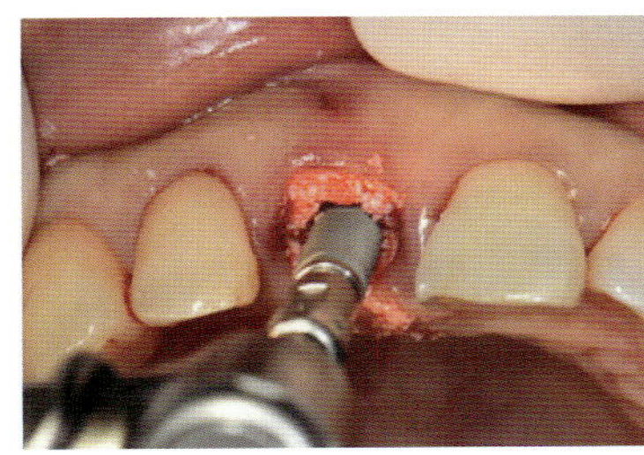

图13 植入1颗Ankylos C/X A14

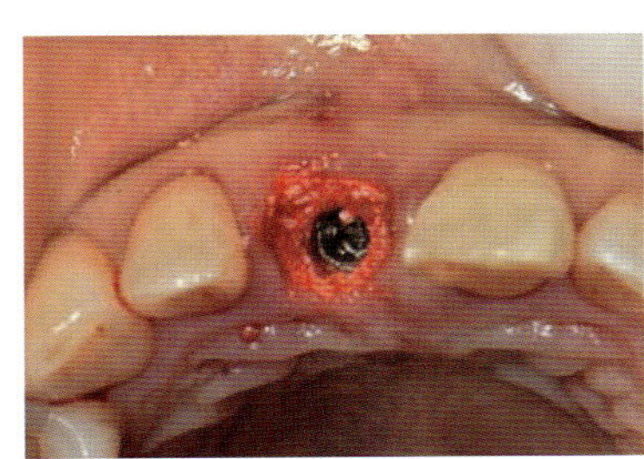

图14 植入扭矩35N·cm

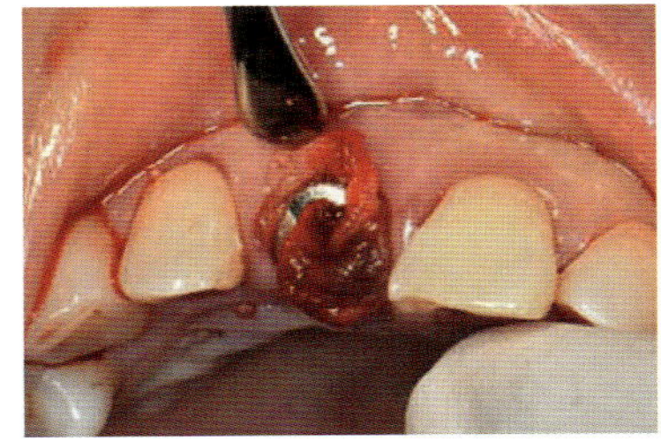

图15 覆盖CGF膜

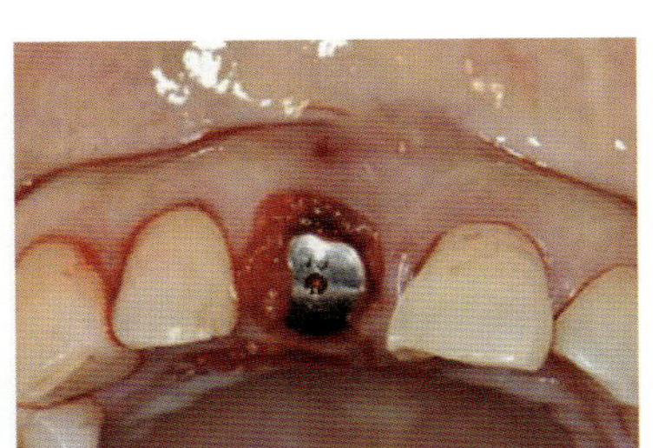

图16 接愈合基台

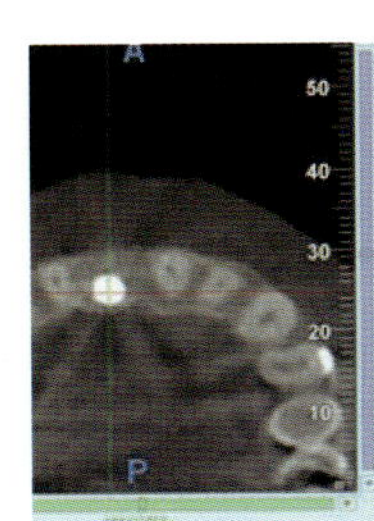

图17 术后即刻CBCT（MPR）

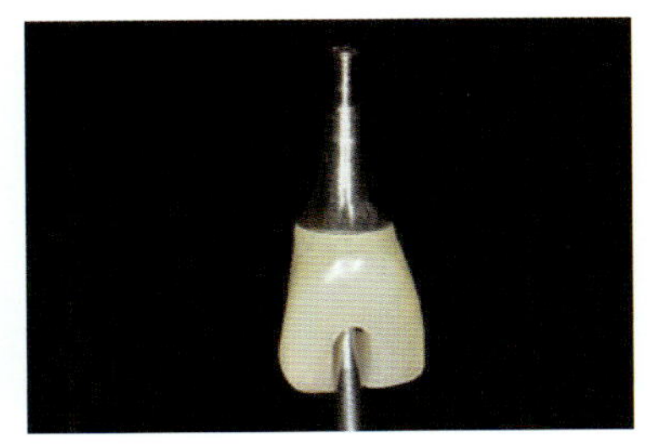

图18 制作种植体支持式临时树脂修复体

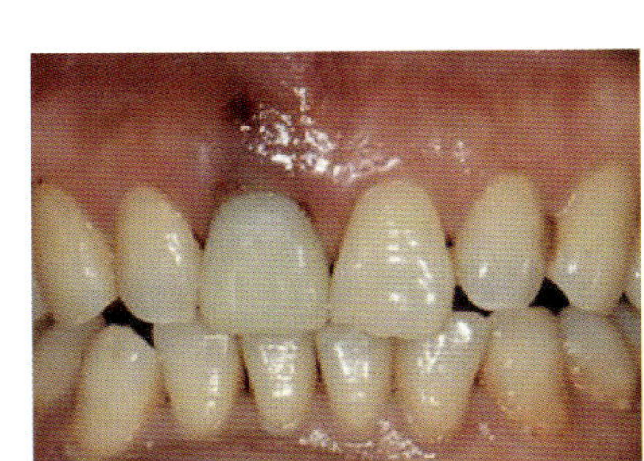

图19 完成11临时修复体戴牙

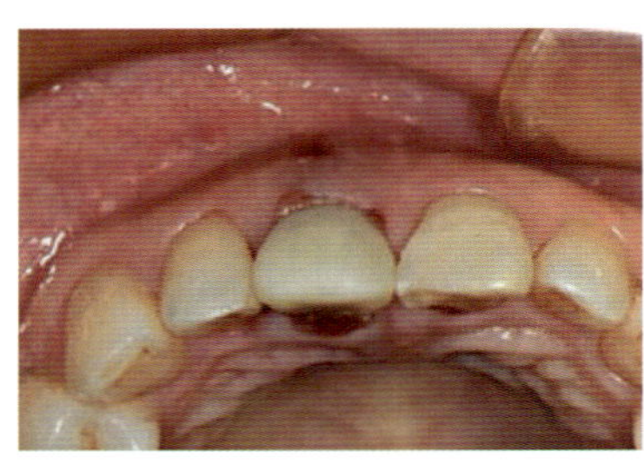
图20　11临时修复后唇侧牙槽嵴轮廓维持良好

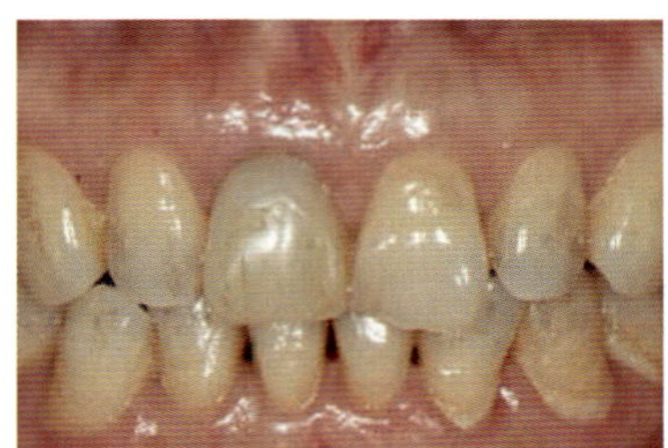
图21　术后8个月口内情况

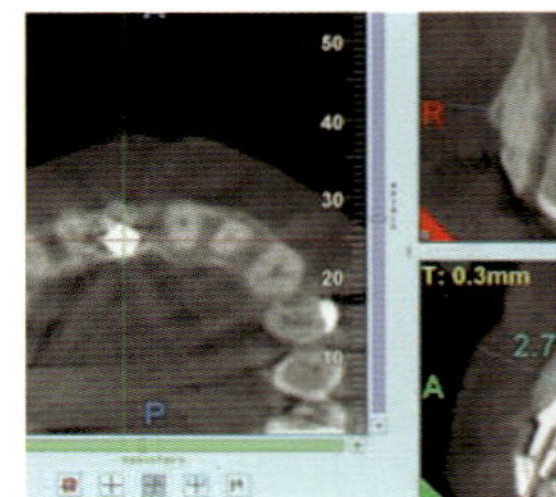

图22　术后8个月CBCT（MPR）

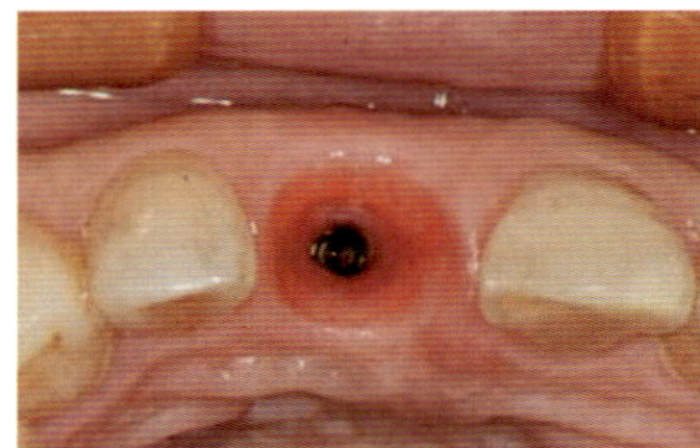
图23　11取下临时修复体后，软组织袖口稳定

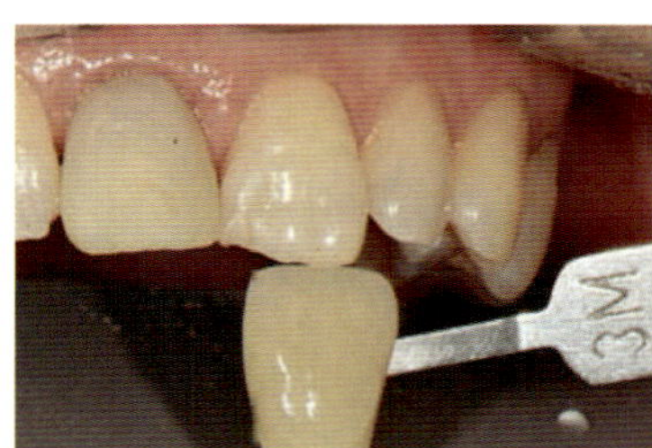
图24　完成种植印模后，比色

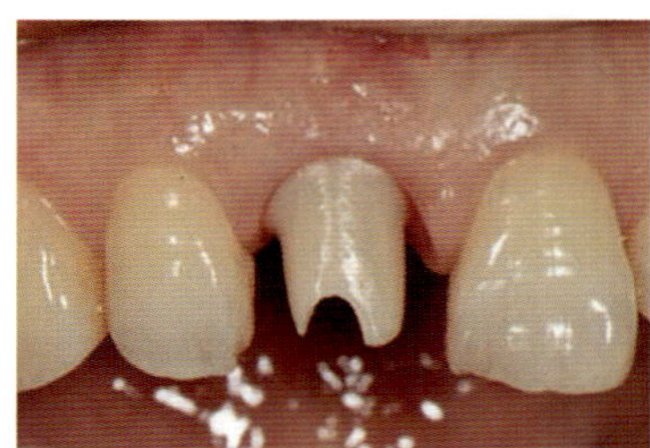
图25　最终修复，戴入原厂Ti-Base氧化锆基台

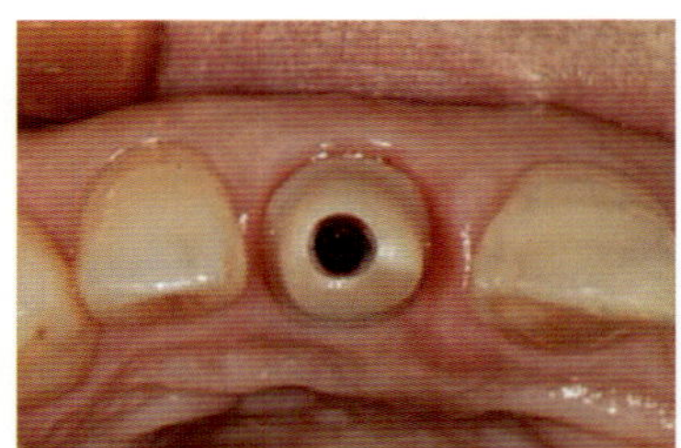
图26　唇侧软组织轮廓维持稳定

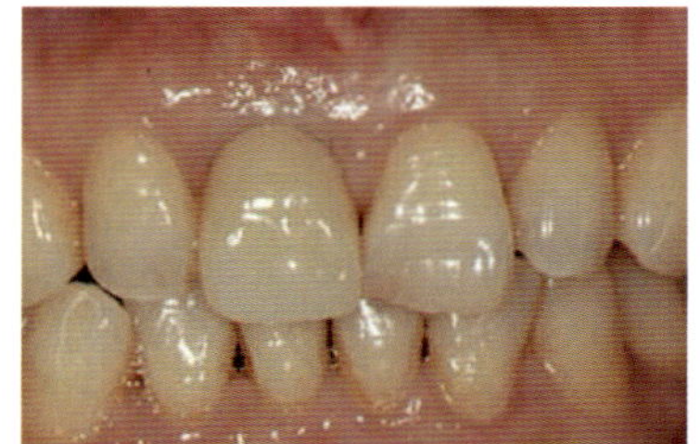
图27　完成永久修复

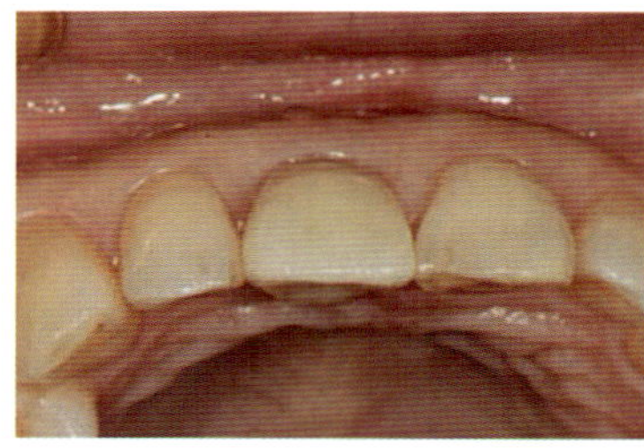
图28　永久修复后的唇侧牙龈轮廓维持稳定

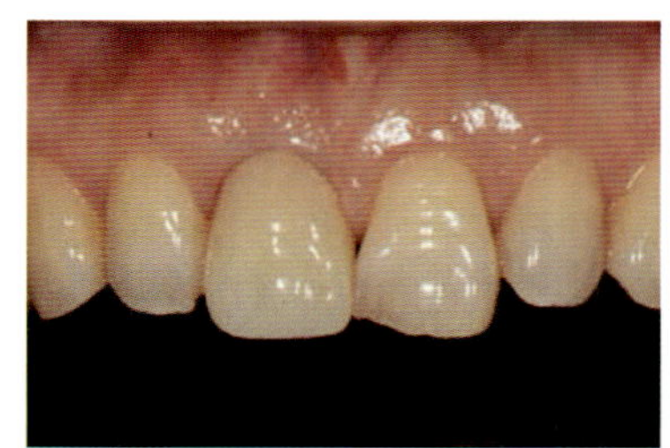
图29　美学黑色背景像

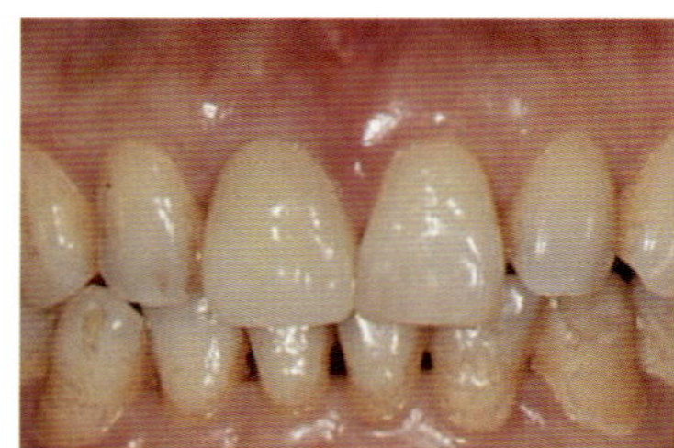
图30　永久修复后6个月复查

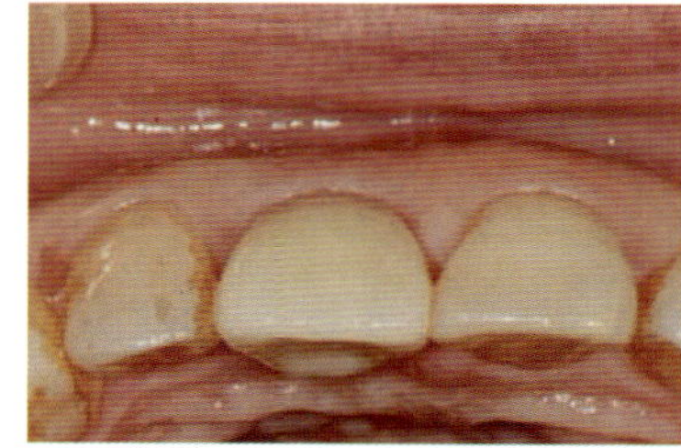
图31　唇侧软组织形态轮廓维持稳定

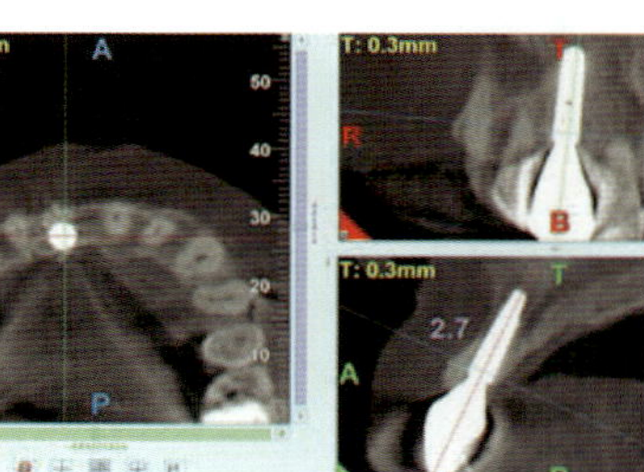

图32　永久修复后6个月复查CBCT

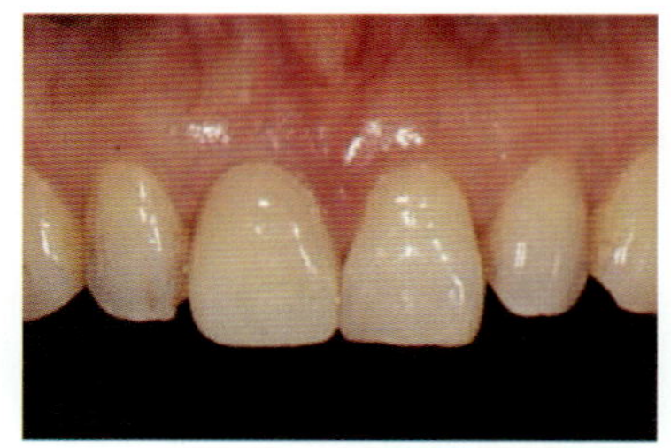
图33　最终美学黑色背景像

三、结论

在适宜的情况下，不翻瓣的微创即刻种植即刻修复，有利于原有软硬组织的形态及轮廓维持。使用CGF结合Bio-Oss骨粉的植骨技术，可促进软组织愈合，抵御感染，促进成骨，并维持相对稳定的临床效果。激光辅助做窝洞创面处理，有利于彻底清除感染，增强机体的愈合反应，促进软硬组织再生。

参考文献

[1] 宿玉成. 美学区即刻种植的临床程序探讨[J]. 中国口腔种植学杂志, 2013, 18(2):61.
[2] 陈德平, 林婷, 赵阳, 等. 种植体周围感染治疗中牙科激光应用[J]. 中国实用口腔科杂志, 2016, 9(5):261-264.
[3] 李倩. 激光在口腔种植中的应用[J]. 中国实用口腔科杂志, 2015, 8(4):203-208.
[4] 许军旗, 高立坤, 王艳华. 浓缩生长因子联合Bio-Oss引导骨再生在炎症期即刻种植中的价值[J]. 临床研究, 2018, 26(11):43-44.
[5] 张华金, 黄志斌, 陈伟基, 等. 不翻瓣技术应用在前牙即刻种植修复中的临床效果研究[J]. 中国口腔种植学杂志, 2019, 24(2):67-70, 81.
[6] Rochira A, Siculella L, Damiano F, et al. Concentrated Growth Factors (CGF) Induce Osteogenic Differentiation in Human Bone Marrow Stem Cells[J]. Biology, 2020, 9(11) : 370.
[7] Aleksic V, Aoki A, Iwasaki K, et al. Low-level Er:YAG laser irradiation enhances osteoblast proliferation through activation of MAPK/ERK[J]. Lasers in medical science, 2010, 25(4) : 559-569.

下颌后牙区严重骨缺损钛板植骨1例

朱慧琳 张艳靖

摘 要

目的：报道1例下颌后牙区骨组织严重缺损，借助钛板增量骨组织，延期植入种植体，最后获得满意的种植修复效果。**材料与方法**：患者已在我院拔牙1个月余。通过对患者进行常规术前检查，为患者制订治疗计划。与患者沟通后方案为下颌后牙骨缺损区行骨增量术+延期种植术。**结果**：本病例获得了良好的骨增量效果，种植体位于颌骨内理想的三维位置。种植体植入后近1年随访，种植体周软硬组织健康，影像学检查显示种植体颈部边缘骨水平稳定，种植体无松动，骨结合良好。患者对种植修复效果十分满意。**结论**：进行GBR时借助钛板对软组织的帐篷支架作用，有助于维持骨移植材料的稳定性以及膜下成骨空间，降低单独使用钛膜和生物膜导致的组织瓣裂开与感染风险以及再生骨量不足的风险，可达到理想的引导骨组织再生效果。

关键词：引导骨组织再生术；钛板植骨；后牙区种植修复

一、材料与方法

1. 病例简介 52岁男性患者。主诉：下颌后牙拔除1个月余。现病史：1个月前因牙齿松动在我院拔除，今前来我科要求种植修复。既往史：体健，否认系统性疾病史，否认吸烟史，否认药物、食物过敏史。临床检查：46拔牙窝已愈合，颊侧软组织凹陷，对颌牙无明显伸长，邻牙未见明显倾斜，口腔卫生情况良好（图1，图2）。CBCT示：46牙槽嵴顶颊侧骨组织严重吸收，可用骨宽度约3mm，可用骨高度约12mm（图3）。

2. 诊断 下颌牙列缺损（46缺失）。

3. 治疗计划 46行骨增量术+延期种植术。

4. 治疗过程

（1）骨增量术：于46局部浸润麻醉下沿牙槽嵴顶切开，45远中附加垂直切口，翻黏骨膜瓣，清理不良软组织，可见46牙槽窝呈凹坑状骨缺损，颊侧骨壁缺失。口外预弯钛板，将其用钛钉固定于46颊侧及嵴顶处，缺隙内填塞自体骨屑+Bio-Oss骨粉，Bio-Gide胶原膜+ A-PRF膜覆盖其上，骨膜减张缝合（图4～图7）。告知术后医嘱，10天后拆线。嘱8个月后复查。

（2）取钛板：骨增量术后10个月复查，口内见嵴顶处钛板少许暴露，拍摄CBCT，取出钛钉、钛板（图8～图13）。

（3）种植术：取钛板术后1.5个月复查行46种植术。于46局部浸润麻醉下切开翻瓣，清理骨面，见颊侧骨组织缺损，球钻定点，逐级制备种植窝洞，植入Nobel Replace CC 4.3mm×10mm种植体，安放封闭螺丝。术区严密缝合（图14～图16）。告知术后医嘱，10天后拆线，嘱5个月后复查。

（3）种植二期手术：种植术后约6个月复查行二期手术，拍摄CBCT（图17～图19）。

（4）种植修复术：二期手术后1个月复查，制取种植体水平印模（图20～图22）。约3周后戴入种植修复冠，基台加力35N·cm，调邻接及咬合至合适。拍摄数字化根尖片显示就位良好（图23～图25）。医嘱注意事项，1年后复查（图26～图30）。

二、结果

46最终修复体颊侧龈缘形态良好、龈乳头充盈，牙龈色泽、质地与对侧同名牙对称协调，患者对最终的修复效果十分满意。骨增量术后10个月复查，CBCT示：46骨宽度及高度与邻牙基本一致，骨增量效果显著。种植术后CBCT显示种植体在理想的三维位置，种植体骨结合良好。修复后当天拍摄数字化根尖片，显示种植体近远中牙槽骨高度稳定。

三、结论

由于长时间缺牙、外伤、牙周病等情况所致的牙槽骨严重缺损是影响种植修复远期效果的关键因素。缺牙区骨量不足常常使种植体无法植入理想的三维位置，因此需要通过合适的骨增量技术重建骨组织。GBR是临床中最为广泛应用的一种骨增量技术，临床中进行GBR时常常借助钛板增量骨组织，钛板对软组织起帐篷支架作用，有助于维持骨移植材料的稳定性，结合生物膜有效地维持膜下成骨空间，降低单独使用钛膜与生物膜导致的组织瓣裂开和感染风险以及再生骨量不足的风险，可达到理想的引导骨组织再生效果。但是钛板有易于暴露的缺点，一旦暴露在口腔，需要视情况取出或者磨除暴露部分。本病例在植骨术后10个月复查发现嵴顶处钛板少许暴露，拍摄CBCT显示缺牙区骨宽度及高度均得到了明显的恢复，于是进行了取钛板手术，将其取出后不影响骨缺损区骨再生。在种植手术中探查该患者牙槽

作者单位：河南省口腔医院

通讯作者：张艳靖；Email: 10662881@qq.com

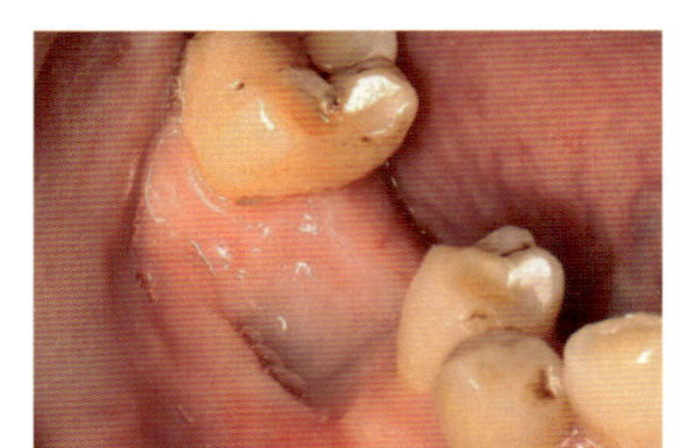
图1 初诊口内殆面像1

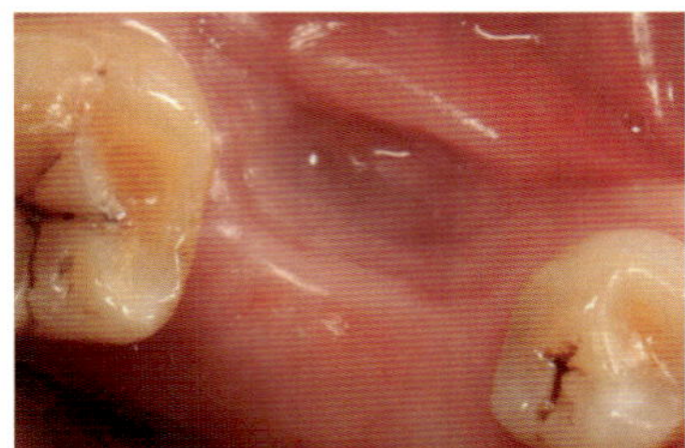
图2 初诊口内殆面像2

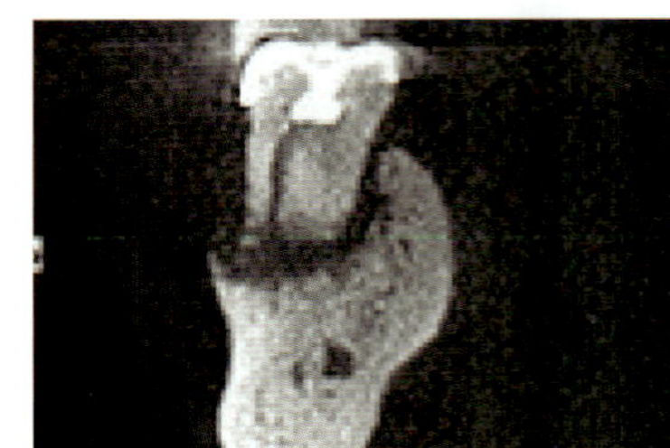
图3 拔牙前影像

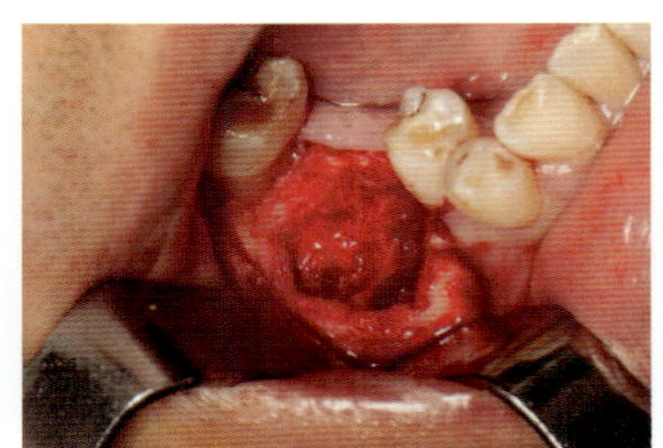
图4 翻瓣可见嵴顶及颊侧骨缺损

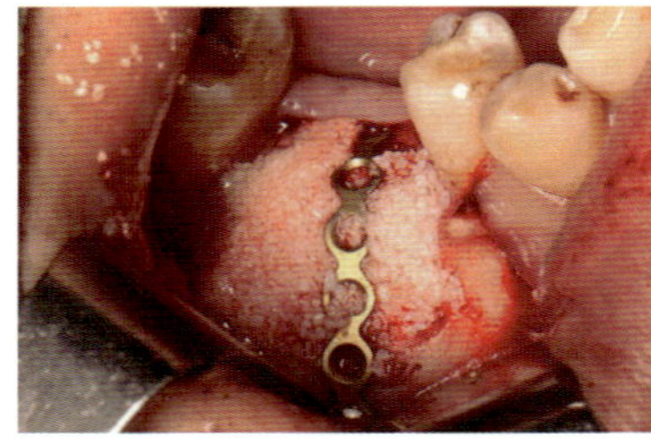
图5 钛板固定于颊侧，横跨嵴顶

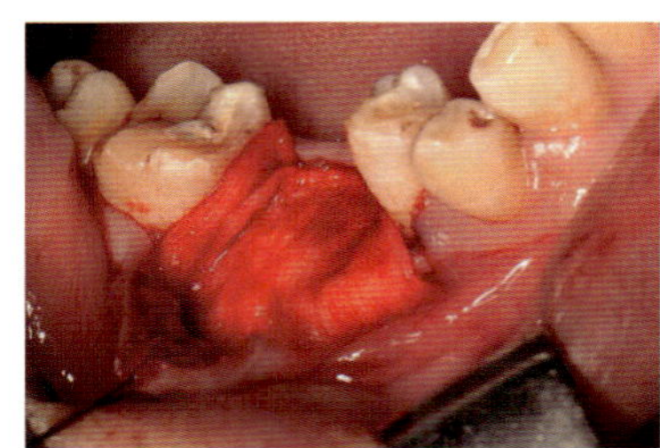
图6 覆盖Bio-Gide胶原膜

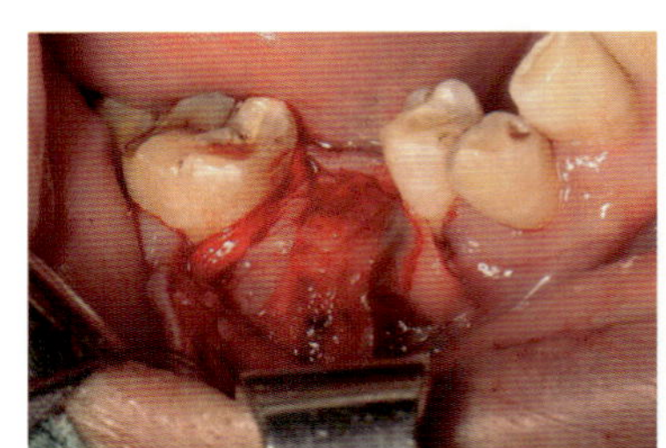
图7 覆盖A-PRF膜

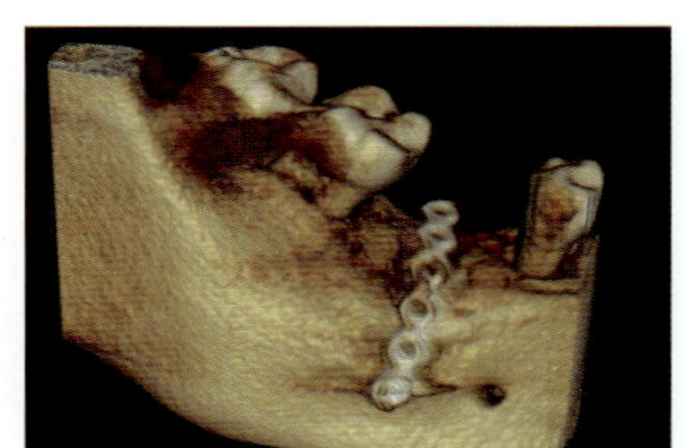
图8 植骨术后近1年CT模拟图

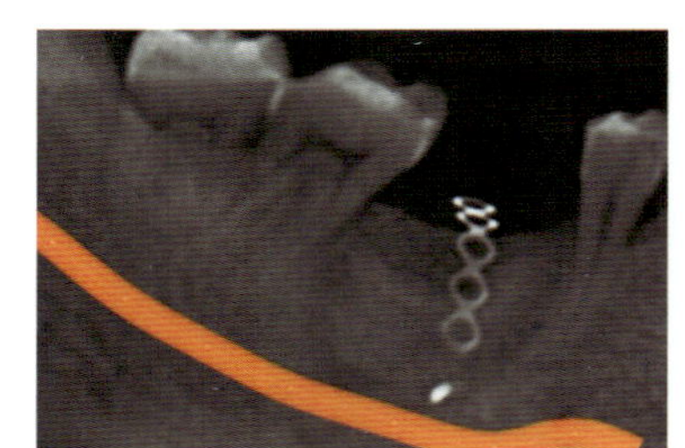
图9 植骨术后近1年CT冠状面

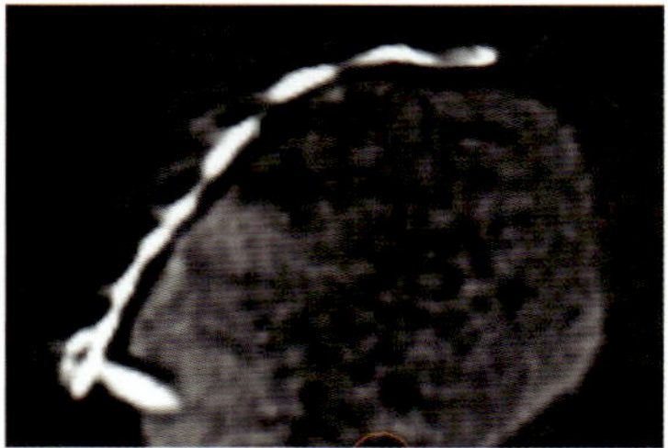
图10 植骨术后近1年CT矢状面

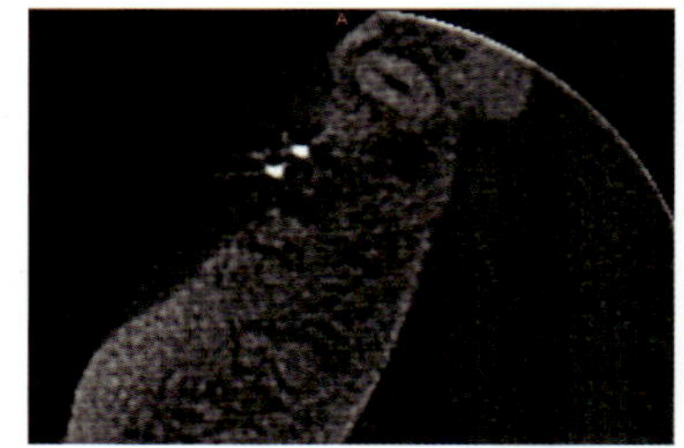
图11 植骨术后近1年CT水平面

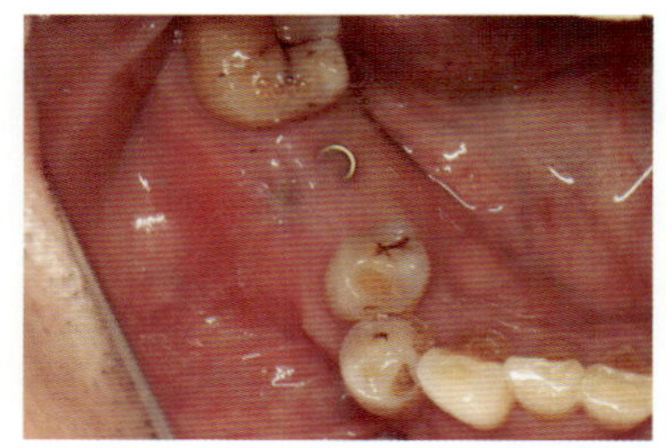
图12 复查见嵴顶处钛板暴露少许

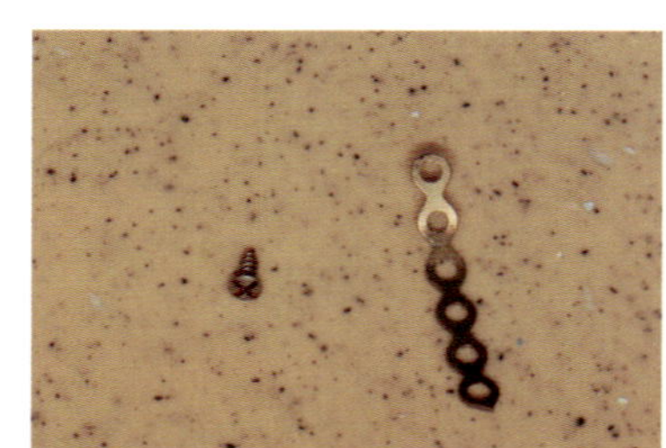
图13 取出钛钉、钛板

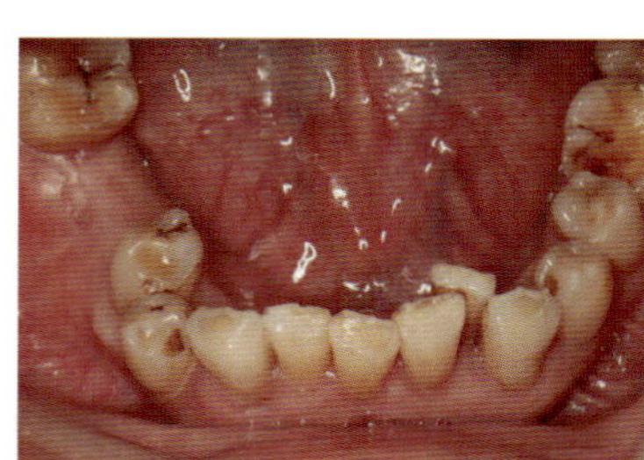
图14 种植术前口内像

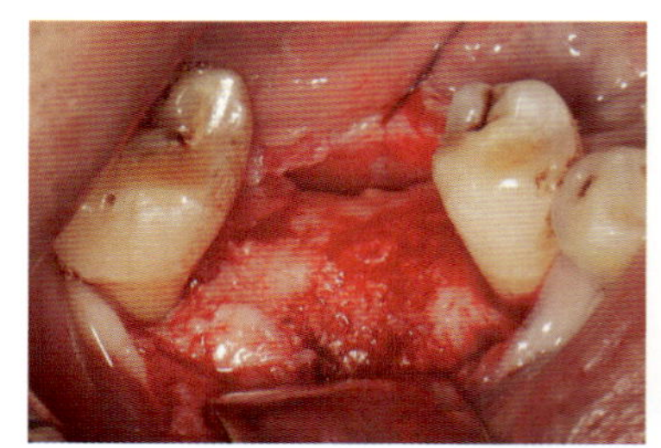
图15 术中翻瓣可见牙槽骨宽度恢复，颊侧有少量缺损

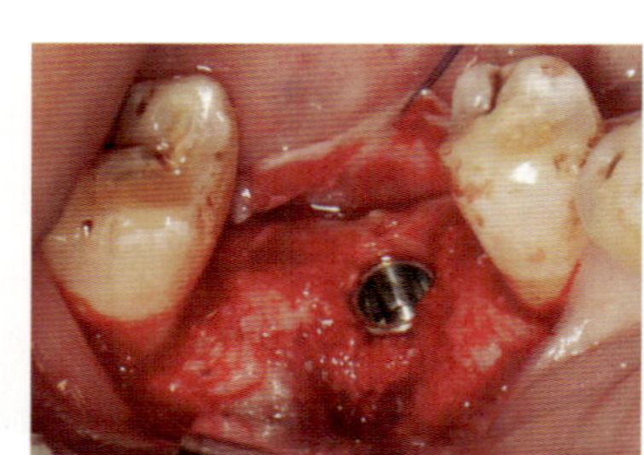
图16 植入种植体

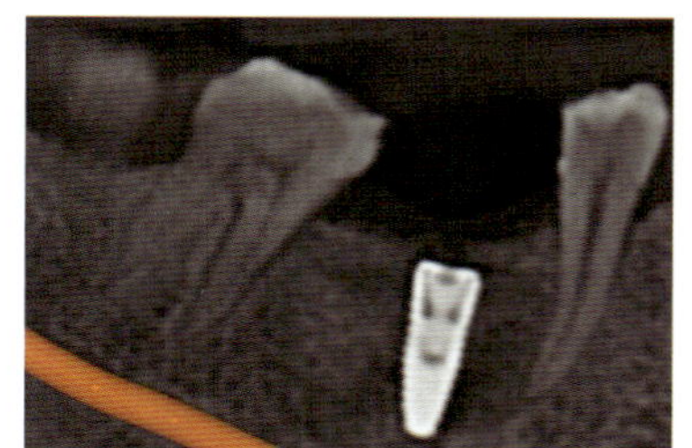
图17 种植术后CT冠状面

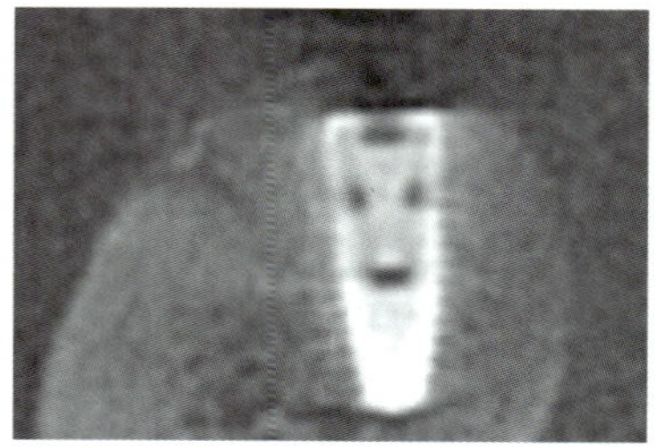
图18 种植术后CT矢状面

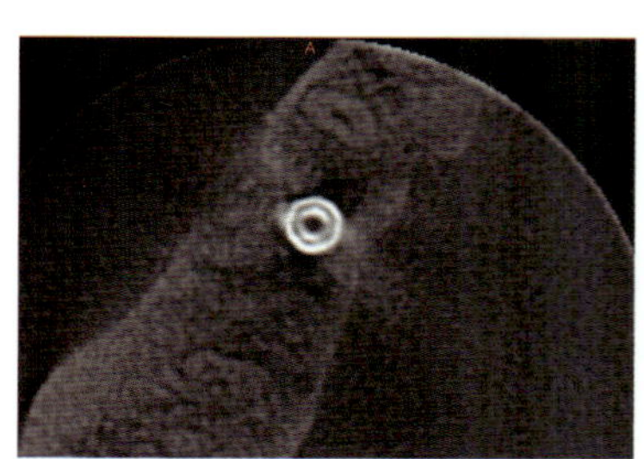
图19 种植术后CT水平面

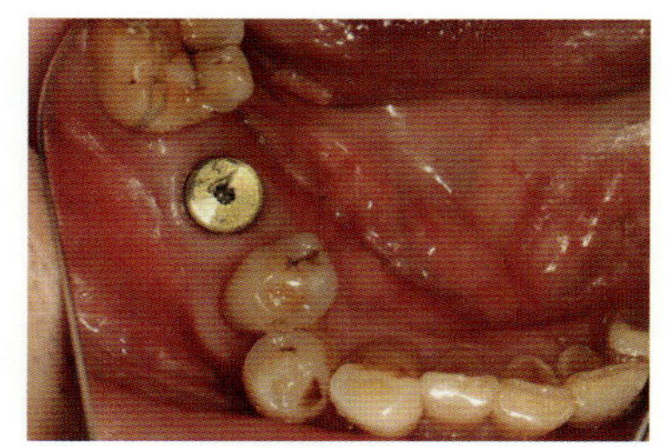
图20　复查取模殆面像

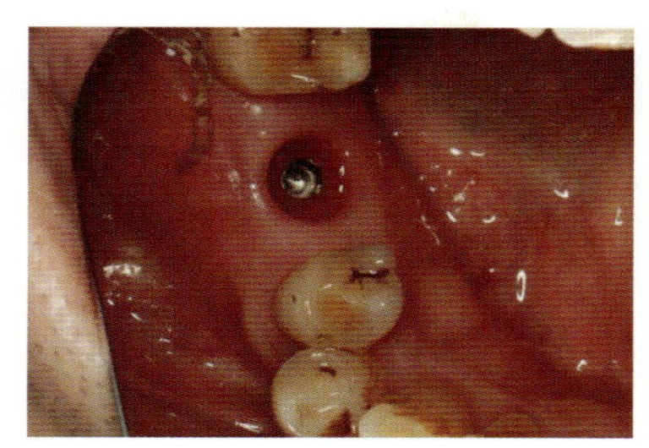
图21　去除愈合基台，可见穿龈袖口形态良好

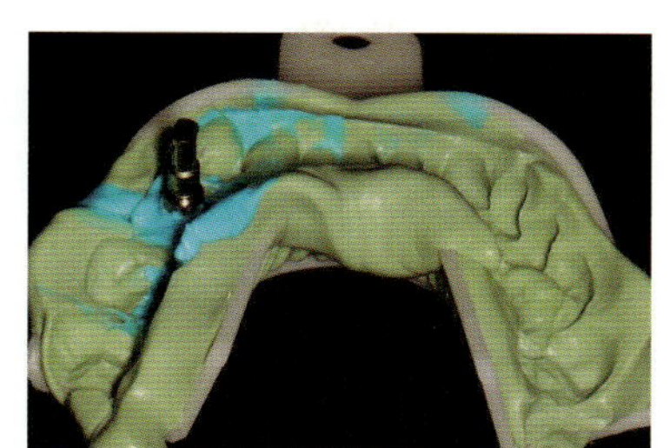
图22　制取硅橡胶印模

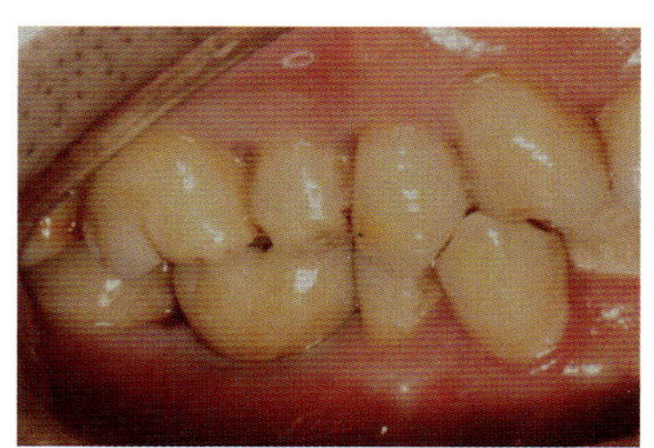
图23　戴牙当天正面像

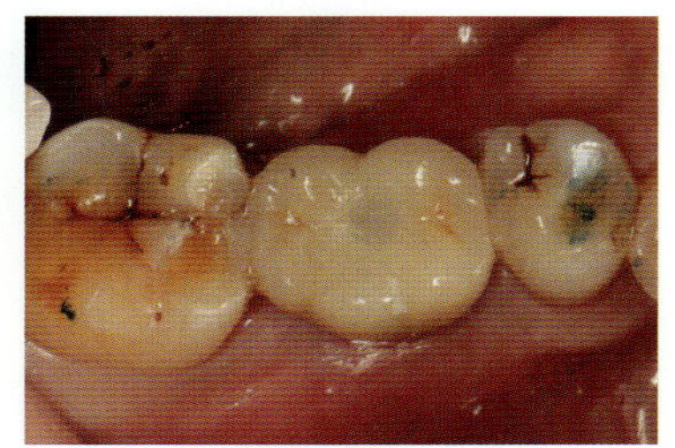
图24　戴牙当天殆面像

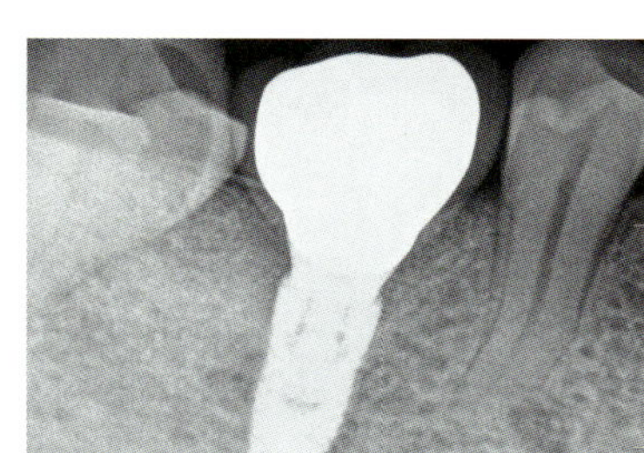
图25　戴牙当天根尖片

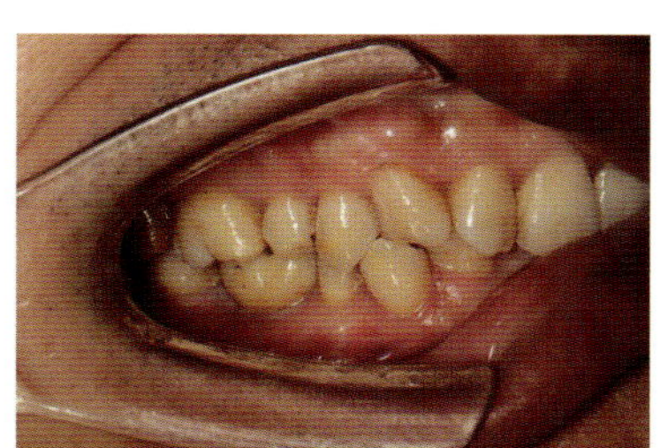
图26　复查口内正面像

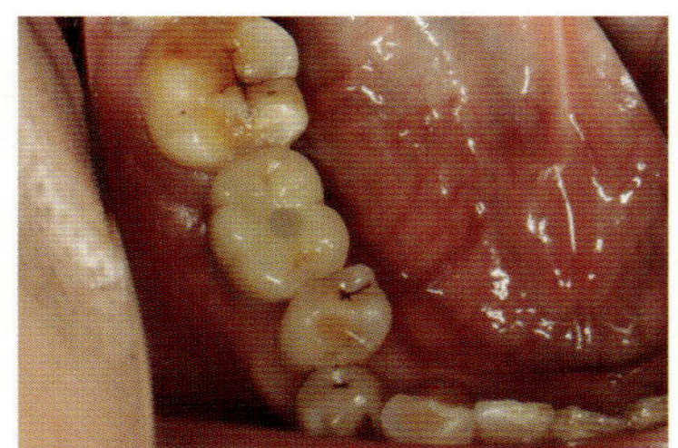
图27　复查口内殆面像

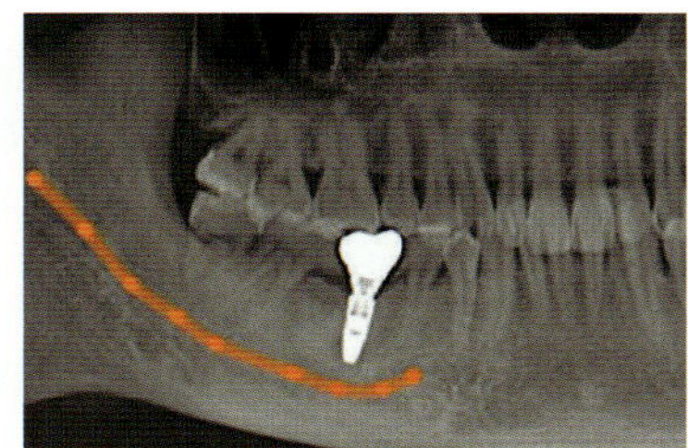
图28　复查CT冠状面

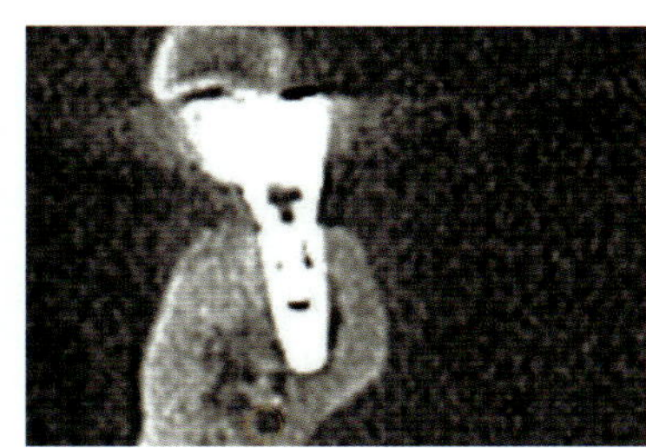
图29　复查CT矢状面

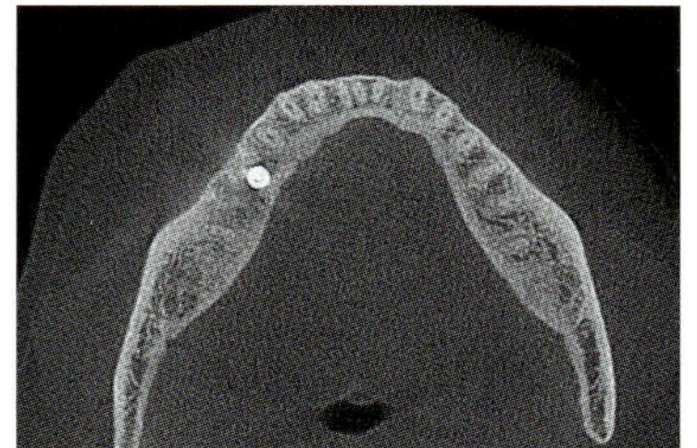
图30　复查CT水平面

嵴成骨明显，颊侧骨达到满意形态。

动物实验证实PRF对于软组织的损伤愈合有积极的作用。A-PRF是通过改进PRF制备手段研发出来，其包含白细胞和富血小板纤维蛋白基质的浓缩物，具有促进组织再生修复及抗感染作用。本病例在第一次植骨术中联合使用A-PRF，有助于降低术后肿胀和疼痛，促进软组织初期愈合，为骨增量成骨效果提供有利条件。

本病例在进行骨增量术中使用自体骨与Bio-Oss骨粉混合，自体骨作为骨移植的“金标准”，具有骨生成、骨诱导、骨引导作用，Bio-Oss骨粉为低吸收替代率骨移植材料，可避免自体骨吸收过快的缺点，有研究证实自体骨和异种骨混合作为骨移植材料能够获得可预期的植骨效果。种植术后及随访CBCT显示缺牙区经过分阶段骨增量程序，骨增量效果十分显著，种植体周软组织与邻牙软组织在形态、质地、色泽上协调一致，患者对修复效果非常满意，更远期的效果还有待进一步观察。

参考文献

[1] Jensen SS, Terheyden H. Bone augmentation procedures in localized defects in the alveolar ridge: Clinical results with different bone grafts and bone substitute materials[J]. Oral Maxillofac Implants, 2009, 24:218-236.

[2] Chiapasco M, Casentini P. Horizontal bone-augmentation procedures in implant dentistry: prosthetically guided regeneration[J]. Periodontol 2000. 2018, 77(1):213-240.

[3] Schmitt C, Karasholi T, Lutz R, et al. Long-term changes in graft height after maxillary sinus augmentation,onlay bone grafting,and combination of both techniques: a long-term retrospective cohort study[J].Clinical Oral Implants Research, 2014, 25(2):e38-e46.

[4] Blinstein B, Bojarskas S. Efficacy of autologous platelet rich fibrin in bone augmentation and bone regeneration at extraction socket[J]. Stomatologija. 2018, 20(4):111-118.

[5] Miron RJ, Zucchelli G. Use of platelet-rich fibrin in regenerative dentistry: a systematic review[J]. Clin Oral Investig. 2017, 21(6):1913-1927.

[6] Kargarpour Z, Nasirzade J, Strauss FJ, et al. Platelet-rich fibrin suppresses in vitro osteoclastogenesis[J]. J Periodontol. 2020, 91(3):413-421.

[7] 柳锋, 胡礼明, 胡丽曼, 等. AO微型接骨板在牙种植同期骨诱导成型术中的应用[J]. 口腔医学研究, 2014, 30(5):468-469.

[8] Troeltzsch M, Troeltzsch M, Kauffmann P,et al. Clinical efficacy of grafting materials in alveolar ridge augmentation: A systematic review[J]. J Craniomaxillofac Surg, 2016, 44(10):1618-1629.

上颌牙列缺损种植修复1例

刘洁 孙蕾

摘 要

目的：通过1例上颌多牙缺失伴牙槽骨严重缺损的种植修复，探讨相应的种植修复方法及效果。**材料与方法**：36岁女性患者，上颌前牙烤瓷桥修复10年余，2个月前松动脱落，拔除不能保留的残根，现要求种植修复。完善牙周治疗后，上颌前牙区GBR同期植入2颗种植体，右侧前磨牙上颌窦外提升后同期植入2颗种植体，左侧磨牙上颌窦内提升后同期植入1颗种植体。12个月后行二期手术，取模，制作最终修复体，完成戴牙。**结果**：骨增量技术在上颌前牙及后牙的应用，术后种植体骨结合良好，满足患者的需求。

关键词：牙列缺损；上颌窦内提升；上颌窦外提升；骨增量

一、材料与方法

1. 病例简介 36岁女性患者。主诉：上颌多颗前牙缺失。现病史：患者10年前因上颌前牙缺失行烤瓷固定桥修复，现桥体松动无法保留，拔除残根，要求种植修复。既往史：全身情况良好，无吸烟史，无糖尿病史，无手术禁忌，完善牙周治疗。口内检查：上颌右侧前牙及前磨牙缺失，左侧上颌前牙树脂临时连冠修复，上颌缺牙区牙龈愈合良好，左右下颌后牙缺失（图1～图5）。缺失区殆间距离尚可，唇侧牙槽嵴顶下骨凹陷明显。口外检查：颌面部左右对称，右侧唇部塌陷，右侧口角明显低于左侧（图6）。曲面断层片示：右侧上颌窦内囊肿，左侧上颌窦膜增厚，21和23均做根管治疗，根尖未见低密度影像（图7）。11、21垂直高度尚可，宽度3～4mm；14、15区垂直高度4.6mm，宽度5.2mm、7mm；26区高度3.81mm，宽度9.01mm（图8）。

2. 诊断 上颌牙列缺损伴中度骨缺损；下颌牙列缺损。

3. 治疗计划

（1）11、21行骨增量手术（Bio-Oss骨粉+Bio-Gide+CGF），同期种植。

（2）14、15上颌窦外提升后同期种植，26上颌窦内提升后同期植入种植体。

（3）21-25氧化锆连桥修复。

（4）患者要求择期种植左右下颌后牙。

4. 治疗过程

（1）手术过程：术前10mL专用采血管进行采血，立即放入Medifuge（Silfradent，Italy）离心机制备CGF，常规消毒，铺巾，阿替卡因肾上腺素局部麻醉术区，于15-21牙槽嵴顶行横行切口，22远中行侧切口，翻起黏膜，充分暴露术区，见上颌前牙唇侧骨凹陷明显，清理肉芽组织，修整牙槽骨（图9），11、21定点，常规备孔（图10），见唇侧皮质骨部分穿通，去皮质化，植入Astra 3.5mm×11mm种植体2颗（图11），唇侧骨凹陷先将术中收集自体骨盖于暴露区（图12），再填充人工骨粉（Bio-Oss）（图13），覆盖可吸收膜（Bio-Gide）与CGF（图14）。14、15颊侧侧壁开窗，用Dask逐步剥离上颌窦膜（图15），将CGF剪碎与人工骨粉（Bio-Oss）混合填入上颌窦中，经牙槽嵴顶备孔，14、15植入Astra 4.5mm×11mm种植体2颗（图16）。26位点上颌窦内提升，植入Astra 4.5mm×9mm种植体。初始稳定性良好，侧壁开窗处及牙槽嵴顶植骨区域覆盖可吸收生物膜（Bio-Gide）（图17，图18），创口无张力严密缝合（图19）。术后曲面断层检查各种植体方向位置尚可，上颌窦膜完整（图20），各种植体周骨量充足（图21），常规抗感染。

（2）术后12个月：口内像可见唇侧骨弓轮廓丰满（图22），牙槽嵴顶骨宽度尚可（图23）。CBCT示种植体周及唇侧和上颌窦内骨增量效果均好（图24）。小切口行二期手术，置愈合基台（图25）。

（3）术后2周：牙龈袖口形成（图26），种植体开口印模柱连接（图27），种植体与全瓷冠桥同期硅橡胶取模（图28），制作氧化锆全瓷冠桥。2周后戴牙（图29），前牙覆殆、覆盖正常，唇侧牙弓轮廓丰满（图30）。6个月后复查，软硬组织稳定（图31），面像可见右侧唇部丰满，右侧口角与左侧对称（图32），患者满意。

二、结果

该病例上颌前牙水平向骨缺损和后牙垂直向骨缺损时，运用不同的骨增量技术，遵循PASS原则，术后软硬组织愈合良好，种植体无脱落，恢复了患者美观及咀嚼功能，达到了患者的满意。不足之处，前牙美学区没有做临时冠塑形，美学效果欠佳。

作者单位：西宁市口腔医院

通讯作者：刘洁；Email: 37167827@qq.com

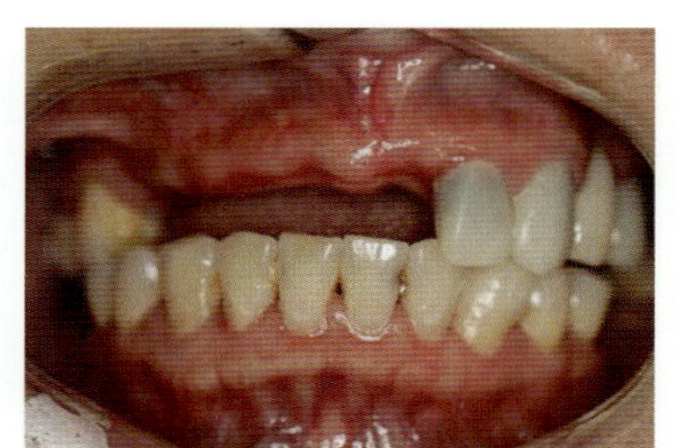
图1　口内正面咬合像

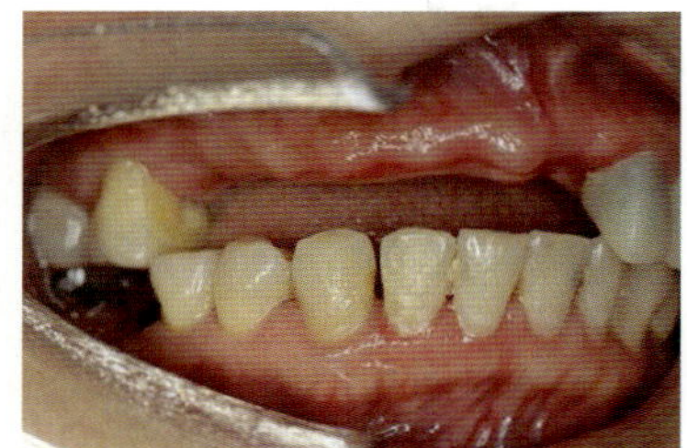
图2　口内右侧咬合像

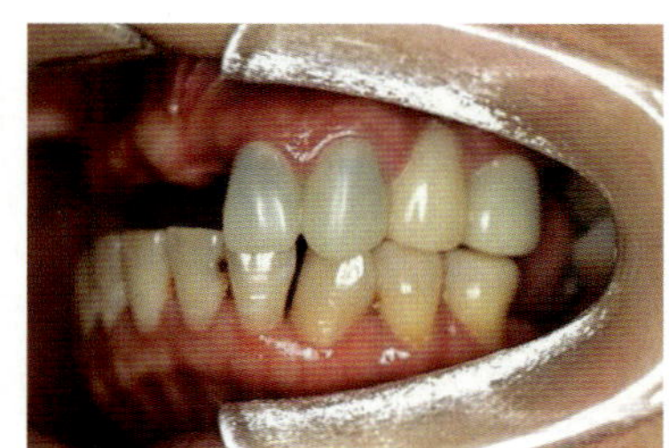
图3　口内左侧咬合像

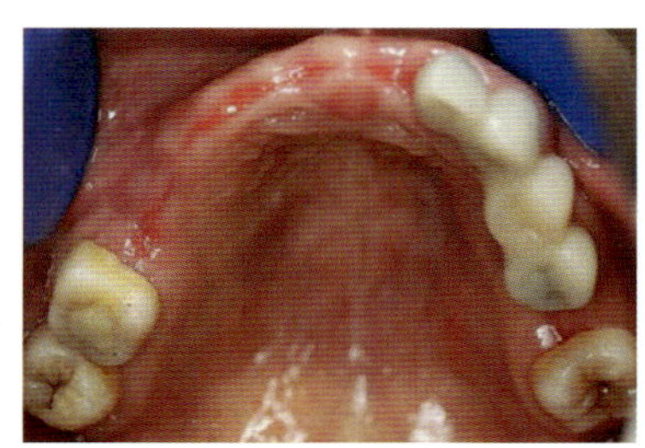
图4　上颌殆面像

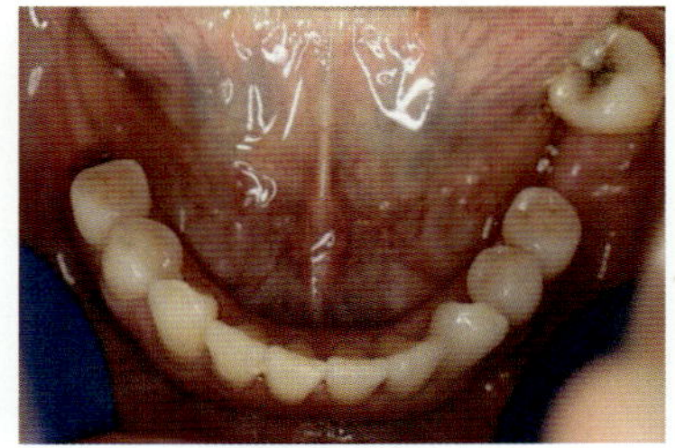
图5　下颌殆面像

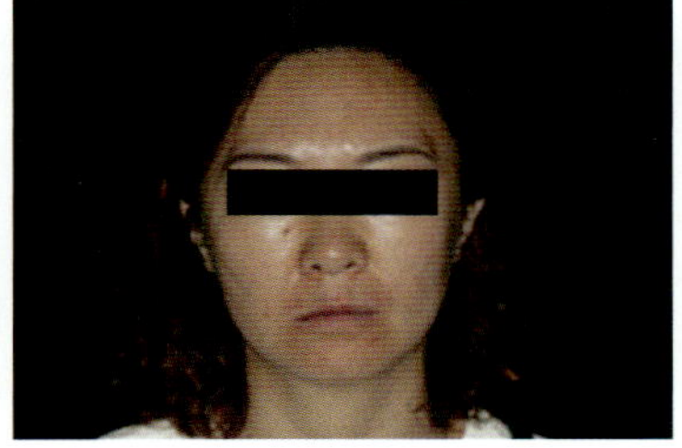
图6　术前面像

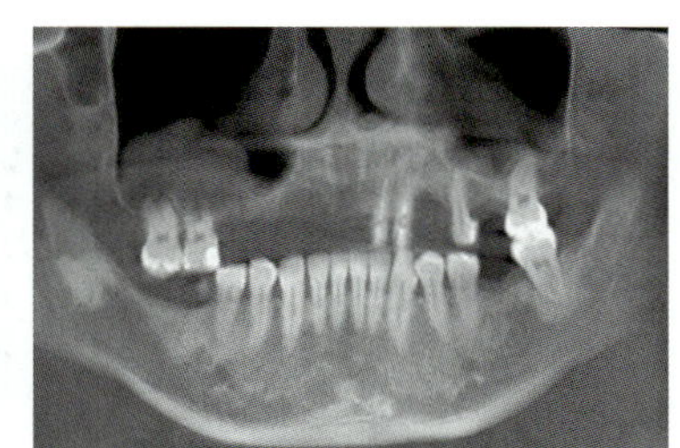
图7　曲面断层片

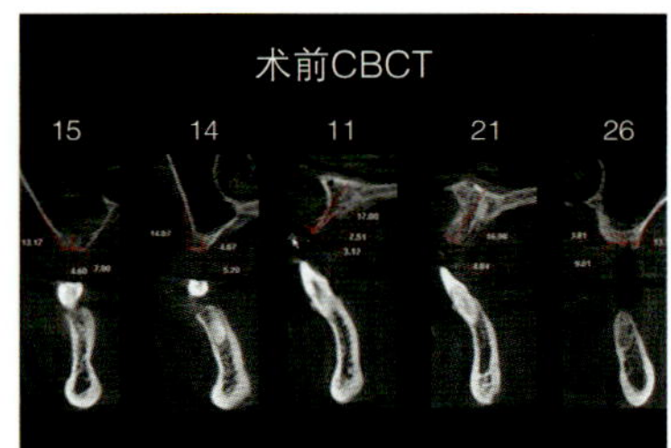

图8　术前牙位骨宽度、高度测量

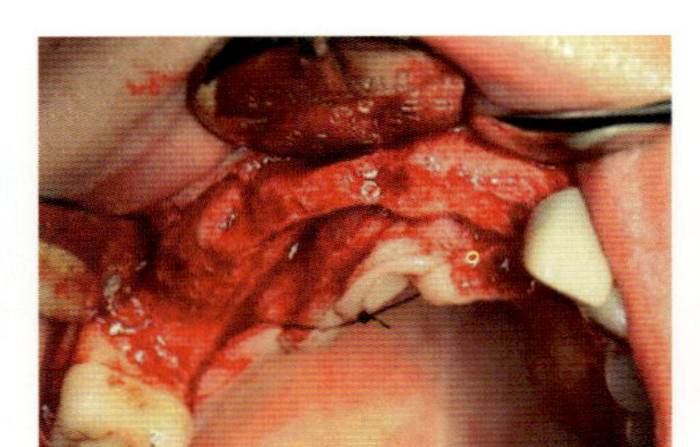
图9　种植一期翻瓣

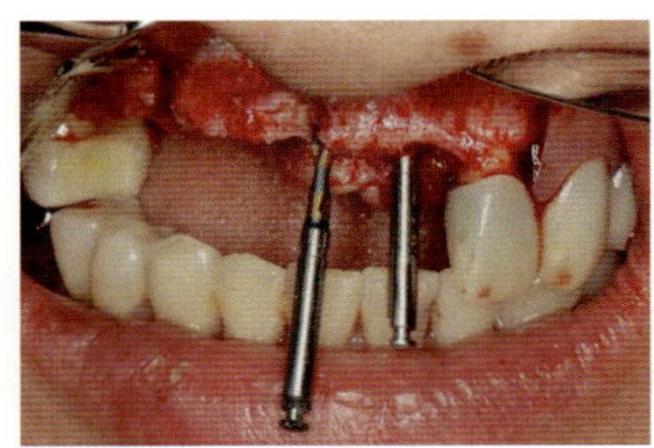
图10　11、21窝洞预备

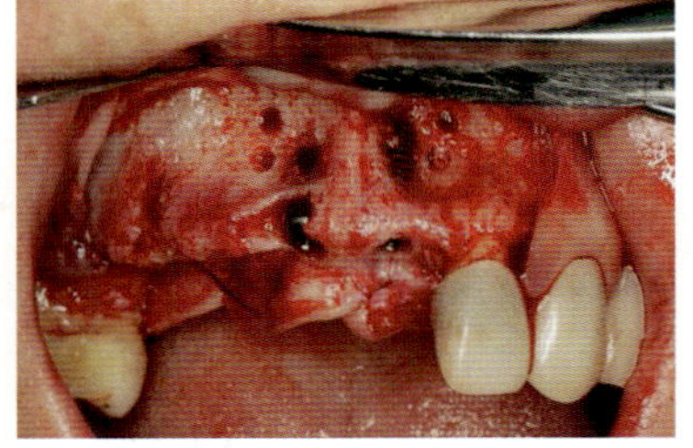
图11　植入种植体后，唇侧预备滋养孔

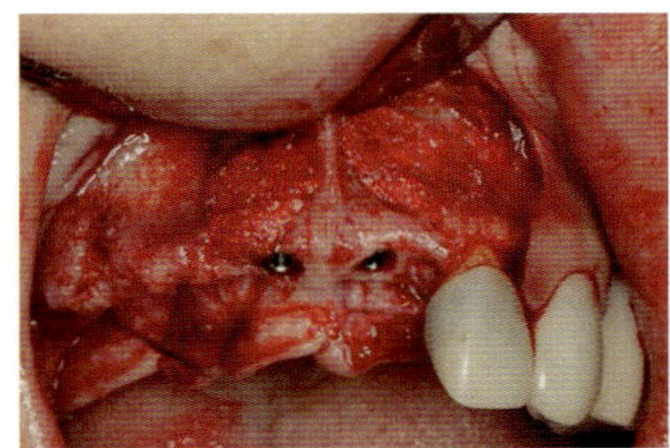
图12　术中收集自体骨覆盖骨面

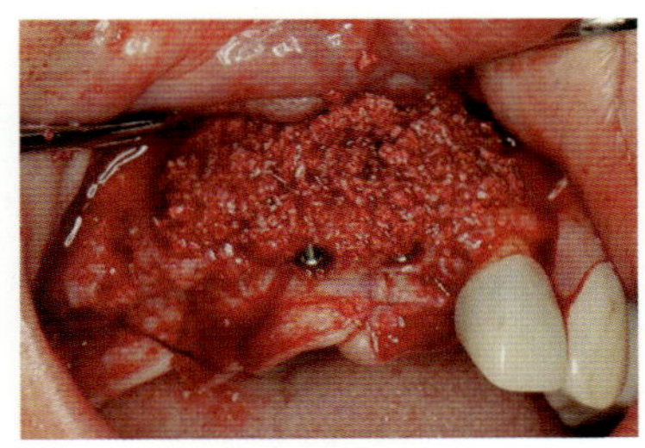
图13　Bio-Oss骨粉置于唇侧骨凹陷区及种植体颈部

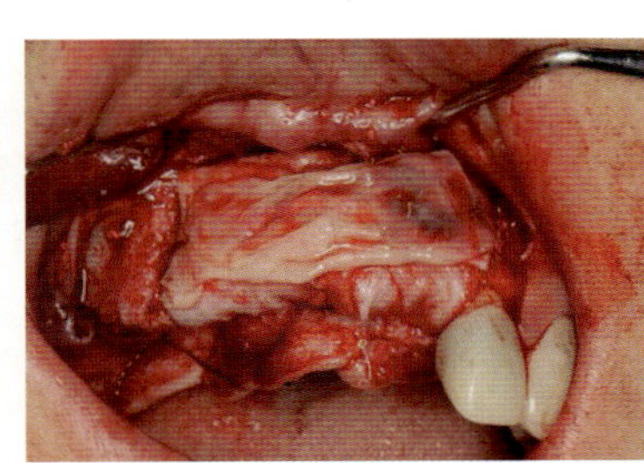
图14　Bio-Gide骨膜+CGF膜覆盖于植骨区域

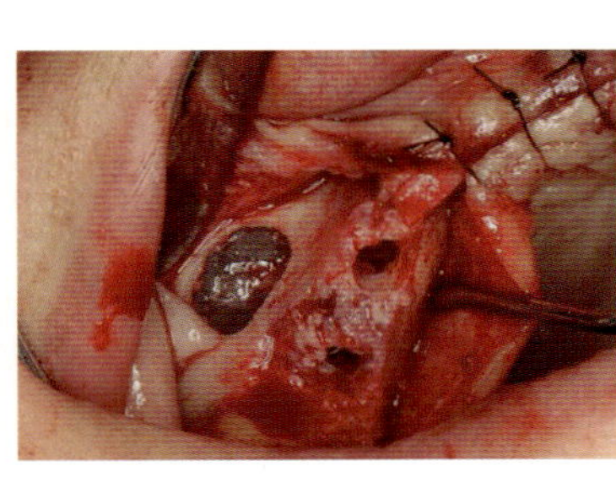
图15　前牙区无张力拉拢缝合，右侧侧壁开窗提升上颌窦，14、15窝洞预备

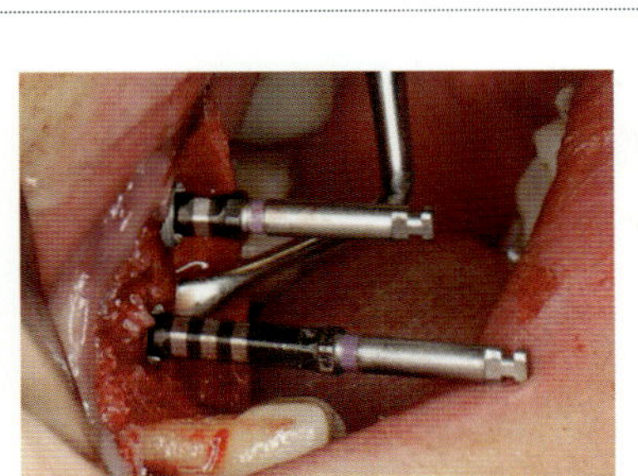
图16　14、15植入种植体

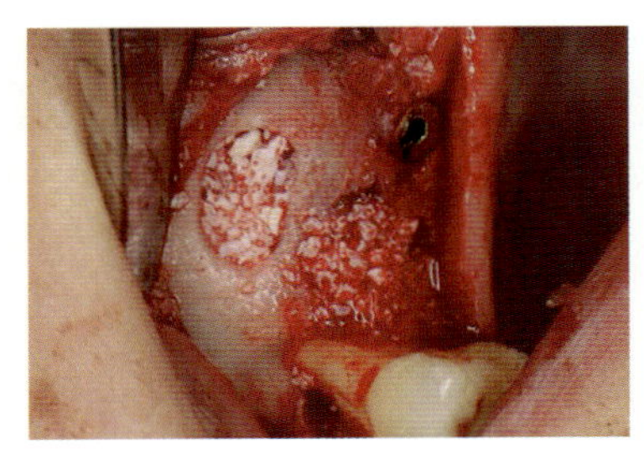
图17　上颌窦内及牙槽嵴顶凹陷处植骨

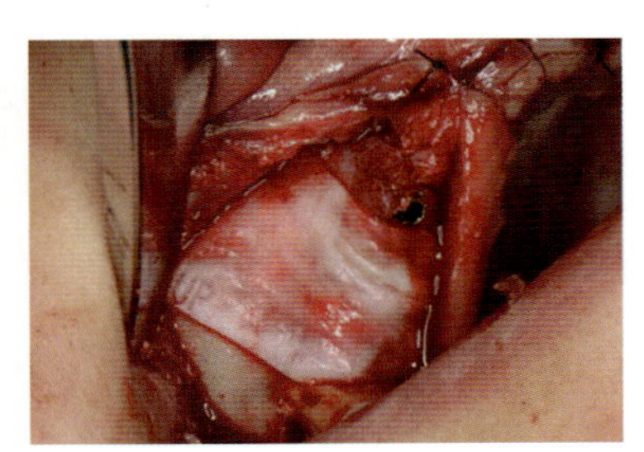
图18　植骨区域盖Bio-Gide胶原膜

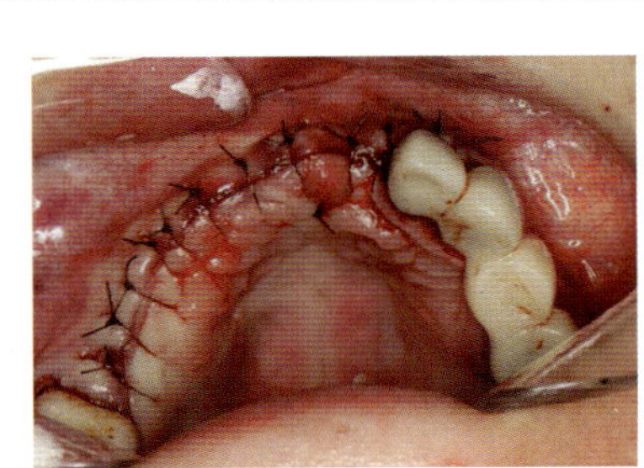
图19　创口无张力拉拢缝合

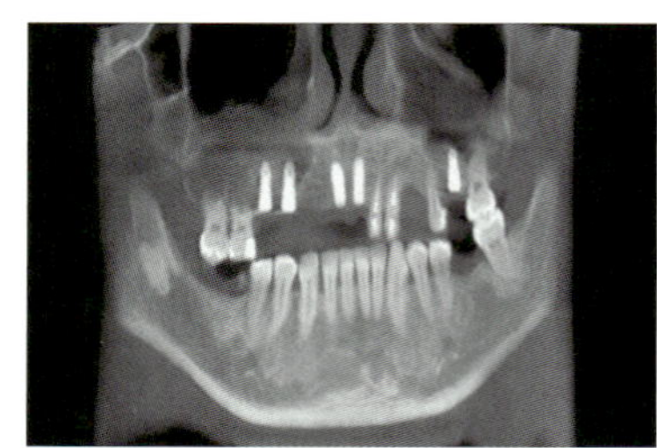

图20 术后曲面断层片

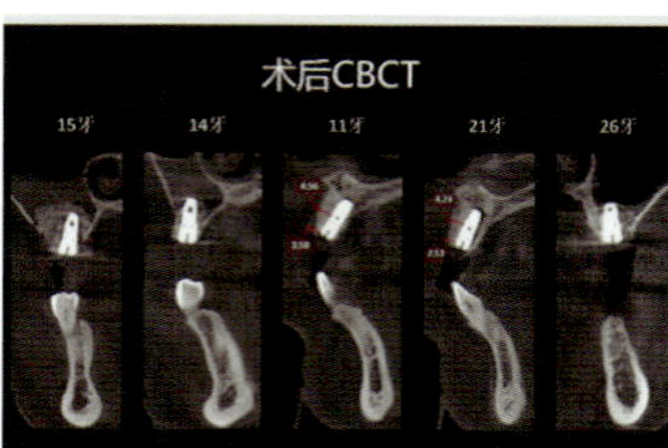

图21 术后CBCT各种植体影像

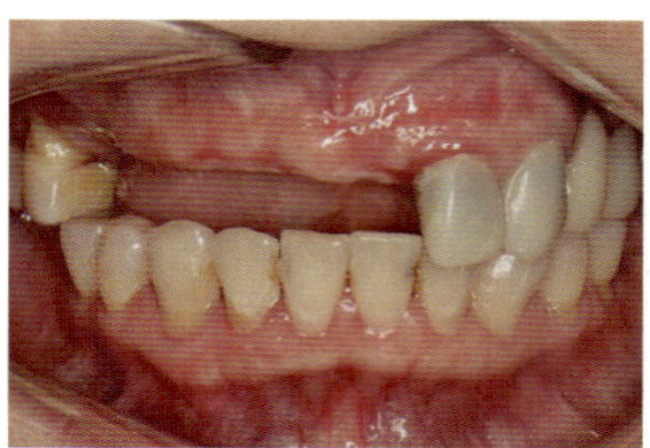

图22 术后12个月口内正面像，唇侧骨弓轮廓丰满

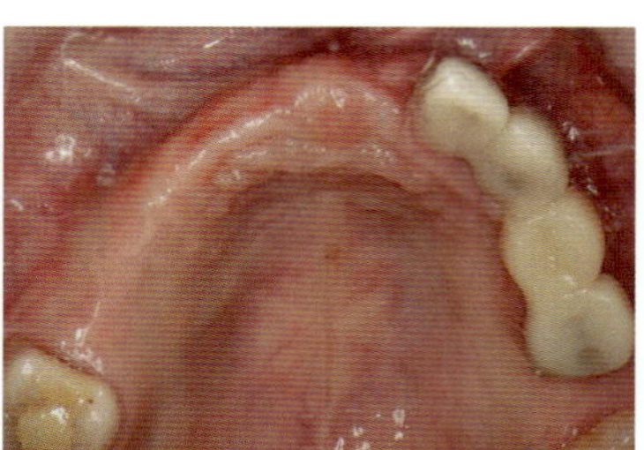

图23 术后12个月口内殆面像，牙槽嵴顶宽度尚可

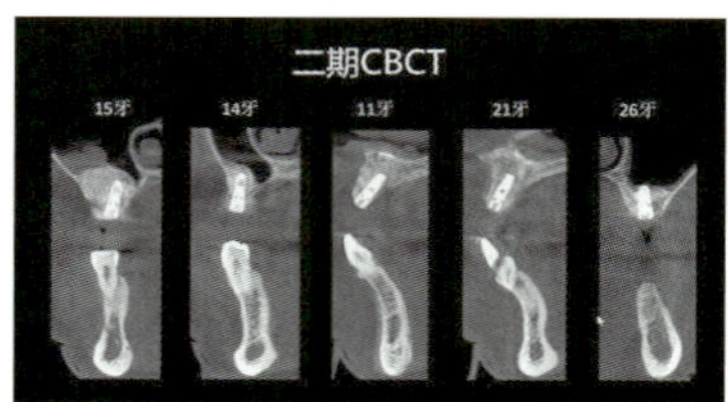

图24 术后12个月CBCT种植体周骨愈合良好

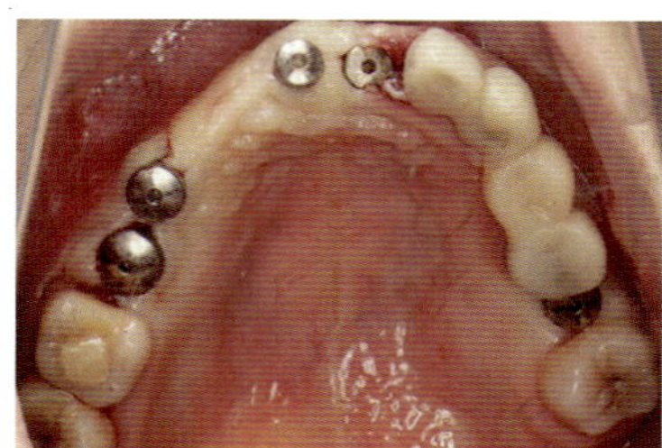

图25 术后12个月二期手术

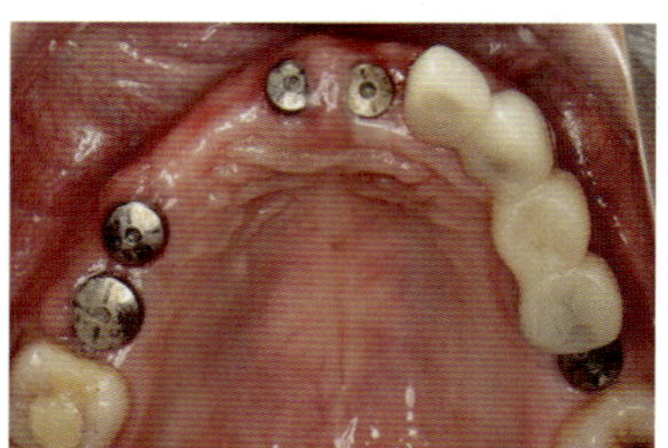

图26 二期术后15天，软组织愈合良好

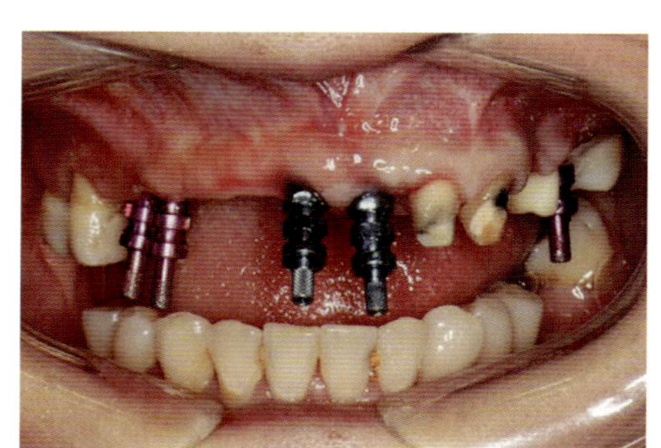

图27 开口印模柱就位

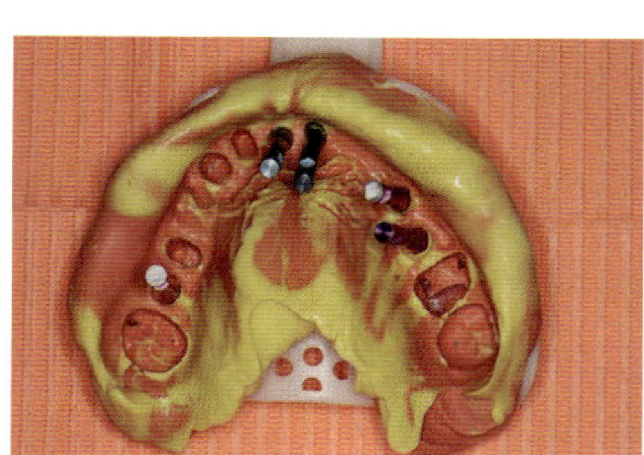

图28 硅橡胶取模

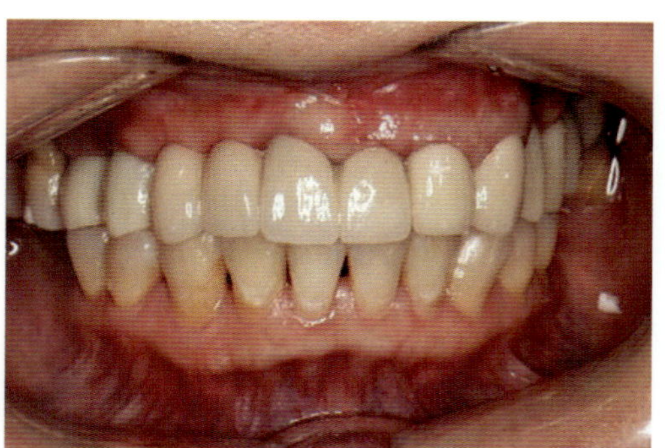

图29 最终修复体戴入口内像

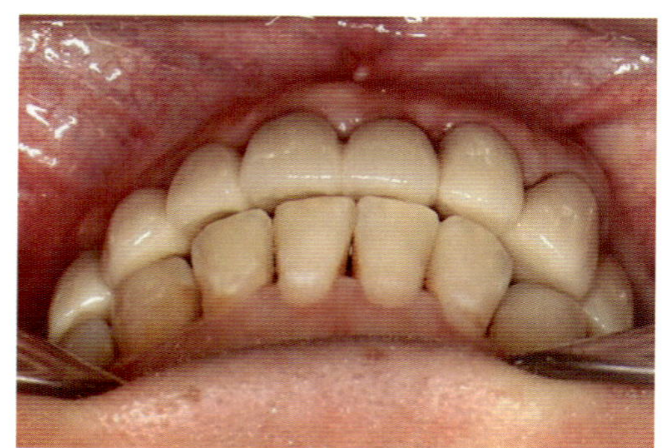

图30 最终修复体戴入咬合像

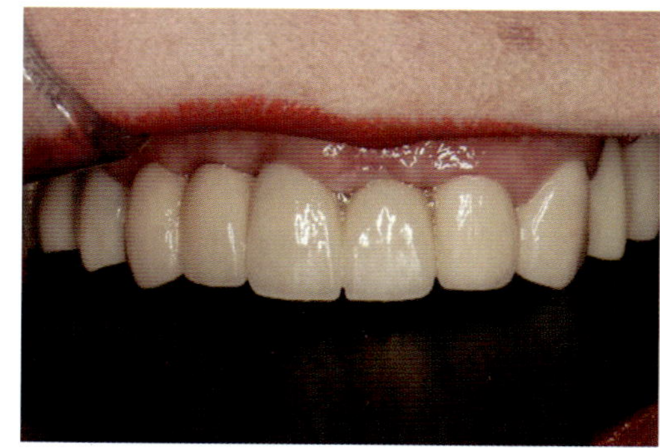

图31 戴牙后6个月口内唇面像

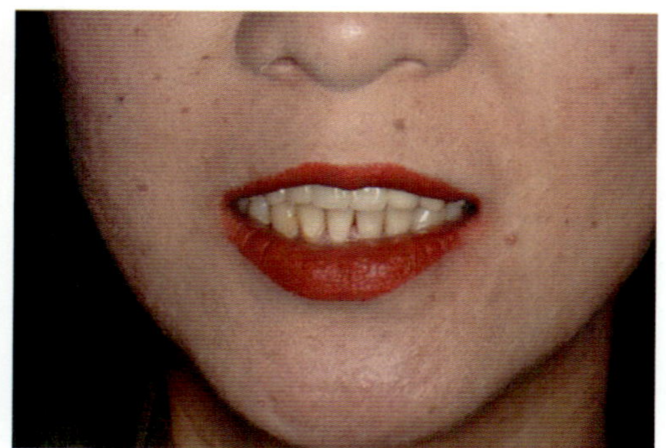

图32 患者微笑像，低笑线

三、讨论

1. 对于前牙水平向骨量不足的患者，骨增量的方式有香肠技术、牙片技术、骨劈开技术、帐篷钉技术、Onlay植骨和GBR，此病例为有利型骨缺损，应用GBR，简化手术操作难度，自体骨+CGF加快了成骨周期，促进创口早期愈合。

2. CGF关闭创口以及混合骨粉填入上颌窦内，能促进早期创口愈合以及促进术区迅速骨化，使种植体与周围骨结合良好，减少了手术次数，缩短了疗程。

3. 上颌后牙区牙缺失后，由于上颌窦气化和牙槽骨的吸收，使种植可用高度减低，不足以容纳常规高度种植体，我们就需要通过外科手术方式增加种植区牙槽嵴高度，目前有经牙槽嵴顶上颌窦底提升术和侧壁开窗上颌窦提升术两种方式。本病例运用这两种上颌窦提升术，利用上颌窦“帐篷效应”、血凝块、上颌窦膜，加入剪碎的CG和自体骨，同期植入种植体，种植体稳定性良好，减少手术次数，达到预期效果。

参考文献

[1] 杜良智, 朱挺, 柴娟, 等. 上颌前牙区骨量不足应用GBR技术同期植入种植体的研究[J]. 陕西医学杂志, 2016, 45(6):700–702.

[2] 王亚敏, 周震, 刀俊峰等. 浓缩生长因子应用于上颌前牙区骨缺损引导骨再生的效果评价[J]. 口腔疾病防治, 2020, 28(4):236–240.

[3] 徐瑾, 吴烨峰, 何福明. 上颌窦侧壁开窗提升的研究进展[J]. 口腔医学, 2021, 41(3):279–283.

[4] 莫安春, 贺晓萍, 徐倩. 冲顶式上颌窦提升的临床评价及相关问题探讨[J]. 中国口腔种植学杂志, 2009, 14(2):126–127.

[5] 冯源. 冲顶法上颌窦底提升同期牙种植体植入术的5年临床回顾性研究[D]. 第四军医大学, 2012.

[6] 李佳, 何东宁. CGF在种植中促进成骨的研究探讨及应用进展[J]. 口腔颌面修复学杂志, 2021, 22(1):76–80.

[7] 何浩, 徐梦婷, 肖强等. 富血小板纤维蛋白联合人工骨粉在口腔种植引导性骨再生中的临床应用价值[J].现代生物医学进展, 2019, 19(10):1920–1923.

[8] 郝柯屹, 田杰华, 吕鸣樾等. GBR植骨相较于自体骨移植远期稳定性的优势[J]. 口腔医学, 2019, 39(1):60–62.

[9] Ana Tadić, Tatjana Puškar, Branislava Petronijević. Application fibrin rich blocks with concentrated growth factors in pre–implant augmentation procedures[J]. Med Pregl, 2014, 67(5,6):177–180.

[10] Winkler Sheldon, Boberick Kenneth G, Braid Stanton, et al. Implant replacement of congenitally missing lateral incisors: a case report[J]. Journal of Oral Implantology, 2008, 34(2):115–118.

[11] Lie N, Merten HA, Yamauchi K, et al. Pre–implantological bone formation in the floor of the maxillary sinus in a self–supporting space[J]. J Craniomaxillofac Surg, 2019, 47(3) : 454–460.

[12] Falah M, Sohn DS, Srouji S. Graftless sinus augmentation with simultaneous dental implant placement: Clinical results and biological perspectives[J]. Int J Oral Maxillofac Surg,2016, 45(9) : 1147–1153.

[13] Kara MI, Kirmali O, Ay S. Clinical evaluation of lateral and osteotome techniques for sinus floor elevation in the presence of an antral pseudocyst[J]. Int J Oral Maxillofac Implants, 2012, 27(5):1205–1210.

[14] Tang ZH, Wu MJ, Xu WH. Implants placed simultaneously with maxillary sinus floor augmentations in the presence of antral pseudocysts: a case report[J]. International Journal of Oral and Maxillofacial Surgery, 2011, 40(9): 998–1001.

上颌后牙垂直向骨量不足GBR后导航种植

刘楠楠 贾玉红

摘要

目的：观察通过帐篷螺丝钉技术对后牙垂直向骨量不足时进行垂直向骨增量的效果。**材料与方法**：在26、27位点植入2颗钛螺丝钉固位，搭建GBR平台，为成骨提供空间。植入CGF与自体骨、Bio-Oss骨粉混合骨，覆盖双层Bio-Gide胶原膜及CGF膜。骨愈合完全后红外可视化导航下种植修复。**结论**：①钛钉在垂直向骨高度缺失时可支撑空间，为成骨提供有力支撑。②CGF（浓缩生长因子）含有大量的纤维蛋白及生长因子，能够调节和促进细胞的生长增殖，具有加强和改善组织再生愈合能力的作用。③在＜2mm上颌窦内提升术中，植入CGF与植入骨材料可以取得同样骨增量效果，同时避免因颗粒状骨材料导致上颌窦膜穿孔的发生。④过渡义齿能有效促进种植体与骨结合，通过咬合刺激改善骨密度。

关键词：骨量不足；帐篷螺丝钉技术；CGF（浓缩生长因子）

一、材料与方法

1. 病例简介 57岁男性患者。主诉：外院拔牙1周需拆除缝线。现病史：上颌左侧后牙6个月前松动，咬物不适，1周前不敢咬物，外院拔除后缝合。既往史：拔牙史、吸烟史、否认全身系统性疾病史。口内检查：全口牙结石（++），色素沉着，多颗牙楔状缺损；11、21、24、34、33曾充填；12、22反殆；26缺失，拔牙创未完全愈合，可见缝线；27 I 度松动。CBCT示：26垂直向骨高度不足，27根周大面积低密度影像，波及腭根全部和近远中颊根的腭侧面的2/3，舌侧可见疑似根折片。上颌窦内可见浑浊影像。

2. 诊断 26缺失；27牙周牙髓联合病变合并根折。

3. 治疗计划

（1）27拔除，26、27清创，同期垂直向骨高度增加，位点保存。

（2）6个月后可视化导航下行种植手术。

（3）6个月后待种植体骨结合良好，软组织形态稳定后，进行过渡义齿修复，待骨质稳定、致密后行个性化全瓷修复。

4. 治疗过程

（1）前期准备：向患者介绍种植修复方案、手术过程及费用。拍摄术前口内像，藻酸盐取模，拍摄CBCT进行术前设计。

（2）术前准备：术前口内像及影像学检查。完善术前常规检查，如血常规、凝血功能、传染性疾病等，常规牙周洁治。再次确认治疗过程、费用、修复效果和相关问题后，患者签署手术知情同意书。测量血压，复方氯己定含漱，消毒，铺巾。

（3）手术部分：4%阿替卡因局部麻醉，牙槽嵴顶水平切口，25颊侧近中、27颊侧远中纵切口，27拔牙钳拔除，搔刮牙槽窝，刮除炎性肉芽组织，克林霉素局部消毒，种植位点骨缺损较多（图1~图3）。26位点骨缺损较大处植入2颗1.6mm×8mm钛螺丝钉支撑骨面，搭建GBR平台（图4）。修整浓缩生长因子（CGF）（图5），混合Bio-Oss骨粉及自体骨（图6）。填入26、27位点，填实骨缺损区，避免空腔（图7）。覆盖双层Bio-Gide胶原膜（图8），颊侧黏膜延展，覆盖CGF膜辅助关闭创口（图9），严密缝合（图10）。术后CBCT显示骨增量良好（图11，图12）。2个月后曲面断层片显示植骨区骨愈合良好（图13）。6个月后CBCT显示骨结合良好。垂直向骨增量约7mm（图14，图15）。红外可视化导航设计种植体三维轴向（图16~图18）。翻瓣后植骨效果较佳，取出钛螺丝钉（图19，图20）。数字化导航可视下26、27位点预备种植窝洞（图21）。上颌窦内提升工具行骨挤压及上颌窦内提升（图22）。CGF膜取两片膜瓣，置入种植位点，保护上颌窦膜（图23），26、27位点植入2颗瑞士Straumann BL 4.8mm×8mm RC种植体（图24），牙龈对位严密缝合（图25）。种植一期术后CBCT显示，种植体三维位置良好，与导航术前设计基本一致（图26~图28）。

（4）后期修复：3个月后曲面断层片显示种植体骨结合良好（图29）。行二期手术，取出覆盖螺丝，置入愈合基台，对位缝合（图30）。牙龈愈合后动度测量仪测试种植体稳定（图31，图32），但27位点处于永久冠修复的临界值。于是转移后行过渡义齿修复，X线片示就位良好（图33~图35）。佩戴6个月后再次动度测量仪测量中种植体稳定性（图36，图37），数据理想。转移后行全瓷冠最终修复（图38~图40）。

二、结果

戴牙1年复查，种植体骨结合稳定，咬合及牙龈状态良好（图41~图45）。

作者单位：山东邹城玉红口腔医院

通讯作者：刘楠楠；Email: liunan0712@163.com

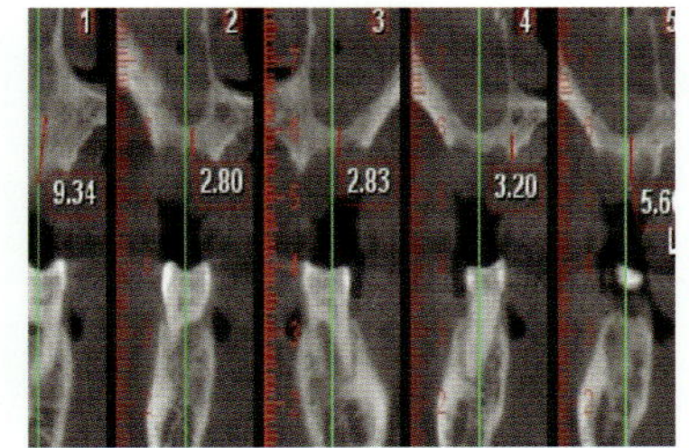

图1 CBCT示：26骨高度不足，垂直向骨高度不足，27根周有低密度影像，根分叉区牙槽骨吸收至根尖，舌侧仍可见疑似根折片

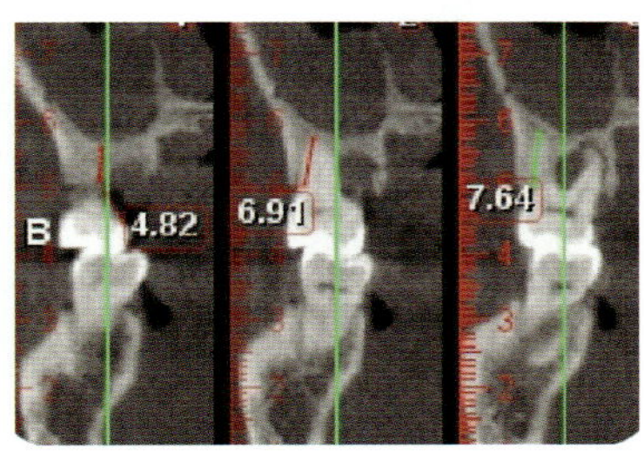

图2 CBCT示：27根周有低密度影像，根分叉区牙槽骨吸收至根尖，舌侧仍可见疑似根折片

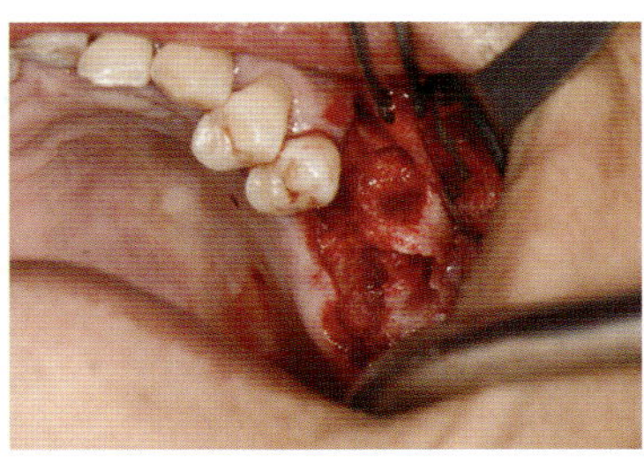

图3 翻瓣后显示26位点大面积垂直向骨高度缺损

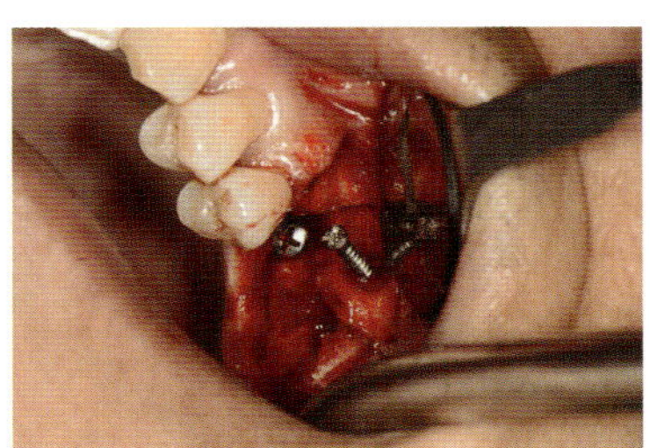

图4 26位点植入1.6mm×8mm钛螺丝钉支撑骨面，搭建GBR平台，增加高度

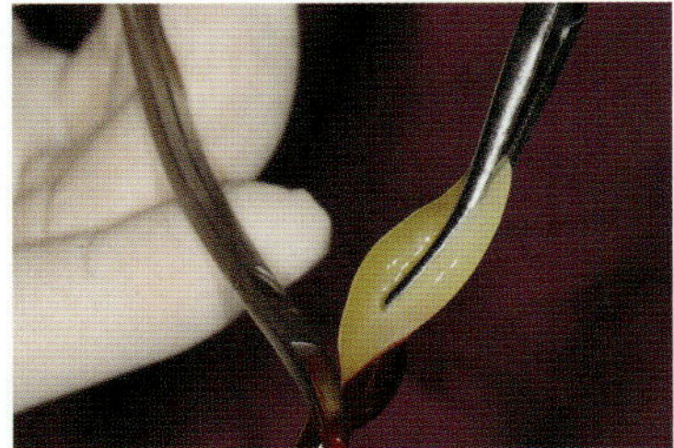

图5 修整CGF

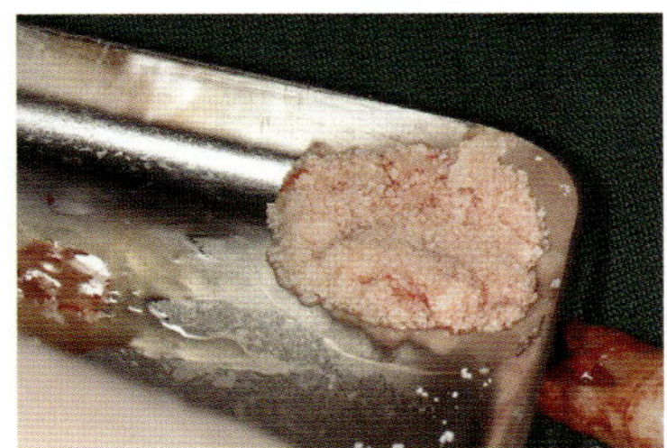

图6 与Bio-Oss骨粉及自体骨混合

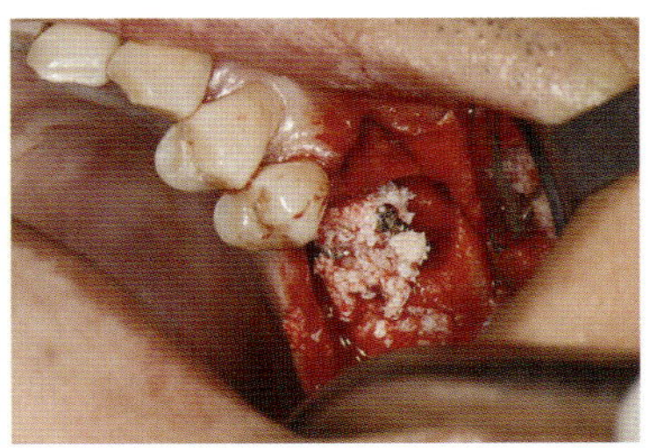

图7 26、27位点植入混合骨，填实骨缺损区，避免空腔

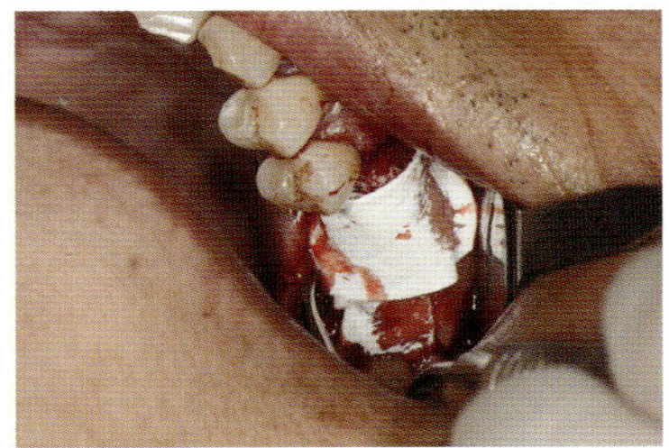

图8 覆盖双层Bio-Gide胶原膜

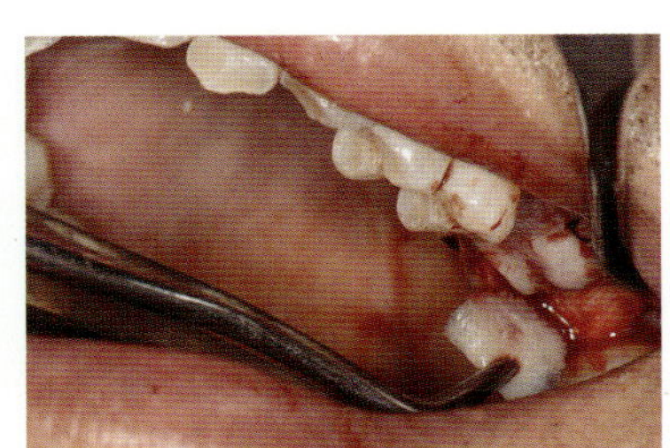

图9 覆盖CGF膜辅助关闭窗口

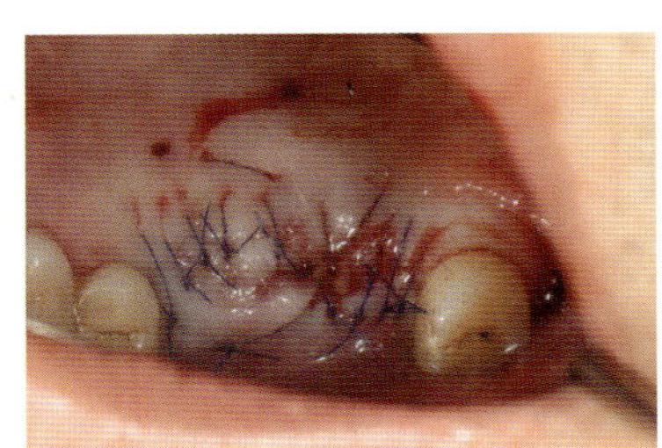

图10 严密缝合创口

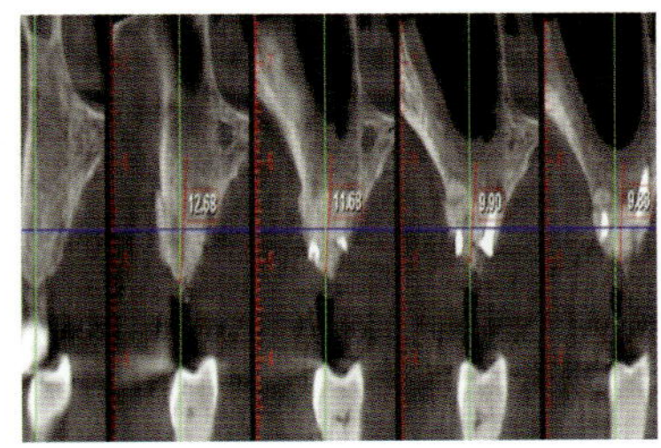

图11 术后CBCT显示骨增量良好1

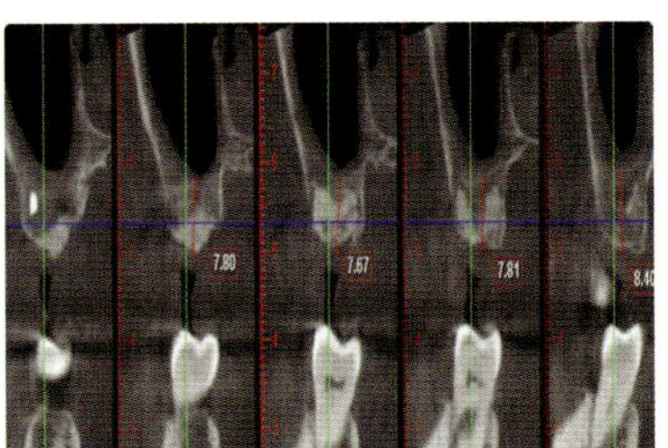

图12 术后CBCT显示骨增量良好2

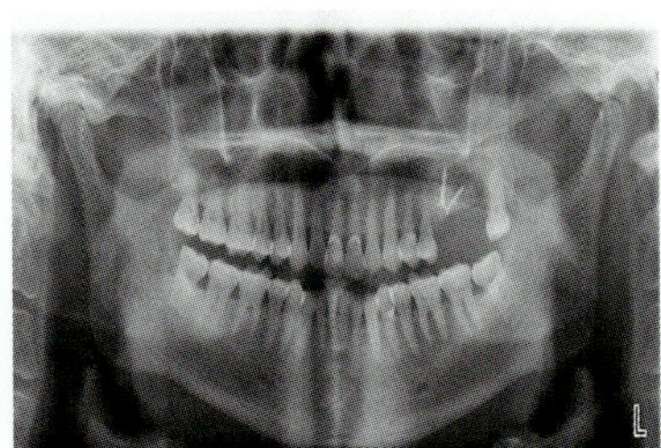

图13 2个月后曲面断层片显示植骨区骨愈合良好

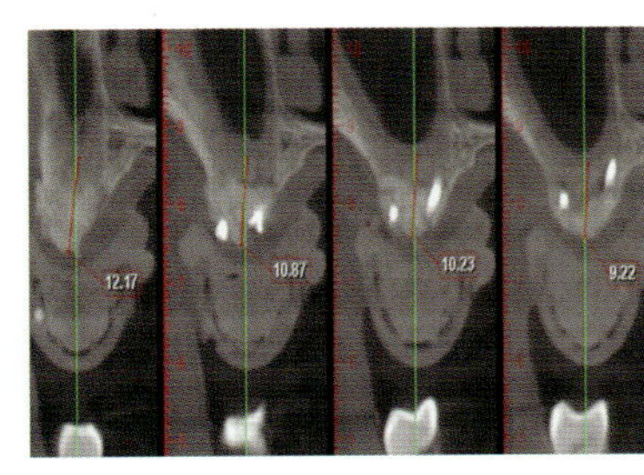

图14 6个月后CBCT显示骨增量高度约7mm 1

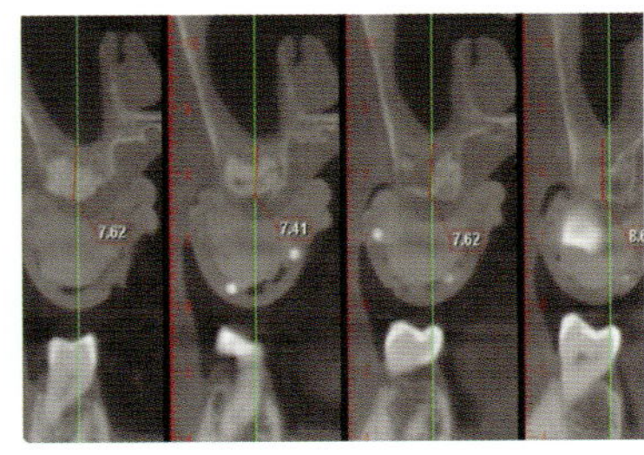

图15 6个月后CBCT显示骨增量高度约7mm 2

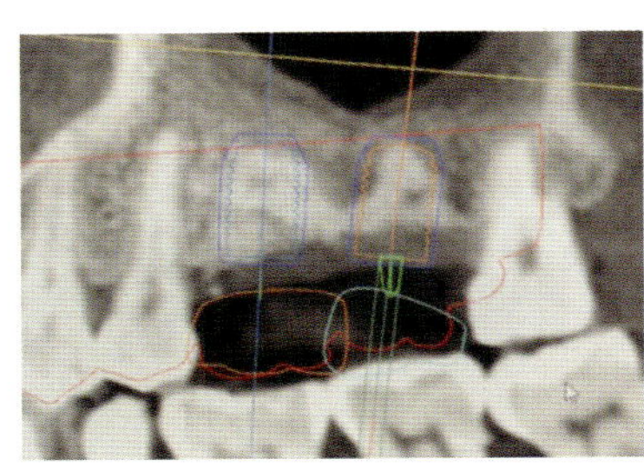

图16 数字化红外导航设计1

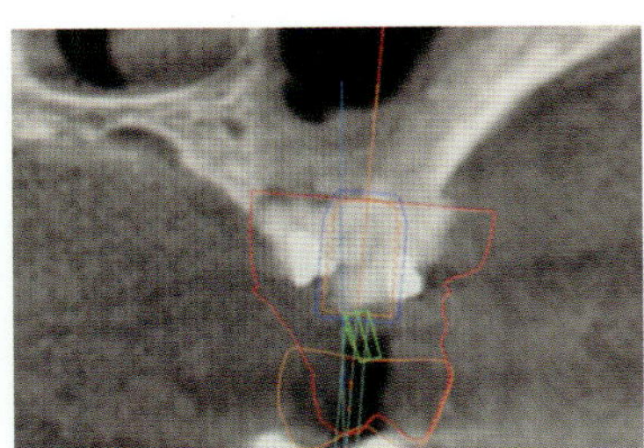

图17 数字化红外导航设计2

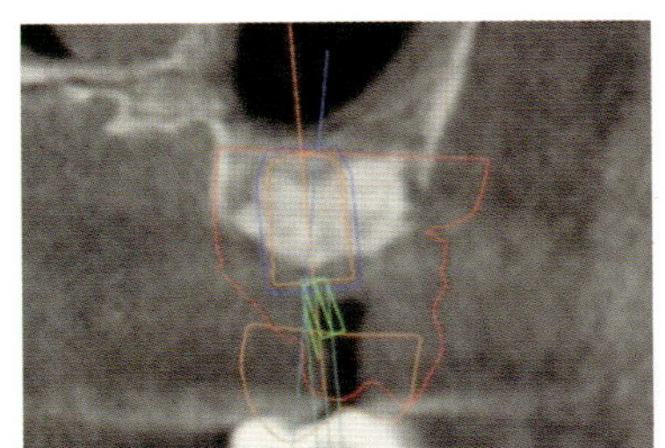

图18 数字化红外导航设计3

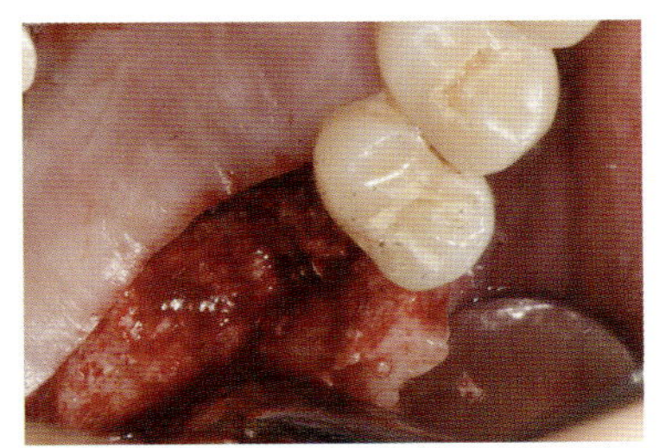

图19 取出钛螺丝钉，植骨效果较佳1

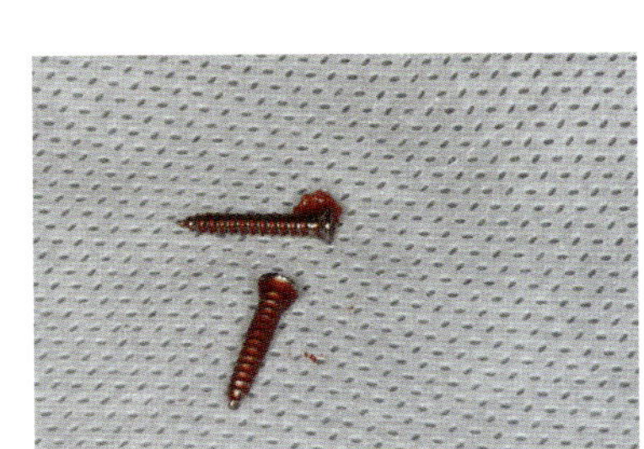

图20 取出钛螺丝钉，植骨效果较佳2

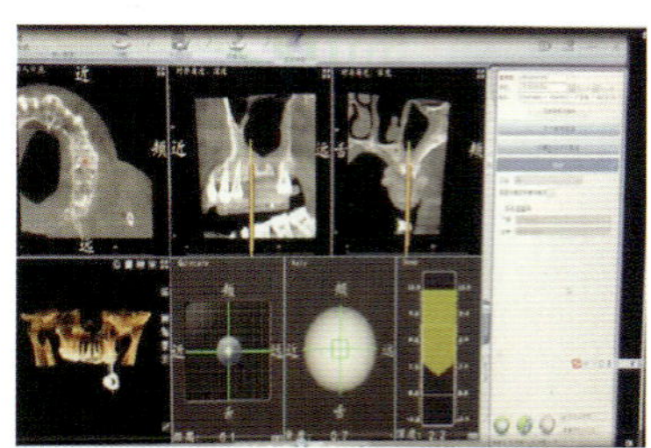
图21　红外可视导航下逐级扩孔

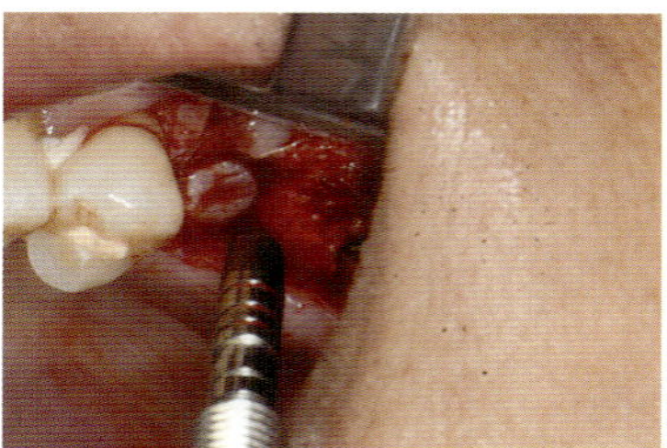
图22　行上颌窦内提升

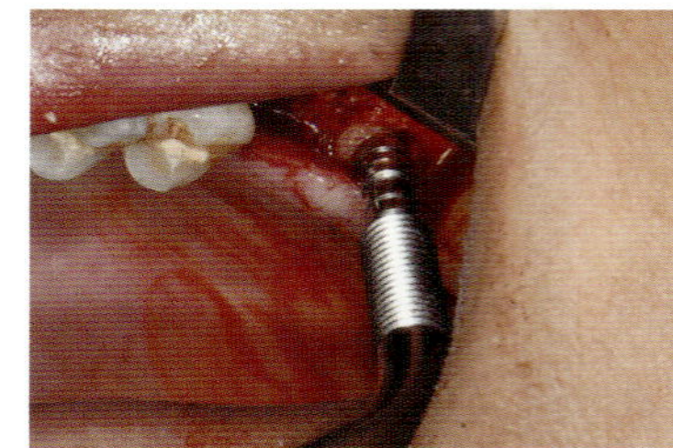
图23　CGF置入种植位点，保护上颌窦膜

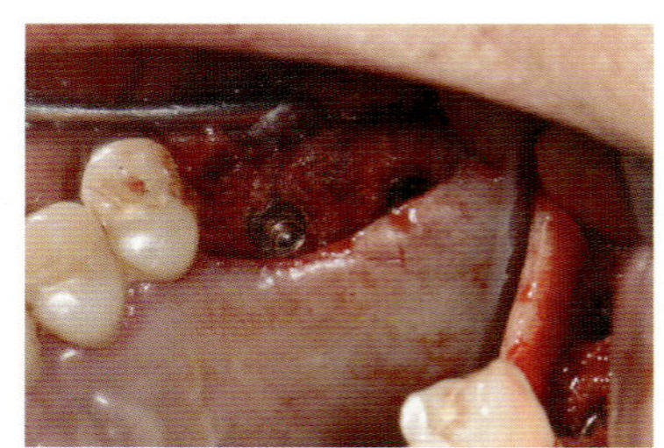
图24　26、27位点植入2颗Straumann BL 4.8mm × 8mm RC种植体

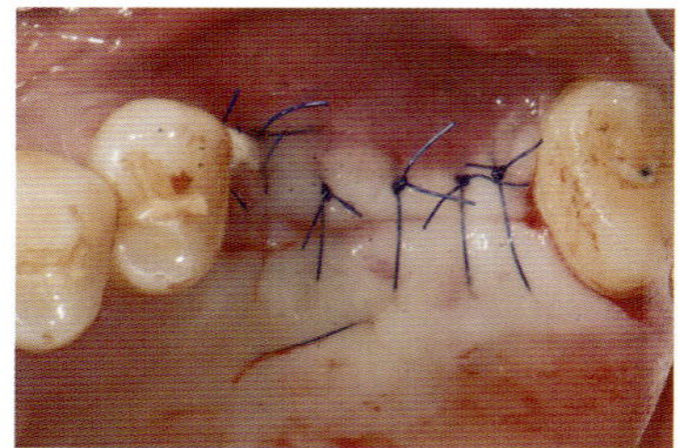
图25　牙龈对位严密缝合

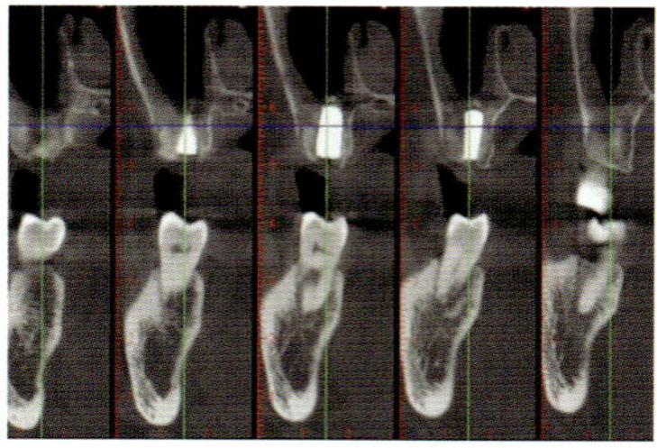
图26　一期手术后CBCT显示种植体位点与术前设计基本一致1

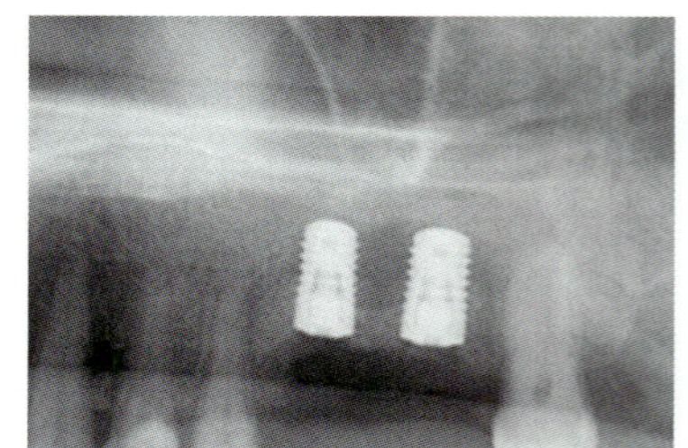
图27　一期手术后CBCT显示种植体位点与术前设计基本一致2

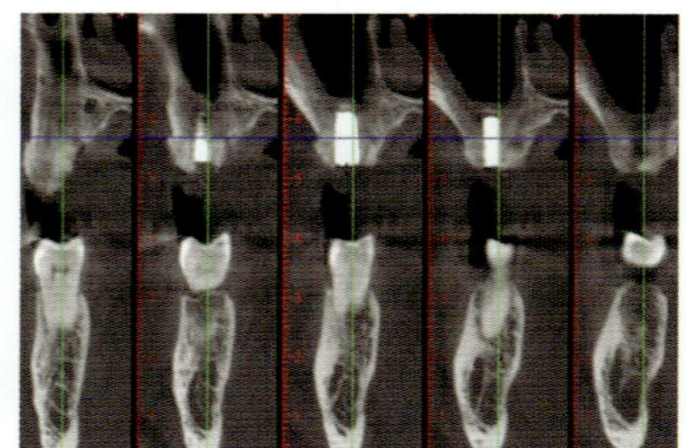
图28　一期手术后CBCT显示种植体位点与术前设计基本一致3

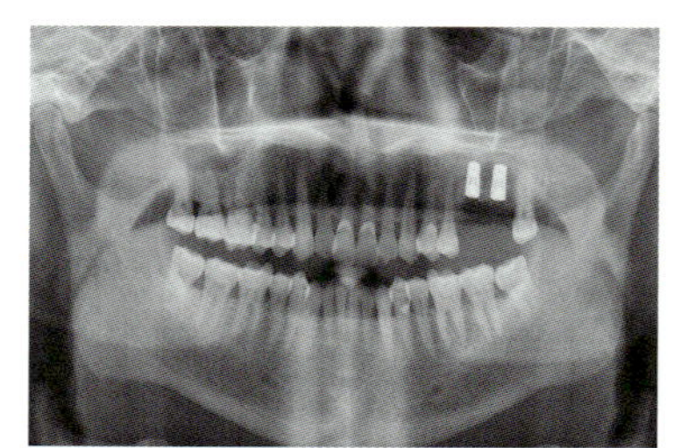
图29　3个月后曲面断层片显示种植体骨结合良好

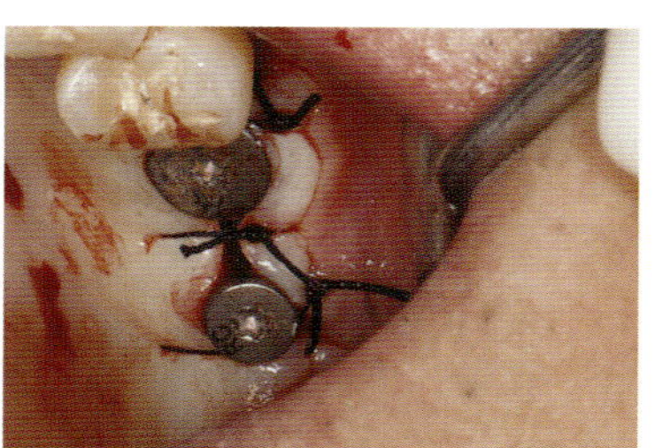
图30　种植二期手术，连接愈合基台

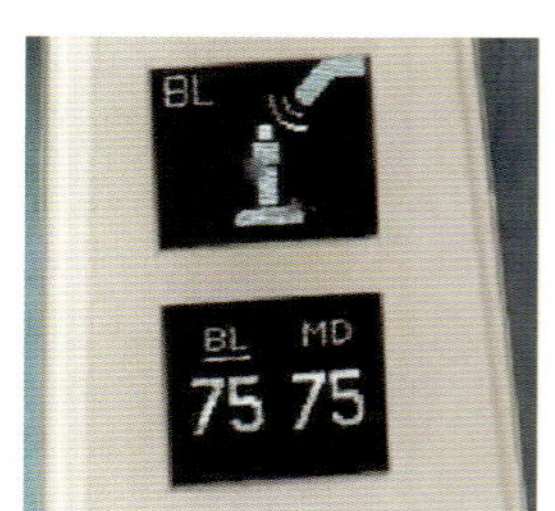

图31　牙龈愈合后修复前ISQ值1

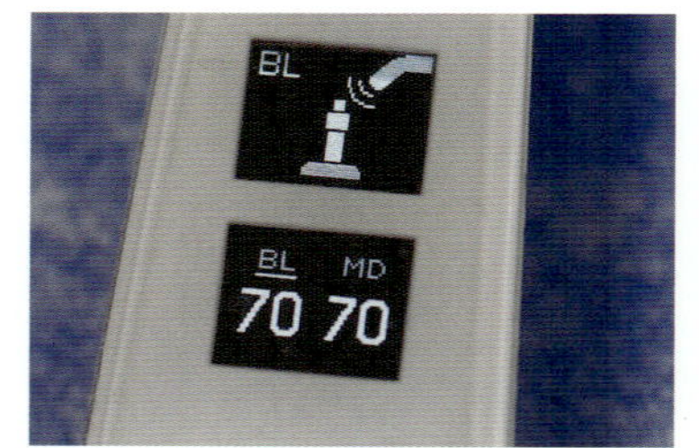

图32　牙龈愈合后修复前ISQ值2

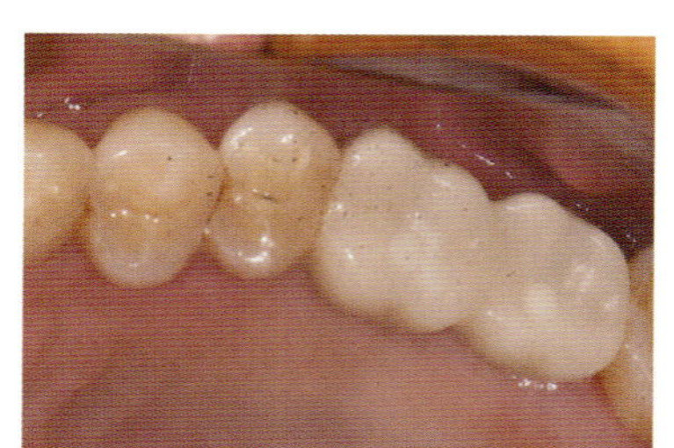
图33　戴入过渡义齿口内殆面像

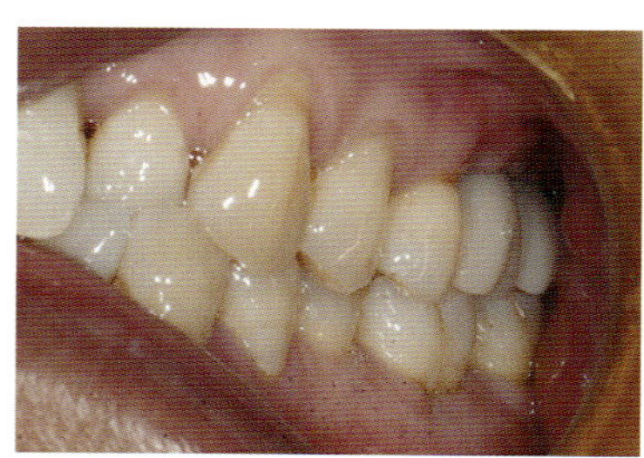
图34　戴入过渡义齿口内侧面像

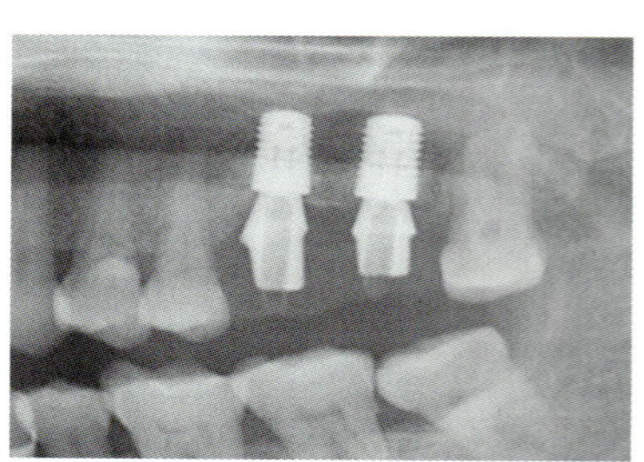
图35　戴入过渡义齿X线片

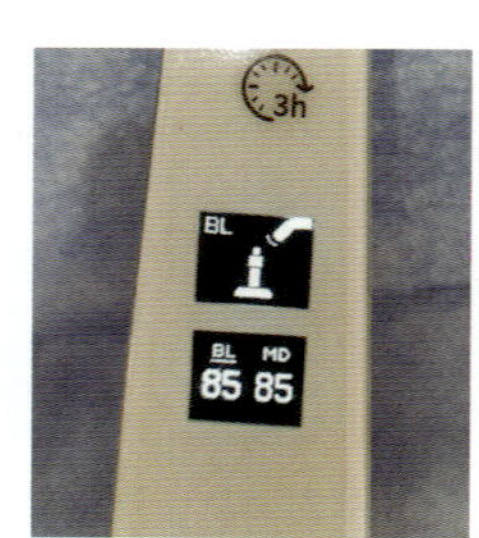

图36　26最终修复前ISQ值1

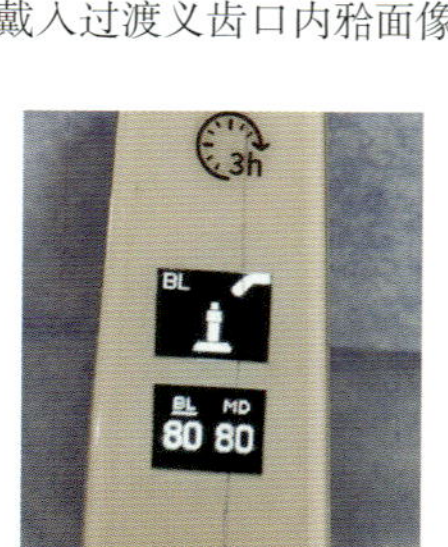

图37　27最终修复前ISQ值2

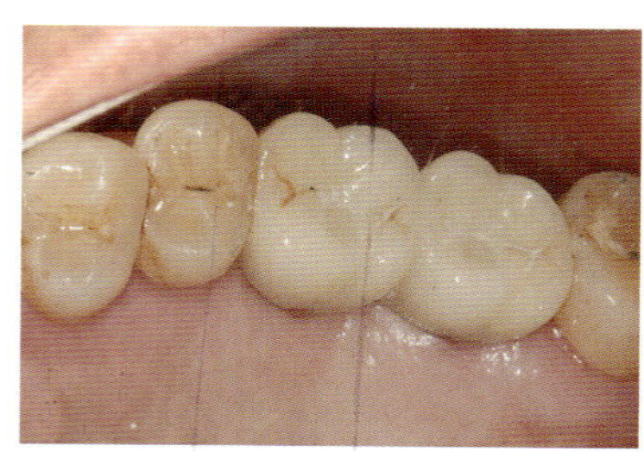
图38　最终全瓷冠戴牙后口内殆面像

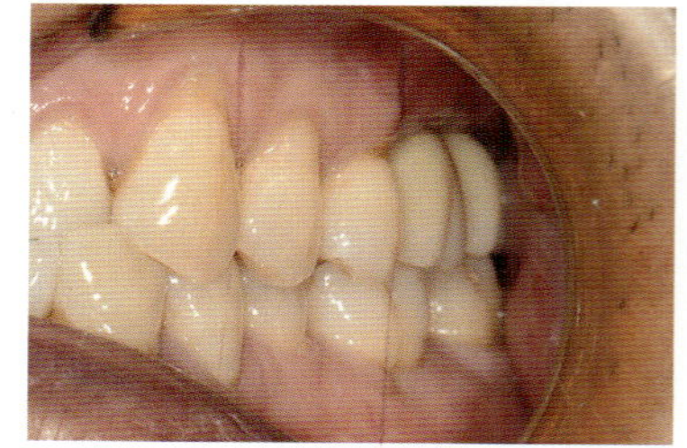
图39　最终全瓷冠戴牙后口内侧面像

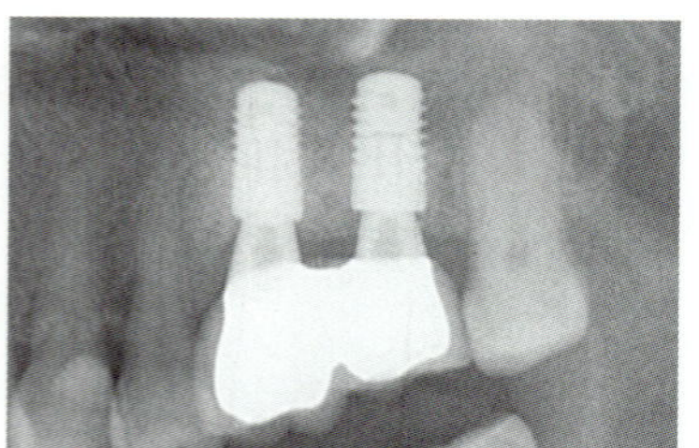
图40　最终全瓷冠戴牙后X线片

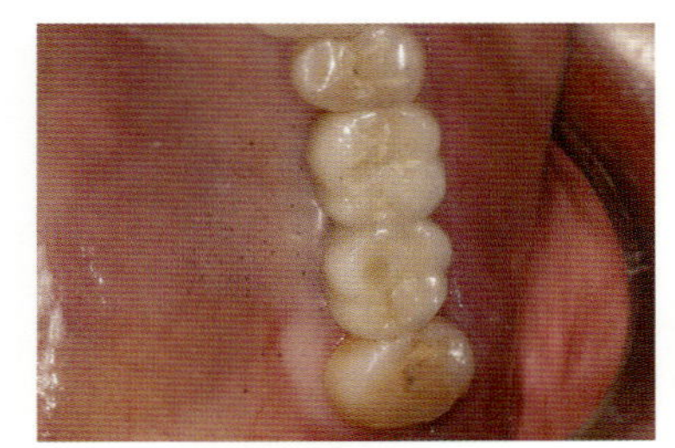
图41　1年后复查口内𬌗面像

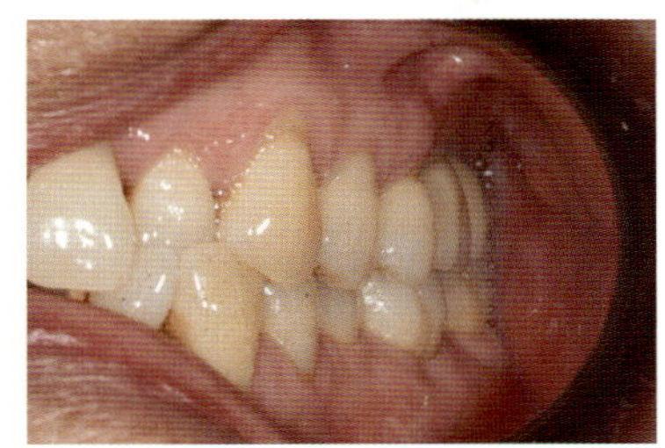
图42　1年后复查口内侧面像

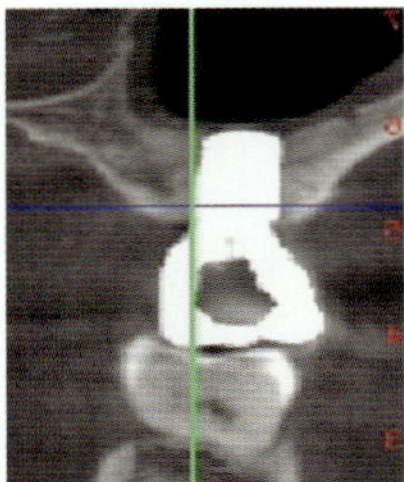
图43　1年后复查X线片1

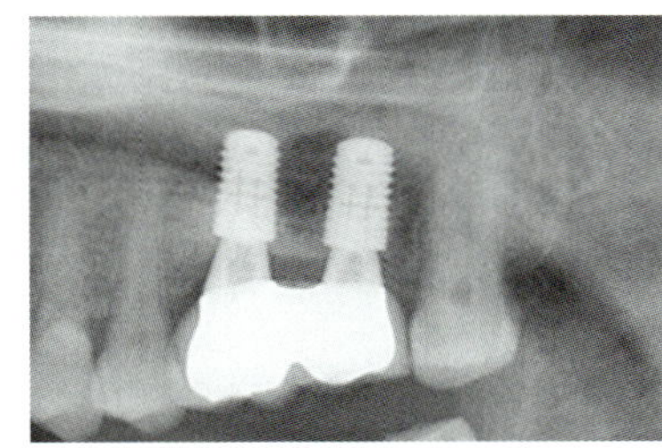
图44　1年后复查X线片2

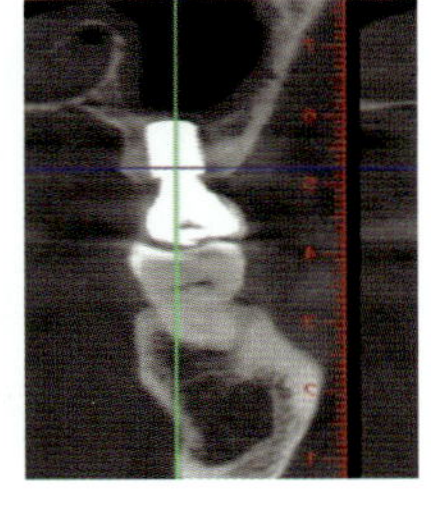
图45　1年后复查X线片3

三、结论

1. 钛钉在垂直向骨高度缺失时可支撑空间，为成骨提供有力支撑。

2. CGF（浓缩生长因子）含有大量的纤维蛋白及生长因子，能够调节和促进细胞的生长增殖，具有加强和改善组织再生愈合能力的作用。

3. 在上颌窦内提升术中，植入CGF与植入骨材料可以取得同样骨增量效果，同时避免因颗粒状骨材料导致上颌窦膜穿孔的发生。

4. 过渡义齿能有效促进种植体与骨结合，通过咬合刺激改善骨密度。

上颌前牙区骨缺损种植修复1例

李冬爽　谢奇效　完正

摘 要

目的：种植位点存在水平向或垂直向骨量不足的情况下，为获得长期稳定的骨结合，必须进行与种植体植入同期或分阶段的骨量扩增，因此本病例的目的在于评价上颌前牙美学区单牙种植联合GBR技术的临床效果。**材料与方法：**通过应用Simplant种植软件设计上颌种植体的位点，结合CBCT以明确种植体准确的三维位置，植入Ankylos A11种植体，由于存在骨量不足的情况，应用Bio-Oss骨粉0.25g并覆盖Bio-Gide生物膜13mm×25mm，应用GBR技术修复种植体周骨缺损，以期获得良好的美学区修复效果。**结果：**种植体与周围骨结合良好，种植体位于理想的三维位置，软组织充足，通过GBR手术同期植入种植体获得了稳定的骨结合效果，上颌修复后2年，种植体周骨结合稳定，取得了良好的修复效果，患者满意度较高。**结论：**上颌前牙美学区即刻种植，在严格把握适应证的情况下，可以获得良好的美学效果，但长期效果仍有待于进一步观察。

关键词：引导骨组织再生；骨增量；即刻种植；美学区

一、材料与方法

1. **病例简介**　20岁女性患者。主诉：上颌左侧前牙缺失10年余，要求种植修复。否认全身系统性疾病及药物过敏史。口内检查：21缺失，近远中间隙略小于邻牙，附着龈宽度足够，垂直高度无丧失，11近中切角崩缺，达牙本质浅层。口腔卫生状况良好，牙龈无红肿（图1）。21唇侧牙槽骨明显凹陷（图2）。CBCT示：21缺失，骨质Ⅲ类，可用骨高度约16mm，牙槽嵴宽度约3.2mm（图3）。

2. **诊断**　上颌牙列缺损；11牙体缺损。

3. **治疗计划**

（1）全口洁治，保证口腔卫生，为种植手术提供有利的环境。

（2）美学风险评估：患者有2项高风险因素：①薄龈生物型。②高美学期望值。有3项中风险因素：①邻牙牙槽嵴高度到接触点距离为5.5~6.5mm。②单颗牙间隙＜7mm。③位点唇侧存在水平向骨缺损。

（3）术前做好Simplant软件的模拟种植体植入的位置（图4）。

4. **治疗过程**

（1）一期手术：21位点局部浸润麻醉下切开（图5），翻瓣（图6），定点（图7），插入平行指示杆（图8），逐级备洞（图9），开放骨髓腔（图10），植入1颗Ankylos 种植体3.5mm×11mm（图11）。种植位点骨髓腔内自体血混合Bio-Oss骨粉0.25g，填塞于骨缺损处（图12，图13）。修剪Bio-Gide生物膜13mm×25mm，行GBR术（图14，图15）。充分减张缝合（图16）。术后CBCT示种植体位于正确的三维位置（图17）。

（2）二期修复：一期种植术后7个月口内检查，可见21软组织愈合良好，角化龈宽度充足，外形轮廓无塌陷（图18）。此时CBCT示种植体唇侧少许骨吸收，但骨结合稳定，未见异常（图19）。局部麻醉下进行21二期手术，旋入愈合帽（图20）。二期术后1个月（图21），取下愈合帽，可见软组织袖口及唇侧软组织边缘轮廓尚可（图22）。进行11近中切角牙体缺损的充填修复，并取模制作21种植体临时冠（图23，图24）。临时冠戴入后进行牙龈塑形（图25，图26）。21临时冠戴入后7个月完成永久修复（图27，图28）。

（3）定期复查：戴牙后2年复查，分别进行PES评分（表1）及WES评分（表2），均达到令人满意的效果。此时CBCT结果示21唇侧植骨区域骨结合效果稳定（图29）。

表1　粉色美学指标

与对侧同名牙的参数比较	0	1	2
近中龈乳头	缺失	未完全充满	完全充满√
远中龈乳头	缺失	未完全充满	完全充满√
软组织边缘高度	和对侧差异在2mm以上	和对侧差异在1~2mm	和对侧差异在1mm以内√
软组织轮廓外形	不自然	比较自然√	很自然
软组织轮廓塌陷	明显	轻度√	没有
软组织颜色	明显不一样	有些许不一样	几乎一样√
软组织质地	明显不一样	有些许不一样	几乎一样√
PES总分		12	

作者单位：广西南宁完氏口腔

通讯作者：完正；Email: 13607719868@163.com

表2　白色美学指标

WES指标	与参照牙重度不符	与参照牙轻度不符	与参照牙相同
牙体形态	0	1	2√
牙体颜色	0	1	2√
牙体大小	0	1	2√
牙齿表面质地	0	1	2√
牙齿透明度	0	1√	2
WES总分		9	

二、结果

在美学区即刻种植中应用GBR技术可以有效地修复种植体周骨缺损，牙龈袖口及牙冠唇侧丰满度良好，可以获得良好的美学效果（图30）。

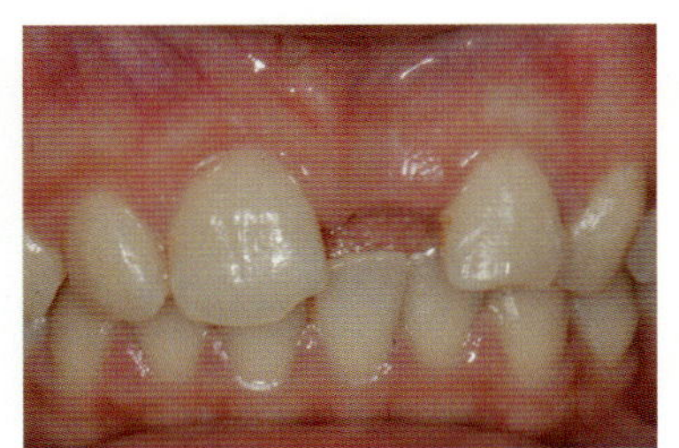
图1　上颌左侧前牙垂直向无骨缺损（正面像）

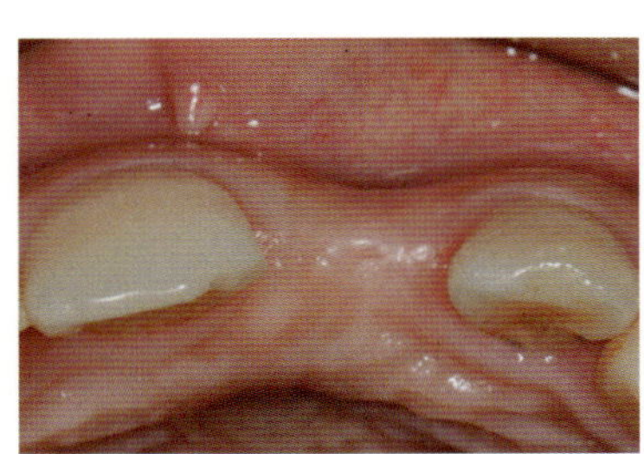
图2　上颌左侧前牙水平向骨缺损（殆面像）

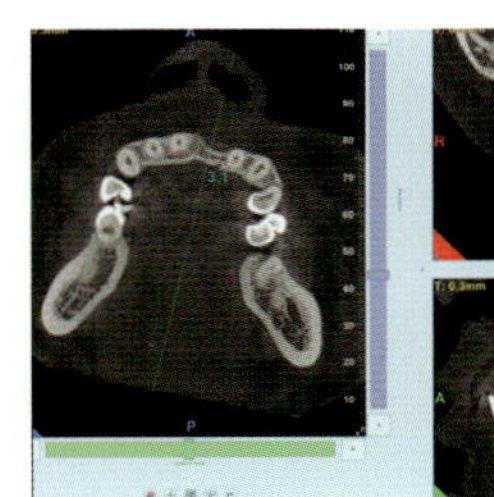
图3　术前CBCT，唇舌向骨厚度最窄处约3.2mm

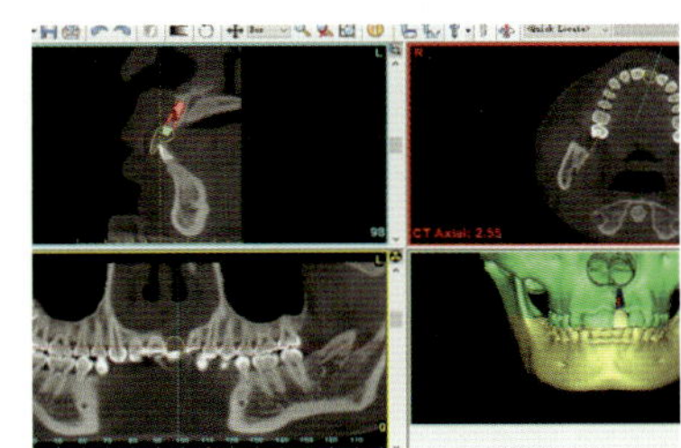
图4　术前Simplant软件设计

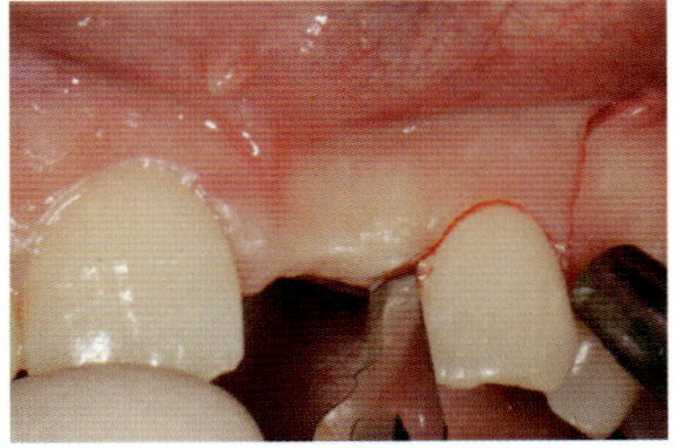
图5　沿牙槽嵴顶切开黏骨膜，于22远中轴嵴处做角形切口

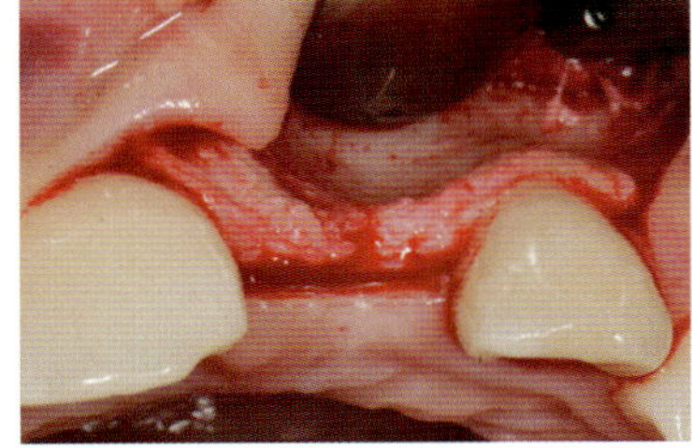
图6　翻瓣，暴露骨面

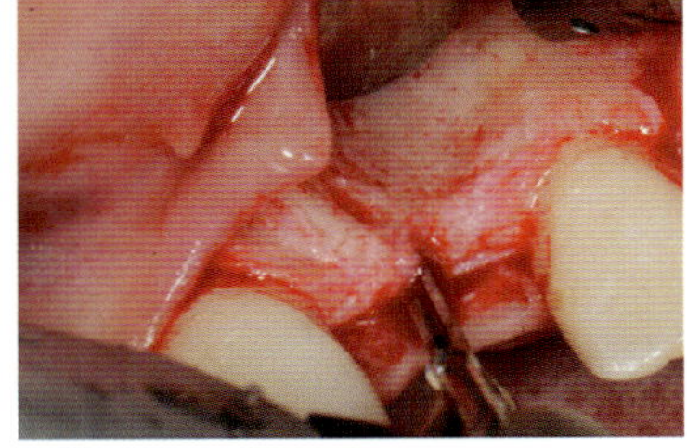
图7　先锋钻定点

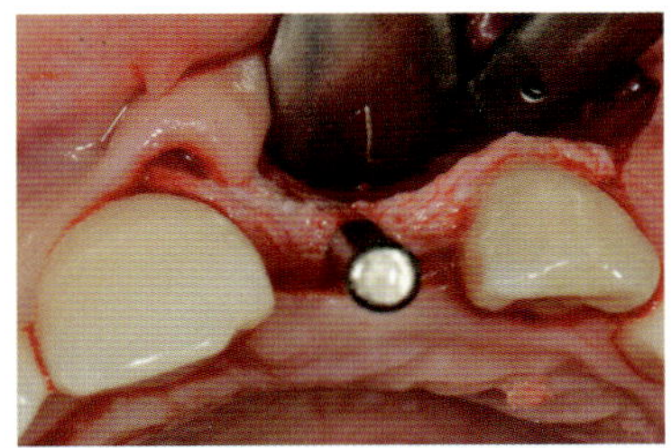
图8　指示杆确定轴向

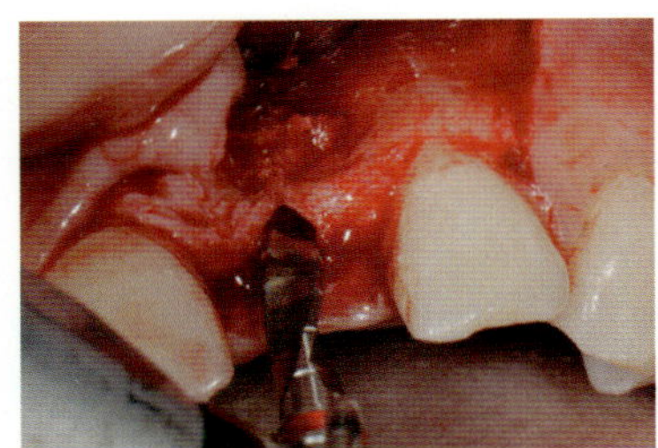
图9　逐级备洞

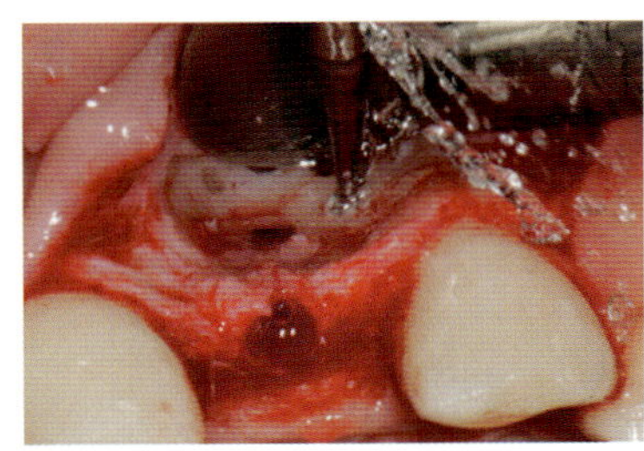
图10　沿唇侧骨面球钻开放骨髓腔

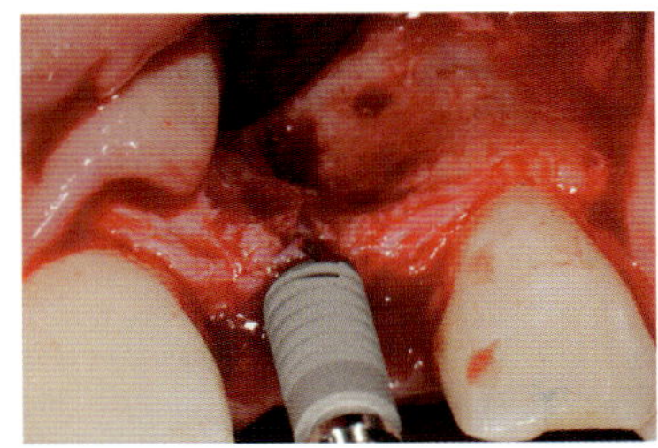
图11　植入1颗种植体（Ankylos A11）

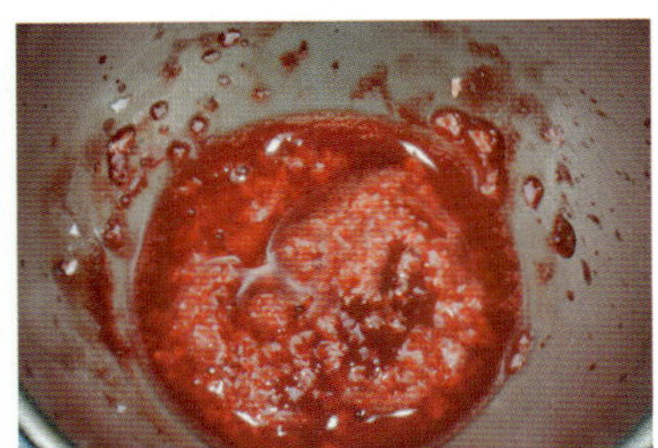
图12　骨髓腔内自体血混合Bio-Oss骨粉0.25g

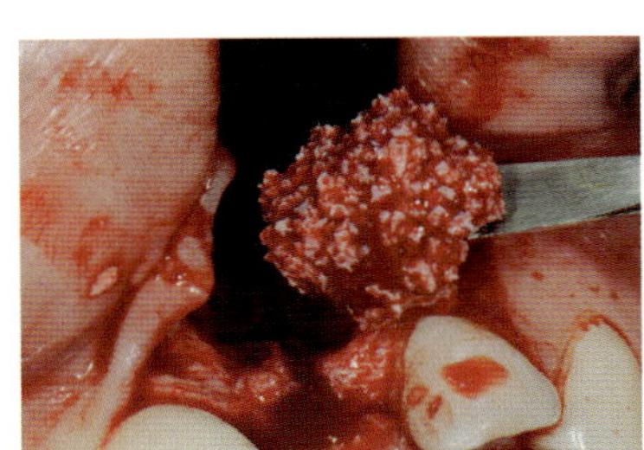
图13　填塞Bio-Oss骨粉于骨缺损处

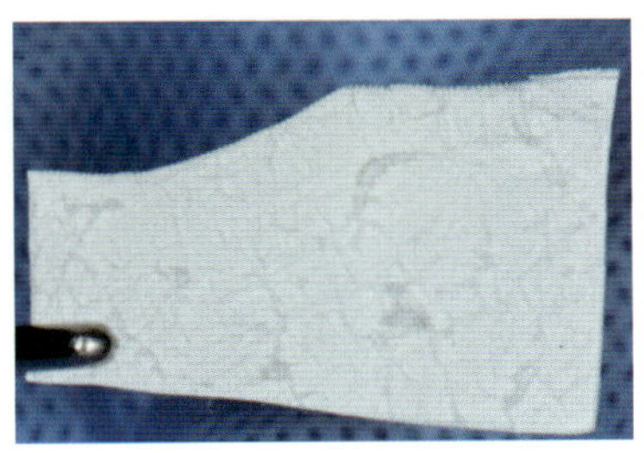
图14　修剪Bio-Gide生物膜13mm×25mm

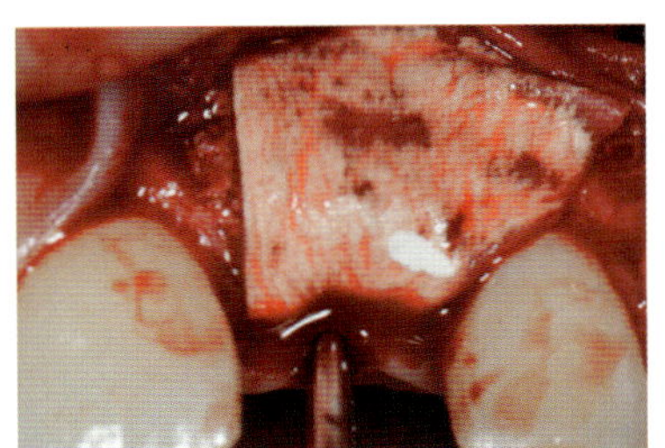
图15　行引导骨组织再生术（GBR）

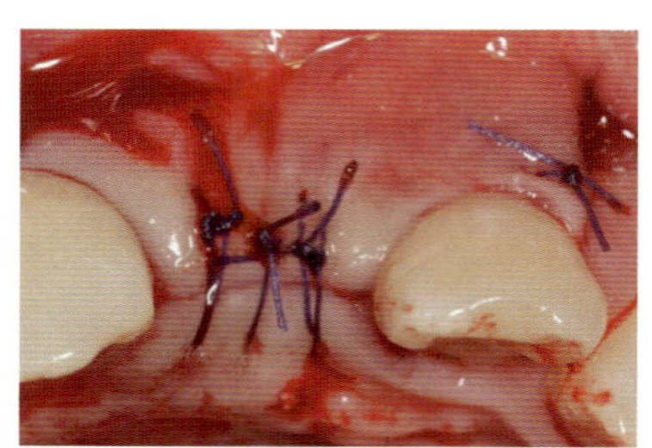
图16　无张力缝合，创口关闭

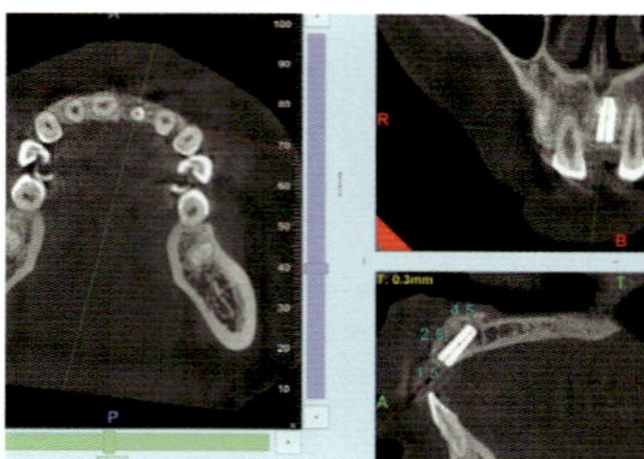
图17　种植术后CBCT

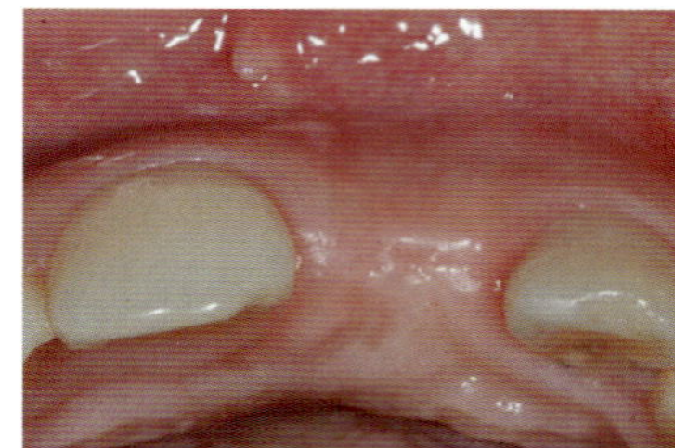
图18　种植术后7个月口内像，唇侧牙槽骨轮廓丰满

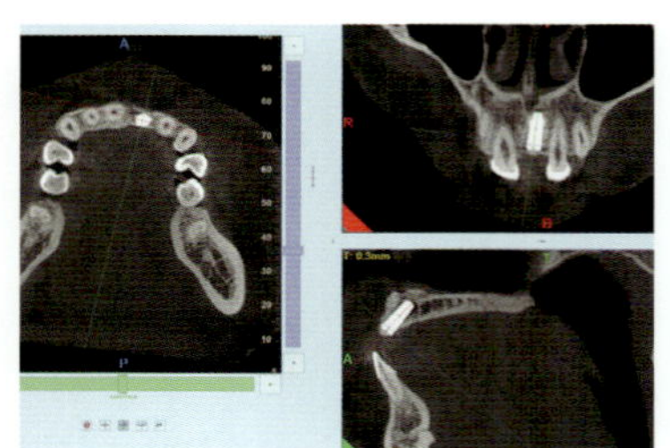
图19　种植术后7个月CBCT

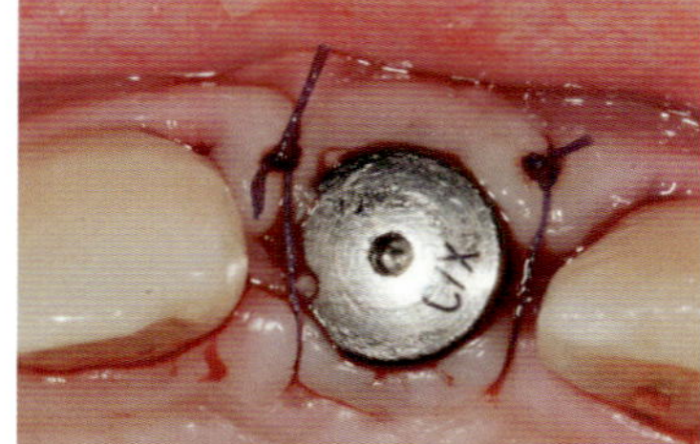
图20　种植术后7个月二期手术，旋入愈合帽

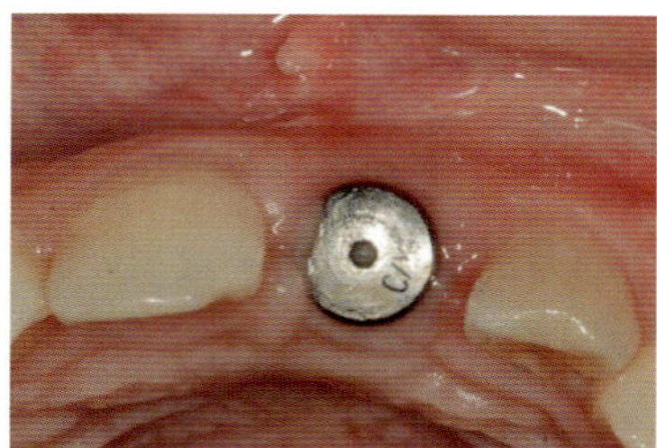
图21　二期术后1个月口内像，软组织良好

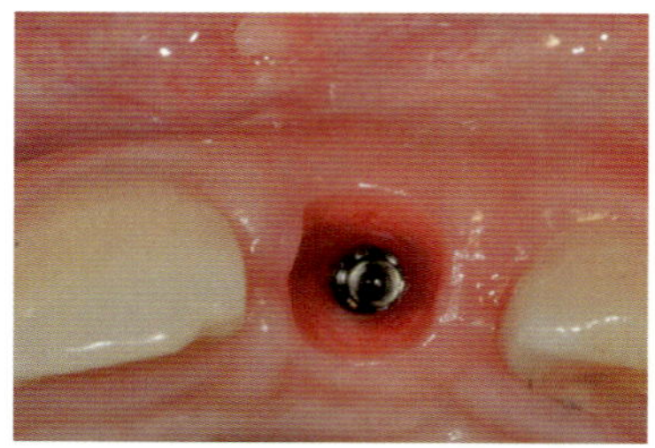
图22　二期术后牙龈袖口形态，无红肿（𬌗面像）

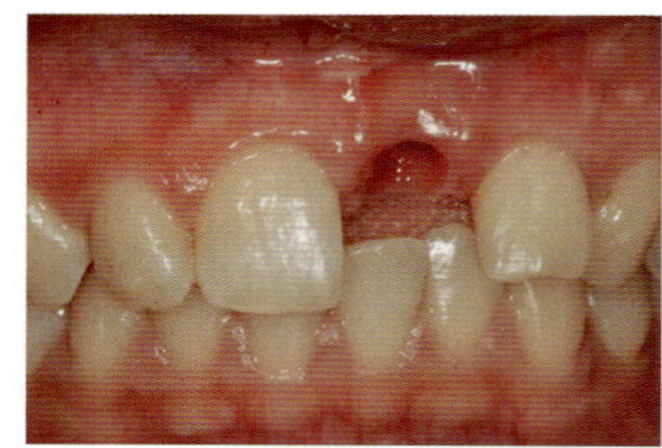
图23　上颌左侧前牙唇侧龈缘形态（正面像）

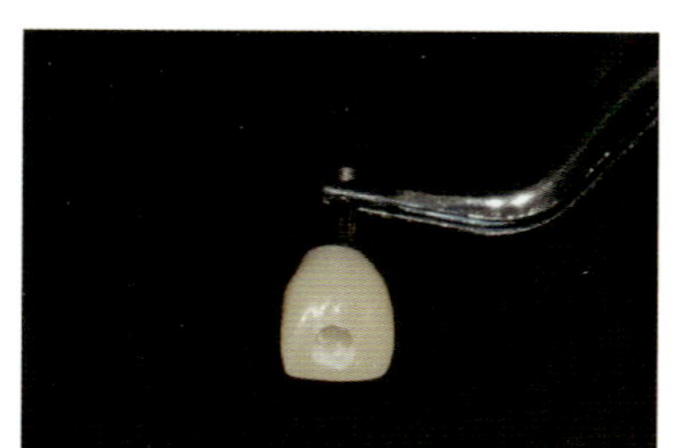
图24　临时冠形态

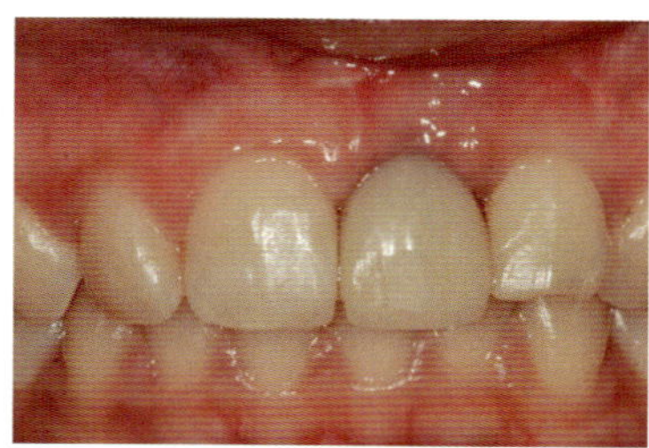
图25　临时冠戴入牙龈塑形（正面像）

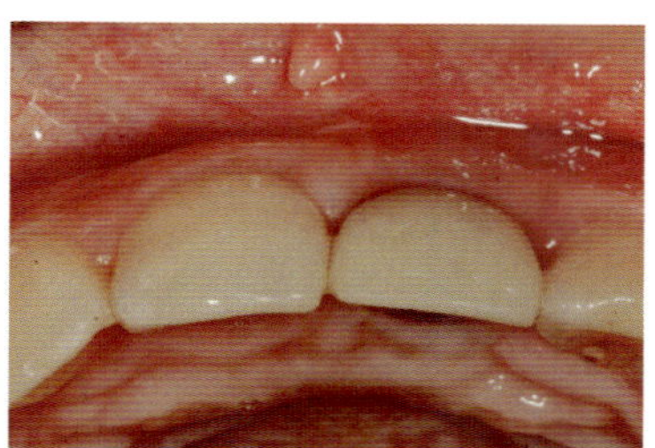
图26　临时冠戴入牙龈塑形（𬌗面像）

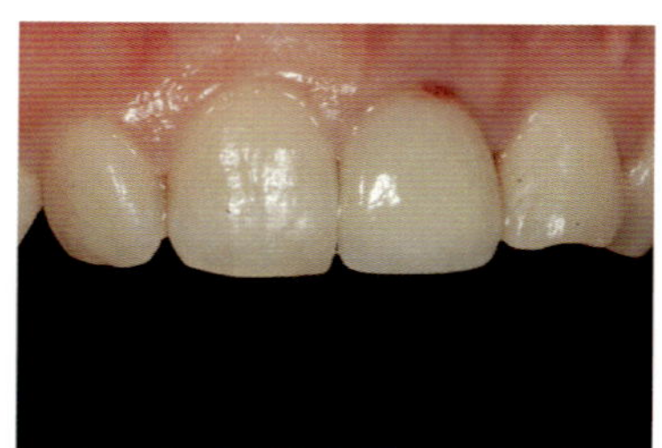
图27　最终冠戴入正面像

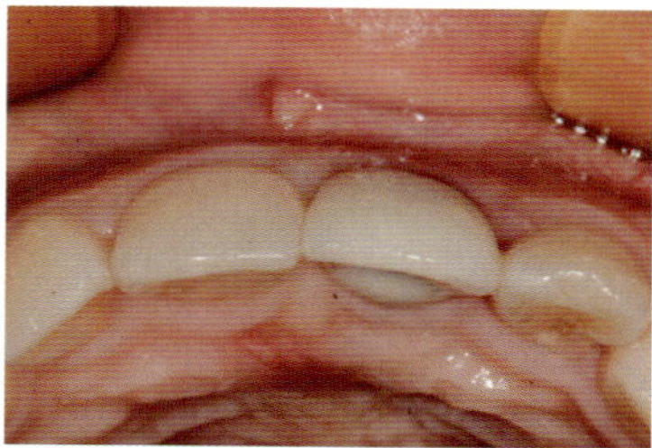
图28　最终冠戴入𬌗面像

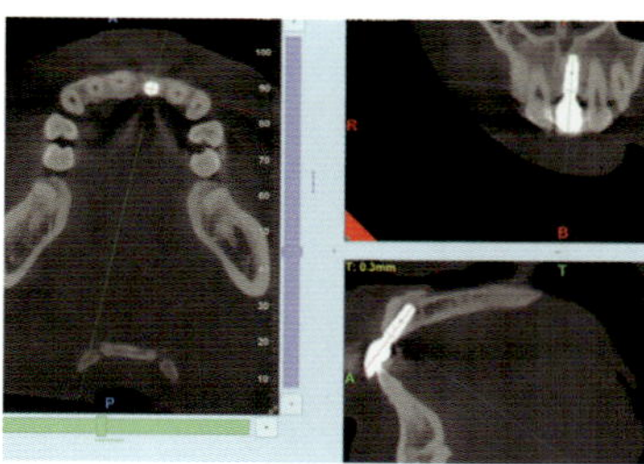
图29　戴牙后2年CBCT

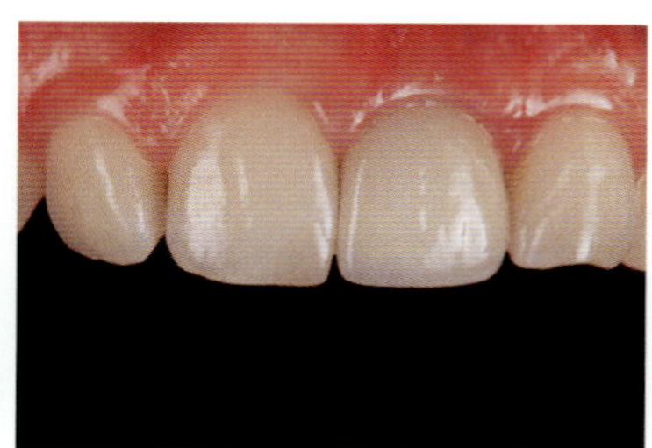
图30　戴牙后2年正面像

三、结论

上颌前牙美学区即刻种植，在严格把握适应证、选择合适的治疗时机、应用适当的骨增量技术、临时修复体行牙龈诱导、精准操作的情况下，可以有效地保存种植体周软硬组织，并同时获得良好的美学效果，最大限度满足患者的期望，但长期效果仍有待于观察。引导骨组织再生理论与技术的先决条件是屏障膜的应用，膜的选择也尤为重要。临床的每一步操作都是影响美学效果获得的至关重要因素，包括邻牙的协调，都是获得前牙区美学修复的重要因素，这需要我们积累更多的理论知识与临床经验。

参考文献

[1] 宿玉成.口腔种植学[M]. 2版. 北京:人民卫生出版, 2014.
[2] 杨晓喻, 刘长虹, 刘伟进. 1例前牙即刻种植的过程与思考——基于风险评估的术式选择与修复设计[J].国际口腔医学杂志, 2015, 42(2):130-134.
[3] Braut V, Bornstein MM, Belser U, et al. Thickness of the anterior maxillary facial bone wall-a retrospective radiographic study using cone beam computed tomography [J]. Int J Periodontics Restorative Dent, 2011, 31(2):125-131.
[4] 夏婷, 施斌. 上颌单前牙即刻种植修复和延期种植修复的美学效果比较[J]. 口腔医学研究, 2016, 32(1):50-54.
[5] Chappuis V, Engel O, Reyes M, et al. Ridge alterations post-extraction in the esthetic zone:a 3D analysis with CBCT[J]. Journal of Dental Research, 2013, 92:195-201.

牙槽嵴顶GBR联合上颌窦底提升术病例报道7例

郑嘉宝　高文莫　罗晨晨　陈明

摘要

目的：本病例系列旨在报道牙槽嵴顶引导骨组织再生术在上颌后牙区垂直向骨增量中的应用，并评估治疗效果及预后。**材料与方法：**上颌后牙区垂直向骨缺损患者，行牙槽嵴顶GBR、上颌窦底提升术、种植体植入术。本研究共纳入7名患者，总计8颗种植体。应用CBCT评估手术前后缺牙区牙槽骨高度变化。纳入标准：①成年患者（年龄>18岁）。②上颌后牙区牙槽嵴顶吸收导致的垂直向骨缺损。排除标准：①严重的系统性疾病等不适合种植治疗的患者。②严重吸烟史等可能影响骨愈合的因素。治疗过程：①应用骨粉+屏障膜进行缺牙区牙槽嵴顶GBR手术，同期或延期植入种植体。②应用CBCT追踪手术前后牙槽骨高度变化。③冠修复。结果评价：采用CBCT对术前、术后牙槽骨高度进行测量，记录种植体颊侧、腭侧、近中、远中4个位点牙槽骨高度并取平均值，分析使用牙槽嵴顶GBR技术后，牙槽骨的高度变化。**结果：**上颌后牙区牙槽骨高度平均增加3.37mm，观察期内种植体存留率100%。**结论：**牙槽嵴顶GBR可在一定程度上修复上颌后牙区垂直向骨缺损，为种植手术提供有利条件。

关键词：上颌后牙区；骨缺损；引导骨组织再生

一、材料与方法

1. 病例简介　35岁男性患者（病例7，表1）。患者于2015年拔除上颌左侧后牙，拒绝可摘义齿修复，要求种植修复治疗。口内检查：26缺失（图1）。CBCT示：26缺牙区牙槽骨高度较25、27相比明显降低，牙槽嵴顶至上颌窦底距离<2.5mm（图15，图16）。否认糖尿病、高血压、心脏病等系统性疾病史，否认夜磨牙史，否认药物过敏史。

2. 诊断　上颌牙列缺损。

3. 治疗计划

（1）26牙槽嵴顶GBR。

（2）CBCT复查评估。

（3）26缺牙区种植体植入术。

（4）26冠修复。

4. 治疗过程

（1）牙槽嵴顶GBR：26缺牙区局部浸润麻醉，于牙槽嵴顶切开、翻瓣，暴露术区。刮除炎性肉芽组织，见26牙槽骨高度严重不足。缺牙区植入骨粉、生长因子，应用钛网和屏障膜覆盖植骨区域（图2，图3）。黏骨膜瓣减张，缝合创口（图4）。术后口服抗生素3天。

（2）术后复查与评估：口内复查见图5、图6。术后11个月、21个月时CBCT测量骨高度约为4.5mm（图17～图20）。

（3）26缺牙区种植体植入术：26缺牙区浸润麻醉，牙槽嵴顶环形切开，行单纯经牙槽嵴顶上颌窦底提升术，植入Straumann SLActive 4.8mm×8mm WN，植入扭矩35N·cm（图7，图8，图21，图22）。

（4）26冠修复（图9～图11）：口内复查及CBCT复查（图12～图14，图23～图30）。

（5）使用材料，见表1。

表1　各病例使用材料

病例号	骨粉	屏障膜	其他材料
1	Geistlich Bio-Oss	海奥生物膜	/
2	Geistlich Bio-Oss	海奥生物膜	/
3	Geistlich Bio-Oss	海奥生物膜	/
4	Geistlich Bio-Oss	海奥生物膜	/
5	海奥骨修复材料	海奥生物膜	/
6	Geistlich Bio-Oss	海奥生物膜	/
7	博纳骨	海奥生物膜	钛网、骨优导（rhBMP-2）

二、结果

本研究共纳入7名患者，共计8颗种植体，均位于上颌后牙区。观察期内种植体存留率为100%，术后种植体周骨高度平均增加3.37mm，观察期内（2～5年）均正常行使咀嚼功能，获得较为满意的临床效果（图31，图32）。

作者单位：首都医科大学附属北京口腔医院

通讯作者：陈明；Email: cm6699@163.com

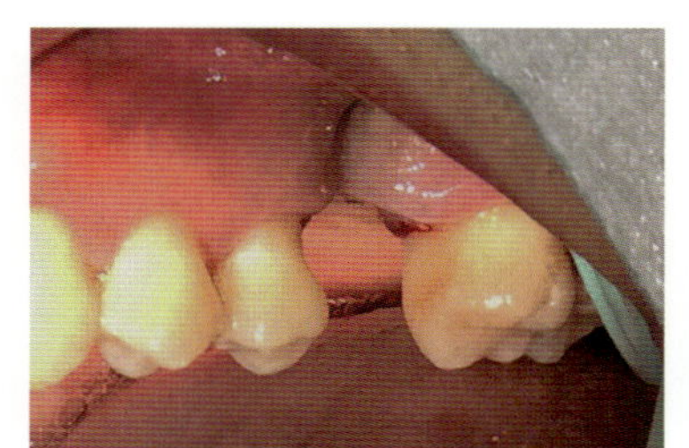
图1 口内颊面像（术前）

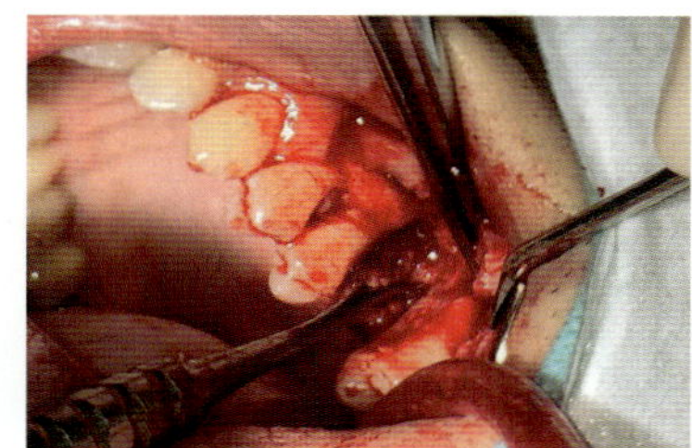
图2 骨粉植入

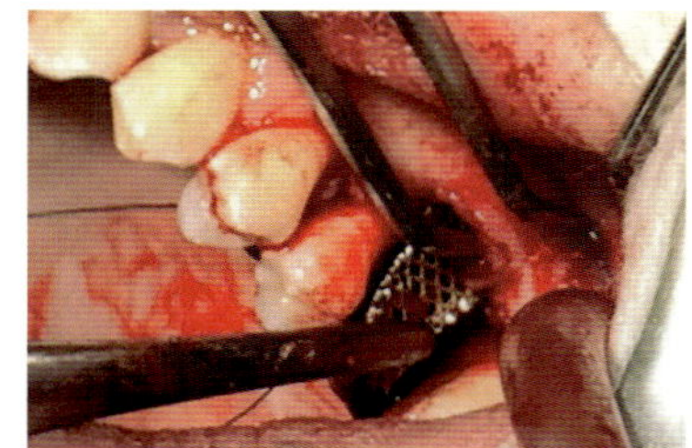
图3 钛网植入

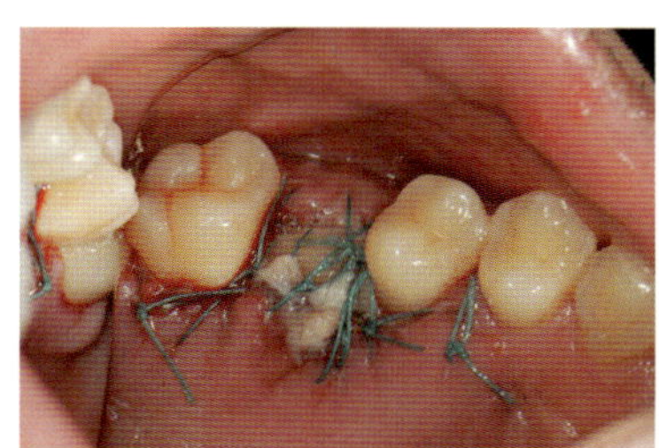
图4 减张缝合

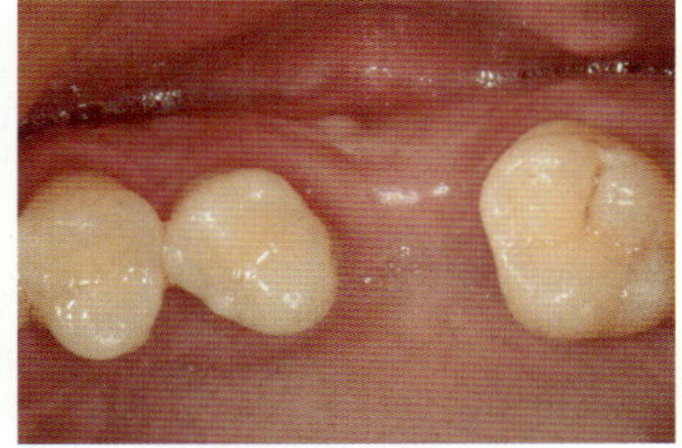
图5 口内𬌗面像（植骨术后21个月）

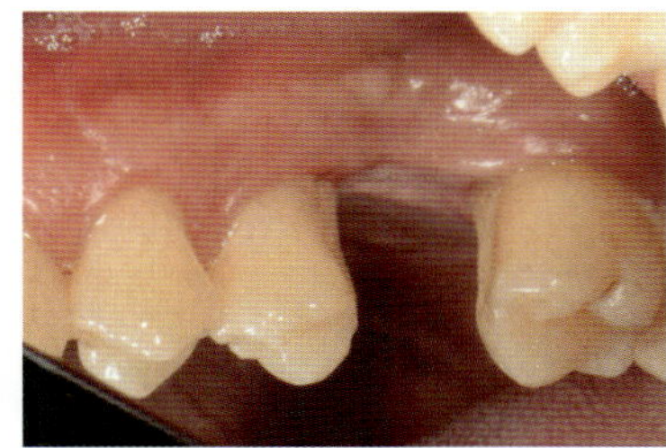
图6 口内颊面像（植骨术后21个月）

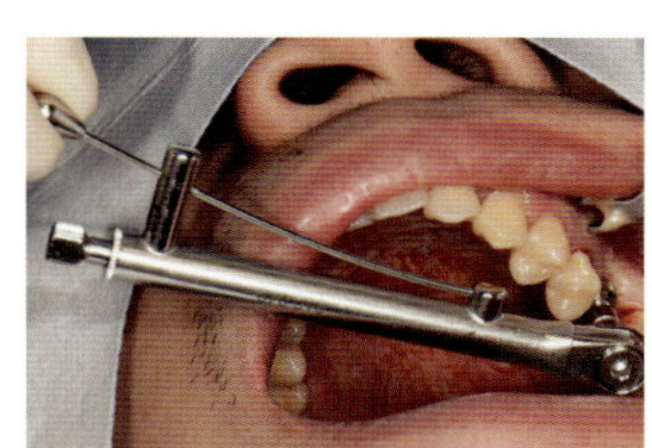
图7 种植体植入扭矩35N·cm

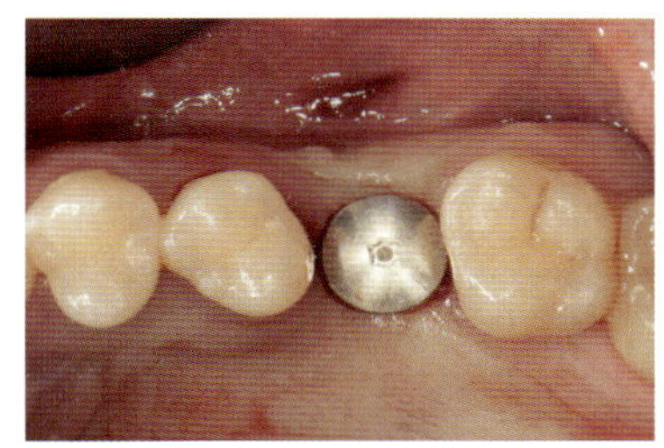
图8 愈合基台（𬌗面像）

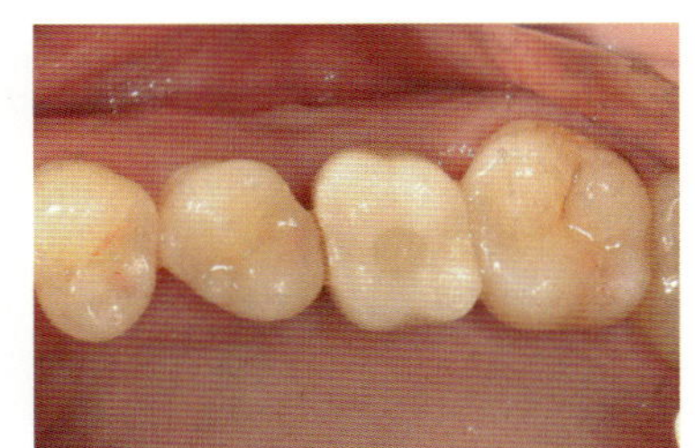
图9 冠修复即刻（𬌗面像）

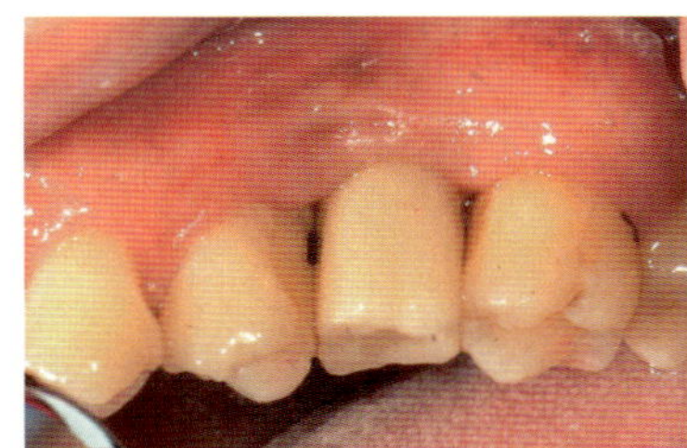
图10 冠修复即刻（颊面像）

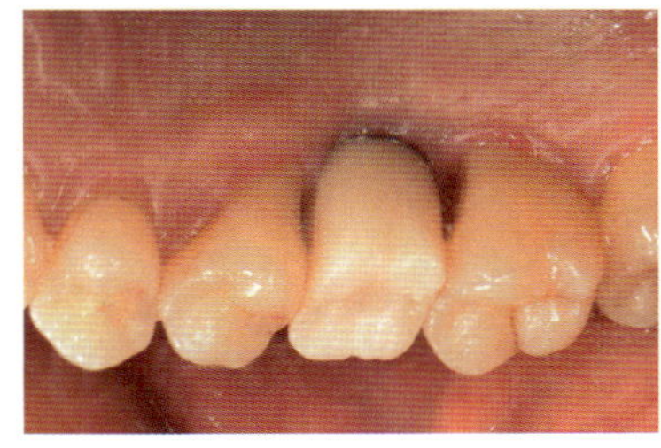
图11 冠修复即刻（腭面像）

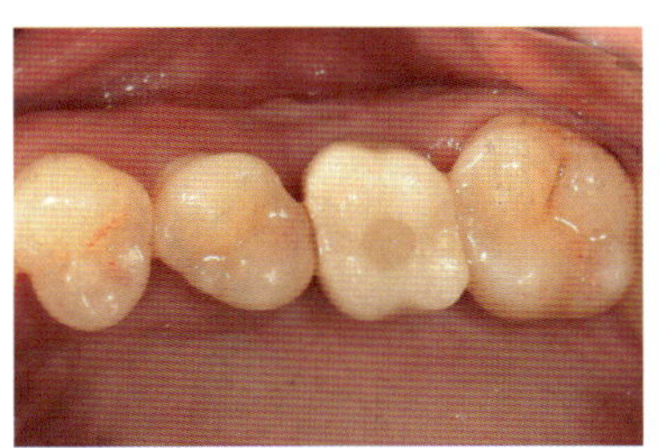
图12 冠修复后25个月（𬌗面像）

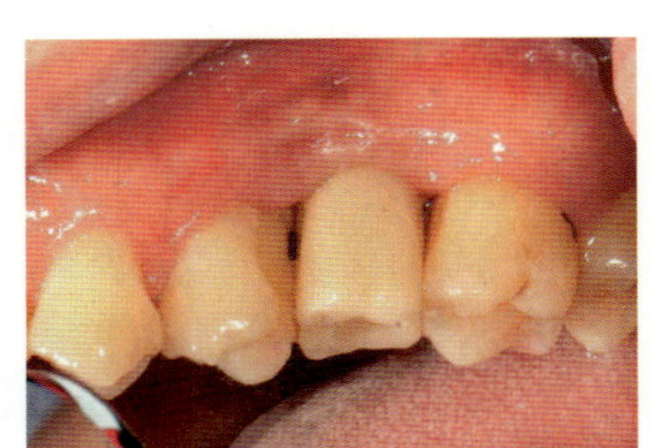
图13 冠修复后25个月（颊面像）

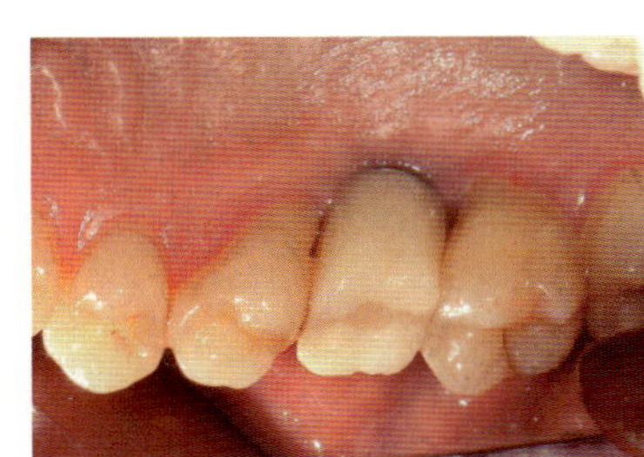
图14 冠修复后25个月（腭面像）

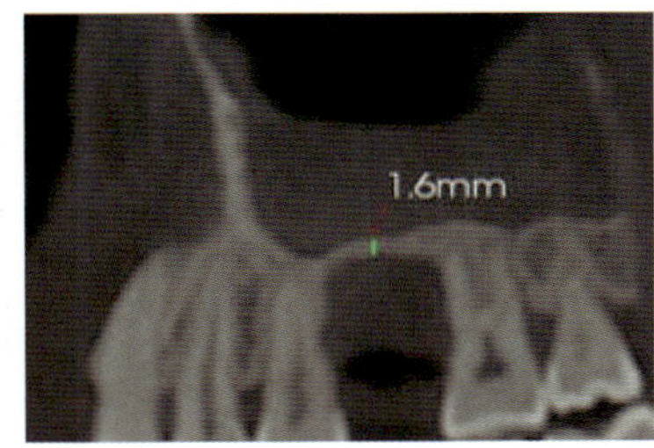

图15 术前CBCT（近远中向）

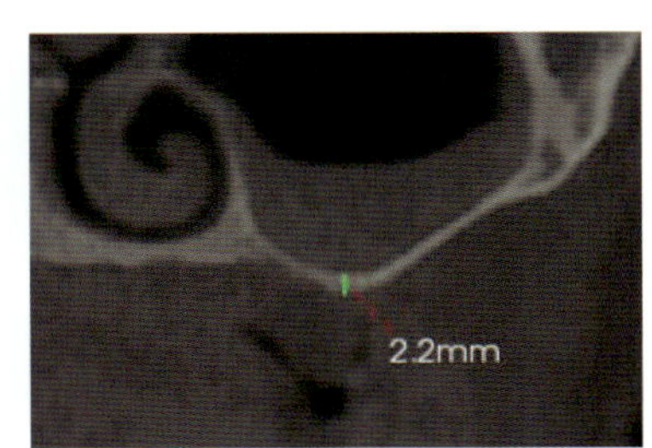

图16 术前CBCT（颊舌向）

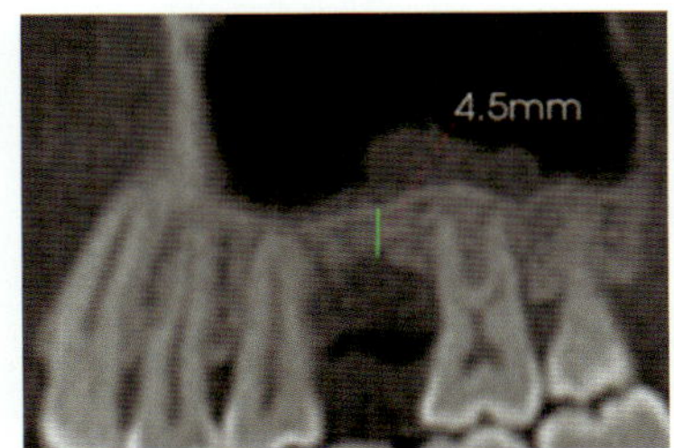

图17 植骨术后11个月（近远中向）

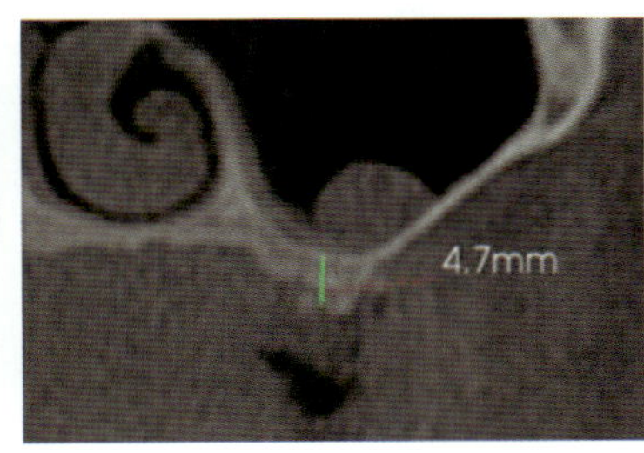

图18 植骨术后11个月（颊舌向）

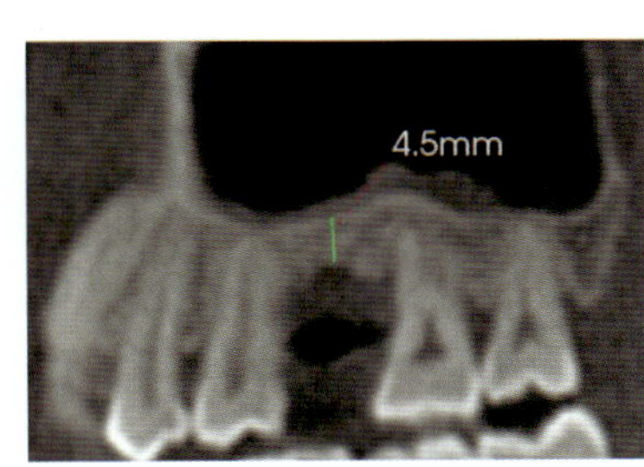

图19 植骨术后21个月（近远中向）

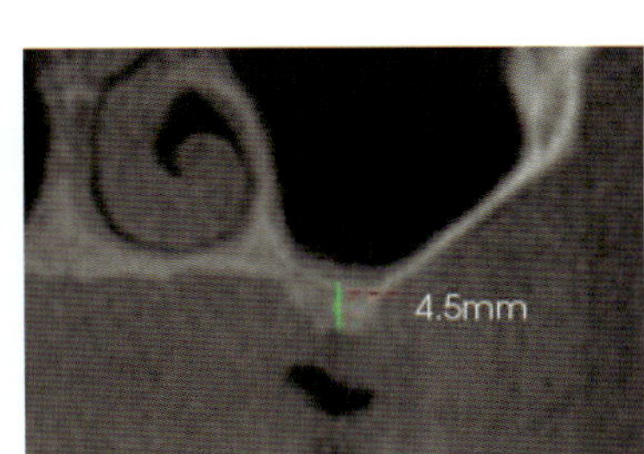

图20 植骨术后21个月（颊舌向）

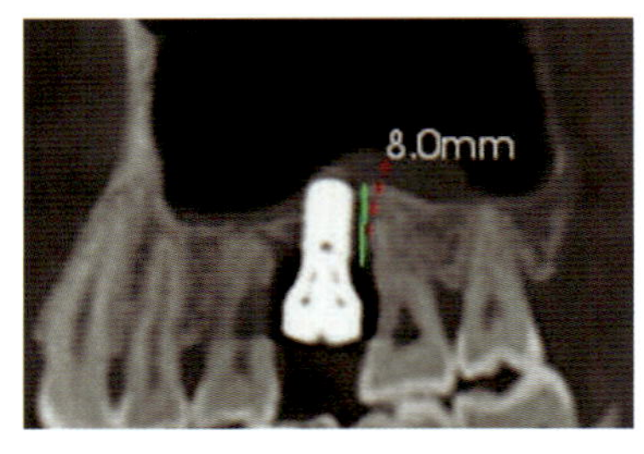

图21 种植术后即刻（近远中向）

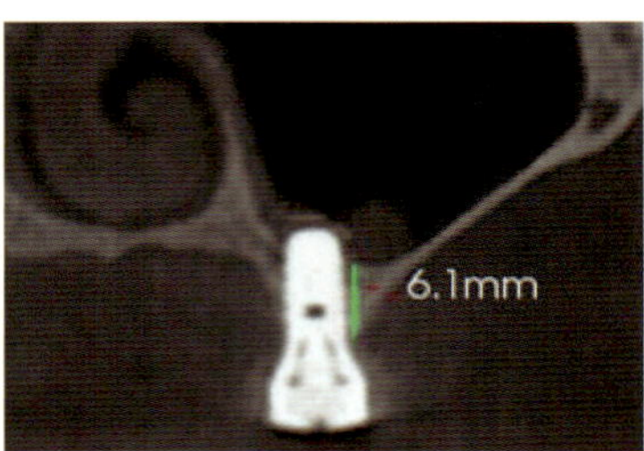

图22 种植术后即刻（颊舌向）

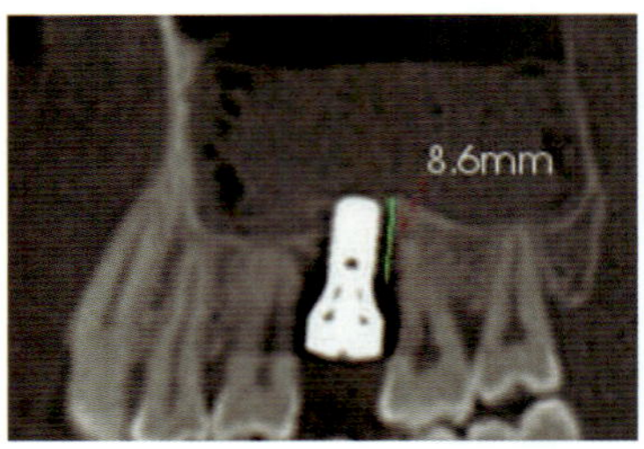

图23 种植术后7个月（近远中向）

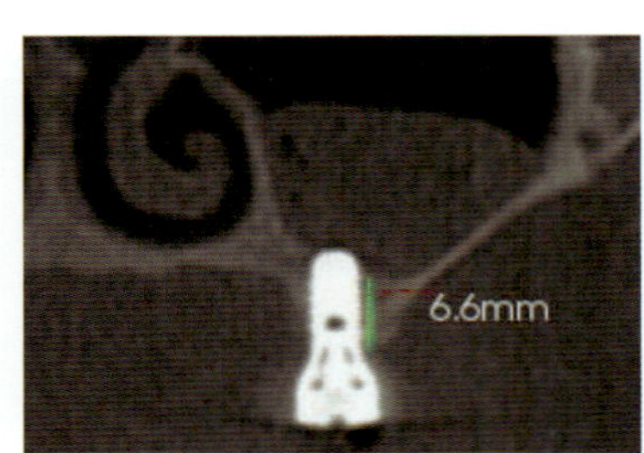

图24 种植术后7个月（颊舌向）

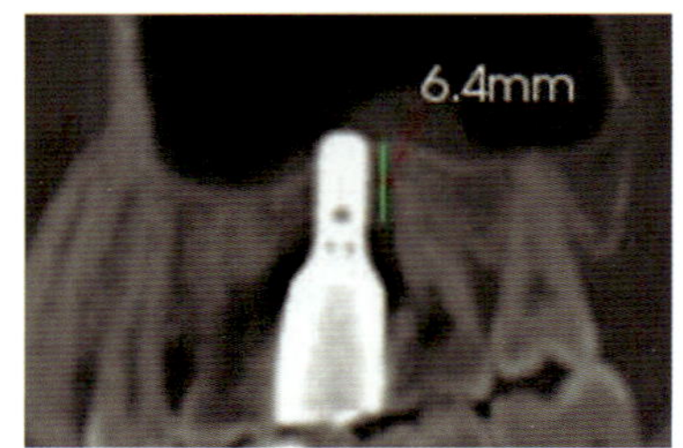

图25 种植术后20个月（近远中向）

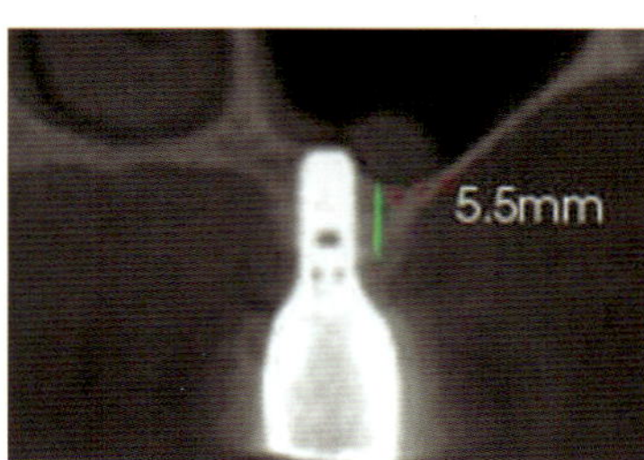

图26 种植术后20个月（颊舌向）

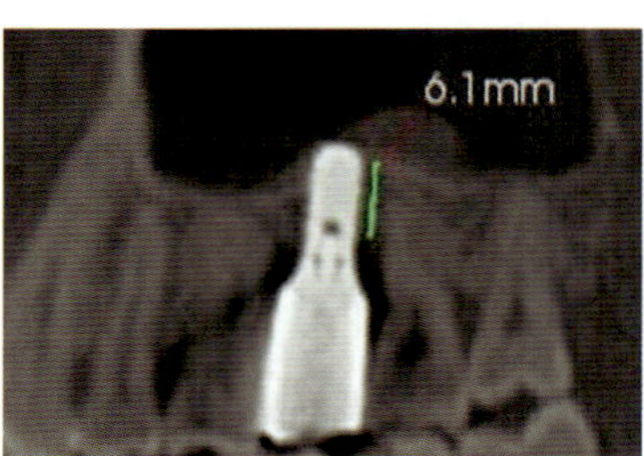

图27 种植术后32个月（近远中向）

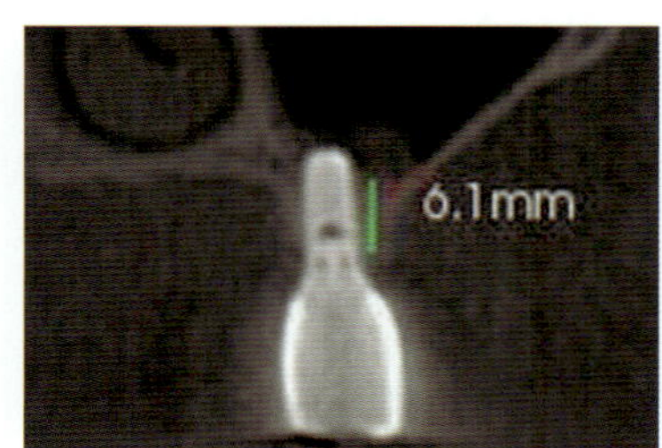

图28 种植术后32个月（颊舌向）

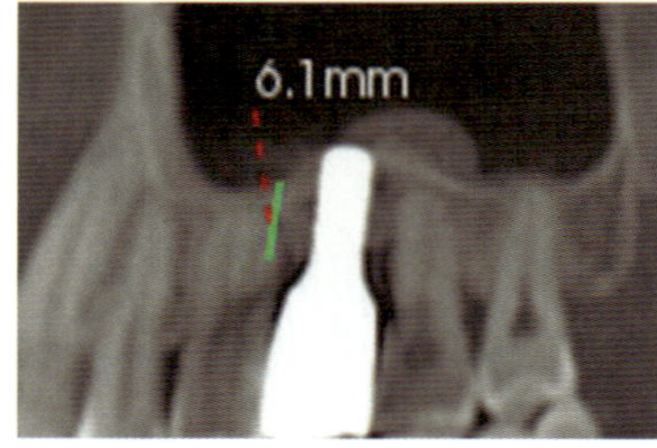

图29 种植术后41个月（近远中向）

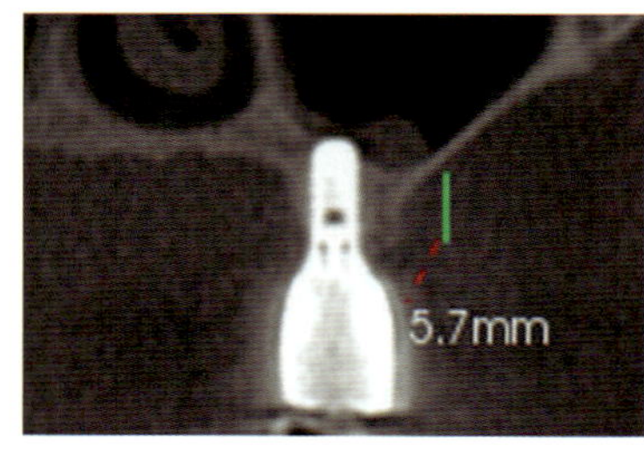

图30 种植术后41个月（颊舌向）

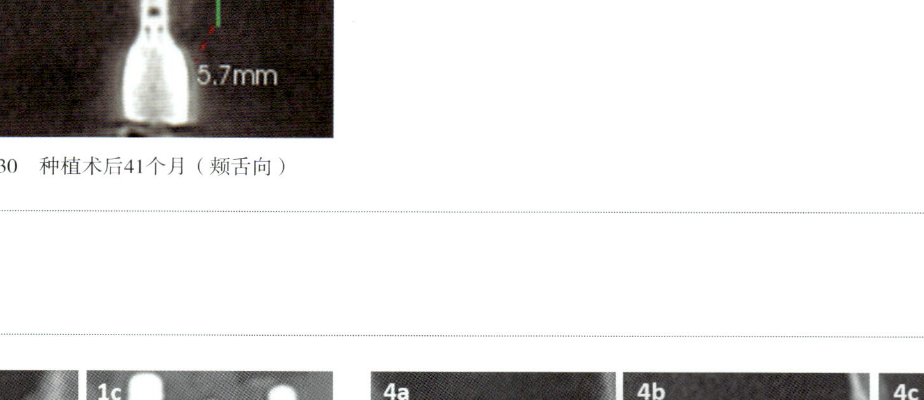

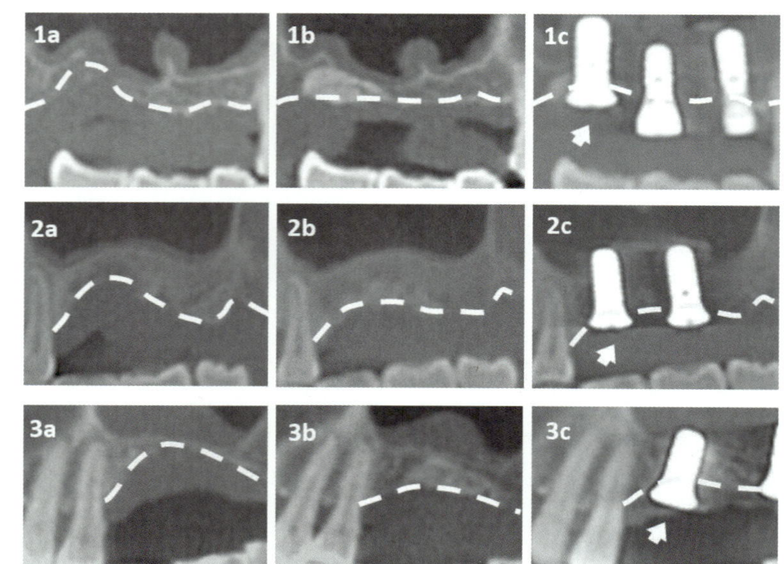

图31 病例1～3术前、术后骨高度对比图（箭头：纳入的种植体）

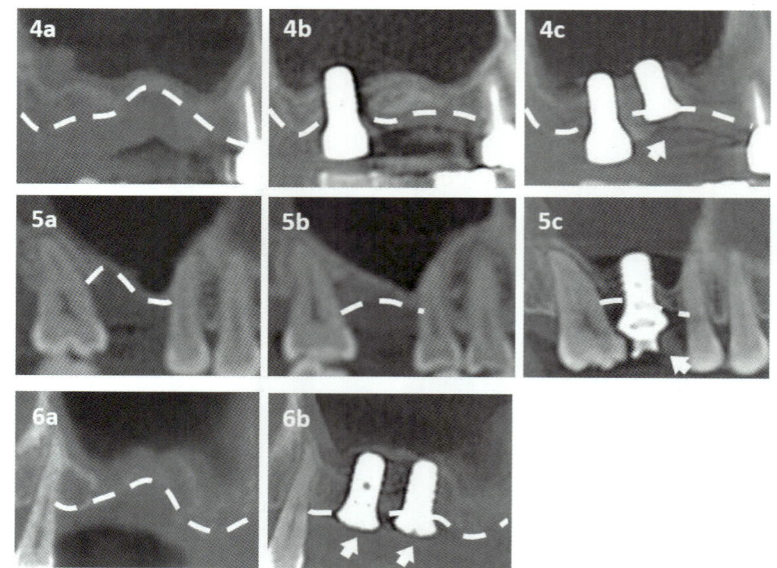

图32 病例4～6术前、术后骨高度对比图（病例6为植骨同期植入种植体）（箭头：纳入的种植体）

三、结论

种植修复是治疗牙齿缺失、恢复咀嚼功能的有效手段。上颌后牙区常因牙缺失、牙周病变等因素，导致垂直向骨高度不足，种植难度增加。对于上颌后牙区骨高度不足，常见的解决方案包括：使用短种植体、上颌外置式（Onlay）植骨术、经牙槽嵴顶的上颌窦底提升术、经侧壁开窗的上颌窦底提升术等。然而，当垂直向骨高度严重不足时，短种植体往往无法获得足够骨量支持。对于牙槽嵴顶骨吸收导致的牙槽骨萎缩，缺牙区与邻牙常存在明显骨高度差，单纯采用上颌窦底提升术无法解决上述问题，易引起种植牙与天然牙大小不协调、食物嵌塞、清洁困难、感染风险增加等。外置式植骨术通过自体骨块移植的方式修复垂直向骨缺损，但第二术区的开辟增加了手术难度和并发症风险。

1. GBR对于治疗牙槽嵴顶骨缺损具有一定优势

当骨缺损位于牙槽嵴顶而非上颌窦底时，应优先考虑恢复牙槽嵴顶骨高度。若只采用上颌窦底提升术，则后期修复可能出现临床冠过长的情况。一方面，过长的临床冠与邻牙形成狭长间隙，不易清洁，感染风险增大；另一方面，临床冠过长可导致冠根比过大，引起基台折断等机械并发症。牙槽嵴顶GBR的应用可使缺牙区骨高度与邻牙趋于协调，修复难度降低，方便患者清洁维护。

2. 牙槽嵴顶GBR具有较高的安全性

对于牙槽嵴顶骨缺损，Onlay植骨术是常见治疗手段之一，一般采用颏部、下颌升支等作为供骨区。但该方法创伤大、时间长，神经易损伤，且可能出现植骨区域骨块吸收过多的情况。相比之下，牙槽嵴顶GBR技术利用骨粉和屏障膜，手术范围局限、术后反应小，具有较高的安全性和可操作性。对于上颌后牙区牙槽嵴顶骨缺损患者，可在一定程度恢复缺牙区的垂直向骨高度。

3. 牙槽嵴顶GBR具有一定的可行性和临床效果

2006年，Wang等提出引导骨组织再生手术需满足PASS原则，包括：①创口的初期关闭（primary wound closure）。②血管的再生（angiogenesis）。③成骨空间的创造和维持（space creation and maintenance）。④血凝块的稳定（stability of the wound clot）。本病例系列中，缺牙区与邻牙存在明显骨高度差。缺牙区近远中较高的牙槽嵴不仅为骨再生提供类似“支架”作用，维持成骨空间，同时可作为丰富的营养来源，为缺牙区提供大量成骨细胞和生长因子。牙槽嵴顶GBR可有效修复垂直向骨缺损，安全性较高，术后并发症发生率低。根据Elnayef等统计数据，GBR可使垂直向骨高度平均增加（3.83±0.49）mm，另一项Meta分析也得出了类似结论。本病例系列中，牙槽嵴顶GBR技术使骨高度平均增加3.37mm，为种植手术创造了有利条件，获得了较为满意的临床效果。

参考文献

[1] Buser D, Sennerby L, De Bruyn H. Modern implant dentistry based on osseointegration: 50 years of progress, current trends and open questions[J]. Periodontol 2000, 2017, 73(1):7–21.
[2] 宿玉成. 现代口腔种植学[M]. 北京: 人民卫生出版社, 2014.
[3] Esfahrood ZR, Ahmadi L, Karami E, et al. Short dental implants in the posterior maxilla: A review of the literature[J]. J Korean Assoc Oral Maxillofac Surg, 2017, 43(2):70–76.
[4] Zhao K, Wang F, Huang W, et al. Comparison of dental implant performance following vertical alveolar bone augmentation with alveolar distraction osteogenesis or autogenous onlay bone grafts: A retrospective cohort study[J]. J Oral Maxillofac Surg, 2017, 75(10):2099–2114.
[5] Altiparmak N, Akdeniz SS, Bayram B, et al. Alveolar ridge splitting versus autogenous onlay bone grafting: Complications and implant survival rates[J]. Implant Dent, 2017, 26(2):284–287.
[6] Wang HL, Katranji A. Abc sinus augmentation classification[J]. Int J Periodontics Restorative Dent, 2008, 28(4):383–389.
[7] Quaranta A, Piemontese M, Rappelli G, et al. Technical and biological complications related to crown to implant ratio: A systematic review[J]. Implant Dent, 2014, 23(2):180–187.
[8] Simion M, Fontana F, Rasperini G, et al. Long-term evaluation of osseointegrated implants placed in sites augmented with sinus floor elevation associated with vertical ridge augmentation: A retrospective study of 38 consecutive implants with 1- to 7-year follow-up[J]. Int J Periodontics Restorative Dent, 2004, 24(3):208–221.
[9] Clavero J, Lundgren S. Ramus or chin grafts for maxillary sinus inlay and local onlay augmentation: Comparison of donor site morbidity and complications[J]. Clin Implant Dent Relat Res, 2003, 5(3):154–160.
[10] Wang HL, Boyapati L. "Pass" principles for predictable bone regeneration[J]. Implant Dent, 2006, 15(1):8–17.
[11] Elnayef B, Monje A, Gargallo-Albiol J, et al. Vertical ridge augmentation in the atrophic mandible: A systematic review and meta-analysis[J]. Int J Oral Maxillofac Implants, 2017, 32(2):291–312.
[12] Urban IA, Montero E, Monje A, et al. Effectiveness of vertical ridge augmentation interventions: A systematic review and meta-analysis[J]. J Clin Periodontol, 2019, 46(Suppl 21):319–339.

下颌后牙区垂直向骨增量种植修复

贺兴夏　徐世同

摘要

目的：在冠高空间超过15mm的下颌后牙区种植位点，进行垂直向骨增量，使未来修复体达到理想的冠高度，减少继发机械并发症和种植体周炎的发生率。**材料与方法：**患者于2019年3月来因下颌左侧后牙反复流脓并松动咬物无力来本院就诊，要求拔除并种植修复，术前通过数字化模型分析，发现在现有骨量上可以进行种植修复，但是未来修复体的冠高空间将超过15mm，面临着较大的机械并发症可能性；为了使最终修复体达到理想的冠高空间，我们采用了先原位取骨进行垂直向骨增量，使种植位点的骨高度和邻牙骨嵴平齐，然后采用数字化半程导板进行精准的种植体植入，最后获得了理想的修复效果。**结果：**当下颌第二磨牙区存在明显的局部垂直向骨量不足导致未来修复体冠高空间过大时，可以采用同侧下颌第三磨牙区牙槽嵴的自体骨块，采用钛钉固定形成稳定的骨再生空间，用人工骨替代材料（Bio-Oss）严密充填缝隙，并覆盖胶原膜的方法，恢复垂直高度，最终获得理想的修复体形态和稳定的软硬组织。

关键词：下颌后牙区；冠高空间；数字化种植；Onlay植骨

一、材料与方法

1. 病例简介　52岁男性患者。主诉：下颌左侧后牙咬物无力。现病史：因下颌左侧后牙区反复流脓并松动咬物无力来本院就诊，要求拔除并种植修复。既往史：否认药物过敏史，高血压病史，服药控制，否认其他全身系统性疾病史，不吸烟。口内检查：37为烤瓷冠修复，边缘尚密合，Ⅲ度松动，叩诊不适；牙龈红肿，质地松脆，BOP（+），探诊深度约10mm。37位点殆龈高度约6mm，口腔卫生一般，牙龈轻度红肿，牙龈退缩2～3mm，可探及少量龈下牙结石。后牙区中度磨耗，殆面牙本质部分暴露（图1）。曲面断层片和CBCT示：37区牙槽骨吸收超过根尖，可用骨高度约11mm，可用骨宽度约10mm（图2～图4）。

2. 诊断　37牙周-牙髓联合病变。

3. 治疗计划　方案一：拔除37，待拔牙窝完全愈合后延期种植，种植后3～4个月修复。方案二：拔除37，拔牙后1个月对37位点垂直向骨增量，植骨术后6个月种植37，种植后4～6个月二期修复。

4. 治疗过程

（1）告知患者上述两种治疗方案，患者选择方案二。

（2）拔除37。

（3）术前3Shape软件进行数字化模型设计，发现在现有骨量可以种植1颗Straumann 4.1mm×10mm种植体，但是未来冠高空间（CHS）将超过15mm（图5，图6），所以需要进行垂直向骨增量。

（4）37拔除后1个月，在38位点超声骨刀截取骨块（图7～图11），清理37拔牙窝后，钛钉固定骨块，在骨块和拔牙窝之间严密填塞Bio-Oss骨粉（图12），覆盖Bio-Gide胶原膜，松解颊舌侧软组织（图13），无张力缝合（图14～图19）。

（5）植骨术后6个月，CT示未见明显骨吸收（图20～图22），使用3Shape软件进行数字化模型设计，可以植入1颗Straumann 4.1mm×12mm种植体，未来冠高空间约8mm，较为理想（图23）。

（6）使用ICX半程导板和ICX导板工具盒预备种植窝，使用Straumann工具盒成形，植入1颗Straumann软组织水平4.1mm×12mm种植体，初期扭矩为30N·cm（图24～图37）。

（7）种植术后6个月，种植体周骨宽度和骨高度没有明显的吸收，完成粘接固位烤瓷冠修复（图38～图41）。

二、结果

经过数字化种植术前设计，对37位点进行了垂直向骨增量后，使用数字化半程导板技术精准植入种植体，使种植体达到理想的三维位置，最终获得了接近天然牙形态的修复体。戴牙后14个月随访（图42～图45），种植体周软硬组织保持稳定和健康。

作者单位：广州德伦口腔

通讯作者：徐世同；Email: xushitong621016@126.com

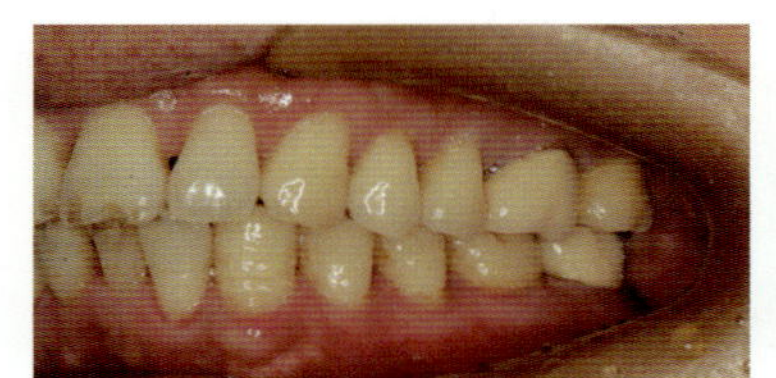
图1　术前口内像

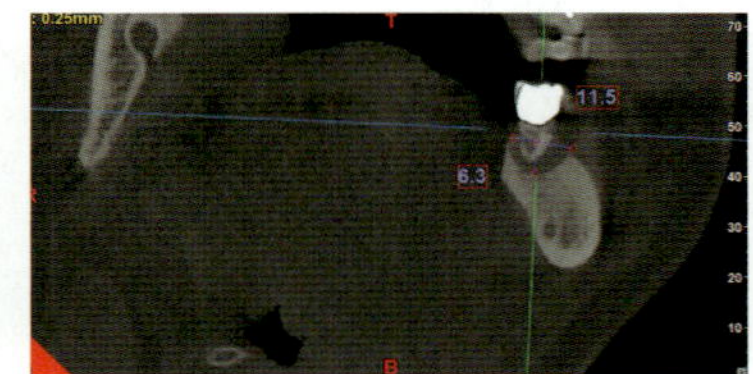
图2　术前CT（冠状面）

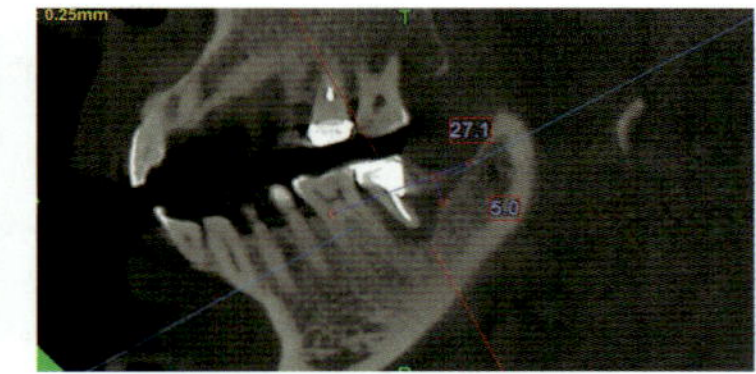
图3　术前CT（矢状面）

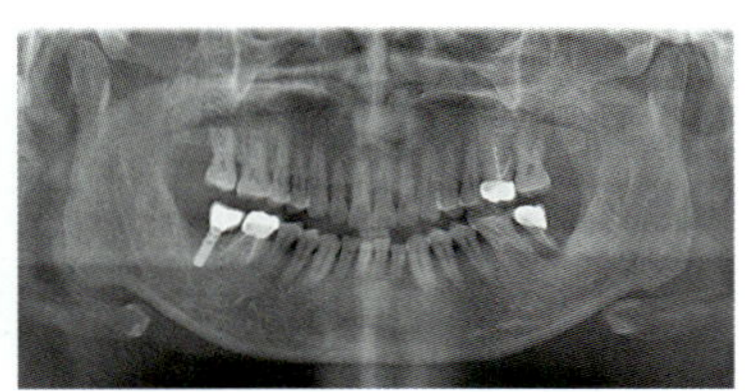
图4　术前全景片

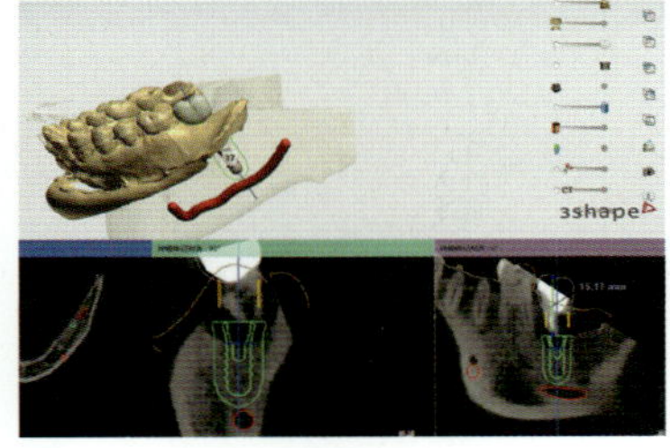
图5　冠高度和垂直杠杆1

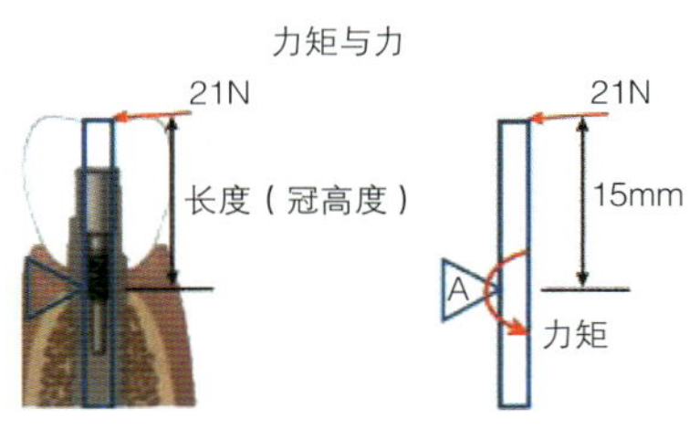

图6　冠高度和垂直杠杆2

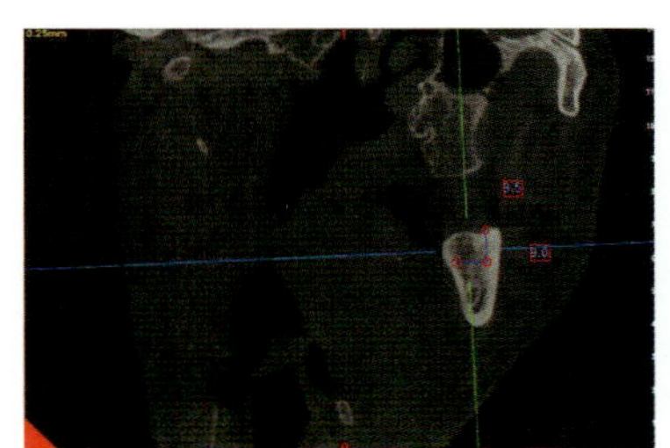
图7　38位点骨量（冠状面）

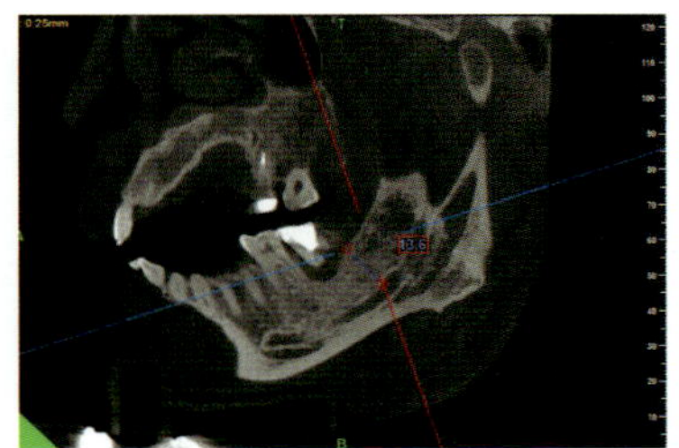
图8　38位点骨量（矢状面）

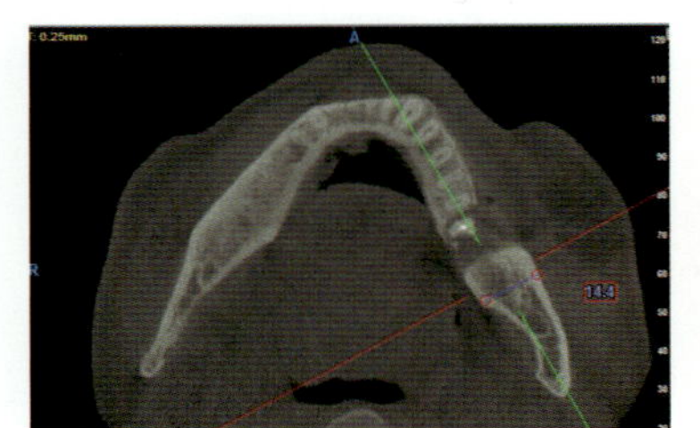
图9　38位点骨量（水平面）

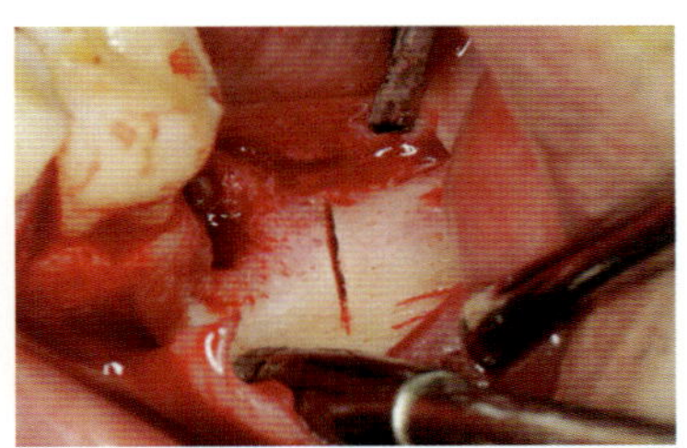
图10　超声骨刀在38位点牙槽嵴截取骨块

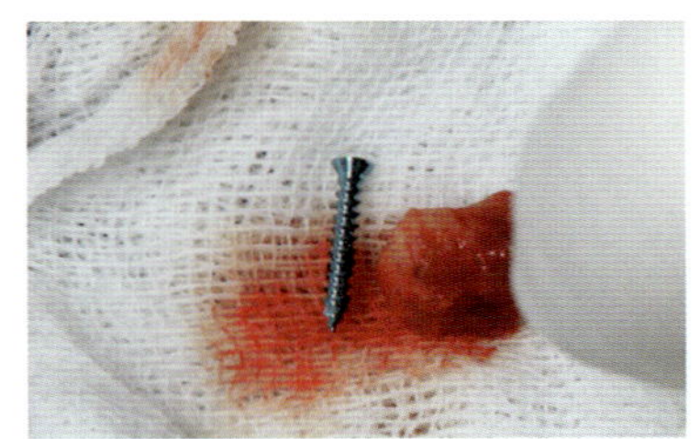
图11　截取的骨块和使用的钛钉

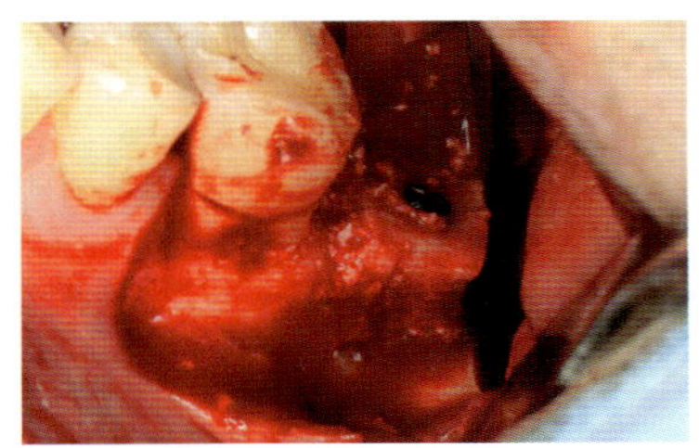
图12　清理37牙槽窝，钛钉固定骨块，在骨块和受床之间严密填塞Bio-Oss骨粉

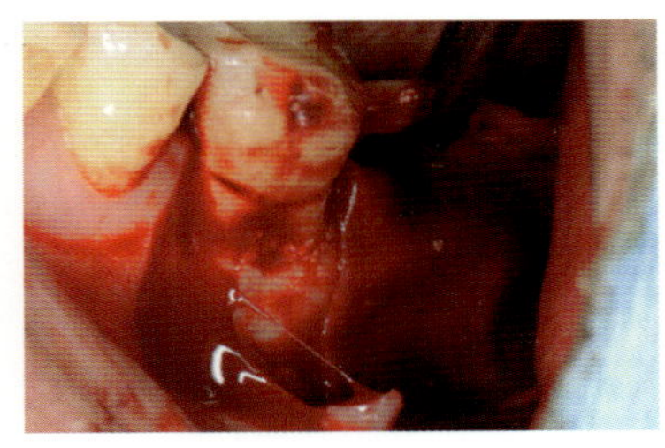
图13　覆盖Bio-Gide胶原膜，松解舌侧瓣

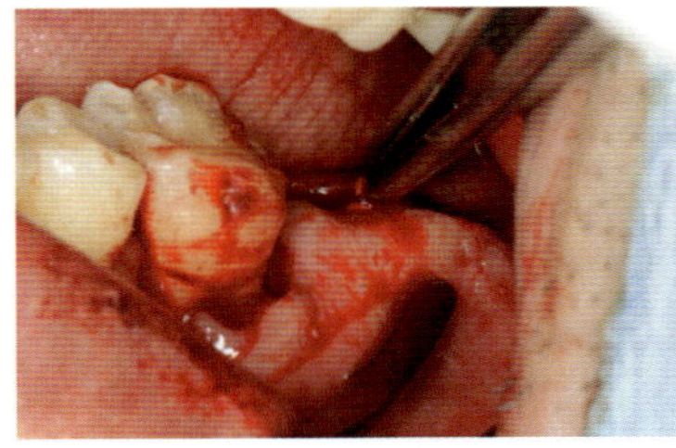
图14　软组织无张力关闭缝合

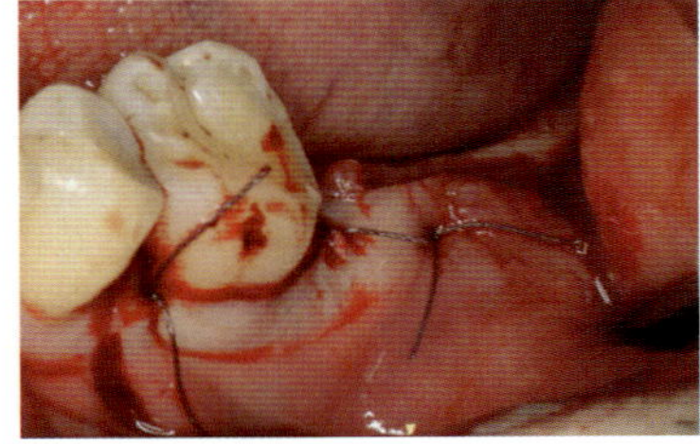
图15　水平褥式缝合

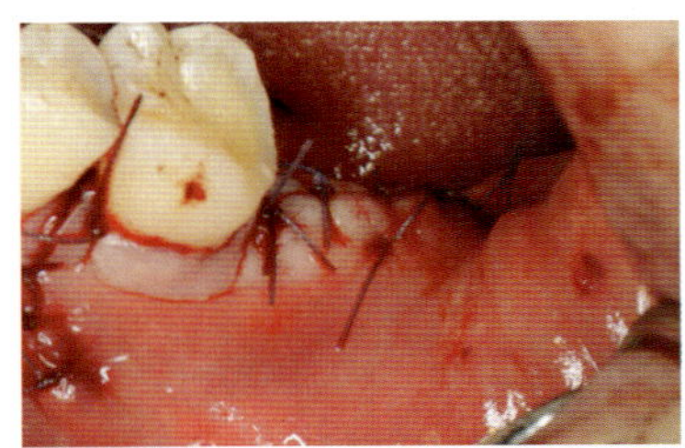
图16　间断缝合

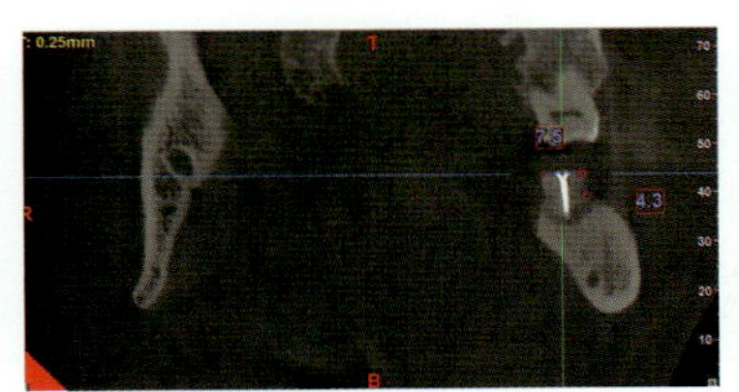
图17　植骨术后即刻（冠状面）

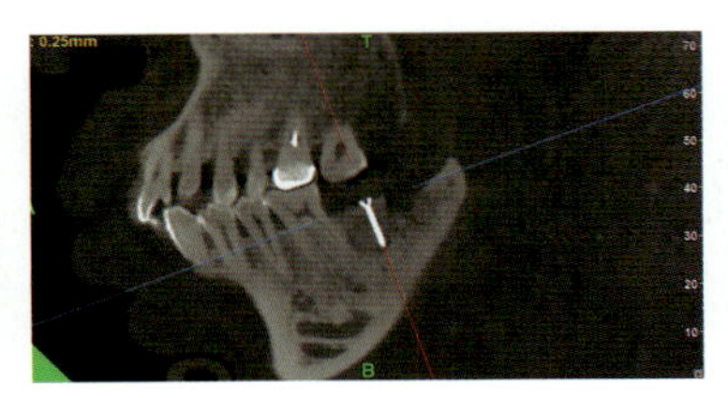
图18　植骨术后即刻（矢状面）

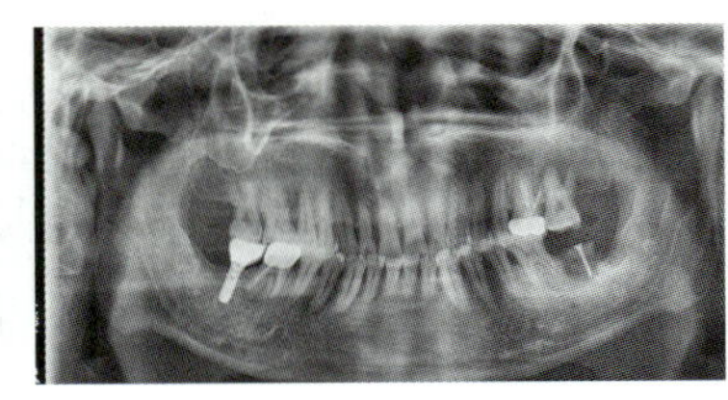
图19　植骨术后即刻全景片

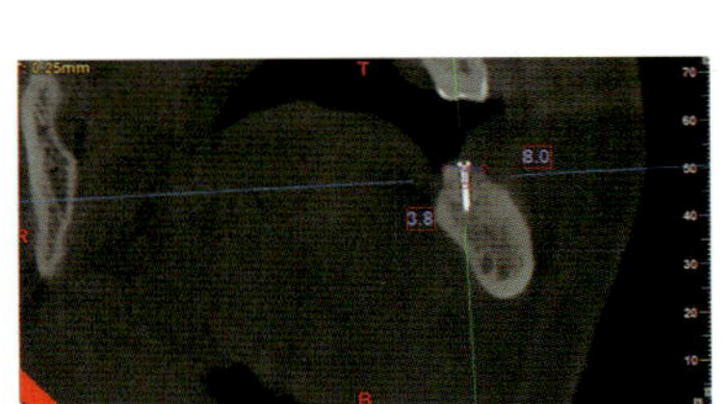
图20　植骨术后6个月（冠状面）

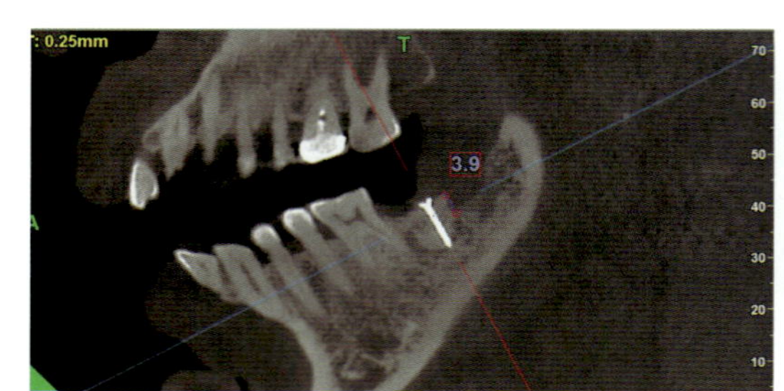

图21 植骨术后6个月（矢状面）

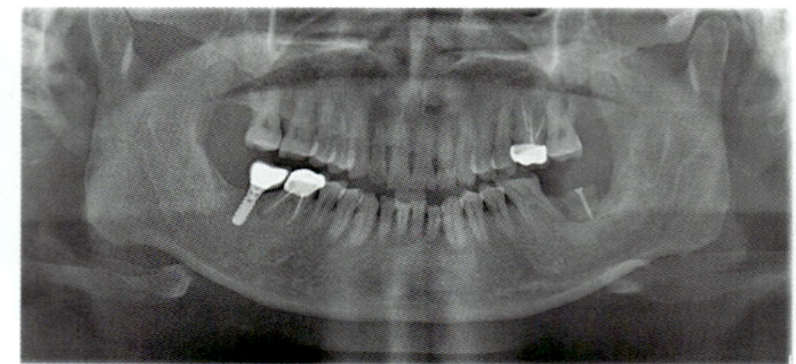
图22 植骨术后6个月全景片

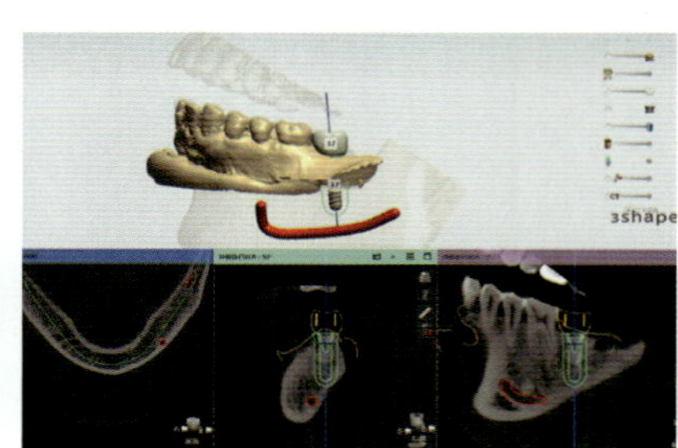

图23 种植术前数字化模型设计

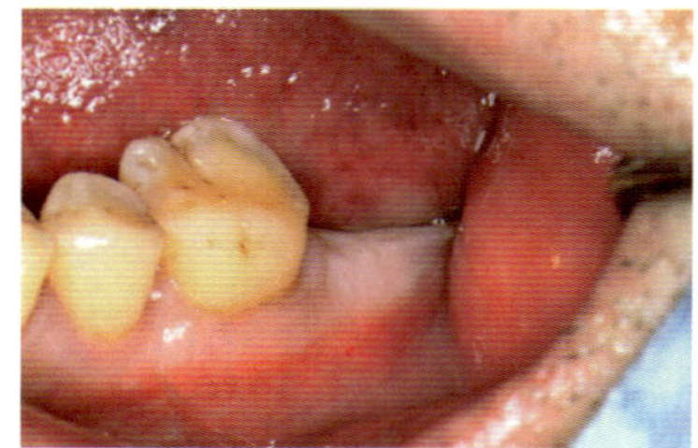
图24 种植时37位点软组织

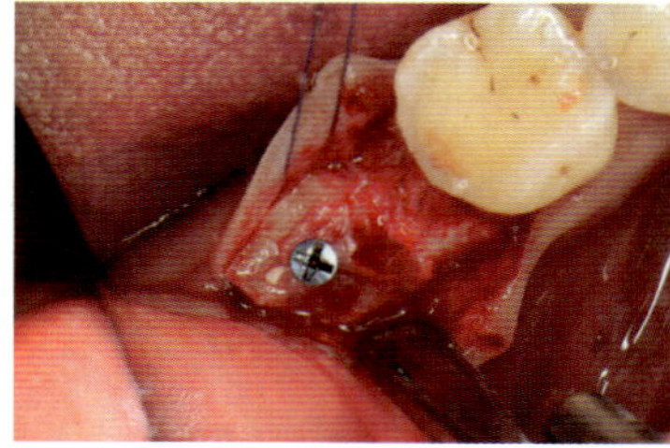
图25 翻瓣见钛钉顶端平齐骨面，移植骨块无明显吸收

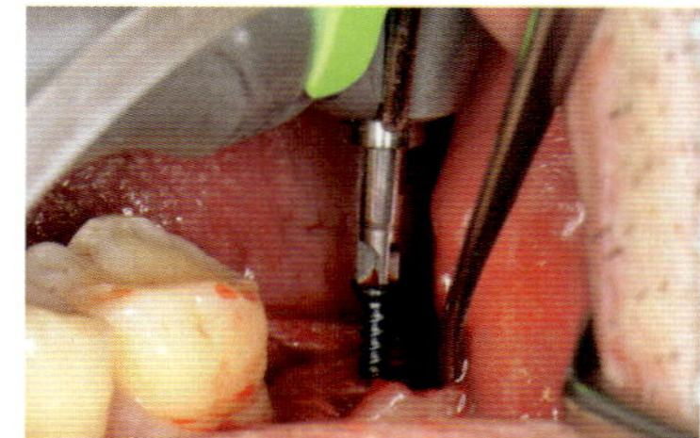
图26 取出钛钉

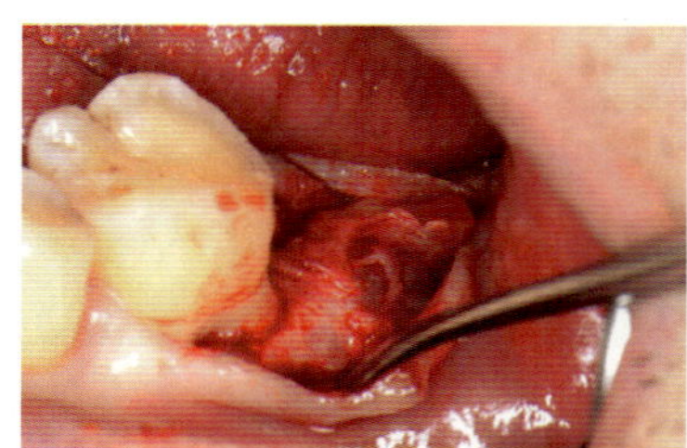
图27 从钉洞内侧面可见骨块成活血供良好

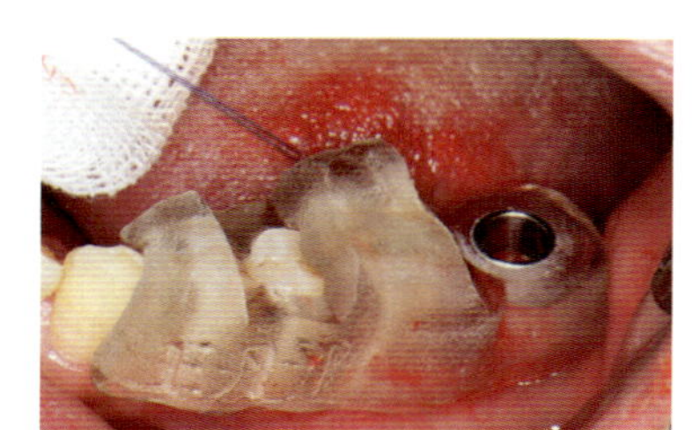
图28 ICX半程导板就位

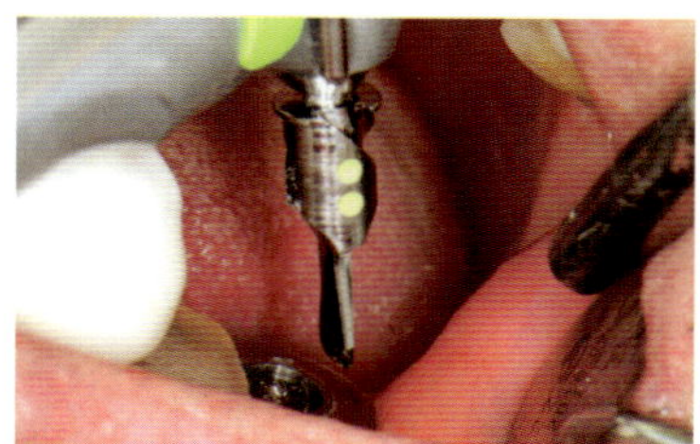
图29 利用ICX全程导板工具盒预备

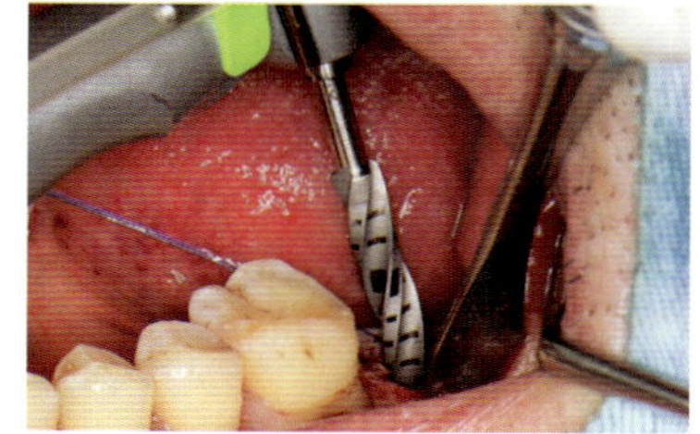
图30 用Straumann工具成形

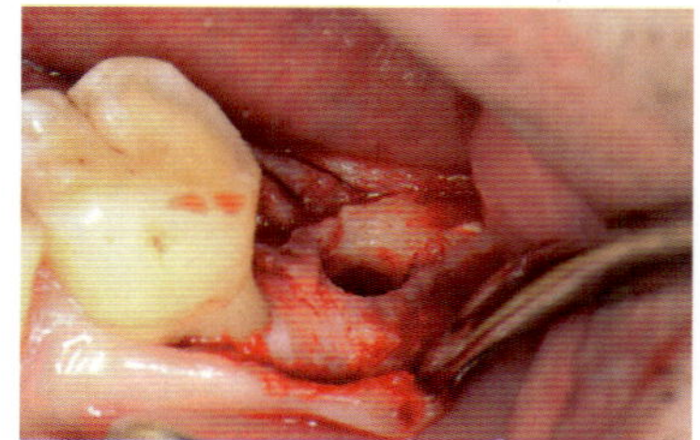
图31 种植窝洞预备完成

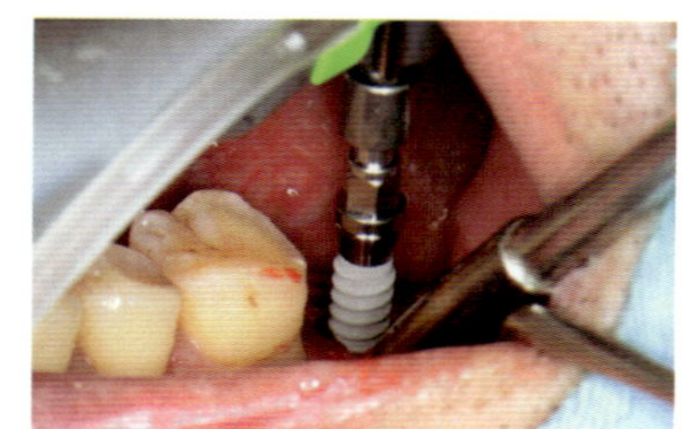
图32 植入种植体

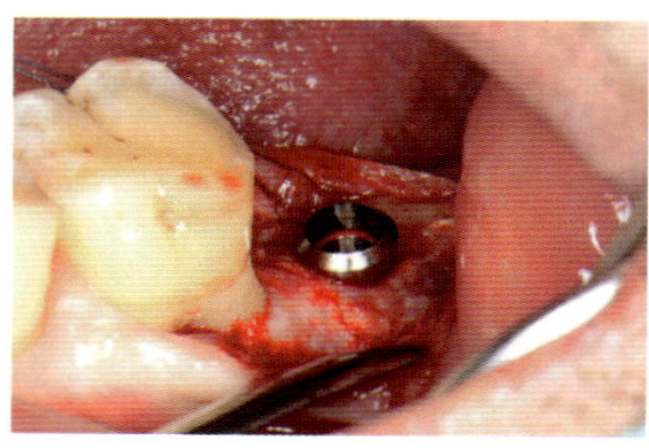
图33 种植体就位，初期扭矩30N·cm

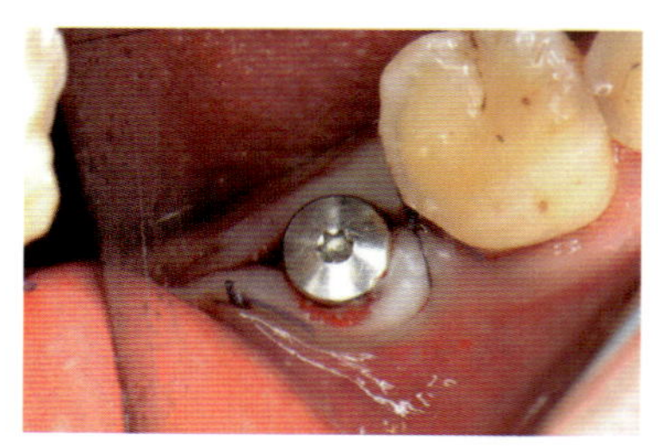
图34 转瓣关闭创口保留充足的附着龈

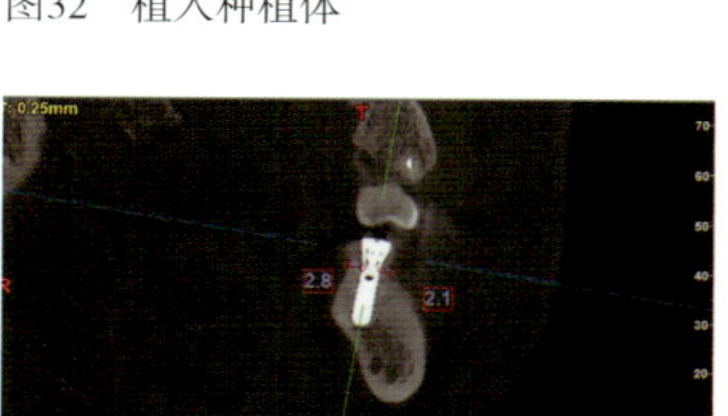

图35 种植术后即刻（冠状面）

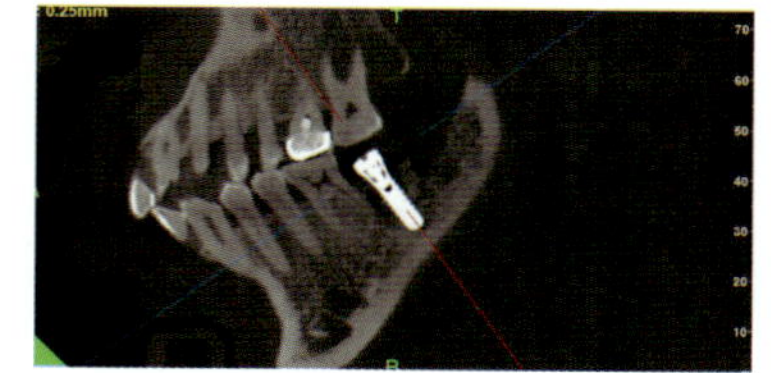
图36 种植术后即刻（矢状面）

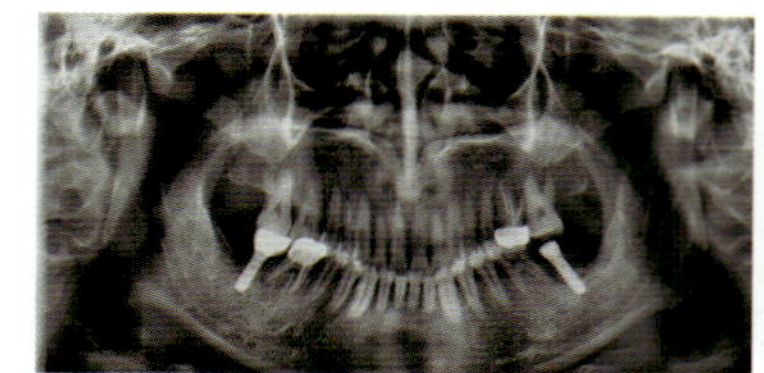
图37 种植术后全景片

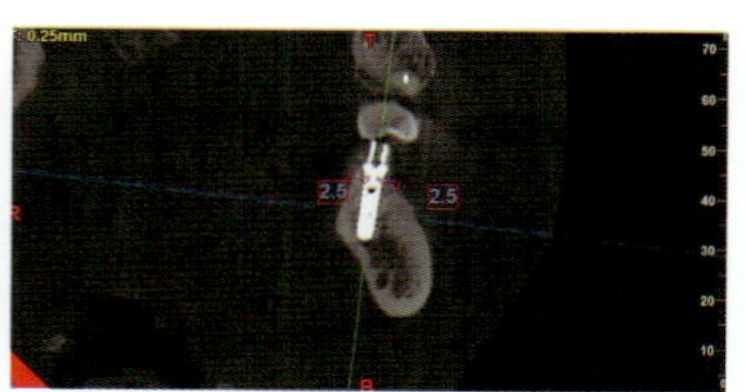

图38 种植术后6个月戴牙时基台就位（冠状面）

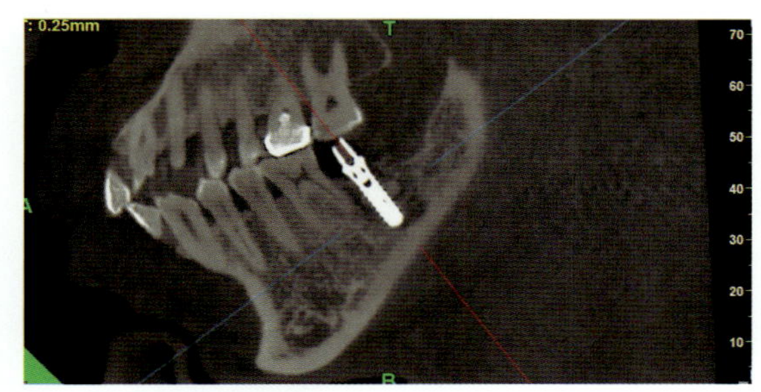
图39 种植术后6个月戴牙时基台就位（矢状面）

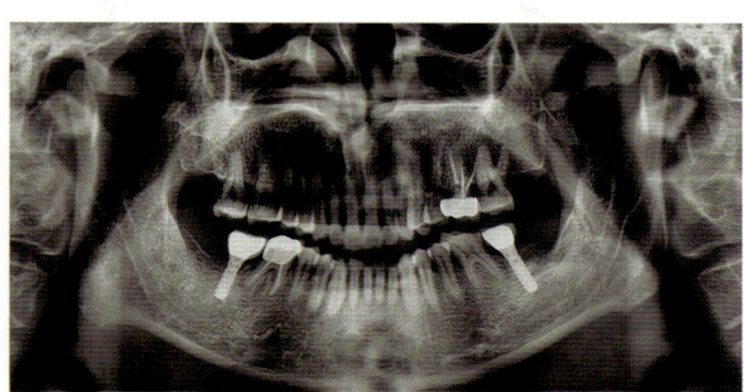
图40 种植术后6个月戴牙全景片

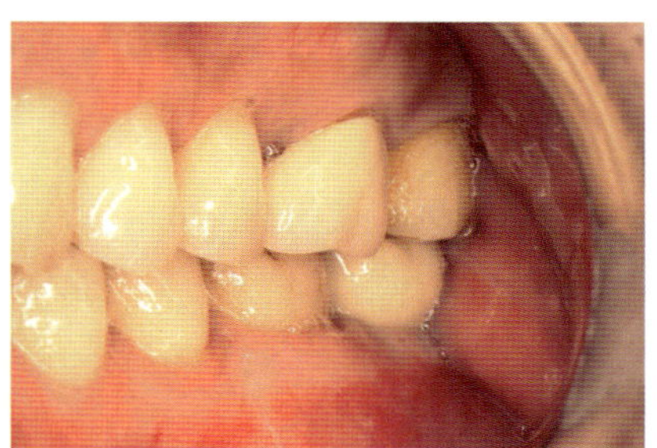
图41 种植术后6个月戴牙口内像

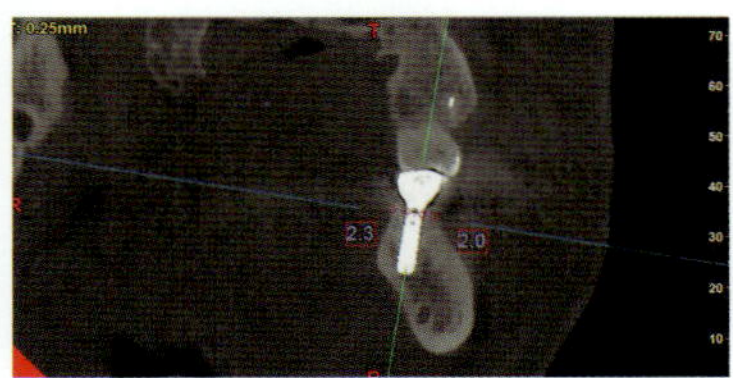
图42 戴牙14个月（冠状面）

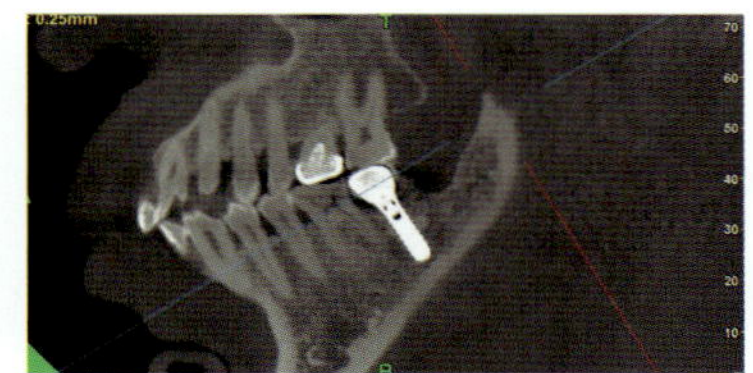
图43 戴牙14个月（矢状面）

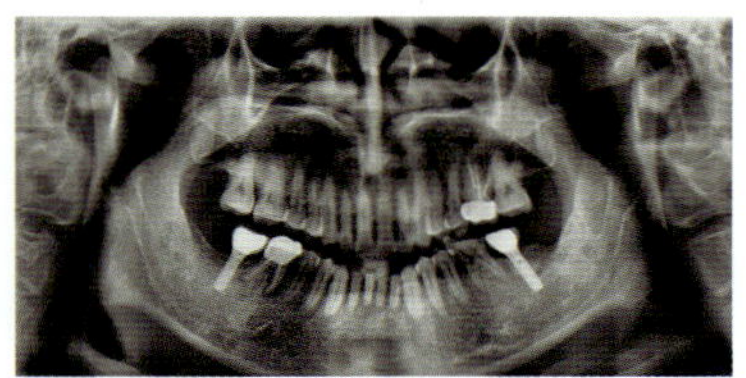
图44 戴牙14个月全景片

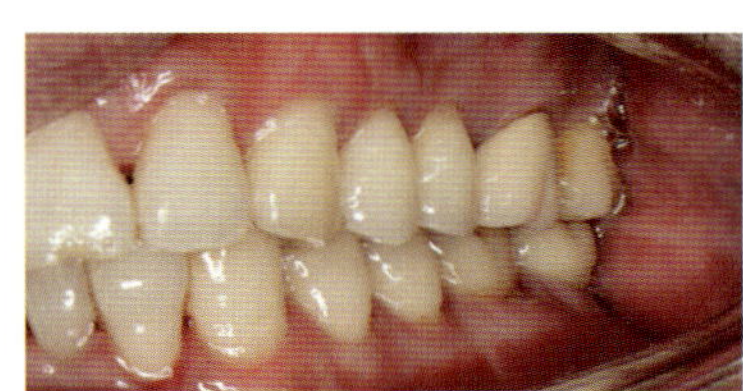
图45 戴牙14个月口内像

三、讨论

1. 在这个病例，我们术前应用数字化技术，根据理想修复体的需要来确定种植体的合理位置，从而进一步确定合理的骨增量计划。

2. 我们采用种植位点邻近区域的骨块来进行垂直向骨增量，减少了手术创伤。

3. 将自体骨块作为坚实的支架，在移植骨块和受床间建立稳定的骨再生空间，覆盖胶原膜，解决了移植骨块和受床不能完全密贴的问题，同时有效减少了移植骨块的吸收。

4. 通过成功垂直向骨增量，并使用数字化手术导板将种植体植入理想的三维位置，最终达成了理想的冠高空间（表1），减少了种植义齿日后发生机械并发症和种植体周炎的可能性。

表1 冠高空间（CHS）

CHS的测量是从给平面到牙槽嵴顶
CHS没有一个特定的理想值。在固定修复体中CHS的可接受范围为8~12mm
种植可摘修复体需要>12mm的CHS，特别是运用杆卡式附着体进行覆盖义齿修复时
CHS受限或过度都会增加修复并发症的发生率

参考文献

[1] Lee J, Cha J, Kim S, et al. Lateral onlay grafting using different combinations of soft - type synthetic block grafts and resorbable collagen membranes: An experimental in vivo study[J]. Clinical Oral Implants Research, 2020, 31(4): 303-314.
[2] Mounir M, Morsy OAE, Amer H, et al. Assessment of bone quality using buccal and palatal autogenous cortical shells harvested from two different mandibular donor sites for maxillary alveolar ridge augmentation: a histomorphometric randomized clinical trial[J]. Oral Maxillofac Surg, 2021, 25(2):263-269.
[3] Woo VV, Chuang SK, Daher S, et al. Dentoalveolar reconstructive procedures as a risk factor for implant failure[J]. Journal of Oral & Maxillofacial Surgery Official Journal of the American Association of Oral & Maxillofacial Surgeons, 2004, 62(7):773-780.
[4] 蒋析, 邱立新. 局部牙槽骨缺损自体下颌块状骨Onlay植骨重建种植技术[J]. 现代口腔医学杂志, 2010, 24(3): 228-231.
[5] Istvan Urban著. 黄懽, 张鹏, 马开宇等译. 垂直向和水平向牙槽嵴骨增量[M]. 沈阳：辽宁科学技术出版社, 2018.
[6] 陈钢等主译. 口腔种植修复学[M]. 江苏:凤凰科学技术出版社, 2018.

上颌窦整骨块提升的病例报告

莫君杰　张松涛　孟国辉

摘要

目的：评估观察骨高度≤3mm时，上颌窦整骨块提升的可行性和远期临床效果。**材料与方法**：应用Bicon骨凿辅助进行上颌窦底整骨块提升植骨，术中捏鼻鼓起法检查窦膜是否穿孔，同期植入短种植体，术后即刻拍摄CBCT及根尖片进一步评估窦膜是否穿孔及测量窦膜提升高度，术后9个月CBCT测量窦底及种植体根尖成骨量，行永久修复。**结果**：骨凿辅助的上颌窦提升术＋短种植体应用于上颌窦底提升，术中窦膜提升约5mm且未见黏膜穿孔，术后患者无头痛、头晕等并发症，术后9个月复查，16上颌窦底骨高度为8mm，种植体顶端成骨高度为6mm。种植体骨结合良好，窦底骨板连续，连续四年复查窦底骨及种植体骨均稳定，患者对最终修复满意。**结论**：骨凿辅助的上颌窦提整骨块提升＋短种植体应用于上颌窦低提升，术中安全有效且膜提升量大。

关键词：上颌窦底提升术；骨凿辅助；整骨块；牙种植

上颌后牙缺失后，牙槽骨缺少咀嚼刺激，不断吸收、萎缩及上颌窦气化导致上后部剩余骨高度严重不足，从而增加了上颌后部手术的难度，大量的学者研究认为种植修复体获得长期成功率基于：种植体应放于自体骨内，需要较少的骨再生程序以及植入≥8mm标准长度的种植体，2015年EAO协会对长种植体和短种植体在后牙中应用对比无显著临床差异，长种植体膜的穿孔率是短种植体的3倍，因此更青睐与短种植体。近几年采用粗化表面种植体及短种植体植入在剩余骨高度1～5mm上颌后牙区，经过小心地挤压人工骨材料及嵴顶骨获得初始稳定性，通过细心的计划及精致的手术在至少有1～2mm剩余骨量中经过骨块提升并同期植入种植体获得成功。

一、材料与方法

1. 病例简介　40岁男性患者。主诉：上颌右侧后牙缺失5年余，要求种植修复。既往史：体健，否认药物过敏史、无慢性鼻炎、上颌窦炎和夜磨牙症状。口内检查：16缺失部位牙槽嵴轻度萎缩，17近中倾斜，15远中扭转，Ⅰ类咬合关系。CBCT示：上颌窦内无慢性炎症，窦底平坦，无间隔。窦嵴距最低处不足3mm，鼻旁开口通畅。

2. 诊断　16缺失。

3. 治疗计划　上颌窦整骨块提升＋瑞士Bio-Oss骨粉与Bio-Oss Collagen充填同期植入Bicon短种植体，愈合9个月后种植修复。

4. 治疗过程（图1～图18）

常规消毒，铺巾，必兰局部浸润麻醉，做偏腭侧保留龈乳头切口，翻瓣，用Bicon刃状骨凿确定开窗范围，沿骨折范围表及开窗范围做提升，凹面骨凿逐级备洞，在距离窦膜1mm处，轻轻敲击提升上颌窦底，捏鼻鼓起法检查窦膜无穿孔，PRF中间层半固体状富血小板生长因子压成块，填入窦底防止不可视的膜穿孔愈合，用上层液体调和Bio-Oss骨粉与Bio-Oss Collagen骨胶原，混合充分后填塞窦膜与种植窝间隙。植入Bicon 5.0mm×8mm种植体＋窦提升基台1颗，表面覆盖PRF生长因子压膜1张，以增加角化龈厚度，严密缝合创口，拍摄术后CBCT，嘱患者种植后注意事项，常规给予抗生素1周。术后9个月二期手术及闭口式取模，完成CAD/CAM氧化锆全瓷修复冠戴入。

二、结果

骨凿辅助的上颌窦底整骨块提升术应用于骨高度3mm左右上颌窦底，提升高度约5mm，未见膜穿孔，术后无头晕、头痛等并发症，术后9个月提升至8mm左右，种植体顶部成骨效果好，骨白线连续，种植体顶端无骨吸收。

作者单位：河南省三门峡口腔医院

通讯作者：莫君杰；Email: 39867228@qq.com

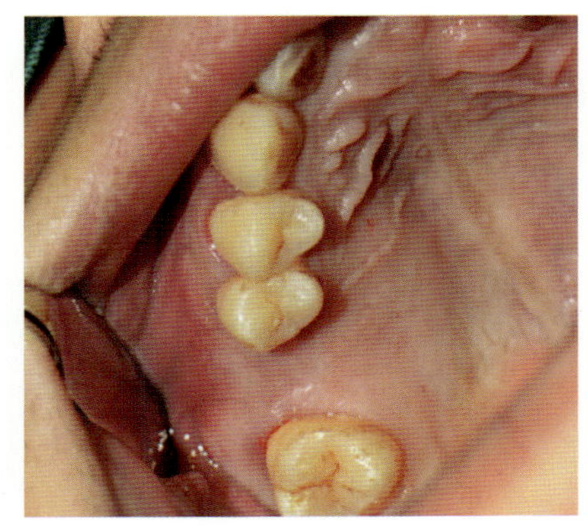

图1 术前口内像

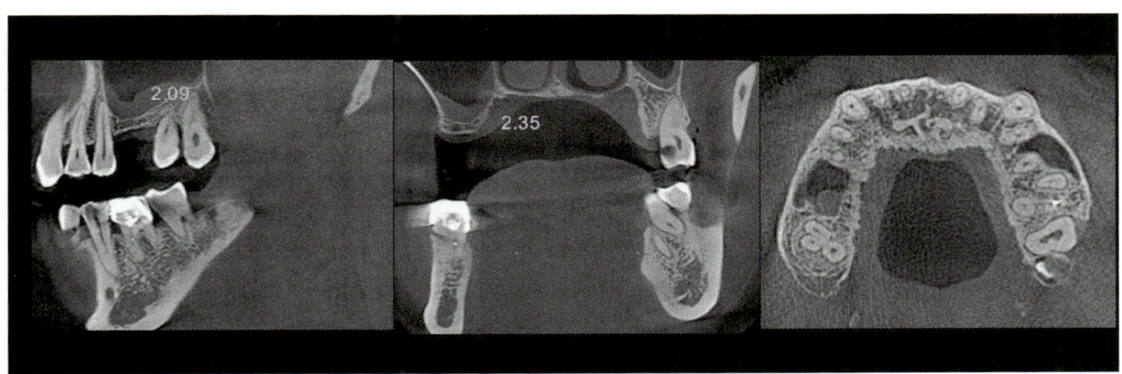

图2 术前CBCT示冠状面骨高度不足3mm，矢状面骨高度不足3mm，上颌窦内无慢性炎症

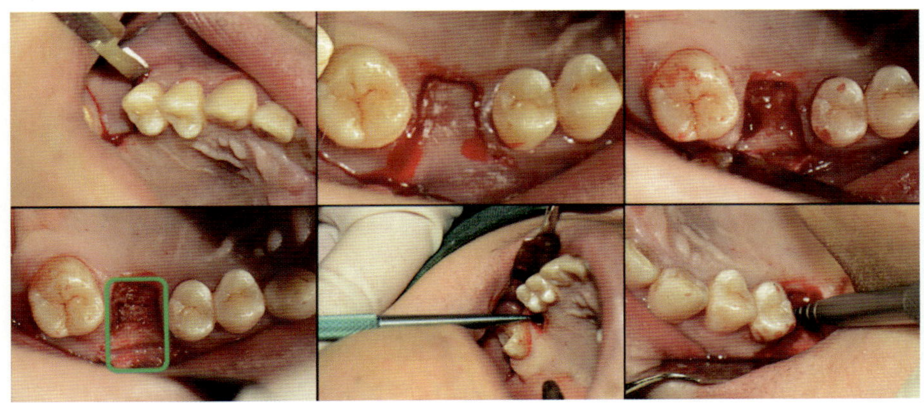

图3 偏腭侧保留龈乳头切口，切口颊侧止于前庭沟膜龈联合处，切开翻瓣，Bicon骨凿标记开窗范围和大小，确定好后的骨窗位置

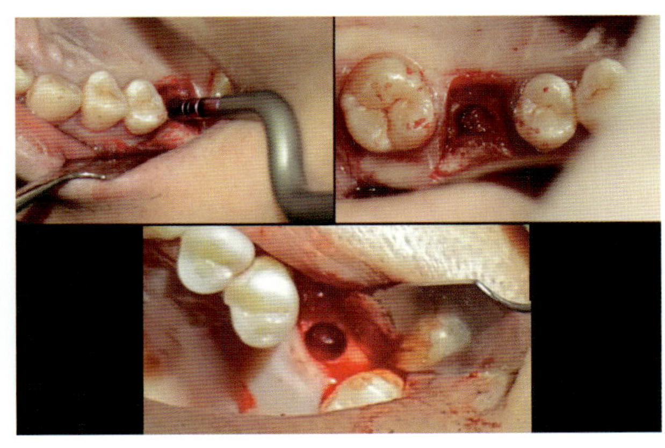

图4 逐级提升上颌窦底，微创剥离上颌窦底，捏鼻鼓起试验有起伏感

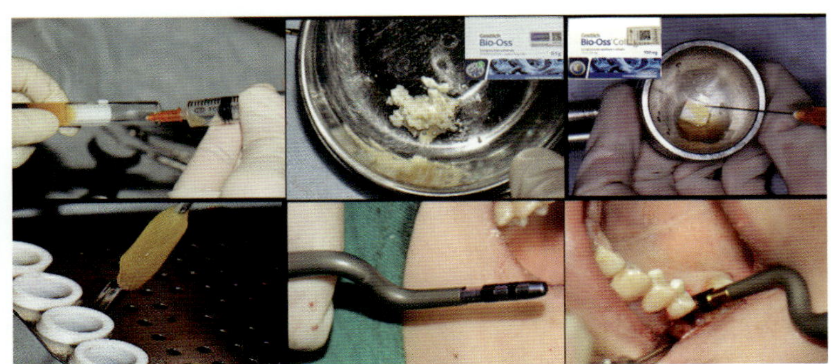

图5 抽取PRF生长因子上层液体并用其调拌骨粉，用PRF上层液体调拌Bio-Collagen骨胶原PRF中间层分别压膜、做块备用

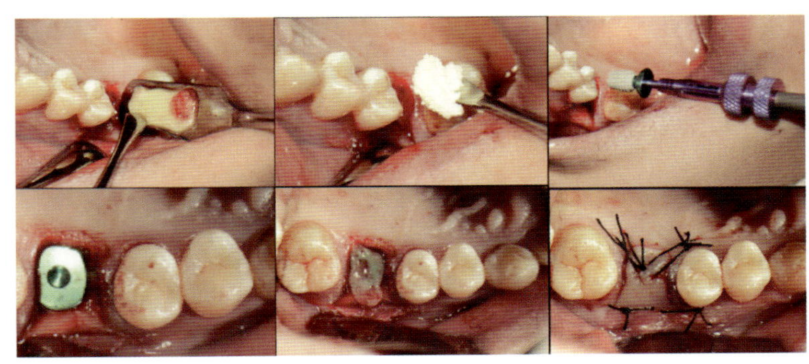

图6 上颌窦底植入PRF生长因子压膜并充填Bio-Oss骨粉和Bio-Oss Collagen，植入Bicon 5.0mm×8mm种植体+5mm×4mm窦提升基台1颗，提升基台上面放置PRF膜，以增加角化龈厚度。4-0蚕丝线严密缝合种植创口

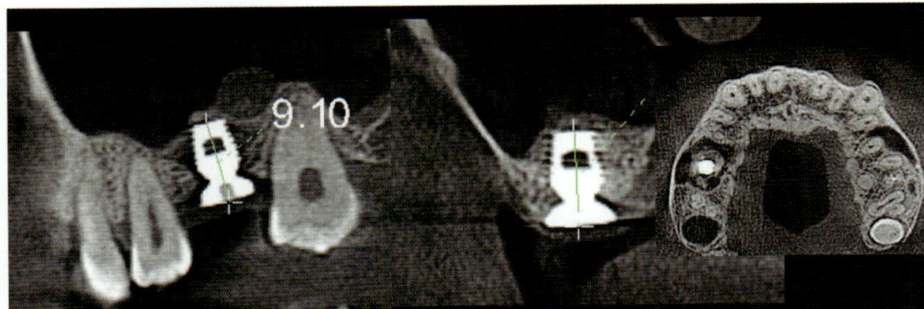

图7 术后CBCT可见上颌窦底提升至9mm，上颌窦膜与种植体之间骨粉充填均匀，种植体根尖部充分骨包绕，窦腔内无散在骨粉

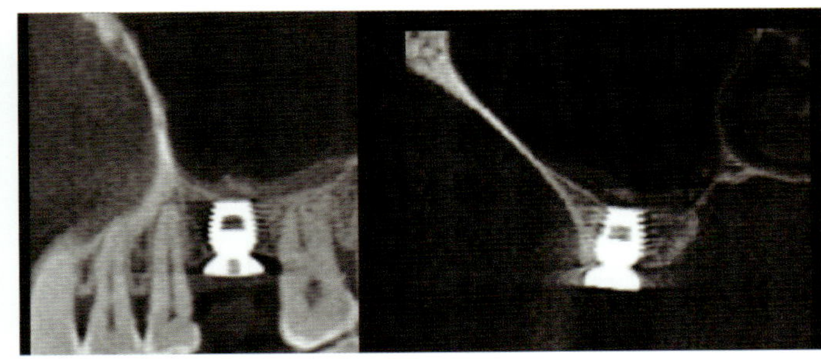

图8 术后9个月，形成新的、连续的上颌窦底，窦底骨白线连续

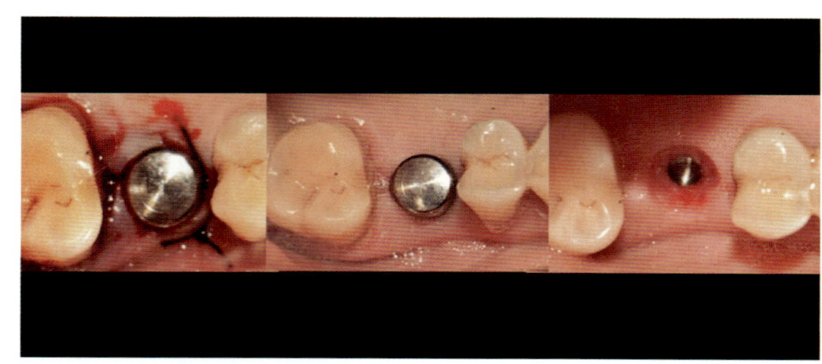

图9 二期手术及拆线后，种植体周牙龈袖口健康

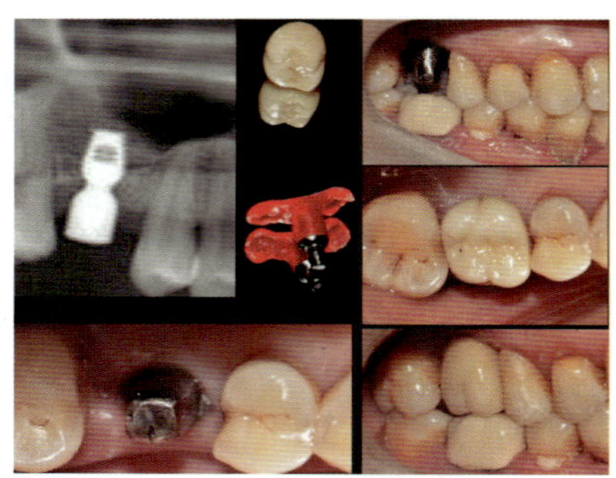

图10 最终修复体CAD/CAM氧化锆全瓷冠修复

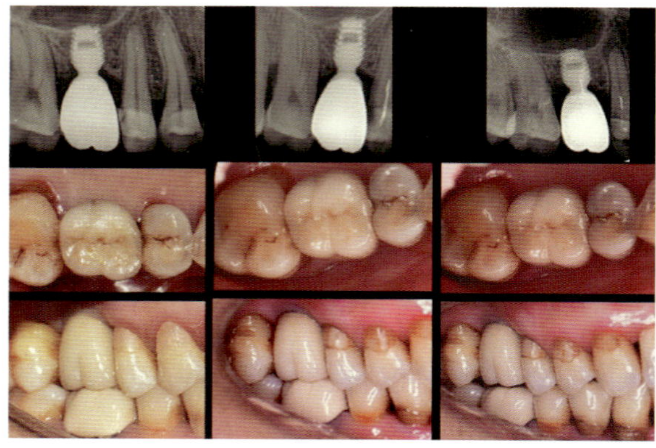

图11 第1年～第3年复查口内像及根尖片，可见上颌窦底骨板依然连续

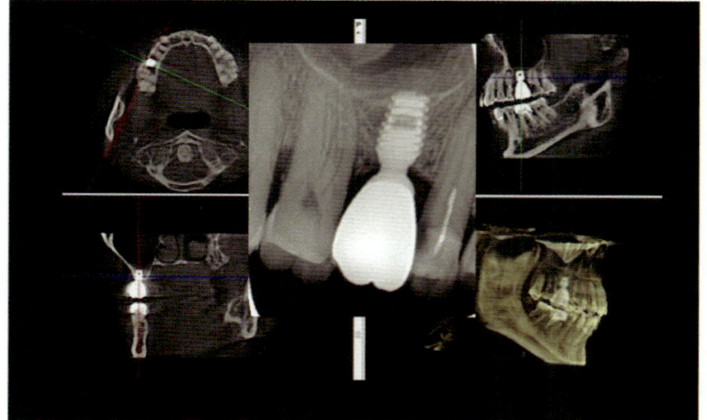

图12 4年后复查根尖片及CBCT可见窦底骨白线连续，牙槽嵴顶无骨吸收

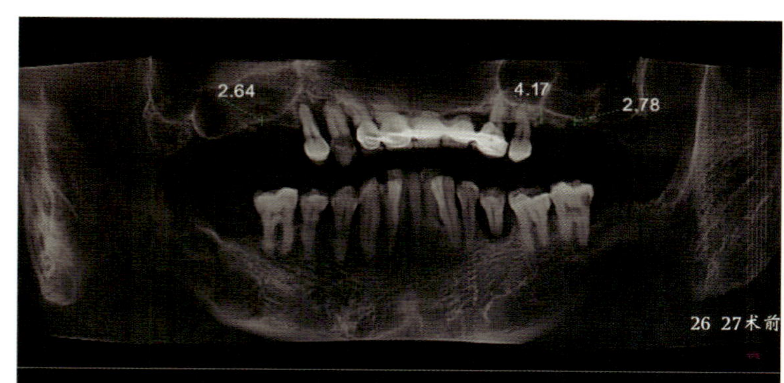

图13 15、26、27术前X线片

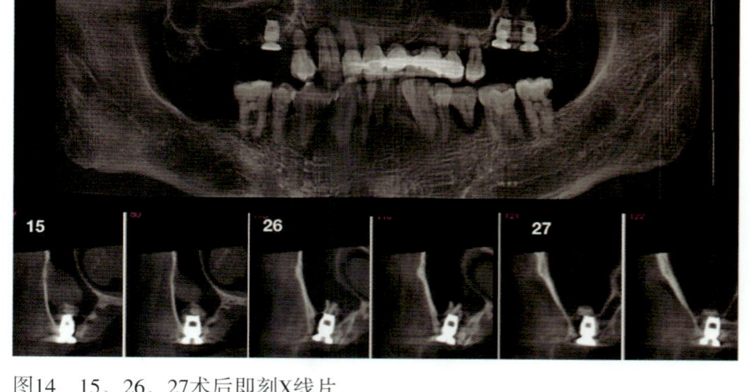

图14 15、26、27术后即刻X线片

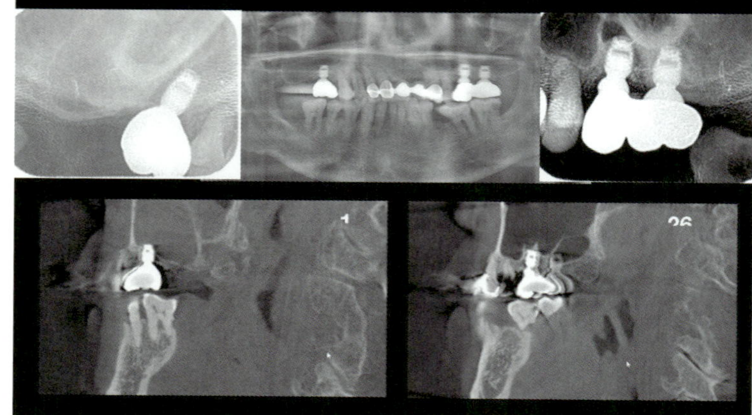

图15 15、26、27修复体戴入后复查根尖片、全景及CBCT

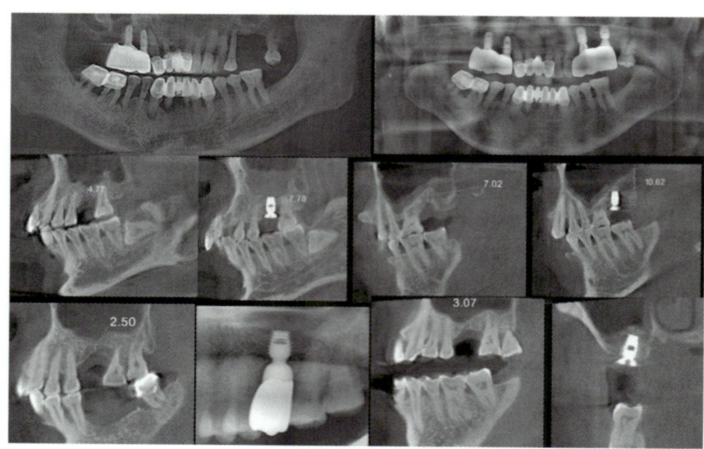

图16 部分上颌窦整骨块提升的案例展示1

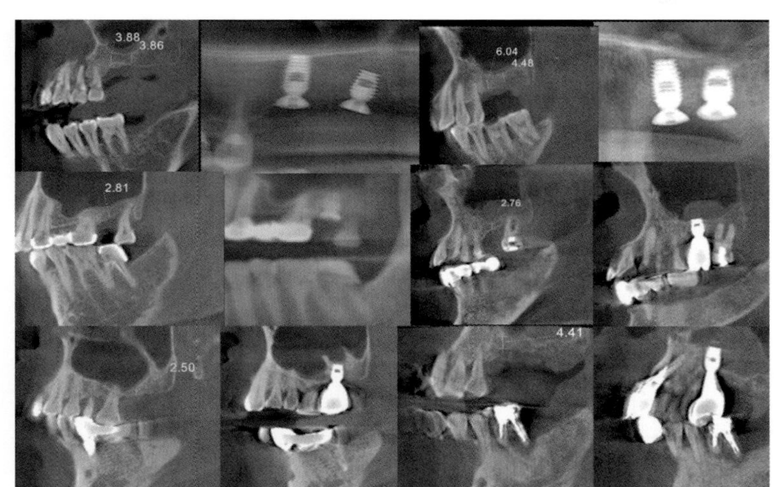

图17　部分上颌窦整骨块提升的案例展示2

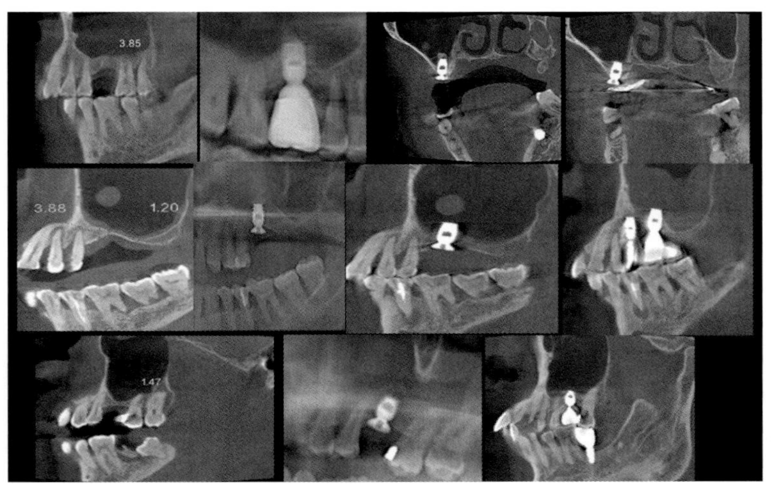

图18　部分上颌窦整骨块提升的案例展示3

三、结论

2015年至今，累计做整骨块提升126余例（放植骨材料94例；未放植骨材料32例）均取得良好的临床效果，骨凿的使用可有效地控制骨折的范围，PRF膜可促进不可视性膜穿孔的愈合，Bio-Oss骨粉＋Bio-Oss Collagen更好地保证了成骨效果。CBCT能清楚地显示种植体和上颌窦的位置关系，不管是否使用植骨材料，功能性负载3年以上种植体周均有新骨形成。当种植体埋入骨下时，新的上颌窦底骨白线连续；当种植体突出上颌窦底时，种植体被部分新骨包绕。上颌后牙区骨高度严重不足（1～5mm）时，利用短种植体进行上颌窦提升治疗，呈现微创简单化趋势。

参考文献

[1] Tatum OH. Lecture presented to the Aabama Lmplant Congress[J]. Alabama Implant Congress, 1976, 21(2):190.
[2] Boyne PJ, James RA. Grafting of the maxillary sinus floor with autogenous marrow and bone[J]. J Oral Surg 1980, 38(8):613–616.
[3] Summers RB. A new concept in maxillary implant surgery:The osteotome technique[J]. Compendium 1994, 15(2):152–154.
[4] Summers RB. The osteotome technique: part3:less invasive methods of elevating the sinus floor[J]. Compendium 1994, 15(6):698–710.
[5] Ewers R. Maxilla sinus grafting with marine algae derived bone forming material: a clinical report of long-term results[J]. J Oral Maxillofac sure, 2005, 63(12):1712–1723.
[6] 孟维艳, 周延民, 蔡青. 不足5mm经牙槽嵴顶入路上颌窦提升术的影像学评价[J]. 中国实用口腔科杂志, 2015, 8(10):12–14.
[7] 秦磊, 林盛筱, 赵宁波, 等. 冲压法上颌窦底提升同期牙种植体植入术对上颌窦黏膜的影响研究[J]. 中国实用口腔科杂志, 2016, 9(4):214–217.

香肠技术应用于前牙多颗缺失骨增量-种植联合正畸治疗1例

崔飞燕　王峄　孙明旭

摘要

目的：通过水平向骨增量的方式，恢复患者上颌前牙区的骨缺损，并为患者进行种植修复，恢复患者的咀嚼功能和美观需求。**材料与方法**：通过口内基本检查，DSD前牙美学分析和CBCT影像学检查分析患者情况，评估手术难度和风险，制订治疗计划为分次手术。同期进行正畸矫治，排齐整平牙列，尽量内收下颌。一期手术为清创、植骨，采用GBR的方式，并采取相应的减张手段配合PTFE不可吸收膜和钛钉固定骨粉，实现了创口的一期关闭和植骨区的稳定。术后2个月后唇侧黏膜缺损，PTFE膜开始暴露，3个月时暴露量增大。我们决定取出PTFE膜，同期进行种植手术，我们通过口腔扫描仪获得患者口内表面三维数据，通过数字化导板设计软件和3D打印机进行数字化导板的设计与制作，当天为患者进行了种植手术导板引导下的种植手术，在12、22区域植入大清种植体2颗，增加植入Bio-Oss黏性骨，采用PRF膜+胶原蛋白膜辅助关闭创口和埋入式愈合。术后3个月，进行非常规数字化种植修复。术后2年复查，无明显骨吸收，软硬组织健康，患者无不适。**结果**：通过上颌前牙区的水平向骨增量技术，我们完美地恢复了患者的水平骨高度，为后期手术创造了良好的条件。也为最终修复的效果奠定基础，最终我们通过数字化技术的配合恢复了患者的咀嚼功能及美观需求。**结论**：特定情况下的前牙区水平向骨增量是一种可靠的骨再生手术方式，配合数字化，可实现很好的种植修复效果。

关键词：水平向骨增量；数字化种植牙；GBR；骨再生

骨量缺失是种植牙治疗面临的常见问题，尤其在上颌前牙区的水平向的骨量缺失，是非常常见的。对于常规上颌前牙区水平向骨量的缺失，单纯牙缺失区域的牙槽嵴水平减少是比较难处理的一类情况。因为虽然我们有各种各样的能够维持成骨空间的材料与方法，如Onlay植骨、钛网支架、BBA技术、GBR等，但是在上颌前牙区，如何重建牙槽骨水平方向上的骨量一直是一个难点。笔者此病例对该患者上颌前牙区进行了水平向骨增量的操作，并结合数字化设备技术，高效、快速、精准地实现了种植修复，恢复了患者的咀嚼功能。

一、材料与方法

1. **病例简介**　22岁女性患者。主诉：上颌前牙外伤脱落，缺失数年，要求修复。既往史：既往体健，否认过敏史和系统性疾病史。口内检查：11、12、21、22缺失，唇侧附着龈宽度约3mm。咬合空间充足。厚龈型。口内卫生条件良好，牙结石（+）。CBCT示：上颌前牙区唇侧骨缺失，可用水平向骨量＜4.5mm（图1～图8）。

2. **诊断**　牙列缺损（11、12、21、22缺失）。

作者单位：青岛张建波口腔诊所

通讯作者：王峄；Email: 1286786548@qq.com

3. **治疗计划**

综合美观效果、咀嚼效果、生物安全性、舒适性、治疗周期等因素，选择水平向骨增量，择期种植修复。

4. **治疗过程**

（1）植骨手术：①术前排除手术禁忌证，血压、血糖等指标良好。抽取静脉血40mL，离心1200r/min，8分钟，制取PRF膜。阿替卡因行上颌前牙区局部浸润麻醉，15、16牙槽嵴顶用15号刀片做H形切口，15近中附加切口。翻瓣暴露术区（图9），刮匙和球钻等器械清创去除炎性软组织，过氧化氢生理盐水交替冲洗，唇侧黏骨膜瓣做骨膜减张切口，减张确认创口可无张力关闭。将拜欧金骨粉、同种异体骨和自体骨以大约4：5：1比例混合，制作黏性骨。将混合后的2mL骨粉植入骨缺损区，压实，唇侧盖PTFE不可吸收膜（图10），近远中牙槽嵴顶采用7颗钛钉固定（图11）。采用贝朗4-0尼龙缝合线，水平褥式加间断缝合，关闭创口（图12）。拍摄术后CBCT（图13）。②术后2个月，术区唇侧PTFE膜少量暴露（图14），术后3个月唇侧暴露量增大（图15）。拍摄CBCT，确认骨量充足，可以进行种植手术。

（2）种植导板设计和制作（图16，图17）：①CT数据采集：患者拍摄口腔CBCT（西诺德）。导出Dicom格式数据。②口内数据采集通过口内扫描仪（西诺德，Cerec），扫描缺牙区相邻和对颌牙齿数据，建立数字化模型，导出STL数据。③导板设计：将Dicom格式的CT数据和STL格式重建的口内扫描数据导入Dentiq Guide导板设计软件，通过3点匹配融合CT数据和口内扫描数据，根据下上颌牙列和咬合情况，设计缺牙区12、11、21、22最终修复牙冠的大致形态和位置，通过CT图像标记设计牙冠，缺牙区骨量和对颌牙咬合等情况综合考虑，设计种植体最终的三维位置。选择导环并设置导板参数，通过划线描记设计导板，添加窗口固位杆等选项。医生确认订单。生成导板并导出STL格式导板文件。

（3）手术过程：①口内试戴导环，确认可以顺利就位。②阿替卡因局部浸润麻醉术区。牙槽嵴顶做H形切口，拆除膜钉及PTFE膜（图18），确认植骨区骨质良好，与正常骨质无异。导板引导下逐级备洞（图19），备洞完成后取下导板，12、22区域植入大清种植体（图20），二次植入少量拜欧金骨粉（图21）。胶原膜+PRF膜辅助关闭创口（图22）PRF膜辅助封闭暴露区（图23，图24）。③术后分析统计：术后拍摄CBCT选取固定三维平面（图25），测量比较种植体角度偏差和种植体冠部平面和根尖平面水平偏差。将术后CT导入导板设计软件，测量并分析，植入位置与设计基本一致。

（4）修复过程：4个月后，口内数字化扫描杆就位，Cerec口腔扫描仪获得口内扫描数据。制作个性化基台和氧化锆烤瓷修复体。口内试戴调殆，体外粘接后口内就位（图26，图27）。

二、结果

特定情况下的前牙区水平向骨增量是一种可靠的骨再生手术方式，配合数字化结束，可实现很好的种植修复效果（图28～图30）。

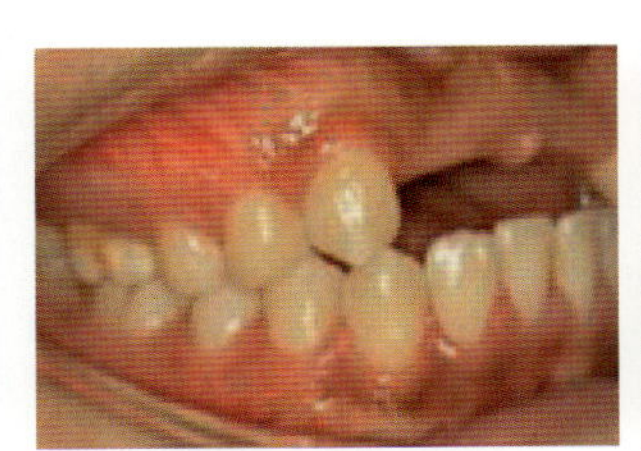
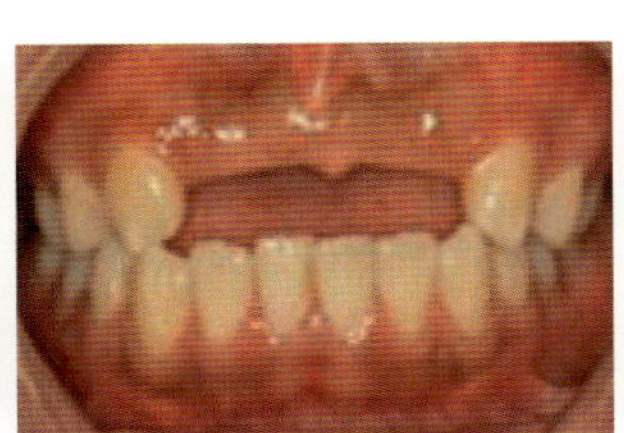
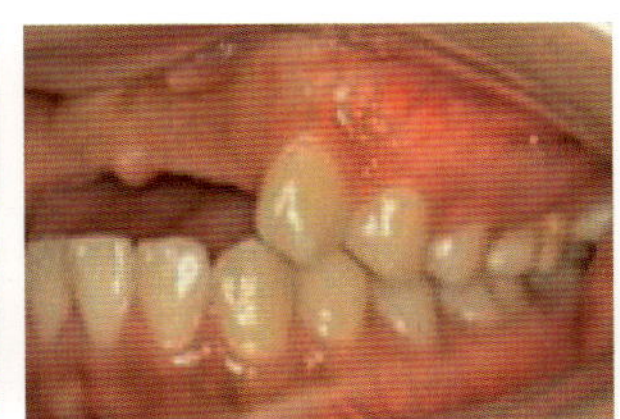
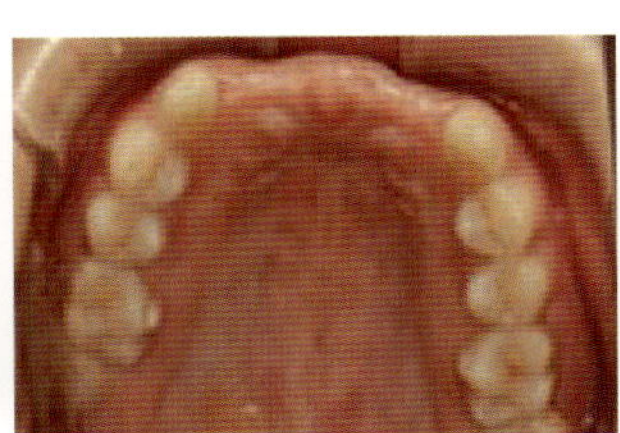
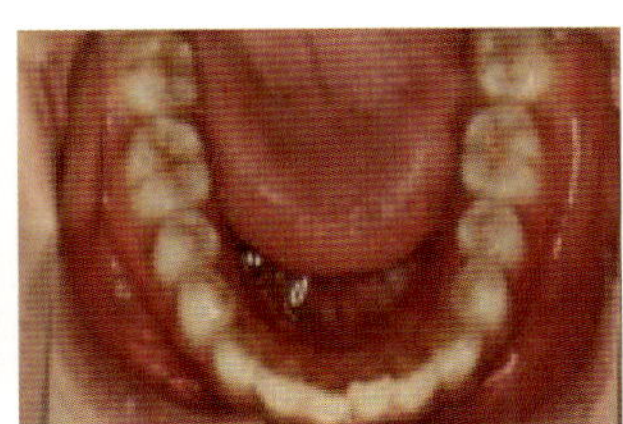

图1　术前口内像

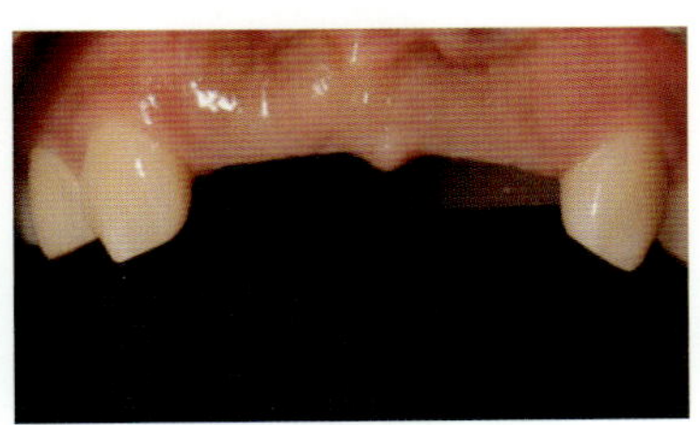

图2　上颌前牙唇面像

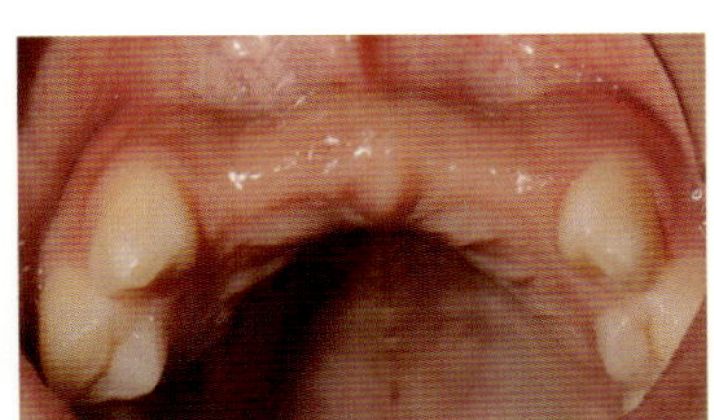

图3　上颌前牙殆面像

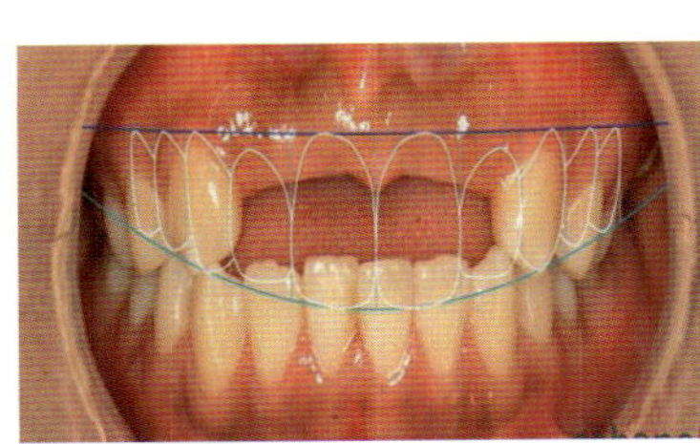

图4　DSD设计

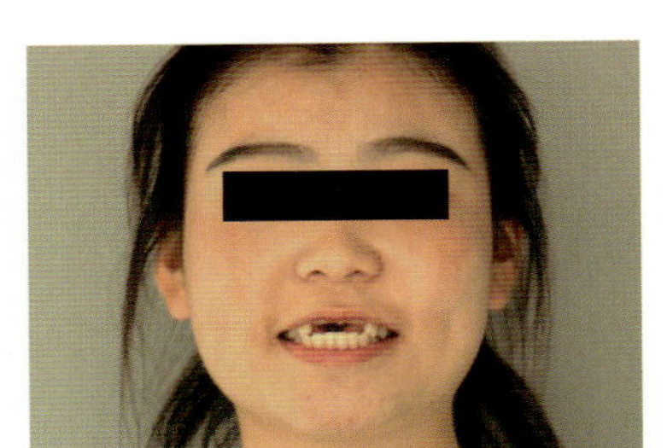

图5　患者术前正面像

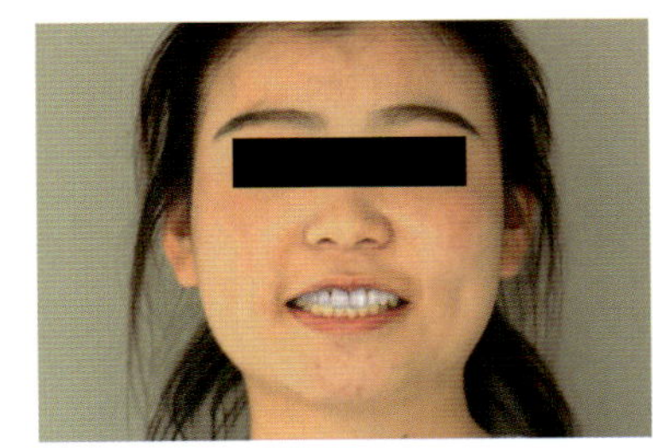

图6　DSD微笑美学设计

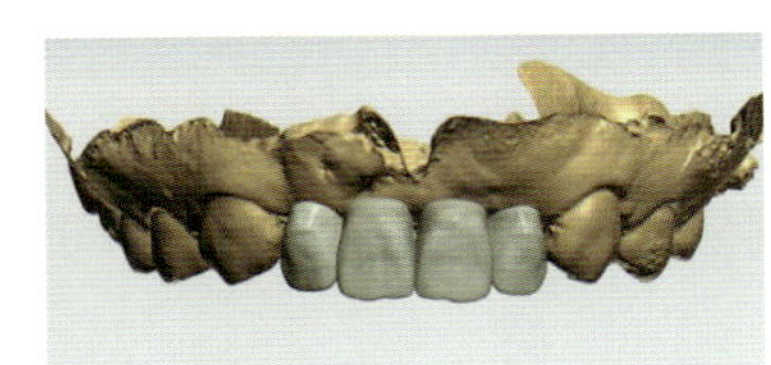

图7　以美学为导向进行修复设计

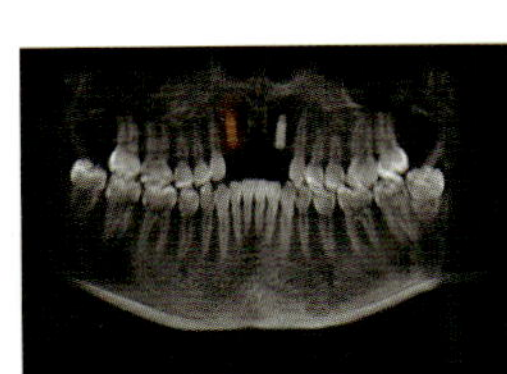
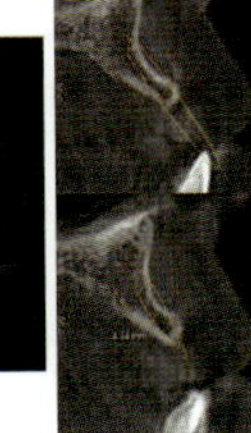

图8　以修复为导向进行种植设计

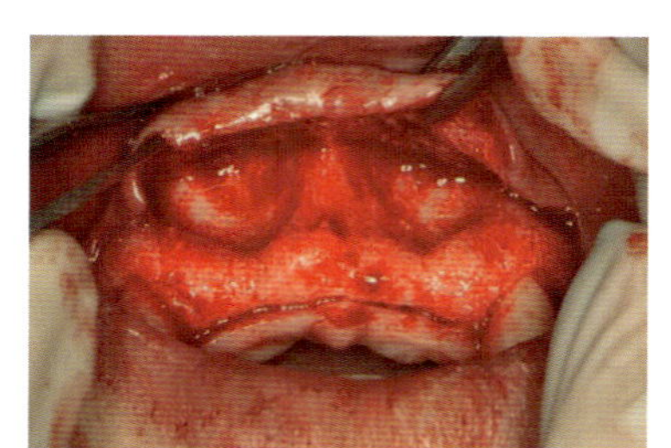
图9 术中前牙翻瓣

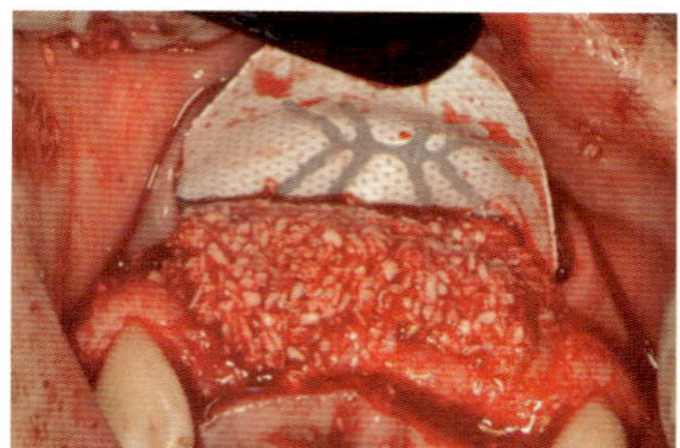
图10 植入骨粉，放置PTFE膜

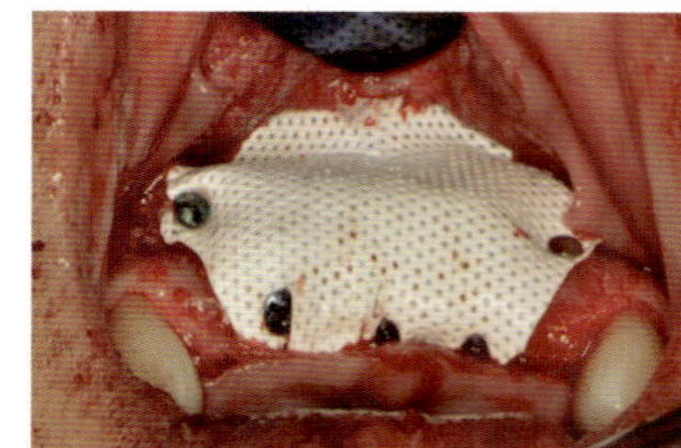
图11 膜钉固定

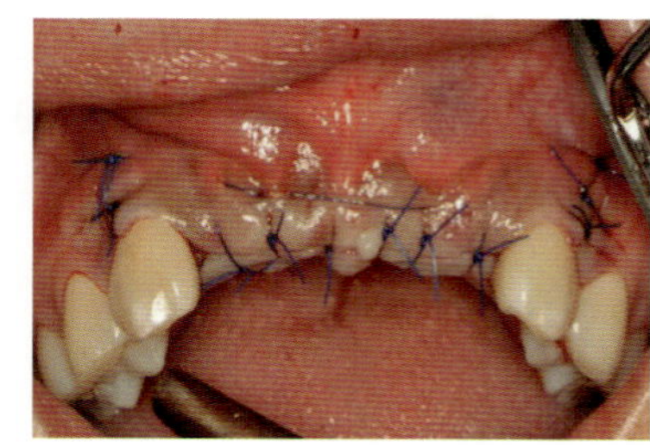
图12 水平褥式加间断缝合

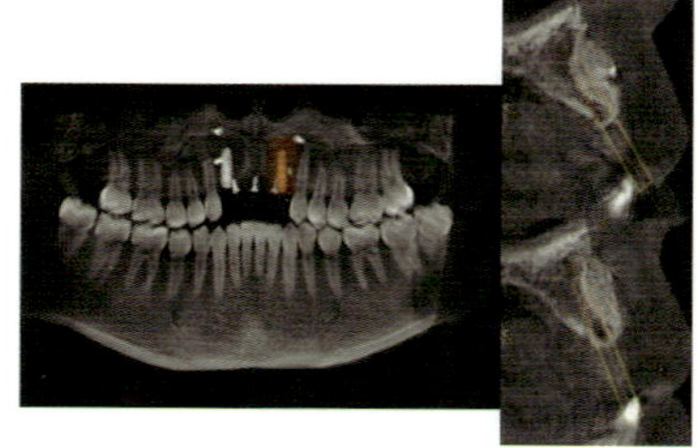
图13 一次植骨后即刻CBCT

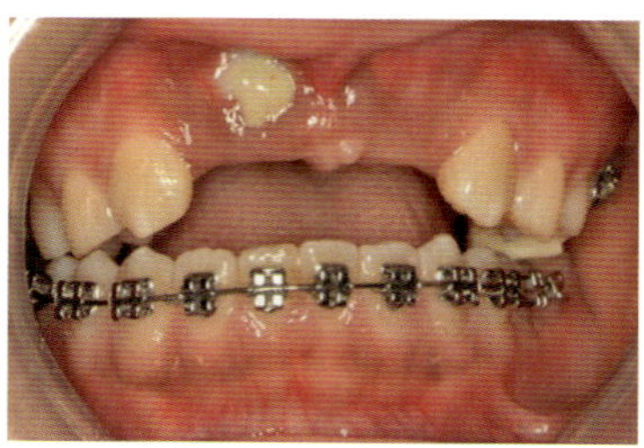
图14 2个月后PTFE膜暴露

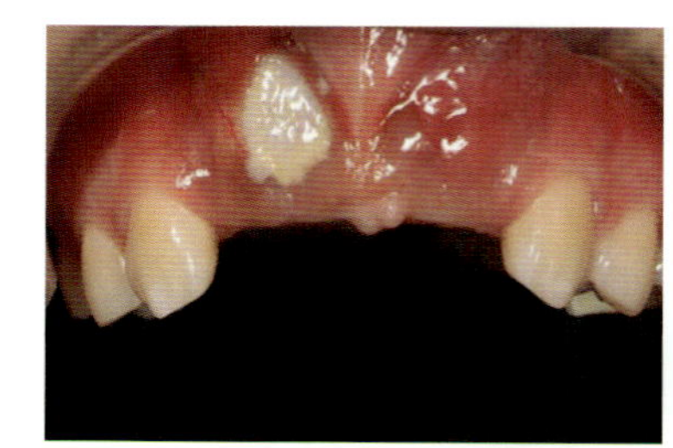
图15 3个月后PTFE膜暴露面积增大

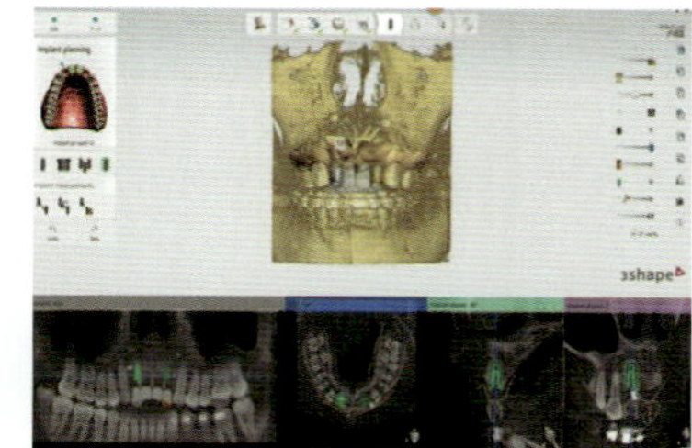

图16 椅旁数字化导板设计

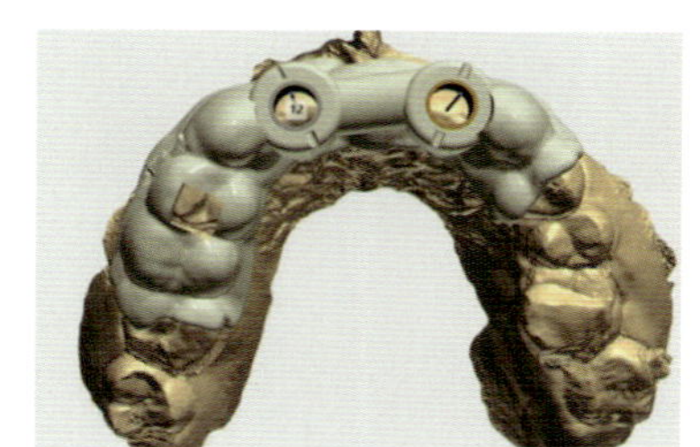
图17 导板模拟图

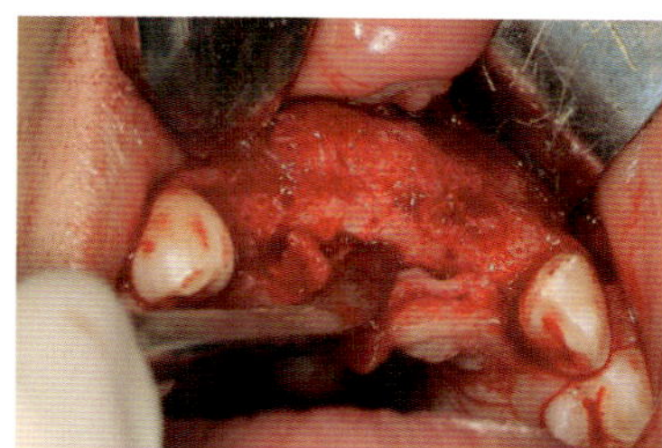
图18 术后3个月拆除PTFE膜

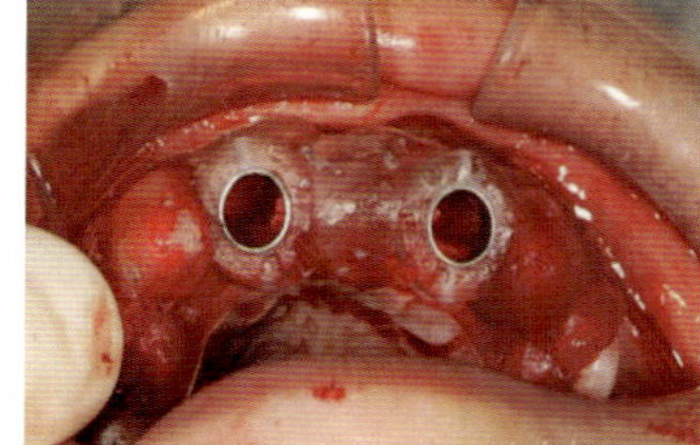
图19 椅旁3D打印导板就位

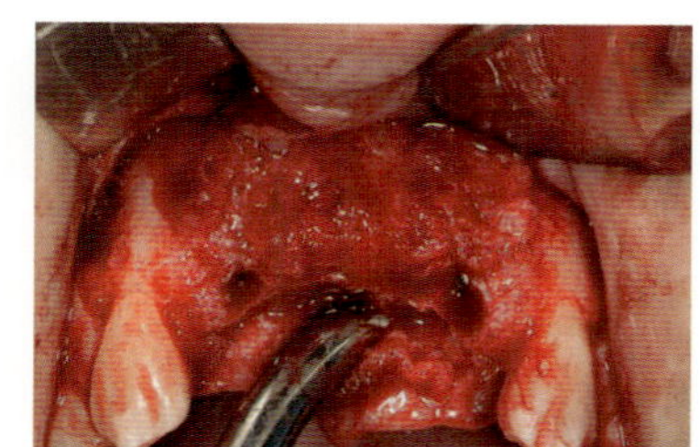
图20 种植体植入

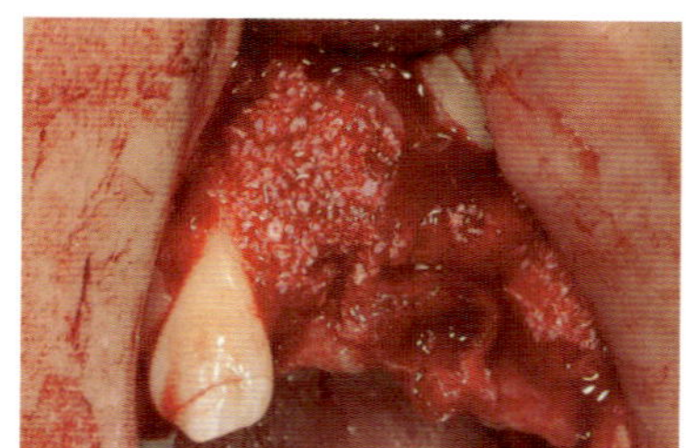
图21 二次植骨

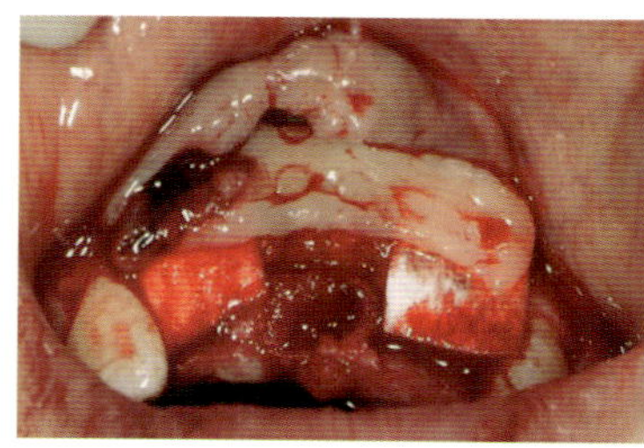
图22 胶原膜+PRF膜辅助关闭创口

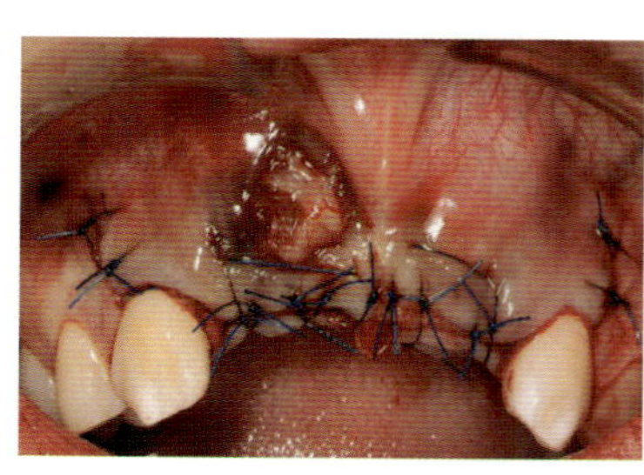
图23 PRF膜辅助封闭暴露区

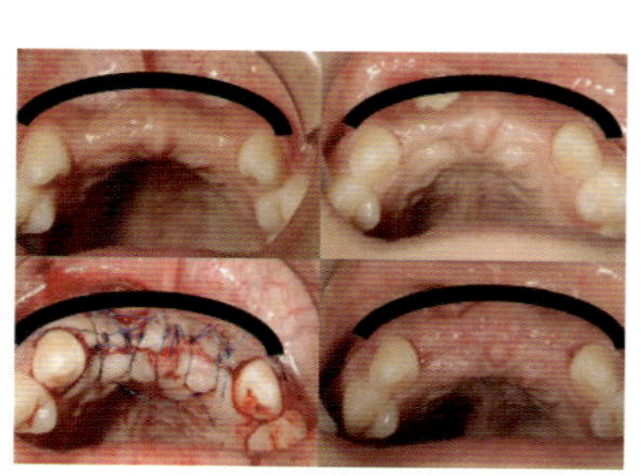
图24 殆面像对比

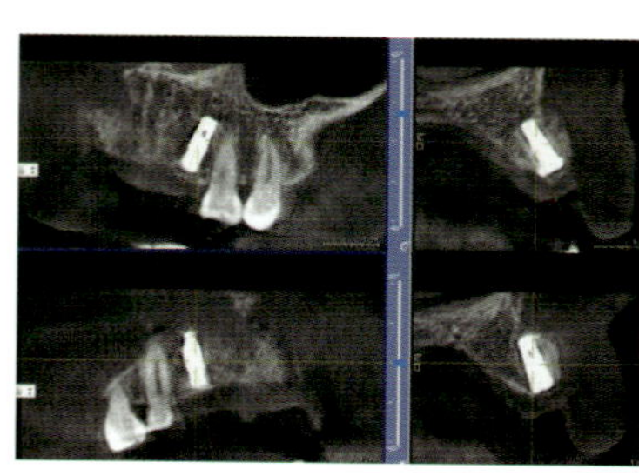
图25 种植术后CBCT

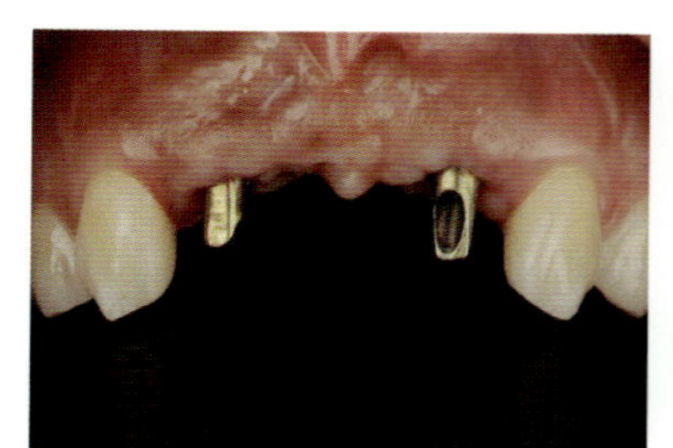
图26 前牙修复

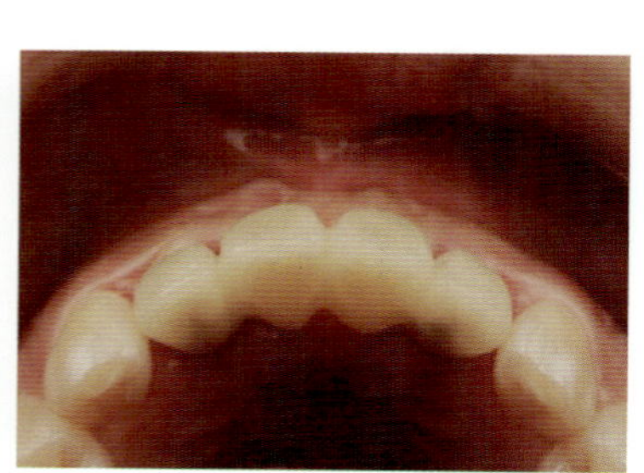
图27 修复后殆面像

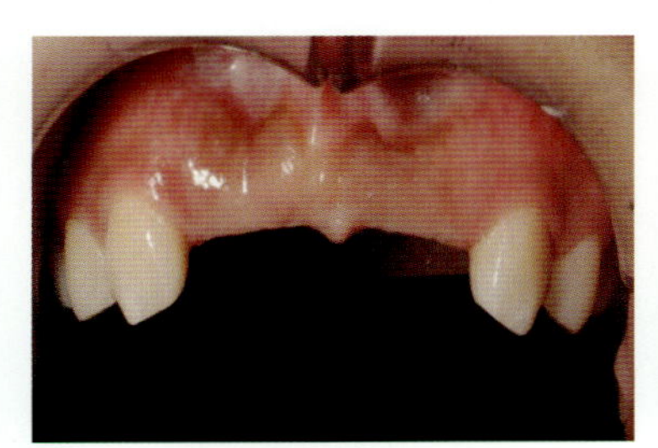

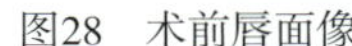

图28 术前唇面像

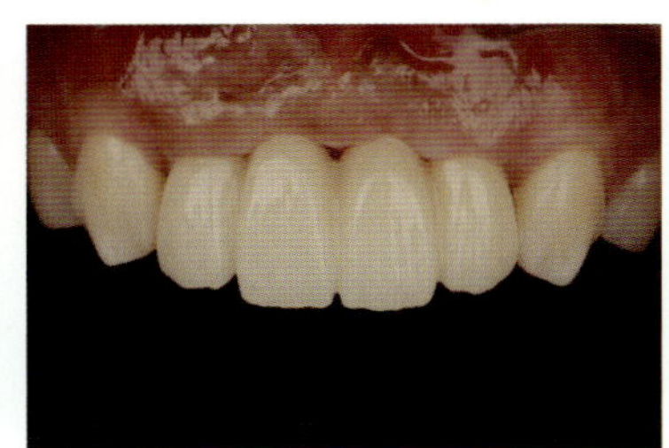

图29 术后唇面像

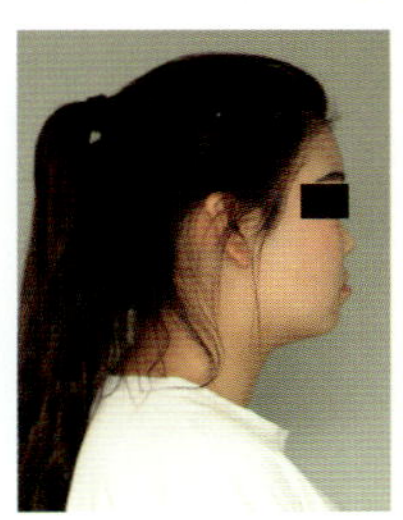

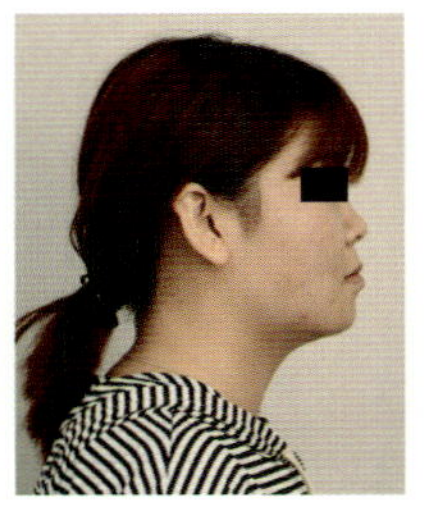

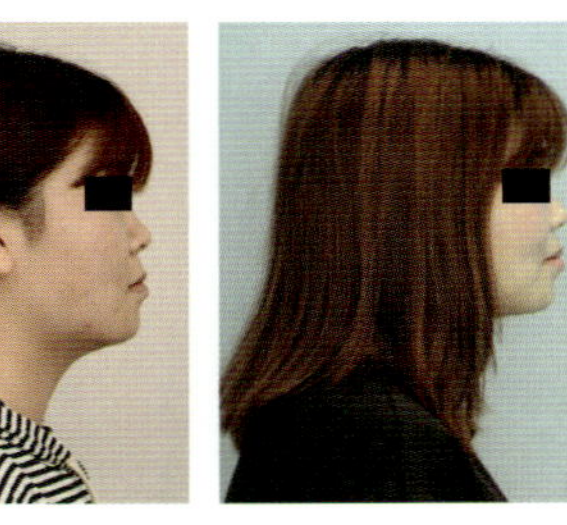

图30 术前、术后患者侧貌对比

三、讨论

1. 水平向骨增量

水平向骨量不足是种植牙手术面临的最难解决的问题之一，尤其在前牙区，因为美观要求较高，所以即便临床上有各种各样可以重建骨量的方法，如Onlay植骨技术、钛网GBR技术、BBA植骨技术、帐篷钉技术，但这些方式在上颌前牙区都很难取得理想的可预期效果。通常在上颌前牙区，最常采用的骨增量方式是GBR植骨。此病例我们运用了改良的GBR技术，取得了比较好的临床效果，核心点在于，此病例虽然有较大的水平向骨缺损，软组织并没有非常大的萎缩，所以在手术过程中，只要我们PTFE膜固定到位，便可以提供比较充分的植骨空间，所以此病例取得比较成功的成骨也是可以预期的。

2. 同种异体骨粉

植骨材料各种各样，从类别上可以分为自体骨、同种异体骨、异种骨和人工合成骨。自体骨因为具有很好地骨传导性、骨诱导性和直接成骨作用，所以是最理想的植骨材料，当然自体骨获得困难，而且也会有易于吸收的特点。但即便如此，自体骨依然是植骨材料的“金标准”。对于异种异体骨最常见的就是小牛骨，Bio-Oss为代表，是市场使用率最高的一类骨粉，具有非常好的骨传导性，但是长时间的临床研究发现，牛骨是代谢率非常低的骨粉，有些研究发现Bio-Oss骨粉可在10余年之后依然可以在植骨区发现大量的植骨颗粒。笔者认为Bio-Oss等小牛骨的特性需要临床医生更深刻的认识。对于此病例，是比较大的水平向骨缺损，种植体后期是要基本全部加载到植骨区域的，所以单纯低代谢率的骨粉如Bio-Oss是不合适应用于此病例的，患者又拒绝接受开辟另外的创口取自体骨。对于同种异体骨，支架作用好，且可以释放骨诱导性的蛋白，且吸收时间合理，所以在此病例是非常适合的选择。术后优秀的临床效果也验证了我们的选择。

四、结论

特定情况下的前牙区水平向骨增量是一种可靠的骨再生手术方式，配合数字化，可实现很好的种植修复效果。

第2章
牙列缺失种植治疗
Implant Therapy for Edentulous Patients

数字化复制及颌位关系转移——全口种植固定修复重建1例

丁茜　张磊　浦婷婷　徐宏　康艳凤　谢秋菲　周永胜

摘要

目的：运用数字化复制及颌位关系转移技术实现牙列缺失种植固定修复患者的功能与美学重建。**材料与方法：**本病例为44岁女性患者，上下颌旧固定修复体松动3年，经检查确认余留牙无法保留，患者全身情况良好，要求种植固定修复。影像学检查发现上下颌前、后牙区均存在不同程度骨缺损，告知患者修复效果、分析优缺点后，最终选择上下颌4颗种植体支持式一段式种植固定修复设计，上颌前牙区需进行骨增量术。术后下颌进行即刻固定修复、上颌戴用胶连可摘过渡义齿。开始修复重建的过程，开始上下颌过渡性固定修复，通过下颌运动轨迹描记转移颌位关系至全可调𬌗架上，制作树脂固定过渡性修复体，对修复体进行精细咬合设计、调整和验证，直至获得良好、稳定的功能和美学效果。为了精确复制和转移过渡性修复体的美学及咬合参数，工作模型上全可调𬌗架后，运用3Shape模型扫描仪（D2000，3Shape A/S，丹麦），转接板辅助模型扫描工作模型及过渡性修复体，精确复制了过渡性修复的外形、咬合，并将颌位关系转移至数字化𬌗架。结合下颌运动参数进行虚拟动态调𬌗，切削树脂义齿试戴。继而加工一段式全氧化锆修复体。临床试戴，通过数字化咬合分析系统辅助进行咬合调整，影像学检查、肌电仪及下颌运动轨迹描记辅助检查协同验证功能重建效果；同时通过全瓷材料外染色、美学分析及调整、面部扫描等手段实现良好的美学效果。**结果：**运用数字化技术实现了过渡性修复体到正式修复体的咬合、颌位、美学的复制与转移，并借助针对性的辅助检查手段协同验证口颌系统各组成部分达到功能协调，最终获得了良好的美学及功能重建效果。

关键词：牙列缺失；种植固定修复；数字化；修复重建；复制

一、材料与方法

1. 病例简介　44岁女性患者。主诉：上下颌固定修复体松动3年。口内检查：17-27、43-37冠桥修复体整体松动，边缘欠密合，牙龈红肿、退缩（图1）。口腔卫生状况较差，牙结石（++）。拆除旧修复体、拔除无法保留的牙齿后，可见角化龈宽度基本正常，颌间距离较小，面部垂直距离尚可，但丰满度明显不足（图3）。口外检查：双侧咀嚼肌及颞下颌关节检查未及明显异常。X线片示：多牙根尖周大面积低密度影，牙槽骨普遍吸收至根中-根尖1/3（图2）。CBCT示：上下颌前、后牙区均存在不同程度的骨缺损，双侧上颌窦膜增厚，以左侧为著（图4）。

2. 诊断　上下颌牙列缺损；15、14、24、45牙体缺损；慢性牙周炎。

3. 治疗计划

（1）确定外科方案：①拔除余留牙。②前牙区水平向骨增量术（GBR）。③上下颌各植入4颗种植体，后牙区设计倾斜种植体。

（2）确定修复方案：①术后过渡义齿修复。②术后4个月开始上下颌种植体支持式过渡性固定修复，进行功能与美学重建。③数字化复制和转移过渡性修复体的外形与咬合关系，制作一段式全氧化锆修复体。

4. 治疗过程

（1）术前修复治疗：戴胶连过渡义齿后，患者垂直距离及丰满度均可（图5）。

（2）种植外科手术（图6）：以过渡义齿制作简易手术导板，引导种植体植入的定点及窝洞预备，16、26、35、45近中倾斜约45° 植入3.75mm×13mm种植体（Semados S-Line，BEGO，德国），上30° 多牙基台；11、21轴向植入3.75mm×10mm种植体，32、42轴向植入3.75mm×11.5mm种植体，上0° 多牙基台（图7）；上下前牙唇侧骨缺损处行GBR。

（3）术后过渡义齿修复（图8）：因上颌前牙区植骨量较大，且后牙区种植体初始稳定性欠佳，选择延期负重，术后戴用可摘过渡义齿、组织面加软衬；而下颌术后进行即刻固定修复，18、48暂时保留以作为颌位关系的参考。

（4）过渡性种植固定修复：术后4个月，拍摄曲面断层片及双侧颞下颌关节CBCT，发现右侧髁突略向下、后移位，髁突骨质未见异常（图9）。由此开始上下颌过渡性固定修复。制取夹板式印模，确定颌位关系，使用下颌运动轨迹描记系统（ARCUS digma II，KaVo Dental GmbH，德

作者单位：北京大学口腔医学院·口腔医院
通讯作者：张磊；Email: drzhanglei@yeah.net

国）获得个性化髁导参数（图10）。工作模型上全可调殆架（PROTARevo 7，KaVo Dental GmbH，德国）。制作纤维加强的树脂过渡性固定修复体（图11）。过渡性修复体戴用后拔除18、48，戴用3个月后，通过颞下颌关节CBCT检查、数字化咬合分析系统（T-Scan III，Tekscan Inc，美国）、肌电图仪（BioEMG，BioResearch Inc，美国）及美学分析针对性检查验证修复重建效果（图12～图16）。

（5）正式修复：正式修复拟进行过渡性修复体的精确复制与转移，操作流程如下：①再次通过下颌运动轨迹描记系统获取个性化下颌运动参数，与过渡性修复前相比，下颌运动轨迹有明显变化，双侧对称性更高；工作模型上全可调殆架（图17）。②通过数字化技术精确复制和转移过渡性修复体的外形及颌位关系：a.利用校准块（3Shape A/S，丹麦）及PROTARevo殆架专用转接板（PROTARevo，3Shape A/S，丹麦），进行殆架校准。b.通过转接板辅助模型扫描（D2000，3Shape A/S，丹麦）及数据配准，获得带钛基底、人工牙龈的工作模型及颌位关系，为扫描数据1（图18）；将过渡性修复体在工作模型上就位，以相同方式扫描戴过渡性修复体的工作模型，获得过渡性修复体的轴面、殆面形态及咬合关系，为扫描数据2（图19）；取下过渡性修复体后单独扫描修复体穿龈形态，获得过渡性修复体的完整形态，为扫描数据3（图20）。c. 将以上3个扫描数据导入3Shape Dental System修复设计软件（2019，3Shape A/S，丹麦），通过共同区域进行配准，从而获得了具有完整工作模型和过渡性修复体美学、咬合信息的三维数据，实现了过渡性修复体的数字化复制和转移（图21）。③调用数字化殆架，结合个性化下颌运动参数进行虚拟动态调殆（图22），并适当调整修复体外形（图23），切削加工树脂义齿试戴（图24）。④加工一段式全氧化锆固定修复体，通过外染色获得良好的粉白美学效果（图25）。⑤临床戴牙（图26），经过少量的临床调殆即实现了良好的正中及非正中咬合接触（图27），面部外形满意（图28）。

（6）修复后复查：正式修复体戴用后2周、3个月、6个月及1年复查（图29），进行咬合检查及影像学检查（图30），数字化咬合分析系统显示双侧咬合力百分率接近（图31）；下颌运动轨迹描记及肌电图仪检查结果显示双侧咬肌、颞肌肌电活动及下颌运动的对称性较修复前改善显著（图32，图33），从而实现了口颌系统各部分的功能协调。

二、结果

实现了过渡性修复体到正式修复体的数字化复制及颌位关系转移，并借助针对性的辅助检查手段，验证了咬合、颌位、关节、咀嚼肌等口颌系统各个组成部分达到功能协调，最终获得良好的功能及美学重建效果，同时显著简化了技工室操作流程，优化了修复体的咬合适合性，缩短了临床调整时间，提升了患者的满意度和舒适度。

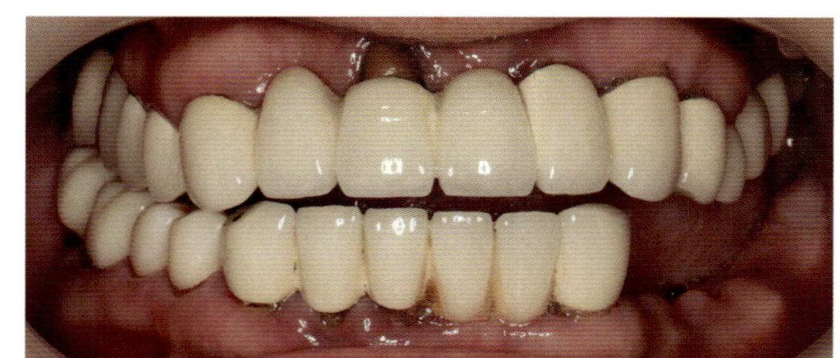

图1 初诊口内像

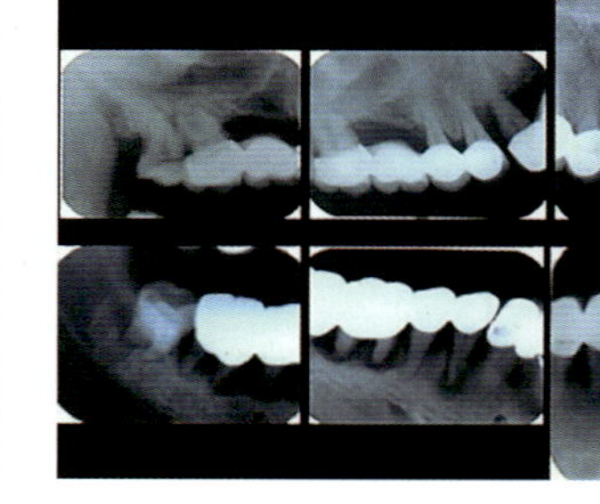
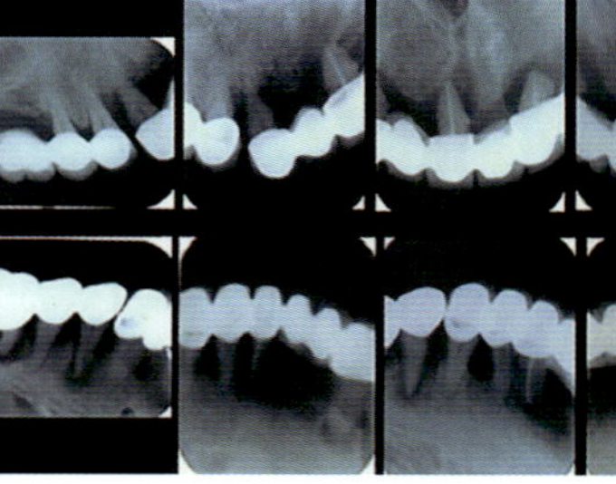
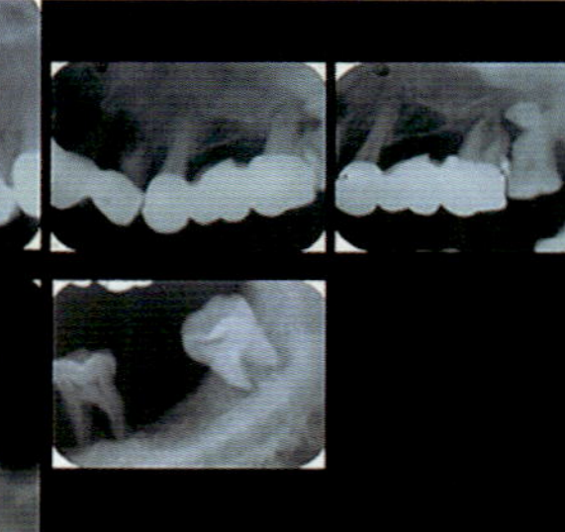

图2 治疗前全口根尖片

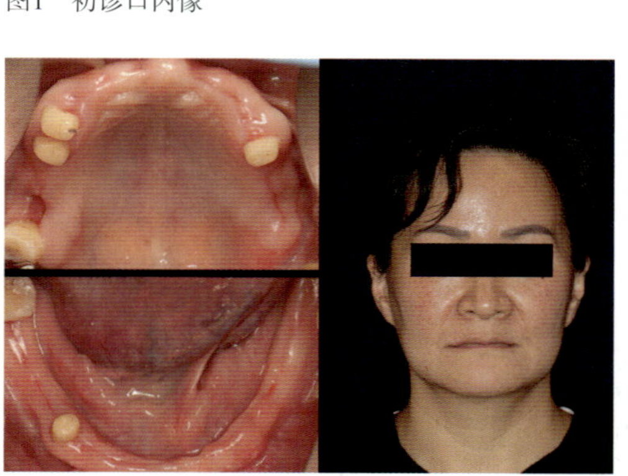

图3 拆除旧修复体、拔牙后口内像及面像

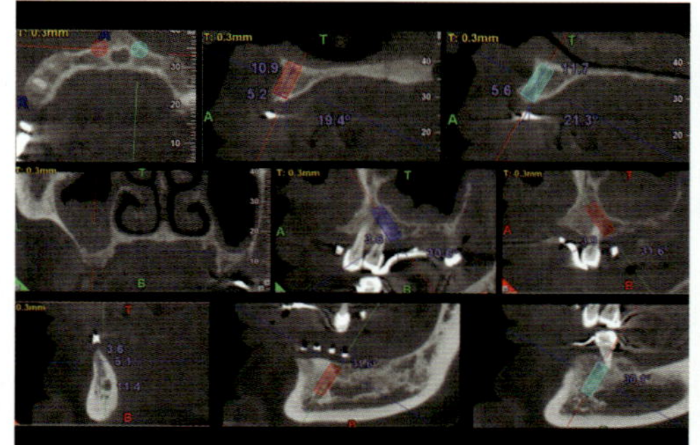

图4 术前CBCT检查

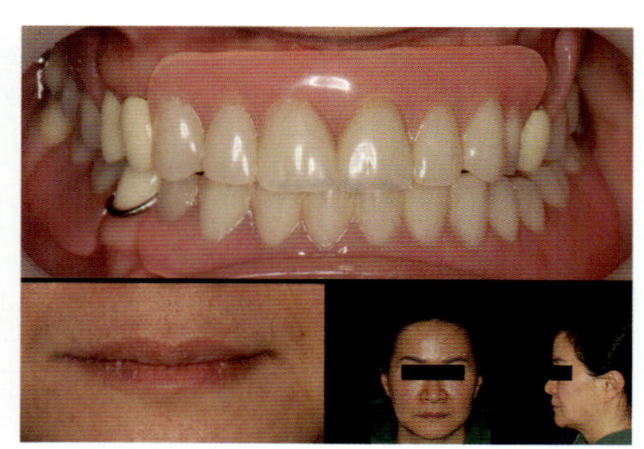

图5 戴胶连过渡义齿，面像及口唇像

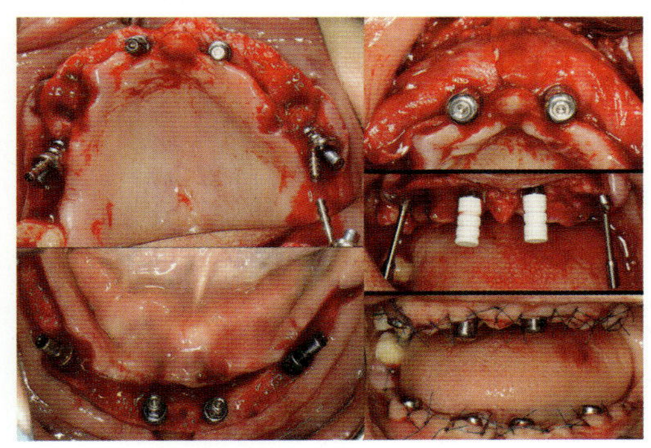
图6 种植外科手术

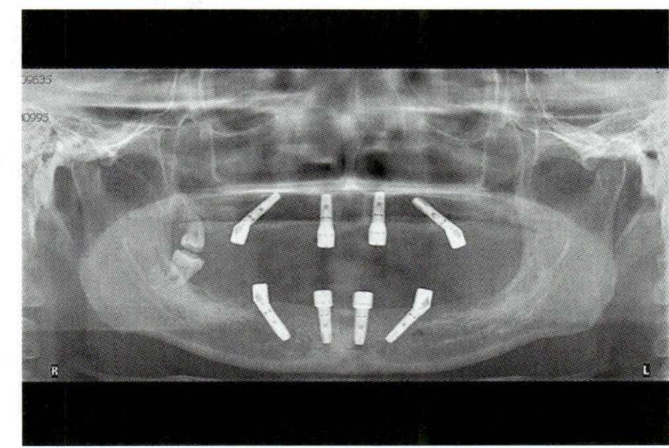
图7 术后曲面断层片

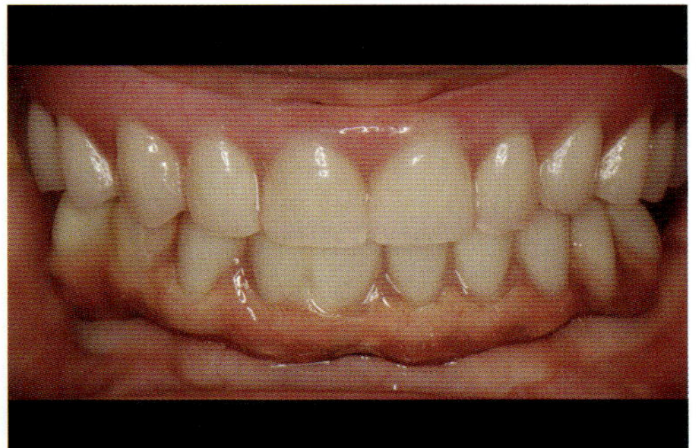
图8 下颌即刻固定修复，上颌戴胶连过渡义齿（组织面软衬）

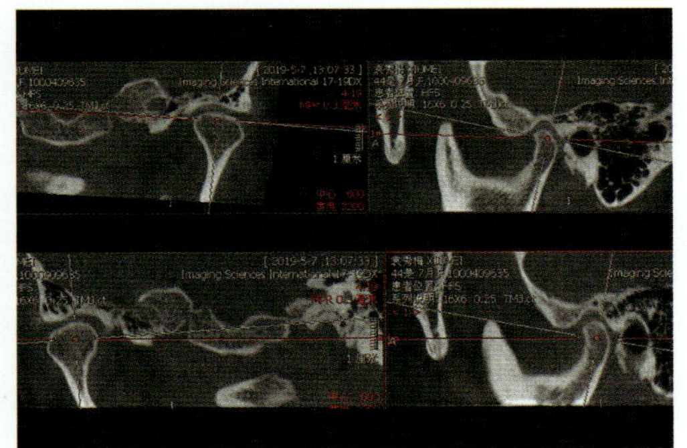
图9 固定修复前双侧颞下颌关节CBCT检查

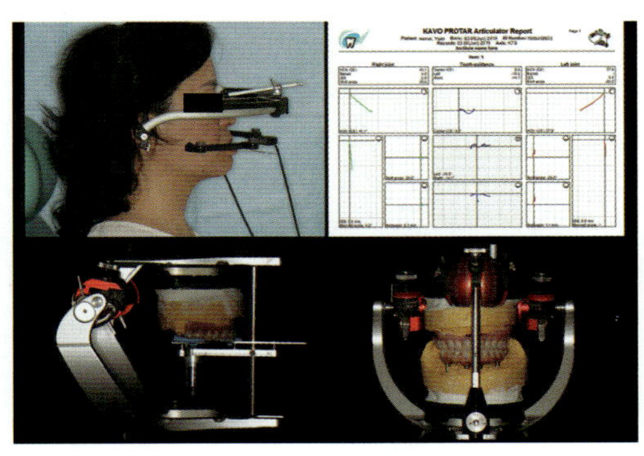

图10 下颌运动轨迹描记转移颌位关系制作过渡性固定修复体

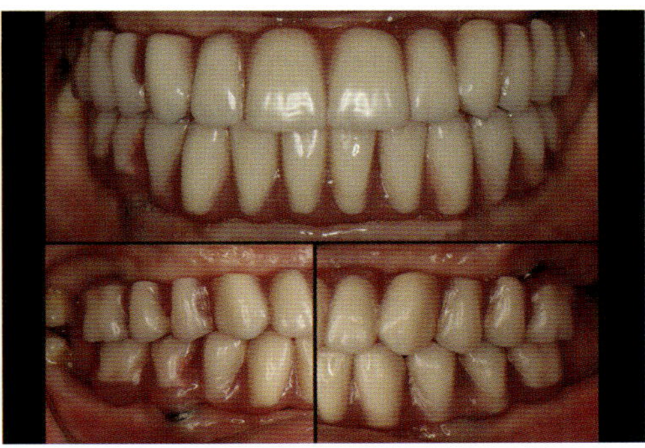
图11 戴用过渡性固定修复体正中咬合像

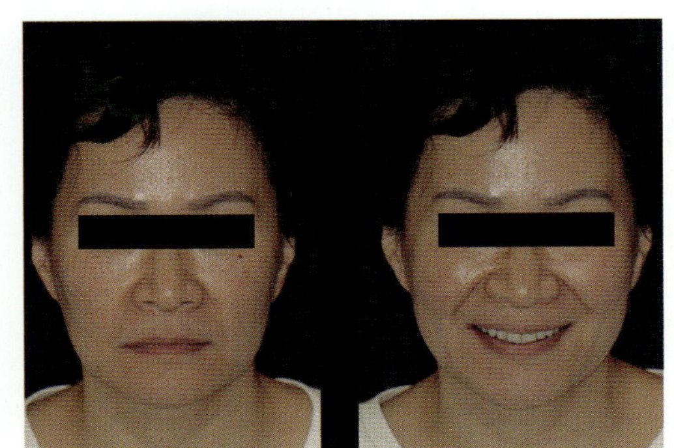
图12 过渡性固定修复体正面像、微笑像

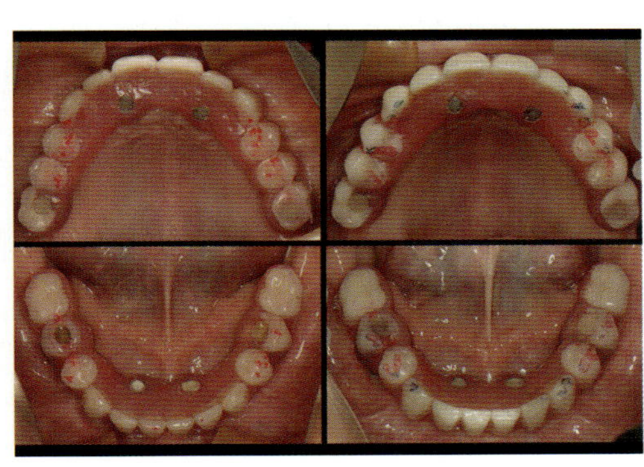
图13 过渡性修复体正中𬌗（左）、正中𬌗+侧方𬌗（右）咬合接触

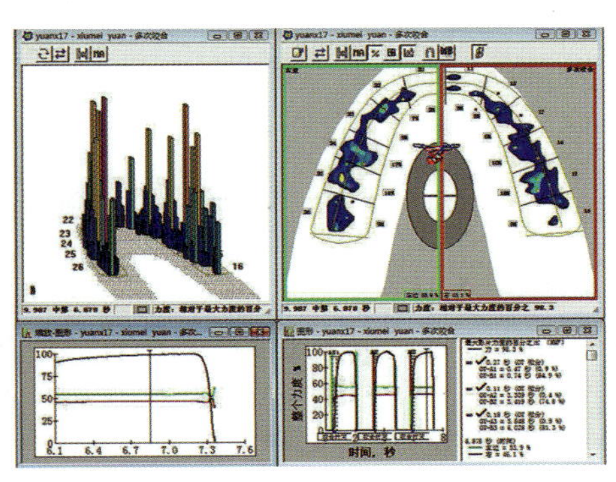
图14 数字化咬合分析仪辅助咬合检查

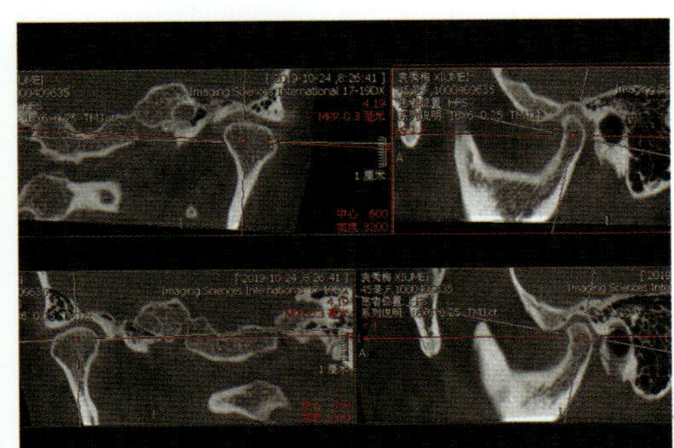
图15 过渡性固定修复体戴用3个月后双侧颞下颌关节CBCT检查

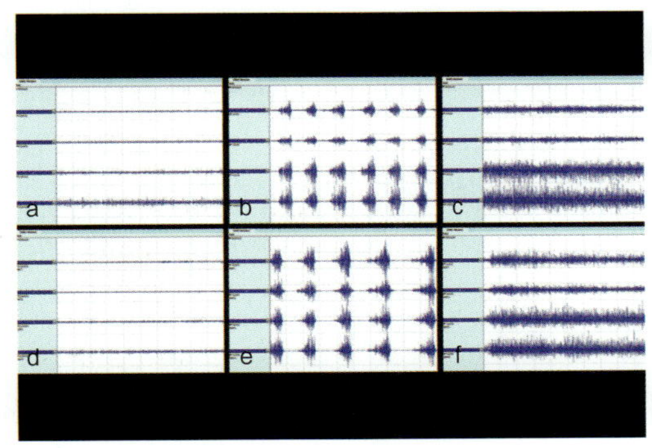

图16 过渡性固定修复前后肌电图对比；（a~c）依次为修复前静息、咀嚼、最大咬合力时；（d~f）依次为修复后静息、咀嚼、最大咬合力时

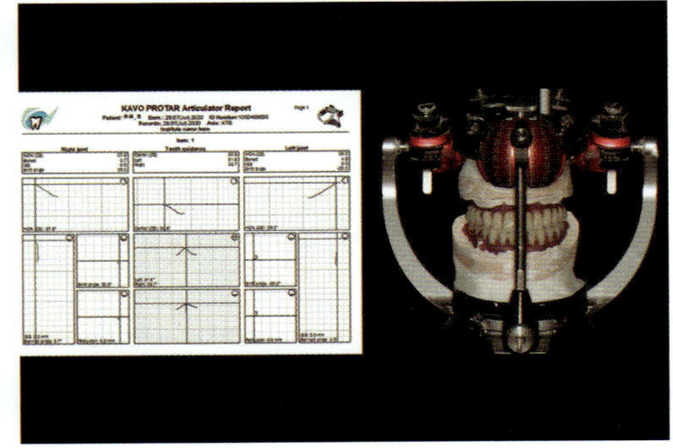

图17 戴过渡性固定修复体进行下颌运动轨迹描记、上全可调𬌗架

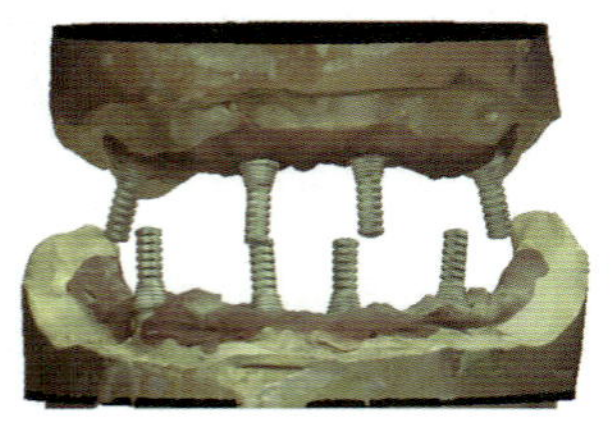
图18 转接板辅助模型扫描获得数字化工作模型及钛基底数据

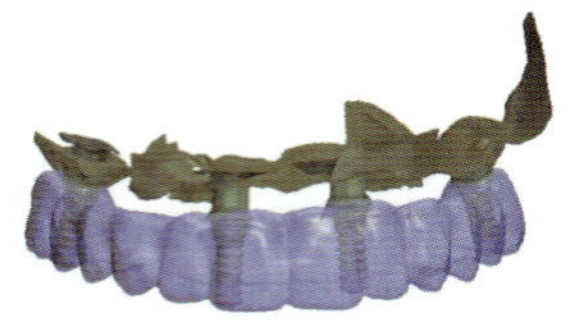
图19 转接板辅助模型扫描获得过渡性修复体戴入工作模型数据

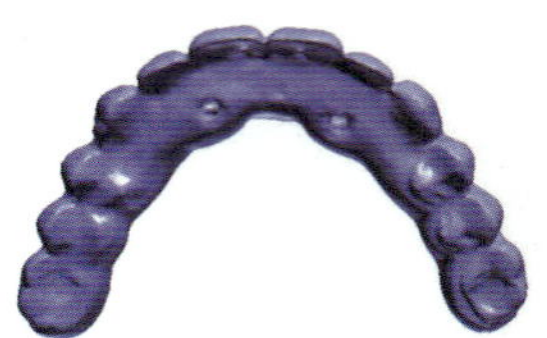
图20 单独扫描过渡性修复体完整形态

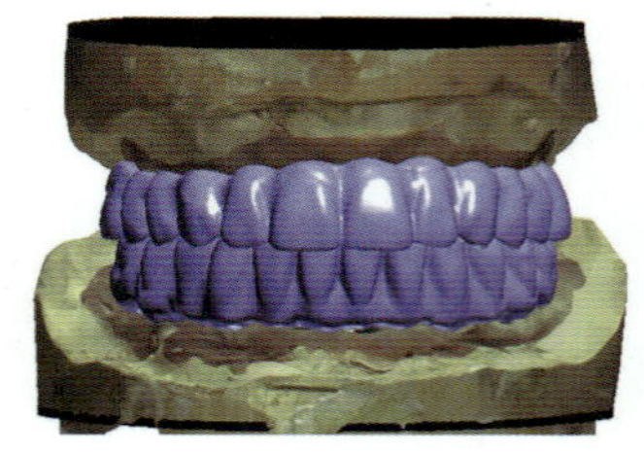
图21 数据配准后获得完整工作模型及过渡性修复体美学、咬合信息的三维数据

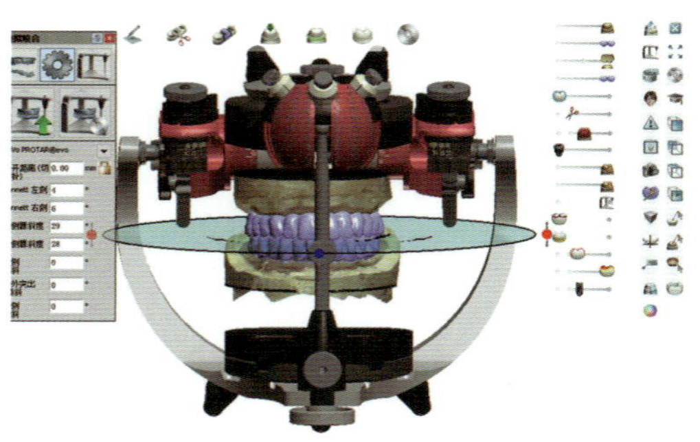
图22 利用个性化下颌运动参数进行虚拟调殆

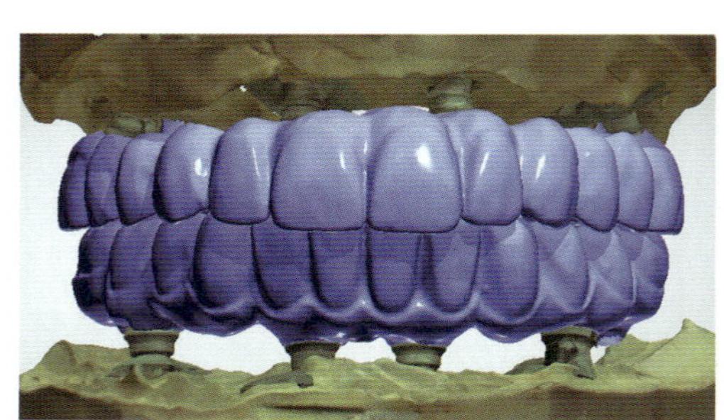
图23 精细修改修复体外形

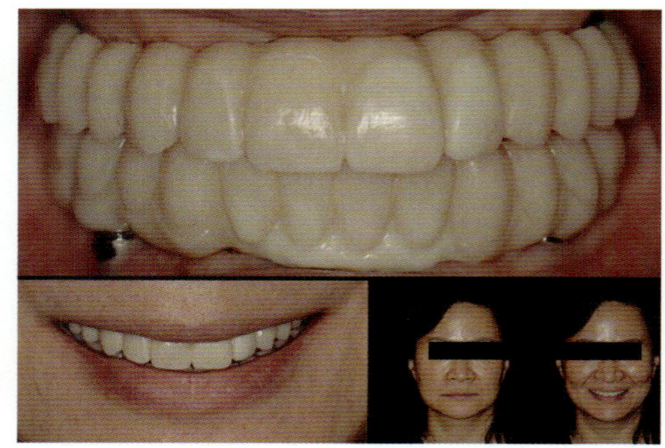
图24 CAM切削加工树脂义齿试戴

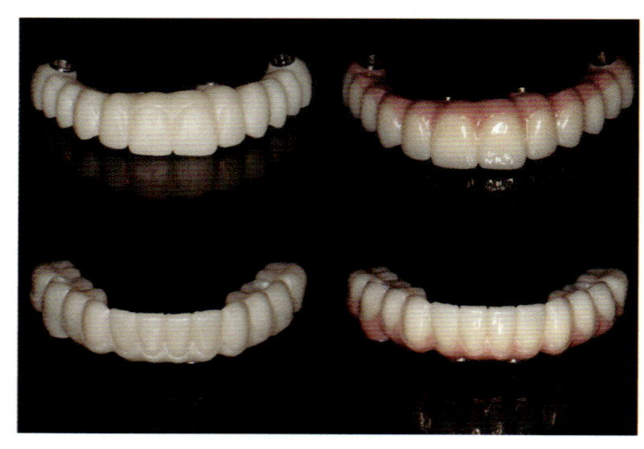
图25 复制树脂义齿切削加工全氧化锆修复体、外染色

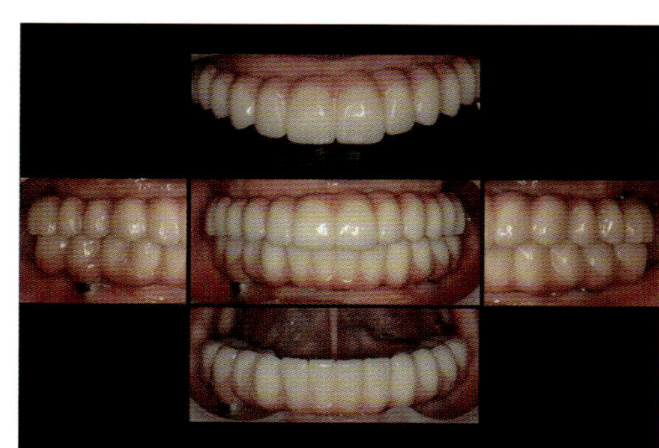
图26 最终修复体口内试戴

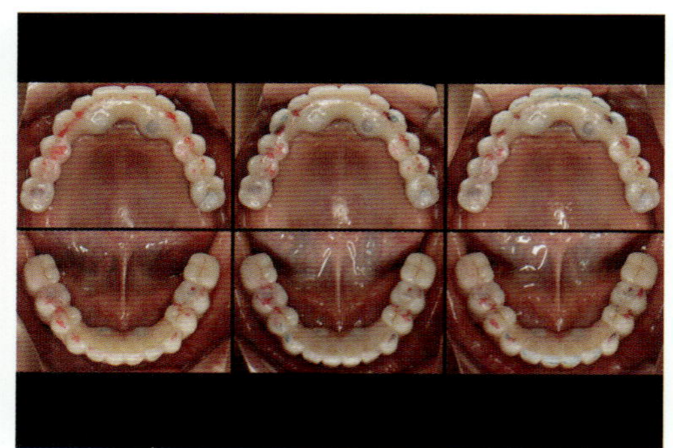
图27 最终修复体咬合接触；从左至右依次为：正中殆、正中殆+侧方殆、正中殆+前伸殆

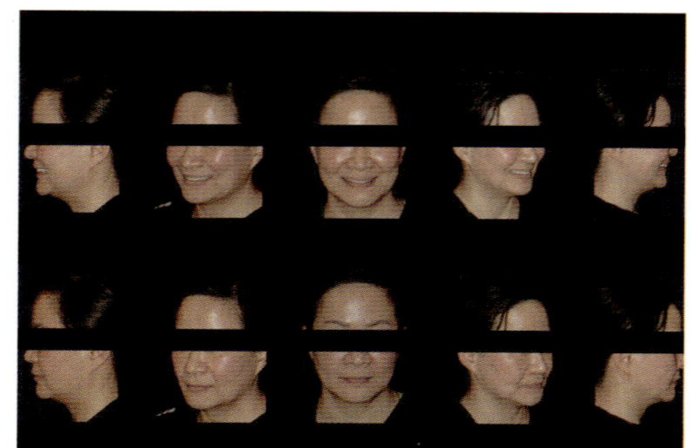
图28 戴最终修复体面像

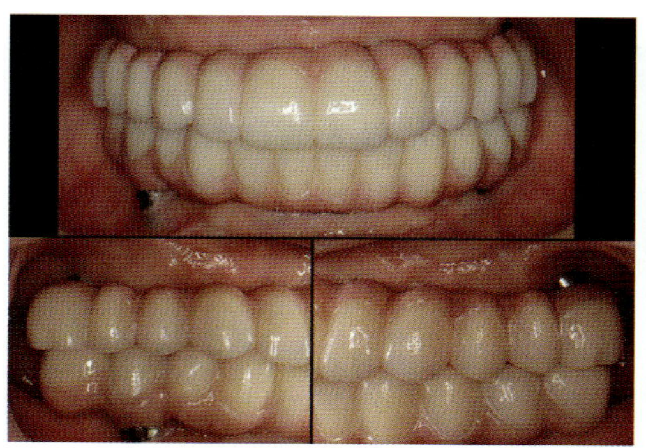
图29 1年后复查口内像

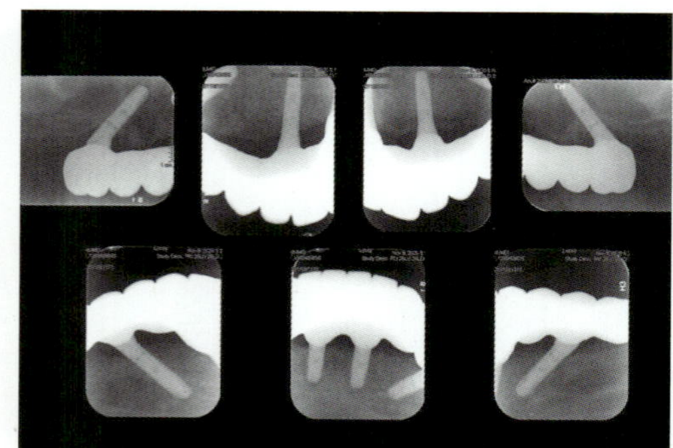
图30 复查根尖片

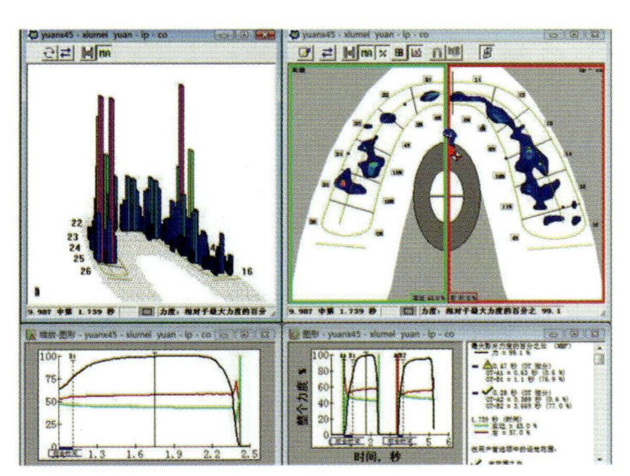

图31 数字化咬合分析系统显示戴最终修复体后双侧咬合力百分率接近

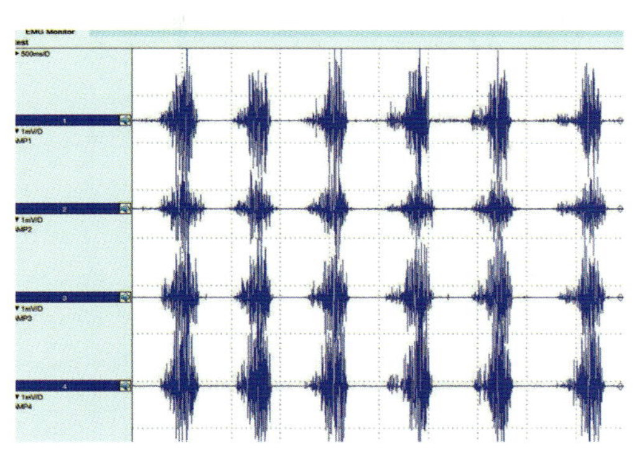

图32 肌电图显示双侧咬肌、颞肌肌电幅值较修复前明显升高

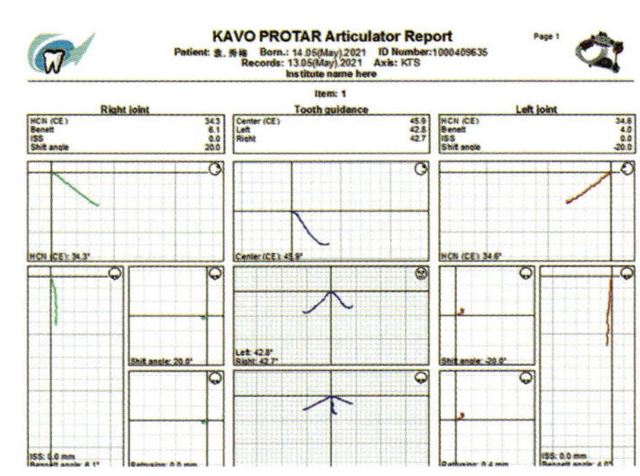

图33 下颌运动轨迹的对称性较固定修复前改善显著

三、讨论

1. 牙列缺失种植固定修复的功能重建

恢复良好的咀嚼功能是牙列缺失种植修复的首要目的，包括上下颌牙列之间建立良好的咬合接触，同时，咬合接触还需与颌位、咀嚼肌、颞下颌关节及下颌运动协调，形成一个功能整体，方可实现长期稳定、舒适、有效的功能重建效果。本病例采取了以下技术或方案以确保实现良好的功能重建效果：①通过术后即刻修复、过渡性固定修复分阶段、逐步进行咬合重建。②采用数字化手段实现过渡性修复体咬合及颌位关系的精确转移。③借助数字化𬌗架，并获取个性化功能运动参数进行精确咬合设计和调整。④通过保留个别后牙作为确定过渡性修复颌位关系的参考。⑤借助多种辅助检查手段验证咀嚼系统各组成部分是否达到功能协调。

2. 颌位关系的精确转移及咬合设计

颌位关系的转移包括将髁突铰链轴与上下颌的垂直与水平位置关系，以及髁突滑动运动的方向角度转移至𬌗架，保证𬌗架对下颌运动的准确模拟。近年来下颌运动轨迹描记系统在复杂咬合重建治疗中的应用日渐增多，可简便、精确地获取个性化下颌运动参数，达到更接近口内实际咬合情况的效果。本病例在过渡性修复及最终修复阶段均通过下颌运动轨迹描记系统转移颌位关系，在正式修复阶段通过转接板辅助模型扫描将机械𬌗架上过渡性修复体的外形、𬌗面形态、颌位关系转移至数字化𬌗架上，进行咬合设计，并运用个性化下颌运动参数进行虚拟调𬌗。

3. 过渡性修复体到正式修复体的数字化复制

过渡性修复体经过了多次复查调整及患者功能适应，形成了舒适、稳定的咬合接触、颌位关系及良好的美学效果，正式修复体应尽可能维持过渡性修复的美学及功能并在此基础上进行精细调整。而传统的治疗流程和工艺难以实现咬合、颌位关系的精准复制和转移，既往文献中相关技术报道也较为罕见，且并未实现过渡性修复体的完整、精确的复制和咬合关系转移。本课题组前期研究表明，转接板辅助模型扫描转移颌位关系具有较高的精确度，能够满足临床要求。本病例通过转接板辅助模型扫描和数据配准，率先实现了过渡性修复体的数字化精确复制和转移。

本病例的局限性在于治疗效果的稳定性有待长期观察。不足之处在于未能在数字化𬌗架中导入下颌运动轨迹进行动态调𬌗，此外，数字化技术进行咬合关系的复制与转移精度有待进一步提升。

参考文献

[1] 谢秋菲. 临床𬌗学——成功修复与指导[M]. 第2版. 北京:科学出版社, 2015.

[2] 宫苹. 牙种植修复中的咬合重建[J]. 口腔颌面外科杂志, 2016, 26(6):381-384.

[3] 王佐林, 王方. 牙种植修复中的咬合重建、数字化技术、无牙颌种植修复方法——"争鸣与共识"种植论坛(第二季)学术共识[J]. 口腔颌面外科杂志, 2016, 26(3):153-155.

[4] Okeson J. Management of Temporomandibular Disorders and Occlusion: 8th ed[M]. Amsterdam:Elsevier, Inc., 2019.

[5] 陈江. 无牙颌种植理论与实践[M]. 沈阳:辽宁科学技术出版社, 2019.

[6] Wolfart S. Implant prosthodontics: A patient-oriented strategy[M]. Germany: Quintessence Publishing, 2017.

[7] Monaco C, Ragazzini N, Scheda L, et al. A fully digital approach to replicate functional and aesthetic parameters in implant-supported full-arch rehabilitation[J]. J Prosthodont Res, 2018, 62(3):383-385.

[8] Rojas VF. Retrospective 2- to 7-Year Follow-Up Study of 20 Double Full-Arch Implant-Supported Monolithic Zirconia Fixed Prostheses: Measurements and Recommendations for Optimal Design[J]. J Prosthodont, 2018, 27(6):501-508.

[9] He M, Ding Q, Li L, et al. The Accuracy of Transferring Casts in Maximal Intercuspal Position to a Virtual Articulator[J]. J Prosthodont, 2021.

三维扫描结合CBCT配准技术助力下颌无牙颌全程数字化即刻种植修复

马博文 耿威

摘要

目的：通过三维扫描结合CBCT配准技术实现全程数字化无牙颌即刻种植修复，为无牙颌患者的种植修复治疗提供新思路。**材料与方法：**将患者的下颌总义齿作为诊断模板。术前采集CBCT数据、预成修复体数据、黏膜数据，在Dental Wings口腔种植辅助规划设计软件中进行外科方案设计。3D打印制作黏膜支持式数字化全程种植外科导板，在导板引导下完成种植手术。术后即刻通过ICam4D口外扫描及口内扫描获取种植体三维位置信息及黏膜信息；采用CBCT配准技术精准转移患者术前戴诊断模板的颌位关系，参考预成修复体人工牙形态，设计制作种植体支持式临时修复体。PMMA材料数控切削制作，24小时内为患者戴入临时修复体。3个月后进行永久修复，通过Zebris下颌运动轨迹描记系统记录下颌运动数据，设计永久修复体。数控切削制作纯钛支架及氧化锆人工牙列，完成永久修复体制作。戴入永久修复体，完成最终修复。**结果：**通过三维扫描结合CBCT配准技术实现了全程数字化的无牙颌即刻种植修复治疗，精准地将诊断模板确定的颌位关系复制到临时修复体及永久修复体中，为患者提供了舒适、精准、可预期的种植修复治疗。

关键词：牙列缺失；颌位；CBCT；配准；三维扫描

一、材料与方法

1. 病例简介 57岁女性患者。主诉：要求下颌种植固定修复。4年前于我院行上颌种植体支持式固定修复，下颌总义齿修复6个月，要求下颌种植固定修复。口内检查：上下颌牙列缺失；上颌为种植体支持式氧化锆支架全瓷固定修复；下颌牙槽嵴吸收明显（图1，图2）。下颌总义齿固位及功能良好，人工牙列完整，垂直距离适中（图3）。CBCT示：下颌骨骨密度良好，可用骨高度及宽度充足（图4）。

2. 诊断 上下颌牙列缺失。

3. 治疗计划

（1）种植外科方案：数字化种植外科导板全程引导下的精准种植外科；种植位点为32、34、36、42、44、46；植入Straumann SLActive Bone Level种植体。

（2）修复方案：螺丝固位的跨牙弓一体式固定修复体；纯钛切削支架+氧化锆人工牙列+牙龈饰瓷。

4. 治疗过程

（1）数字化信息采集：将患者旧义齿作为诊断模板，在诊断模板上添加放射线阻射标记点，制作放射线模板（图5），嘱患者戴放射线模板拍摄CBCT（图6）。利用诊断模板翻制下颌模型，通过模型扫描仪获取预成修复体及黏膜信息（图7，图8）。

（2）数字化外科方案设计：将CBCT、预成修复体及黏膜数据输入至Dental Wings口腔种植辅助规划设计软件中，制订种植外科手术方案。计划在32、34、36、42、44、46位点植入Straumann SLActive Bone Level种植体，其中32、42位点植入3.3mm×12mm，34、44位点植入4.1mm×12mm，36、46位点植入4.8mm×12mm（图9）。生成黏膜支持式全程种植外科导板，3D打印制作（图10）。

（3）种植外科实施：在粉记录辅助下就位导板，固位钉固定（图11）。导板引导下完成种植窝预备及种植体植入（图12～图14）。所有位点种植体植入扭矩＞35N·cm。术后CBCT示种植体位置理想（图15）。

（4）数字化即刻修复：本病例提出三维扫描结合CBCT配准技术的数字化无牙颌即刻种植修复解决方案。基于此方案，术后即刻通过ICam4D口外扫描仪获取种植体三维位置信息（图16，图17）；通过口内扫描制取上下颌数字化印模（图18～图20）。整合颌位关系信息、种植体三维位置信息及黏膜信息，通过CBCT配准，生成含有上述3种信息的完整数字化模型（图21）。参考预成修复体人工牙形态，设计制作种植体支持式临时修复体。PMMA材料数控切削制作，24小时内为患者戴入临时修复体，临时修复体被动就位及咬合关系良好（图22～图24）。

（5）数字化永久修复：3个月后，开始永久修复。通过Zebris下颌运

作者单位：首都医科大学附属北京口腔医院

通讯作者：耿威；Email: gengwei717@163.com

动轨迹描记记录下颌运动数据，下颌运动曲线平滑流畅，重复性良好，双侧髁突运动方向及范围基本一致对称，并输出殆架数据（图25，图26）。通过口内扫描及模型扫描再次获取上下颌牙列及咬合关系信息，在虚拟殆架上设计制作永久修复体。回切设计纯钛支架，数控切削制作，在患者口内试戴，支架被动就位良好（图27，图28）。设计制作氧化锆人工牙列，永久修复体制作完成（图29）。患者口内试戴永久修复体，完成最终修复（图30～图32）。T-Scan检查患者动态咬合，正中咬合均匀，双侧对称，前伸切牙引导，侧方尖牙引导（图33）。

二、结果

本病例通过三维扫描结合CBCT配准技术实现了全程数字化的无牙颌即刻种植修复治疗，精准地将诊断模板确定的颌位关系复制到临时修复体及永久修复体中，为患者提供了舒适、精准、可预期的种植修复治疗。

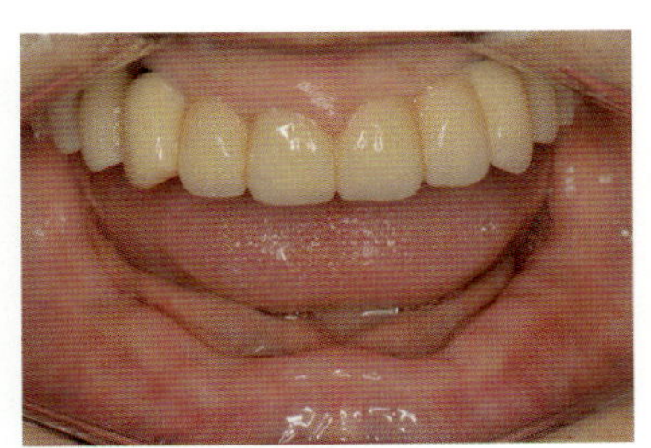
图1　口内下颌正面像

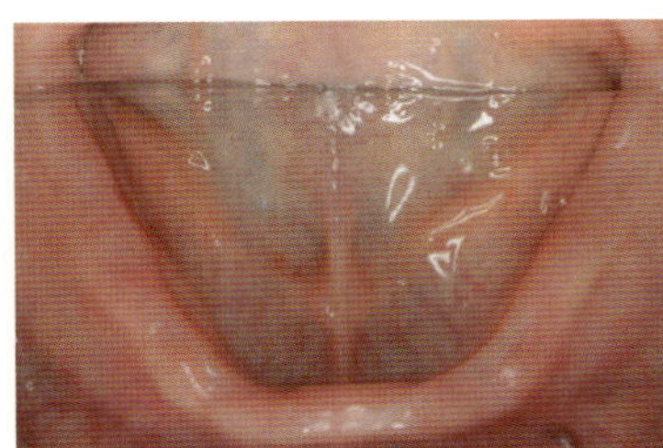
图2　口内下颌殆面像

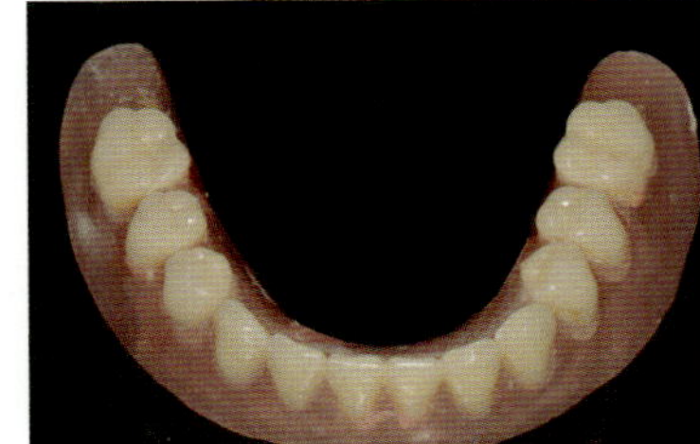
图3　下颌总义齿

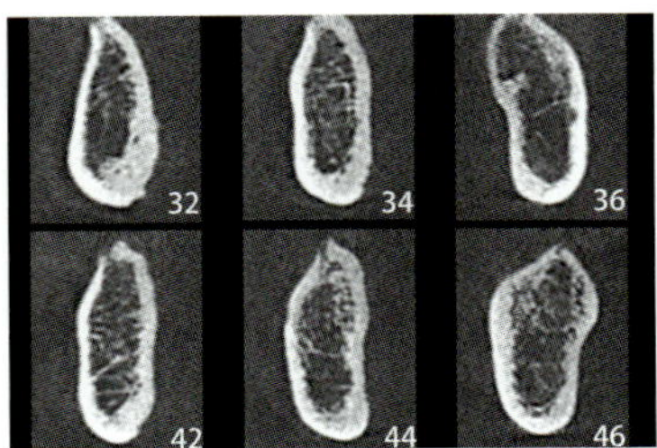

图4　拟行种植体植入位点的CBCT矢状面截图

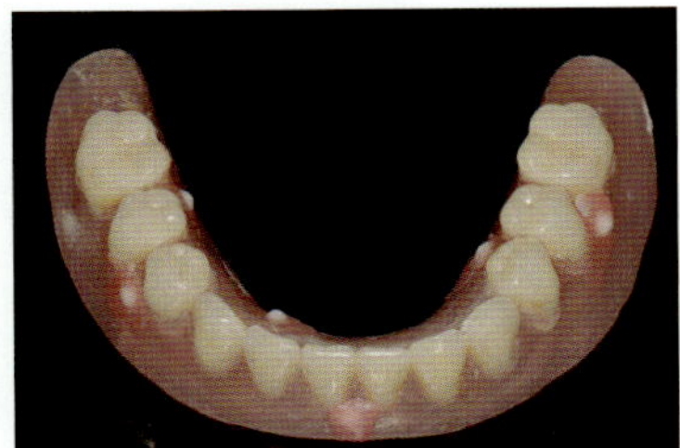
图5　放射线模板

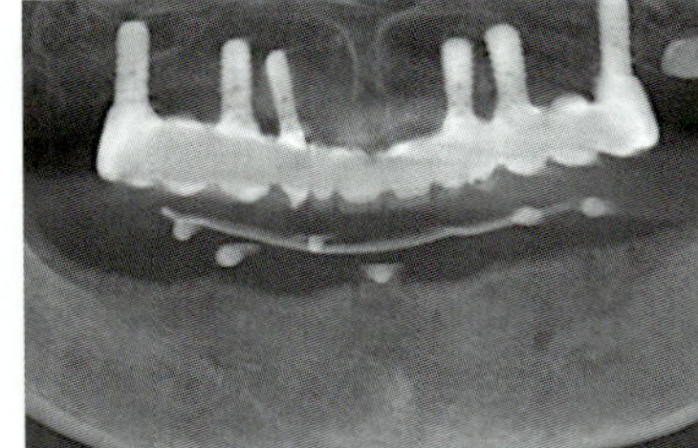
图6　戴放射线模板拍摄CBCT

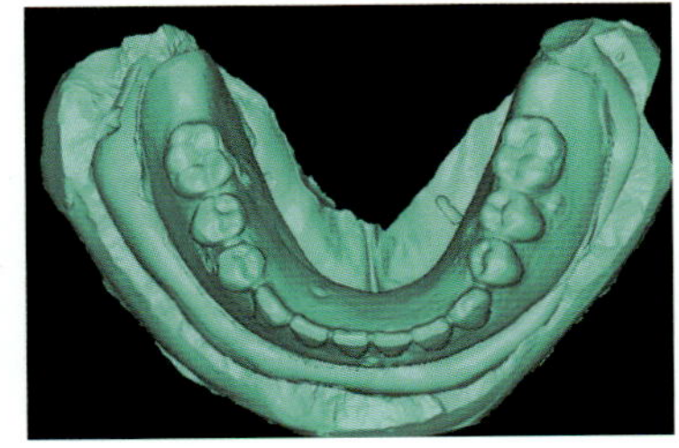
图7　模型扫描仪获取预成修复体数字化信息

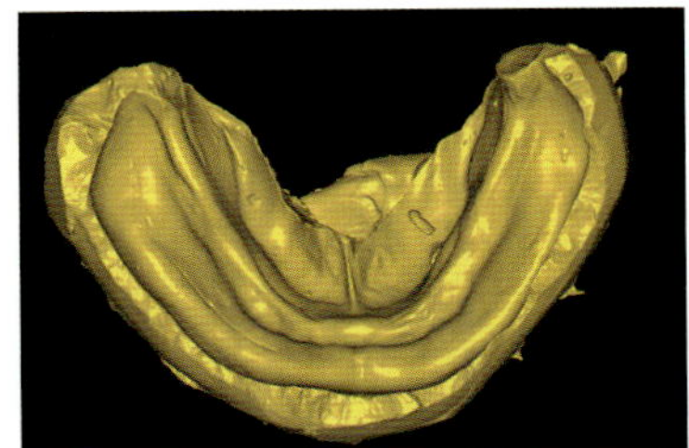
图8　模型扫描仪获取黏膜数字化信息

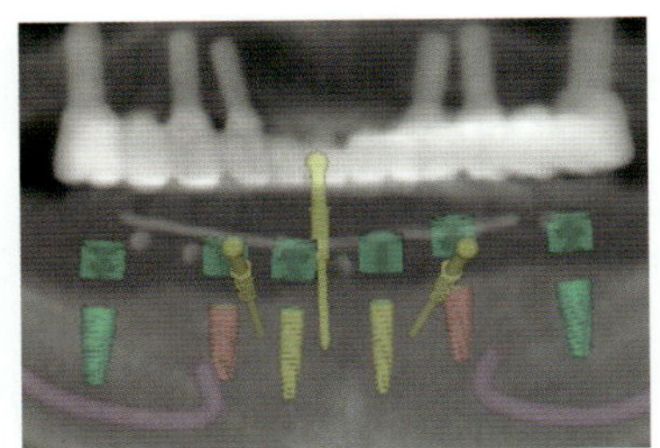
图9　术前计算机虚拟植入种植体

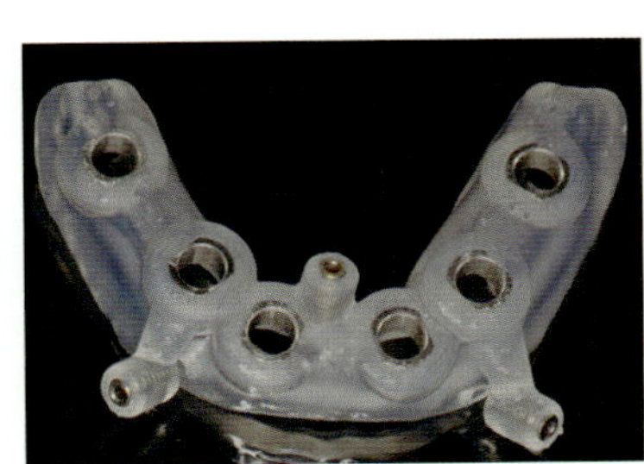
图10　黏膜支持式全程种植外科导板

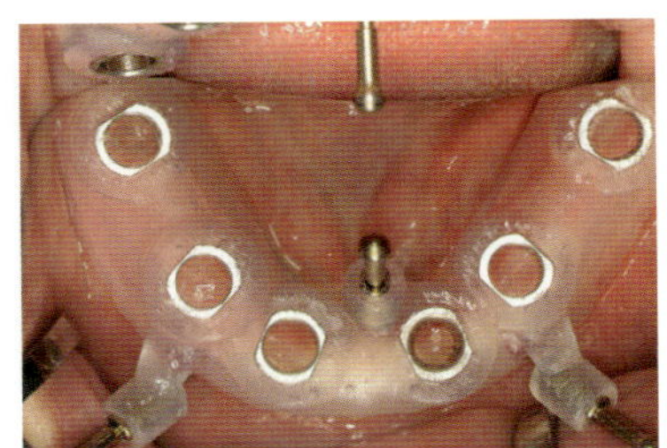
图11　导板就位殆面像

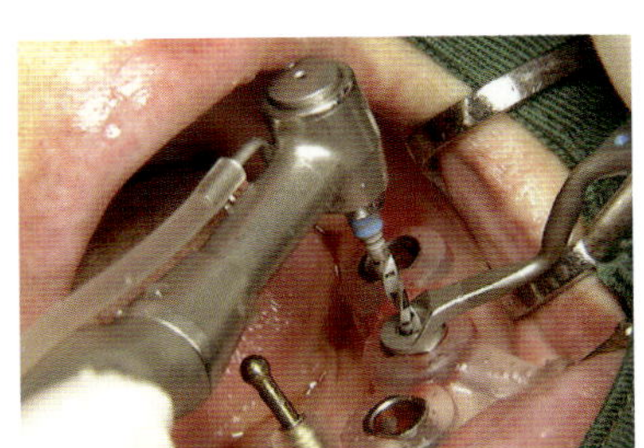
图12　导板引导下进行种植窝预备

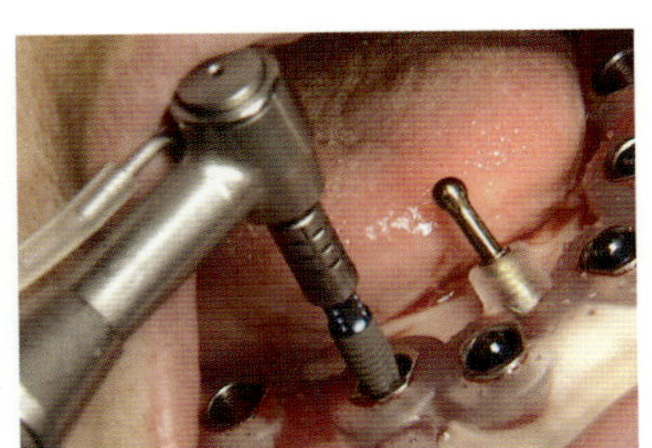
图13　导板引导下进行种植体植入

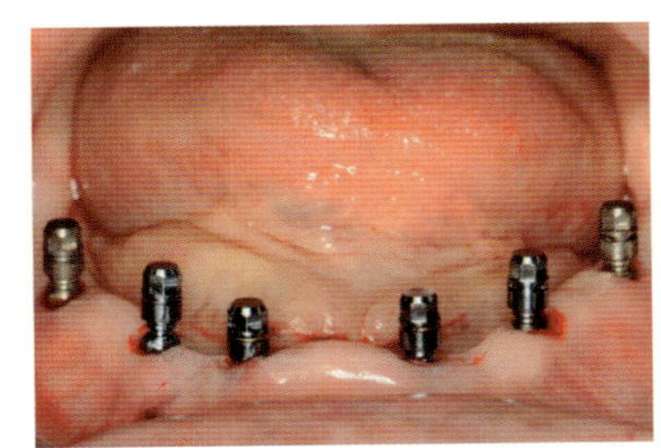
图14　种植手术完成

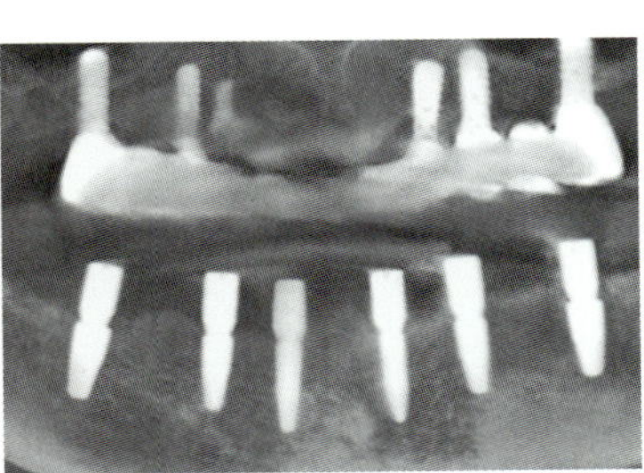
图15　术后CBCT

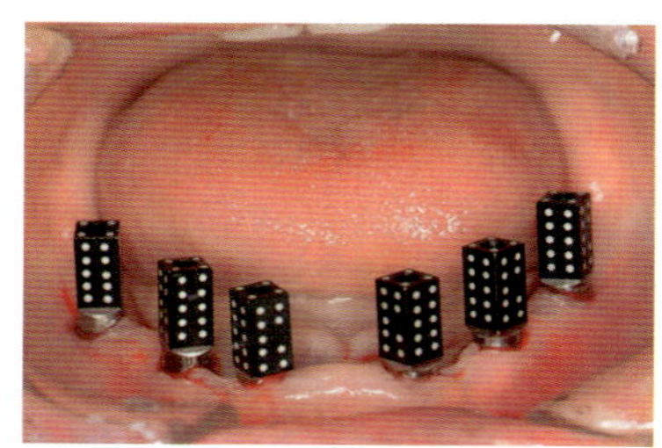
图16 术后即刻通过ICam4D进行口外扫描

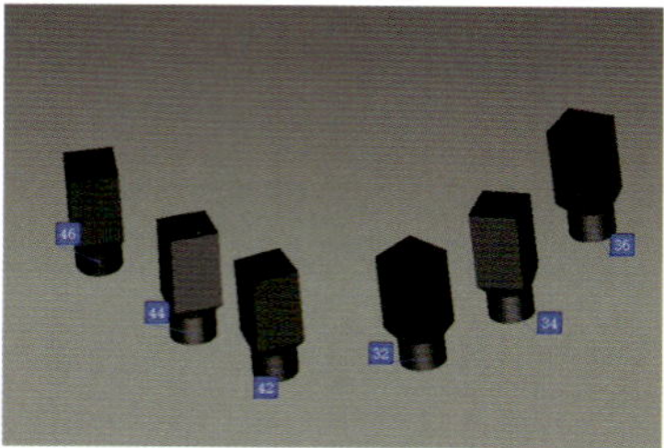
图17 ICam4D生成扫描体三维位置信息

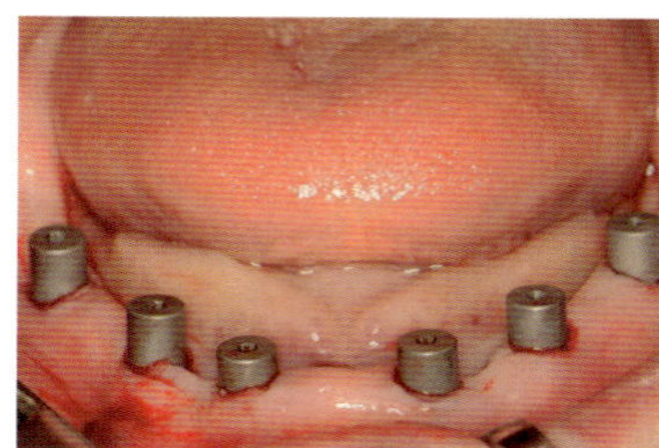
图18 术后即刻口内扫描

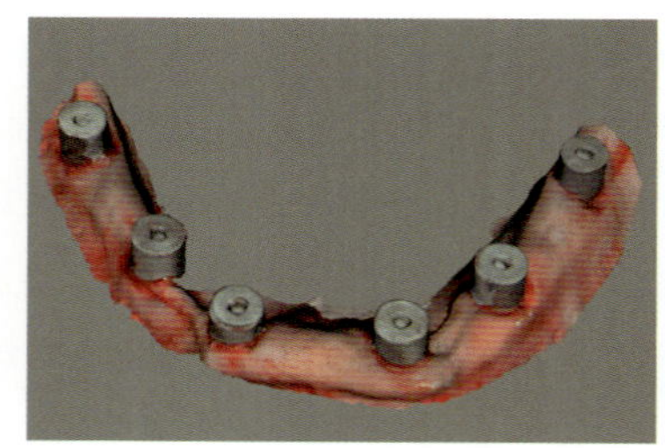
图19 下颌口内扫描数据

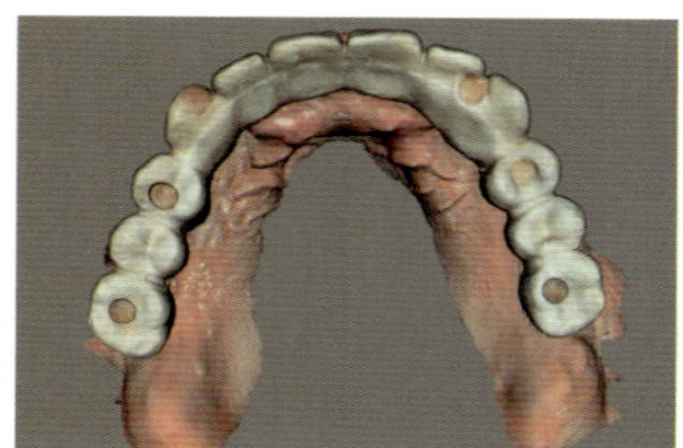
图20 上颌口内扫描数据

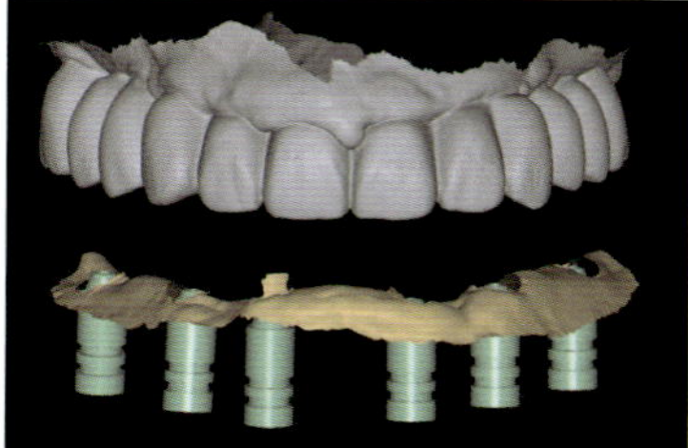
图21 含有颌位关系信息+种植体三维位置信息+黏膜信息的完整数字化模型

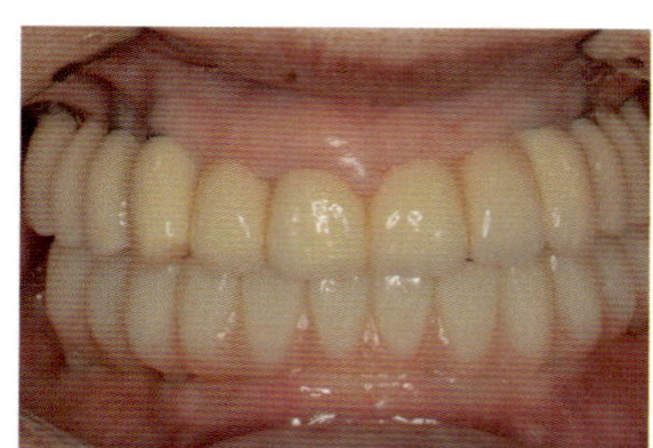
图22 临时修复体口内试戴正面像

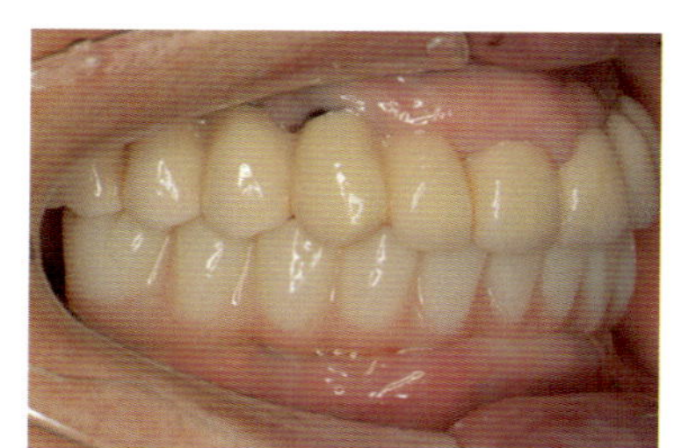
图23 临时修复体口内试戴右侧像

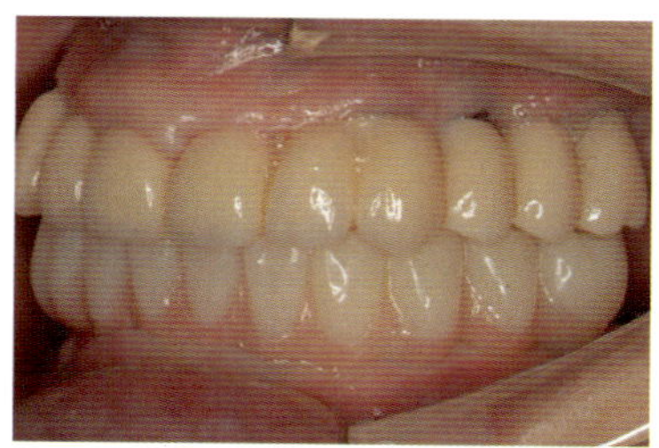
图24 临时修复体口内试戴左侧像

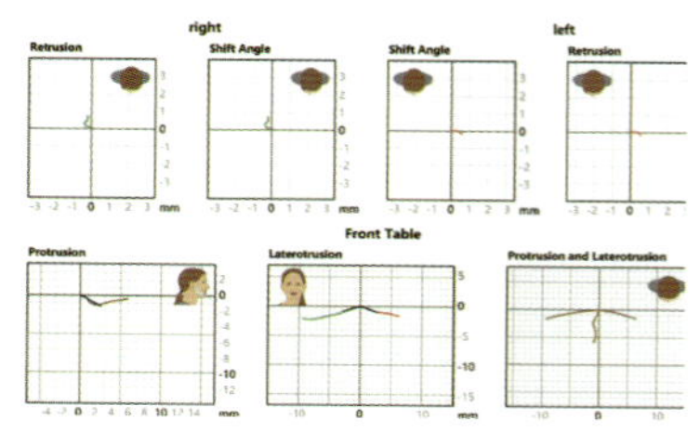

图25 下颌运动数据

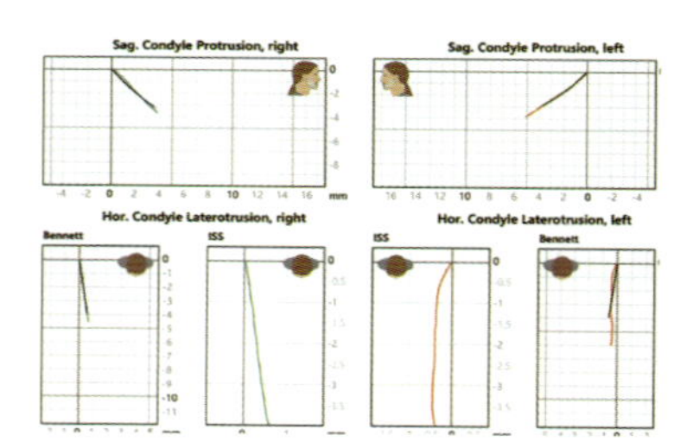

图26 髁突运动数据

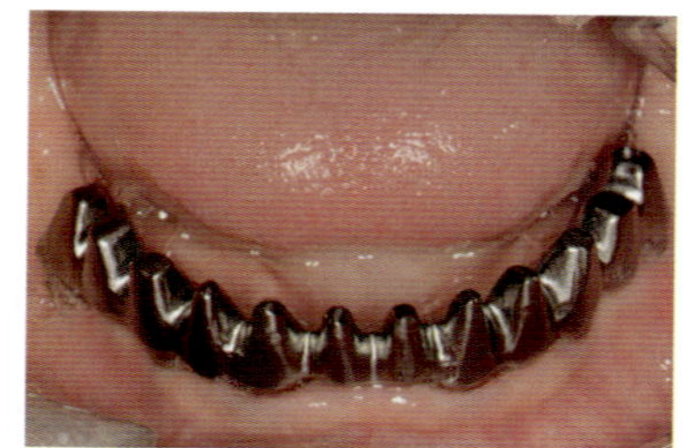
图27 口内试戴纯钛支架

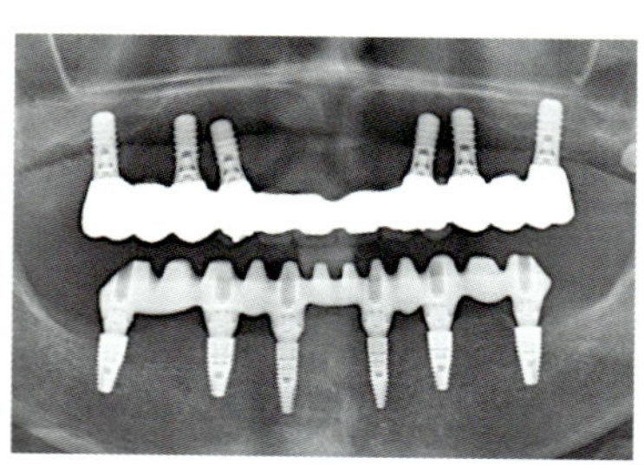
图28 影像学检查纯钛支架就位情况

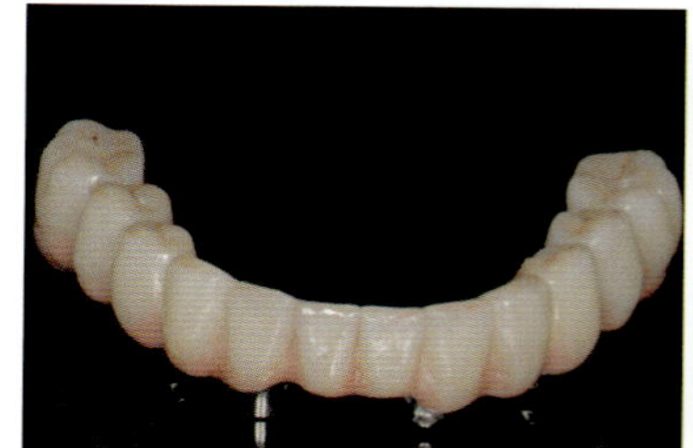
图29 永久修复体

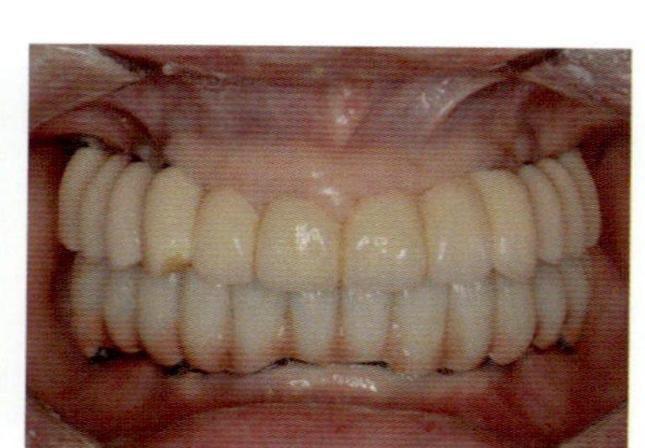
图30 永久修复体试戴正面像

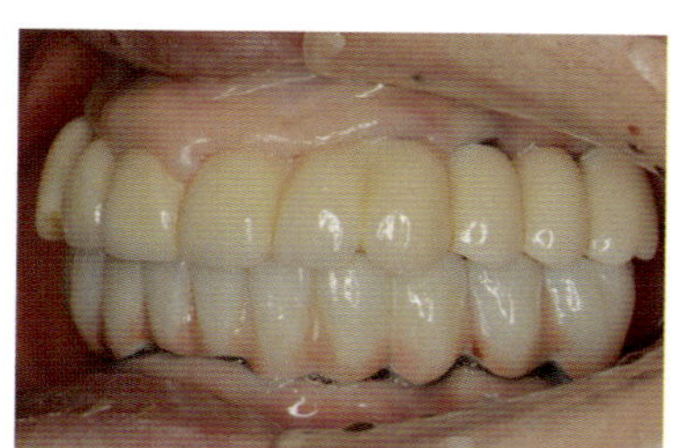
图31 永久修复体试戴左侧像

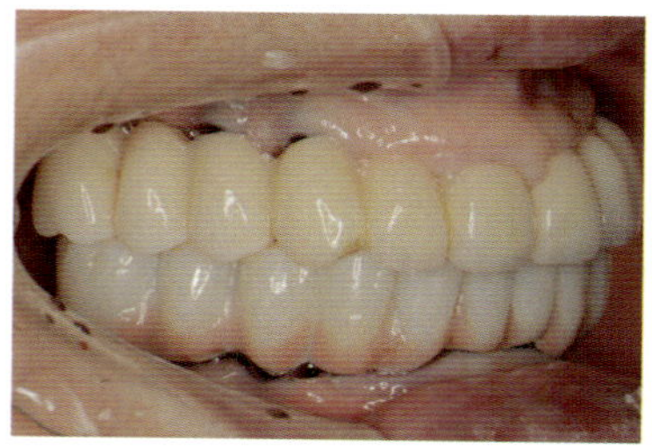
图32 永久修复体试戴右侧像

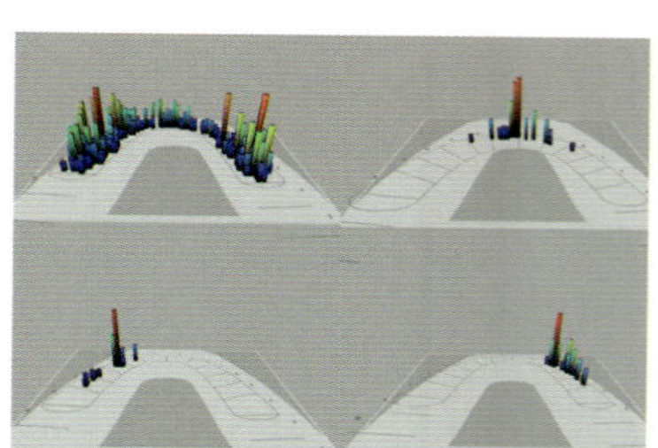
图33 T-Scan检查动态咬合

三、讨论

在进行即刻修复时，种植体的实际植入位点与计划通常具有一定的偏差，预成修复体不能够获得一次性就位，通常使用Pick-up技术或技工室重新制作临时修复体的方法实现即刻修复。目前难以实现快速、精准的全程数字化的种植修复治疗的主要问题在于两点，其一，如何应用数字化技术制取精准的无牙颌种植修复印模；其二，如何应用数字化技术复制诊断模板的颌位关系。

为了解决上述问题，本病例提出三维扫描结合CBCT配准技术的数字化即刻种植修复解决方案。在本病例中，应用基于摄影测量技术的ICam4D口外扫描仪及口内扫描仪，精准制取种植修复印模。在本课题组的前期研究中，模型研究提示，摄影测量技术（ICam4D）的精度优于传统印模技术及口内扫描技术；临床研究提示，摄影测量技术（ICam4D）的精度优于口内扫描技术，且其精度不受种植体数量及上下颌位置的影响。综上所述，应用ICam4D获取种植体的三维位置信息的精度可靠。此外，本病例提出通过CBCT配准技术复制患者术前诊断模板确定的颌位关系。为了验证颌位关系复制精度，将戴临时修复体拍摄的CBCT数据与患者戴放射线模板拍摄的CBCT数据进行配准比较，提示两次CBCT数据的下颌位置基本一致，证明通过CBCT配准技术复制颌位关系的精度可靠。

本病例提出三维扫描结合CBCT配准技术的数字化解决方案，实现了全流程的数字化种植修复治疗，为患者提供了舒适、精准、可预期的种植修复治疗。

计算机辅助导板引导上颌牙列即刻种植即刻修复3.5年随访病例1例

于惠　柳忠豪

摘要

目的： 56岁男性患者，上颌多颗牙齿因根尖周炎和牙周炎拔除数个月至数年不等，曾行可摘局部义齿修复，余留牙松动加剧，来诊要求种植修复。患者咀嚼肌发达，高位笑线，面部丰满度良好，Ⅰ类水平位置关系，上颌余留牙Ⅱ～Ⅲ度松动。CBCT示：上颌余留牙骨吸收至根尖1/3处。右侧磨牙区域可用骨高度5～6mm，左侧磨牙区域可用骨高度约3mm。其他牙位可用骨高度、宽度尚可。利用计算机辅助种植手术设计软件规划种植体的三维位置、3D打印计算机模板外科手术导板；术中拔除上颌余留牙，导板引导下精准植入Nobel种植体6颗，部分位点进行同期骨增量治疗，初始稳定性良好，完成种植体支持式即刻修复。术后CBCT显示种植体植入方向位置理想。6个月后，种植体-骨结合良好后，完成纯钛支架烤塑一体式固定修复。修复后3.5年随访观察，关节区无任何不适、咬合稳定、牙龈健康、骨水平稳定，患者对美观和功能满意。

关键词： 导板；即刻种植；即刻修复；计算机模板外科手术；骨增量

一、材料与方法

1. 病例简介　56岁男患者。主诉：多颗牙松动。现病史：上颌多颗牙齿因根尖周炎和牙周炎拔除数个月至数年时间，曾行可摘局部义齿修复，余留牙Ⅱ～Ⅲ度松动。既往史：患者平素体健，无过敏史和重大手术病史，无吸烟、酗酒等不良生活习惯。口内检查：11、15-17、21、25-27缺失，缺牙区牙槽骨不同程度吸收，牙龈未见明显色泽、形态、质地等异常表现（图5）。上颌余留牙Ⅱ～Ⅲ度松动；上颌为方形牙弓（图5）；下颌为天然牙有重度磨耗（图6）。Ⅰ类殆关系（图7）；殆间距离12～13mm（图8）。全口牙齿卫生状况良好，牙龈退缩明显。口外检查：卵圆面型，咀嚼肌较发达（图1），高位笑线（图2），上唇长度适中（图3），面部丰满度尚可（图4）。颞下颌关节及开口度、开口型未见明显异常。无夜磨牙及单侧咀嚼习惯。CBCT示：上颌余留牙骨吸收至根尖1/3处。右侧磨牙区域可用骨高度5～6mm，左侧磨牙区域可用骨高度约3mm。其他牙位可用骨高度、宽度尚可（图9～图11）。

2. 诊断　上颌牙列缺损；12-14、22-24慢性牙周炎；下颌牙列重度磨耗。

3. 治疗计划

方案一：尝试保留13、23，种植修复其他缺失牙齿；下颌牙列部分修复。方案二：拔除上颌所有余留牙，13、15、23、25植入4颗轴向种植体，进行种植体固位式全颌覆盖义齿修复；下颌牙列部分修复。方案三：拔除上颌所有余留牙，11、13、16、21、23、25植入6颗种植体，进行全牙弓一体式固定修复（13、23位点进行即刻种植，16种植体植入同时进行经牙槽嵴顶的上颌窦底提升手术，25为倾斜植入种植体）；下颌牙列部分修复。

4. 治疗过程

（1）手术过程：微创拔除上颌余留牙（12-14、22-24），确认手术导板就位顺利，固位、稳定良好后，使用专用导板工具制备种植窝。16位点逐级行经牙槽嵴顶的上颌窦底提升术，植入1颗轴向Nobel种植体；25位点进行微创种植，避免经侧壁开窗的上颌窦底提升术，植入1颗倾斜Nobel种植体；前牙区和前磨牙区域植入4颗轴向Nobel种植体；所有植入扭矩均≥35N·cm，ISQ值均＞65。术中进行骨修整。骨缺损处进行同期骨增量治疗，去皮质化，植入Bio-Oss骨粉，表面覆盖Bio-Gide可吸收胶原膜。安放复合基台及复合基台保护帽，创口缝合。术后放射线检查：种植体植入方向和位置理想（图12～图17）。

（2）术后即刻修复：进行基台水平聚醚开窗印模制取，进行种植体支持式即刻一体式固定修复（图18～图20）。

（3）永久修复：8个月后，种植体与周围骨结合良好，进行基台水平聚醚开窗印模制取，面弓转移，制作诊断树脂冠，口内试戴，确认咬合、发音、面部外形等，患者满意后，制作纯钛支架烤塑冠，进行全牙弓一体式固定修复（图21～图28），患者满意。

（4）复查：分别于修复后1年、2年、3.5年复查，修复体完整，关节区无任何不适，口内牙周状况良好，咬合稳定，种植体周骨水平稳定，患者

作者单位：滨州医学院附属烟台口腔医院
通讯作者：于惠；Email: yuhui1119@126.com

满意（图29～图49）。

（5）使用材料：Nobel种植体，Bio-Oss骨粉，Bio-Gide可吸收胶原膜。

二、结果

修复后3.5年随访观察，关节区无任何不适，种植体-骨结合良好，咬合稳定，牙龈健康，患者对美观和功能满意。其远期效果有待于进一步观察。

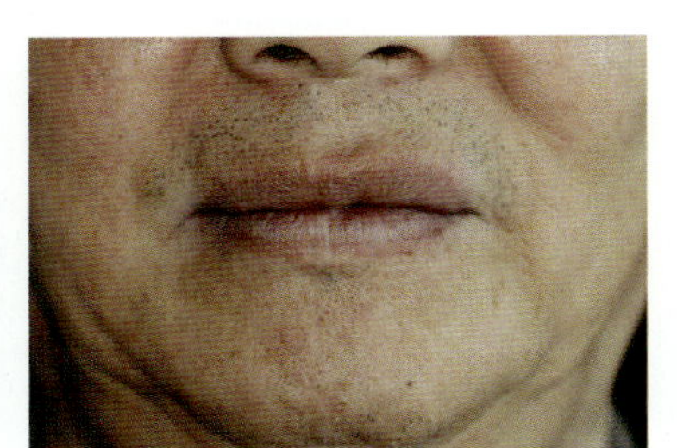
图1 卵圆面型，咀嚼肌较发达

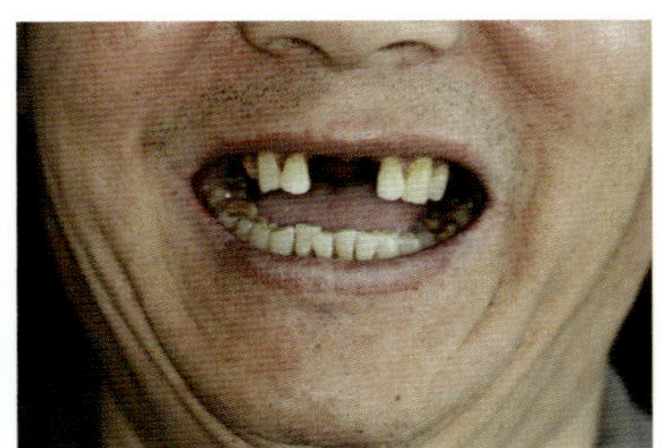
图2 高位笑线

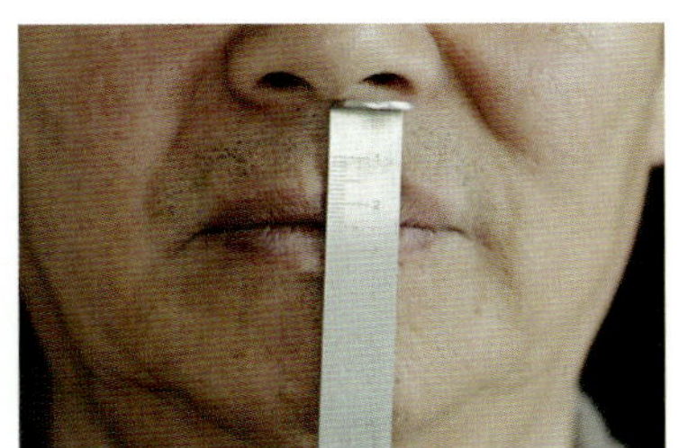
图3 上唇长度适中

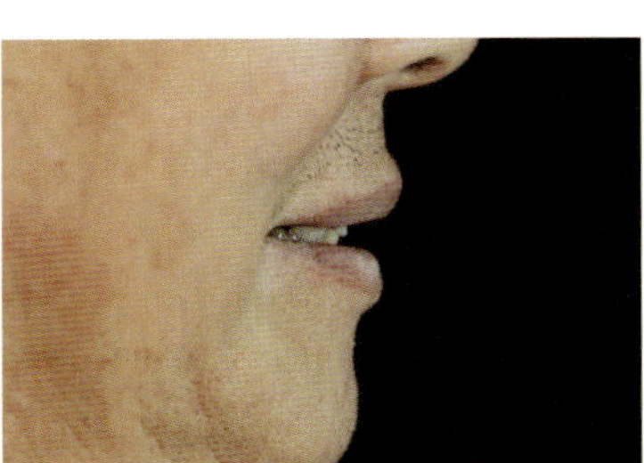
图4 面部丰满度尚可

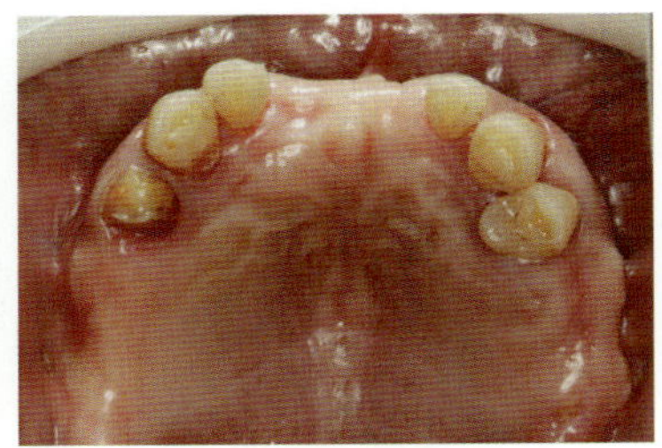
图5 上颌为方形牙弓

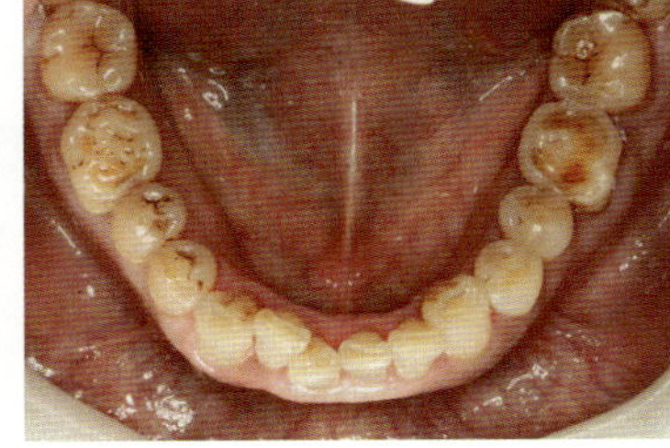
图6 下颌为天然牙有重度磨耗

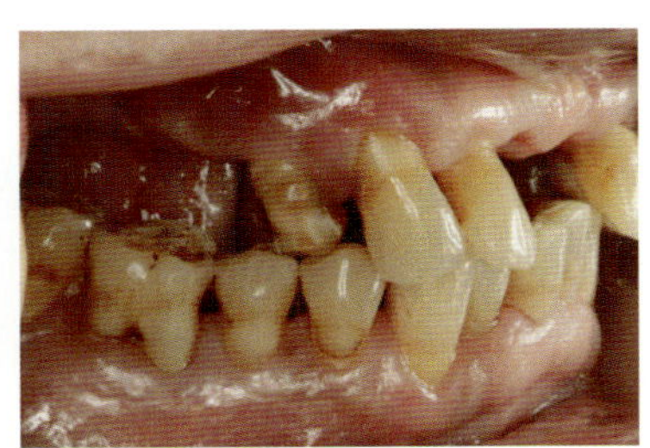
图7 I类殆关系

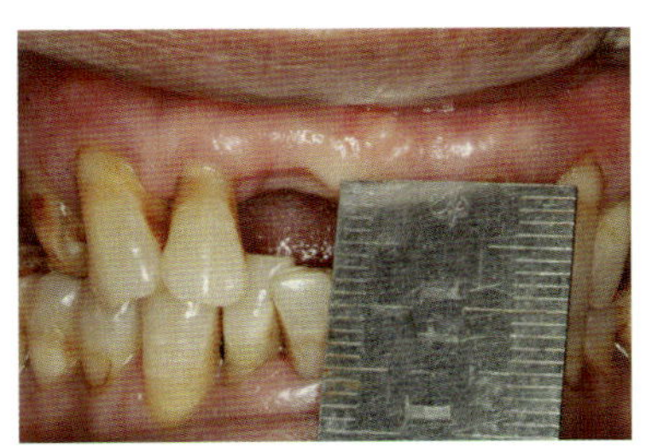
图8 殆间距离12～13mm

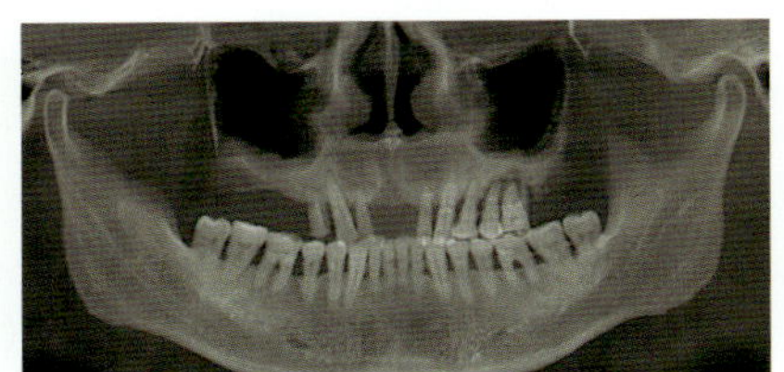
图9 术前CBCT1

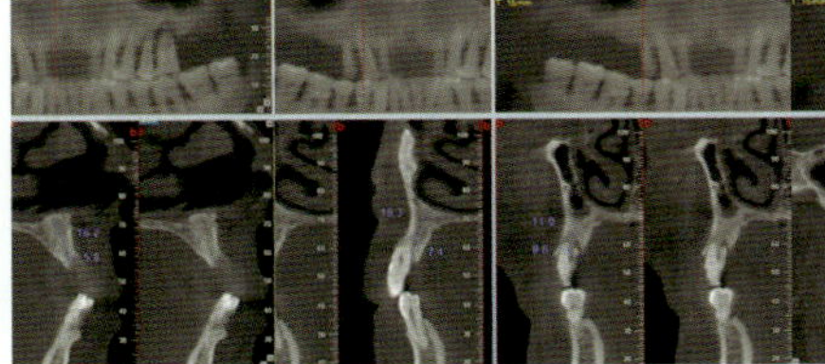
图10 术前CBCT2

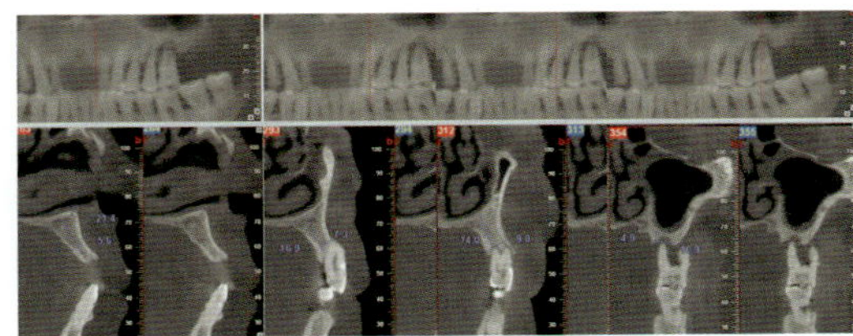
图11 术前CBCT3

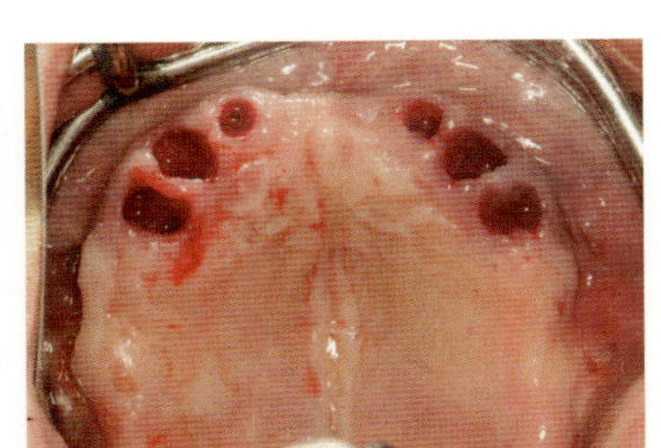
图12 术中微创拔除上颌余留牙

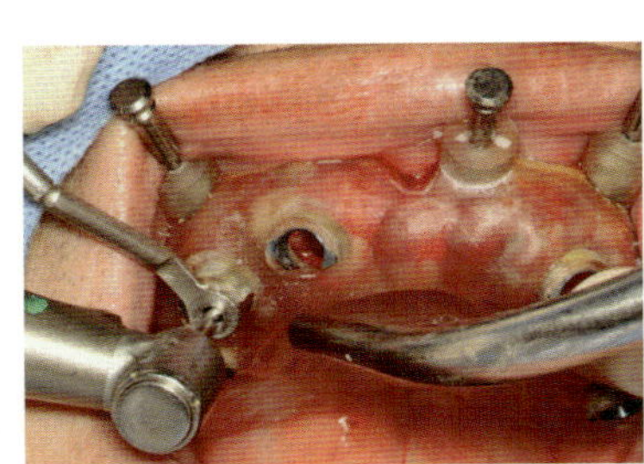
图13 导板引导下种植窝洞制备

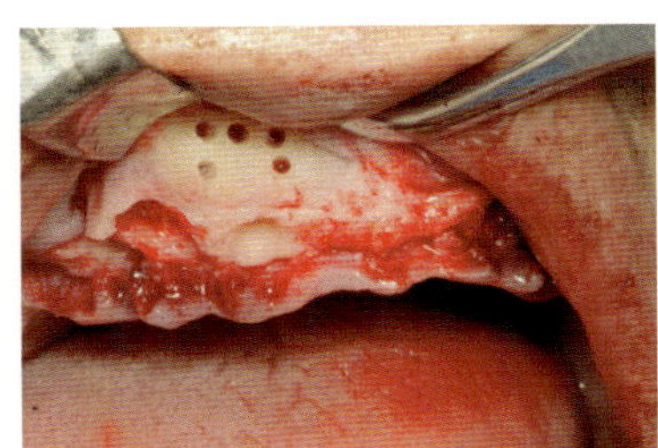
图14 术中同期GBR1

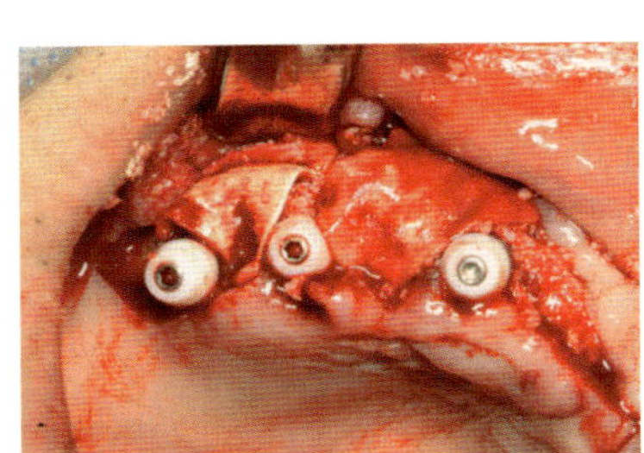
图15 术中同期GBR2

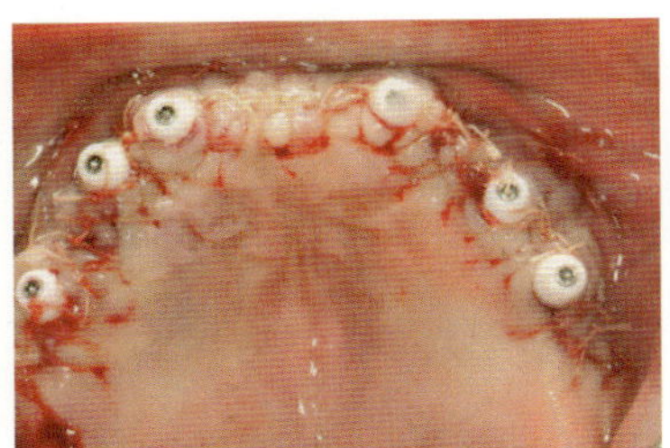
图16 术中安放复合基台及保护帽

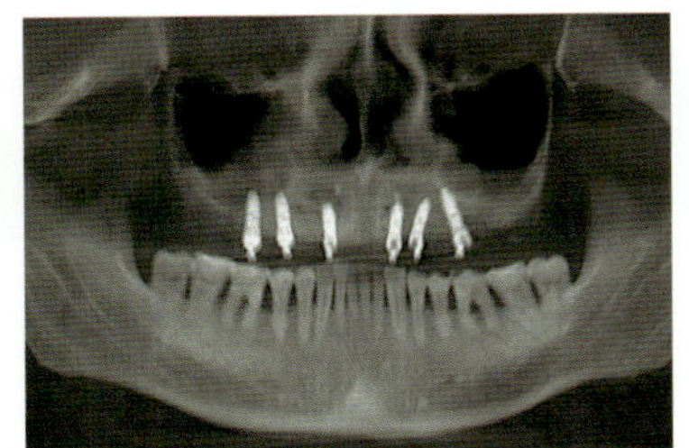
图17 术后CBCT

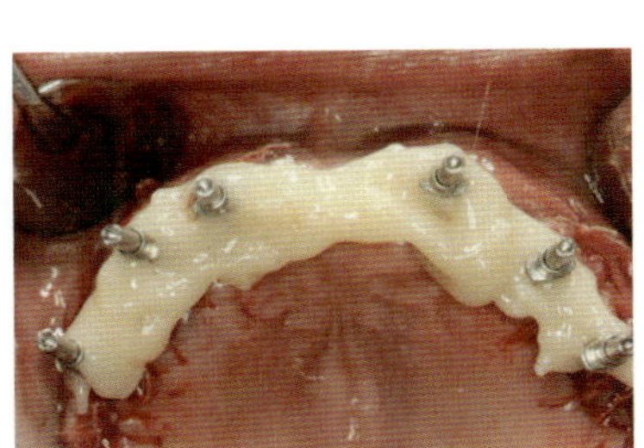
图18 术后即刻修复1

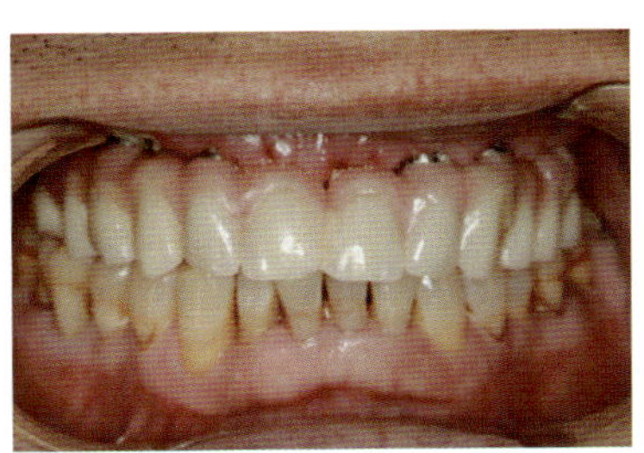
图19 术后即刻修复2

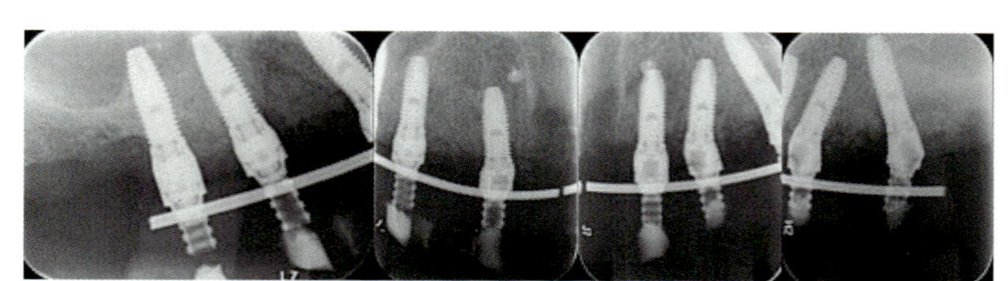

图20 术后即刻修复3

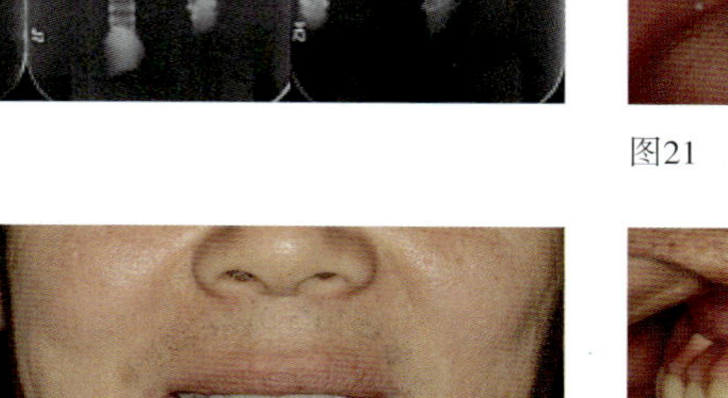

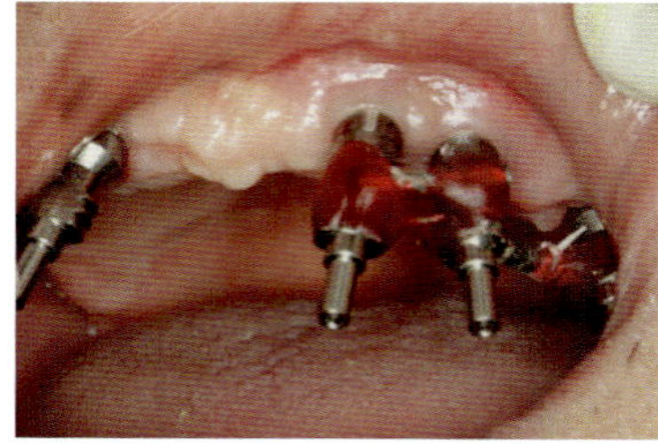

图21 刚性连接转移体

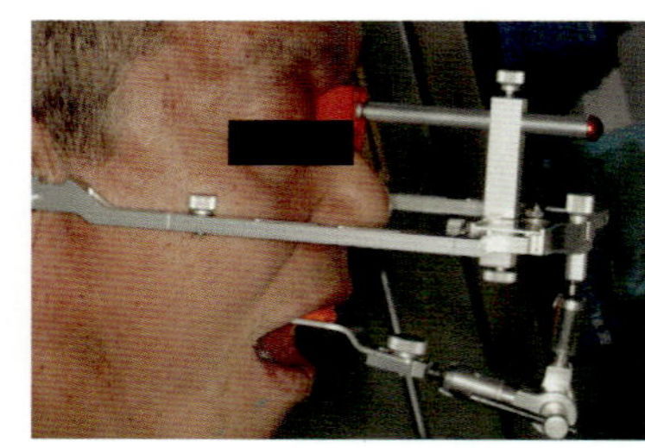

图22 面弓转移

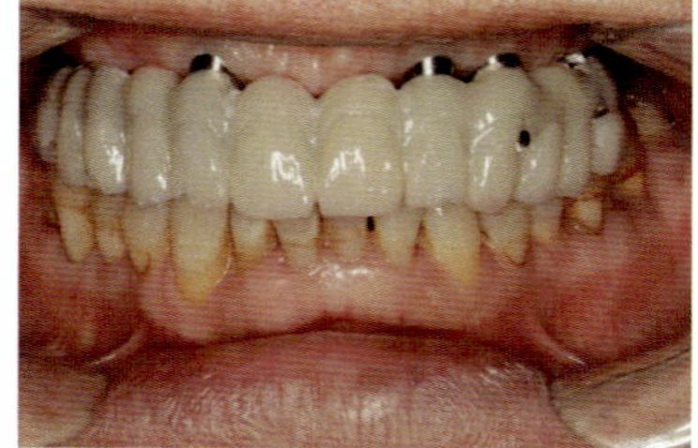

图23 试戴树脂牙

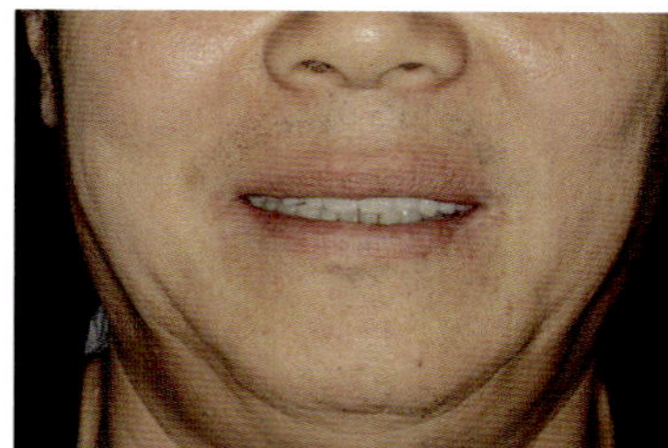

图24 验证咬合、外形、发音等

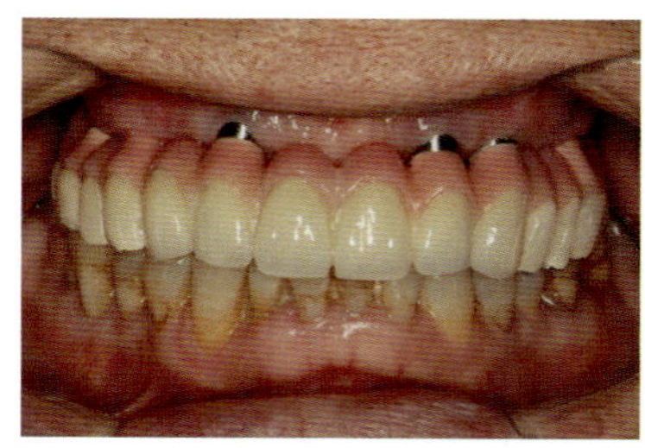

图25 纯钛支架烤塑冠永久修复1

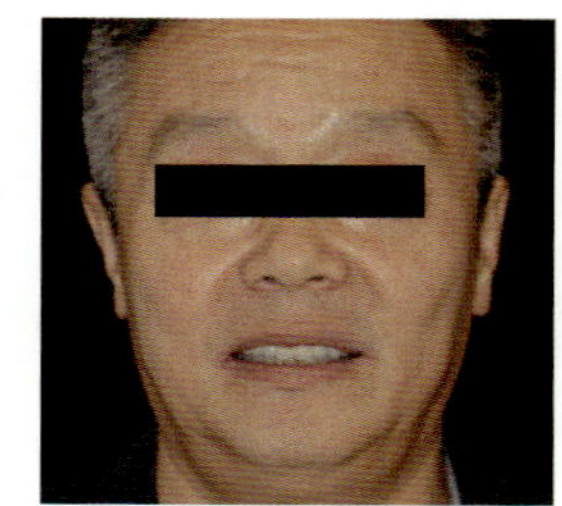

图26 纯钛支架烤塑冠永久修复2

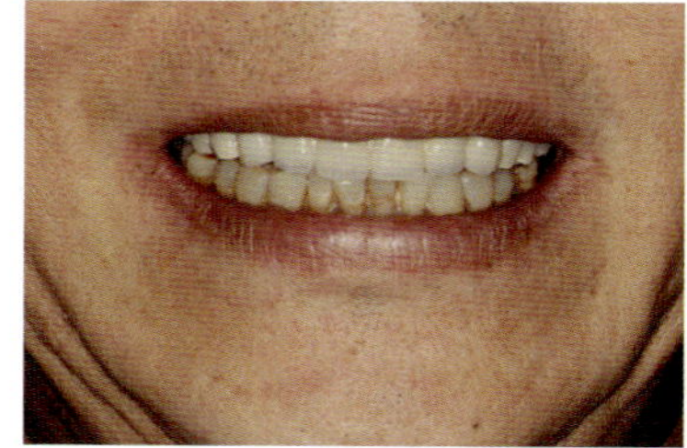

图27 纯钛支架烤塑冠永久修复3

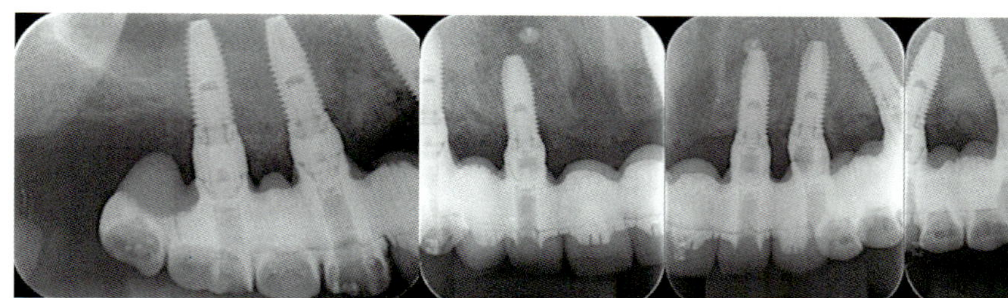

图28 冠边缘密合

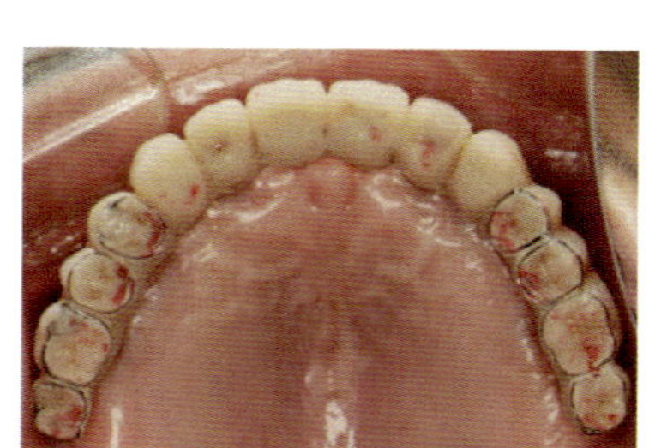

图29 1年后复查：正中咬合稳定1

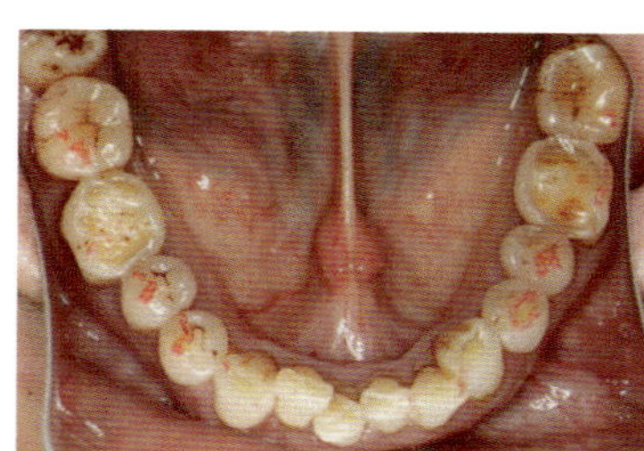

图30 1年后复查：正中咬合稳定2

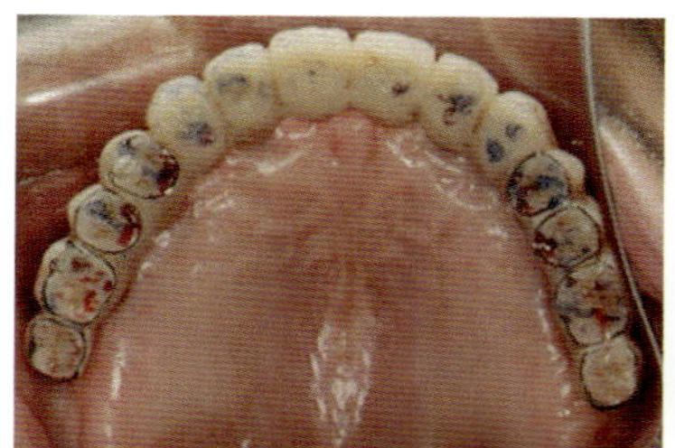

图31 1年后复查：侧方咬合无干扰1

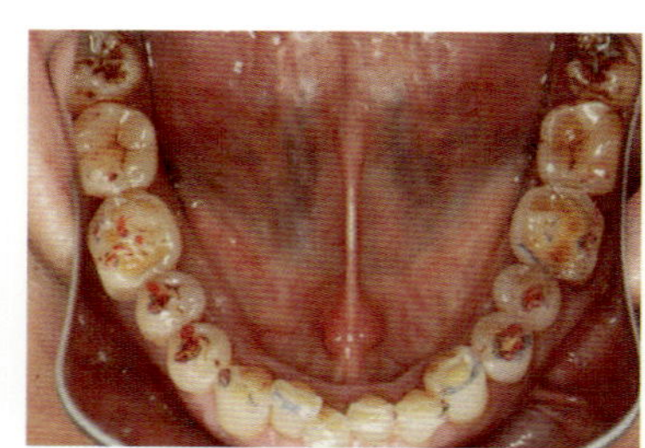

图32 1年后复查：侧方咬合无干扰2

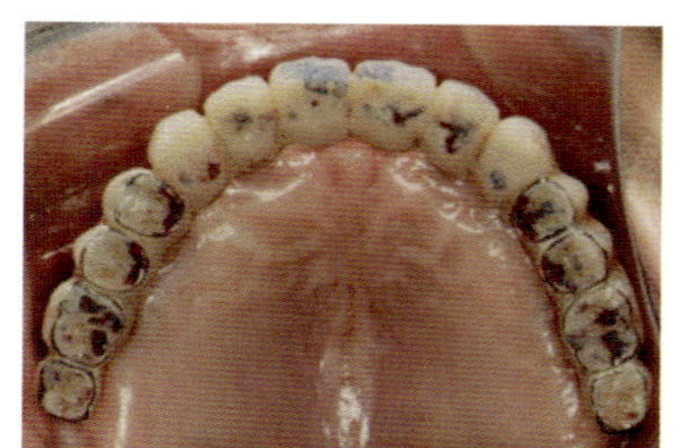

图33 1年后复查：前伸咬合无干扰1

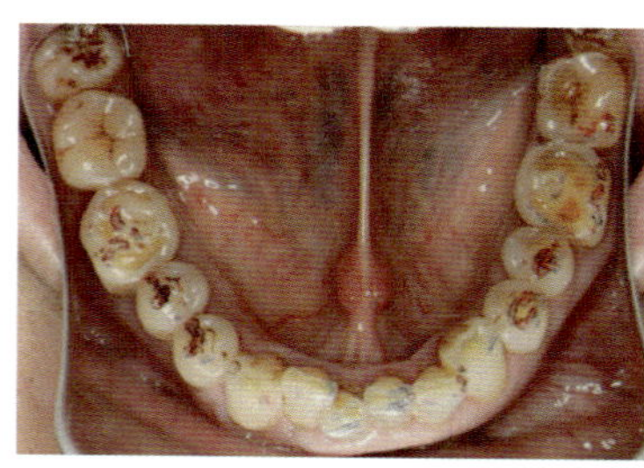

图34 1年后复查：前伸咬合无干扰2

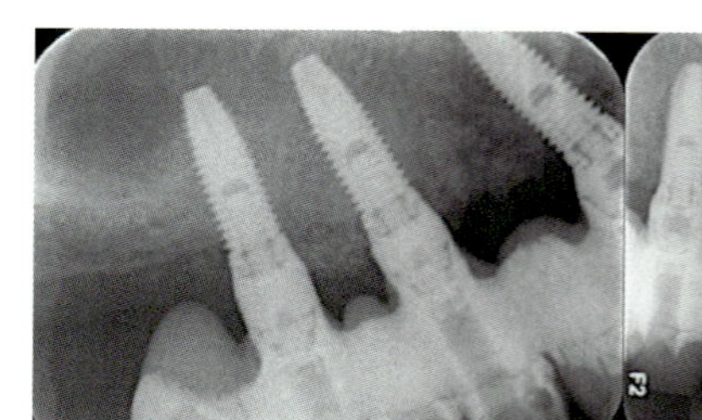

图35 1年后复查：骨水平稳定

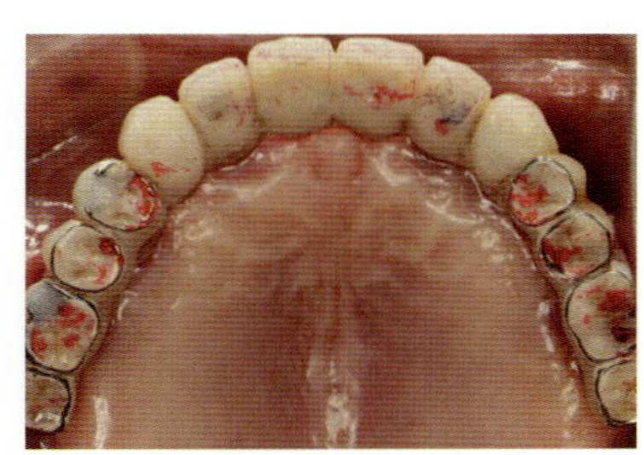
图36　2年后复查：正中咬合稳定1

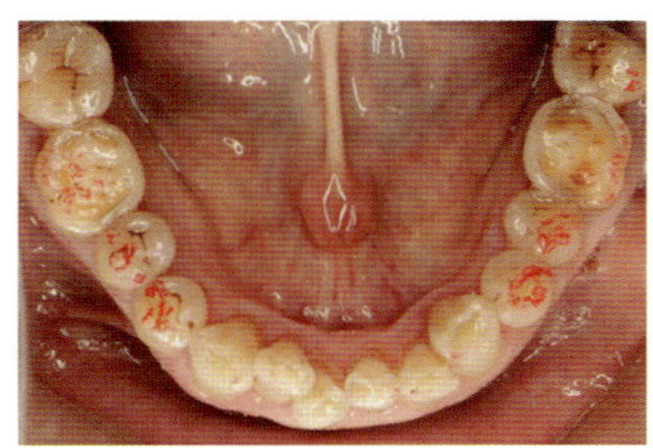
图37　2年后复查：正中咬合稳定2

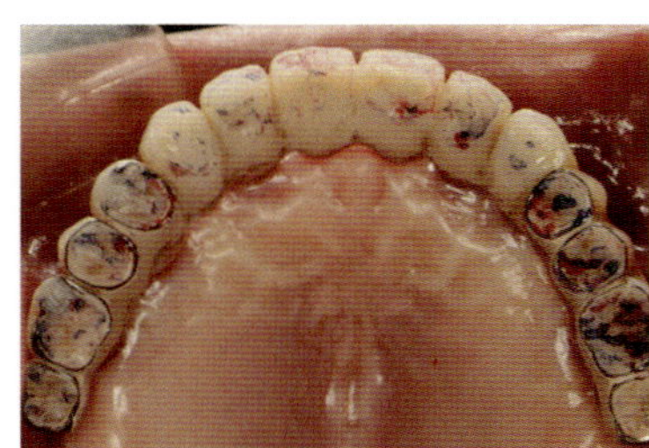
图38　2年后复查：侧方咬合无干扰1

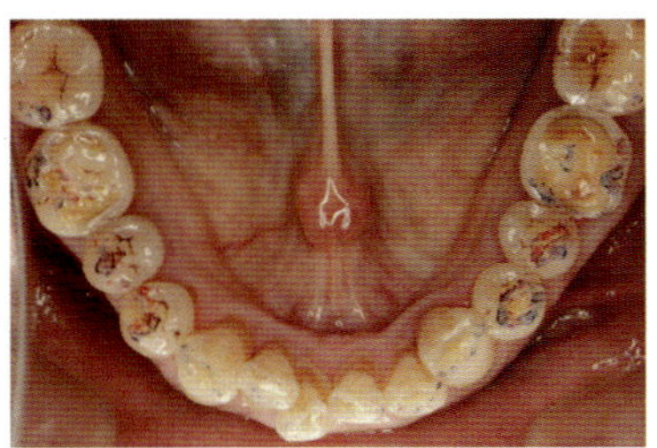
图39　2年后复查：侧方咬合无干扰2

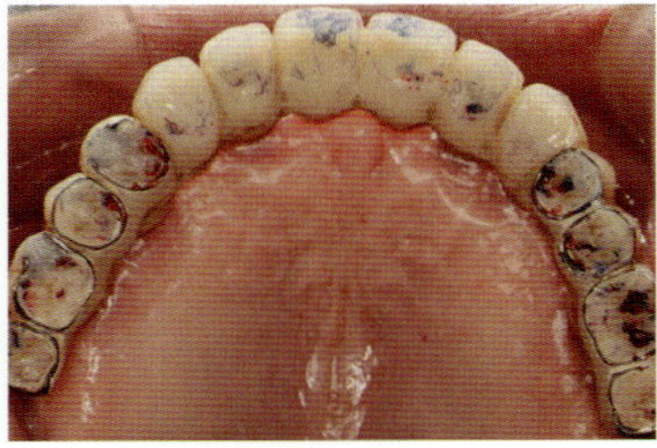
图40　2年后复查：前伸咬合无干扰1

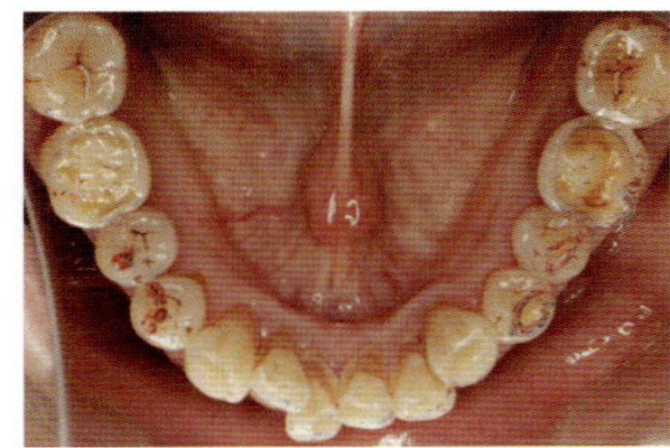
图41　2年后复查：前伸咬合无干扰2

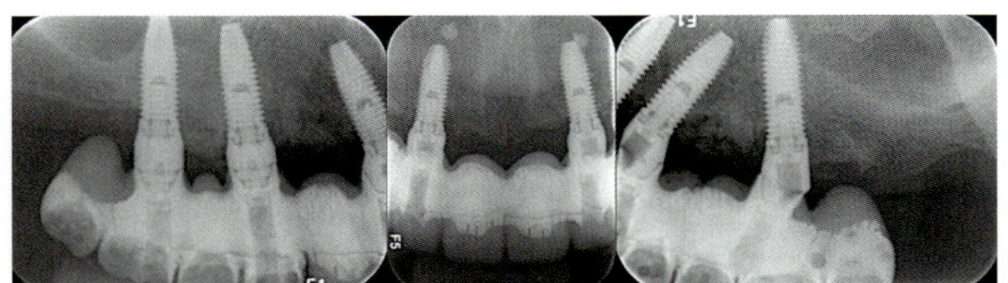
图42　2年后复查：骨水平稳定

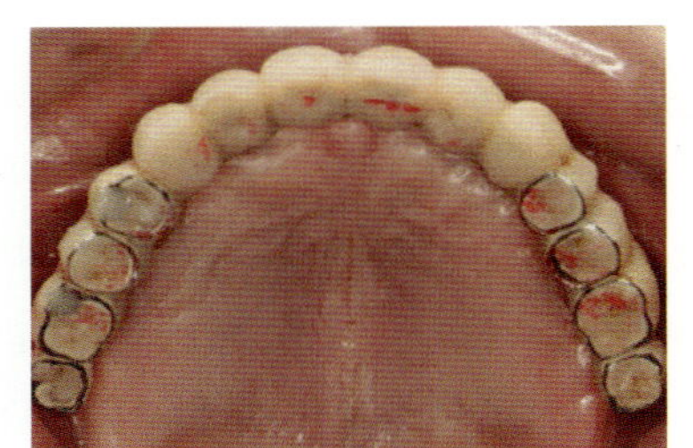
图43　3.5年后复查：正中咬合稳定1

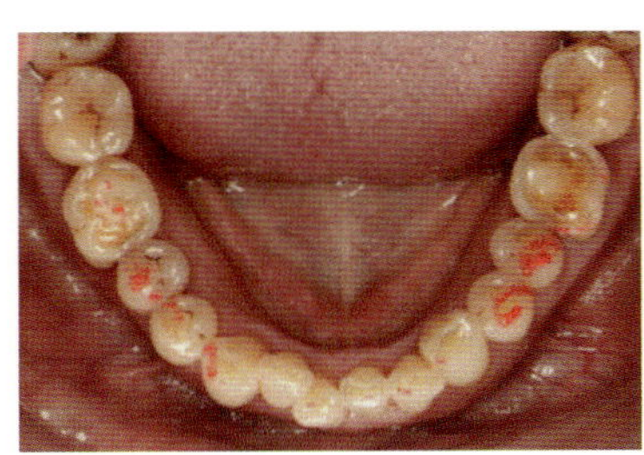
图44　3.5后年复查：正中咬合稳定2

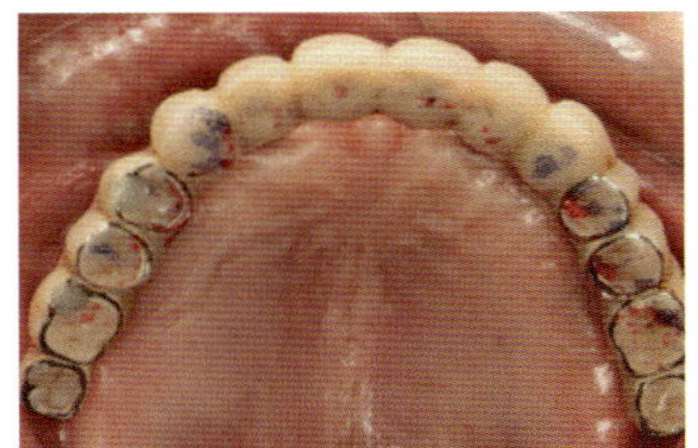
图45　3.5年后复查：侧方咬合无干扰1

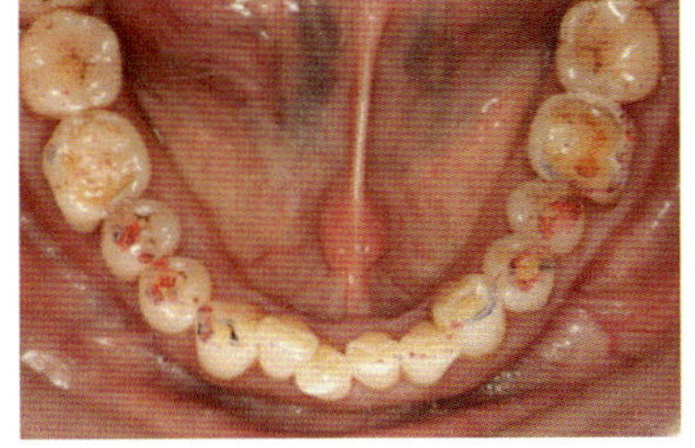
图46　3.5年后复查：侧方咬合无干扰2

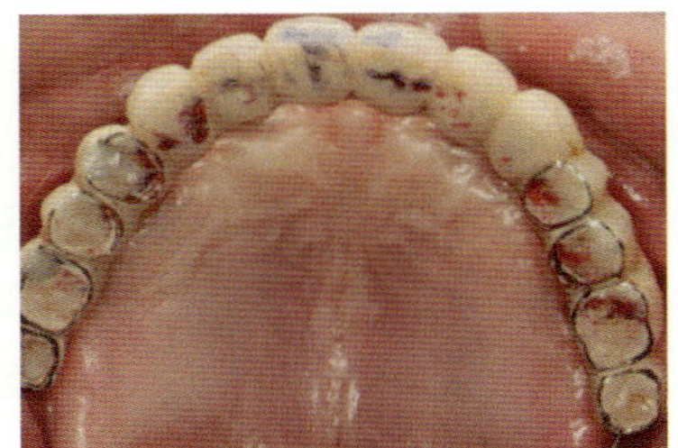
图47　3.5年后复查：前伸咬合无干扰

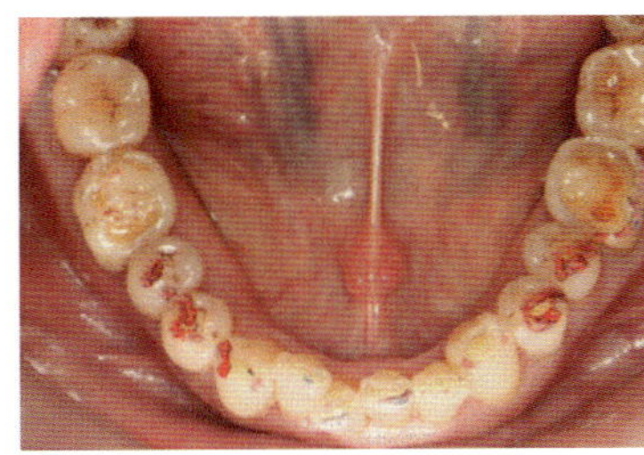
图48　3.5年后复查：前伸咬合无干扰

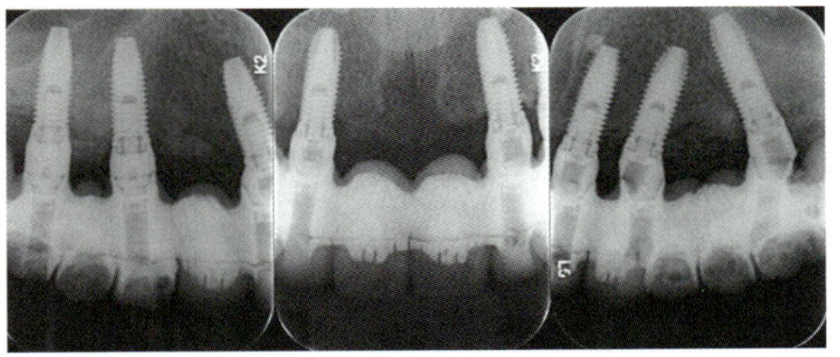
图49　3.5年后复查：骨水平稳定

三、讨论

1. 计算机辅助导板手术因其精准性、安全性、舒适性等优点，被越来越多的医生和患者所接受。为了提高导板手术的精度，建议使用高质量的CBCT设备、高质量的计算机辅助导板设计软件、专用的导板打印材料和设备、配套的计算机辅助导板工具盒等。

2. 为了减少手术的创伤和术中、术后并发症的发生，可以应用All-on-4理论，沿上颌窦前壁设计和植入倾斜种植体，从而避免侧壁开窗的上颌窦底提升术。本病例应用这项技术，将手术创伤最小化，减小患者的心理负担和经济负担。

3. 在严格筛选适应证的前提下，本病例进行即刻种植即刻修复，使骨组织和软组织的愈合同期完成，大大缩短愈合时间；尽快恢复了患者对社交和美观的需求。

4. 3.5年复查，关节适合性良好、咬合稳定、骨组织稳定、口腔卫生状况良好，这些都是保证种植修复长期成功率和存留率的必要条件。

数字化技术引导下的牙周炎患者全口种植咬合重建1例

米雪 苏镇亚 刘洋 莫安春

摘 要

目的：以修复方式为导向，采用数字化技术，对1例牙周炎患者进行全口种植咬合重建。**材料与方法**：在局部麻醉下，微创拔除余留牙，全程导板引导下植入上下颌12颗种植体，种植体初始稳定性良好，进行即刻修复。6个月后，取口内模型，制作最终修复体，戴牙。**结果**：第1副修复体出现了垂直距离过高、殆平面过陡、崩瓷的问题。重新进行咬合重建，降低修复体垂直距离与殆平面斜度，制作第2副修复体，获得了良好的修复效果，患者的美观和功能都得到了重建。

关键词：全口种植；咬合重建；数字化口腔种植

一、材料与方法

1. 病例简介 50岁男性患者。主诉：全口牙齿陆续缺失10年余。现病史：患者自10年前全口牙齿陆续缺失，就诊于我科要求种植。既往史：患者否认全身系统性疾病史，否认吸烟、饮酒史，否认过敏史。全身情况：精神状态良好，因职业因素不能接受无牙状态。口内检查：牙周条件差，余留牙松动，牙弓形态与颌位关系正常。口外检查：无明显异常。面部口唇比例协调，患者对美学无特殊要求。影像学结果显示余留牙无保留意义，双侧髁突无明显异常。

2. 诊断 牙列缺损；牙周炎Ⅳ期广泛型。

3. 治疗计划 结合患者主观意愿、经济条件和检查结果，在完善的牙周治疗和评估后，保留13、14、23、33、34、43，拔除其他余留牙，可摘局部义齿修复，3个月后术中拔牙全口种植。

4. 治疗过程（图1～图34）

（1）种植外科前处理：保留13、14、23、33、34、43，拔除其他余留牙，可摘局部义齿修复。3个月后，口内角化龈恢复良好，取口内模型和咬合关系，上殆架后制作放射义齿，嘱患者戴放射义齿行CBCT影像学检查，并获取Dicom数据。在石膏模型上模拟拔牙，恢复放射义齿为全口放射义齿，拍摄全口放射义齿CBCT，获取Dicom数据。

（2）数字化信息采集与设计：将两次Dicom数据导入Simplant软件中拟合，根据患者骨质骨量、避开重要解剖结构、以修复方式为导向进行种植体位置设计。种植体设计为Dentium superline（上颌：16：4.5mm×12mm、14：4.5mm×12mm、11：4.5mm×10mm、21：4.5mm×10mm、24：4.5mm×12mm、26：4.5mm×12mm；下颌：36：4.5mm×10mm、34：4.5mm×12mm、32：4.0mm×12mm、42：4.0mm×12mm、44：4.5mm×12mm、46：4.5mm×10mm）共12颗。随后生成打印全程导板。

（3）数字化种植外科过程与即刻修复：局部麻醉，微创拔除余留牙，全程导板引导下植入种植体，种植体初始稳定性良好，旋入相应型号的复合基台与临时基台，进行即刻修复。

（4）制作最终修复体：6个月后，种植体骨结合良好，口内软组织无明显异常，取口内模型，用即刻义齿转移患者口内现有咬合关系，上殆架，制作CAD/CAM纯钛支架，口内试戴就位良好，制作一体式固定修复体。戴入后口内调整咬合，患者对修复效果满意。

（5）出现问题及原因分析：戴修复体后1个月，患者义齿使用中感觉累，下颌前伸困难，关节不适。临床检查下颌在做正中咬合时不自主后退，出现双颌位。MRI检查示关节盘髁突关系欠佳，运动范围异常。头影测量分析义齿垂直距离恢复过高，殆平面斜度过大，原因是加工厂在制作最终修复体时，只将现有咬合关系扫描入设计软件中，没有殆架以及参考平面信息，以"想当然"的方式平分颌间距离确定殆平面。戴牙后2个月，后牙崩瓷。

（6）咬合重建制作临时修复体：恢复患者美观、发音及功能，降低垂直距离与殆平面，在磁共振的引导下调整、验证颌位，改善盘髁关系与运动范围，保证口颌系统协调，确定最终颌位关系，让患者戴临时修复体适应新颌位关系。

（7）制作第2副修复体：以临时修复体的颌位信息制作第2副修复体，戴牙后口内就位良好，头影测量显示垂直距离与殆平面改善到正常范围，患者对美观、发音满意，舒适感有很大提高，下颌无前伸困难症状出现。口内进行咬合调整，后牙降低牙尖斜度避免殆干扰，侧方尖牙引导设计为咬合斜面接触，使功能运动稳定。

（8）戴牙后口腔卫生维护与随访：患者由于牙周炎病因失牙，修复后

作者单位：四川大学华西口腔医院

通讯作者：莫安春；Email: moanchun@163.com

的口腔卫生自我维护和专业维护至关重要，颞下颌关节的盘髁关系稳定，需要长期随访观察。

二、结果

患者在完成第一次修复后，修复体出现了垂直距离过高、殆平面过陡、崩瓷的问题。重新进行咬合重建后，降低修复体垂直距离与殆平面斜度，获得了良好的修复效果，患者的美观和功能都得到了重建。

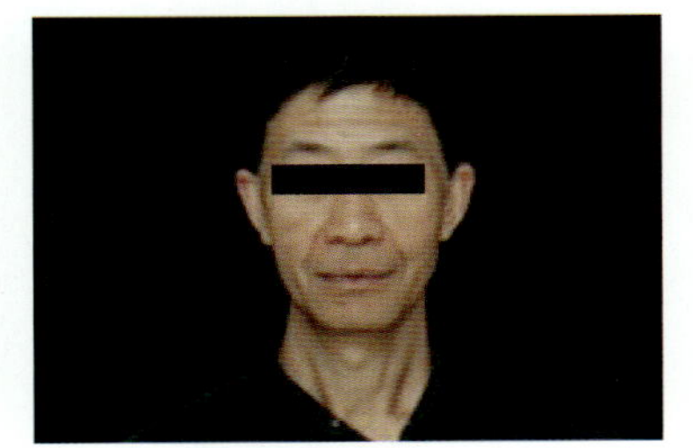
图1 术前患者正面像

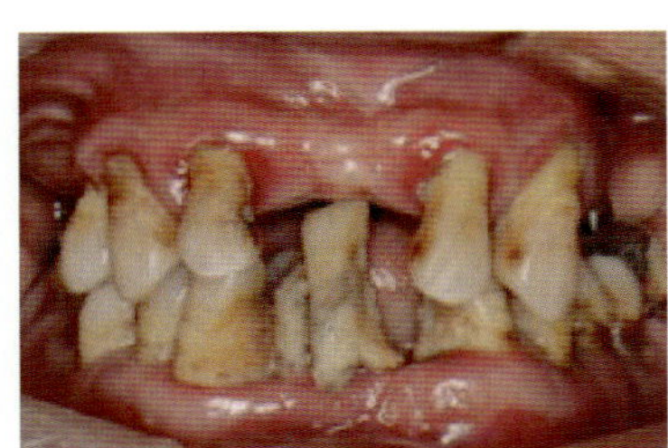
图2 术前口内正面像

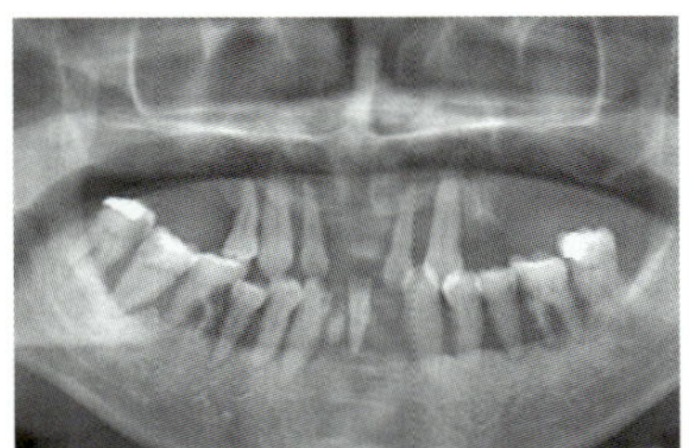
图3 术前影像

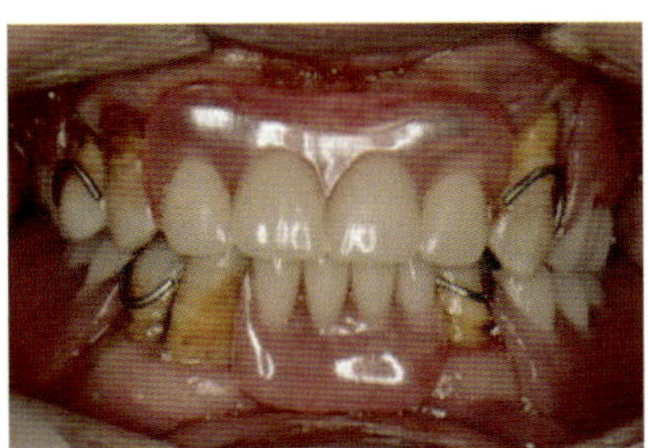
图4 拔牙后可摘局部义齿修复

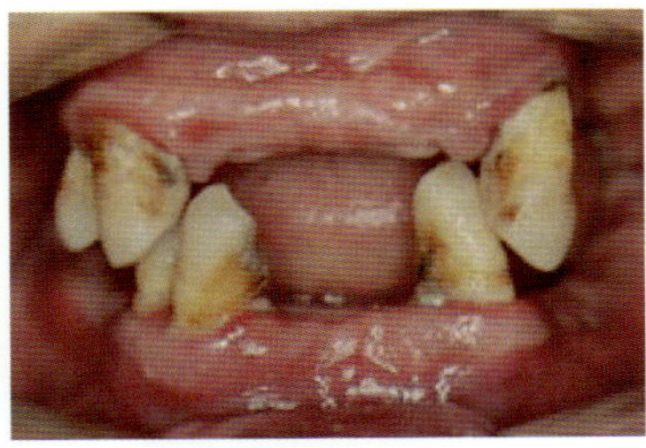
图5 可摘局部义齿修复3个月后口内像

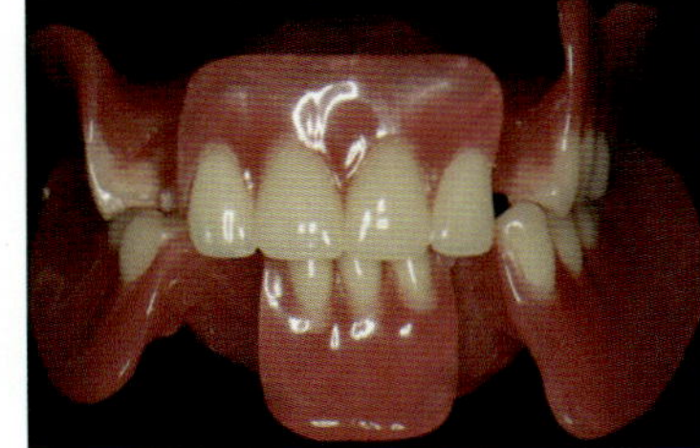
图6 放射导板

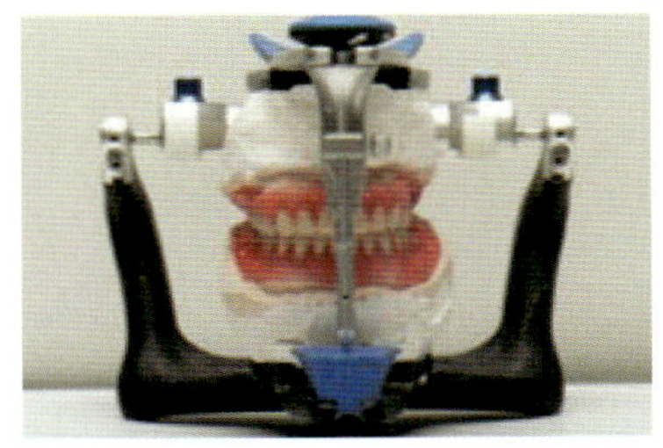
图7 殆架上模拟拔牙恢复放射导板完整性

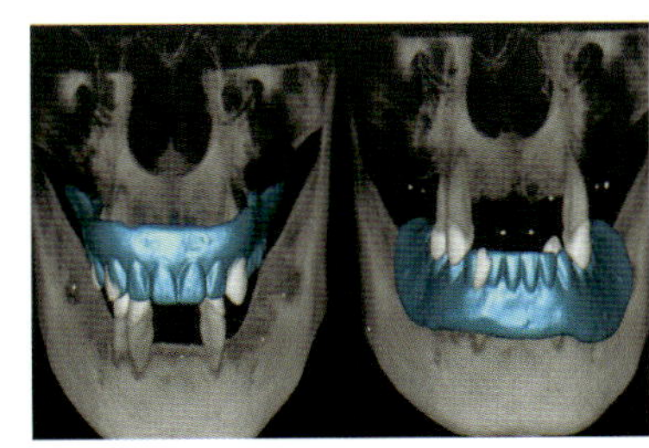
图8 Simplant软件中拟合Dicom数据

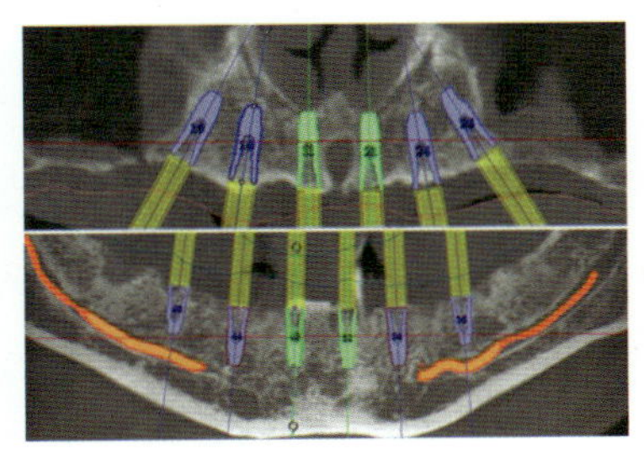
图9 软件中种植体位置设计

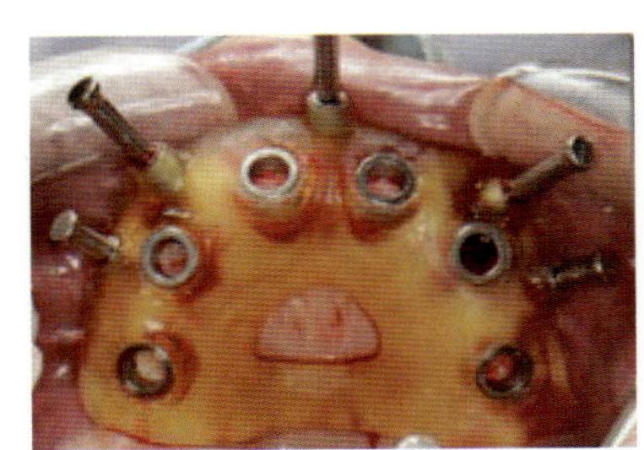
图10 术中上颌全程导板就位1

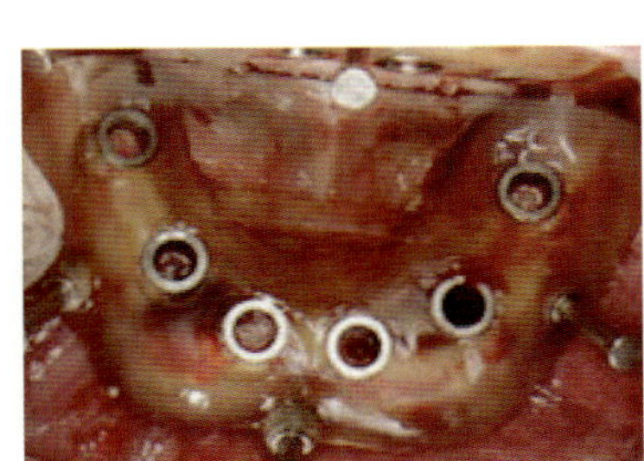
图11 术中下颌全程导板就位2

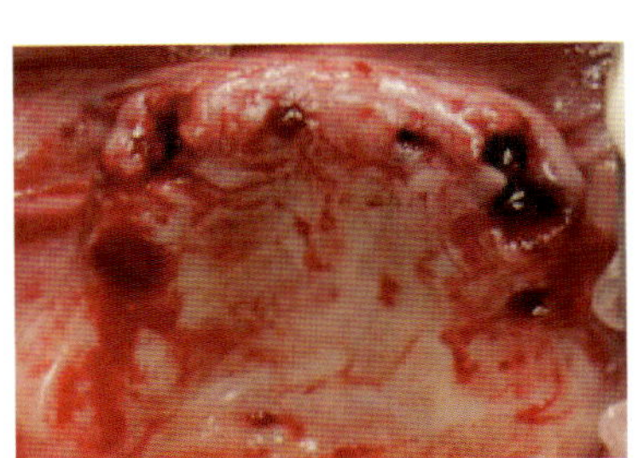
图12 上颌微创植入种植体后口内像

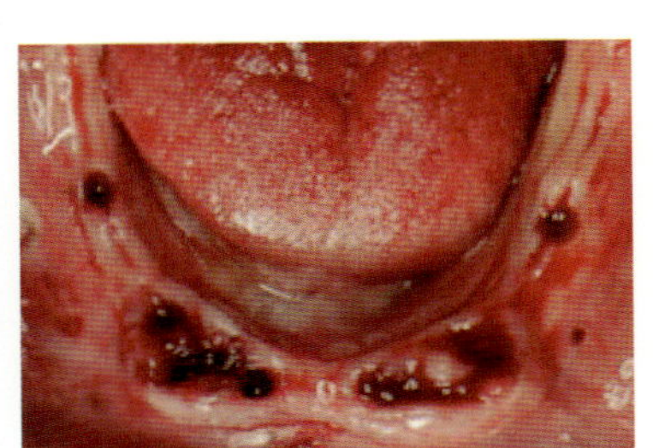
图13 下颌微创植入种植体后口内像

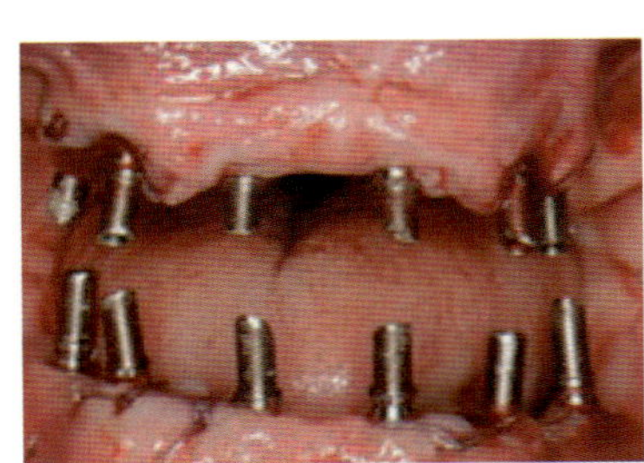
图14 口内旋入复合基台与临时基台

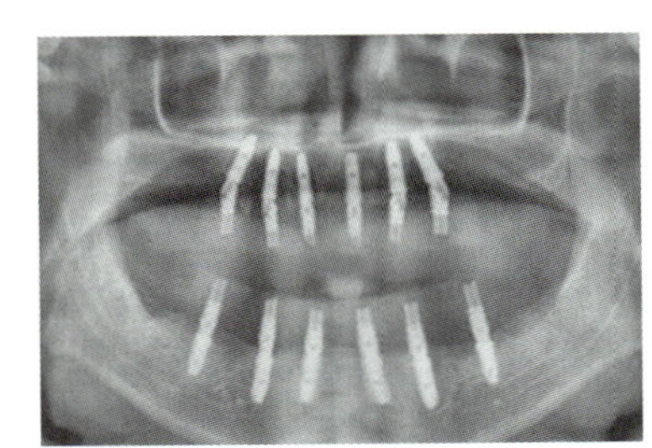
图15 全景片示即刻义齿就位良好

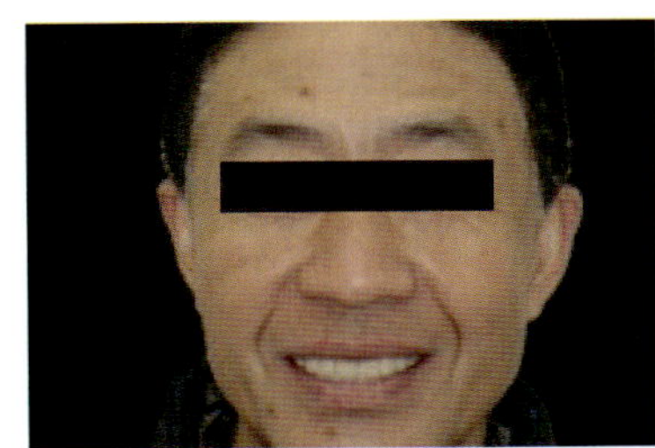
图16 患者戴入即刻义齿正面像

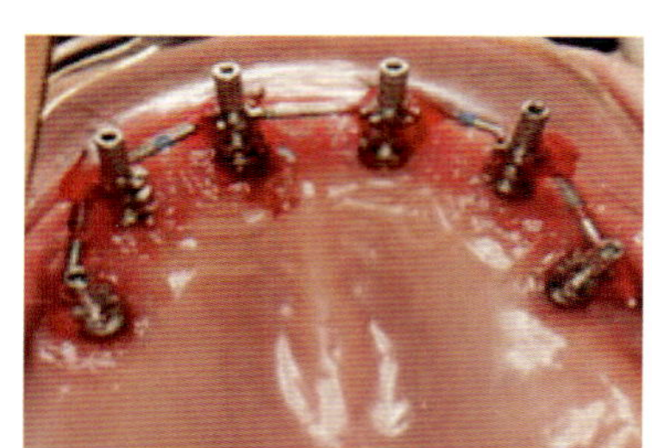
图17 制取上颌印模

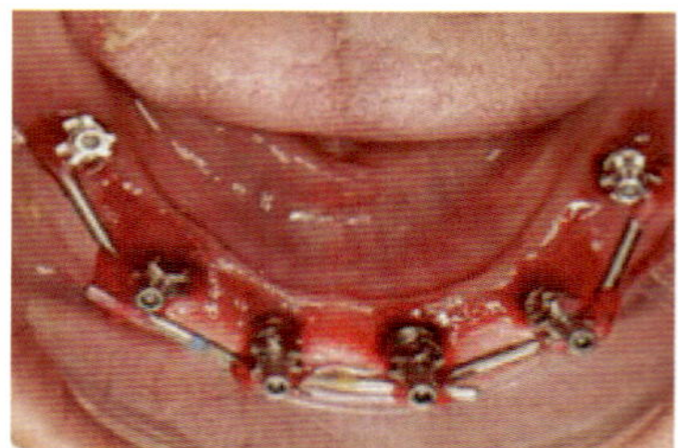
图18 制取下颌印模

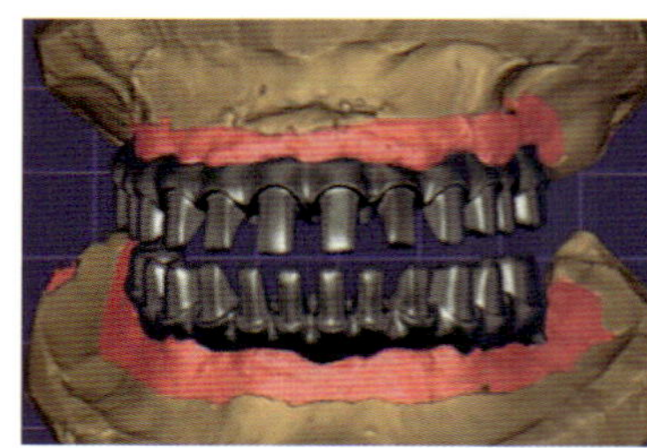
图19 数字化回切CAD/CAM纯钛支架

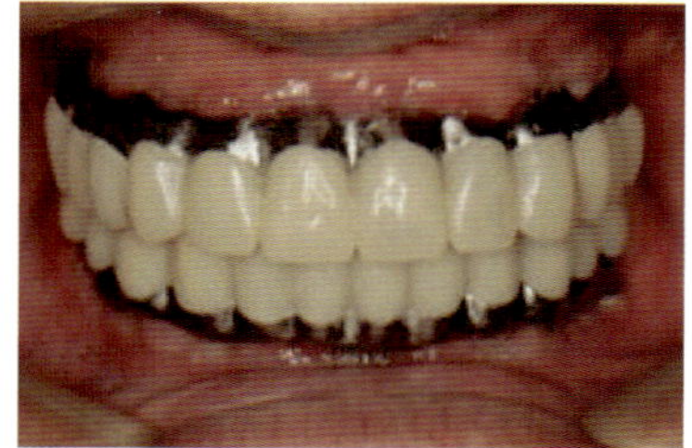
图20 纯钛支架口内试戴正面像

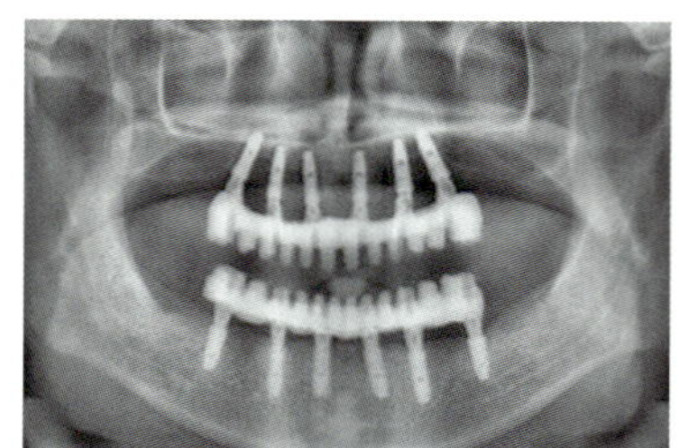
图21 全景片示纯钛支架就位良好

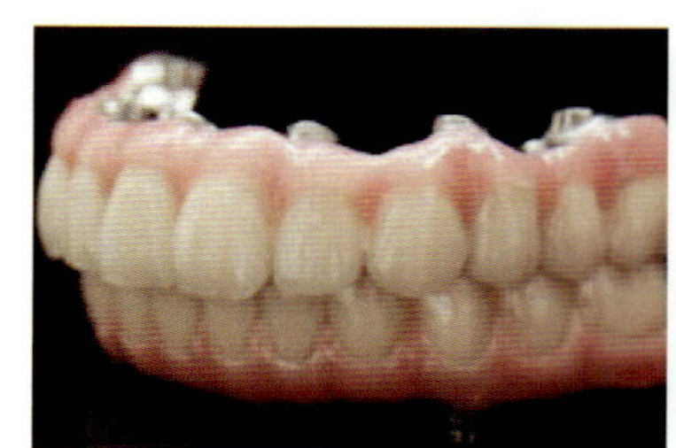
图22 一体式固定修复体制作完成

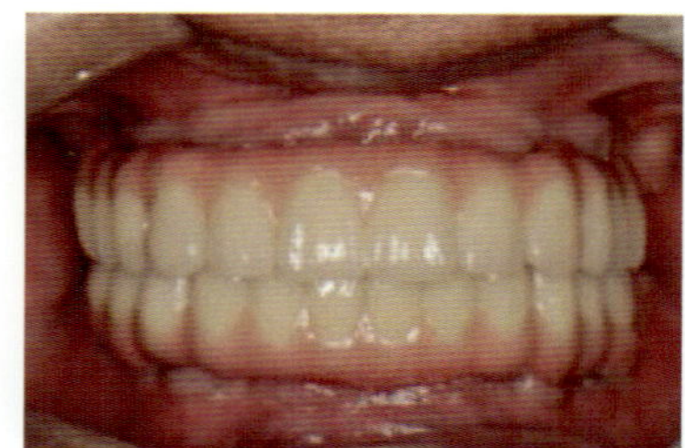
图23 修复体口内戴入正面像

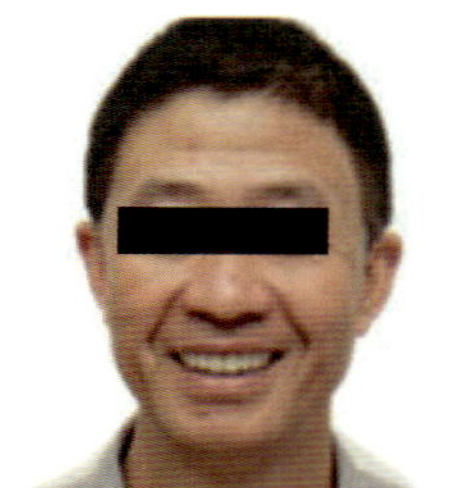
图24 修复体戴入后患者正面像

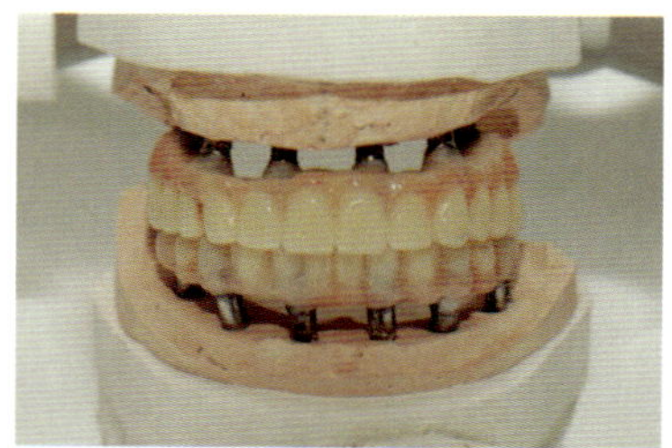
图25 咬合重建制作临时修复体验证与评估

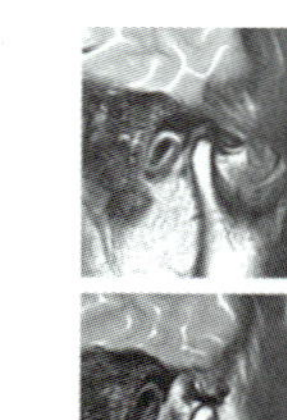
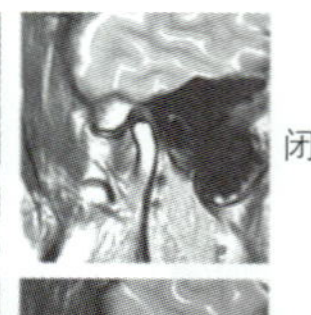

图26 调整颌位前关节MRI检查

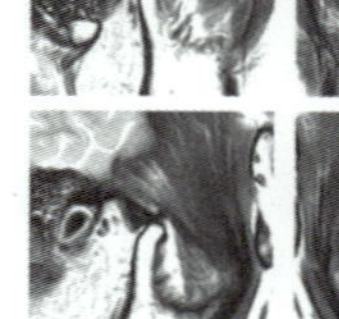

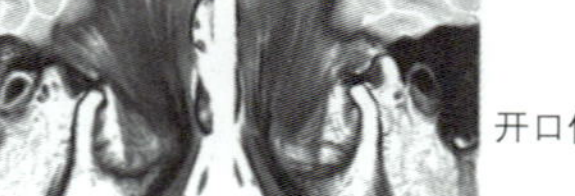

图27 确定新颌位关系后关节MRI检查

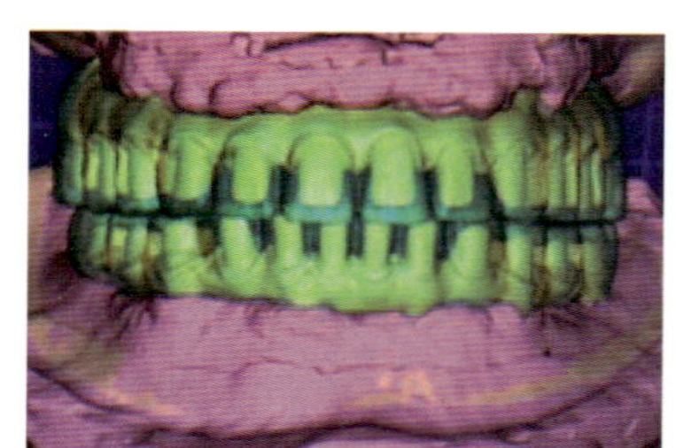
图28 设计软件中以临时修复体信息制作第2副修复体

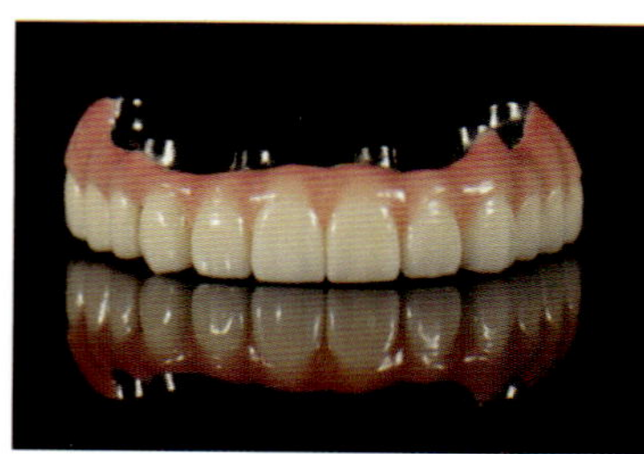
图29 第2副修复体（上颌）

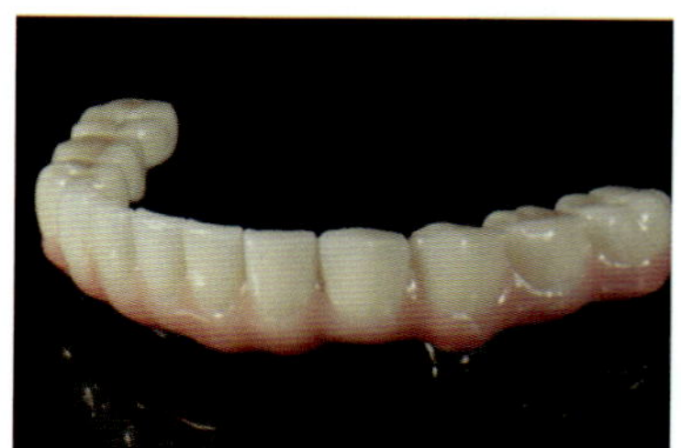
图30 第2副修复体（下颌）

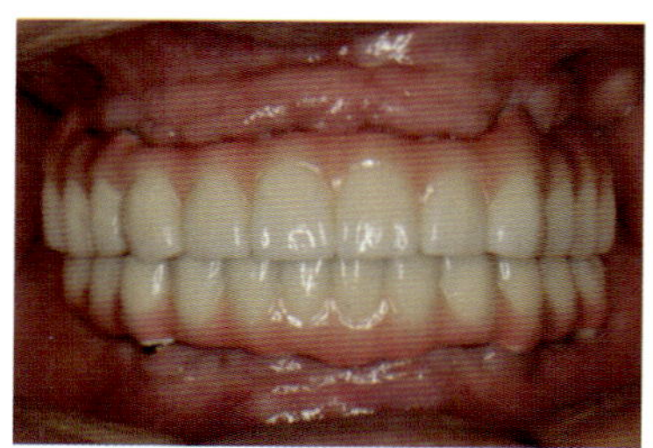
图31 第2副修复体口内戴入正面像

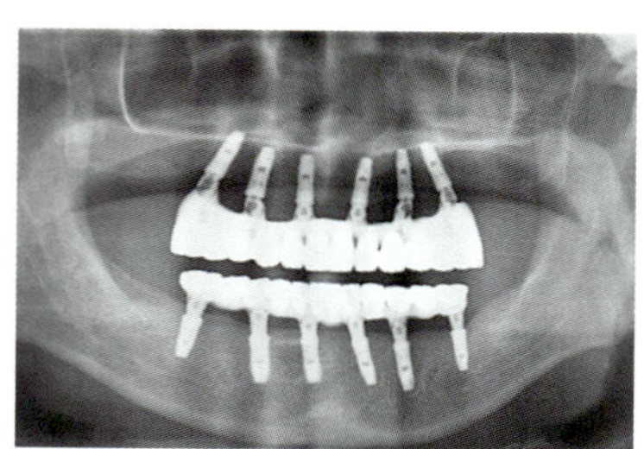
图32 全景片示第2副修复体就位良好

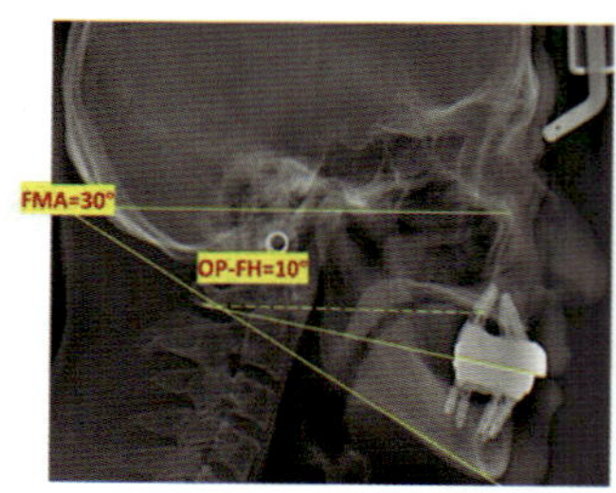

图33 头影测量结果显示第2副修复体垂直距离与殆平面改善到正常范围

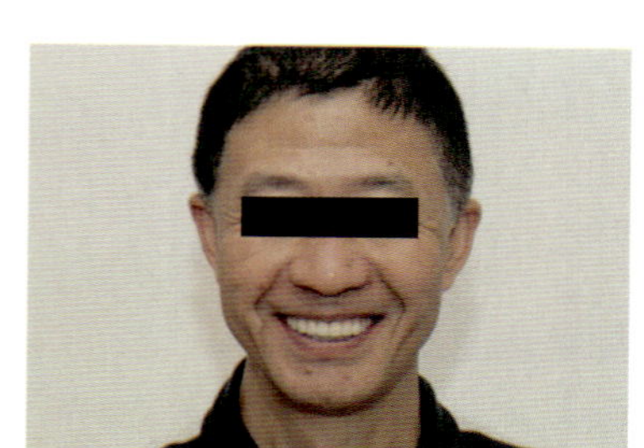
图34 第2副修复体戴入后患者正面像

三、讨论

数字化技术已经广泛应用于口腔种植领域，本病例从术前数字化信息采集与设计、术中使用数字化全程导板引导外科种植以及修复过程中利用CAD/CAM技术制作最终修复体，充分利用了数字化技术给我们带来的先进性和便利性。然而，修复体的问题也是出现在加工厂使用数字化技术设计修复体的环节，首先，这说明对于数字化技术的使用不仅仅是在医生群体中提高，在技师方面也要同步学习提高，保证对数字化软件熟练和正确的使用，保持医、技、患三方良好的沟通，使我们的临床工作能够更高效地完成。其次，在临床工作中做咬合重建时，我们也应根据患者的个体情况，结合患者主观感受，以保证整个口颌系统的健康、稳定及功能良好为目的，确定最终颌位关系，这也是本病例带给我们的启示。

参考文献

[1] Tonetti MS, Greenwell H, Kornman KS. Staging and grading of periodontitis: Framework and proposal of a new classification and case definition[J]. J Periodontol，2018, 89(Suppl 1):S159–S172.

[2] 陈江. 无牙颌种植理论与实践[M]. 沈阳: 辽宁科学技术出版社, 2019.

[3] Yolanda Natali Raico Gallardo, Isabela Rodrigues Teixeira da Silva–Olivio, Eduardo Mukai,et al. Accuracy comparison of guided surgery for dental implants according to the tissue of support: a systematic review and meta–analysis[J]. Clin Oral Implants Res, 2017, 28(5):602–612.

[4] Tanaka E, Tanaka M, Watanabe M, et al. Influences of occlusal and skeletal discrepancies on biomechanical environment in the TMJ during maximum clenching: an analytic approach with the finite element method[J]. J Oral Rehabil, 2001, 28(9):888–894.

[5] Gero Kinzinger, Norbert Gülden, Anke Roth, et al. Disc–condyle Relationships during Class II Treatment with the Functional Mandibular Advancer (FMA) [J]. J Orofac Orthop, 2006, 67(5):356–375.

[6] 刘洋. 咬合功能分析——临床实用技术图解[M]. 第2版. 南京: 江苏凤凰科学技术出版社, 2021.

[7] Xin Xiong, Xiaoli Yin, Fang Liu, et al. Magnetic resonance imaging–guided disc–condyle relationship adjustment via articulation: a technical note and case series[J]. Journal of International Medical Research, 2020, 48(8):1–9.

[8] 刘洋. 调殆——临床实用技术图解[M]. 南京: 江苏凤凰科学技术出版社, 2018.

数字化导板引导下慢性牙周炎患者全口即刻种植即刻负重病例

王爽 汤雨龙

摘要

目的：本文介绍1例慢性牙周炎患者，全口多颗牙缺失和松动，在数字化导板引导下，上下颌分别采用6颗种植体行即刻种植即刻负重的全口固定修复病例。**材料与方法：**47岁男性患者，全口多颗牙缺失，余牙松动Ⅱ～Ⅲ度，侧貌呈凸面型，前牙呈扇形。CBCT示，余留牙均骨吸收至根尖1/3左右，上颌前牙区及前磨牙区骨量尚可，上颌磨牙区窦嵴距1～3mm，下颌前牙区嵴顶宽度3.5～5.5mm，关节无异常。上下颌分别在黏膜支持式数字化种植手术导板引导下，植入Nobel CC种植体6颗，初始稳定性均＞45N·cm，其中下颌前牙区及前磨牙区采用超声骨刀截骨5～7mm。术后CBCT显示种植体植入位置与预期一致，骨板厚度、穿鼻底高度和安全距离均正常，椅旁制作临时修复体并于当天戴入。术后6个月复查，二期后取模并制作了2副树脂固定桥试戴过渡，最终上部结构采用钛支架加全锆冠修复。**结果：**随访9个月复查CBCT显示种植体周未见明显水平向及垂直向骨吸收，个别切端崩瓷点返厂单冠重做并制作磨牙殆垫保护，检查口内种植体周软组织健康，无红肿和探诊出血。**结论：**本病例余留牙无急性炎症，符合即刻种植适应证，采用数字化导板可以最大限度降低全口即刻种植中种植体位置与设计的误差。此外，前牙区截骨不仅可以创造新的、更宽的骨平台且可以增加种植固定修复空间。通过术前确定垂直距离及排牙、术后咬合适应，最终修复前多次试戴，确定最终咬合关系，我们证实了正向法全口咬合重建方法可行。在术中和修复后随访期，虽有小的崩瓷现象，但种植体周软硬组织均未见明显吸收。由此可见，在牙周炎导致的全口多颗牙缺失、余留牙松动的即将无牙颌患者治疗中，合理的术前设计配合数字化导板及恰当的截骨方案来达到全口咬合重建的目的是切实可行的。

关键词：无牙颌；数字化导板；截骨；慢性牙周炎；即刻种植；即刻负重

一、材料与方法

1. 病例简介 47岁男性患者。主诉：全口多颗牙缺失及余牙松动数年，影响咀嚼，要求固定修复。既往史：既往体健，否认药物过敏史，否认磨牙及吸烟史，否认系统性疾病史。口内检查：11、16、17、26、27、33-42、35-37、45-47缺失；13-23伸长；18、15、13、28、48Ⅲ度松动，14、12、21-25、43、44Ⅱ度松动，前牙呈扇形。口外检查：上下颌殆龈距前牙区19～20mm，后牙区28～30mm。全口卫生条件差，上颌牙槽嵴丰满度尚可，下颌牙槽嵴吸收到口底（图1）。开口型、开口度正常，无关节弹响。面下1/3与面中1/3接近，侧貌呈凸面型（图2）。CBCT示：余留牙均骨吸收至根尖1/3左右，上颌前牙区及前磨牙区骨量尚可，上颌磨牙区窦嵴距1～3mm，下颌前牙区嵴顶宽度3.5～5.5mm，骨高度充足，下颌后牙区窦嵴距10～11mm（图3）。颞下颌关节无任何主观症状，双侧髁突皮质骨连续。

作者单位：中国人民解放军北部战区总医院

通讯作者：汤雨龙；Email: tangyulong2009@foxmail.com

2. 诊断 上下颌牙列缺损；慢性牙周炎。

3. 治疗计划 上颌根据笑线和骨量进行数字化虚拟排牙，并确定上颌6颗种植体位置，利用鼻底皮质骨获得双皮质骨固定提高稳定性；下颌由于前后牙区骨高度不一致，前牙区嵴窄、骨高度充足、殆龈距不足，故前牙区预计截骨5～7mm，后牙区植入短种植体（图4）。

4. 治疗过程

（1）术前制作数字化种植手术导板：术前通过CBCT数据和石膏模型仓扫数据，进行计算机模拟种植手术设计，拟于上下颌均植入6颗种植体，制作并打印黏膜支持式数字化种植导板。

（2）手术过程：局部麻醉，消毒，铺巾，拔出上颌余留牙，戴入黏膜支持式数字化种植导板，逐级备洞（图5），切开翻瓣，探查各位点的深度方向及有无穿孔，用骨磨修整骨面（图6），根据导板下备洞的角度深度及方向逐级备洞，于11、13、21、23位置轴向植入Nobel Replace CC种植体4颗（种植体型号为3.5mm×13mm NP）（图7），于15和25位置斜行植入Nobel Replace CC种植体2颗（种植体型号为4.3mm×13mm RP），初始稳定性均＞45N·cm，旋入MUA直基台及30° 角度基台（图8），13颊侧骨缺损区行GBR术（图9），穿龈缝合。然后进行下颌种植，拔除下颌余留牙，戴入黏膜支持式数字化种植手术导板，固位针固定导板（图

10），检查导板稳定性，逐级备洞（图11）。切开翻瓣，根据术前设计在前牙及前磨牙区，采用超声骨刀截骨5～7mm（图12），检查窝洞的角度、深度及方向，继续逐级预备，于32、34、42、44位置植入2颗轴向种植体（3.5mm×13mm NP）和2颗斜行种植体（4.3mm×13mm RP），于36、46位置植入2颗短种植体（5mm×8mm RP），旋入直基台和17°角度基台，穿龈缝合（图13，图14）。术后CBCT检查可见种植体植入位置与预期一致，骨板厚度、穿鼻底位置和神经安全距离正常（图15）。开窗法取模（图16），椅旁制作临时修复体，于当天戴入临时修复桥架（图17），曲面断层片检查修复体密合（图18），常规医嘱，1周后拆线。

（3）二期手术：术后6个月复查，全景片未见明显的牙槽骨吸收，骨结合良好，13行二期手术更换愈合基台（图19），半月后更换MUA 17°基台（图20）。再次开窗取模（图21），改良式围膜法以及面弓转移全口颌位关系（图22）。制作第1副树脂牙试戴，检查中线、笑线、颊廊、咬合情况、密合度及开孔位置，可见上颌中线和䶮平面不齐（图23）。再次制作第2副树脂牙试戴，并检查咬合点分布是否均匀，精细调整（图24）。

（4）最终修复体戴入：按照第2副树脂牙制作钛支架加全锆单冠最终修复体（图25），戴牙前检查基台周围牙龈及角化龈情况良好（图26，图27），牙龈压迫适度，开孔位置均在舌侧，咬合关系良好（图28～图30）。曲面断层片见修复体就位密合（图31）。戴牙后正侧位及微笑像与术前对比，变化明显更趋于美观（图32）。

二、结果

患者戴牙后9个月复查可见上颌前牙有多处崩瓷，修复体龈端仍有软垢聚集，检查口内种植体周软组织健康，无红肿和探诊出血（图33，图34）。返厂进行个别单冠重做，再次戴入口内检查前伸䶮干扰并制作磨牙䶮垫保护（图35）。曲面断层片及CBCT检查显示种植体周未见明显水平向及垂直向骨吸收，下颌嵴顶骨白线明显，种植体唇侧骨板厚度良好（图36，图37）。

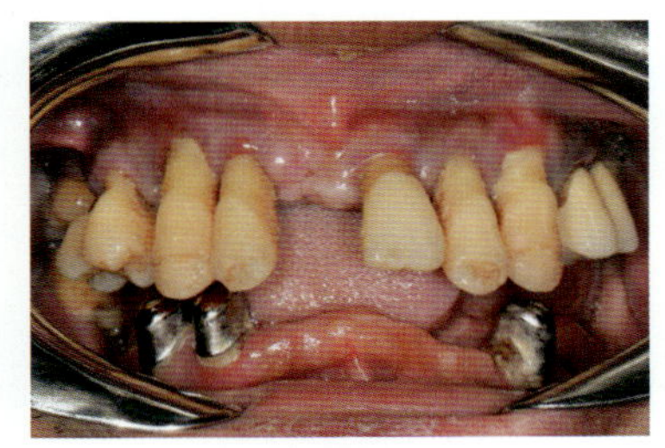
图1　患者上下颌多颗牙缺失，余留牙Ⅱ～Ⅲ度松动，全口卫生条件差

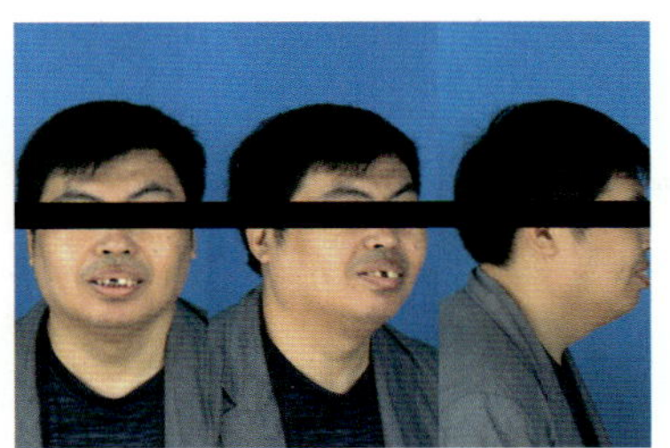
图2　患者垂直距离评估：面下1/3与面中1/3接近，侧貌呈凸面型，前牙呈扇形

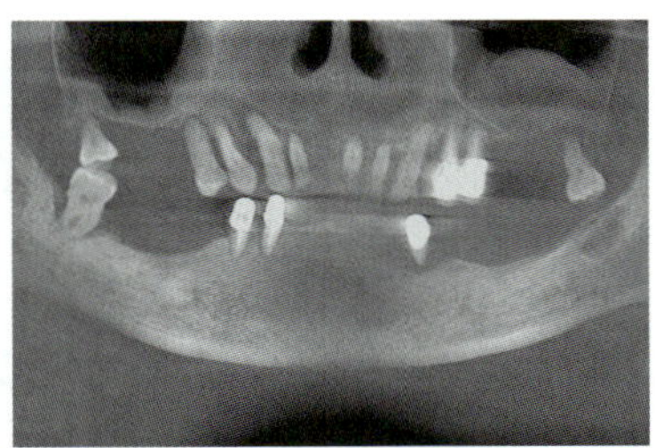
图3　影像学可见余留牙均骨吸收至根尖1/3左右，上颌后牙区窦嵴距不足

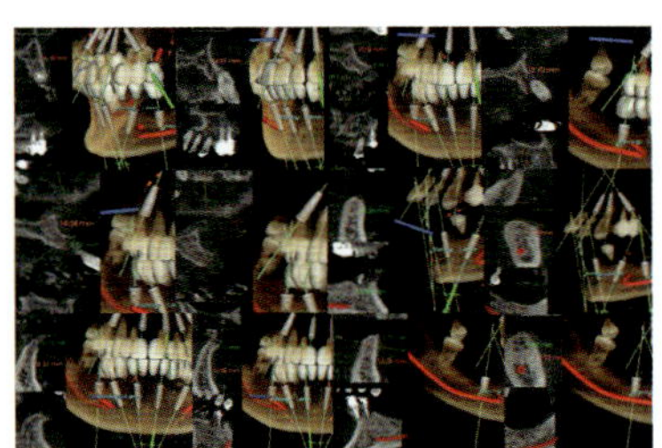
图4　上下颌根据笑线和骨量进行虚拟排牙并确定种植体位置，下颌前牙区截骨5～7mm

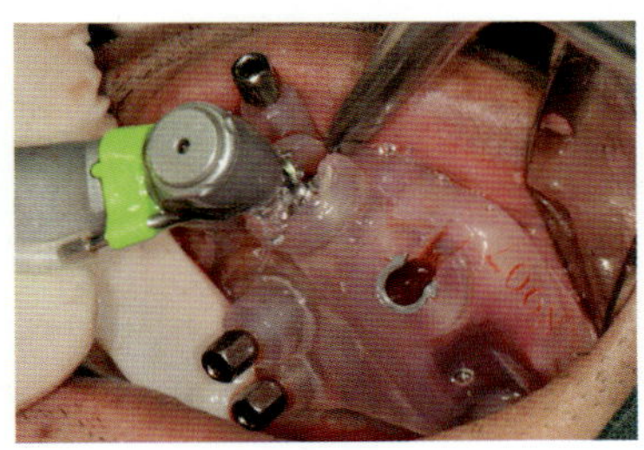
图5　上颌拔除余留牙，戴入黏膜支持式种植手术导板，逐级备洞

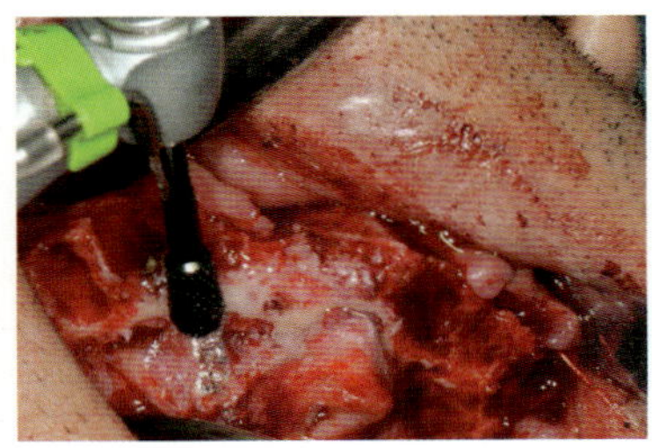
图6　上颌牙槽嵴利用骨磨进行骨面修整，平整骨平面

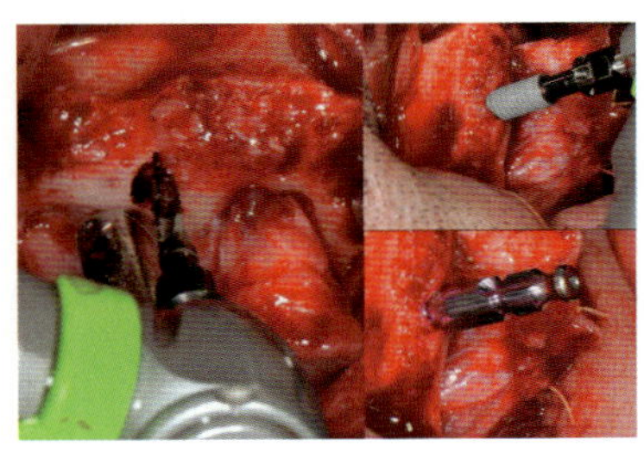
图7　根据半程导航导板备洞位点、方向和深度，逐级备洞并植入种植体

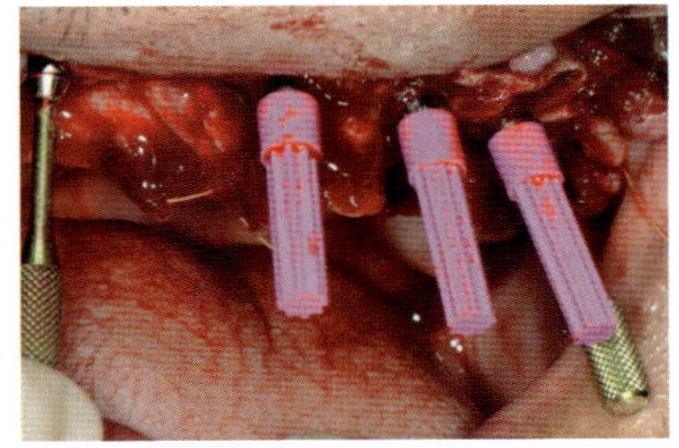
图8　植入Nobel Replace CC种植体，初始稳定性45N·cm，前牙直基台，后牙30°基台

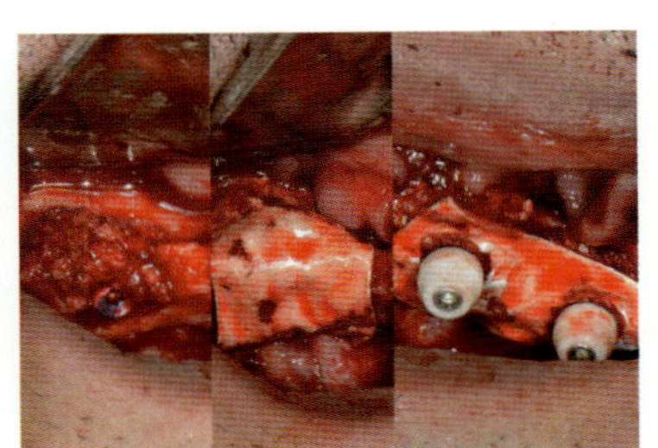
图9　牙槽嵴顶骨缺损区采用Bio-Oss骨粉及Bio-Gide胶原膜，行改良式GBR术

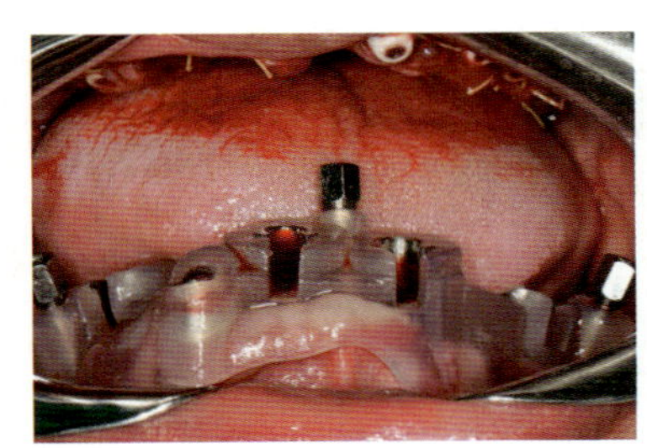
图10　下颌拔除余留牙，戴入黏膜支持式种植手术导板，固位针固定导板

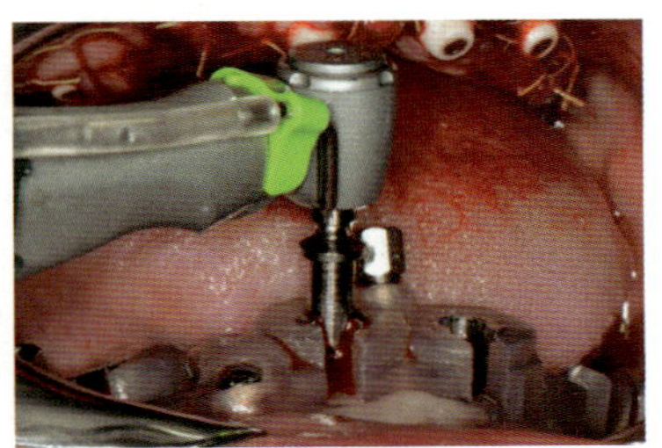
图11　检查下颌导板稳定性良好，按设计要求和步骤，逐级备洞

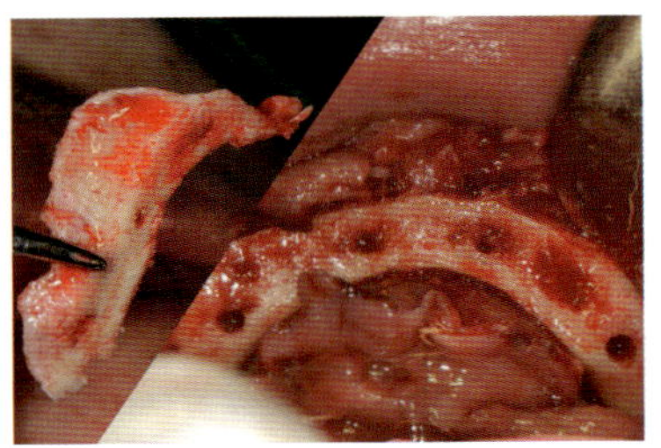
图12　根据术前截骨设计要求，下颌前牙区及前磨牙区采用超声骨刀截骨，截骨后可见牙槽嵴顶形成一个新的骨平台，骨宽度非常理想

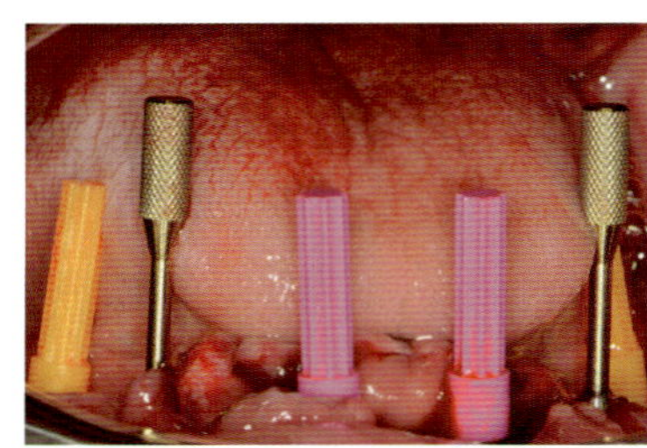

图13　下颌植入Nobel Replace CC种植体6颗，初始稳定性均45N·cm

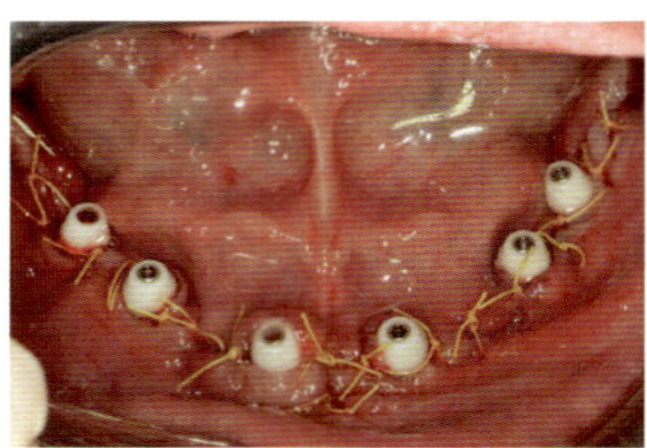

图14　下颌牙槽嵴低平，可见MUA保护帽几乎均平齐口底黏膜

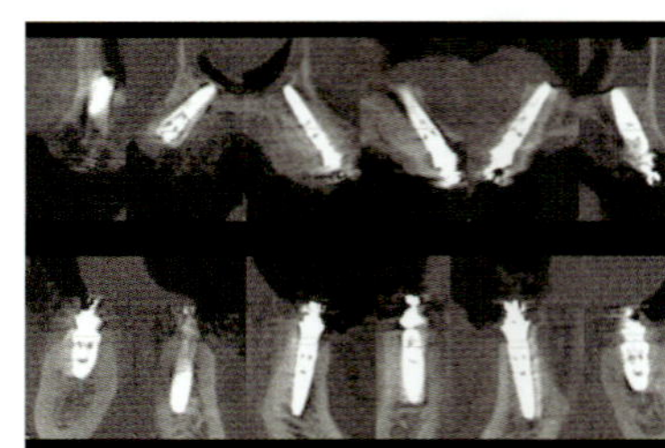

图15　术后即刻拍摄CBCT可见种植体位置如预期，骨板厚度、穿鼻底和安全距离正常

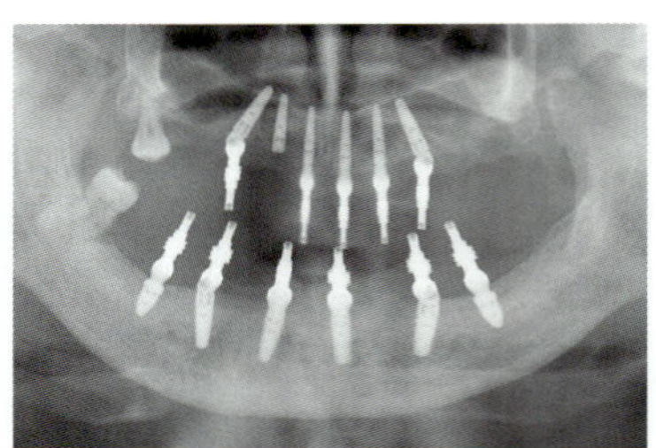

图16　全口夹板式开窗取模，曲面断层片可见种植体平行度佳，取模柱就位

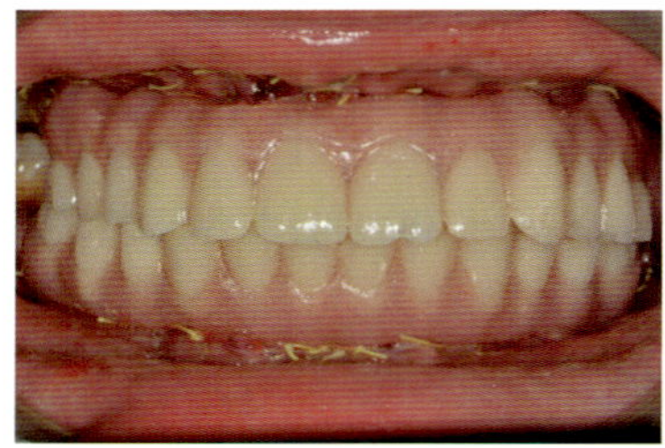

图17　椅旁技工室制作螺丝固位即刻临时修复体，戴入口内，可见红色牙龈部分协调一致

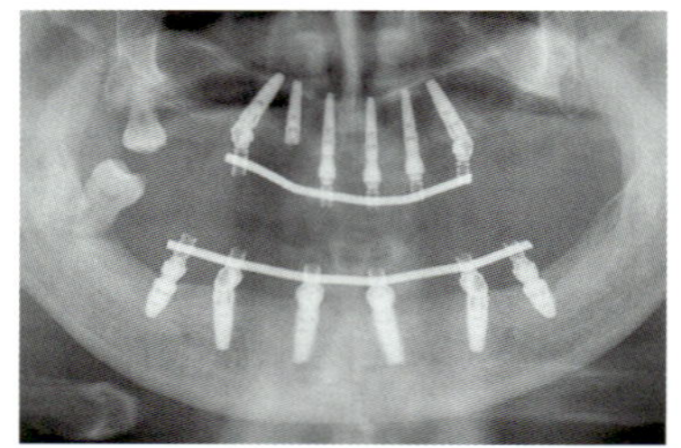

图18　全口即刻临时修复体戴入，拍摄曲面断层片可见就位密合

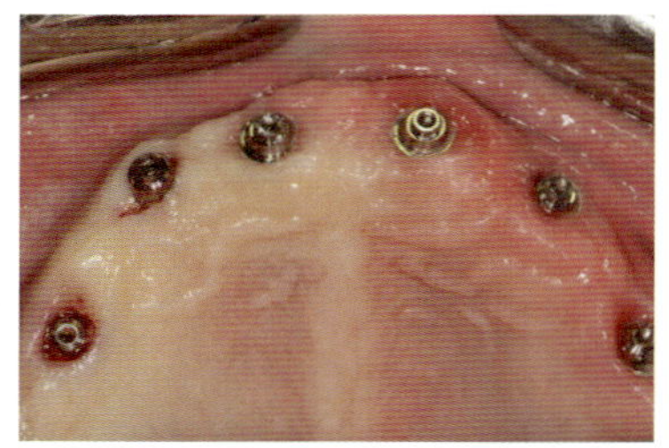

图19　术后6个月行上颌前磨牙二期手术，更换愈合基台

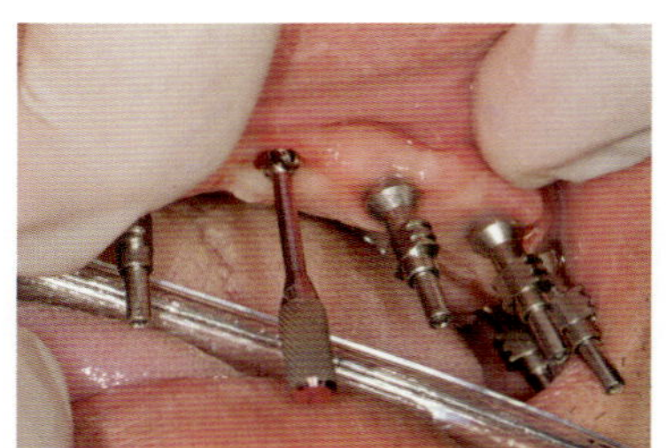

图20　术后6.5个月更换MUA NP 17° 3.5mm角度基台，夹板式开窗取模

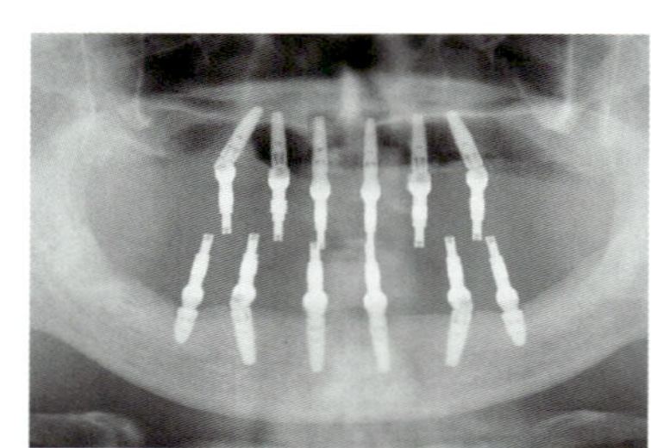

图21　拍摄曲面断层片，检查开窗取模杆就位良好

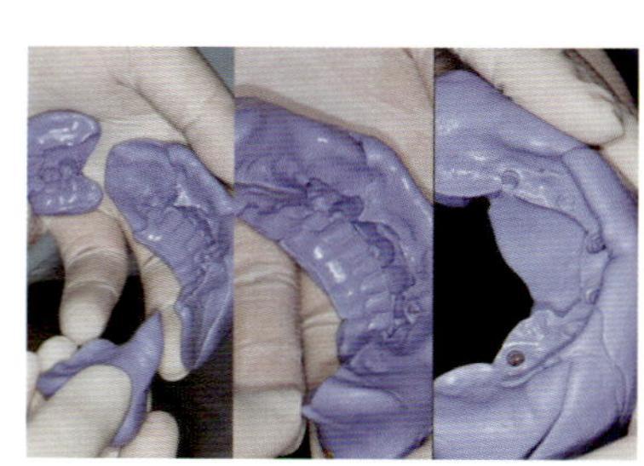

图22　采用改良式围模法及面弓转移全口颌位关系，上殆架

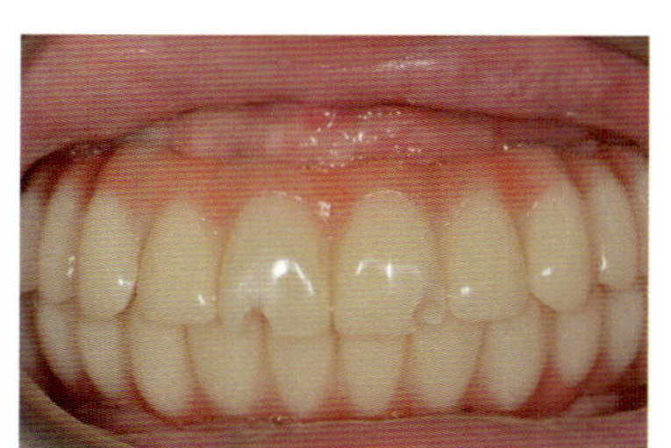

图23　第1副试戴树脂牙，检查中线、笑线、颊廊、咬合、密合度和开孔位置

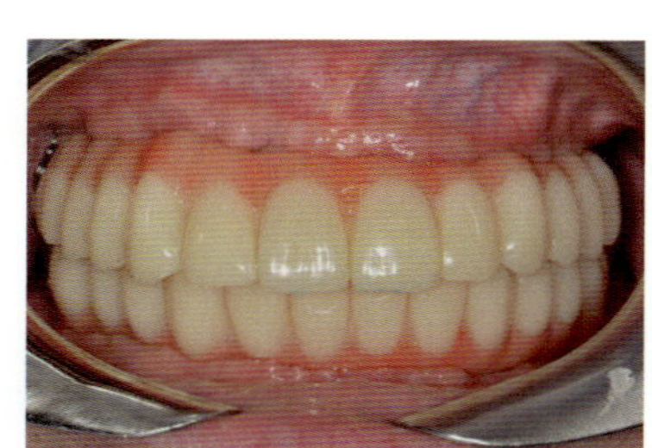

图24　第2副试戴树脂牙，再次检查中线、笑线、颊廊、密合度和开孔位置

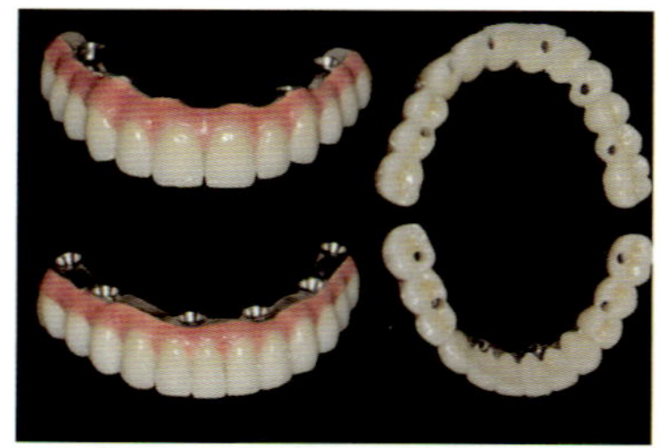

图25　最终修复体采用钛支架+全锆单冠制作

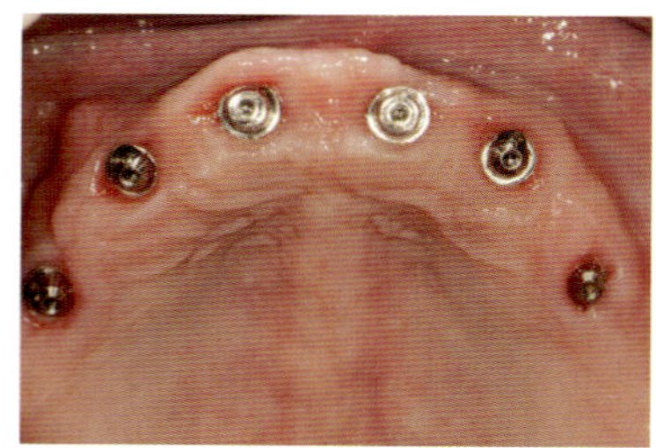

图26　上颌最终修复体戴牙前检查MUA基台周围牙龈情况，可见上颌角化龈充足

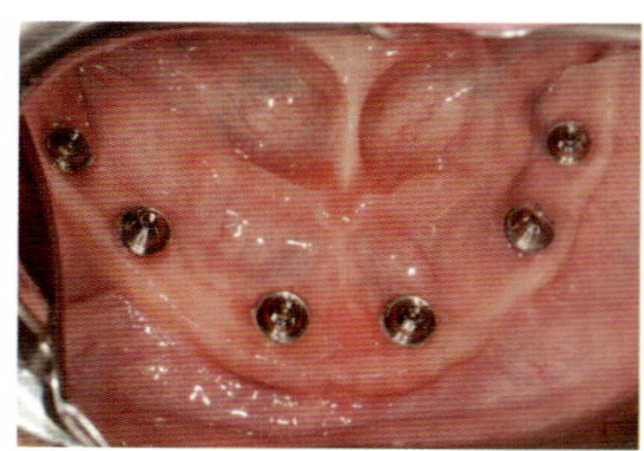

图27　下颌最终修复体戴牙前检查MUA基台周围牙龈情况，可见下颌角化龈尚可

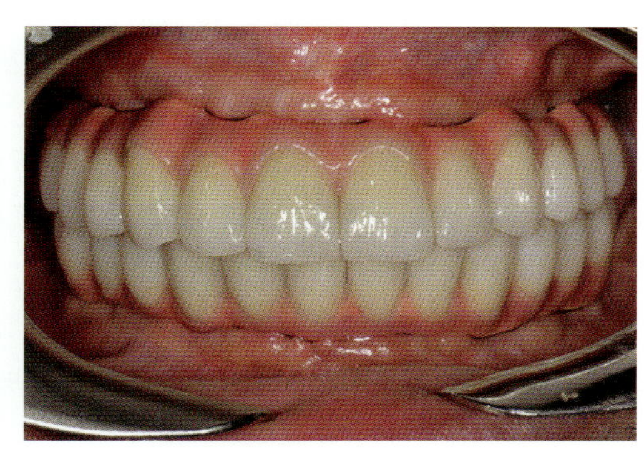

图28　最终修复体戴牙后可见中线对齐、红色牙龈协调一致，咬合及颊廓良好

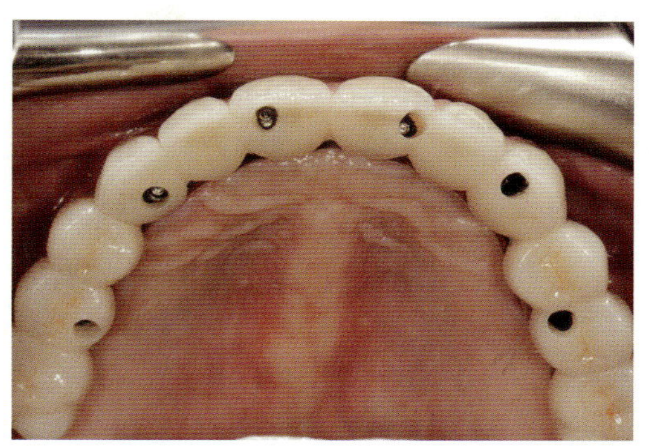

图29　最终修复体戴牙后见上颌牙龈压迫适度，开孔均位于舌侧

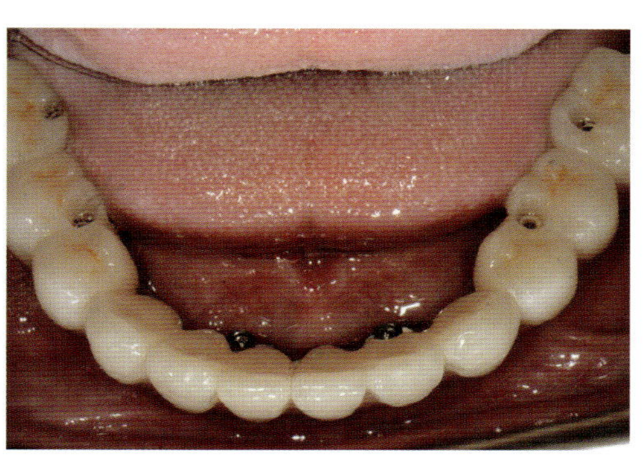

图30　最终修复体戴牙后见下颌牙龈压迫适度，开孔均位于舌侧

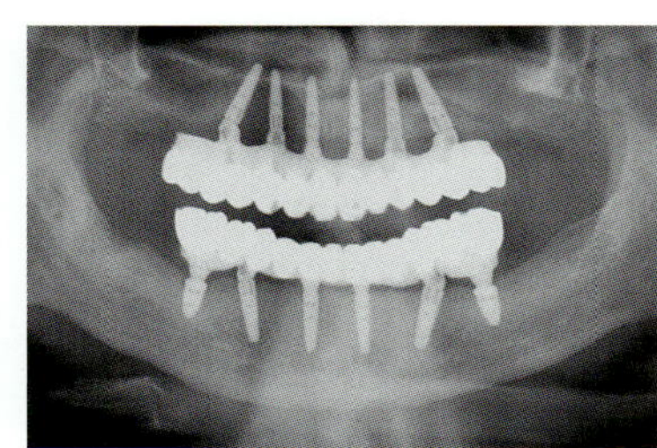

图31　最终修复体戴牙后，拍摄曲面断层片可见钛支架全锆桥就位良好

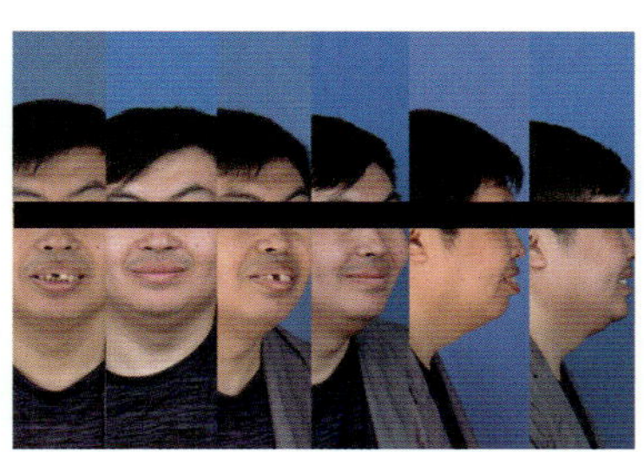

图32　最终修复体戴入后正侧位及微笑像与术前对比变化明显

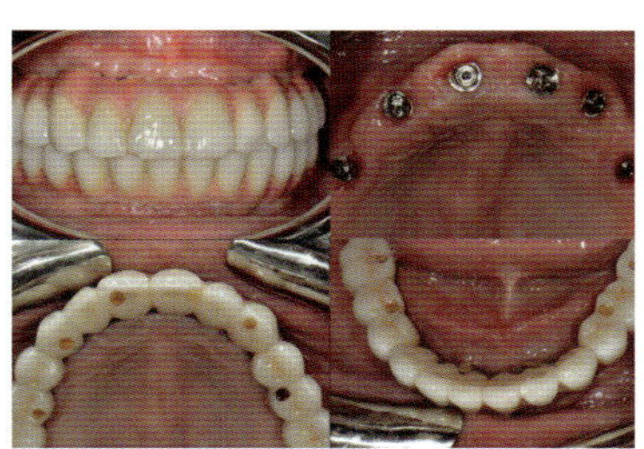

图33　戴牙后9个月复查可见上颌前牙有多处崩瓷，修复体龈端仍有软垢聚集

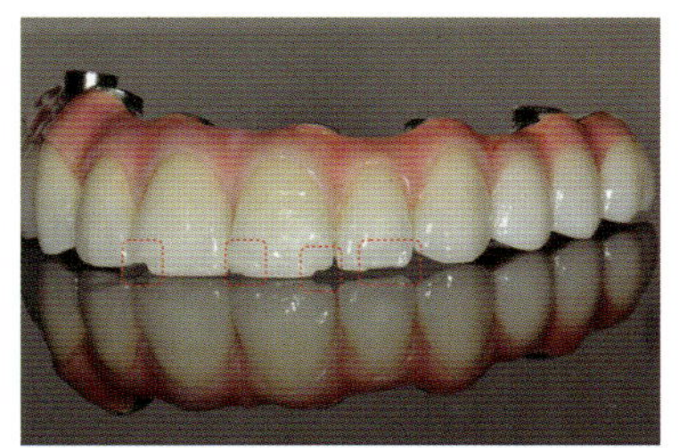

图34　戴牙后9个月复查可见上颌前牙有多处细微崩瓷，牙龈部分有色素沉着

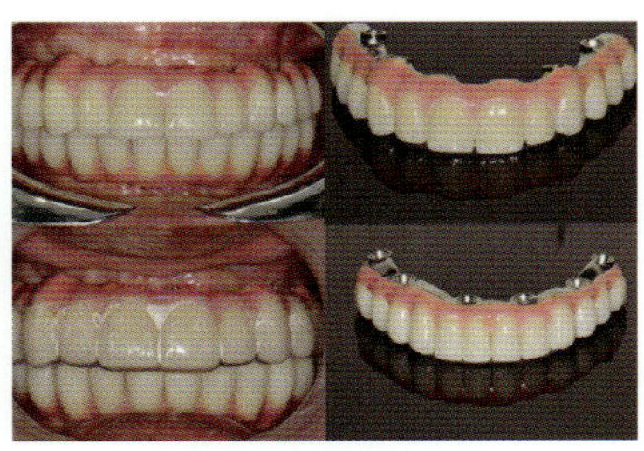

图35　返厂进行个别单冠重做，再次戴入口内检查前伸殆干扰并制作磨牙殆垫

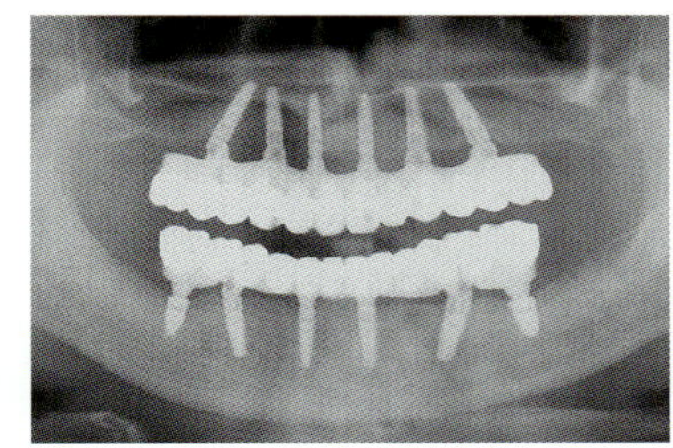

图36　戴牙后9个月复查曲面断层片未见边缘骨吸收，下颌嵴顶骨白线明显

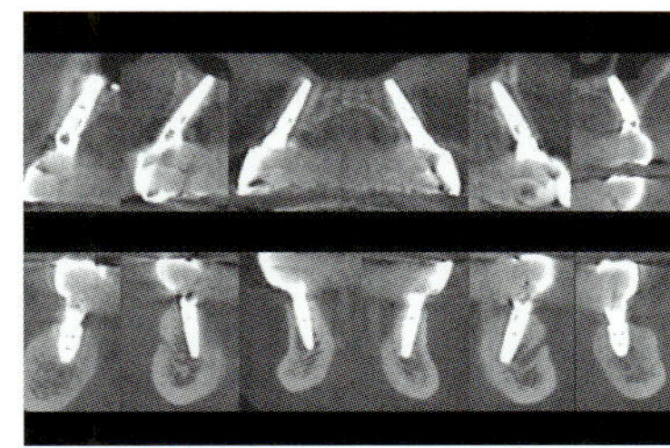

图37　复查拍摄CBCT检查种植体唇侧骨板厚度，未见明显骨吸收，种植体位置已最极限

三、讨论

1. 截骨的理论依据及临床意义

在下颌前牙区骨量充足的条件下，选择对牙槽嵴进行局部截骨，以牺牲骨组织高度来增加骨平台宽度，进而大大增加了单颌固定种植修复所需空间。此方法适用于种植区骨高度充足，伴有牙槽嵴嵴顶较窄或不齐的患者，当我们截骨范围较小或精度要求不高时，通常使用咬骨钳、金刚砂球钻、菠萝钻和裂钻等工具，而目前主流截骨方案通常采用超声骨刀来实施手术，其优点在于准确性高、选择性骨切割和微创，并且可避免截骨平面深度高低不平等缺陷。

关于截骨的理论依据，Drago教授在文章中提到，通常截骨可以创造更充足的修复空间，为12～15mm；Bidra教授则提出，为了避免患者在最大限度微笑时修复体与天然牙龈之间的连接处暴露，而且二者之间很难做到无差异连接，所以建议以截骨的方式使牙槽嵴水平低于笑线4mm；Demurashvili教授则提出在进行此项操作时需要使用外科手术导板。

截骨的目的和意义在于：①创造更充分的垂直距离，固定修复单颌至少15mm，修复体高度增加、强度加大。②创造平整的骨平面，应符合DSD微笑设计原则，隐藏笑线龈缘过渡区。③前后牙区骨高度一致，保证骨板厚度及植入深度，利于修复体开孔在舌侧。④去除感染的骨组织，将牙周感染的影响降到最低，适合已得到控制的病例。⑤桥体龈端轮廓呈凸面型，更易于清洁，更有利于植体长期维护和软组织管理。

2. 全口咬合重建

目前全口咬合重建的方案分为以下两种：①正向法（术后确定颌位关系）：拔牙前确定垂直距离，软件辅助简易模拟排牙，确定截骨高度，制作截骨导板，按照常规外科流程植入种植体。术后取模并复刻术前垂直距离，即刻修复进行咬合调整，在最终修复前多次试戴以确定最终的颌位关系。此方案中，多次尝试以患者舒适与否作为标准，这可能与理想的颌位关系存在误差，有待于进一步提升和改进。②反向法（术前确定颌位关系）：术前拔除所有患牙，佩戴全口义齿进行咬合调试，利用全口义齿进行导板的制作，利用3副共同固位钉导板进行手术，术后利用术前已经完成的临时修复体进行Pick-up即刻修复，最终修复也采用全口修复体的咬合关系，此方案以始为终，以全口义齿佩戴舒适为准，进行后期手术，有其一定优势，但颌位关系转移和术后临时修复体制作也存在一些问题和误差。

四、结论

本病例余留牙无急性炎症，符合即刻种植适应证，采用数字化导板可以最大限度降低全口即刻种植中种植体位置与设计的误差。此外，前牙区截骨不仅可以创造新的、更宽的骨平台且可以增加种植固定修复空间。通过术前确定垂直距离及排牙、术后咬合适应，最终修复前多次试戴确定最终咬合关系，我们证实了正向法全口咬合重建方法可行。在术中和修复后随访期，虽有小的崩瓷现象，但种植体周软硬组织均未见明显吸收。由此可见，在牙周炎导致的全口多颗牙缺失、余留牙松动的即将无牙颌患者治疗中，合理的术前设计配合数字化导板及恰当的截骨方案来达到全口咬合重建的目的是切实可行的。

参考文献

[1] Maló P, Rangert B, Nobre M. "All-on-Four" immediate-function concept with Brånemark System implants for completely edentulous mandibles: a retrospective clinical study[J]. Clin Implant Dent Relat Res, 2003, 5 (Suppl 1):2-9.

[2] Maló P, Rangert B, Nobre M. All-on-4 immediate-function concept with Brånemark System implants for completely edentulous maxillae: a 1-year retrospective clinical study[J]. Clin Implant Dent Relat Res, 2005, 7(1):S88-S94.

[3] Maló P, de Araújo Nobre MA, Lopes AV, et al. Immediate loading short implants inserted on low bone quantity for the rehabilitation of the edentulous maxilla using an All-on-4 design[J]. J Oral Rehabil, 2015, 42(8):615-623.

[4] 刘洋. 超声骨刀在口腔颌面外科的应用进展[J]. 智慧健康, 2019, 5(1):73-75.

[5] Drago C. Frequency and Type of Prosthetic Complications Associated with Interim, Immediately Loaded Full-Arch Prostheses: A 2-Year Retrospective Chart Review[J]. J Prosthodont, 2016, 25(6):433-439.

[6] Bidra AS. Technique for systematic bone reduction for fixed implant-supported prosthesis in the edentulous maxilla[J]. J Prosthet Dent, 2015, 113(6):520-523.

[7] Demurashvili G, Davarpanah K, Szmukler-Moncler S, et al. Technique to Obtain a Predictable Aesthetic Result through Appropriate Placement of the Prosthesis/Soft Tissue Junction in the Edentulous Patient with a Gingival Smile[J]. Clin Implant Dent Relat Res, 2015,17(5):923-931.

[8] Pollini A, Goldberg J, Mitrani R, et al. The Lip-Tooth-Ridge Classification: A Guidepost for Edentulous Maxillary Arches. Diagnosis, Risk Assessment, and Implant Treatment Indications[J]. Int J Periodontics Restorative Dent, 2017, 37(6):835-841.

[9] Duyck J, Van Oosterwyck H, Vander Sloten J, et al. Magnitude and distribution of occlusal forces on oral implants supporting fixed prostheses: an in vivo study[J]. Clin Oral Implants Res, 2000,11(5):465-475.

[10] Maló P, de Araújo Nobre M, Lopes A, et al. The All-on-4 concept for full-arch rehabilitation of the edentulous maxillae: A longitudinal study with 5-13 years of follow-up[J]. Clin Implant Dent Relat Res, 2019, 21(4):538-539.

数字化序列导板+预成临时修复体辅助全口即刻种植即刻修复

焦铁军　傅娜　罗晓丁

摘要

目的：应用数字化序列导板及预成临时修复体辅助全口即刻种植即刻修复。**材料与方法：**先行口内外检查，患者上下颌多牙缺失，上颌余留多颗残根，下颌牙均有根面龋。调整殆曲线，制作可摘义齿作为诊断义齿，恢复咬合功能。再制作放射导板，以修复为导向设计数字化导板，数字化导板包括辅助就位导板、骨支持式基部导板、种植体植入全程引导导板。上下颌各植入6颗Straumann BLT钛锆种植体，术后即刻戴入预成临时修复体，完成上下颌即刻种植即刻修复，2个月后行第2副临时修复体修复，6个月后再制作最终修复体，获得了满意的效果。**结果：**最终修复体功能及美学修复效果患者十分满意，患者的正侧貌美学效果良好，种植体周软硬组织健康，患者口腔卫生良好。**结论：**数字化序列导板可以同时实现精确去骨、种植体在全程导板的引导下精确植入，临时修复体可以借助基部导板实现术前咬合关系的转移，使得即刻种植即刻修复更容易实现。

关键词：数字化序列导板；全牙弓；种植固定修复；预成临时修复体；咬合关系；精确

一、材料与方法

1. 病例简介　35岁女性患者。主诉：口内多牙缺失多年，要求种植修复。现病史：患者多年前口内多颗牙因龋坏无法保留后陆续拔除，多颗牙残根，曾行可摘义齿及固定义齿修复，因影响咀嚼功能及美观，寻求种植固定修复。既往史：既往体健，否认全身系统性疾病史，无口干症，无种植禁忌证。口内检查：17-15、11、21、23、24、26、36、37、46、47缺失，14-12、22、25、27残根，缺牙区牙槽嵴较窄，下颌余留牙均龋坏，修复体边缘不密合，修复体殆曲线异常，口腔卫生尚可，无深牙周袋。口外检查：面部对称、三等分，面中线与下中切牙中线一致，低位笑线。上唇丰满度欠佳，患者凹面型。颞下颌关节无弹响，无肌肉压痛、张口偏斜等阳性体征（图1～图3）。CBCT示：上颌前牙区牙槽嵴顶骨量菲薄，1～2mm，后牙区骨高度不足，下颌后牙区骨宽度严重不足（图4）。

2. 诊断　牙列缺损；牙体缺损。

3. 治疗计划

（1）病例难点：①缺牙区骨量严重不足如何设计种植方案。②如何将设计的种植位置，精准植入颌骨。③如何将诊断义齿适合的咬合关系转移到术后即刻修复义齿。④如何实现无牙颌精准取模实现固定修复。

（2）术前分析：制作诊断义齿，侧貌美学分析患者唇侧丰满度欠佳，极有可能需要行种植覆盖义齿修复，利用唇侧基托恢复唇侧丰满度。有必要对患者的侧貌进行分析。由于患者旧义齿，殆曲线异常，且唇侧无基托（图5），CBCT关节片显示关节上后间隙较窄（图6）。首先调整殆曲线，重新制作诊断义齿（图7），CBCT关节片显示关节前、上、后间隙基本一致（图8）。侧貌美学分析中，患者不戴入上颌义齿时，上唇塌陷，鼻唇角为113°；患者戴入无唇侧基托的旧义齿时，上唇丰满度尚可，鼻唇角为92°；患者戴入有唇侧基托的诊断性义齿时，上唇稍凸，鼻唇角为88°。美学E线评估均符合美学标准（图9）。鼻唇角正常范围为90°～105°，无唇侧基托的旧义齿的鼻唇角符合正常范围，且患者较满意此侧貌面型。因此我们推断患者未来修复体无须唇侧基托支撑，可以考虑进行种植固定修复，但需要临时修复体的进一步评估。

（3）上下颌种植修复方案。方案一：上颌植入6颗种植体，前牙区轴向植入，前磨牙区斜行植入，后牙区先行上颌窦外提升术，6个月后再行种植体植入。下颌拔除牙齿后行即刻种植，植入6颗种植体。上下颌行即刻修复，最终修复体采用跨牙弓一体式修复（图10）。方案二：上颌植入6颗种植体，前牙区轴向植入，前磨牙区斜行种植，上颌后牙穿翼种植。下颌拔除牙齿后行即刻种植，植入6颗种植体。上下颌行即刻修复，最终修复体采用跨牙弓一体式修复（图11）。

（4）最终治疗方案：由于方案一需要上颌窦外提升，虽然也是一种可靠的方案，但是需要分阶段种植，时间久，创伤相对穿翼板种植也较大。因此选择方案二。

4. 治疗过程

（1）利用诊断义齿制作放射性义齿（图12）。

作者单位：天津医科大学口腔医院

通讯作者：焦铁军；Email: zzkqjtj@126.com

（2）设计数字化导板上下颌种植体植入位置（图13）。

（3）设计上下颌数字化序列导板及预成临时修复体（图14）。

（4）下颌种植手术过程，植入6颗StraumannBLT钛锆合金种植体（图15～图19）。

（5）上颌种植手术过程，植入6颗Straumann BLT钛锆合金种植体（图20～图24）。

（6）第1副预成临时修复体戴入后X线检查（图25），术前、术后侧貌美学呈现（图26）。

（7）数字化印模，ICam4D口外扫描结合口内扫描（图27）。

（8）第2副CAD/CAM临时修复体戴入口内（图28）。

（9）下颌轨迹描记，显示第2副临时修复体戴入口内时，下颌运动稳定。

（10）再次评估第1副临时修复体和第2副临时修复体的侧貌美学。

（11）切削铝杆，口内试戴，实现被动就位。

（12）制作最终修复体，Straumann原厂切削纯钛桥架及氧化锆一体冠。

（13）最终修复体戴入口内，完成种植修复（图29）。

（14）患者正侧貌美学效果良好，患者非常满意（图30）。

二、结果

通过术前及临时修复体的侧貌美学评估，一步步最终实现了患者期望的种植固定修复。通过数字化序列导板，同时实现了精确去骨、精确植入种植体、预成临时修复体即刻修复。精准的数字化印模和制作技术，辅助最终修复体的制作，功能及美学修复效果十分满意。

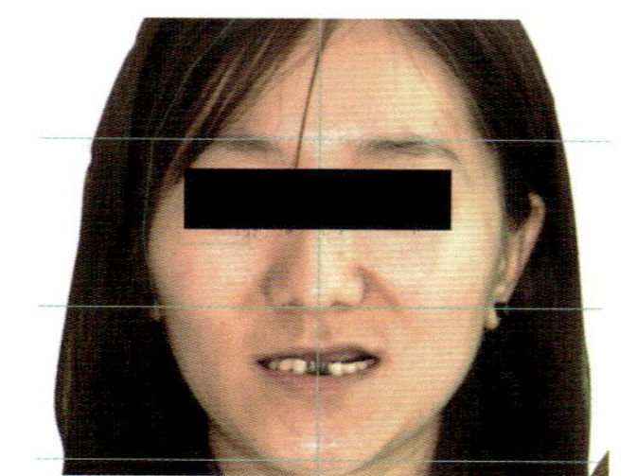

图1 正面像

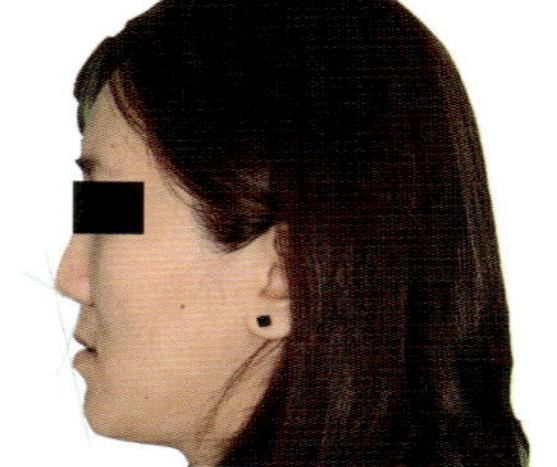

图2 侧貌像

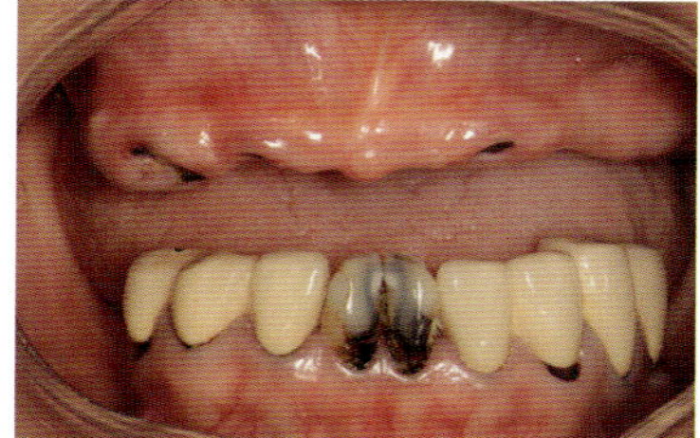

图3 口内像

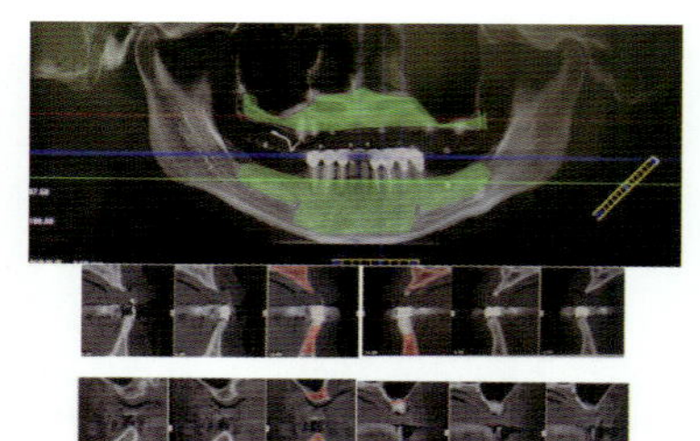

图4 CBCT检查

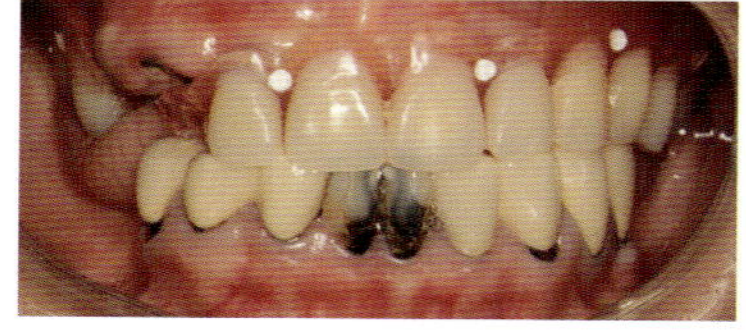

图5 旧义齿戴入口内情况

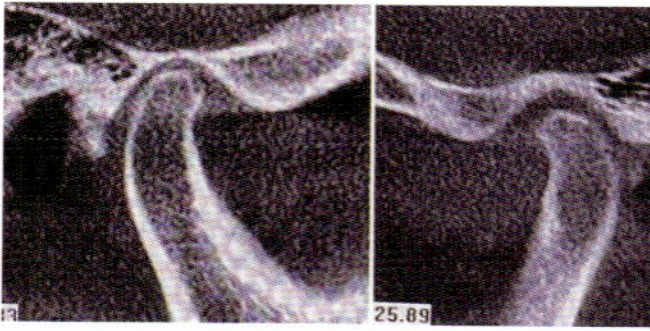

图6 旧义齿戴入关节CBCT影像

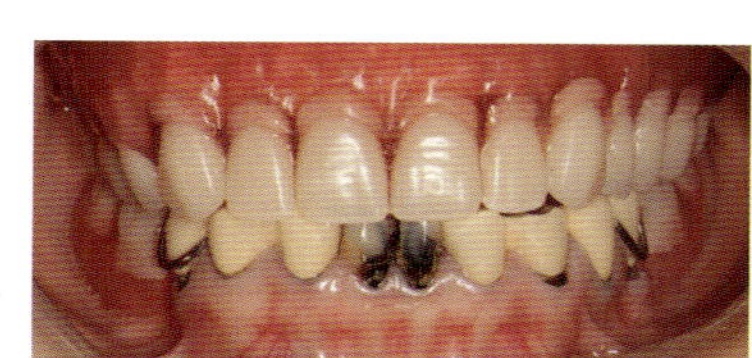

图7 诊断义齿戴入口内

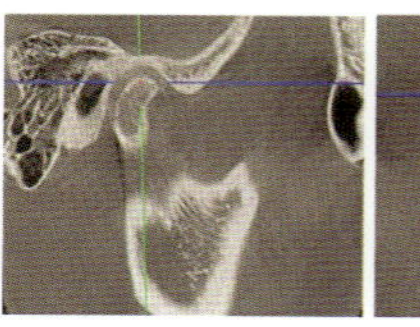

图8 诊断性义齿戴入关节CBCT影像

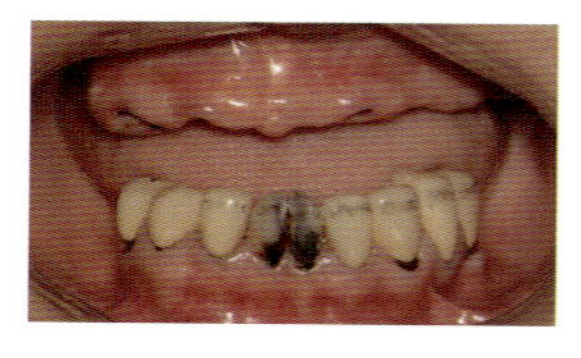

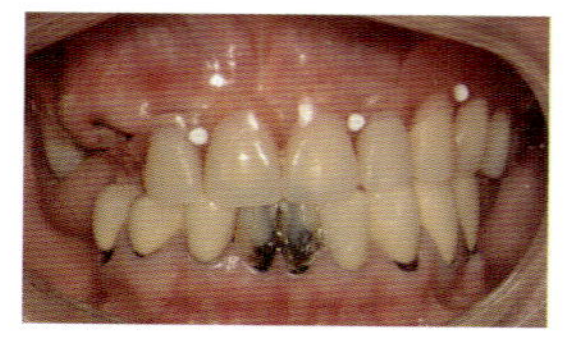

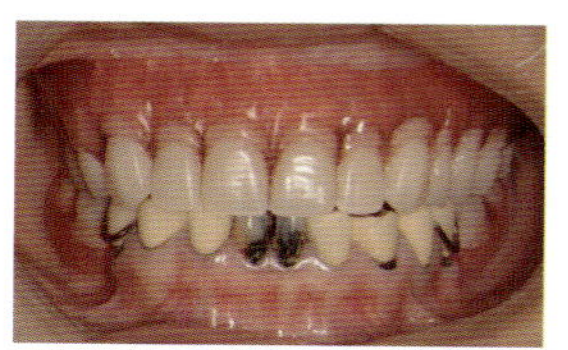

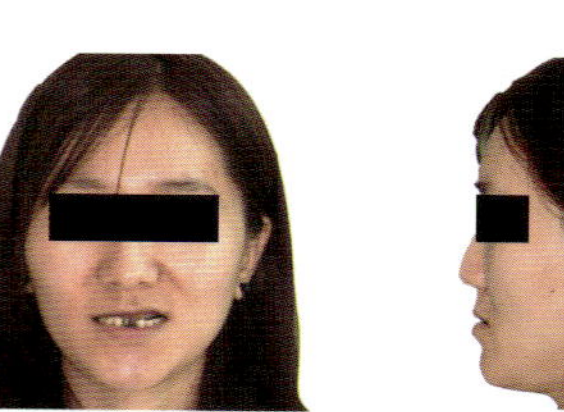

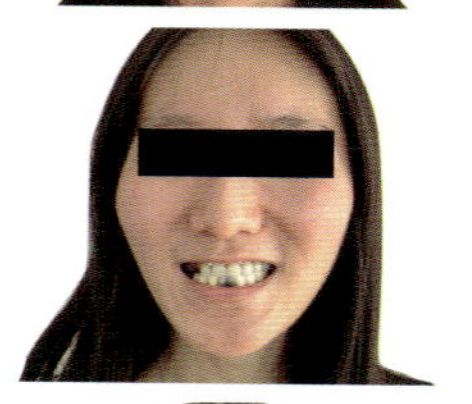

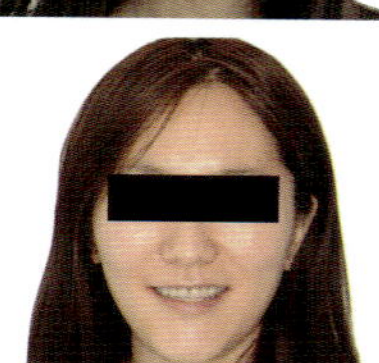

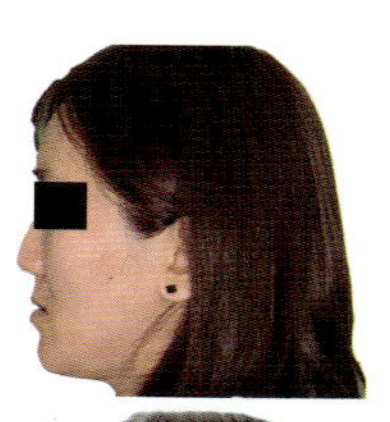

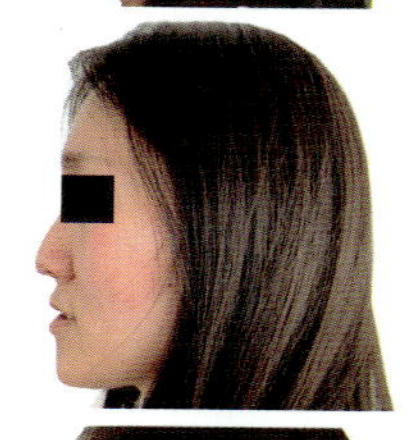

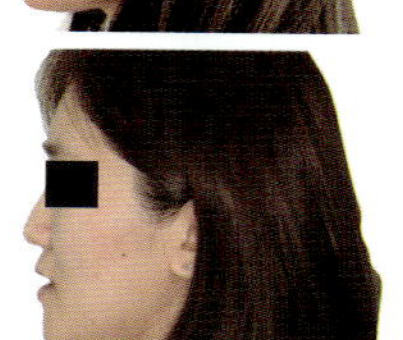

图9 侧貌美学分析

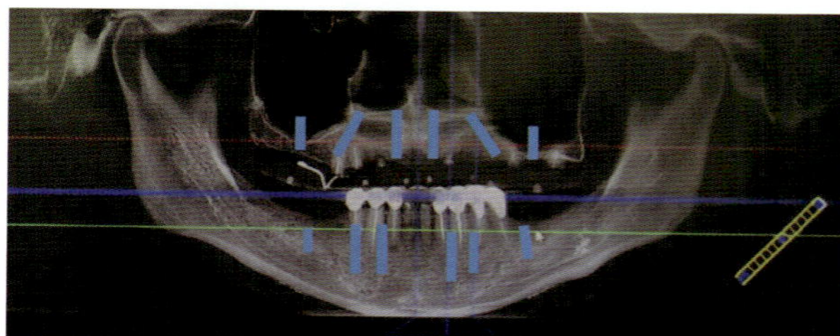

图10 种植方案一

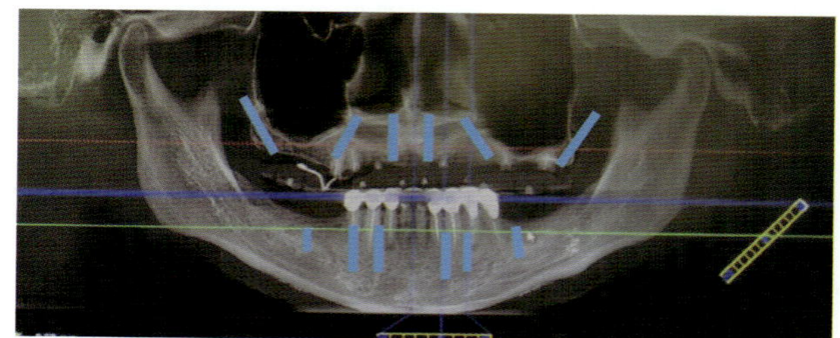

图11 种植方案二

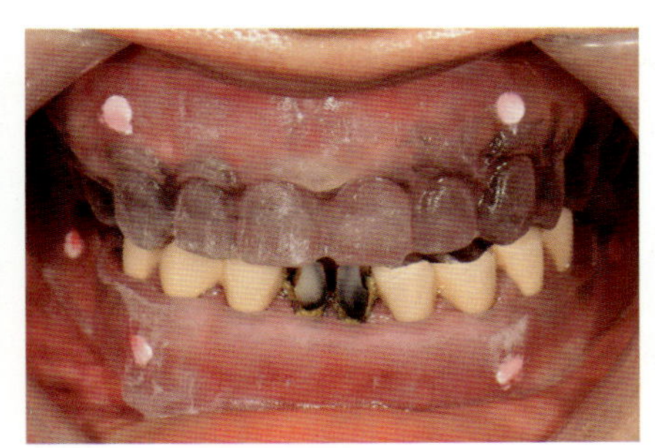
图12 放射导板戴入口内

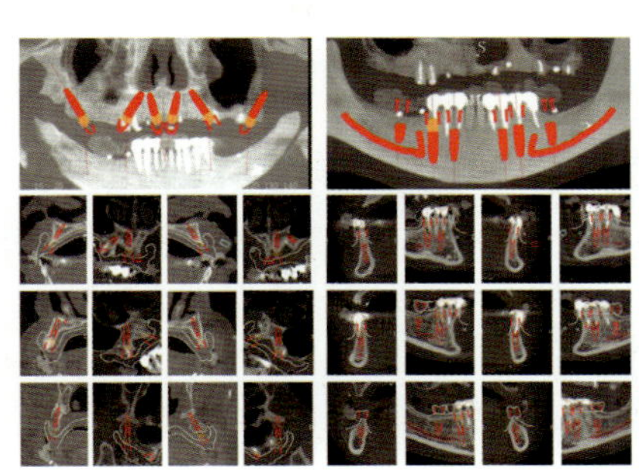
图13 上下颌数字化导板设计种植体植入位置

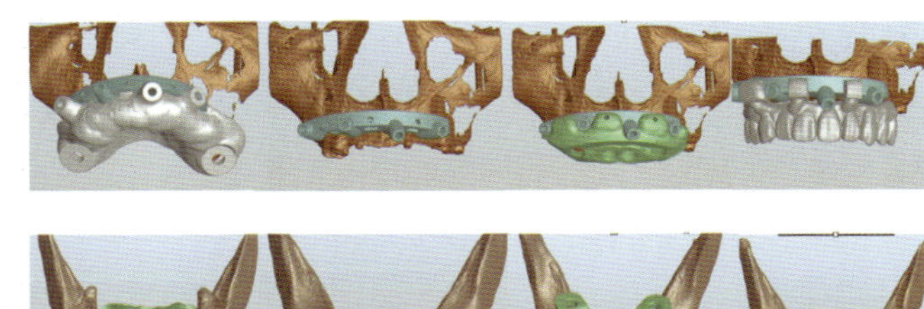
图14 上下颌组合式数字化导板及预成修复体设计

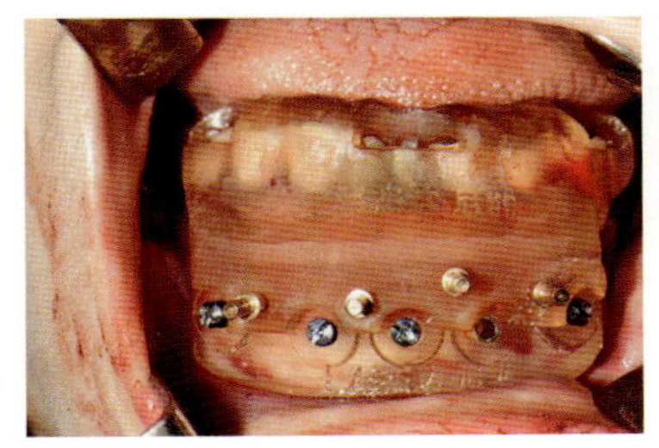
图15 牙支持式导板与基部导板戴入口内

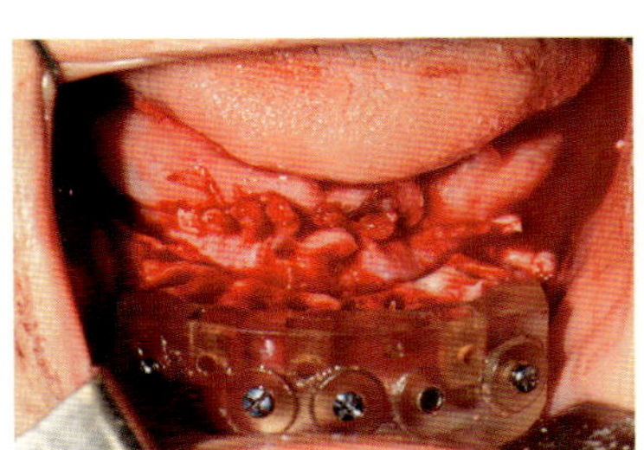
图16 取下牙支持式导板，拔牙、整平骨面

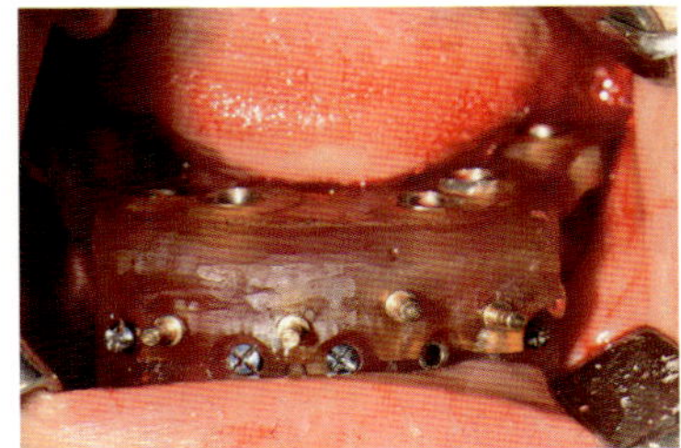
图17 戴入全程引导导板

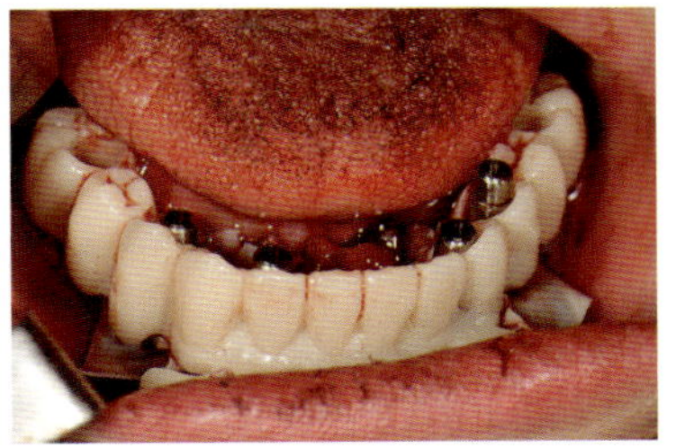
图18 种植植入后安装复合基台预成修复体就位

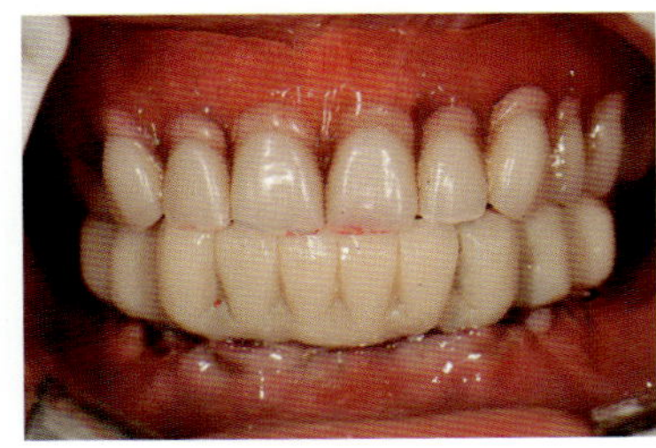
图19 下颌临时修复体完成

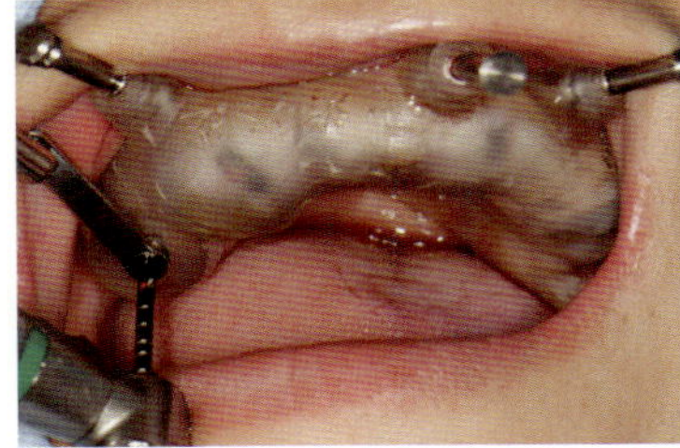
图20 上颌导板引导翼板种植

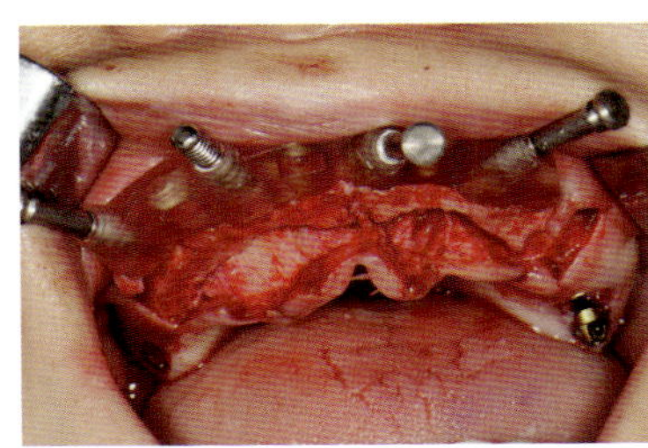
图21 共享固位钉固定上颌基部导板

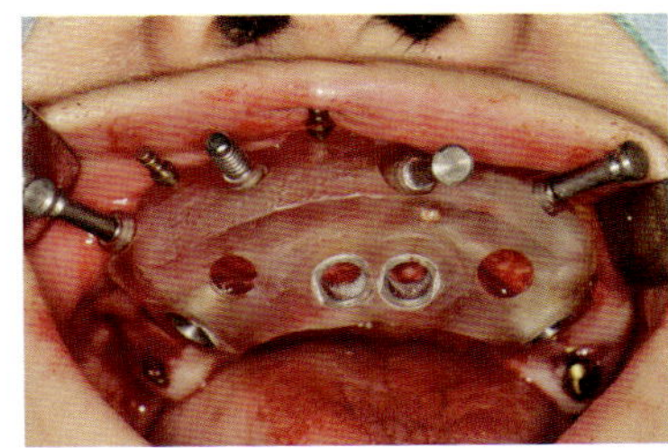
图22 戴入全程引导导板

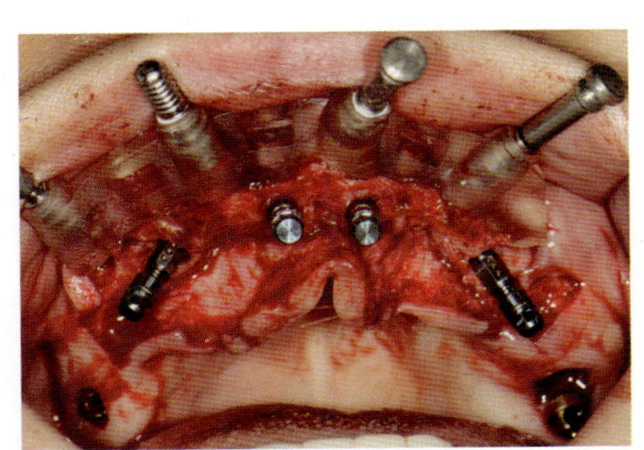
图23 导板引导下植入6颗种植体

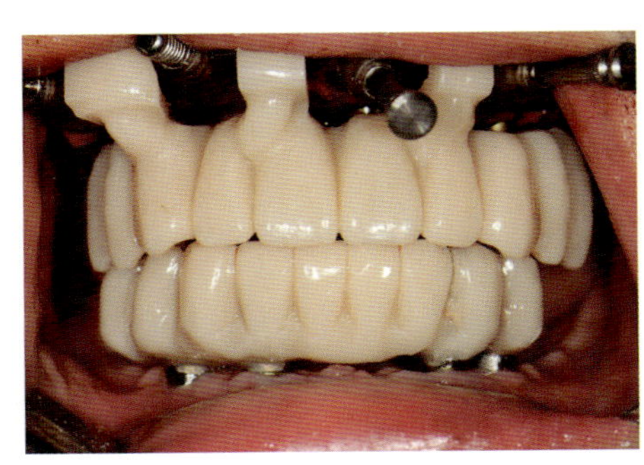
图24 上颌预成修复体就位

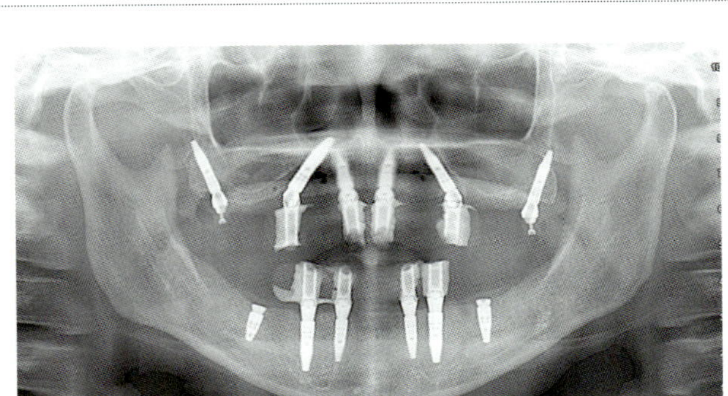
图25 临时修复完成后X线检查

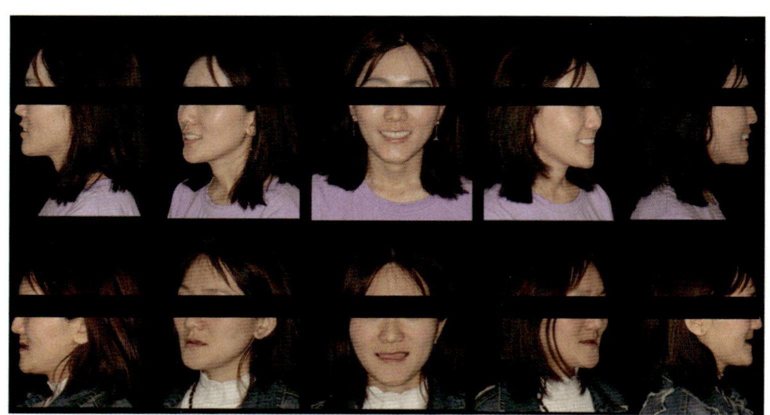
图26 临时修复前后正侧貌美学呈现

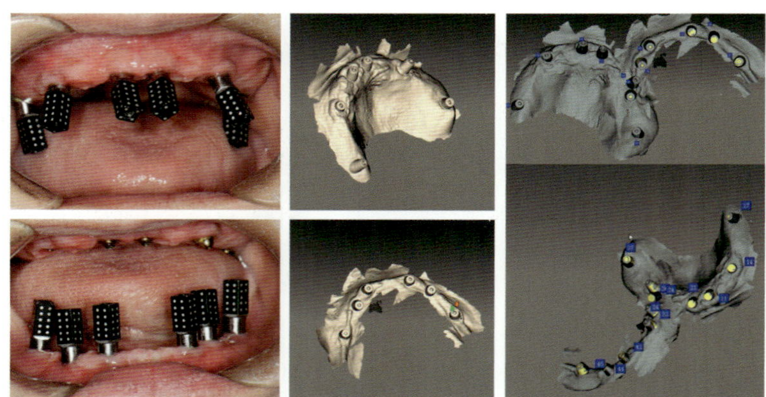
图27 ICam4D口外扫描结合口内扫描

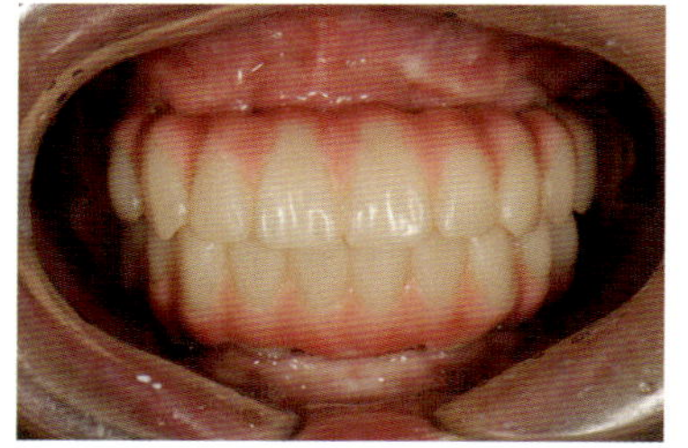
图28 第2副CAD/CAM临时修复体戴入口内

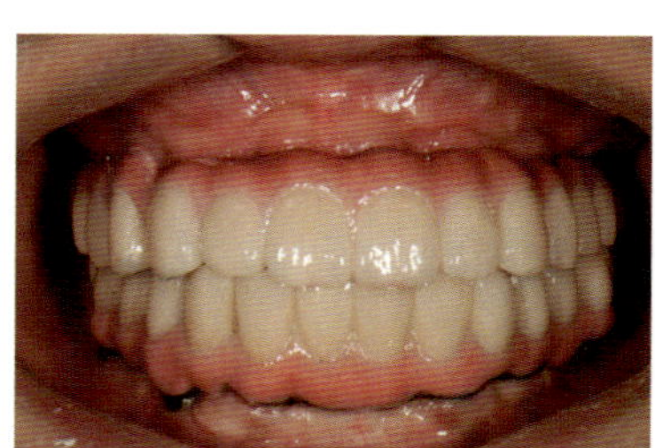
图29 最终修复体戴入口内

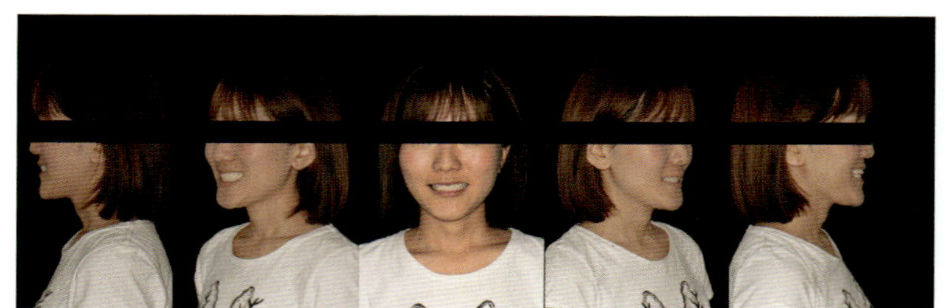
图30 患者正侧貌美学效果良好

三、讨论

1. 年轻全口缺牙患者往往希望得到一副种植固定修复义齿，我们需要根据患者的上下颌骨关系，结合侧面美学分析、临时修复体的反复评估后才能决定患者是否适合行全口种植固定修复。

2. 如何将诊断性义齿的咬合关系，准确转移到种植术后的即刻修复体上，这一问题是全口种植固定修复的难点，我们通过组合式导板，既实现了术中精确去骨、种植体精确植入，又实现了预成临时修复体的即刻修复。

3. 数字化印模技术不断革新，全口种植固定修复的数字化印模精准性是一个难点，通过ICam4D口外扫描结合口内扫描，很好地解决了这一问题。

四、结论

通过侧貌美学评估，可以预告无牙颌患者的未来修复体是否需要唇侧基托支撑，从而进一步判断是否可行全牙弓种植固定修复。数字化序列导板可以实现种植体精准植入及预成临时修复体的即刻修复。数字化印模技术使最终修复体的制作更加精确，更好地实现功能及美学的理想修复效果。

参考文献

[1] 张宇, 林野, 刘洋, 等. 牙周炎晚期伴上颌牙槽骨前突畸形患者即刻种植全牙列固定修复的侧貌变化初探[J].中华口腔医学杂志, 2017, 52(10):625–630.

[2] Revilla-León M, Att W, Özcan M, Rubenstein J. Comparison of conventional, photogrammetry, and intraoral scanning accuracy of complete-arch implant impression procedures evaluated with a coordinate measuring machine[J]. J Prosthet Dent, 2021,125(3):470–478.

[3] Marlière DAA, Demètrio MS, Picinini LS, et al. Accuracy of computer-guided surgery for dental implant placement in fully edentulous patients: A systematic review[J]. Eur J Dent, 2018, 12(1):153–160.

[4] 刘宝林. 口腔种植学: 第一版[M]. 北京: 人民卫生出版社, 2011.

数字化导板引导牙周炎患者下颌无牙颌种植固定修复

王文雪[1,2] 李欣[1,2] 赵保东[1,2]

摘要

目的：探讨牙周炎患者进行无牙颌种植固定修复的效果。**材料与方法**：下颌牙列缺失伴上颌牙列缺损的患者，完成术前牙周治疗。利用旧义齿及CoDiagnostiX™ 设计软件等，制作下颌全程导板完成下颌种植手术，并进行即刻修复，上颌佩戴旧可摘局部义齿。3个月后完成双侧上颌底提升术并同期植入种植体。上颌术后6个月，完成最终修复。**结果**：随访1年，患者口腔卫生维护良好，种植体骨结合良好，修复体稳定，恢复了患者的咀嚼功能和美观，患者满意。**结论**：使用数字化导板可实现以修复为导向的种植理念，降低无牙颌种植难度，提高手术安全性和可操作性。术后行即刻修复，提高患者生活质量。牙周炎患者行种植修复后，清洁和维护尤为重要。

关键词：数字化全程导板；无牙颌；种植固定修复；即刻修复

一、材料与方法

1. 病例简介　55岁男性患者。主诉：义齿固位不良。现病史：因牙周炎导致上下颌牙齿陆续松动脱落，多年前行可摘义齿修复，现因其固位不良、咬合效率低，来我院要求要求种植修复，并希望尽量缩短无牙时间。既往史：体健，否认系统性疾病史，无吸烟史。口内检查：14-17、22、24-27、37-47缺失。12小牙畸形。牙龈无明显异常，角化龈2～3mm。前牙区牙槽嵴刃状，欠平整；后牙区牙槽嵴丰满平整。殆龈距离充足。口外检查：颌面部左右对称，各部分比例协调，无面部畸形；口唇丰满度正常；开口度、开口型正常，双侧TMJ活动度对称，无压痛，无弹响，颞肌、咬肌无压痛，中笑线。CBCT示双侧上颌后牙区剩余骨高度不足，下颌区骨量可，牙槽嵴不平整（图1～图3）。

2. 诊断　上颌牙列缺损；下颌牙列缺失。

3. 治疗计划　上颌：上颌窦底提升术+GBR+种植体植入（16、14、24、26位点），埋入式愈合。骨结合后行14-16、24-26种植固定全瓷连桥修复。下颌：全程导板引导下，在32、34、36、42、44、46位点植入种植体，下颌前牙区适当去骨，并行即刻修复。螺丝固位跨牙弓纯钛桥架+全瓷牙修复。

4. 治疗过程

（1）利用旧义齿制作放射导板，获取CBCT扫描数据，导入CoDiagnostiX™ 设计软件中，选择Straumann BL种植体，以修复为导向设计导板，并打印制作（图4～图6）。

（2）在全程导板辅助下，完成下颌种植手术，在32、42、44植入4.1mm×12mm种植体，34植入4.1mm×10mm种植体，36、46植入4.8mm×10mm种植体。下颌少量去骨，并修整牙槽嵴，安放复合基台及保护帽，缝合（图7～图10）。拍摄术后即刻CBCT（图11），并完成即刻修复（图12～图14）。术后2周拆线，术区愈合良好（图15）。术后1个月复查，种植体无异常。

（3）下颌术后3个月：完成双侧上颌后牙区种植体植入术，16、26植入4.8mm×10mm种植体，14、24植入4.8mm×12mm种植体，安放封闭螺丝，GBR，缝合（图16，图17）。术后即刻CBCT示种植体植入位置可（图18）。

（4）下颌术后9个月，上颌术后6个月：CBCT显示种植体无异常，取终印模，进行面弓转移上殆架，试蜡牙，制作修复体，完成最终修复（图19～图24）。

（5）最终修复后2个月复查，患者无异常，使用良好。最终修复后，1年复查，修复体稳定，患者满意（图25）。

二、结果

随访1年，患者口腔卫生维护良好，种植体骨结合良好，修复体稳定，恢复了患者的咀嚼功能和美观。患者满意。

作者单位：1. 青岛大学附属医院
2. 青岛大学口腔医学院
通讯作者：赵保东；Email: zbd315@sina.com

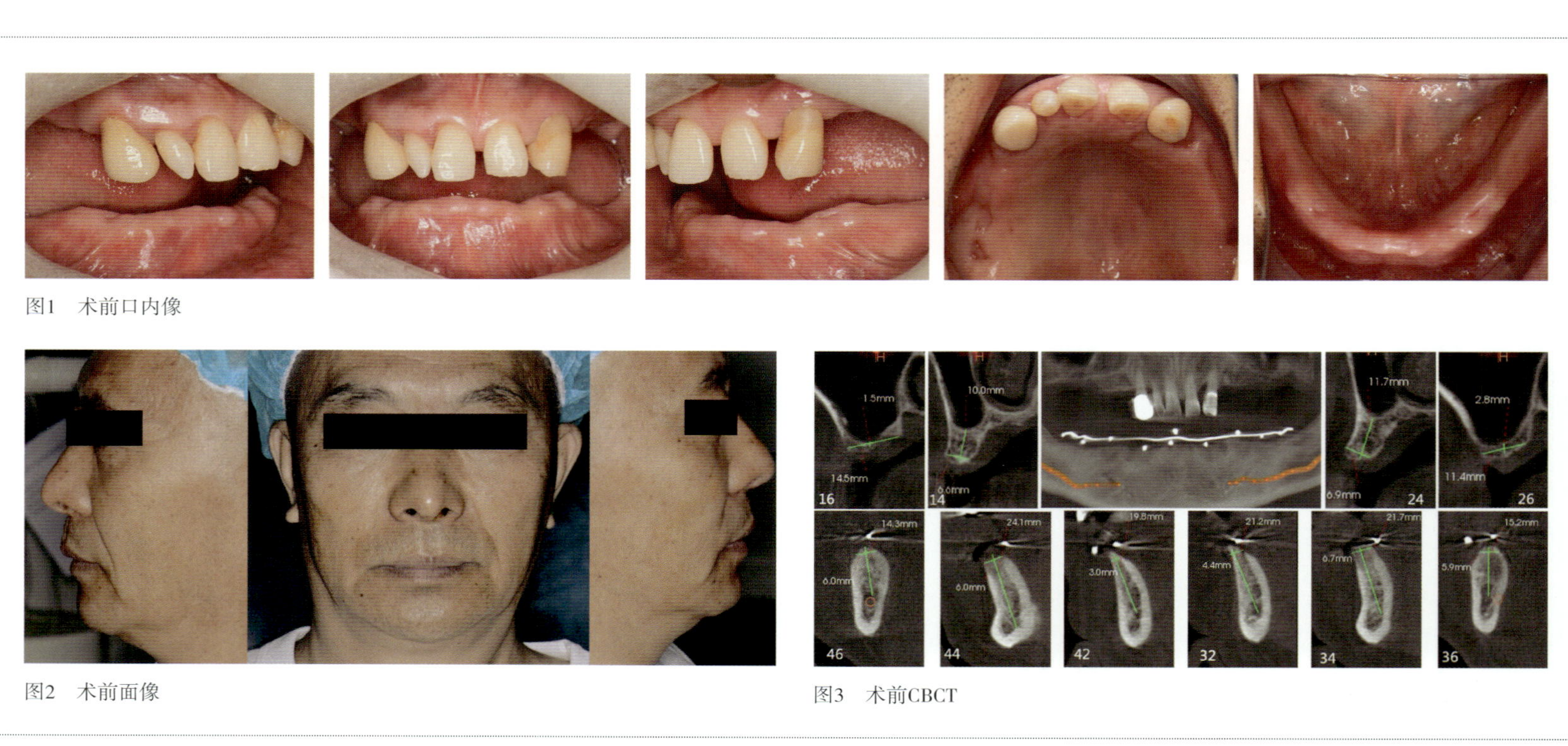

图1　术前口内像

图2　术前面像

图3　术前CBCT

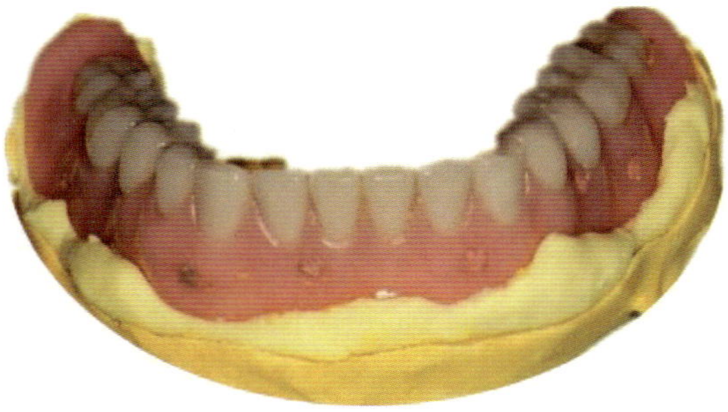

图4　放射导板

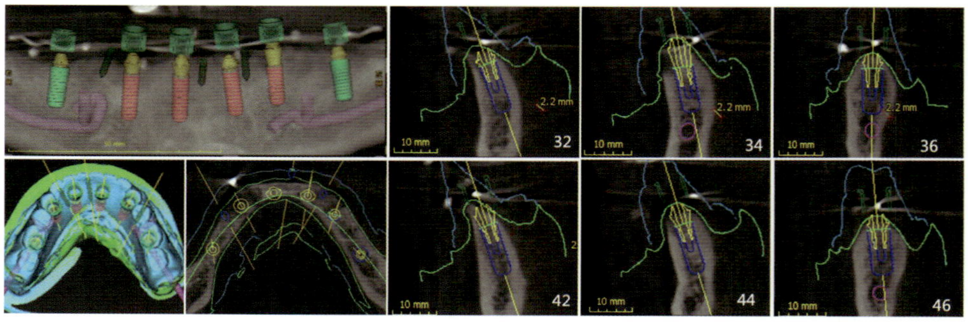

图5　导板设计

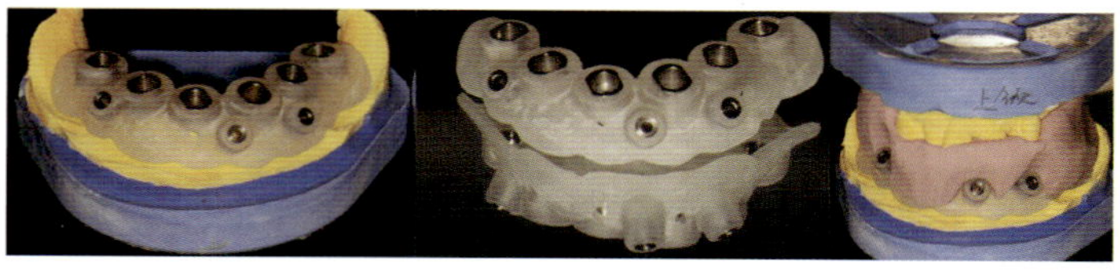

图6　导板

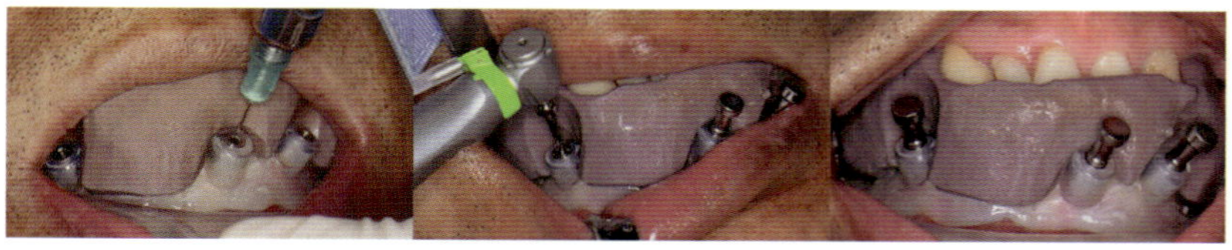

图7　导板固定

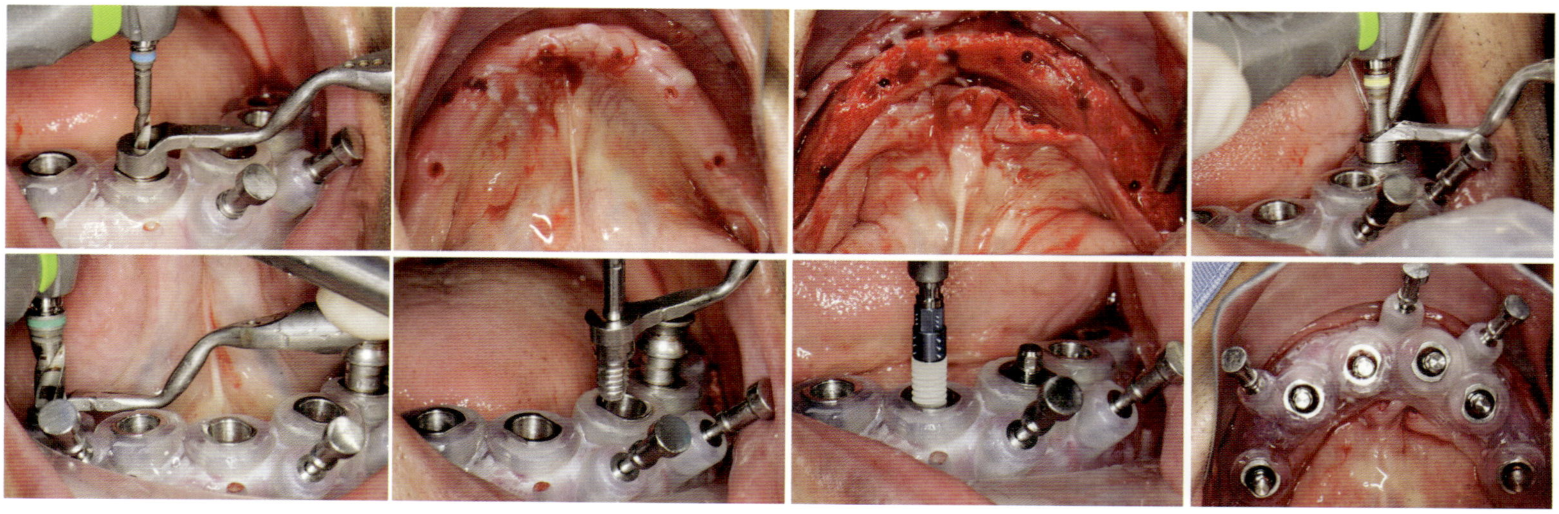

图8　下颌种植手术

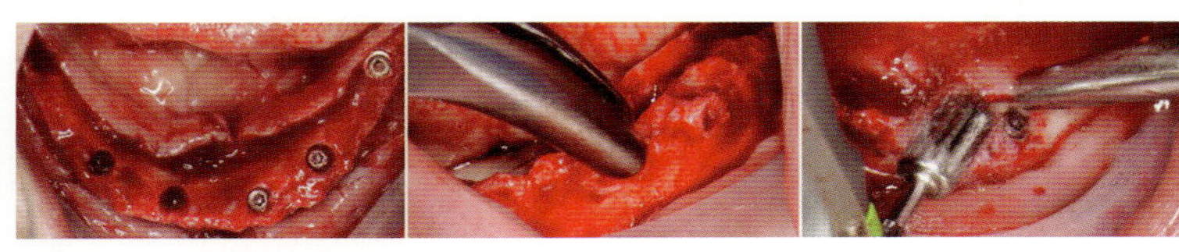
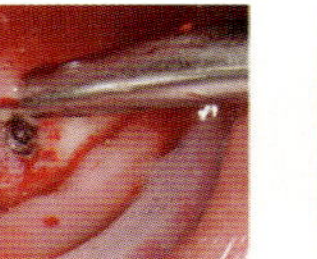

图9　牙槽嵴修整

图10　安放复合基台，缝合

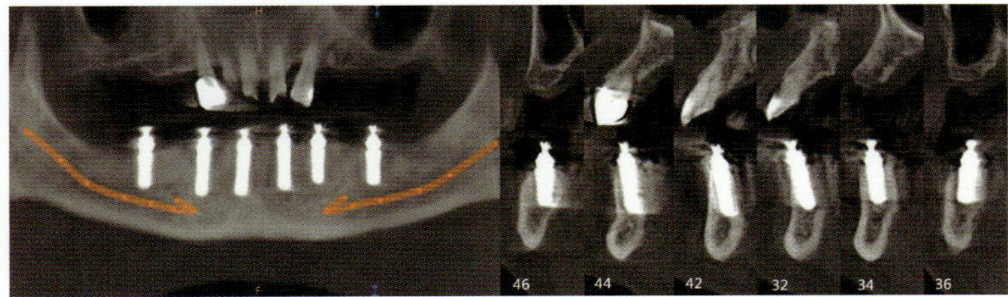

图11　术后即刻CBCT

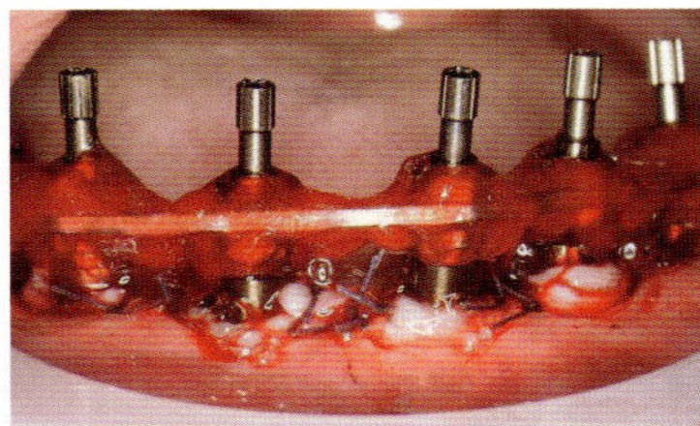

图12　安放转移杆，刚性连接

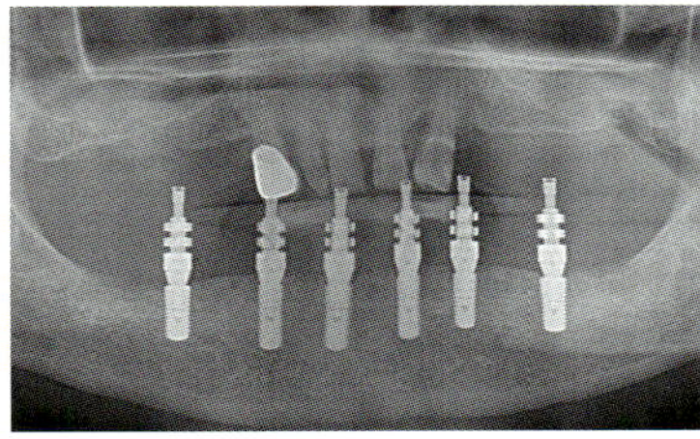

图13　转移杆就位

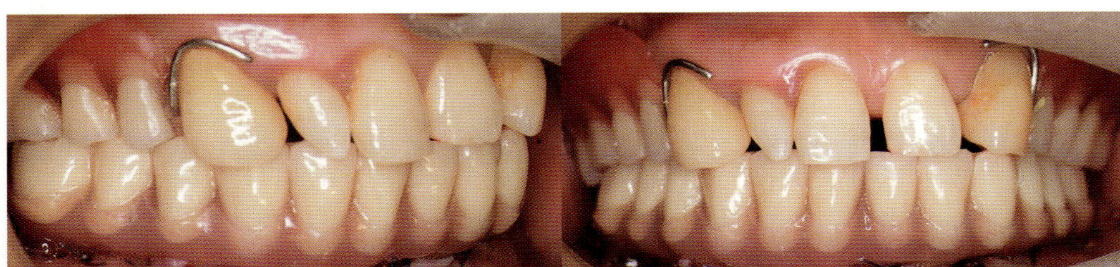
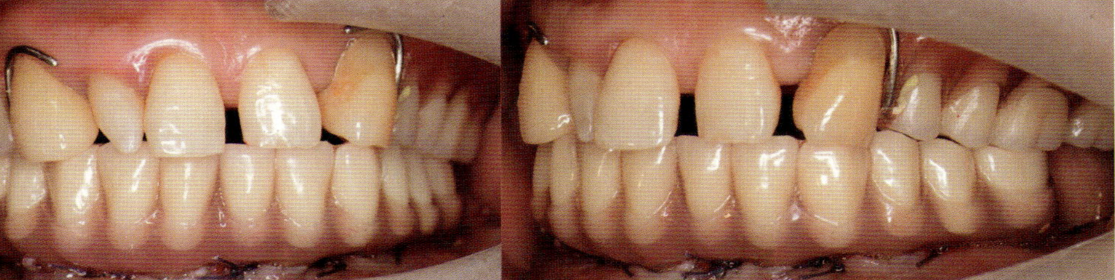

图14　即刻修复

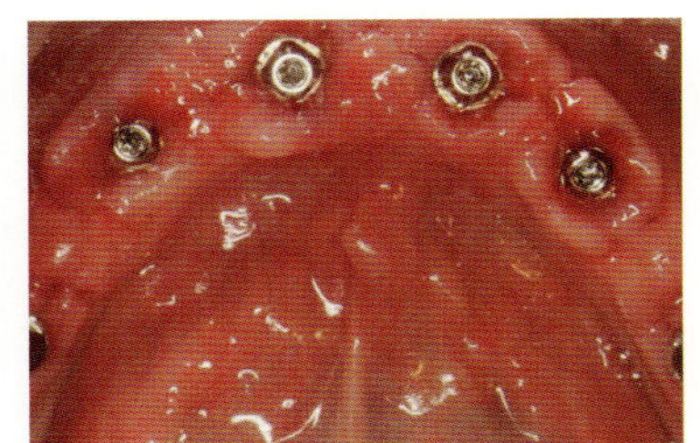

图15　术后2周拆线

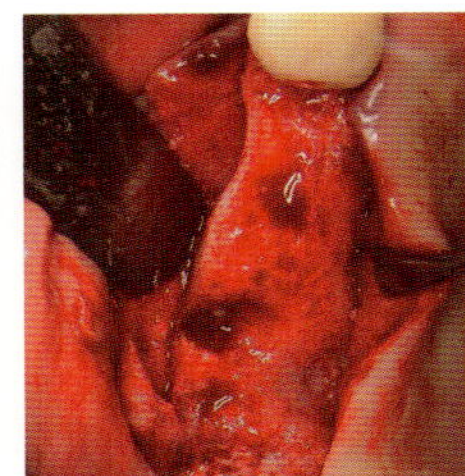
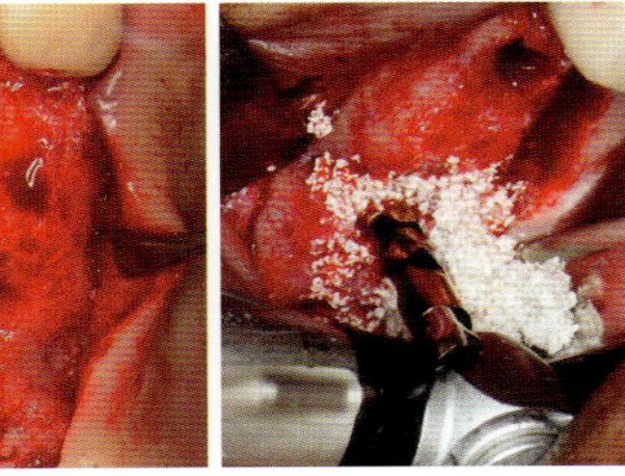
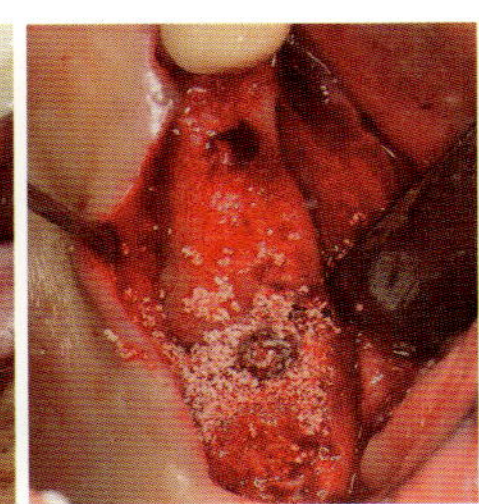
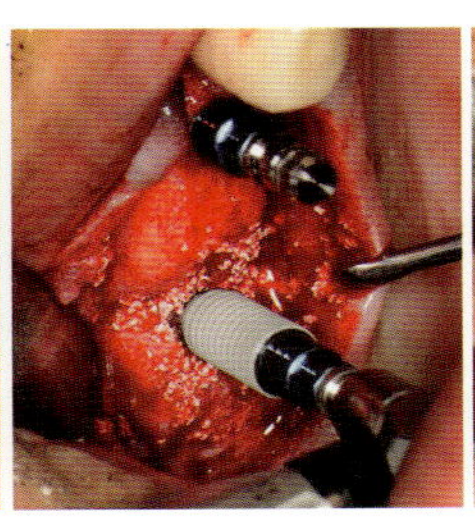
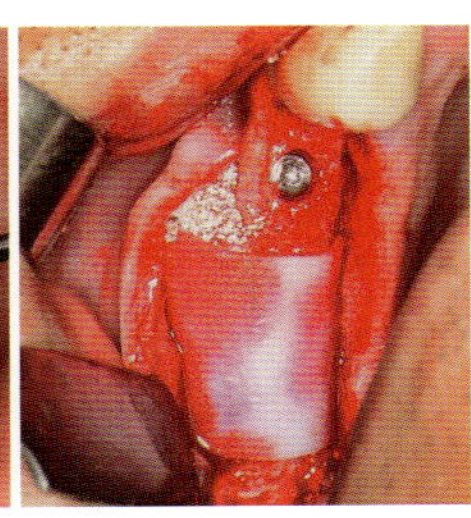

图16　14–16盘钻上颌窦底提升术+种植体植入

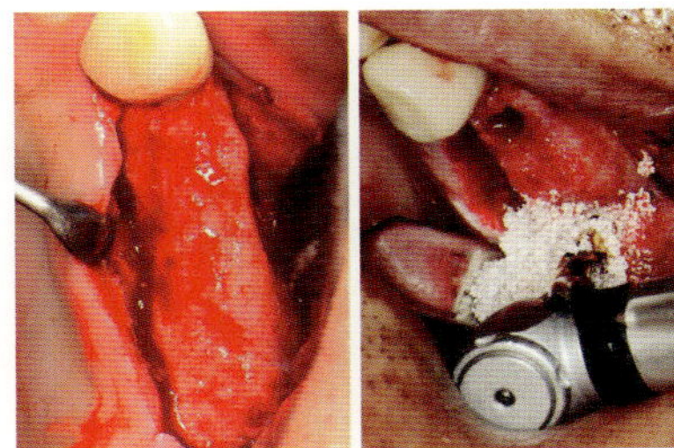
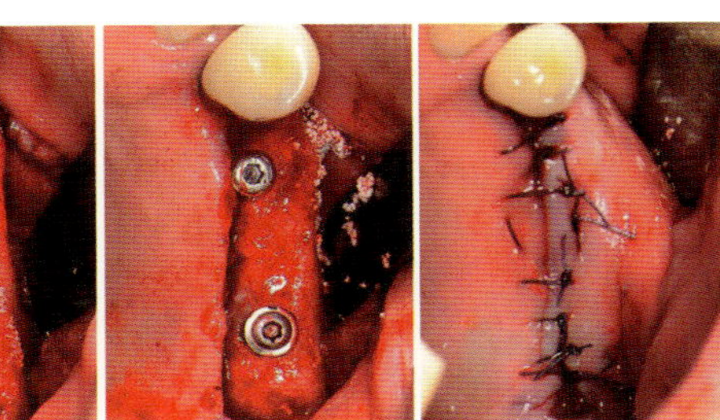
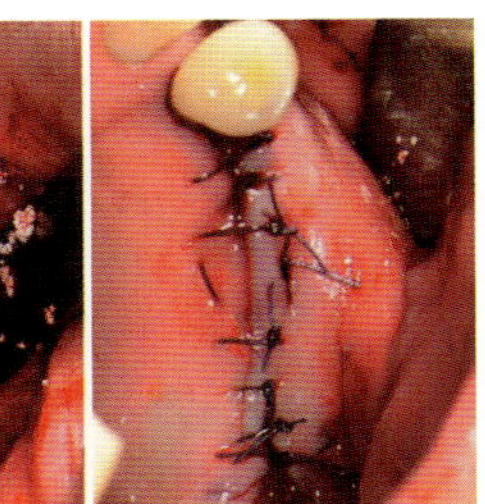

图17　24–26 盘钻上颌窦底提升术+种植体植入

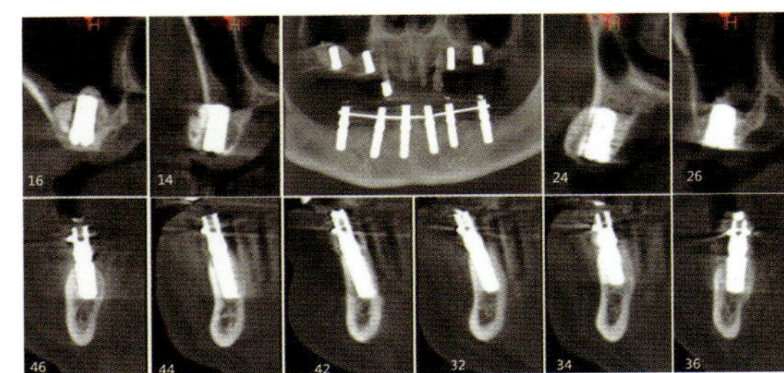

图18　CBCT（上颌术后即刻，下颌术后3个月）

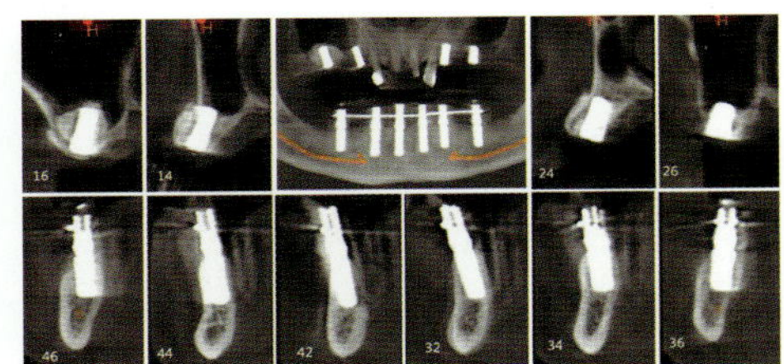

图19　CBCT（上颌术后6个月，下颌术后9个月）

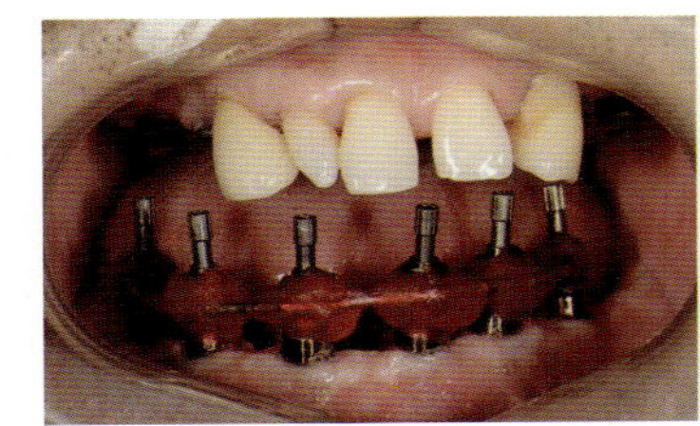
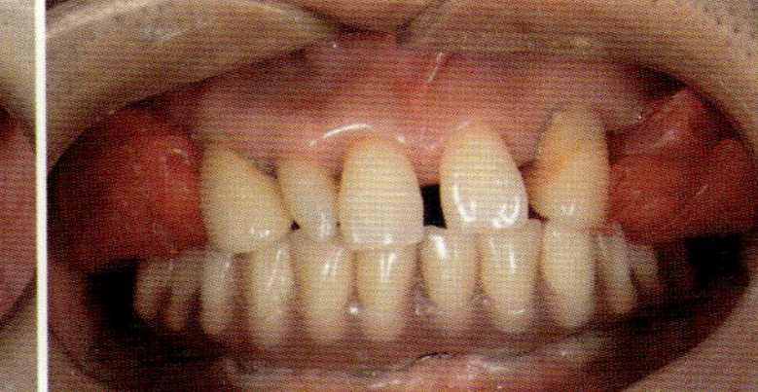
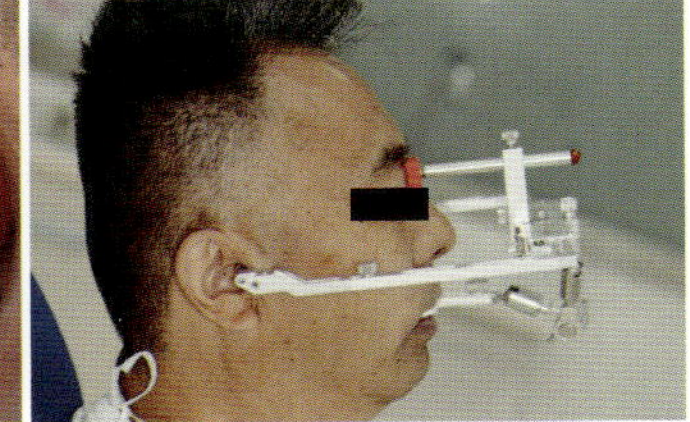

图20　最终取模，确定颌位关系

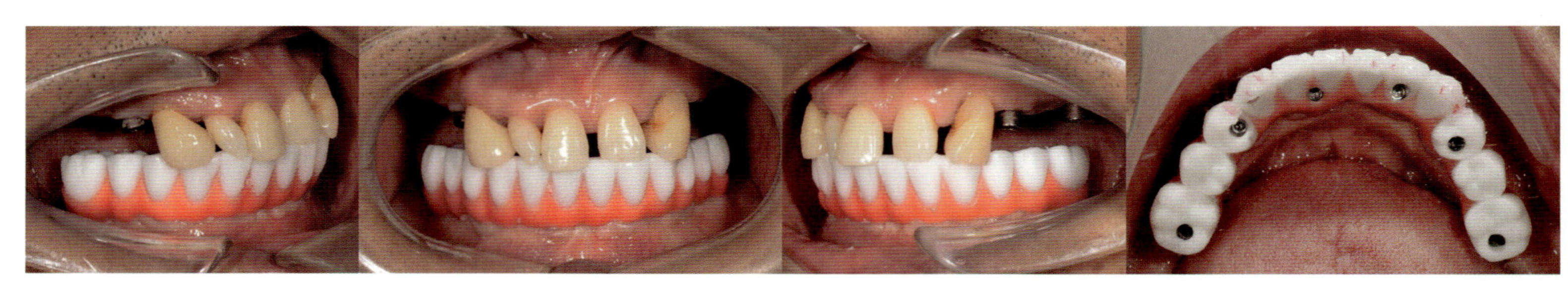

图21 试蜡牙

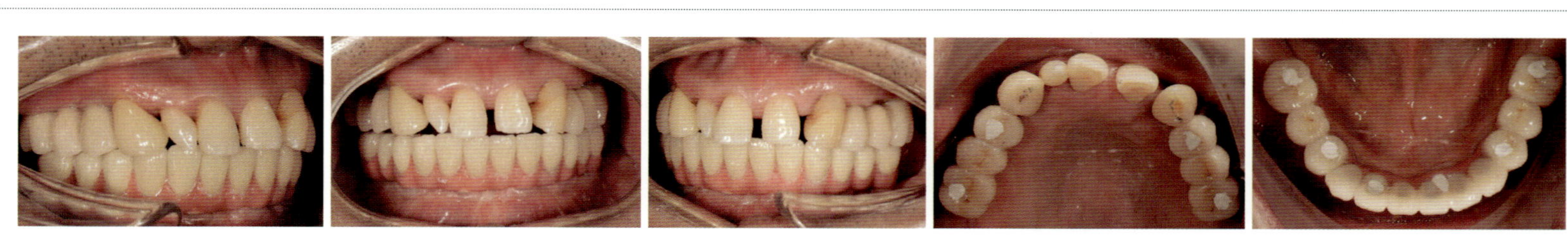

图22 最终修复口内照

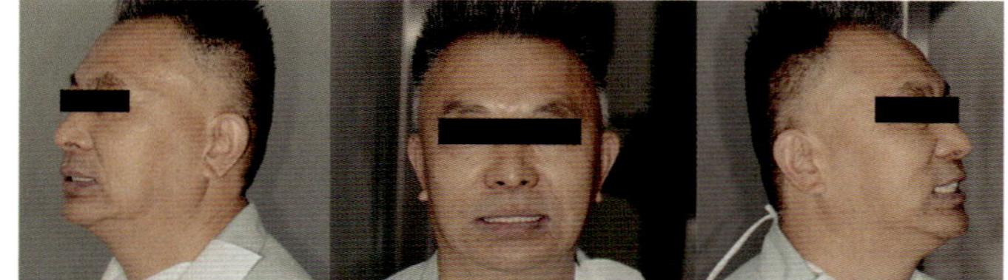

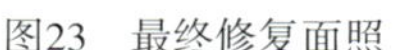

图23 最终修复面照

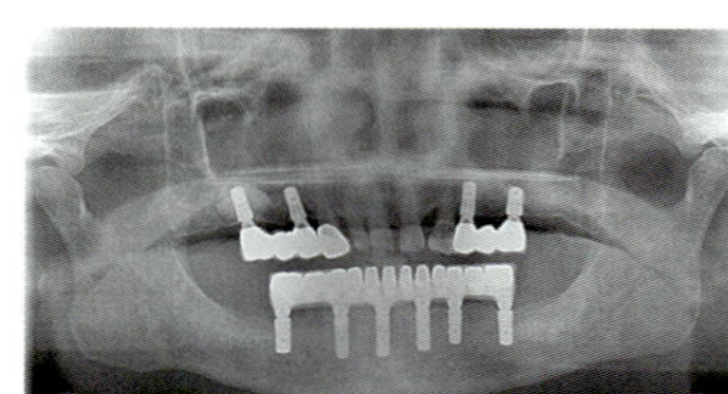

图24 X线检查，修复体就位

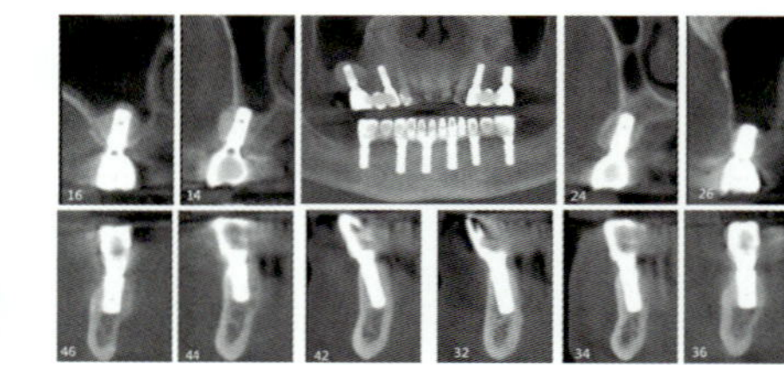

图25 最终修复后1年CBCT

三、讨论

1. 无牙颌种植手术导板主要分为简易导板、3D打印导板、动态导航3种，3D打印导板是目前应用较为广泛的一种，有较高的精准度，但是误差不可避免，贯穿于信息采集、导板设计制作、手术应用的各个环节。本病例通过压力式印模、精准颌位记录、麻醉固位孔固定导板后麻醉手术区域等方法，尽可能地控制误差。

2. 牙周炎病史是发生种植体周疾病的危险因素，但是经过规范的牙周治疗及定期维护治疗，种植治疗后仍有较高存留率。

四、结论

使用数字化导板可实现以修复为导向的种植理念，降低无牙颌种植难度，提高手术安全性和可操作性。术后行即刻修复，提高患者生活质量。牙周炎患者行种植修复后，清洁和维护尤为重要。

参考文献

[1] Vercruyssem M, Hultin M, Van Assche N, et al. Guided surgery:Accuracy and efficacy[J]. Periodontol 2000, 2014, 66(1):228–246.

[2] Jemt T, Gyzander V, Britse AÖ. Incidence of surgery related to problems with peri–implantitis: a retrospective study on patients followed up between 2003 and 2010 at one specialist clinic[J]. Clin Implant Dent Relat Res, 2015 17(2):209–220.

[3] 孟焕新. 牙周炎——种植修复治疗的重要危险因素及应对策略[C] //第十六届中国国际口腔器材展览会暨学术研讨会论文集, 2012:52.

新殆学理念指导下的全口种植咬合重建病例1例

邬薇薇[1] 刘长云[1] 谭绮英[2] 徐世同[1]

摘要

目的：探讨殆学在全口种植咬合重建病例构建协调的口颌系统中的应用。**材料与方法：**对于无牙颌患者行全口咬合重建，上颌植入6颗美格真ANYONE种植体，下颌植入4颗美格真ANYONE种植体，即刻负重4个月后行OMRT（下颌咬合再定位技术）。在新的TRP（治疗性参考位）位置稳定3个月后利用KaVo ARCUS digma电子面弓验证并完成全口纯钛切削支架+全锆牙的永久修复。**结果：**6个月后复查颞下颌关节CT片及口内像，对比戴牙时基本一致，证明所构建的新颌位关系是稳定的。**结论：**以新殆学理念为指导，完成相关数据的测量分析，可采用下颌咬合再定位技术（OMRT），以期建立颅颌系统（CMS）平衡，进而实现功能与美学的融合。

关键词：牙列缺失；数字化种植；电子面弓；即刻负重；下颌咬合再定位

咀嚼器官是人体不可分割的一部分，由以下结构组成：神经肌肉系统（NMS）、颞下颌关节（TMJ）和咬合。口颌系统会处在一个动态变化的情况，在这里引入新殆学理念，在稳定且可控的进化过程中，灵活并遵循其原则。如果首先构建咬合关系，那么临床医生将不能确定上颌和下颌之间的位置关系是否正常且是否与TMJ、肌肉相协调。下颌咬合再定位术（OMRT）通过下颌骨的三维空间再定位技术获得合适的功能性下颌位置，进而获得治疗性参考位（TRP）。

一、材料与方法

1. 病例简介 58岁女性患者。主诉：全口牙列缺失5天。现病史：全口牙列缺失，因咽反射重一直未佩戴可摘义齿，今来我院要求种植。口内检查：全口无牙，拔牙部位集中在前牙区，拔牙创愈合良好。口外检查：面型基本对称，三庭比例基本协调，鼻唇角115°（90°～110°）偏大颞下颌关节触诊无疼痛，无关节弹响，开口时无卡顿，下颌运动轨迹无偏斜，唇部丰满度良好，开口度正常（图1～图4）。颞下颌关节CT：双侧髁突皮质骨连续；矢状向髁突前斜面较平，冠状向双侧髁突顶部较平；符合“骨关节病改建后”关节前间隙增宽、后间隙变窄（图5，图6）。

2. 诊断 全口牙列缺失。

3. 治疗计划

（1）拟行拔牙后早期种植手术。上颌种植6颗，下颌种植4颗种植体，术后行即刻负重。

（2）4个月后颞下颌关节再定位，行全口金塑桥代替再定位殆板稳定关节3个月，3个月后使用电子面弓验证，最终完成纯钛切削支架+全锆牙的戴入。

4. 治疗过程

（1）手术导板制作：行可摘全口义齿修复，上下颌可摘义齿颊舌侧安放阻射珠各6～8颗。患者佩戴后拍摄CBCT，将数据导入ICX导板设计软件进行手术导板设计。下颌倾斜种植体植入角度设计为30°（图7）。

（2）外科手术程序：①上颌种植手术：术前试戴手术导板，行必兰局部麻醉下用3颗手术导板固位钉固定手术导板。在12、22处植入ANYONE 3.5mm×11.5mm种植体各1颗，植入扭矩约40N·cm，在14、24处植入ANYONE 4.0mm×11.5mm种植体各1颗，植入扭矩约40N·cm，在16、26处植入ANYONE 4.5mm×8.5mm种植体各1颗，植入扭矩分别约15N·cm和40N·cm。收集自体骨屑混合Bio-Oss骨粉0.25g植入12、22种植体颊侧及舌侧并盖Bio-Gide膜2张，16种植体初始稳定性仅15N·cm埋入生长，其余种植体均安放复合基台及钛柱，严密缝合关闭创口。即刻取模并记录咬合关系，制作临时过渡义齿（图8～图11）。②下颌种植手术：上颌术后6天拆线并戴上颌金属铸造支架+树脂牙临时过渡义齿，同时试戴下颌手术导板（图12），行必兰局部麻醉下用3颗手术导板固位钉固定手术导板。在32、42处植入ANYONE 3.5mm×11.5mm种植体各1颗，植入扭矩约40N·cm，在34、44处植入ANYONE 4.0mm×13mm种植体各1颗，植入扭矩约35N·cm，安放复合基台及钛柱，严密缝合，关闭创口。即刻取模并记录咬合关系，制作金属铸造支架+树脂牙临时过渡义齿，术后第6天戴下颌即刻负重临时过渡义齿（图13～图17）。

（3）颞下颌关节调整：戴牙4个月后，关节CT示：双侧髁突在关节窝位置明显不对称，下颌骨向右侧偏斜，颏部向右侧偏斜（图18）。进行颅颌框架分析，该患者为高角，上颌前突，骨性Ⅱ类（图19）。将16种植体

作者单位：1. 广州德伦口腔
2. 广州美尚医疗科技有限公司
通讯作者：徐世同；Email: xushitong621016@126.com

接出，行口内红胶连接取模（图20）。试排牙并拍摄关节CT示：关节间隙异常，双侧髁突在关节窝位置不理想，面型较之前对称（图21，图22）。同时进行面弓转移上𬌗架（图23，图24）。在关节CT上描绘髁突的位置并将髁突摆放到想要的位置，测量双侧髁突走到该位置时的距离。在吉尔巴赫全可调𬌗架上调整相应参数（图25），重新排牙并试排牙同时再次拍摄关节CT。关节CT示：双侧髁突在关节窝位置理想（图26）。获得TRP（治疗性参考位）并完成纯钛切削金属支架+树脂牙临时过渡义齿的制作并戴入（图27）。

（4）永久修复：戴牙3个月后行电子面弓检测，双侧髁突运动轨迹平滑且对称，得到个性化数值，上𬌗架并导入个性化数据进行咬合治疗设计（图28）。在Ⅱ类颅面类型当中，𬌗平面变平有利于下颌骨的前移位，利于关节适应。综合分析后，设计咬合相关数据：①𬌗平面（OP）10°。②分离角（DA）8°~10°。③切导斜度>矢状面髁导斜度（SCI）。④牙尖斜度（CI）可以进行调整计划形成尖牙保护𬌗，后牙咬合分离。最终完成全口纯钛切削金属支架+全锆牙永久修复（图29~图32）。

（5）戴入效果评估：进行电子面弓检测分析结果：切导斜度>矢状面髁导斜度SCI，形成尖牙保护𬌗，后牙咬合分离（图33）。

二、结果

戴牙6个月后复查关节CT对比戴牙完成时关节CT，双侧髁突在关节窝内位置基本一致（图34），复查口内像及功能𬌗照片未见异常（图35，图36），患者自觉舒适。

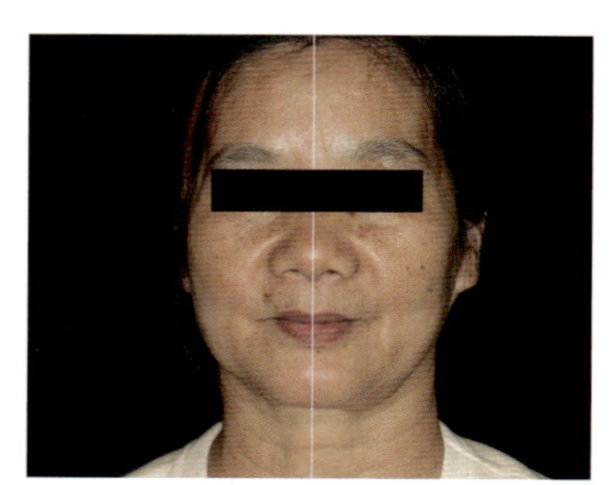
图1 面型基本对称

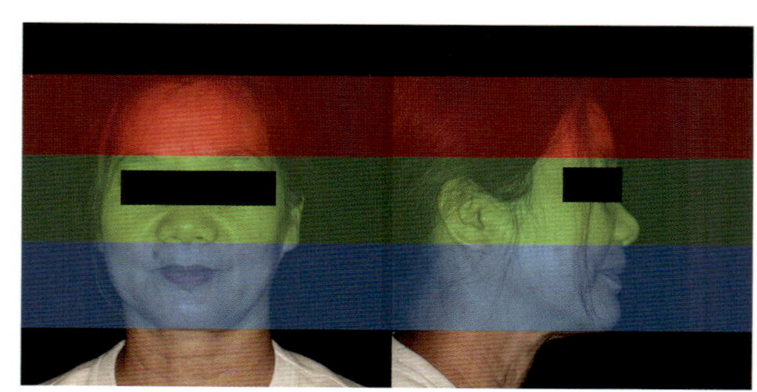
图2 三庭比例基本协调

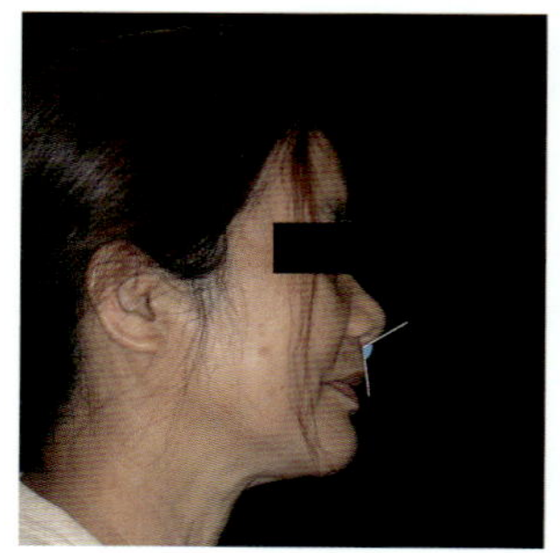
图3 鼻唇角115°（偏大）

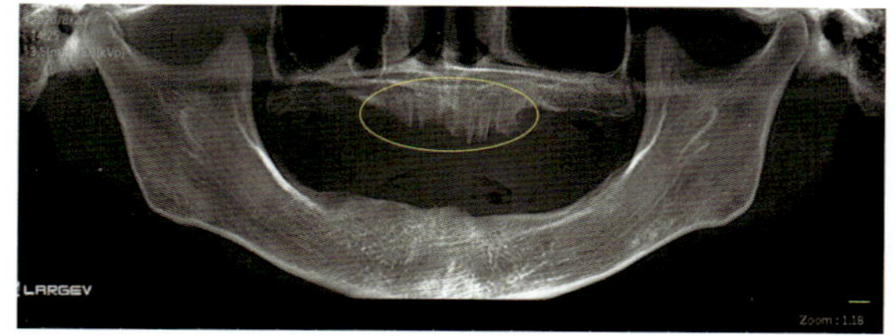

图4 拔牙部位集中在前牙区

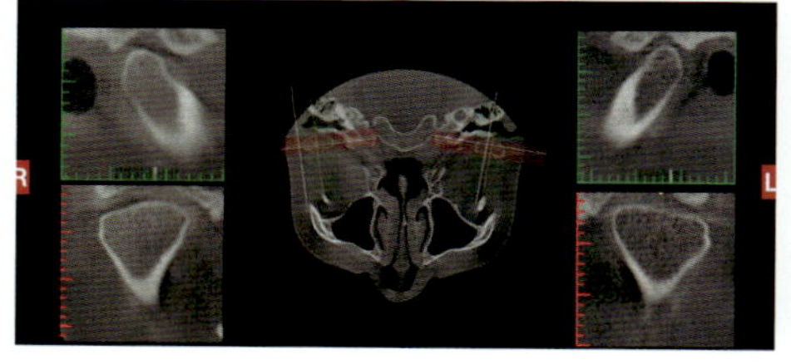

图5 双侧髁突皮质骨连续；矢状向髁突前斜面较平，冠状向双侧髁突顶部较平；符合“骨关节病改建后”

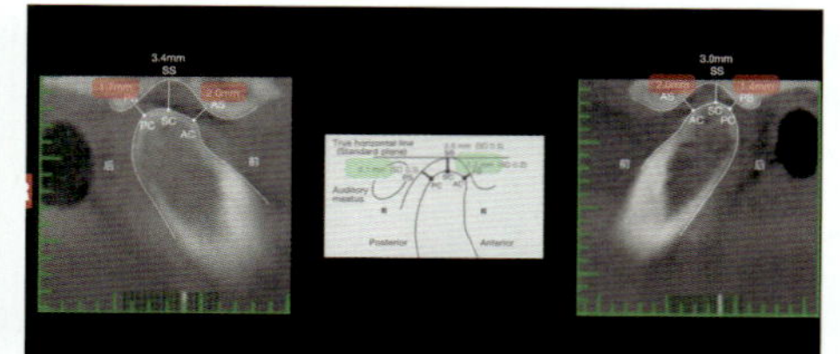
图6 关节前间隙增宽，后间隙变窄

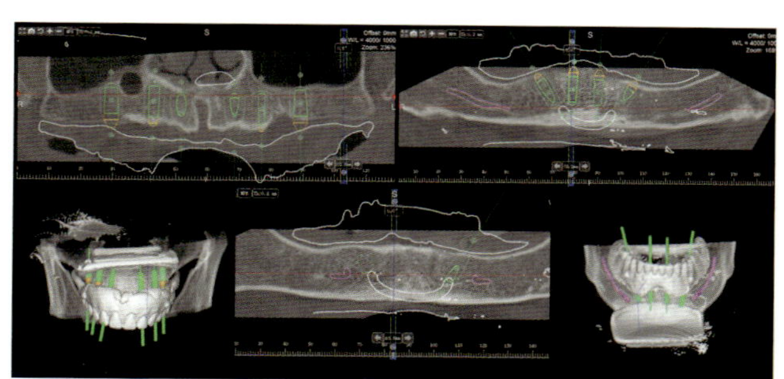
图7 手术导板设计

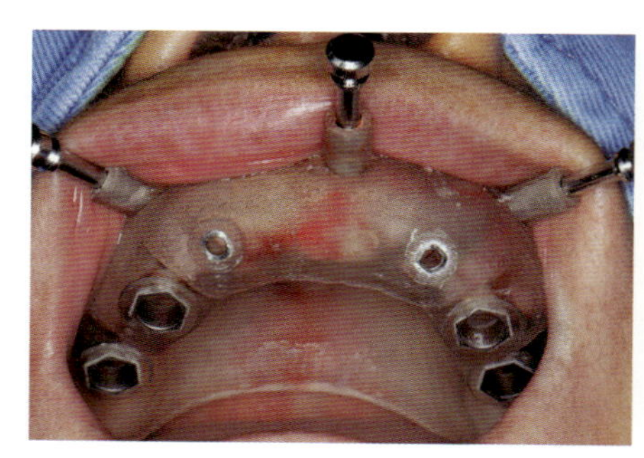
图8 固位钉固定上颌手术导板

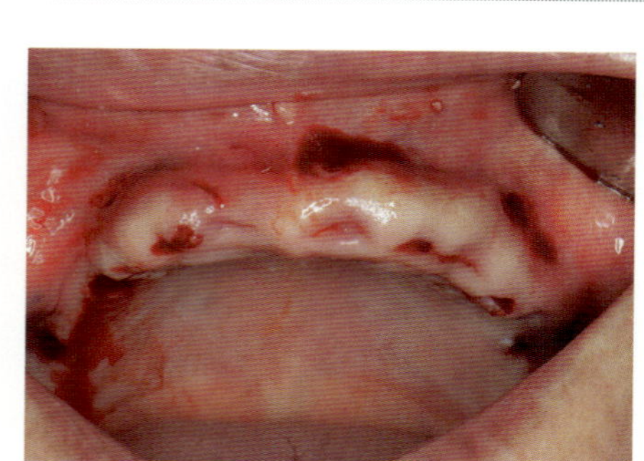
图9 上颌种植窝洞预备

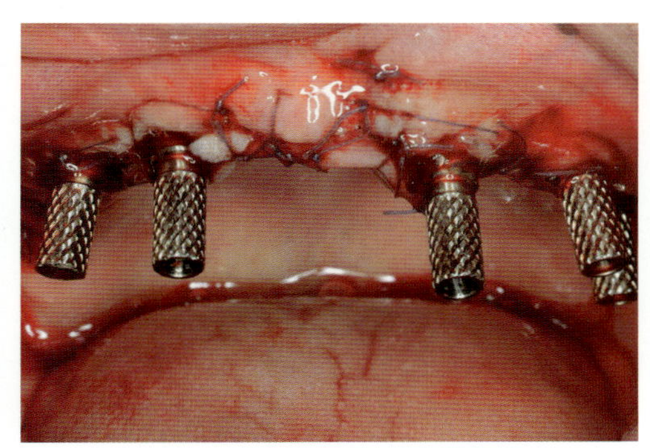
图10　安放复合基台及钛柱

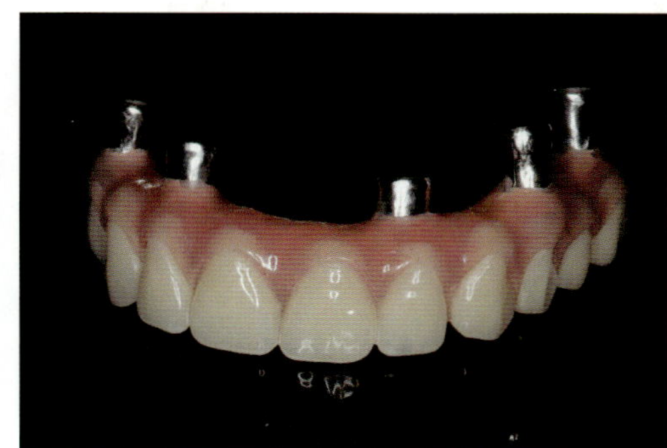
图11　上颌临时过渡义齿

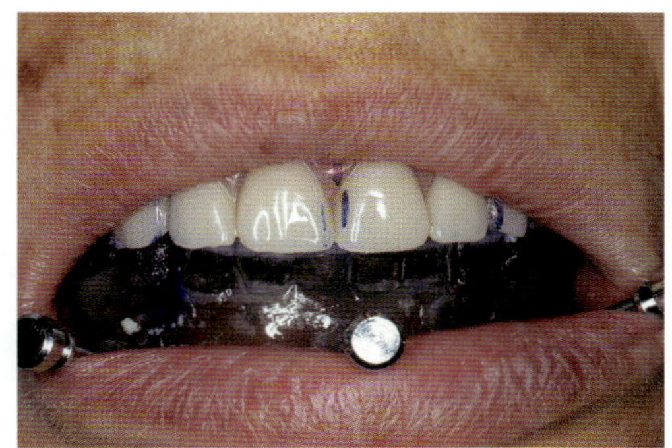
图12　试戴下颌手术导板

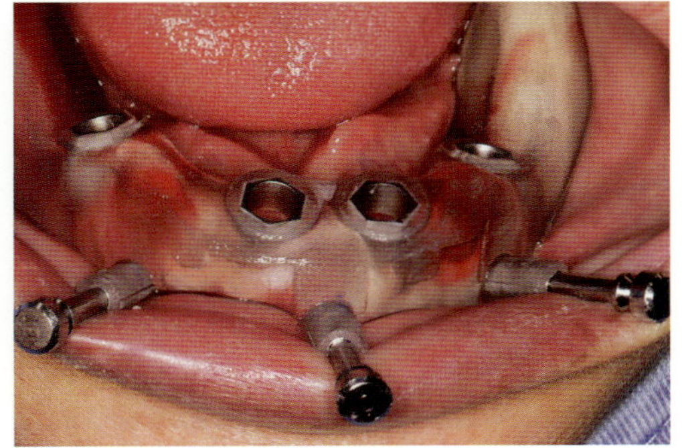
图13　固位钉固定下颌手术导板

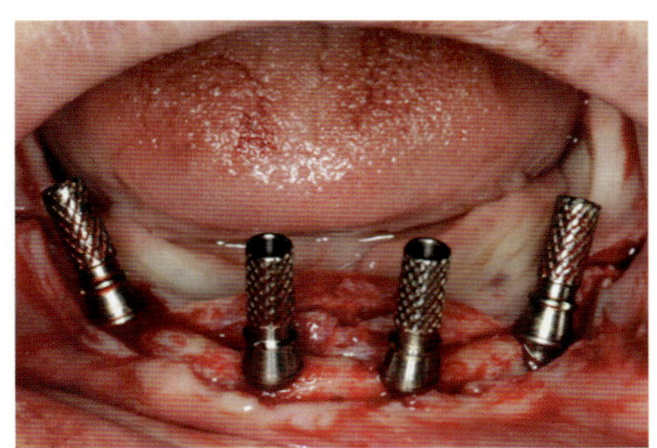
图14　安放复合基台及钛柱

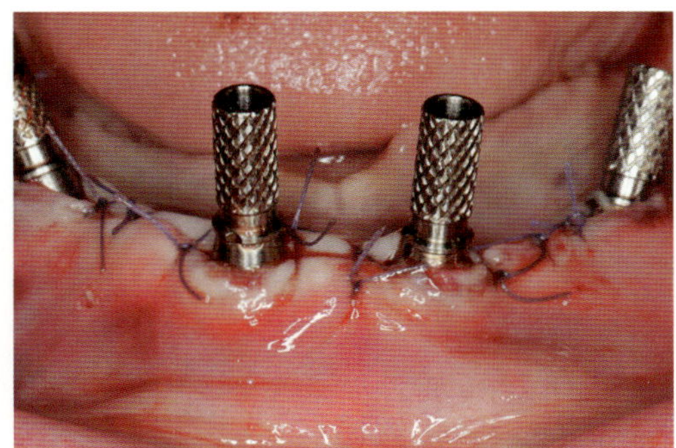
图15　缝合关闭创口

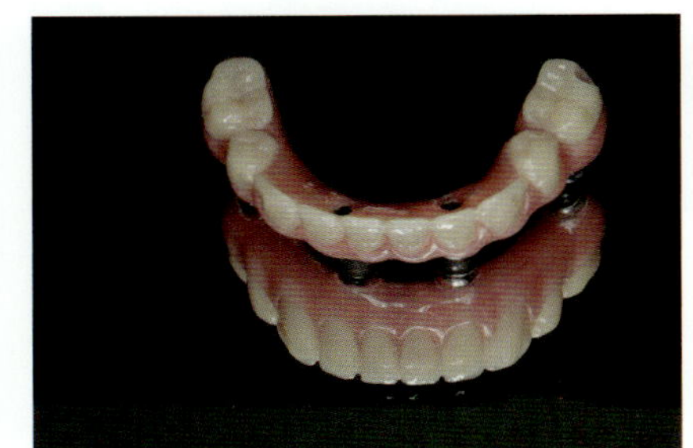
图16　下颌临时过渡义齿

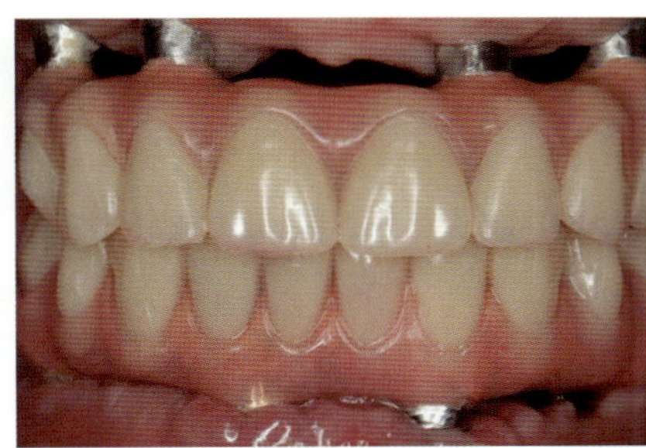
图17　戴入下颌临时过渡义齿口内像

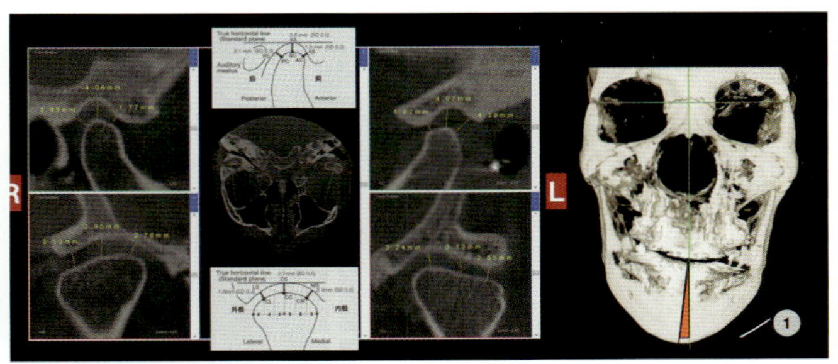

图18　戴即刻负重临时过渡义齿4个月后关节CT示：双侧髁突在关节窝位置明显不对称，下颌骨向右侧偏斜，颏部向右侧偏斜

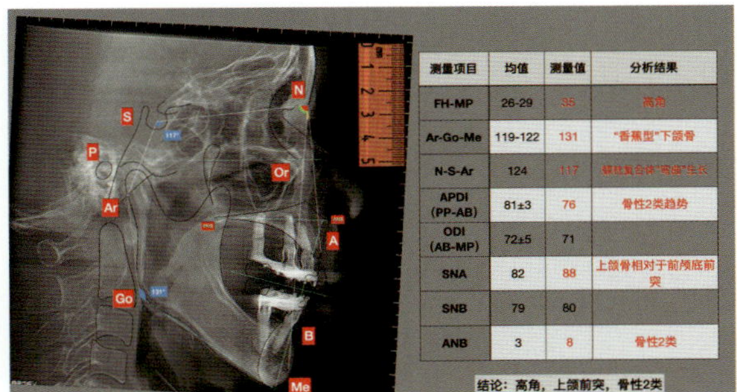

测量项目	均值	测量值	分析结果
FH-MP	26-29	35	高角
Ar-Go-Me	119-122	131	"香蕉型"下颌骨
N-S-Ar	124	117	蝶鞍复合体"弯曲"生长
APDI (PP-AB)	81±3	76	骨性2类趋势
ODI (AB-MP)	72±5	71	
SNA	82	88	上颌骨相对于前颅底前突
SNB	79	80	
ANB	3	8	骨性2类

结论：高角，上颌前突，骨性2类

图19　颅颌框架分析

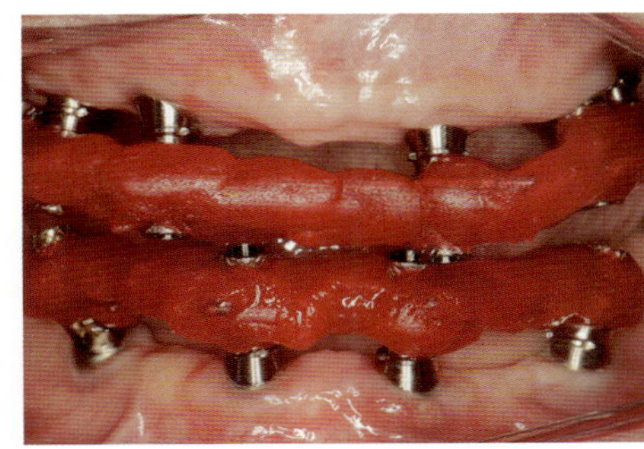
图20　将16种植体接出，行口内红胶连接取模

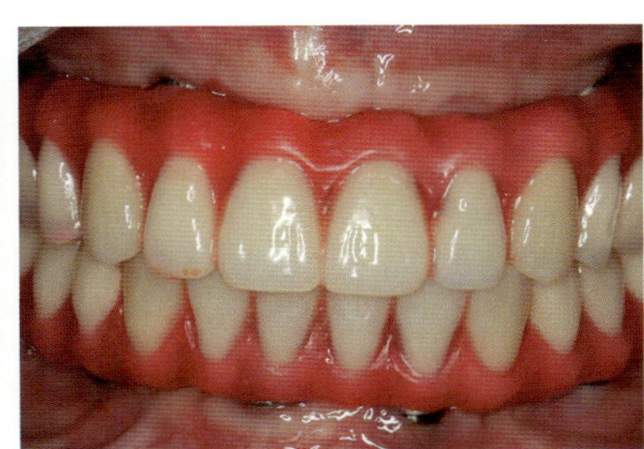
图21　试排牙

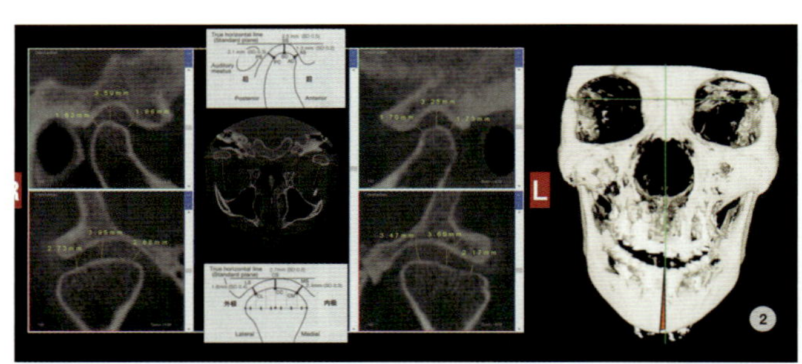

图22　关节CT显示关节间隙异常，双侧髁突在关节窝位置不理想，面型较之前对称

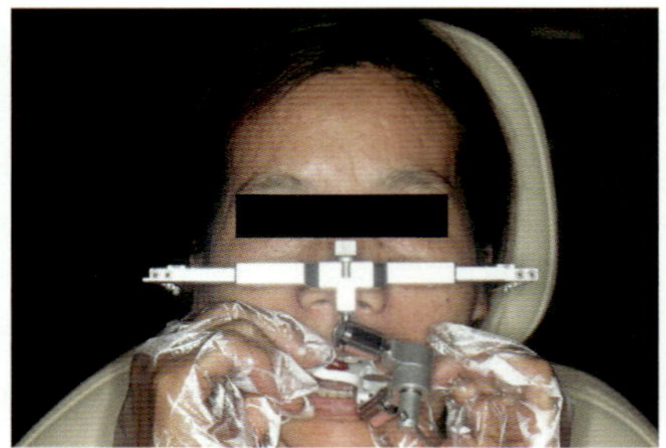

图23　面弓转移

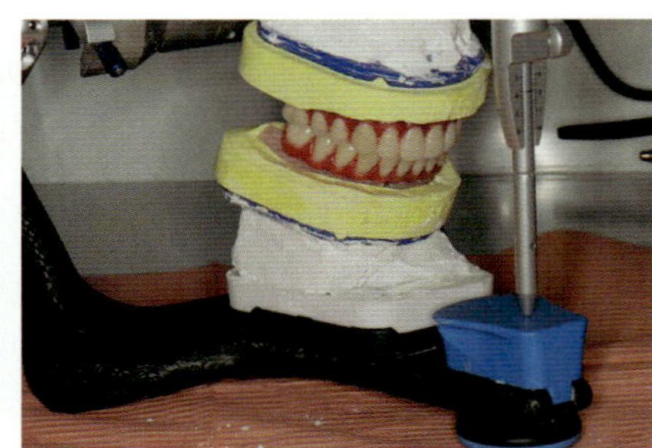

图24　上𬌗架

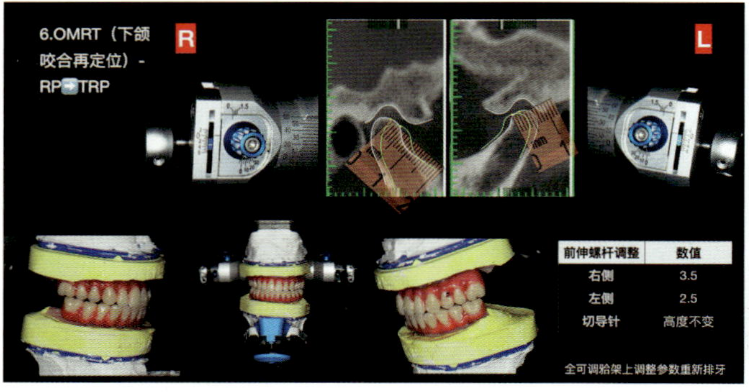

图25　咬合再定位

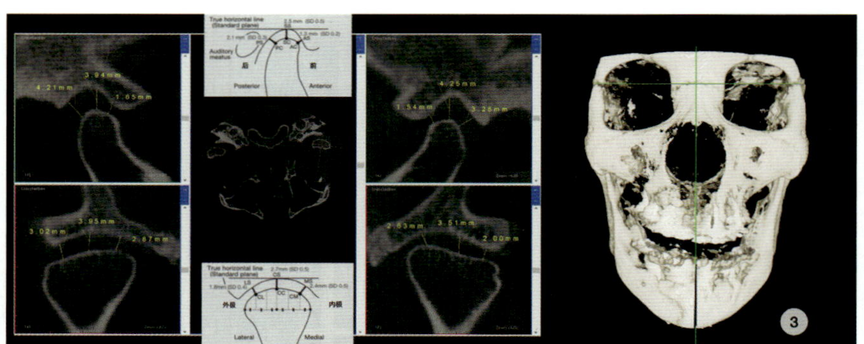

图26　TRP位关节CT显示双侧髁突在关节窝位置理想

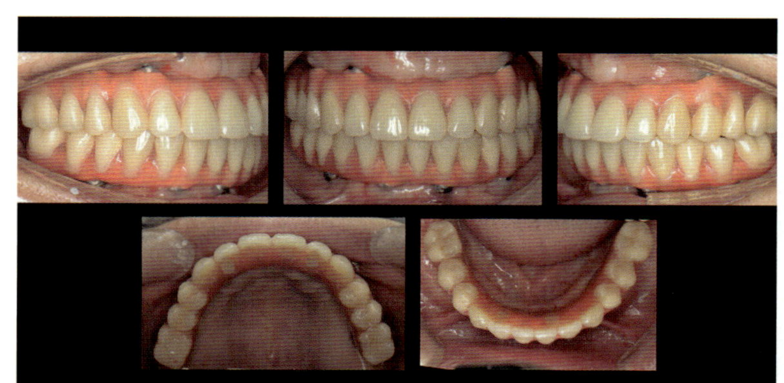

图27　纯钛切削金属支架+树脂牙临时过渡义齿戴入

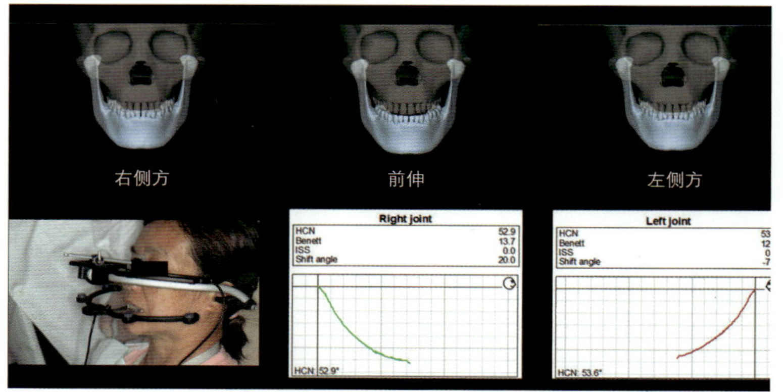

图28　电子面弓检测，上𬌗架并导入个性化数据

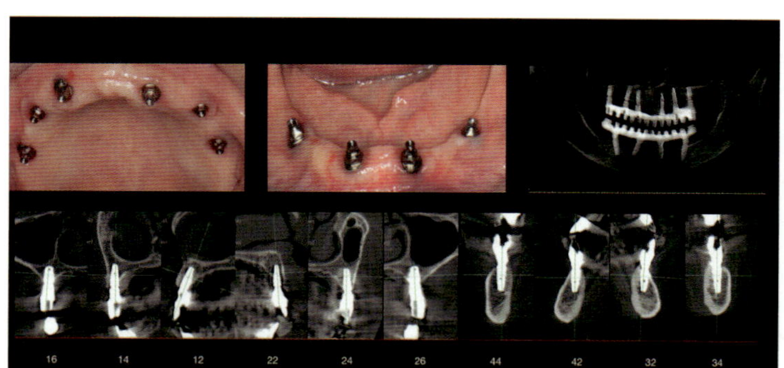

图29　最终戴牙时CT

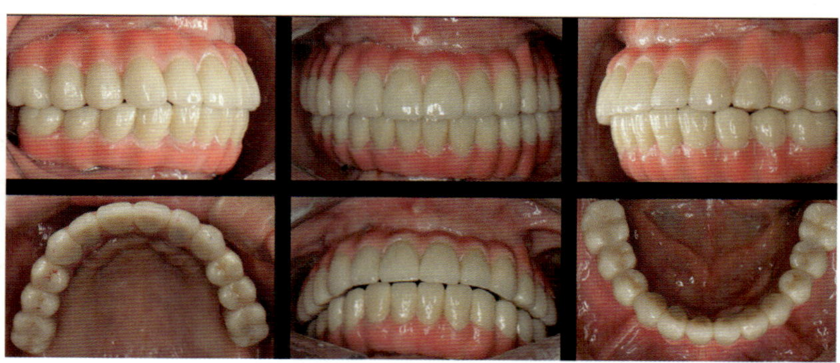

图30　最终戴牙时口内像

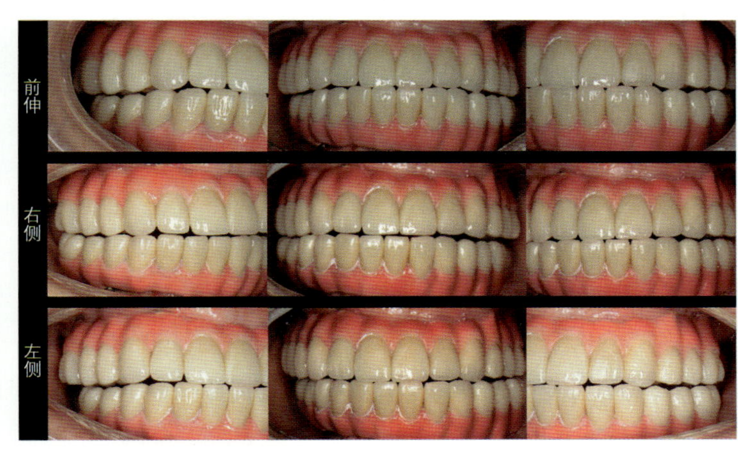

图31 最终戴牙时功能殆

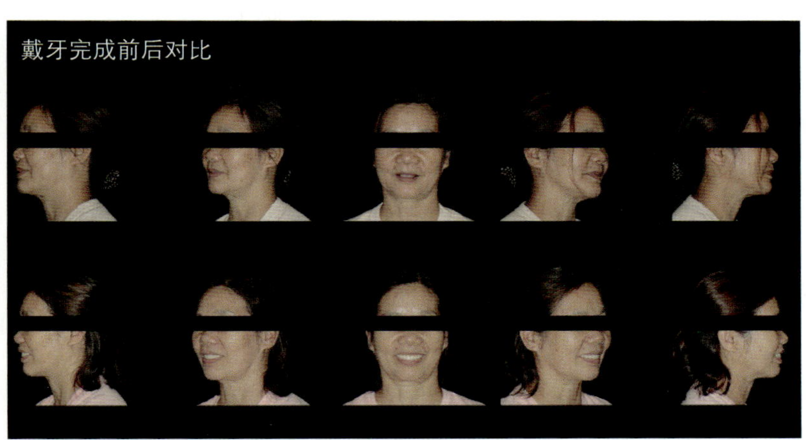

图32 戴牙完成前后面像对比

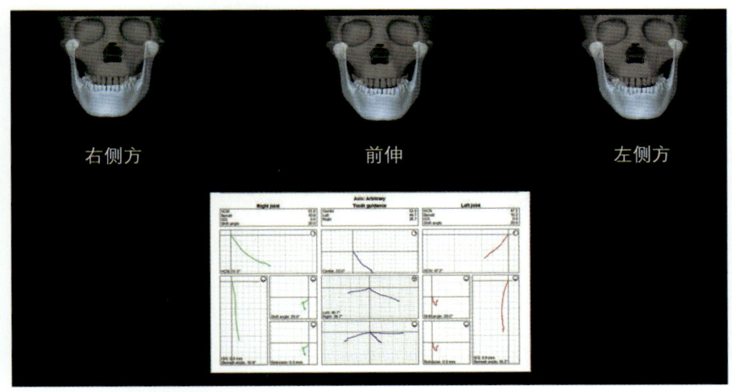

图33 最终戴牙完成时电子面弓检测。分析结果：切导斜度 > 矢状面髁导斜度SCI，形成尖牙保护殆，后牙咬合分离

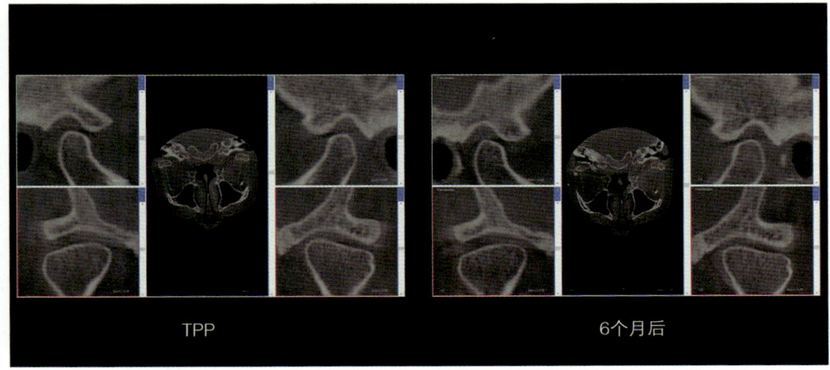

图34 戴牙完成时和戴牙6个月后关节CT对比

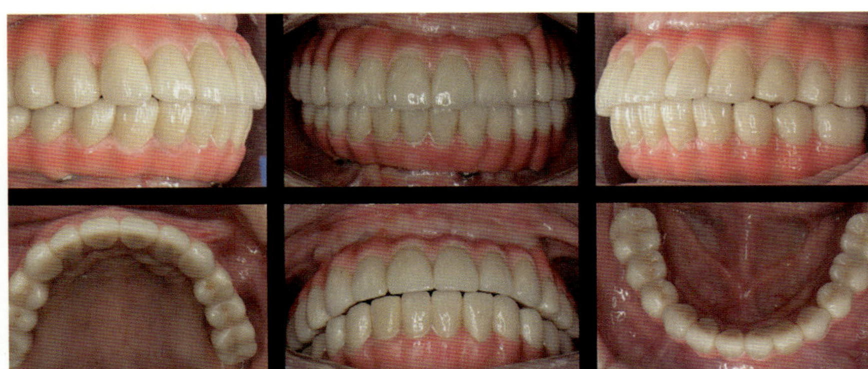

图35 戴牙6个月后口内像

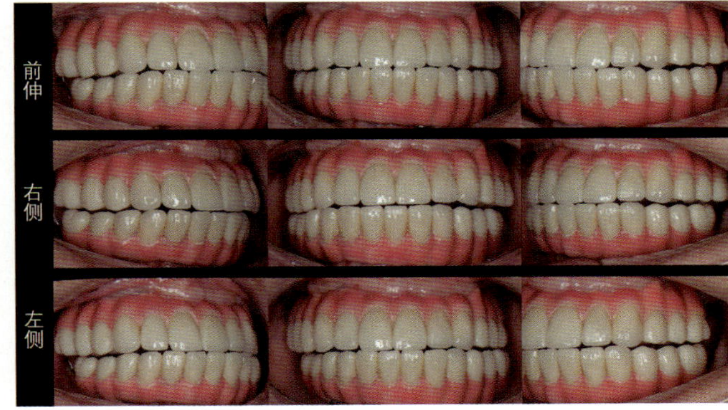

图36 戴牙6个月后功能殆

三、讨论

1. 拔牙后早期种植并采用即刻负重既最大限度地保留了上下颌骨量，又避免了患者因大量植骨带来的痛苦。

2. 在手术导板的指导下精准植入种植体，特别是下颌倾斜种植体的植入，减少了悬臂的长度并为上部修复体提供了有力的支持。

3. 在第2副全口金塑桥的基础上完成颞下颌关节调整，一方面考虑到患者从未戴过可摘义齿，在记录最初颌位关系时并不稳定；另一方面考虑到即刻负重临时过渡义齿在牙槽骨未完全成熟时反复拆卸会导致骨的吸收。同时16的初始稳定性差，未能完成即刻负重连接导致右侧后牙区支持高度上的欠缺。

4. 该患者为骨性Ⅱ类高角患者，下颌髁突容易后上移位压迫颞颌关节双板区出现不适症状，在修复阶段给患者一个治疗性颌位，有助于降低颞下颌关节的压力。

5. 牙列的缺失往往伴随颌位的丢失，在什么位置建䢜，如何构建牙齿、TMJ、肌肉相协调是我们找寻的方向，此病例通过下颌咬合再定位术（OMRT）在下颌骨的三维空间获得合适的功能性下颌位置，进而获得治疗性参考位（TRP）。并通过电子面弓再次验证髁突的运动轨迹平滑，证明所构建的新颌位关系是稳定的。

四、结论

以新䢜学理念为指导，完成相关数据的测量分析，可采用OMRT（下颌咬合再定位技术），以期建立颅颌系统（CMS）平衡，进而实现功能与美学的融合。

参考文献

[1] Ikeda K, Kawamura A. Assessment of optimal condylar position with limited cone-beam computed tomography[J]. Am J Orthod Dentofacial Orthop, 2009, 135(4):495-501.

[2] Dalili Z, Khaki N, Kia SJ, et al.Assessing joint space and condylar position in the people with normal function of temporomandibular joint with cone-beam computed tomography[J]. Dent Res J (Isfahan), 2012, 9(5):607-612.

[3] Al-Rawi NH, Uthman AT, Sodeify SM. Spatial analysis of mandibular condyles in patients with temporomandibular disorders and normal controls using cone beam computed tomography[J]. Eur J Dent, 2017, 11(1):99-105.

[4] Esposito M, Bressan E, Grusovin MG, et al. Do repeated changes of abutments have any influence on the stability of peri-implant tissues? One-year post-loading results from a multicentre randomised controlled trial[J]. Eur J Oral Implantol, 2017, 10(1):57-72.

[5] Kazumi Ikeda, Akira Kawamura, Renie Ikeda.Assessment of Optimal Condylar Position in the Coronal and Axial Planes with Limited Cone-Beam Computed Tomography[J]. J Prosthodonts, 2011, 20(6):432-438.

数字化导航引导下重度骨萎缩患者的穿颧种植修复1例

汤易 汤春波

摘要

针对上下颌骨严重萎缩的病例，经数字化导航引导完成上颌穿颧种植及下颌All-on-4种植固定义齿修复。本病例为1名患有重度牙周炎的中年女性，经牙周科会诊后需拔出剩余天然牙，但剩余骨量严重不足，治疗方案为上颌双侧后牙区植入颧骨种植体、前牙区植入3颗倾斜种植体以及下颌植入4颗种植体。术前精确设计种植体位置，术中采用种植导板和导航双重保证来确保颧骨种植体位置，种植体初始稳定性好，术后完成即刻修复。术后6个月完成最终种植固定义齿修复。本病例在数字化导航引导下完成精准种植的同时，也获得了长期稳定的效果，患者3年随访期内种植体未见明显骨吸收，修复体行使功能良好。

关键词：数字化导航；穿颧种植；All-on-4；即刻修复

一、材料与方法

1. 病例简介 43岁女性患者。主诉：全口多颗牙松动，要求种植修复。现病史：近年来全口多颗牙松动未行治疗，影响咀嚼和美观，要求种植修。既往史：否认系统性疾病史，否认过敏史，否认吸烟史，无磨牙症、无颞下颌关节疼痛病史。口内检查：12-15、37缺失，口内余留牙Ⅱ～Ⅲ度松动。牙龈红肿，牙周溢脓。

2. 诊断 上下颌牙列缺损；重度牙周炎。

3. 治疗计划 早期种植+种植固定义齿修复。上颌1区植入2～4颗倾斜种植体，双侧2区或3区植入颧骨种植体。下颌植入4颗种植体。患者为中年女性，有强烈的种植固定义齿修复的意愿。但经牙周科会诊建议拔除口内剩余天然牙。考虑患者这种情况，最终采用早期种植。拔牙术后2个月行早期种植，来降低感染风险、减少术中出血、增加角化龈，使关节肌肉适应稳定的咬合关系。拔牙术后2个月，骨量重度萎缩，上颌1区骨高度可、宽度严重不足，2区、3区骨量严重不足。最终种植计划：建议1区植入2～4颗倾斜种植体，双侧2区或3区植入颧骨种植体。

4. 治疗过程（图1～图30）

（1）初诊：拔除患者口内余留天然牙，以缓解口内牙周组织炎症，降低口内牙周致病菌。并根据拔牙前记录患者面下1/3的高度制作临时总义齿，使患者的肌肉和关节适应可摘义齿的咬合关系，达到一个稳定的状态。

（2）拔牙术后2个月：将临时总义齿制作放射导板，进行种植骨量CBCT检查以及种植体数量和方向的精准设计。在数字化软件上进行设计，并制作数字化导板、共享固位钉即刻义齿，以为颧骨种植体选择合适的植入位置和手术入路，避免对上颌窦的损伤。

（3）外科手术：在手术的过程中，导板辅助行上颌窦侧壁开窗术，预留出颧骨种植体通过的空间。通过导板确定颧骨种植体植入位点和植入方向。联合术中实时导航技术，实时监测颧骨种植体植入位置和方向。上颌前牙区根据术前设计植入3颗种植体，下颌植入4颗种植体，由于上颌前牙区骨宽度有限，种植体植入后行GBR。

（4）即刻修复：术中检查种植体初始稳定性＞35N·cm，满足即刻负重条件。共享固位钉即刻义齿口内Pick-up，椅旁调改完成树脂材料的螺丝固位临时修复体。

（5）最终修复：种植术后6个月，检查种植体的骨结合良好。此时患者对于临时修复体的咬合功能和美观效果比较满意。最终修复体设计为一段式纯钛支架，结合全瓷的牙冠，修复体组织面与牙龈的接触面之间，使用"端对端"凸面设计，结合饮食来保证美学效果。患者口内修复效果良好，我们调整咬合至正中和广泛接触，前伸𬌗及侧方𬌗多点接触，悬臂梁轻接触，制作了保护𬌗垫。

二、结果

数字化导航技术引导下精准完成上颌穿颧即刻修复和下颌All-on-4即刻修复，在获得良好的初始稳定性基础上，获得了长期稳定的效果。患者对于最终的修复效果十分满意。

作者单位：南京医科大学附属口腔医院

通讯作者：汤春波；Email: 565090271@qq.com

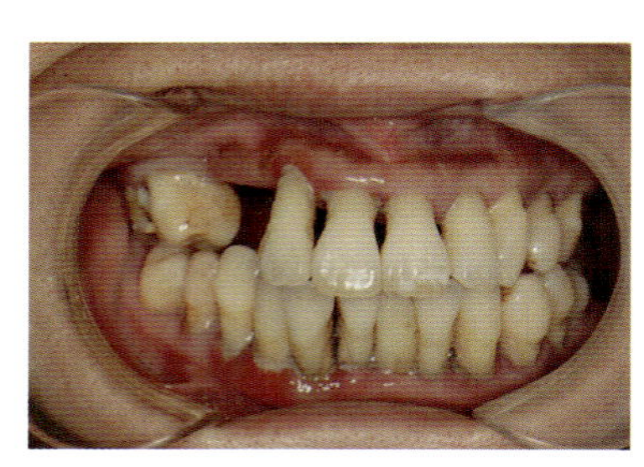
图1 术前口内咬合正面像

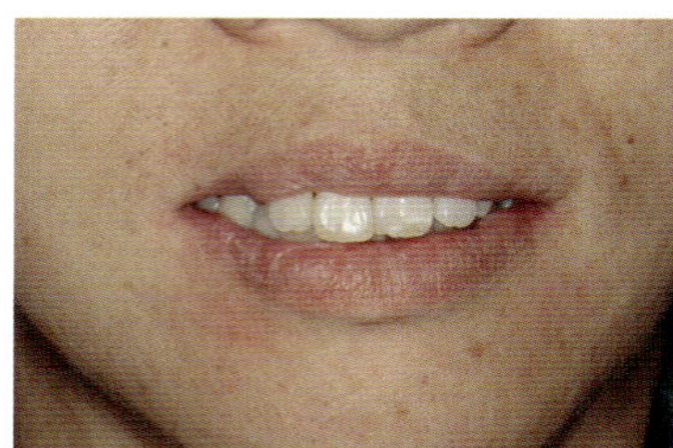
图2 术前微笑像

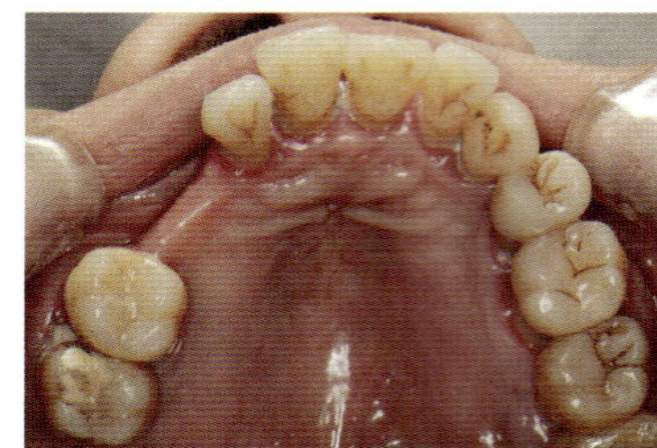
图3 术前上颌殆面像

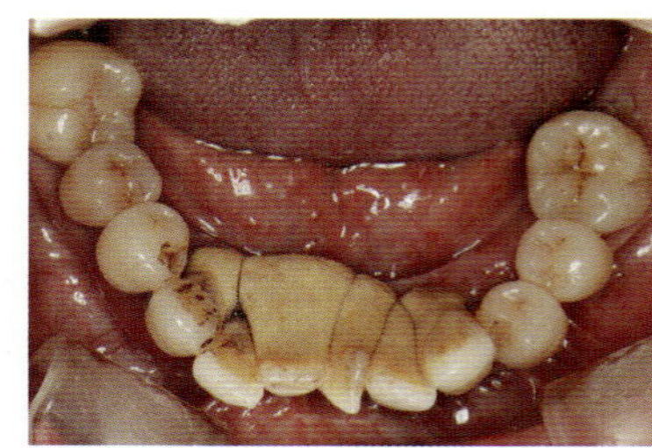
图4 术前下颌殆面像

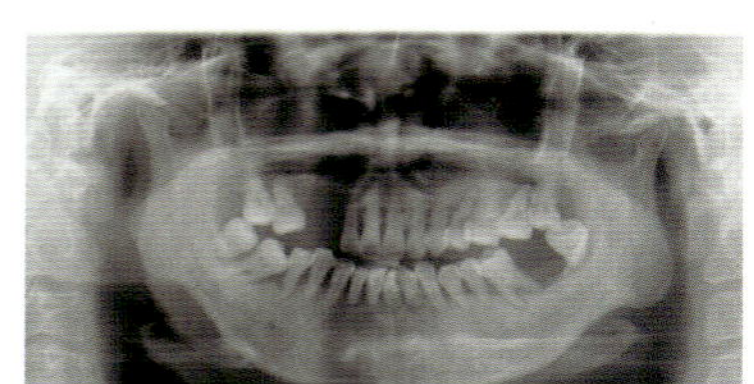
图5 术前全景片

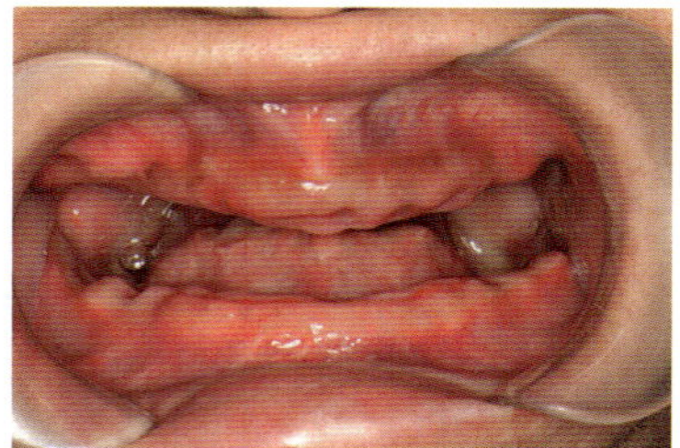
图6 拔牙术后1个月口内像

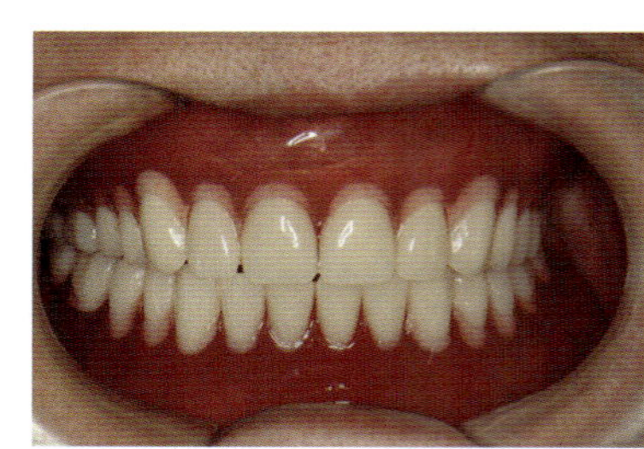
图7 临时总义齿

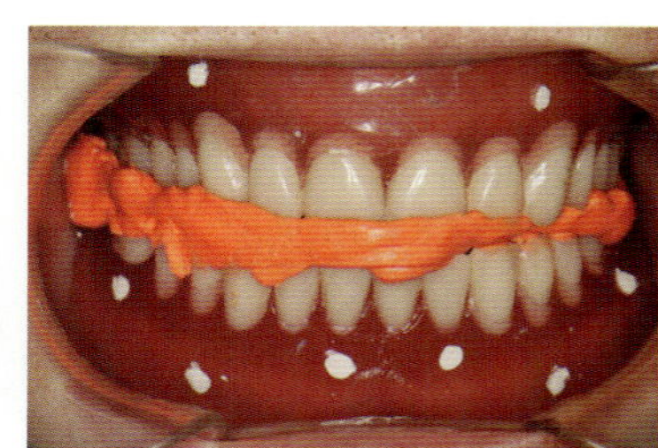
图8 放射导板

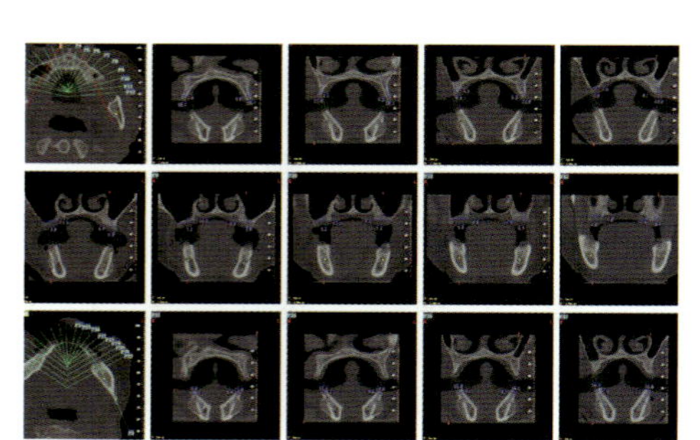
图9 术前CT

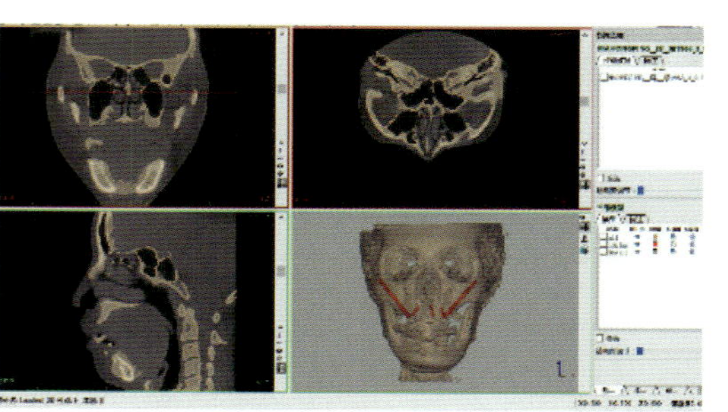
图10 数字化导板设计

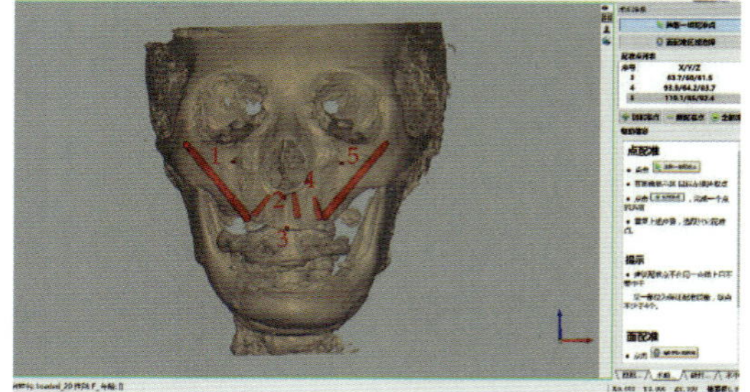
图11 导航定位点设计

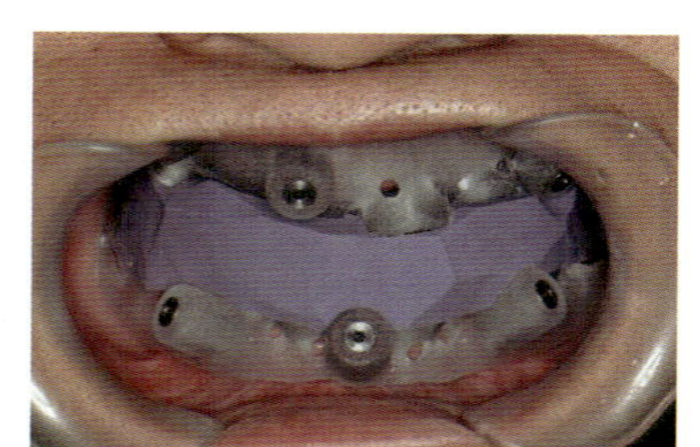
图12 口内试戴导板

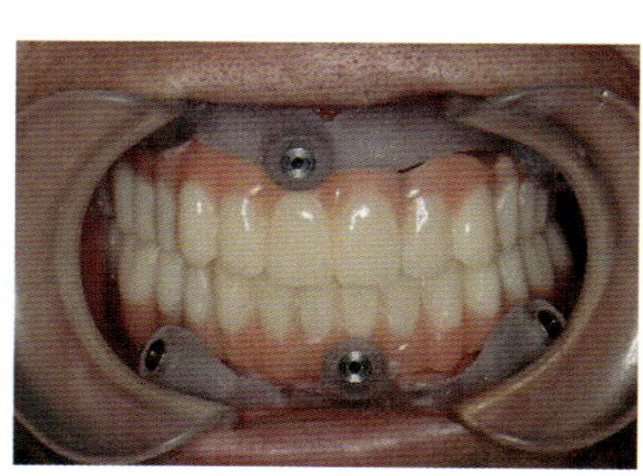
图13 口内试戴临时义齿（提前制作）

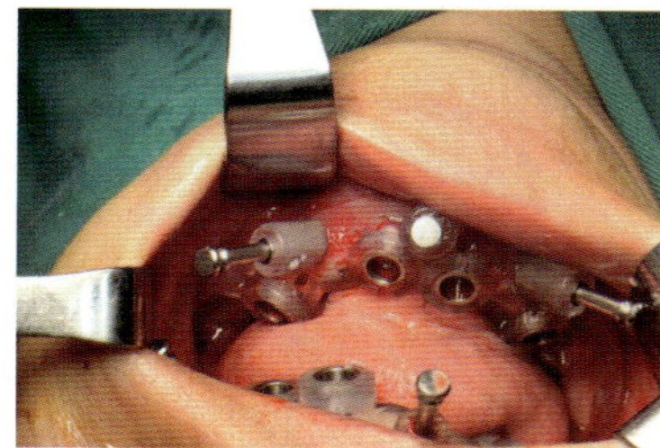
图14 术中安放导板

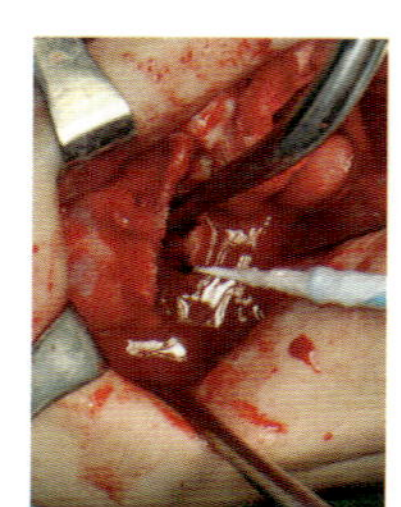
图15 导板辅助下侧壁开窗

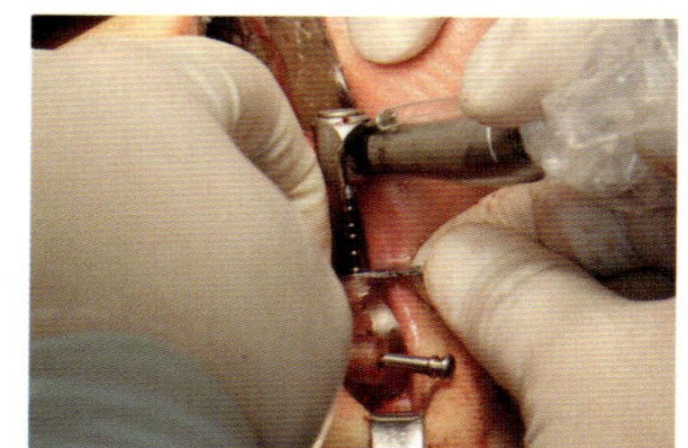
图16 种植体导板下定位

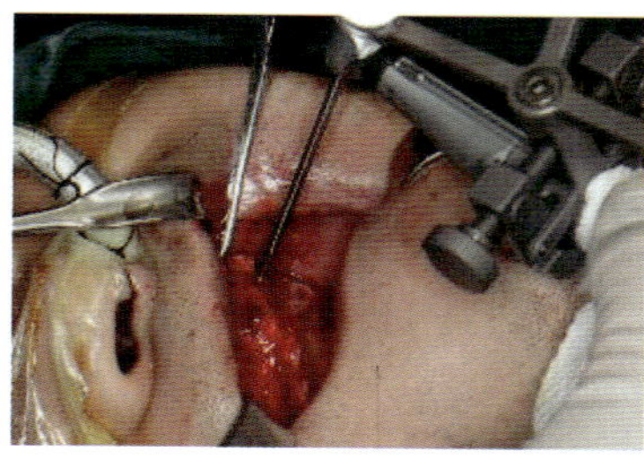
图17 实时导航辅助监测种植体窝洞制备

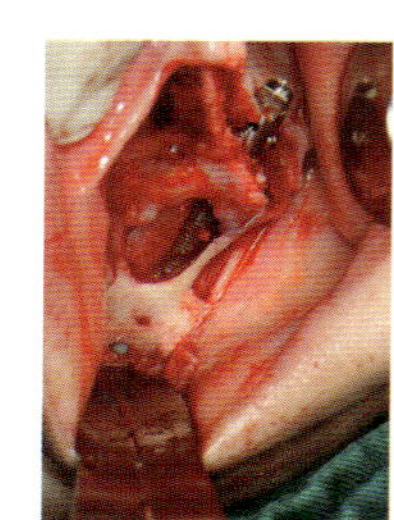
图18 颧骨种植体植入

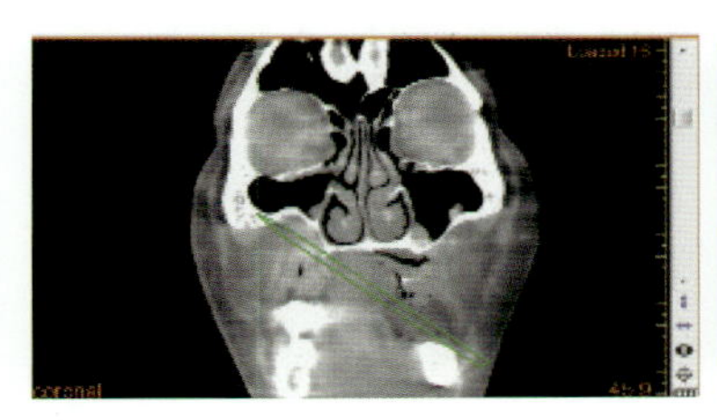
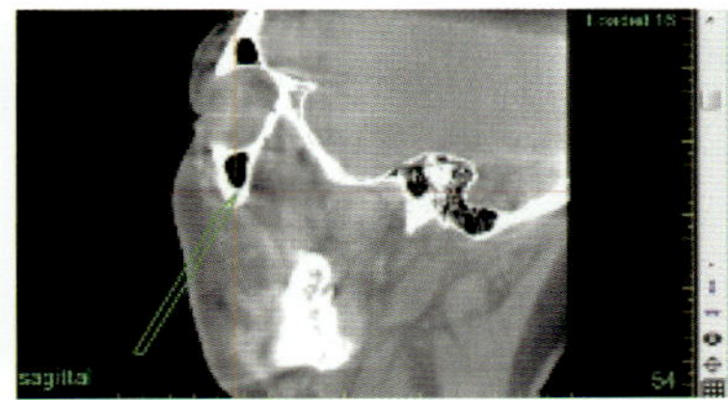
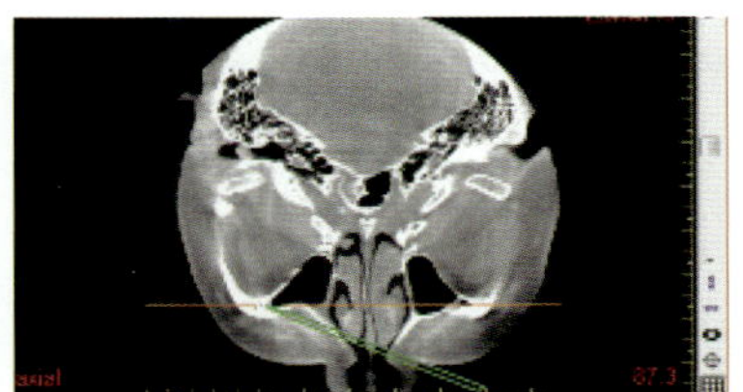

图19　术中可见双侧备洞过程中扩孔钻的位置及方向与手术计划相符

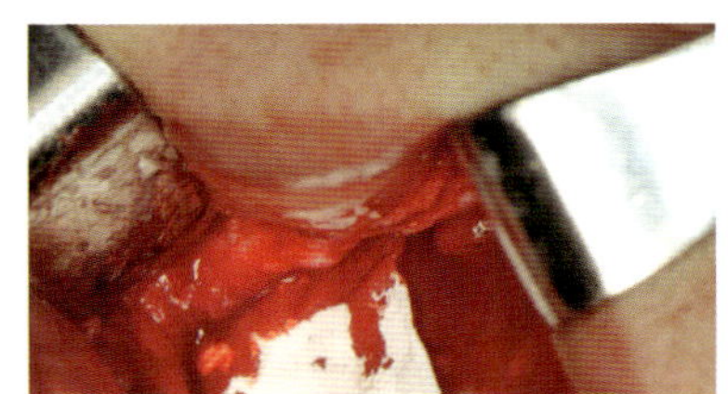

图20　上颌窦侧壁提升处植骨盖膜

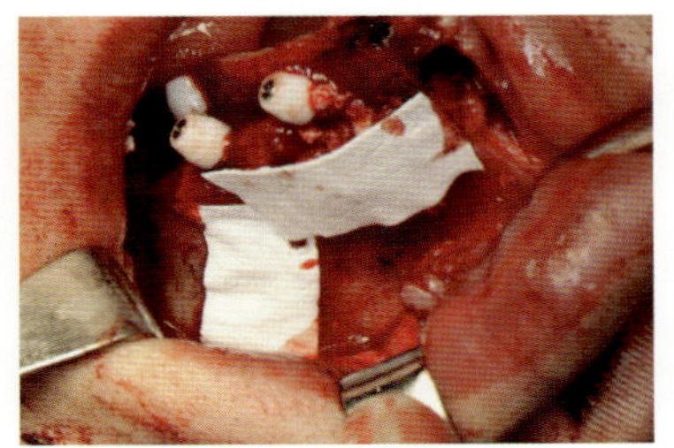
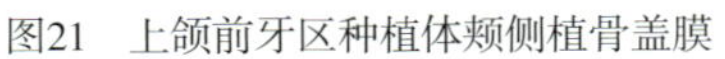

图21　上颌前牙区种植体颊侧植骨盖膜

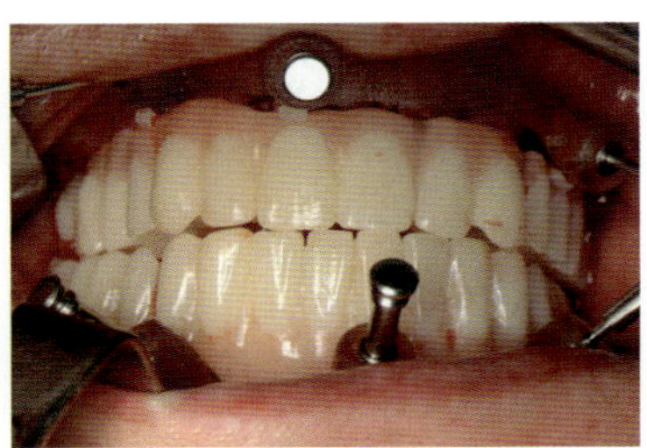

图22　术后安装即刻修复

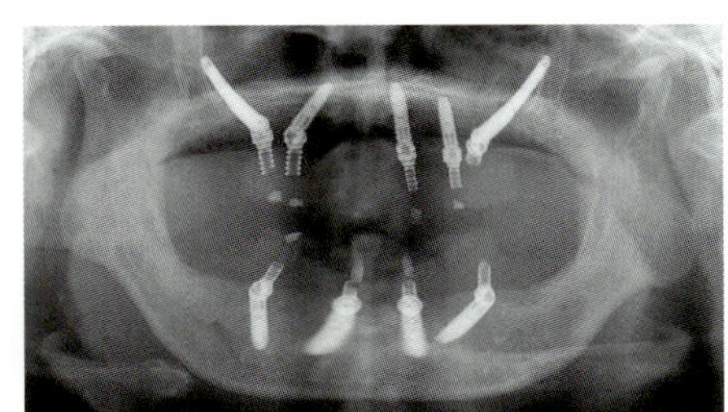

图23　术后全景片

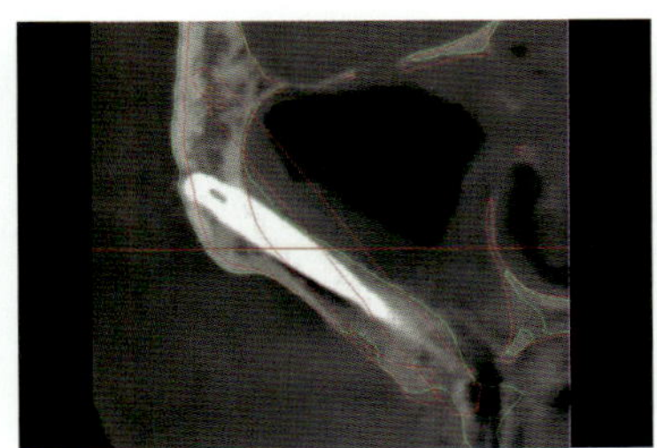

图24　术后右侧颧骨种植体，可见种植体未穿出颧骨，并距离眼眶有一定距离

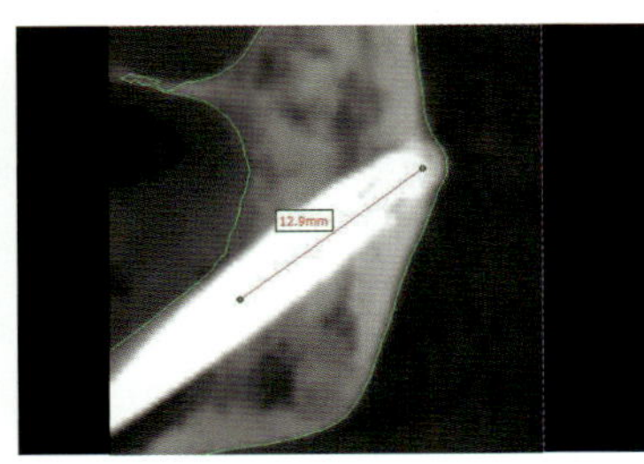

图25　术后左侧颧骨种植体，可见种植体未穿出颧骨，并距离眼眶有一定距离

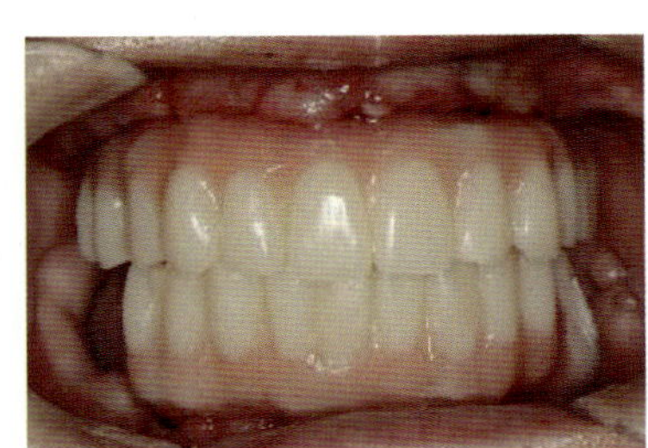

图26　术后即刻口内像

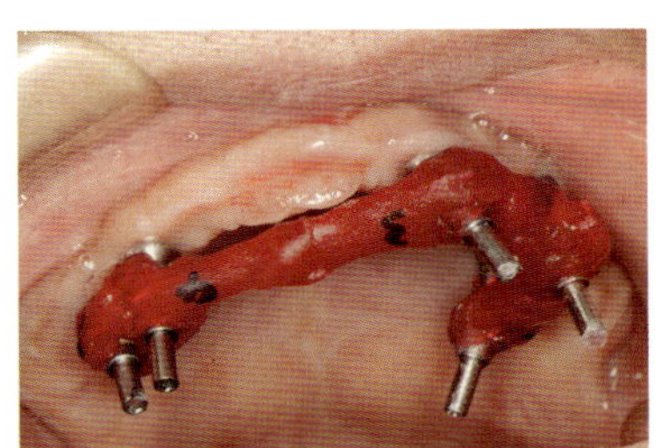

图27　术后6个月个性化最终印模制取

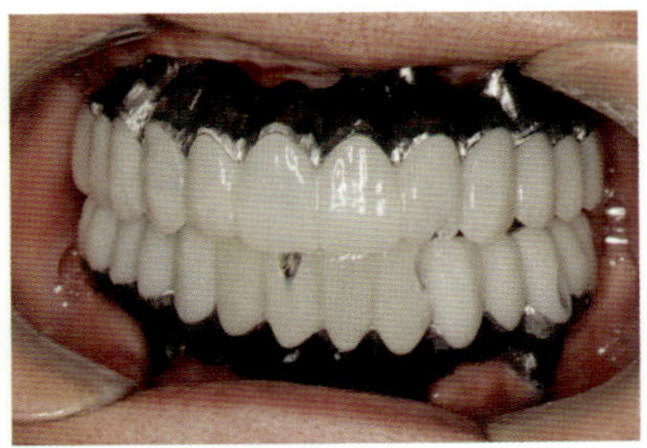

图28　口内试戴支架，检查是否被动就位

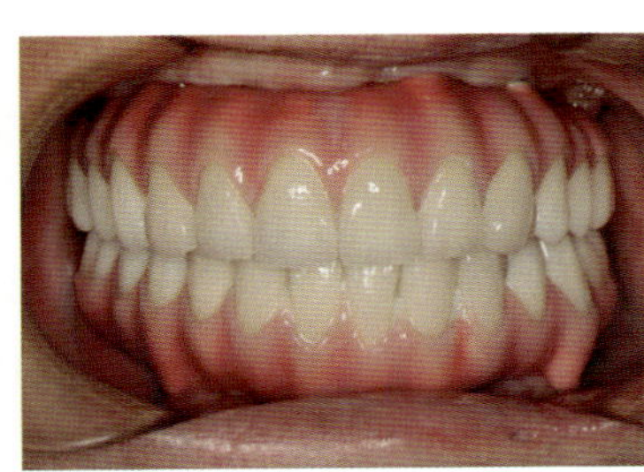

图29　最终修复口内像

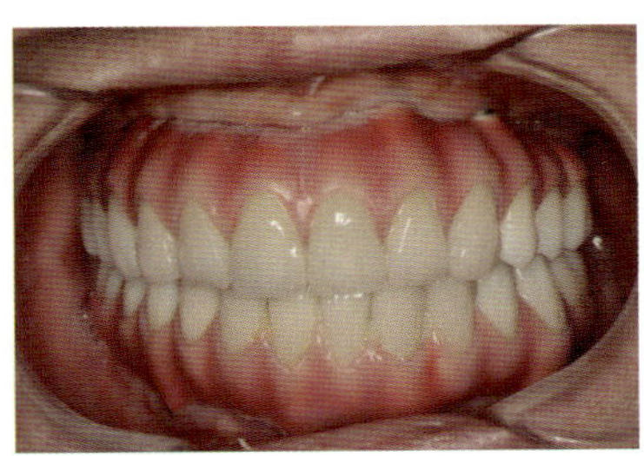

图30　最终修复后1年复查口内像

三、讨论

由于患者上颌骨量严重不足，不得不选用了颧骨种植体，然而有文献报道颧骨种植体10年的存活率为95.12%，治疗效果可靠。颧骨种植体的咬合力，主要由颧骨支撑。因而，在修复体制作时应尽量减少弯矩，如平衡双层咬合。减小修复体悬臂。

骨支持式数字化导板引导下颌All-on-4种植修复1例

吴凯鑫 李晓明 李晓飞 魏路明 王鹏来

摘要

目的：探究借助钛钉固定的固位钉导板获得就位位置的骨支持式种植导板固位钉，是否可以提高种植体植入的精度。**材料与方法：**通过预先植入患者下颌的3颗钛钉固定的固位钉导板获得固位钉位置，以此位置就位骨支持式数字化种植外科导板的固位钉，并在种植导板的引导下于患者下颌植入4颗Nobel Active种植体。通过Geomagic studio 2014软件对植入种植体的实际位置以及术前设计的位置进行偏差分析。**结果：**35、32、42、45种植位点植入实际位置与术前设计位置的角度偏差分别为：3.9°、1.5°、5.5°、2.1°；冠部偏差分别为：1.1mm、0.5mm、0.9mm、1.3mm；根方偏差分别为：1.3mm、0.2mm、1.7mm、1.5mm。**结论：**借助钛钉固定的固位钉导板获得的固位钉位置，骨支持式导板可以获得较为理想的精度。

关键词：数字化导板；牙列缺失

一、材料与方法

1. 病例简介 74岁男性患者。主诉：下颌牙缺失10年余，要求种植修复。口内检查：口腔卫生状况一般，下颌牙列缺失，上颌24残根，26缺失。下颌牙槽嵴吸收至前庭沟水平，口腔前庭与本部无明显界限（图1～图3）。口外检查：面部中线对称下唇丰满度差，口角下陷，面下1/3距离变短，颞下颌关节检查未见明显异常（图4，图5）。初诊CBCT示：24残根，根尖阴影；25牙体大面积缺损，根尖小面积阴影；26缺失，全口牙槽骨吸收至根1/2；下颌牙列缺失，牙槽骨严重萎缩，前牙区仅剩基骨，双侧后牙区牙槽骨吸收至下牙槽神经管上缘（图6）。

2. 诊断 下颌牙列缺失；上颌牙列缺损（26缺失）；24残根；25根尖炎；慢性牙周炎。

3. 治疗计划 上颌完成牙周基础治疗后，拔除24、25，择期进行修复。下颌给出两种方案。方案一：在下颌植入2～3颗种植体，行种植覆盖义齿修复；方案二：在下颌植入4颗种植体，行下颌All-on-4种植固定修复。患者固定修复意愿强烈，最终选择方案二。

4. 治疗过程

（1）初诊：拍摄CBCT。根据检查情况以及患者意愿制订治疗计划。

（2）术前方案设计：患者下颌牙槽骨严重萎缩，无法为导板提供支持，因此，首先需要于患者下颌植入3颗钛钉来为导板提供支持。种植规划软件进行下颌种植体设计（图7），于患者CBCT下颌模拟植入4颗Nobel Active种植体。在避开初步设计的种植体位置规划钛钉植入的位置。

（3）钛钉植入手术：常规消毒，铺巾。通过CBCT显示的软组织特征辨识大致的钛钉计划植入位置，局部麻醉下完成3颗钛钉的植入（图8）。

（4）术前方案调整：再次拍摄CBCT。根据钛钉植入的实际位置对种植体方案进行调整，并模拟植入3颗固位钉（图9）。由于可用骨宽度十分有限，钛钉植入位置无法避免对种植窝预备以及种植体植入造成的影响。因此，首先以植入钛钉后的CBCT下颌三维重建模型作为基板，生成了无种植引导套管的固位钉导板（图10～图12），用以引导固位钉的植入。随后设计生成与固位钉导板具有一致固位钉位置的骨支持式种植导板（图13～图15）。

（5）种植外科手术流程：常规消毒，铺巾。局部麻醉下切开翻瓣（图16），暴露钛钉及牙槽骨。就位固位钉导板，固位钉导板通过钛钉获得稳定的支持与就位。在固位钉导板的引导下植入3颗固位钉（图17）。随后，取下固位钉导板及预先植入的3颗钛钉，戴入种植导板，通过固位钉导板获得的固位钉位置来就位种植导板的固位钉，以使种植导板获得更准确的就位（图18）。在导板引导下完成种植逐级预备，以及最终种植体的植入（图19，图20）。分别于32、35、42、45位点植入Nobel Active种植体，32、42位点种植体型号为4.3mm×10mm，35、45位点种植体型号为4.3mm×12mm。每颗种植体植入后的扭矩均达35N·cm以上（图21），可以进行即刻修复。连接复合基台，连接复合基台保护帽，并完成最终的缝合（图22，图23）。

（6）手术当天进行即刻修复：连接转移杆，开窗印模，面弓转移，取颌位关系，技工室制作下颌固定临时修复体。制作完成的临时修复体戴入患者口内，调殆（图24，图25）。

（7）术后检查：术后拍摄CBCT可见，每颗种植体在颌骨内三维位置均较为理想（图26）。通过Geomagic studio 2014软件对植入种植体的实际位置以及术前设计的位置进行偏差分析（图27）。

作者单位：徐州医科大学附属口腔医院
通讯作者：王鹏来；Email: wpl0771@163.com

（8）3个月后复查：软组织愈合良好，黏膜无明显红肿、出血，种植体无松动，无叩痛（图28）。完成最终修复体的制作。最终修复体制作完成后于患者口内试戴，调殆（图29）。

二、结果

最终修复后，患者下唇丰满度得到了明显改善（图30，图31）。患者述佩戴临时修复体期间基本可以满足日常咀嚼需求，生活质量得到极大改善，体重增加7.5kg。患者对最终修复后的美观、发音、功能均非常满意。

对种植体植入的实际位置与术前设计的位置进行了偏差分析，得到的偏差分析结果如表1所示。

表1　患者术后植入实际位置与术前设计位置对比得到的偏差分析结果

牙位	角度偏差（°）	冠方偏差（mm）	根方偏差（mm）
35	3.9	1.1	1.3
32	1.5	0.5	0.2
42	2.1	1.3	1.5
45	5.5	0.9	1.7
Mean ± SD	3.3 ± 1.81	1.0 ± 0.34	1.2 ± 0.67

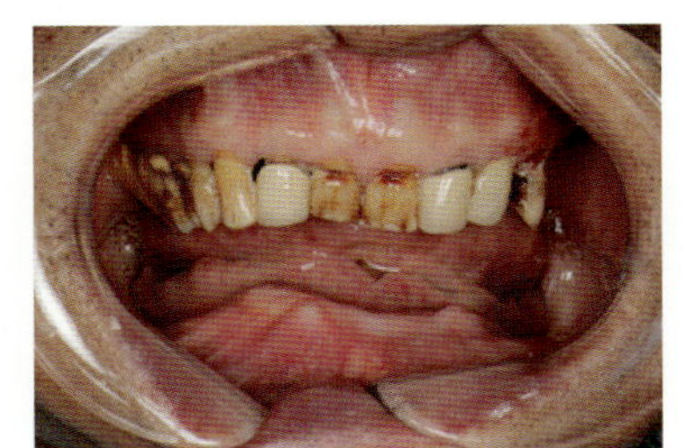
图1　术前口内正面像

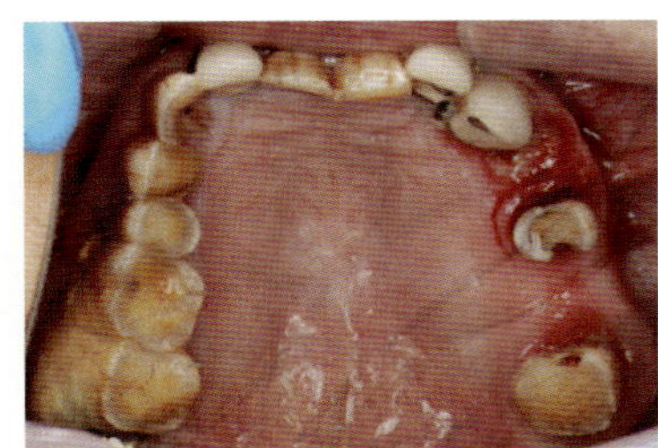
图2　术前口内像（上颌）

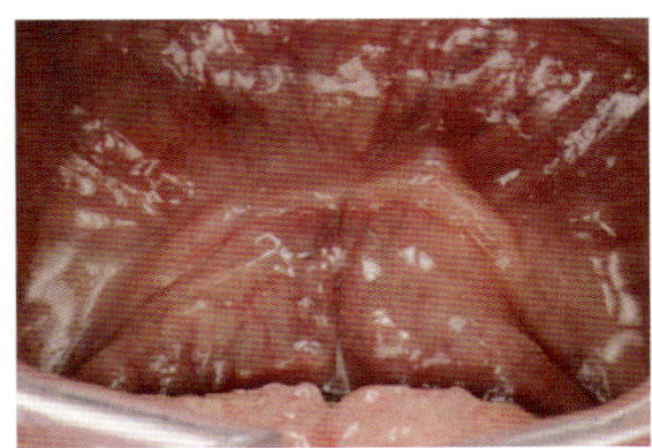
图3　术前口内像（下颌）

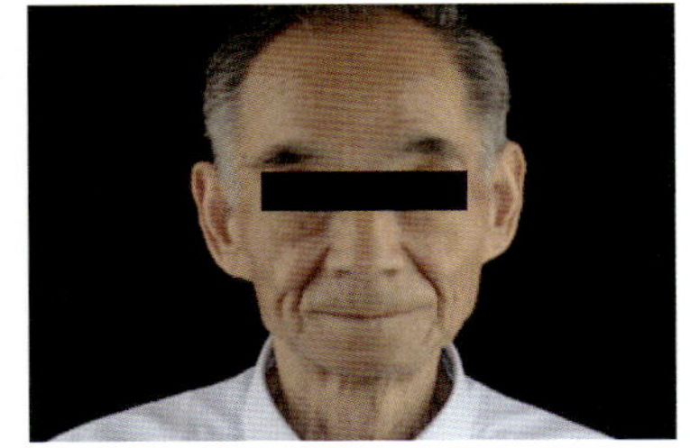
图4　术前正面像

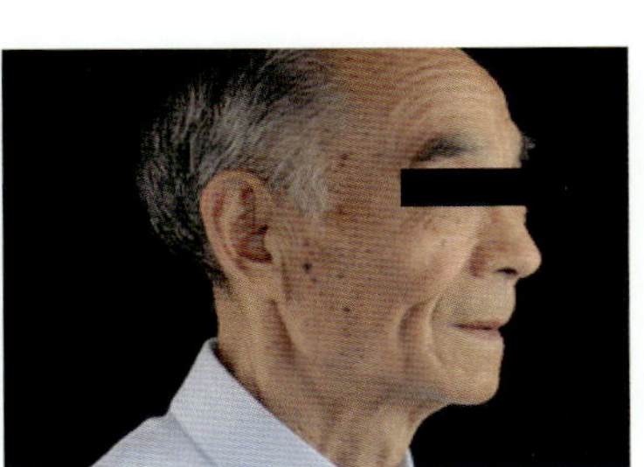
图5　术前侧面像

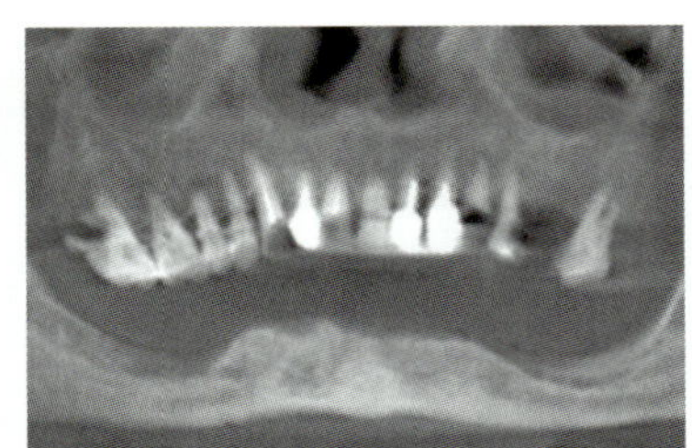
图6　术前CBCT检查

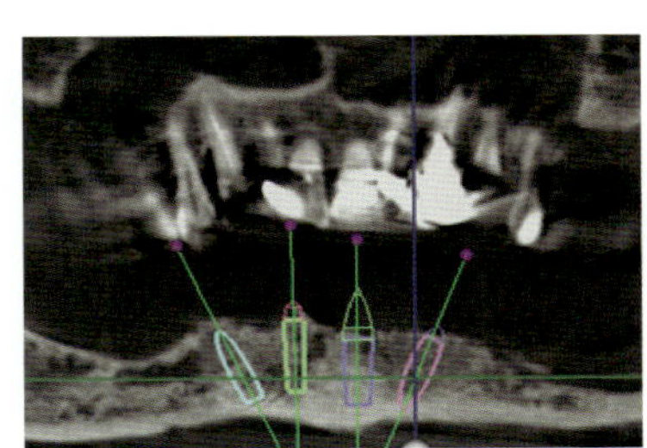
图7　术前计算机种植体虚拟设计

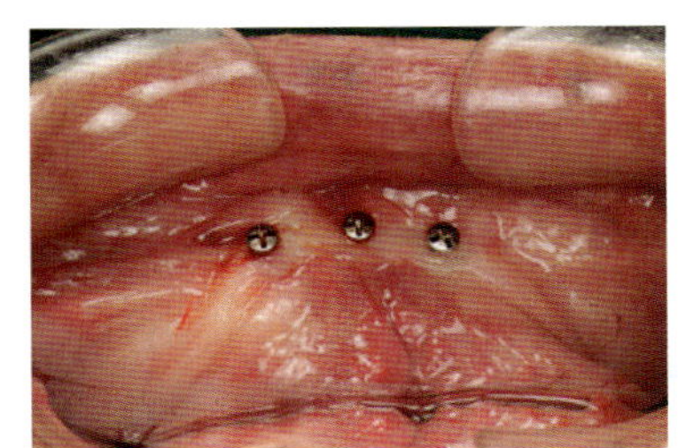
图8　钛钉植入后口内像

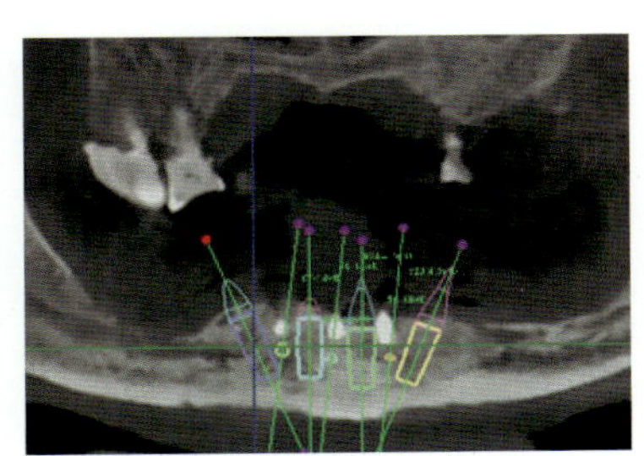
图9　钛钉植入后虚拟设计调整

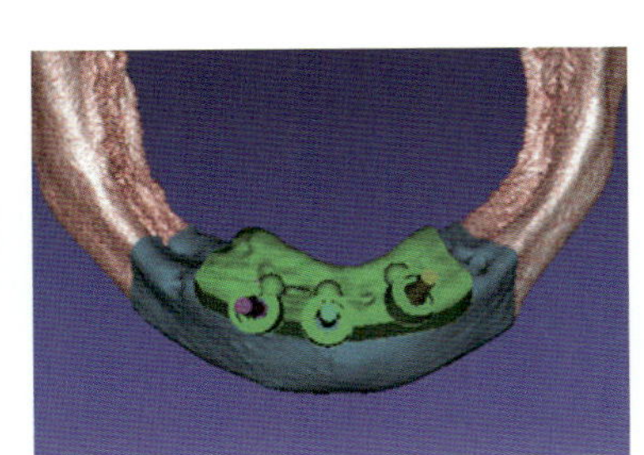
图10　固位钉导板三维设计图

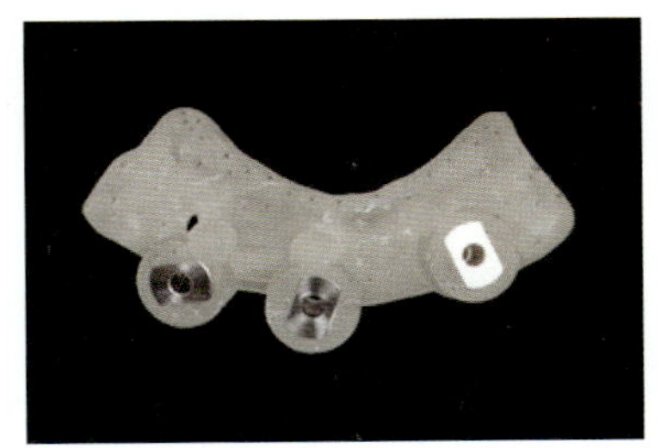
图11　3D打印固位钉导板正面

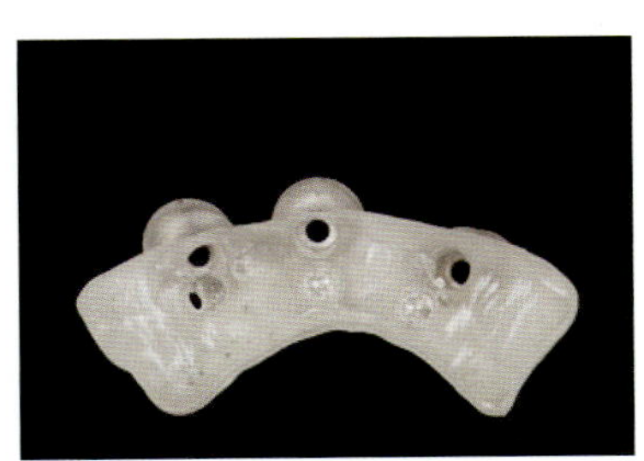
图12　3D打印固位钉导板反面

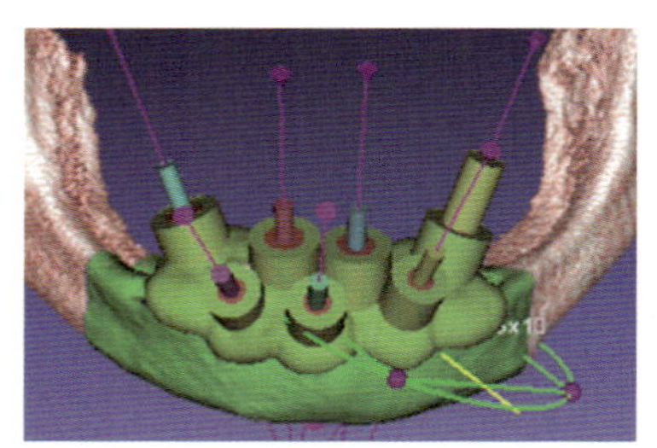
图13 骨支持式种植导板三维设计图

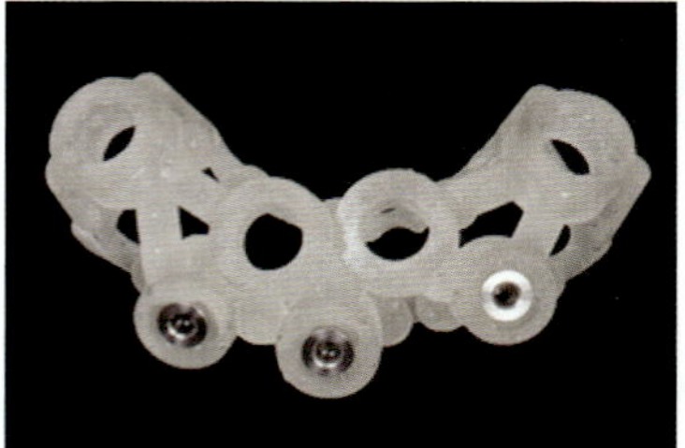
图14 3D打印数字化外科导板正面

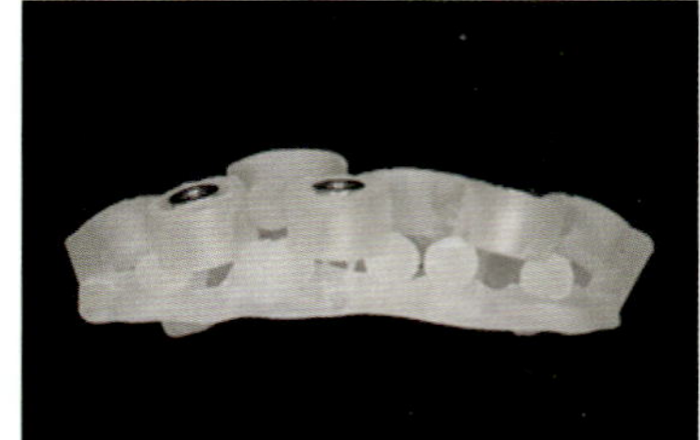
图15 3D打印数字化外科导板侧面

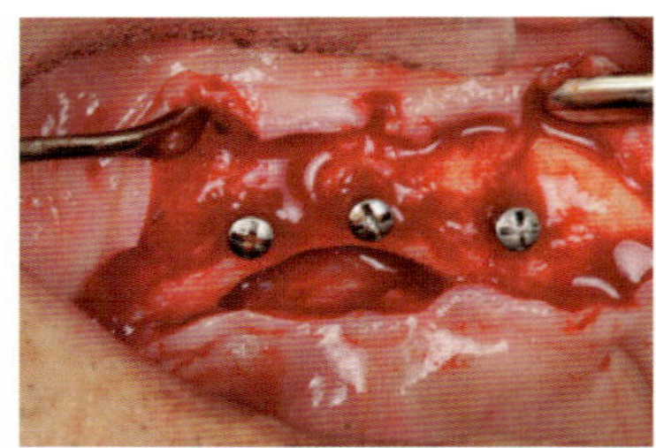
图16 手术切开翻瓣

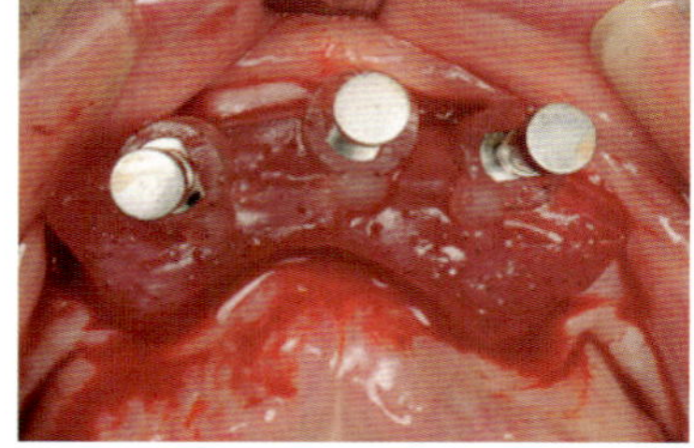
图17 固位钉导板于口内就位，并在固位钉导板引导下植入3颗固位钉

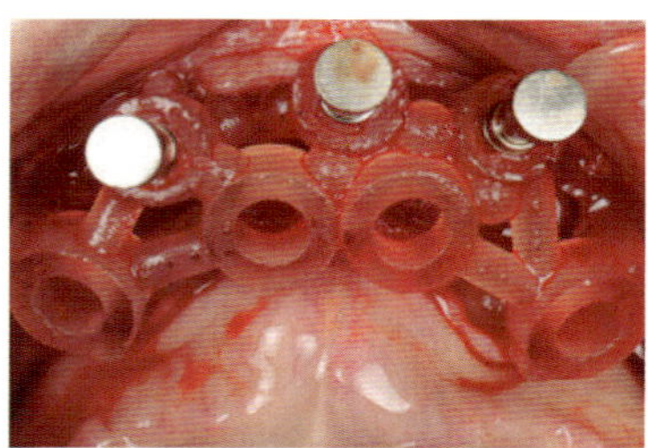
图18 戴入种植导板，以固位钉导板获得的固位钉的位置就位最终种植导板的固位钉

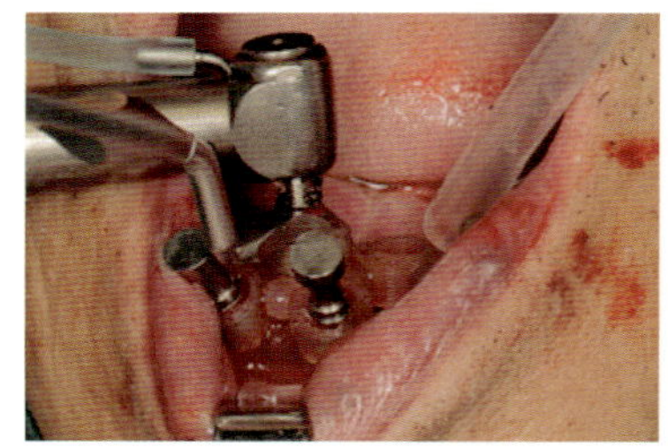
图19 数字化外科导板引导下逐级备洞

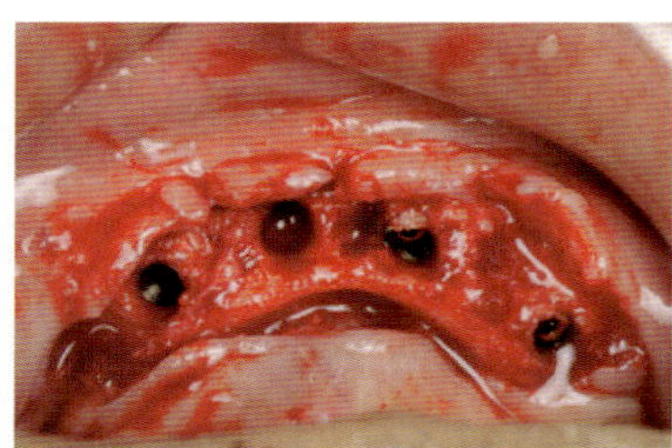
图20 种植体植入后口内像

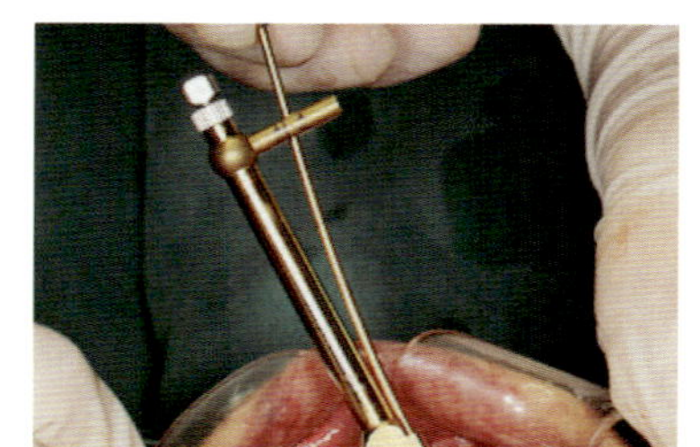
图21 种植体植入后扭矩

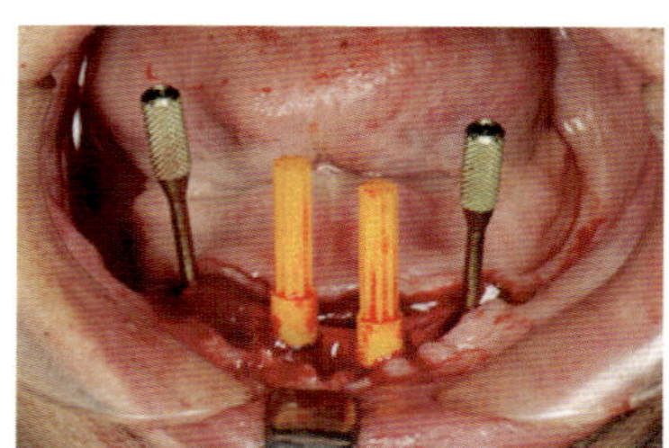
图22 连接复合基台

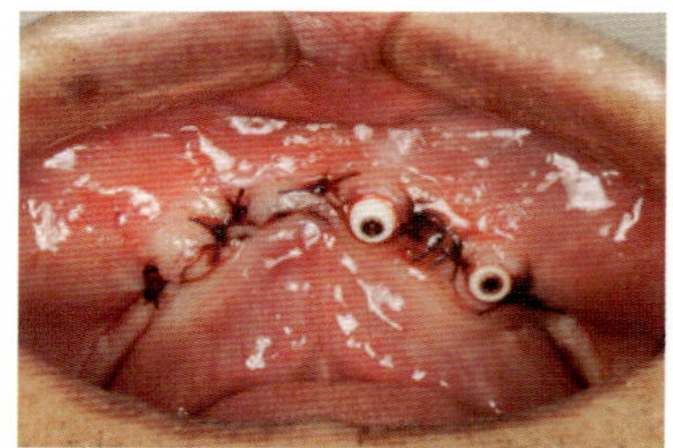
图23 连接复合基台保护帽，缝合

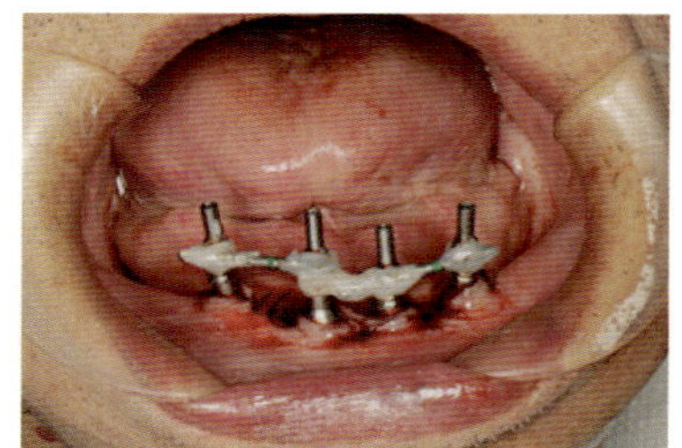
图24 连接转移杆

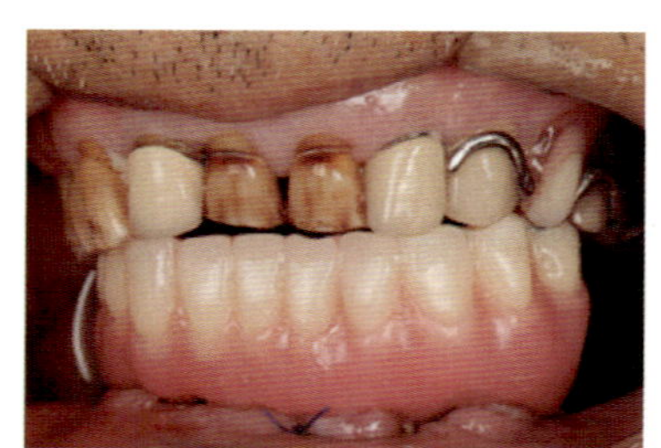
图25 即刻临时修复体于口内就位

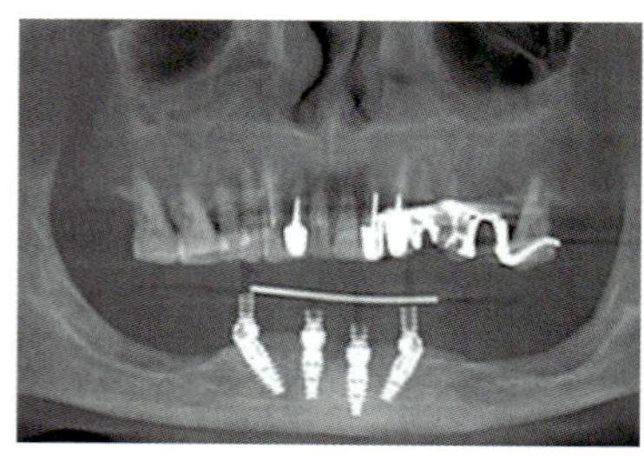
图26 术后CBCT检查

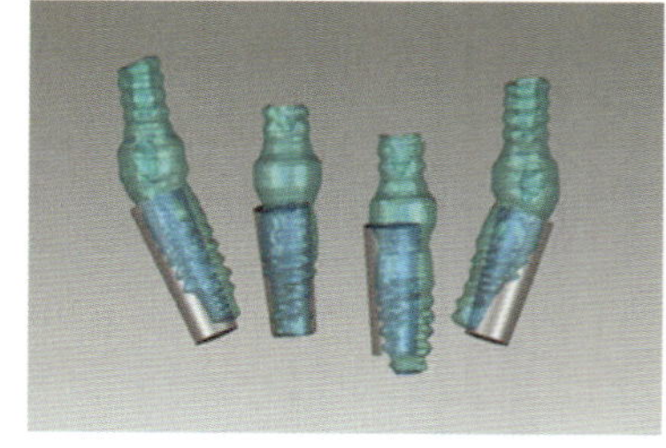
图27 植入实际位置与术前设计位置偏差分析示意图

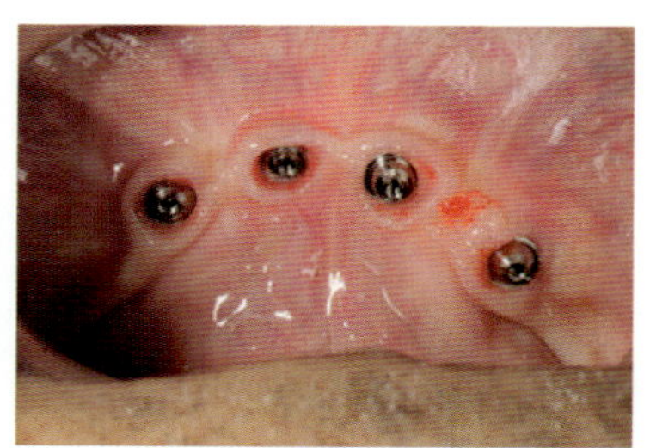
图28 术后3个月复查口内像

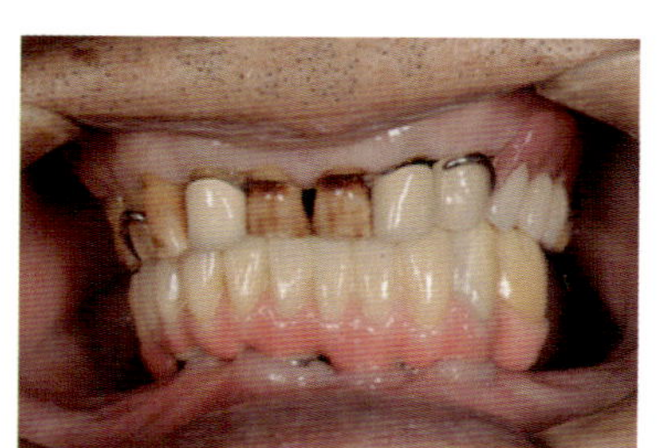
图29 最终固定修复体于口内就位

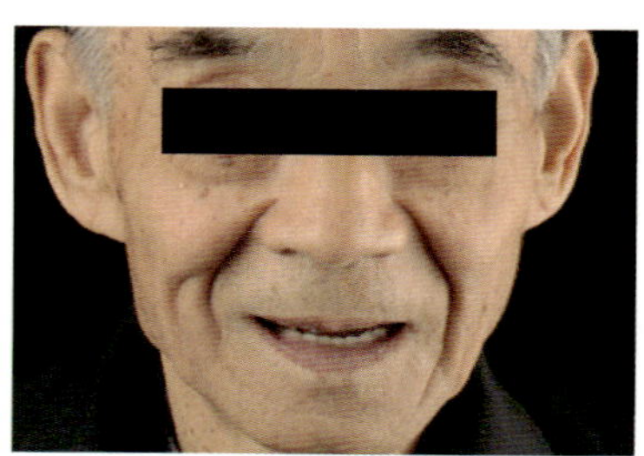
图30 最终修复后微笑像（正面）

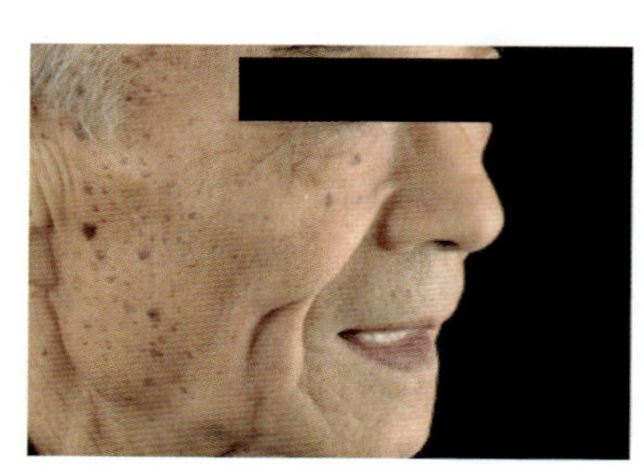
图31 最终修复后微笑像（侧面）

三、讨论

研究表明，相较于传统自由手种植，数字化种植外科导板的使用更有利于种植体的精确植入。而数字化导板的精确度是提高种植体植入位置准确性的关键。Raico等关于不同支持方式数字化种植导板精度比较的系统性综述及Meta分析表明，骨支持式导板精度低于黏膜支持式导板。因此，无牙颌种植固定修复的种植导板往往是黏膜支持式。而在本病例中，由于患者牙槽嵴吸收过于低平，无法实现放射导板及黏膜支持式导板的稳定就位。本病例中钛钉的使用，通过钛钉支持的固位钉导板获得更准确的固位钉位置，从而实现了最终骨支持式种植导板的准确就位。最终，对植入的实际位置与术前设计位置进行了偏差分析，得到的角度偏差、冠方偏差及根方偏差，与Meta分析所汇报的牙支持式导板的精度相近，并显著优于黏膜支持式导板与骨支持式导板的精度。这表明，借助钛钉固定的固位钉导板获得的固位钉位置，骨支持式导板可以获得较为理想的精度。

四、结论

借助钛钉固定的固位钉导板获得的固位钉位置，骨支持式导板可以获得较为理想的精度。

参考文献

[1] D'Haese J, Ackhurst J, Wismeijer D, et al. Current state of the art of computer-guided implant surgery[J]. Periodontology 2000, 2017, 73(1):121-133.

[2] Raico Gallardo YN, da Silva-Olivio I, Mukai E, et al. Accuracy comparison of guided surgery for dental implants according to the tissue of support: a systematic review and meta-analysis[J]. Clinical oral implants research, 2017, 28(5): 602-612.

Pro-Arch上颌全口种植固定义齿修复36个月随访观察1例

高君昭 邓悦 王燕

摘要

目的：观察数字化导板引导下使用Straumann BLT种植体行上颌全口种植固定义齿修复3年的临床效果。**材料与方法**：对1例上颌无牙颌患者采用以修复为导向的种植治疗方案。术前制作放射导板拍摄CBCT，设计数字化导板，导板引导下植入6颗Straumann种植体，安装SRA基台行即刻修复，6个月后利用纯钛支架+氧化锆冠完成最终修复，临床随访观察3年。**结果**：6颗种植体均形成良好骨结合，良好的初始稳定性满足即刻修复，临床3年随访观察软硬组织稳定，行使功能良好。**结论**：数字化导板引导下行上颌全口种植固定义齿修复，减少了手术创伤，获得了良好的初始稳定性，满足了即刻修复，同时最终修复及3年随访均获得了良好的效果。

关键词：无牙颌；数字化导板；口腔种植；即刻修复

一、材料与方法

1. **病例简介** 61岁男性患者。主诉：要求种植上颌缺失牙齿。现病史：行可摘局部义齿修复10余年，因牙齿陆续脱落影响义齿稳定性来诊。既往史：否认系统性疾病病史，否认吸烟史、酗酒史、夜磨牙史。口内检查：角化龈质地坚韧、色泽红润，拔牙窝处可见明显凹陷，牙槽嵴顶形态不规则，33-43缺失，37、47伸长，下颌余留牙齿牙龈退缩，龈缘处牙结石堆积。口外检查：面型左右对称，关节未见异常，开口度、开口型正常，上唇凹陷，下唇稍凹陷，垂直距离正常，水平Ⅰ类关系。CBCT示：双侧颞下颌关节间隙基本对称，髁突连续性未见明显破坏，上颌骨密度良好，上颌后牙区可用骨高度不足，未见明显反殆。

2. **诊断** 上颌牙列缺失，下颌牙列缺损，中重度慢性牙周炎。

3. **治疗计划** 牙周基础治疗；制作上颌总义齿作为过渡义齿及放射导板；制作数字化导板；分别在12、14、15、22、24、25植入6颗Straumann BLT种植体，术后利用SRA基台进行即刻修复；螺丝固位种植体支持一体式纯钛支架氧化锆固定桥进行最终修复。

4. **治疗过程（图1～图30）**

（1）牙周基础治疗。

（2）制作上颌总义齿，调殆，口内试戴合适，在总义齿唇/颊、腭侧抛光面利用球钻各钻4个2mm的圆孔，孔内填塞牙胶尖，患者戴入后拍摄CBCT，同时对义齿拍摄CBCT，设计制作数字化导板，试戴导板合适。

（3）口腔内外碘伏消毒，铺巾，口内戴入导板，制备固位钉通道后先锋钻备洞，切开、翻瓣，修整牙槽骨后沿固位钉方向固定导板，预备种植窝，在12、14、15、22、24、25植入6颗Straumann BLT种植体，安装SRA基台及基台保护帽，缝合，拍摄CBCT示种植体植入三维位置良好。

（4）利用制作数字化导板石膏模型制作个别托盘，口内安装转移杆，成型塑料连接转移杆，待成型塑料凝固后在转移杆之间断开成型塑料，再次用成型塑料连接断端。聚醚橡胶取开窗印模，灌制超硬石膏模型，铺蜡堤，确定垂直距离，制作即刻修复义齿，口内完全被动就位，螺丝固定，调殆。

（5）按月复查，视情况调整咬合。

（6）3个月后复查，利用原下颌石膏模型修整带有成型塑料的转移杆，口内安装转移杆，成型塑料连接，个别托盘再次取下颌种植印模，行面弓转移，利用口内暂时修复体上全可调殆架，制作第2副临时义齿，调殆及修整义齿外形。

（7）3个月后完成螺丝固位种植体支持一体式纯钛支架氧化锆固定桥修复，调殆。

（8）定期随访观察。

二、结果

数字化导板引导下种植体植入，避免骨增量手术，采用Straumann BLT种植体获得了良好的初始稳定性，满足了即刻修复条件。利用Straumann原厂纯钛支架保证了各部件的精确连接，最终修复效果理想，得到了患者的认可，3年的随访观察显示软硬组织稳定，行使功能良好，更长期的效果需继续观察。

作者单位：青岛市口腔医院

通讯作者：邓悦；Email: 754735101@qq.com

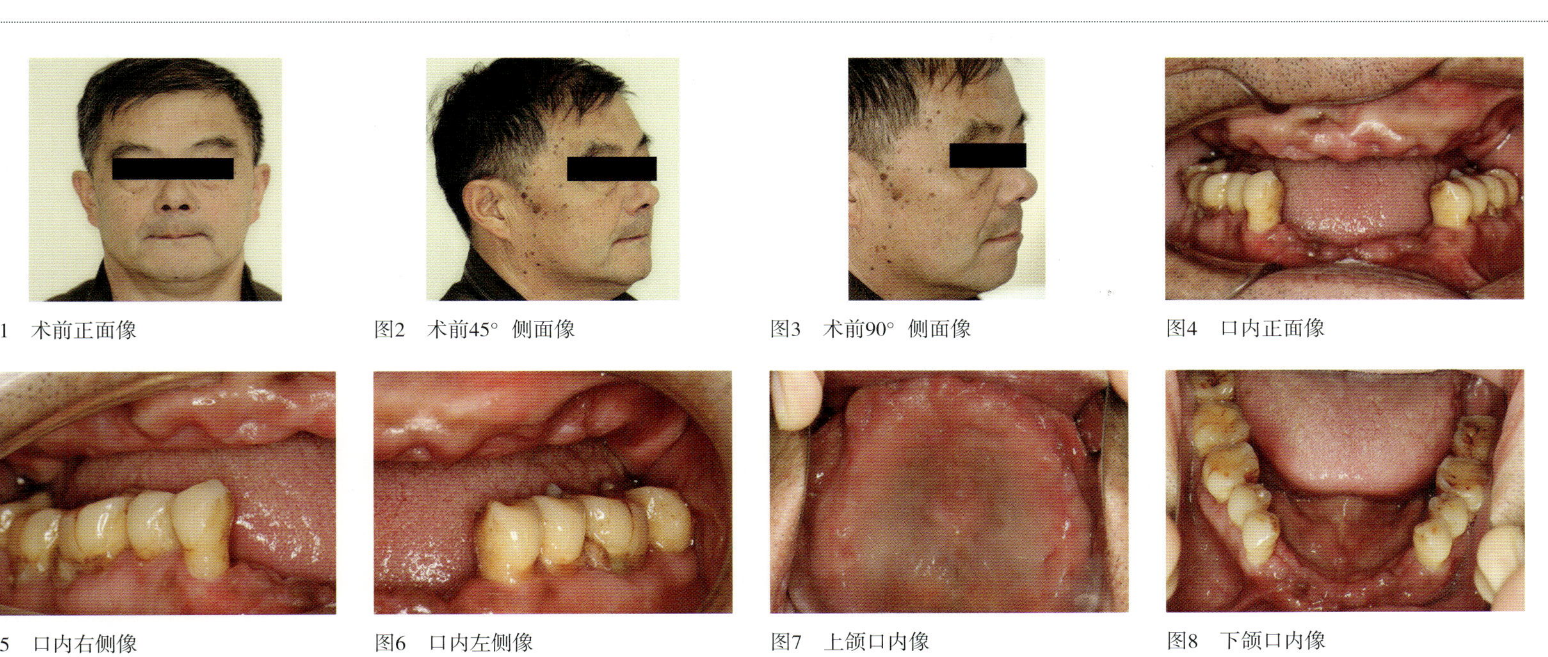

图1　术前正面像

图2　术前45°侧面像

图3　术前90°侧面像

图4　口内正面像

图5　口内右侧像

图6　口内左侧像

图7　上颌口内像

图8　下颌口内像

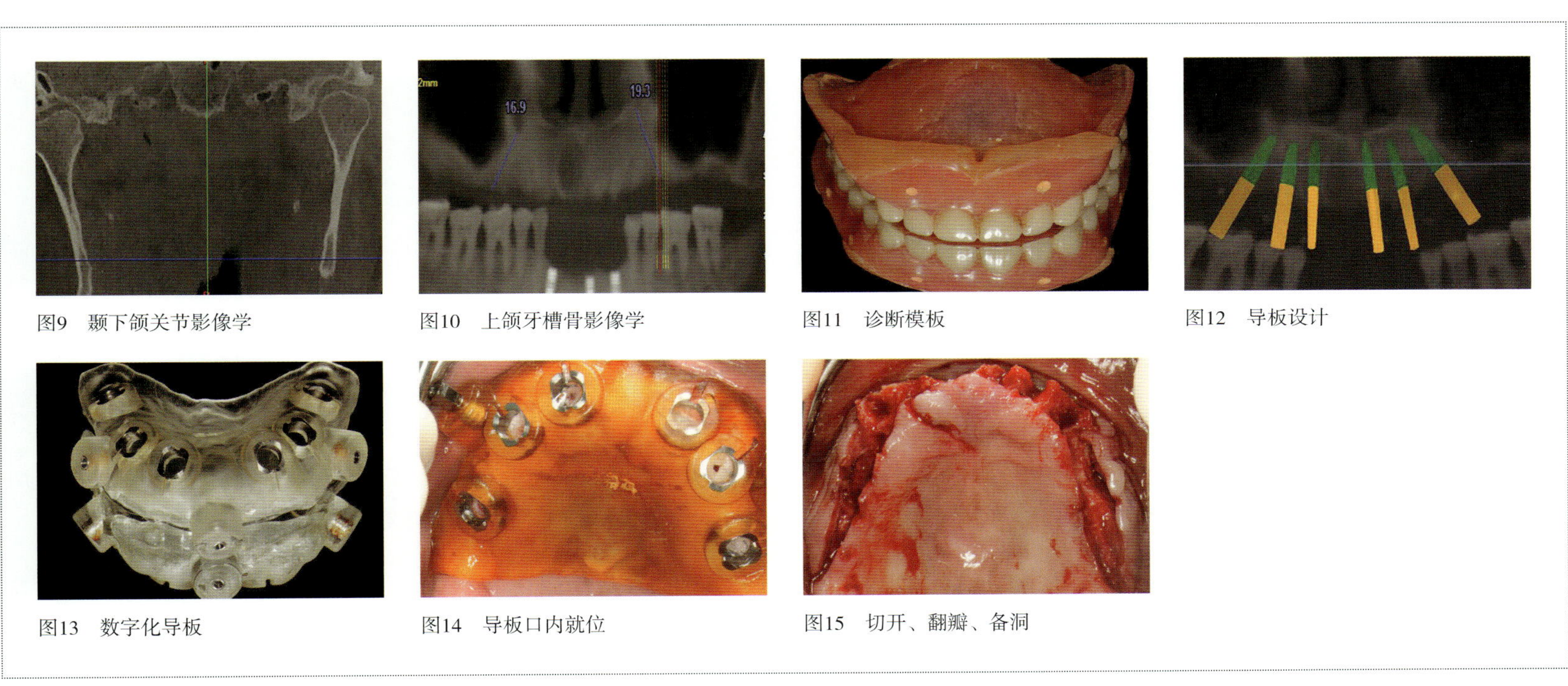

图9　颞下颌关节影像学

图10　上颌牙槽骨影像学

图11　诊断模板

图12　导板设计

图13　数字化导板

图14　导板口内就位

图15　切开、翻瓣、备洞

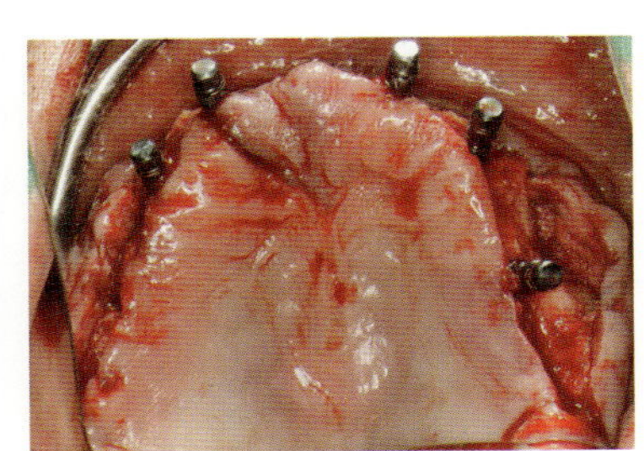

图16　植入种植体

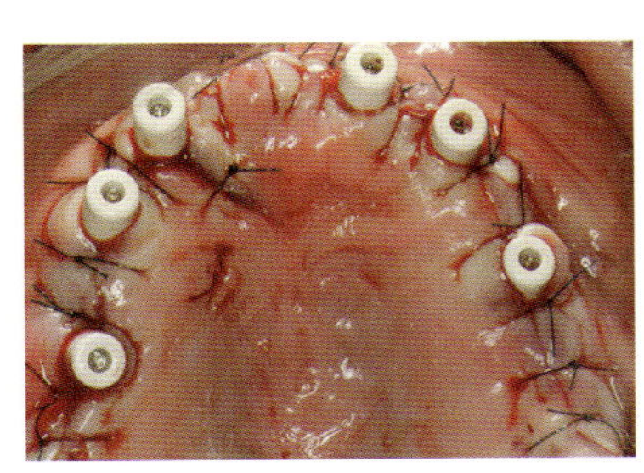

图17　安装SRA基台及基台保护帽，缝合

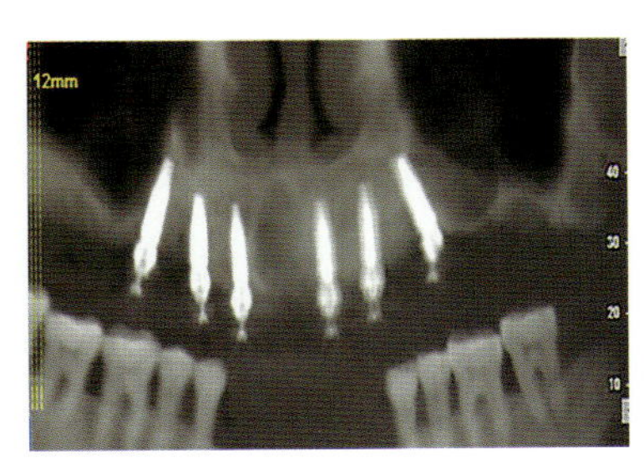

图18　术后影像学检查

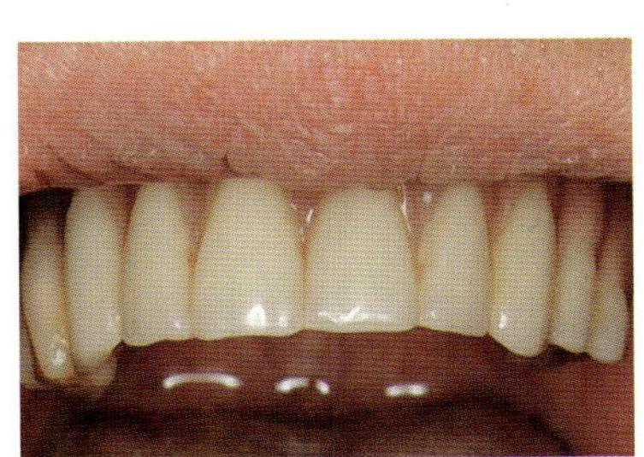

图19　即刻修复

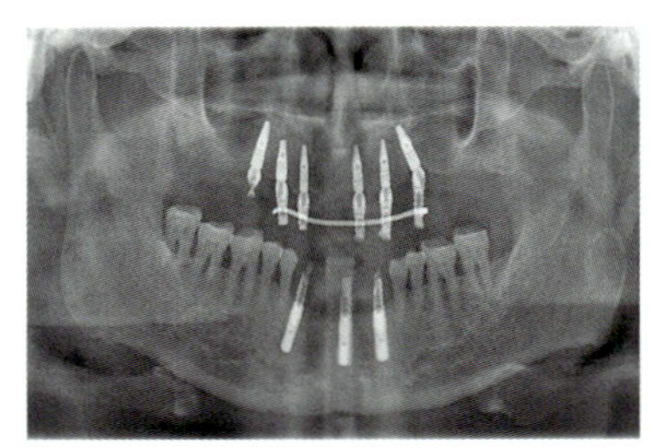
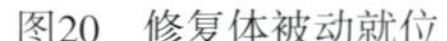
图20 修复体被动就位

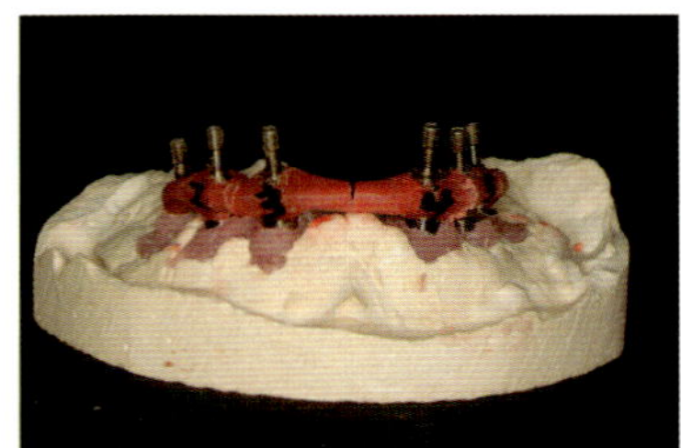
图21 口外连接转移杆

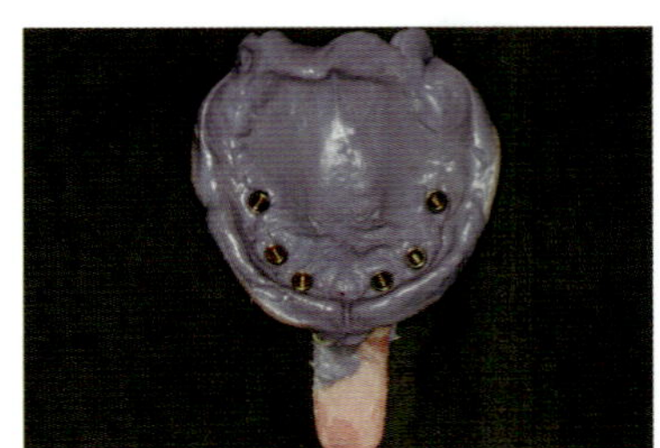
图22 聚醚橡胶取模

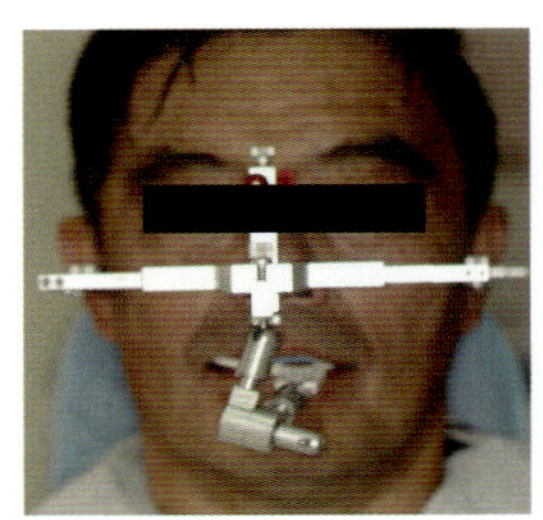
图23 面弓转移

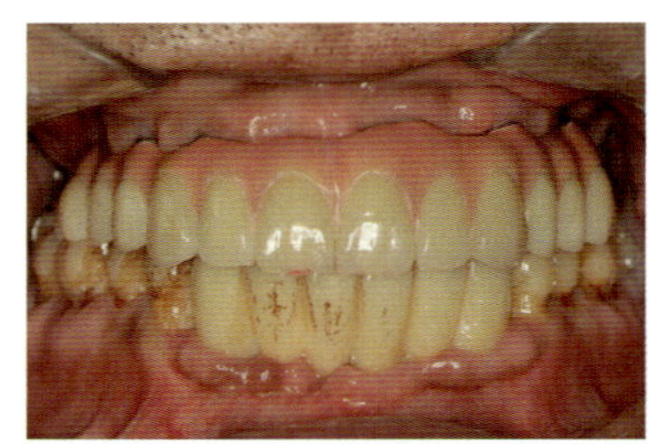
图24 最终修复

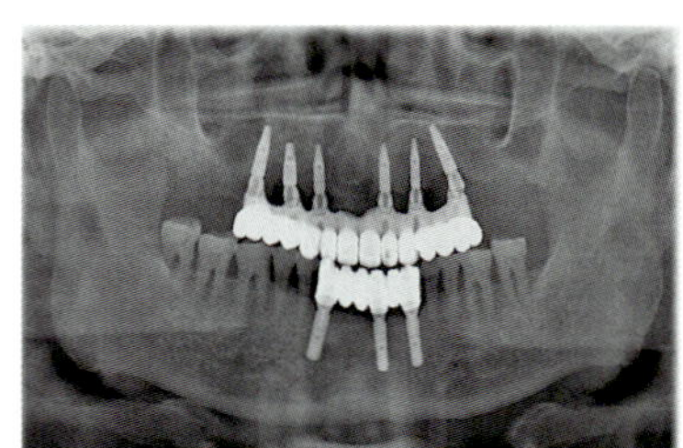
图25 修复后影像学检查

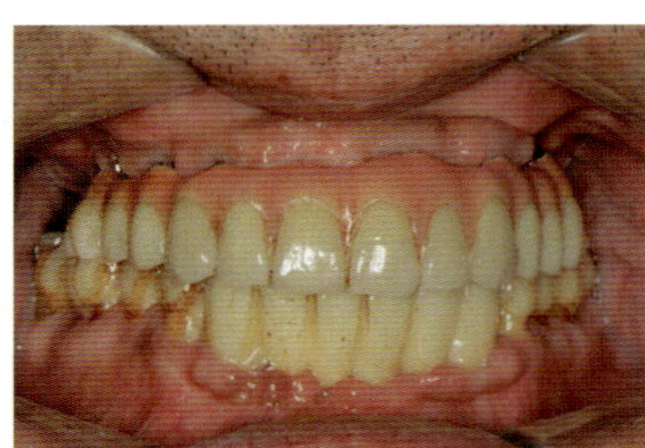
图26 术后3年口内像

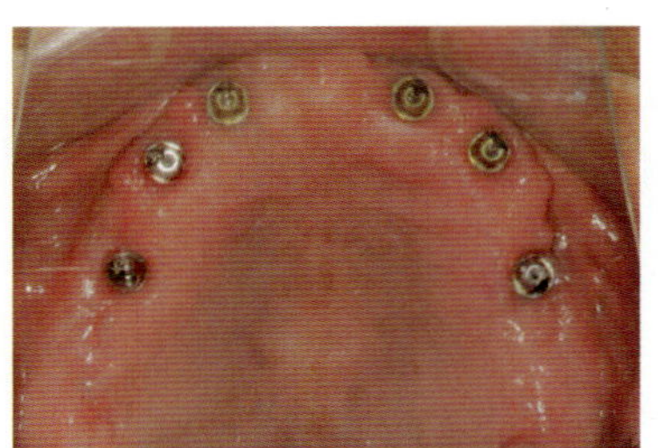
图27 术后3年种植体周软组织健康

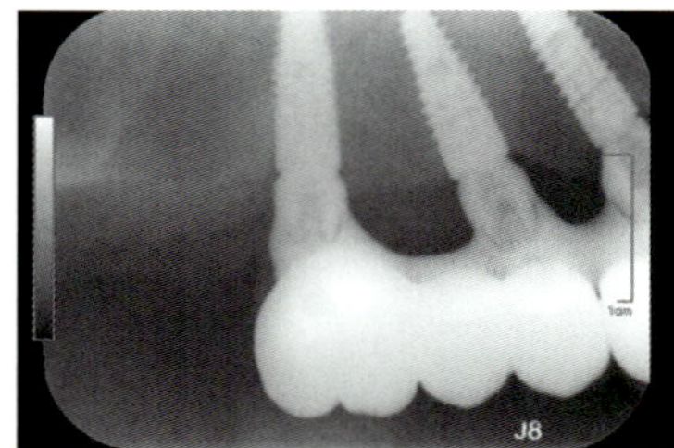
图28 术后3年影像学检查1

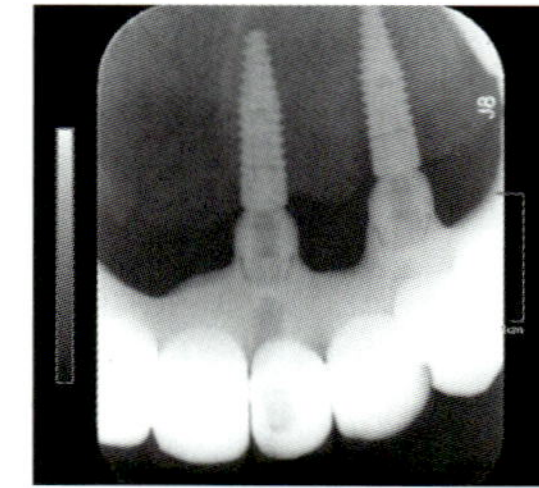
图29 术后3年影像学检查2

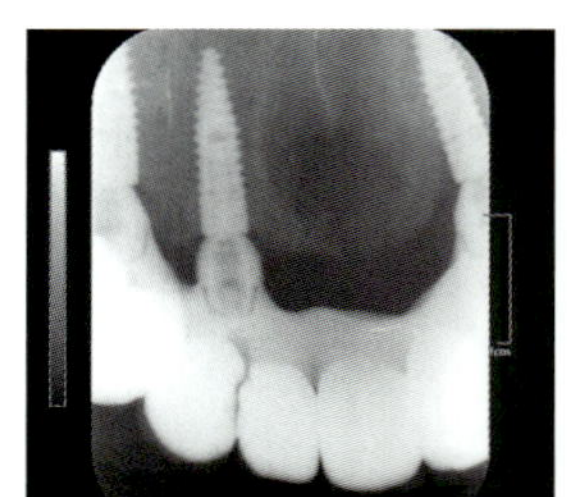
图30 术后3年影像学检查3

三、讨论

1. 上颌种植6颗种植体后即刻修复，采用螺丝固位种植体支持一体式纯钛支架氧化锆固定桥完成最终修复，该治疗方案目前在临床上已得到了广泛的共识。

2. 本病例中利用数字化导板，使种植体植入到准确的三维位置，避免了骨增量手术，但数字化导板存在误差，手术过程中需要医生根据术中情况进行调整。

3. Straumann BLT种植体更易获得理想的初始稳定性，植入扭矩均在20N·cm以上，保证了术后的即刻修复。

四、结论

数字化导板引导下行上颌全口种植固定义齿修复，减少了手术创伤，获得了良好的初始稳定性，满足了即刻修复，同时最终修复及3年随访均获得了良好的效果。

参考文献

[1] Wismeijer Buser, Belser. ITI Treatment Guide.Loading Protocols in Implant Dentistry: Edentulous Patients[M]. Berlin: Quintessenz Verlags, 2010.

[2] Schneider D, Marquardt P, Zwahlen M, et al. A systematic review on the accuracy and the clinical outcome of computer-guided template-based implant dentistry[J]. Clin Oral Implants Res, 2009, 20(Suppl 4):73-86.

[3] 宿玉成. 口腔种植学[M]. 2版. 北京: 人民卫生出版社, 2014.

种植钉支持式导板引导上颌种植固定修复1例

孙明旭 付兴周 王妮 曹玲瑜 高云飞

摘要

目的：利用种植钉支持式数字化导板，完成上颌牙列缺失的半口即刻种植，并实现患者的即刻修复和即刻负重，恢复患者的美观和咀嚼功能，并验证种植钉支持式种植导板的精度和可行性。**材料与方法：**数字化信息整合——采集患者照片、术前DSD 2D微笑美学设计、在CT的初步诊断分析下，设计种植方案，并植入种植体，以固位数字化导板。植入种植钉后CBCT数据和模型匹配，以修复为导向模拟排牙，并制作种植钉支持式临时诊断义齿，通过3D打印机2小时内完成种植体支持式种植手术导板的设计和制作。固定种植导板，在种植导板引导下环切牙龈，预备窝洞，植入6颗种植体，口内连接直复合基台和转移杆，术后全景片确认种植体位置，复合基台和转移杆就位良好，即刻取模制作修复体，当天修复体制作完成，戴牙。最终实现纯钛桥架和全瓷牙修复。**结果：**高效地进行了数字化的设计和导板的制作，并借助数字化的手段，精准地实现了种植体的植入，并实现了即刻负重。种植体支持式导板精度较高，和设计位点基本一致，避开上颌窦等解剖结构，种植体也都处于安全范围内。**结论：**数字化技术在半口、全口种植伴咬合重建中能发挥重要的作用，整套椅旁数字化系统的应用大大地减少了术前准备时间。最重要的是，减少了治疗周期，减少了患者的无牙期，患者体验和舒适度都非常好，同时也提高了治疗效率。并且可以实现预期的治疗效果。尤其是种植体支持式无牙颌导板的使用，将整个过程最大限度地优化，验证了种植体支持式无牙颌导板的可行性和精准度。

关键词：无牙颌种植导板；种植钉支持式导板；即刻负重；无牙颌种植

一、材料与方法

1. 病例简介 主诉：要求上颌种植牙。现病史：上颌牙齿松动数年后，近期拔除要求固定修复。既往史：既往体健。口内检查：上颌牙列缺失，牙槽嵴颊舌向凹凸不平。下颌33-43金属固定义齿，边缘不密合。Ⅰ度松动。下颌牙结石（++），探诊出血（+），34、44楔状缺损。余牙Ⅱ～Ⅲ度松动。X线示：13、21、23缺牙区低密度影，11位置埋伏牙。余留牙大部分骨吸收至根尖1/3。

2. 诊断 上颌牙列缺失；下颌牙列缺损，不良修复体；牙周炎。

3. 治疗计划

（1）采集资料。

（2）种植导板及临时诊断义齿的设计与制作。

（3）植入种植体，同期GBR。

（4）种植术后即刻修复。

（5）4个月后取模，制作最终修复体。

（6）最终修复。

4. 治疗过程（图1～图31）

（1）数字化导板设计：采集患者照片、术前DSD 2D微笑美学设计、在CT的初步诊断分析下，设计种植方案，植入种植钉，以固位数字化导板。植入种植钉后CBCT数据和模型匹配，以修复为导向，模拟排牙。3D打印制作上下颌模型和上颌临时诊断义齿，口内试戴调𬌗合适后，上吉尔巴赫𬌗架。综合各种因素考虑确定种植体和复合基台型号，优化种植体穿出位点。通过3D打印机2小时内完成种植钉支持式种植手术导板的设计和制作。

（2）手术及修复过程：①固定种植导板，在种植导板引导下，预备窝洞，前牙区翻瓣，导板再就位，分别于11（4.0mm×12mm）、14（4.0mm×10mm）、17（4.5mm×10mm）、21（4.0mm×12mm）、24（4.5mm×10mm）、27（4.5mm×10mm）植入种植体。②17、27位点采用环切后微创植入。③13、23位点采用同种异体骨粉制作黏性骨饼，做GBR植骨。所有种植体使用Dentium Superline。④口内连接复合基台和转移杆后，X线检查各部件就位密合性，确认后口内固定转移杆，即刻取模，转移咬合记录，制作修复体，当天修复体制作完成，调𬌗，戴牙。

二、结果

高效地进行了种植钉支持式临时诊断义齿和导板的设计和的制作，并借助数字化的手段，精准地实现了种植体的植入，并实现了即刻负重。患者体验较好，表示满意。数字化技术在半口、全口种植伴咬合重建中能发挥重要的作用，整套椅旁数字化系统的应用大大地减少了术前准备时间，减少了治疗周期，杜绝无牙期，提高了治疗效率。并且可以实现预期的治疗效果。

作者单位：青岛张建波口腔诊所

通讯作者：孙明旭；Email: mingxusun3@126.com

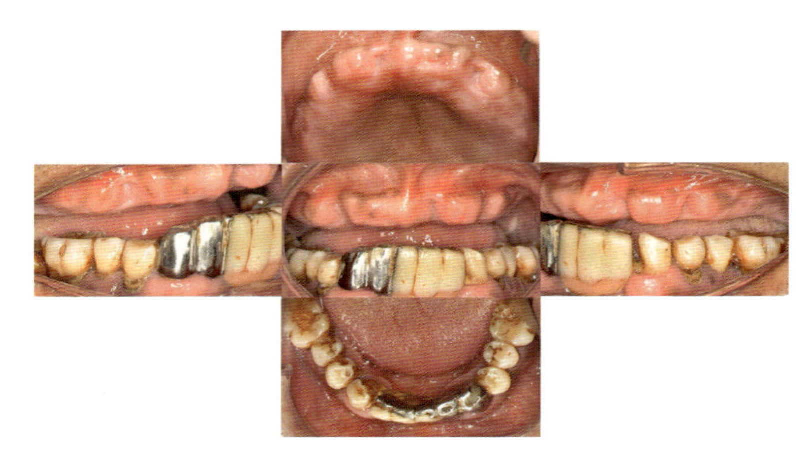

图1 术前患者口内像

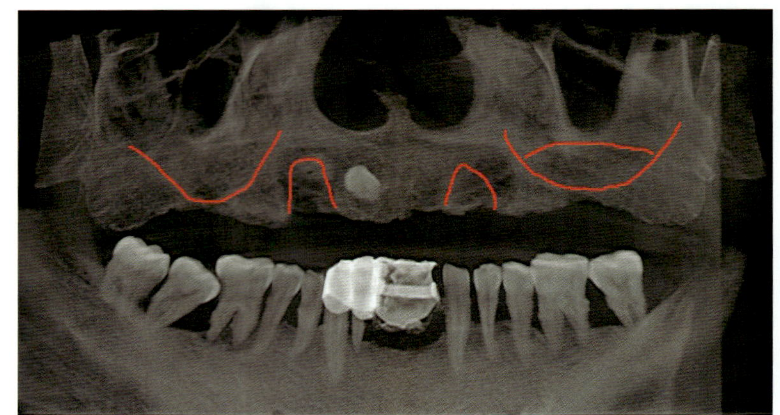

图2 术前患者全景片

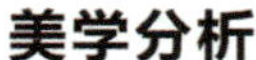

美学分析

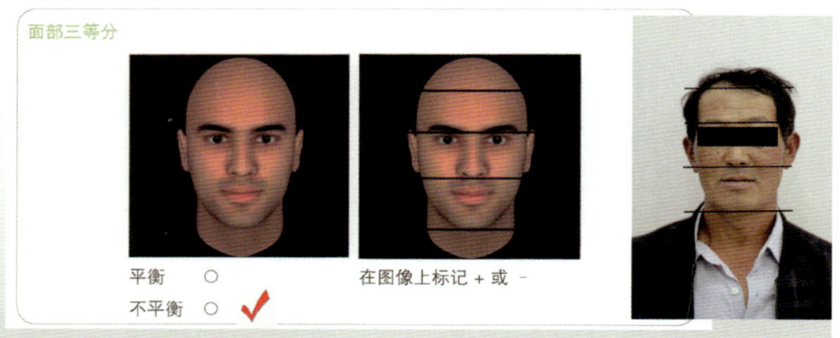

图3 术前患者正面分析

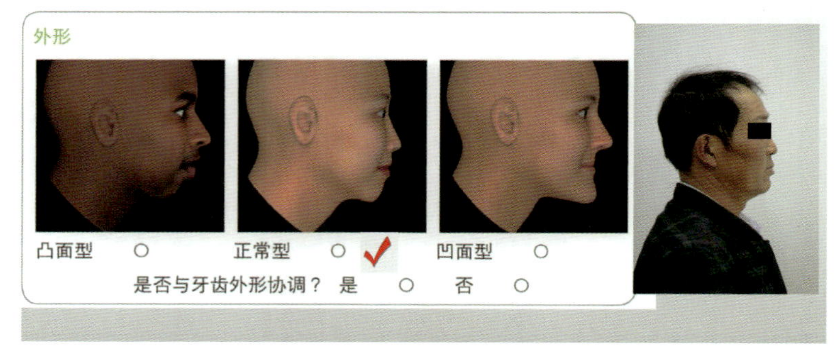

图4 患者侧面分析

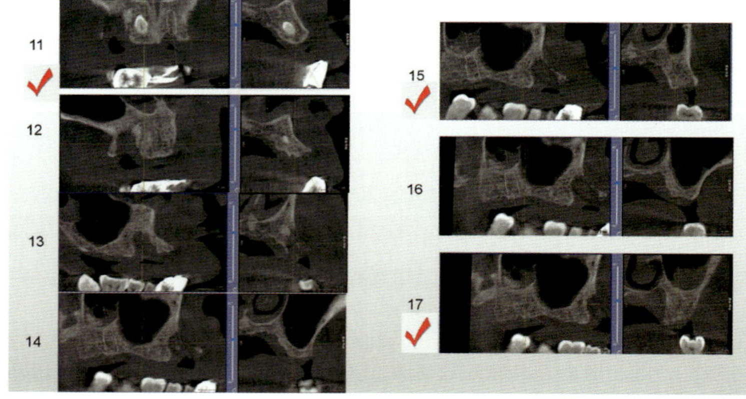

图5 CT骨量分析1

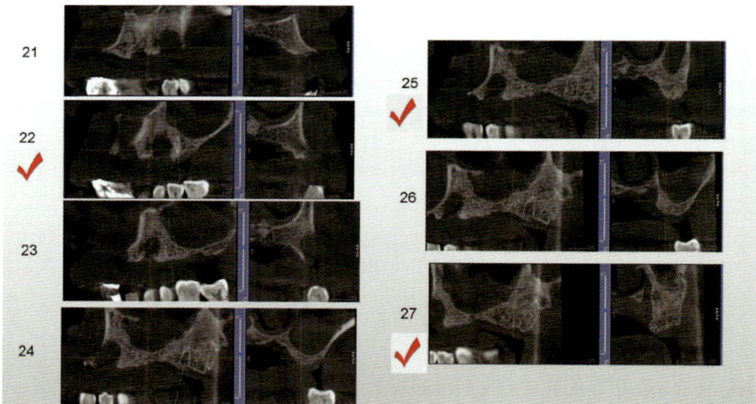

图6 CT骨量分析2

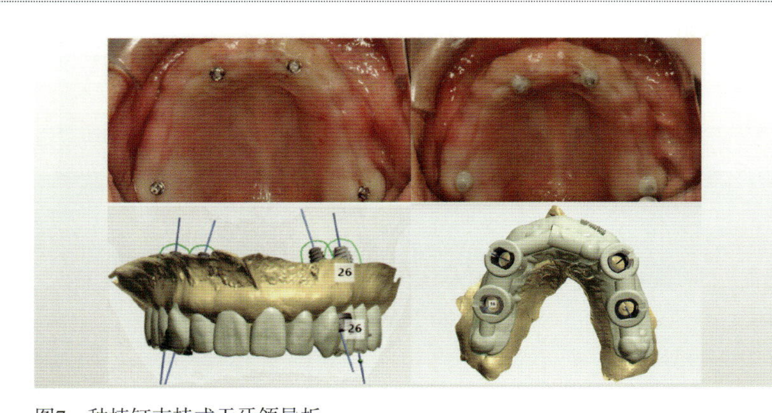

图7　种植钉支持式无牙颌导板

拍摄CBCT → 植入种植钉 → 扫描上下颌模型和咬合关系 → 数字化排牙 → 3D打印上下颌模型和临时冠 → 佩戴临时冠调整咬合 → 面弓转移上殆架 → 佩戴临时冠拍摄CBCT → 3Shape导板软件匹配数据 → 打印导板和临时冠 → 种植手术 → 即刻修复

图8　口腔种植钉支持式导板流程图

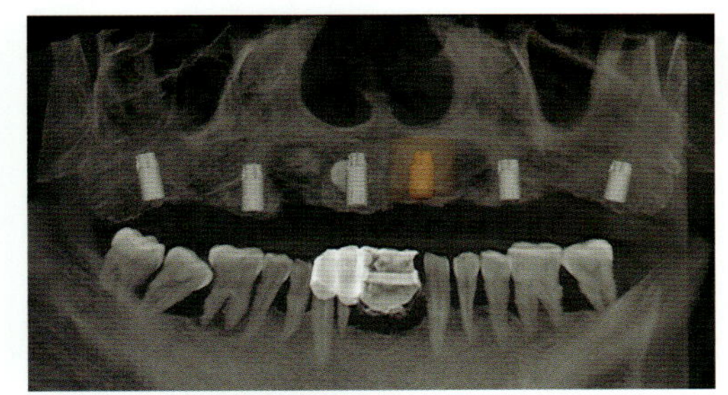

图9　术前模拟种植体植入

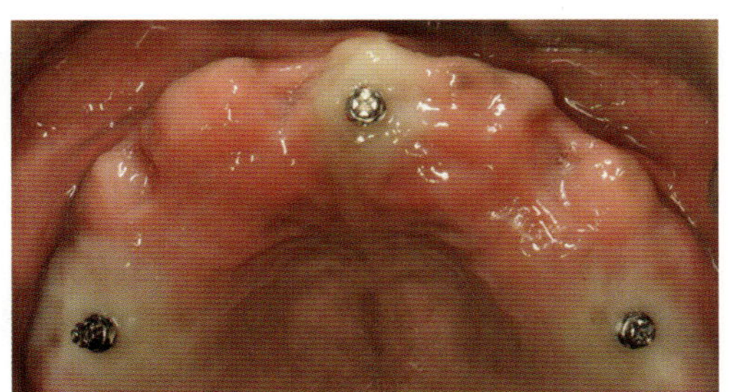

图10　植入种植钉

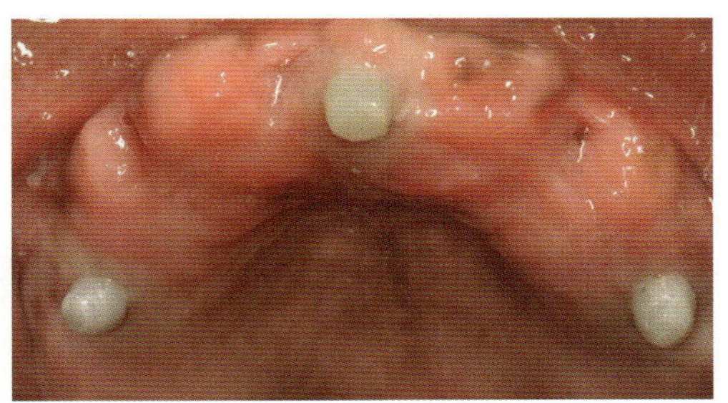

图11　制作固位核

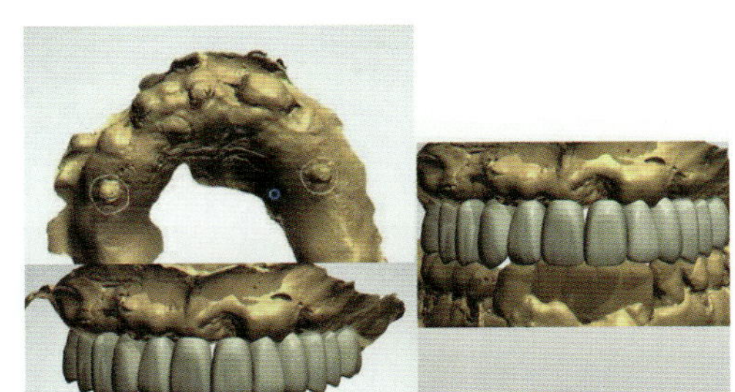

图12　模拟排牙

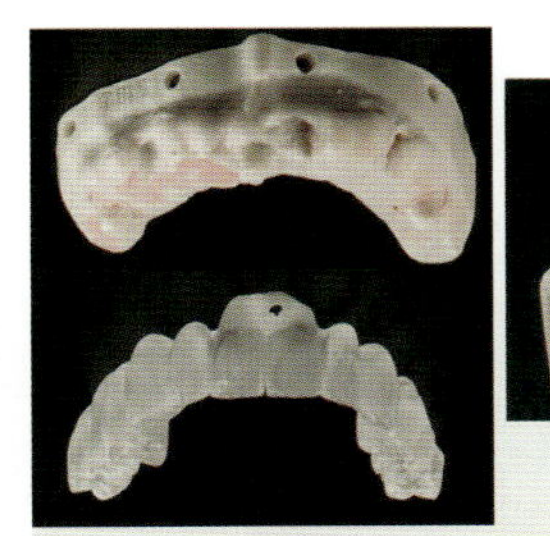

图13　打印种植钉支持式临时诊断义齿

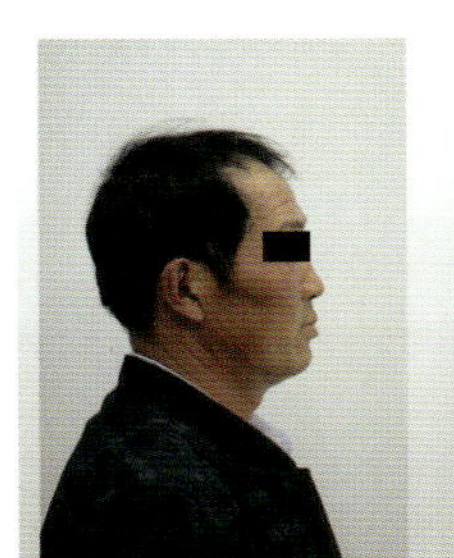

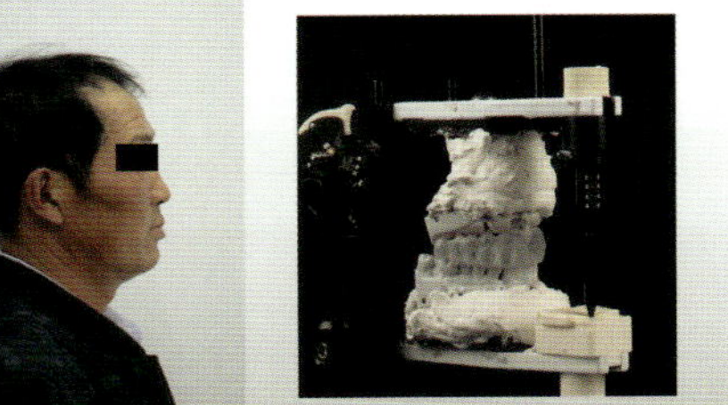

图14　临时诊断义齿试戴

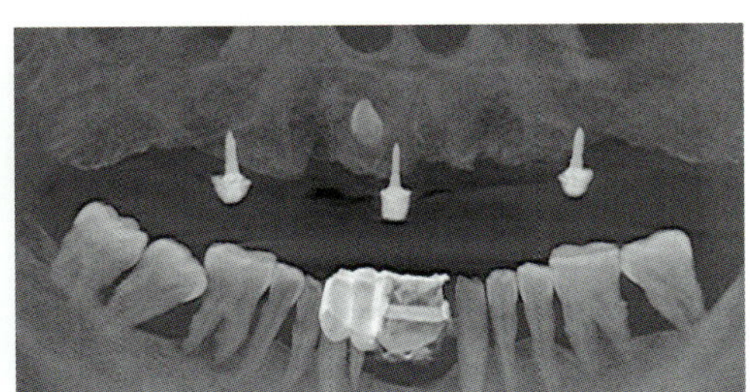

图15　拍摄咬合状态CBCT

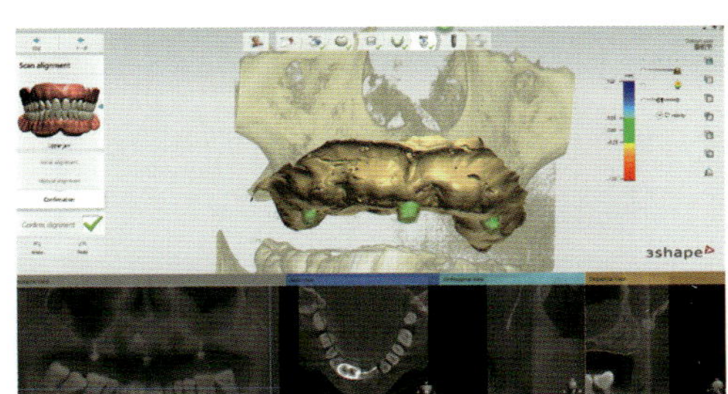

图16　设计导板

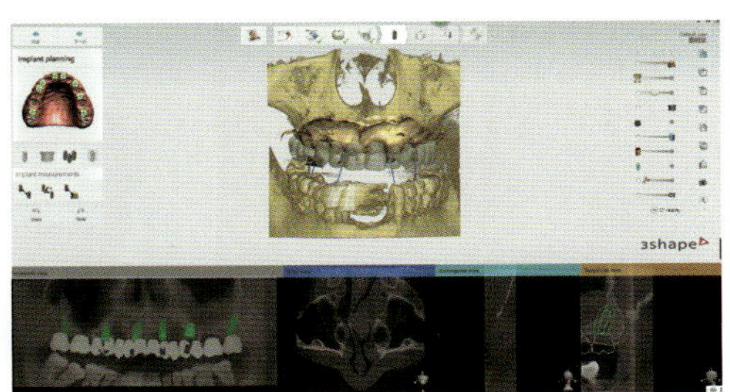

图17　规划种植体位点

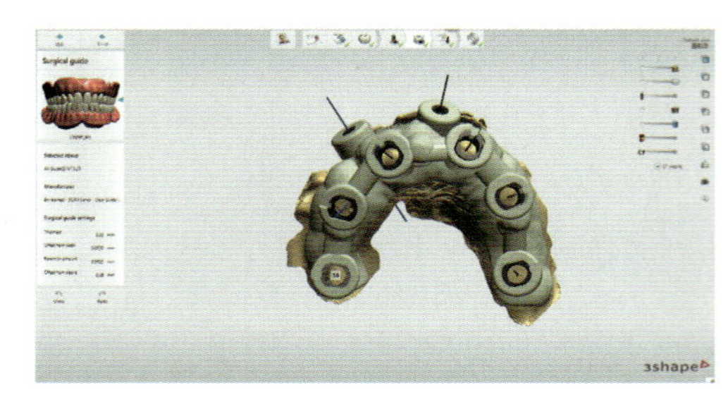

图18 生成导板

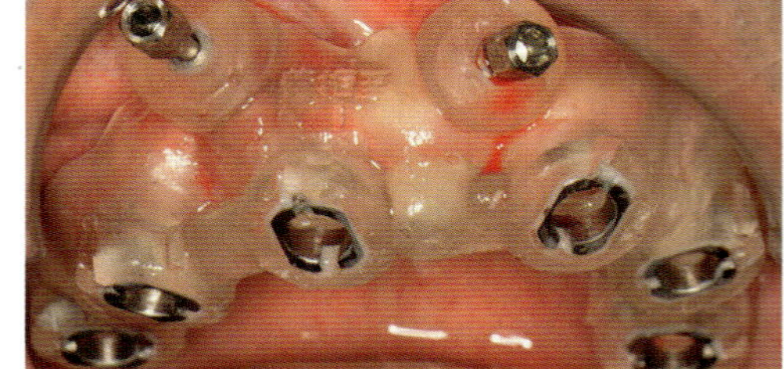

图19 导板口内固位

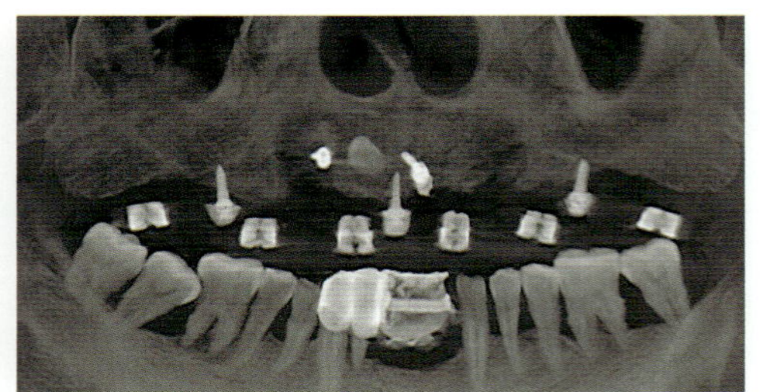

图20 拍摄CT确认导板就位

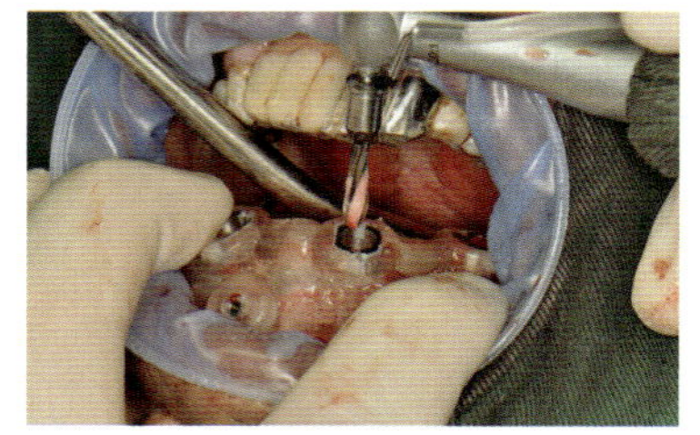
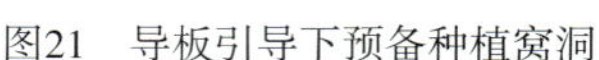

图21 导板引导下预备种植窝洞

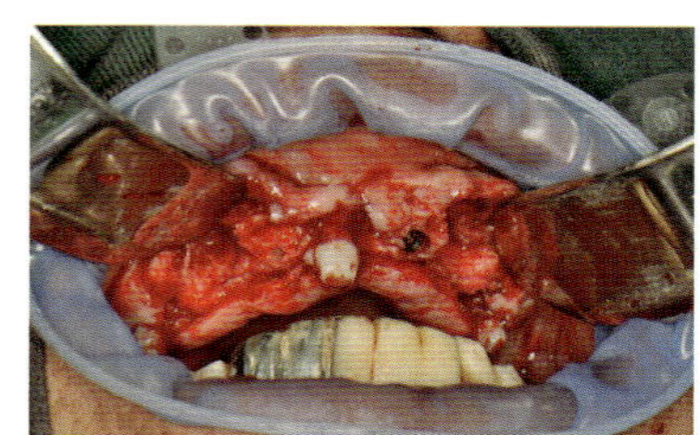

图22 前牙区翻瓣清创植骨

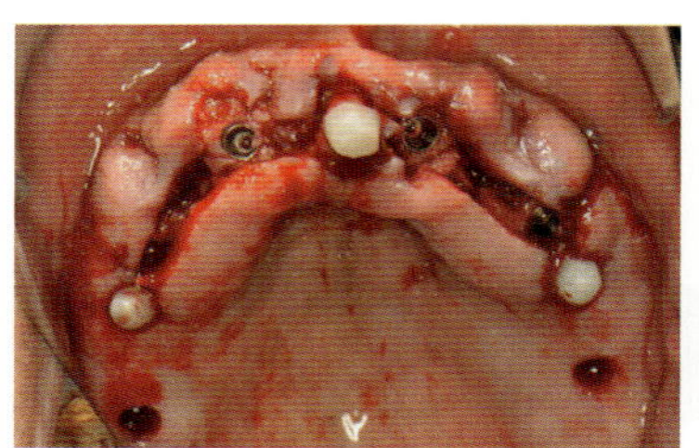

图23 后牙区微创植入种植体

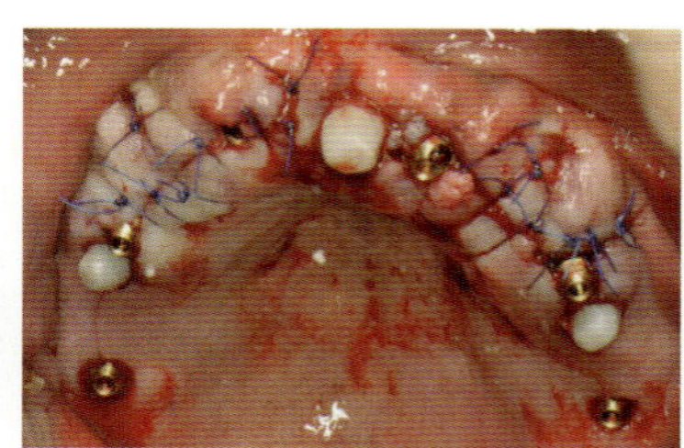

图24 缝合

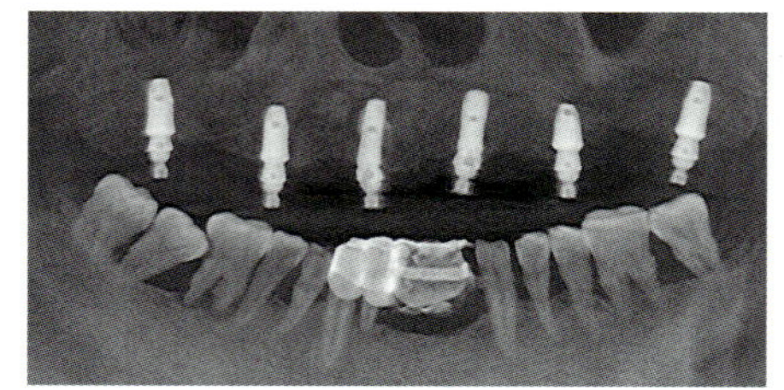

图25 术后即刻CT检查

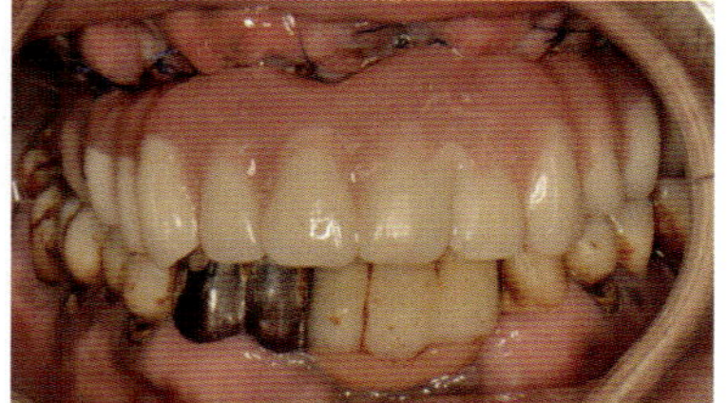

图26 即刻临时修复

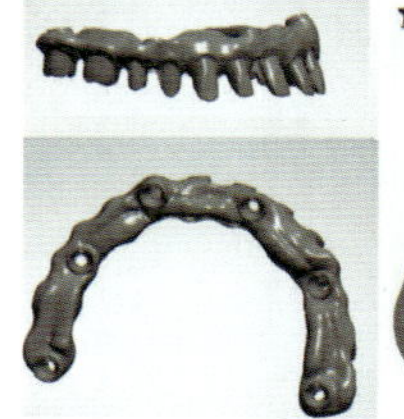

图27 桥架设计

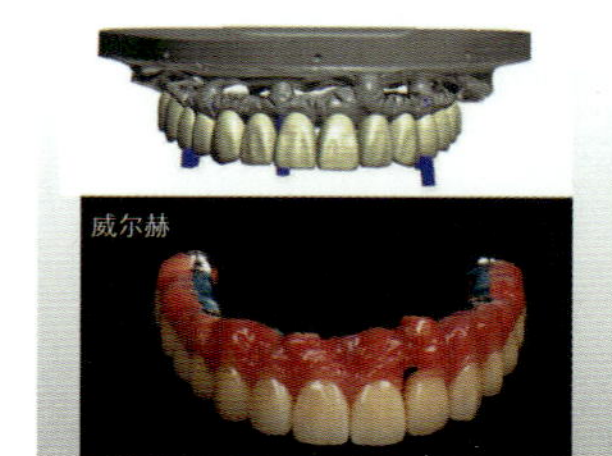

图28 桥架及全瓷牙设计制作

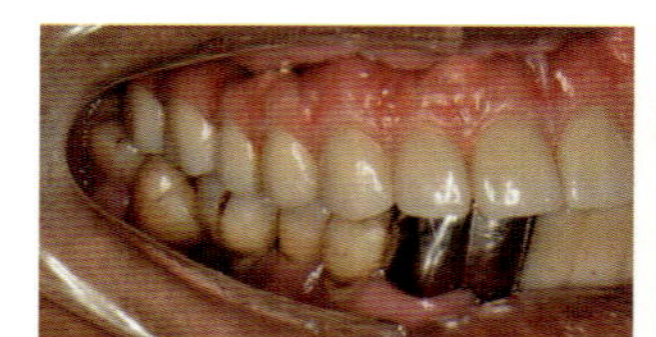
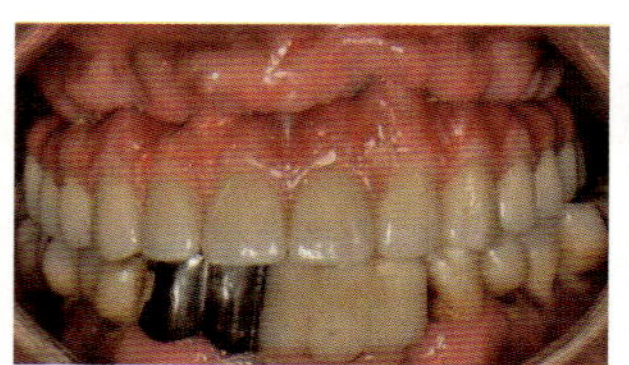
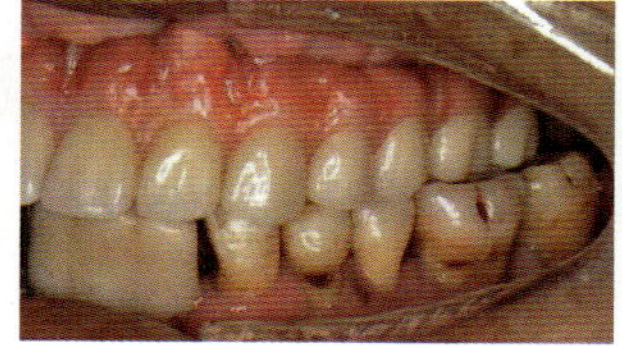
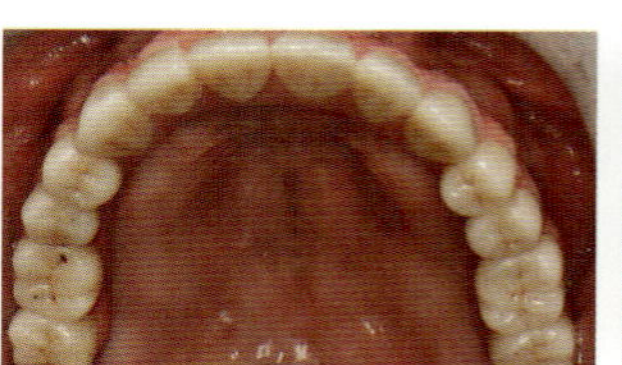
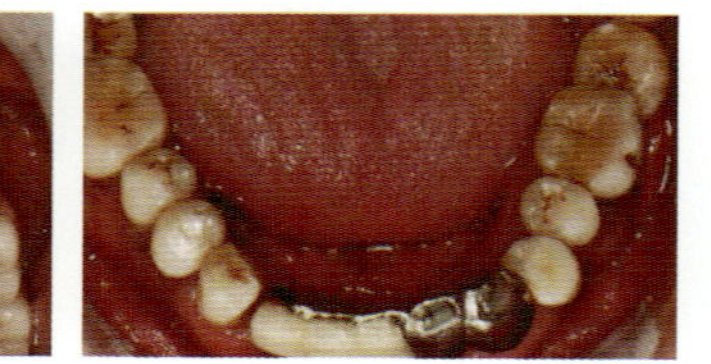

图29 最终修复口内像

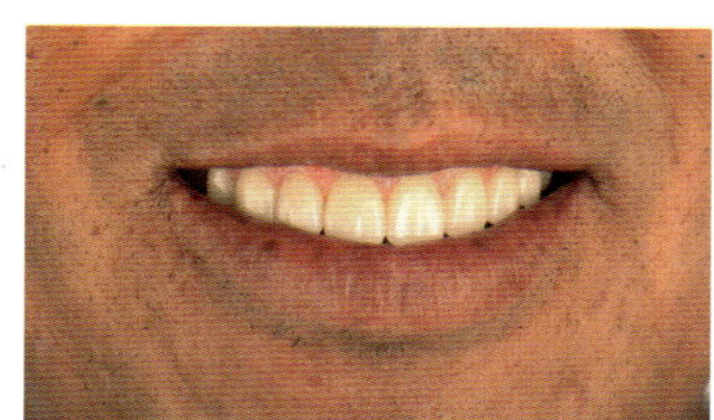

图30 最终修复微笑像

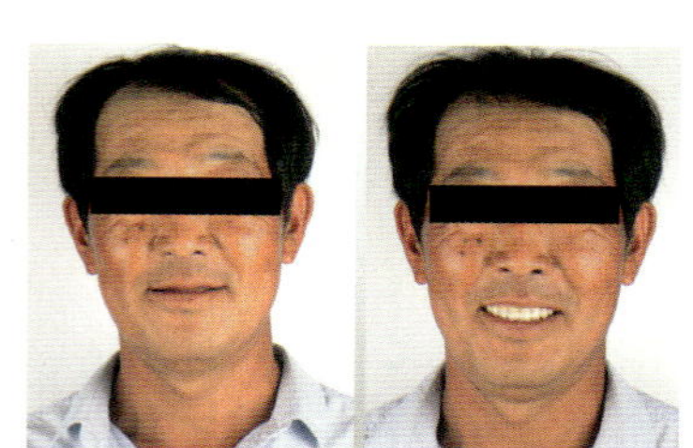

图31 术前、术后对比

三、讨论

以3D打印机、CBCT、口腔扫描仪和数字化牙科软件为核心的整套数字化设备的应用可以最大限度地发挥数字化的优势。常用的无牙颌导板分为黏膜支持式和骨支持式导板，文献显示黏膜支持式的精度是比较高的，骨支持式导板应用比较少。但是黏膜支持式导板也会有误差的存在，文献显示，黏膜支持式导板的平均误差在1mm以上，所以因为误差的存在，医生在使用导板的时候大多只是起到定点的作用，之后需要切开翻瓣，确认位点是否精准可控。但是在翻瓣之后，导板往往就会再就位困难，即便导板比较精准，也无法在后续备洞中实现种植体的全程植入，这对植入的精度有了更多不利的影响。

种植体支持式导板是一种新的无牙颌导板形式，文献上并无过多记载。理论上精准度和牙支持式导板接近，甚至更高，误差更小。并且就位方便，不需要额外固位钉，翻瓣之后不影响再就位，可以实现全程导板。无须制作放射导板，取模要求低，设计制作过程1小时可完成。

数字化种植导板和其他数字化的技术已经广泛应用于各种种植手术，其中涉及无牙颌的种植手术。数字化种植导板因其精准、高效、安全、微创等优点受到很多医生和患者的青睐。但是不可否认的是导板会有误差，尤其是黏膜支持式导板的误差会相对更大，容易导致植入位点不准等并发症。医生和导板设计技师的沟通比较局限，通常是通过2D图像的粗略沟通，医生对实际植入位置把握不精准，无法术中准确评估植入精度。椅旁数字化系统的应用可以最大限度地发挥其优点，降低以上的缺点。值得在临床中大力推广。

但是也存在一些问题：①无牙颌黏膜支持式义齿精度误差无法避免，如骨量条件不是特别理想，最好需翻瓣直视下通过医生把控植入位点。②数字化DSD设计从2D转换成3D排牙的过程中，缺乏直接的联系，需要根据经验调整。③全口数字化种植扫描精度受限，还不能完全替代传统取模方式。然而，随着技术的不断创新和发展，数字化一定能够给我们提供更多、更好地解决方案，让我们更好地帮助患者。

四、结论

1. 种植钉支持式导板是一种可尝试的无牙颌导板方式，具有误差小、方便拆卸、便于就位、制作简单等优点。

2. 种植钉支持式导板在翻瓣之后也可以实现很高的植入精度。

3. 当种植修复遇到埋伏牙时，不拔牙种植是一种备选方案，但是需要更多循证医学的证据。

4. 各种数字化技术的应用可以提高无牙颌患者良好修复效果的可预期性。

终末期牙列的功能重建1例

张国用　张瑞杰

摘要

目的：重度牙周炎，既影响美观，又影响功能，在完善牙周基础治疗后，采用即刻种植即刻修复的方法，观察评价最终修复的临床效果。**材料与方法：**重度牙周炎患者，术前评估完善，考虑到牙周炎的风险因素，种植前1个月进行牙周基础治疗。种植术中拔除余留牙，即刻种植即刻修复。术前在CBCT指导下设计种植体植入位置，保证殆力分布均匀无咬合干扰。拔除患牙，彻底修整感染组织后，即刻种植即刻修复，术后4个月采用CAD/CAM钛桥架及氧化锆牙冠完成永久修复。**结果：**重度牙周炎患者在完善牙周基础治疗后，采用即刻种植即刻修复的方法，行使功能4个月后见种植体骨结合良好，最终恢复患者美观与功能，短期观察未见种植体周软硬组织感染。**结论：**重度牙周炎患者即刻种植即刻修复可采用以下方法提高成功率：术前进行口内牙周基础治疗，术中彻底去除感染组织，减少种植体感染风险，修复体采用螺丝固位，便于复查与维护；种植术后长期维护可提高种植体远期成功率。

关键词：重度牙周炎；即刻种植；即刻修复；戒烟；长期维护

一、材料与方法

1. 病例简介　60岁男性患者。主诉：全口牙齿多颗缺失3年。现病史：患者因牙周炎外院拔除多颗松动牙，现影响咀嚼来我院就诊，要求种植修复。既往史：体健，否认系统性疾病史，否认药物过敏史；烟龄30余年，每天2包。口内检查：14-17、21、22、26、27、31、34、37、41、42、46、47缺失。11-13、23-25、32、33、35、36、43-45Ⅲ度松动，牙龈轻微红肿，龈沟可见脓性溢出物，口内卫生欠佳（图4）。口外检查：颌面部对称，低笑线（图1～图3），开口度及开口型正常，颞下颌关节无弹响。影像学检查：余留牙牙槽骨吸收至根尖1/3，剩余骨量满足种植需要（图5）。

2. 诊断　牙列缺损；牙周炎Ⅳ期、广泛型C级。

3. 治疗计划

（1）术前牙周基础治疗，口腔卫生控制，抗生素支持。

（2）拔除余留牙，即刻种植即刻修复，上下颌牙列共植入12颗Dentium种植体（表1）。

（3）4个月后，制作CAD/CAM钛桥架及氧化锆牙冠进行最终修复。

（4）术后要求戒烟，口腔卫生宣教，定期随访。

4. 治疗过程

（1）术前准备：术前牙周基础治疗，口腔卫生控制，抗生素支持。

作者单位：温州牙博士口腔

通讯作者：张国用；Email: azhangguoyong@163.com

表1　各牙位种植体型号

牙位	种植体型号	牙位	种植体型号
12	4.0mm × 14mm	32	3.6mm × 14mm
14	4.5mm × 12mm	34	4.0mm × 14mm
16	4.5mm × 10mm	36	4.5mm × 10mm
22	4.0mm × 14mm	42	3.6mm × 14mm
24	4.0mm × 12mm	44	4.0mm × 14mm
26	4.5mm × 10mm	46	4.5mm × 12mm

（2）外科手术：确定种植位点（图6，图7），局部浸润麻醉后，拔除余留牙，修整感染组织，序列备洞，植入12颗Dentium种植体，扭矩均达到35N·cm，牙龈严密缝合（图8～图15）。术后CBCT显示种植体三维位置良好（图16，图17）。

（3）术后即刻修复：上下颌开窗式印膜杆刚性取模（图18，图19），制作临时修复义齿，口内戴入，就位良好（图20），调整咬合，即刻恢复患者功能及美观（图21～图26）。

（4）永久修复：4个月后影像学显示种植体骨结合良好，种植体周牙槽骨无明显吸收（图27，图28），髁状突无明显变化，进行最终修复。面弓转移颌位关系（图29），被动夹具开窗式取模（图30～图32），全景片显示印模杆就位良好（图33，图34），上殆架（图35），制作钛桥架及蜡型试戴，口内戴入桥架，完全被动就位。再次确认覆殆、覆盖及颌位关系，全景片显示桥架就位良好（图36），制作最终修复体。制作完成后，口内软组织健康，戴入最终修复体，调整咬合，拍摄最终修复口内像（图

37～图39）、全景片（图40）、面像（图41～图43）。

（5）定期随访复查：戴牙6个月复查，口腔卫生良好，已戒烟，全景影像显示种植体周牙槽骨稳定；记录口内照片（图44～图46）、面像（图47～图49）、全景影像（图50），戴牙1.5年复查，口腔卫生欠佳，进行喷砂抛光处理，口腔卫生宣教，全景影像显示种植体周牙槽骨无明显吸收，记录口内照片（图51～图53），面部照片（图54～图56），全景影像（图57）。

二、结果

重度牙周炎患者在完善牙周基础治疗后，采用即刻种植即刻修复的方法，行使功能4个月后见种植体骨结合良好，最终恢复患者美观与功能，短期观察未见种植体周软硬组织感染。

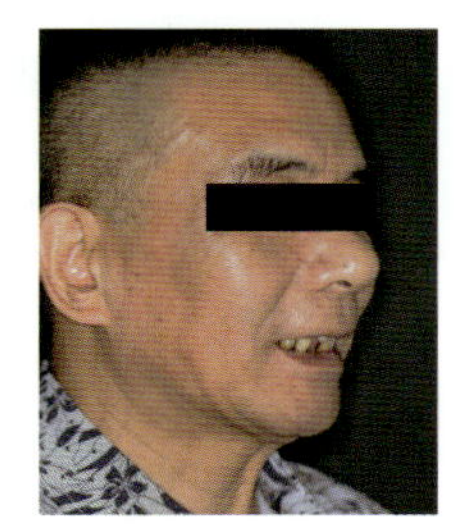
图1 术前面像1

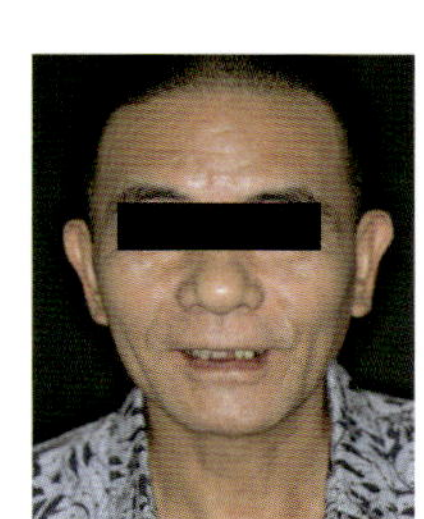
图2 术前面像2

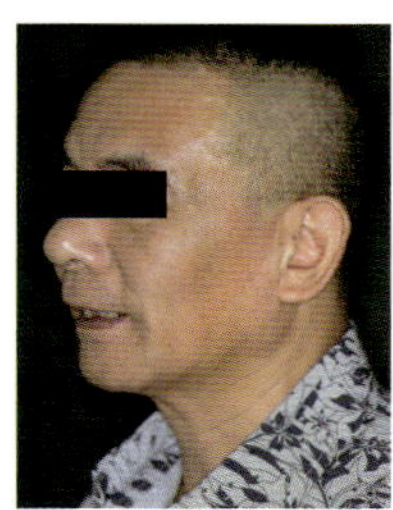
图3 术前面像3

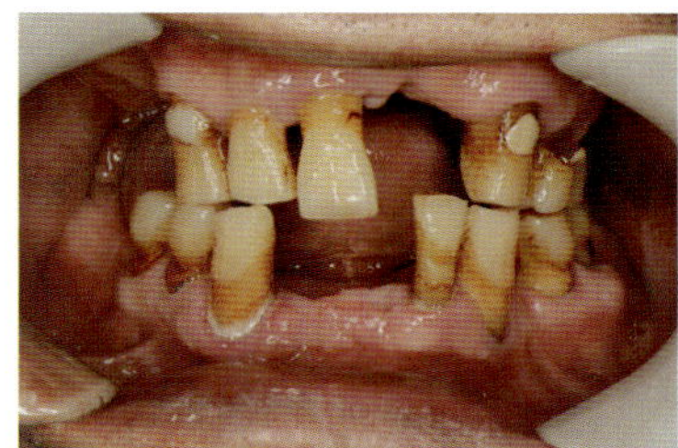
图4 术前口内像

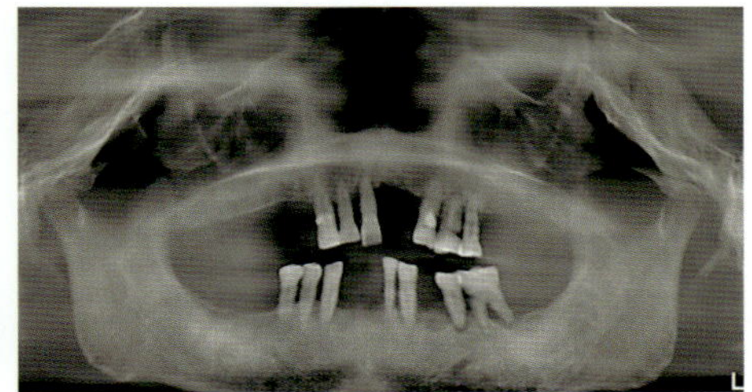
图5 术前影像

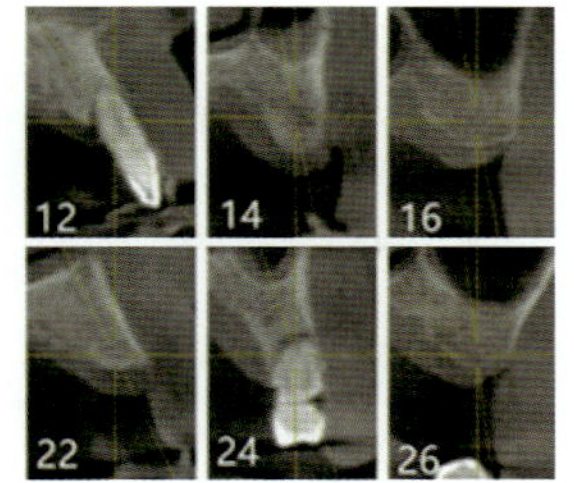

图6 种植位点影像1

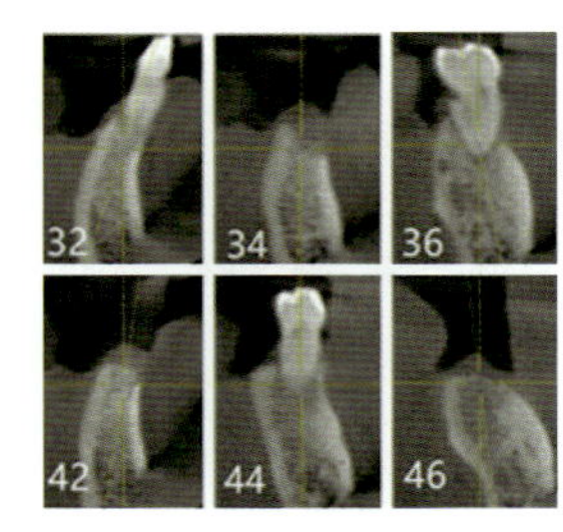

图7 种植位点影像2

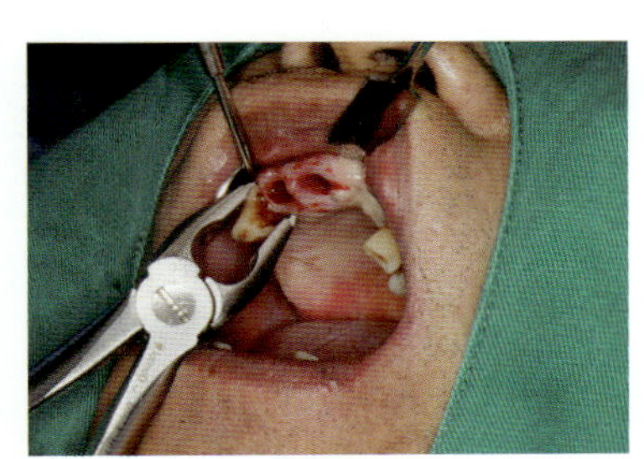
图8 种植术中像1

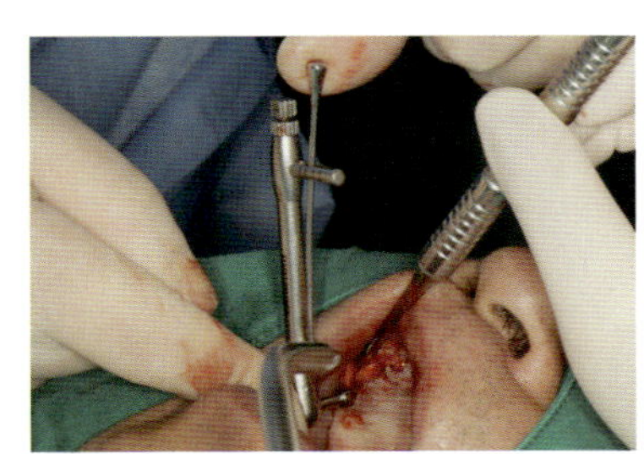
图9 种植术中像2

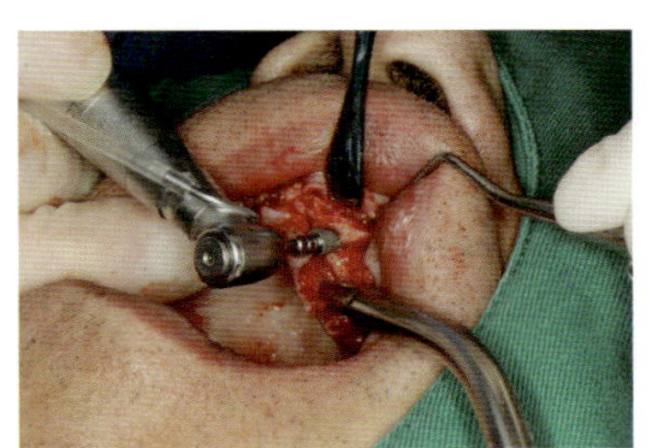
图10 种植术中像3

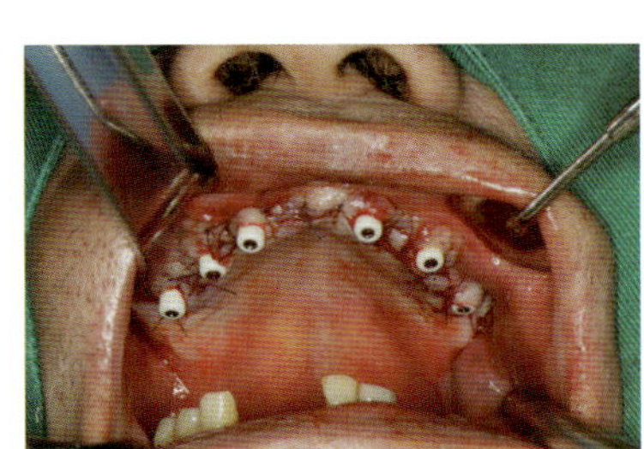
图11 种植术中像4

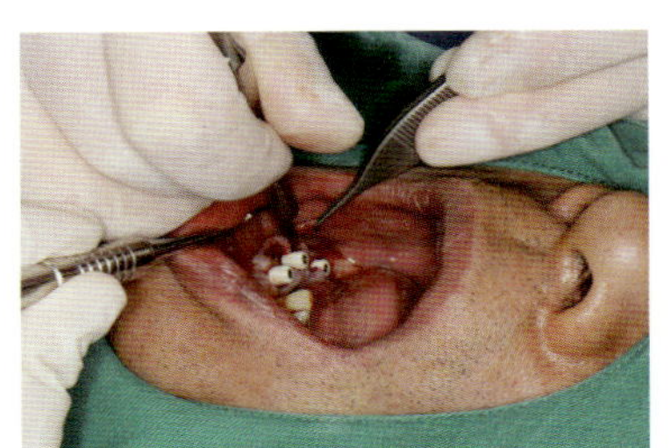
图12 种植术中像5

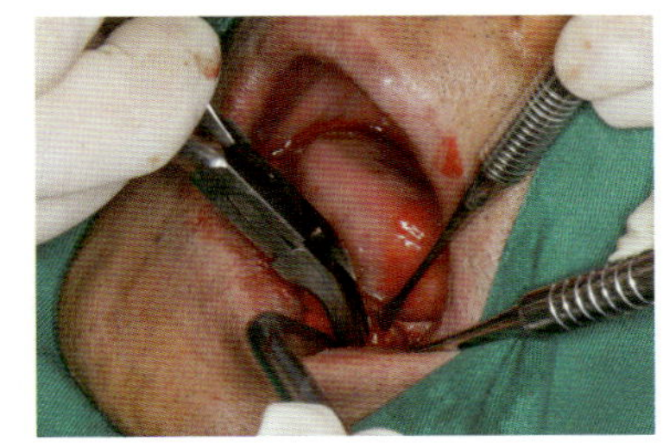
图13 种植术中像6

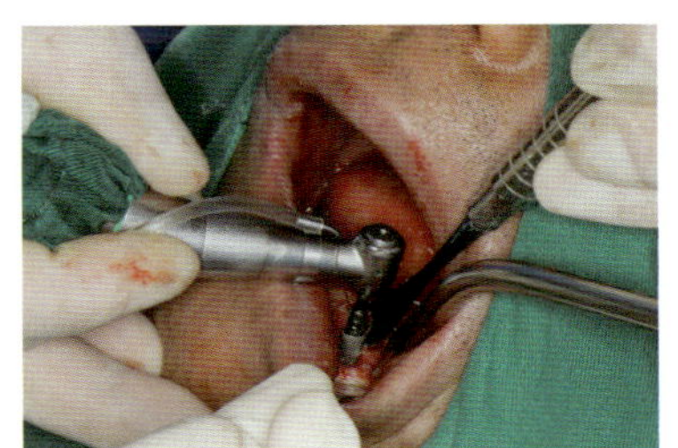
图14 种植术中像7

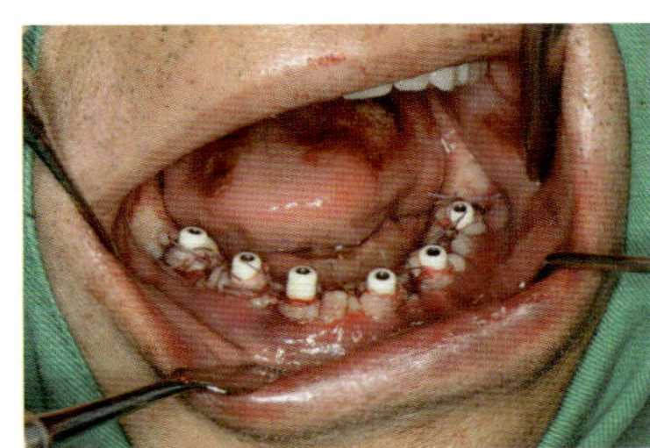
图15 种植术中像8

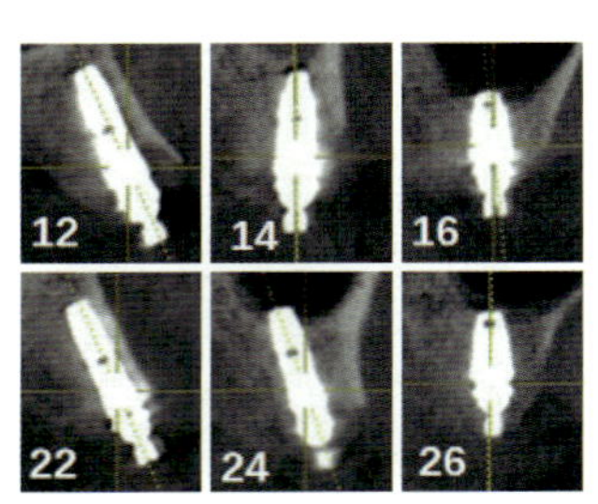

图16　术后种植体三维位置1

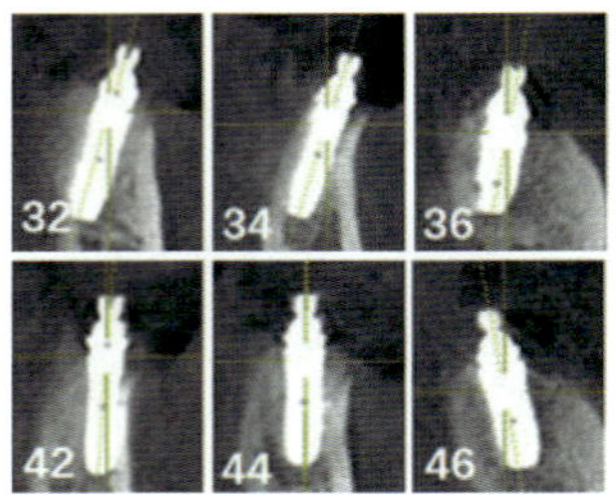

图17　术后种植体三维位置2

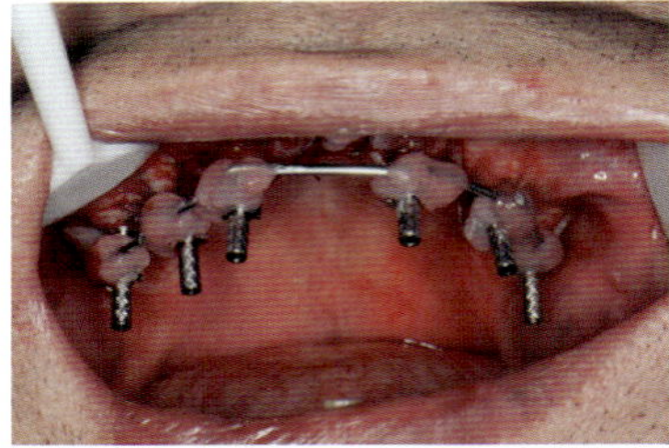

图18　种植术后即刻取模1

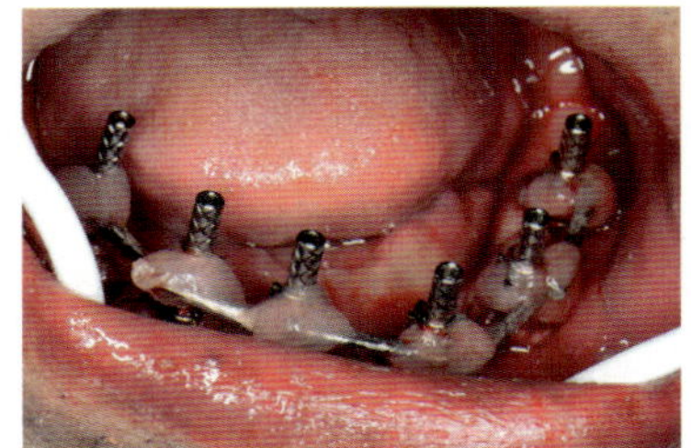

图19　种植术后即刻取模2

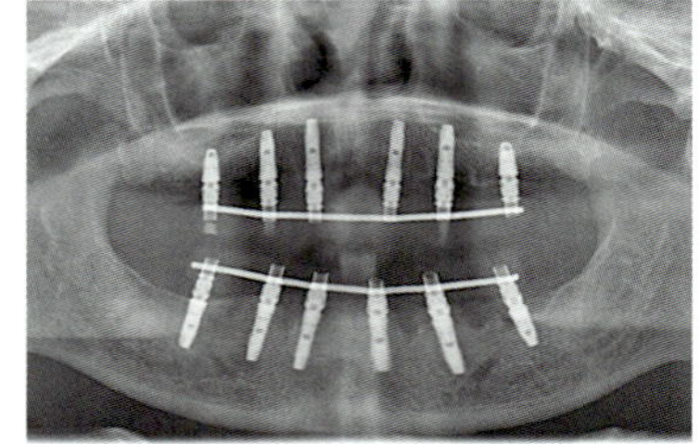

图20　临时修复义齿就位全景片

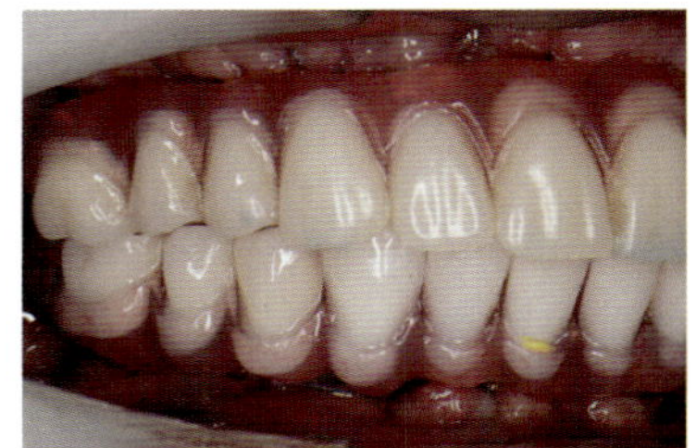

图21　临时修复义齿口内像1

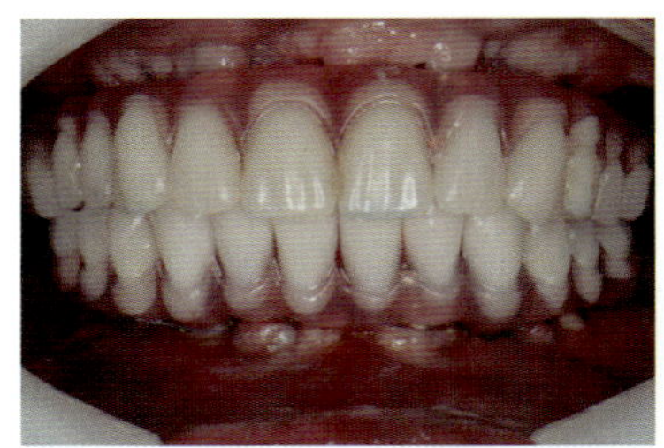

图22　临时修复义齿口内像2

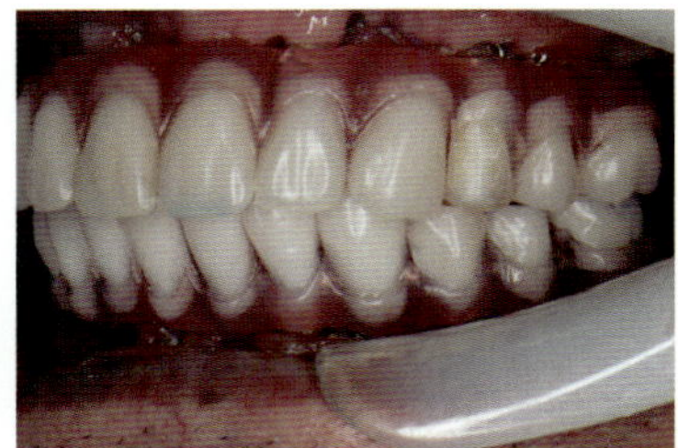

图23　临时修复义齿口内像3

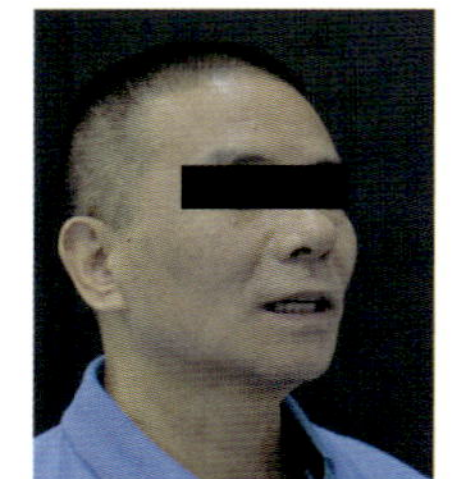

图24　即刻修复面像1

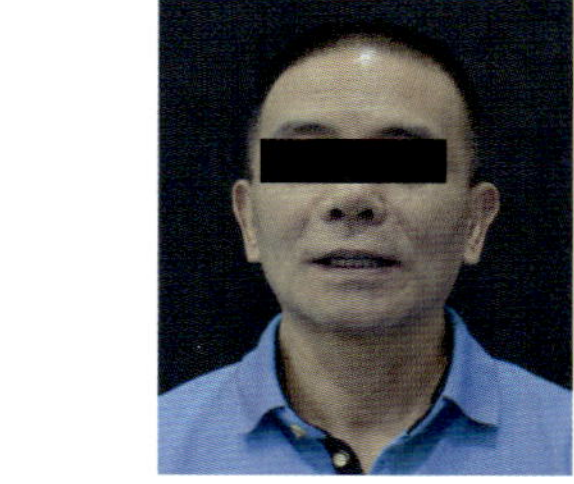

图25　即刻修复面像2

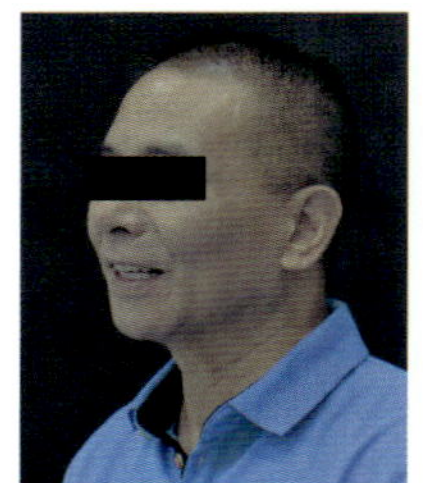

图26　即刻修复面像3

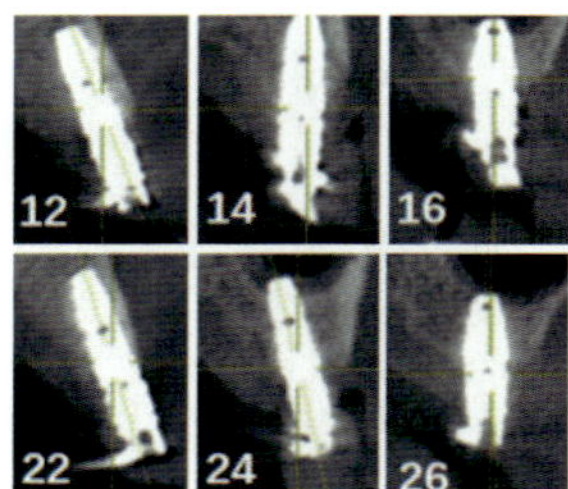

图27　种植体周4个月X线片1

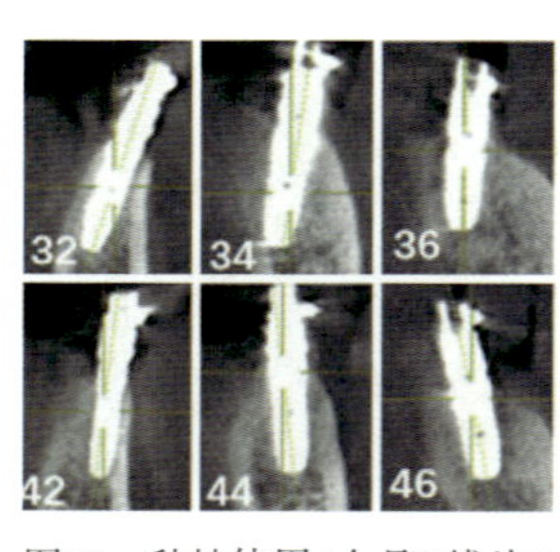

图28　种植体周4个月X线片2

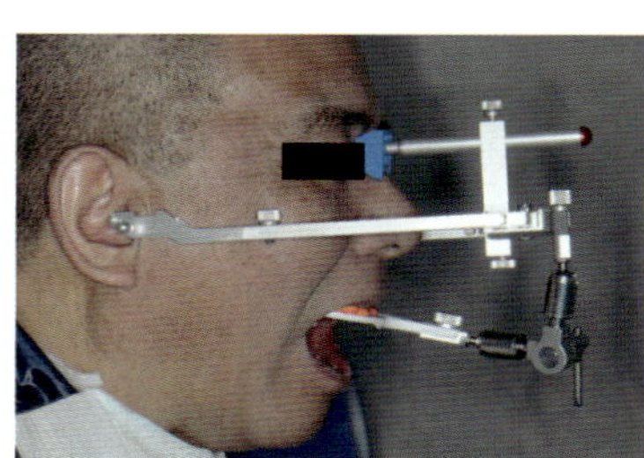

图29　面弓转移颌位关系

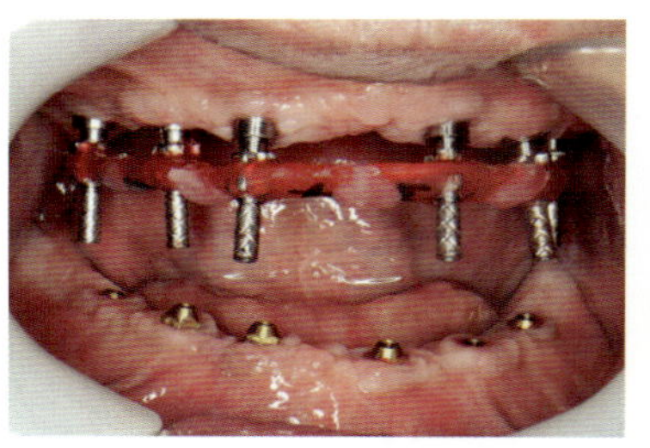

图30　最终取模像1

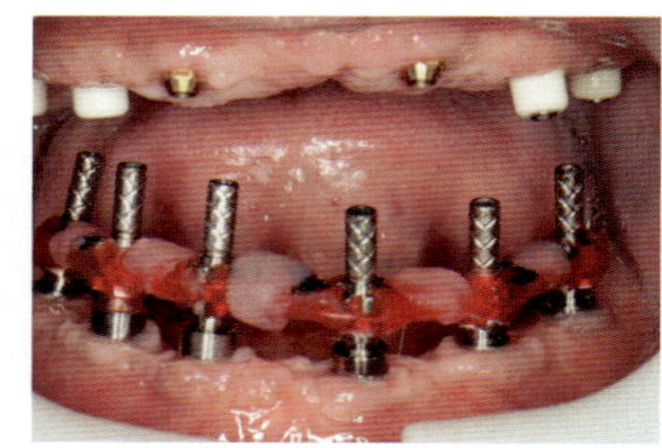

图31　最终取模像2

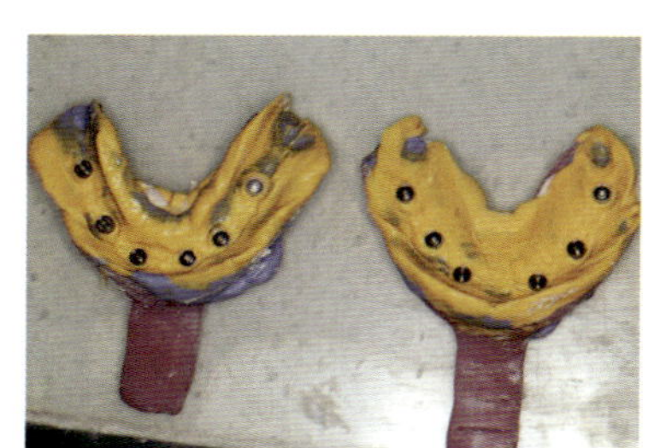

图32　最终取模像3

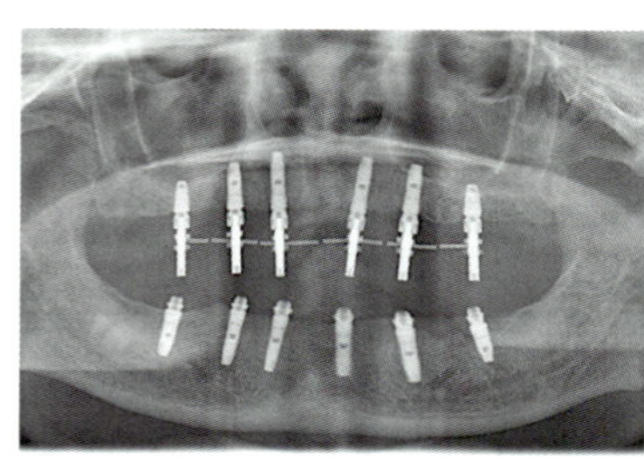

图33　最终取模全景片1

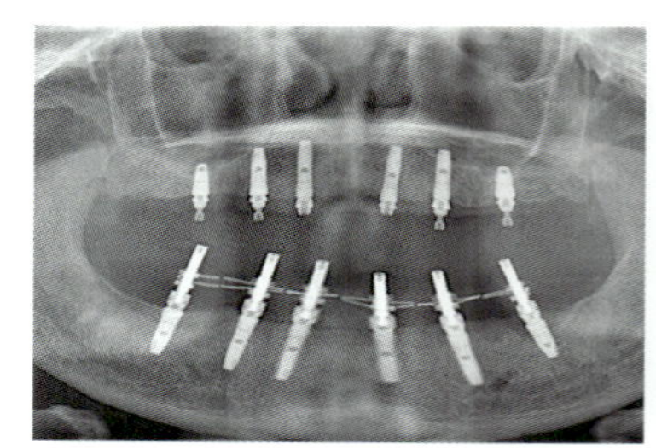

图34　最终取模全景片2

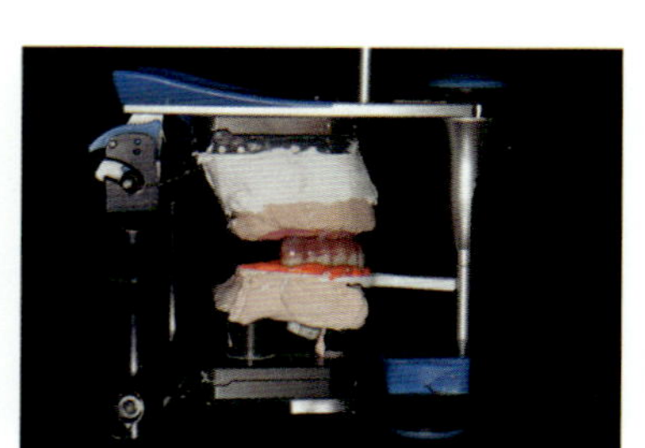

图35　上殆架

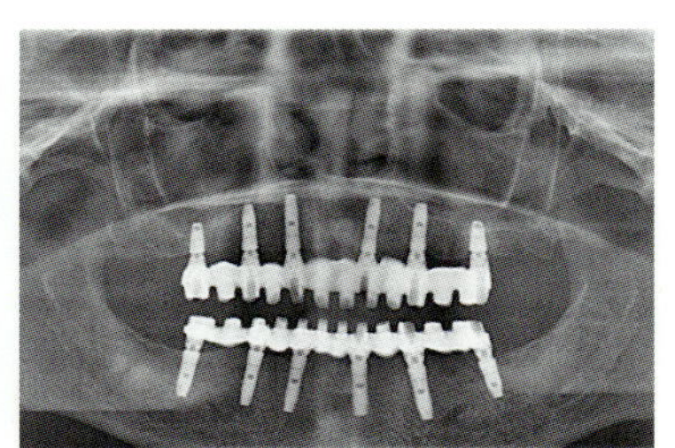
图36 钛桥架试戴全景

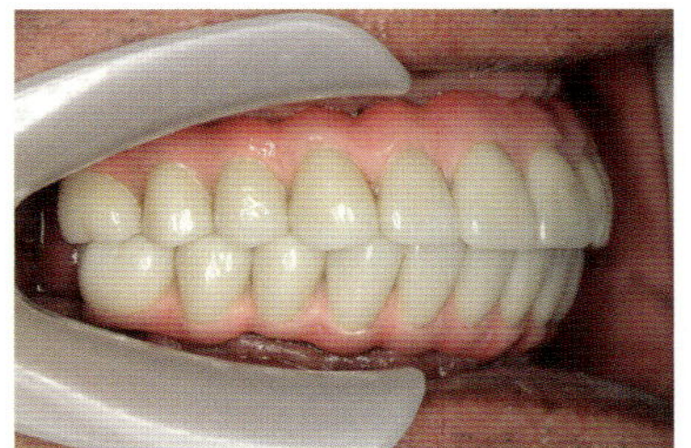
图37 最终修复口内像1

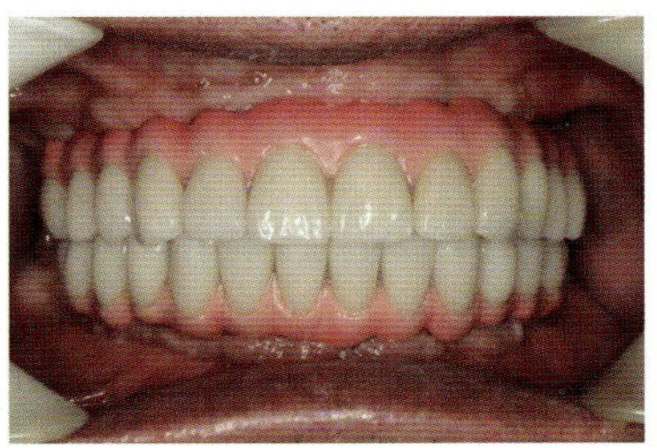
图38 最终修复口内像2

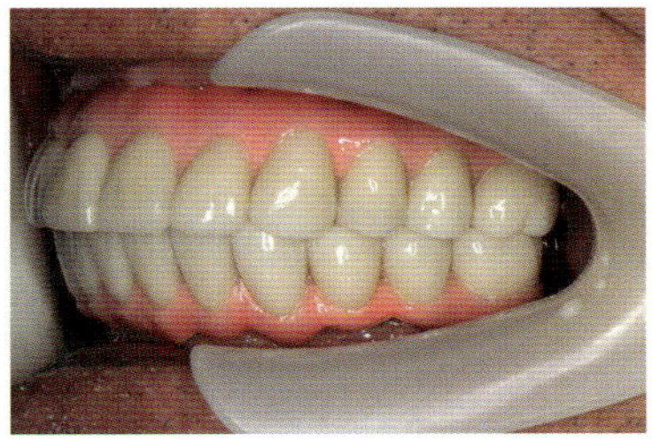
图39 最终修复口内像3

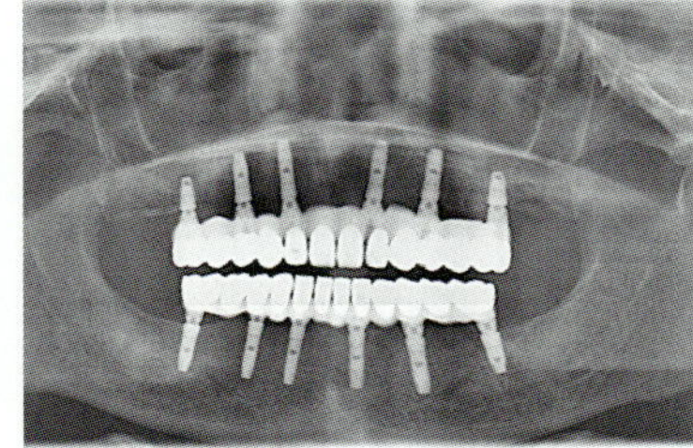
图40 最终修复全景

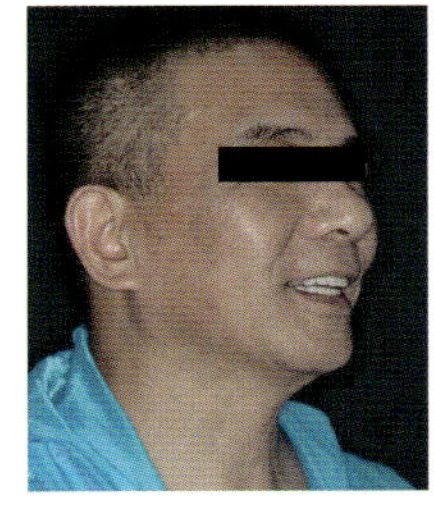
图41 最终修复面像1

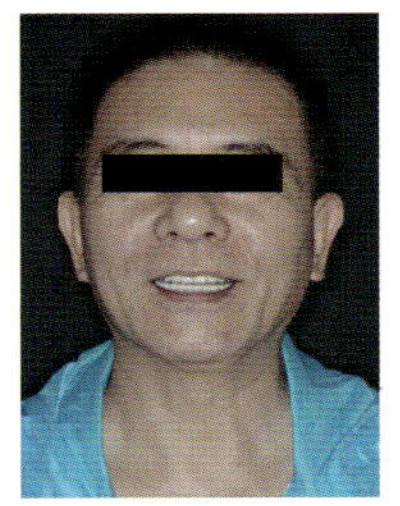
图42 最终修复面像2

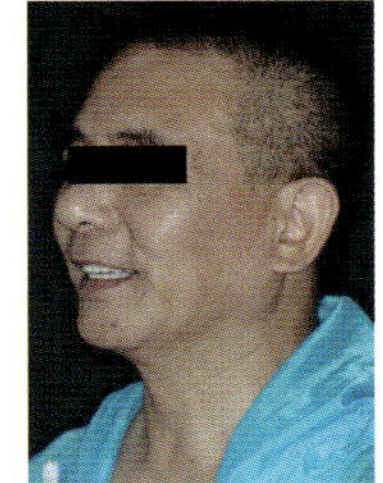
图43 最终修复面像3

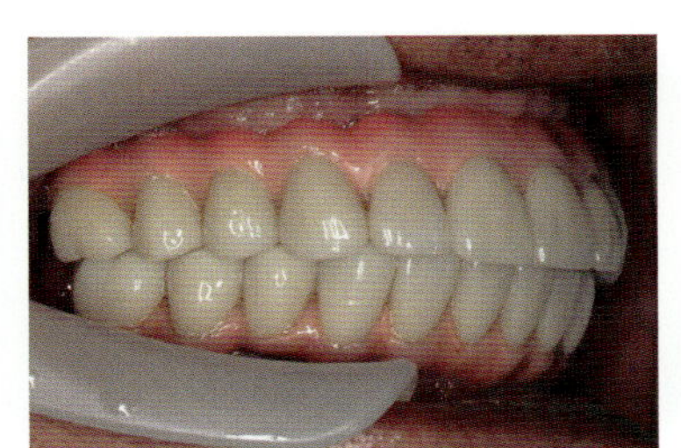
图44 6个月复查口内像1

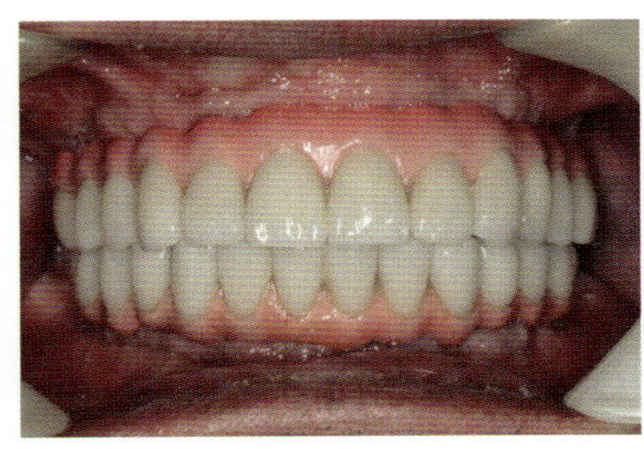
图45 6个月复查口内像2

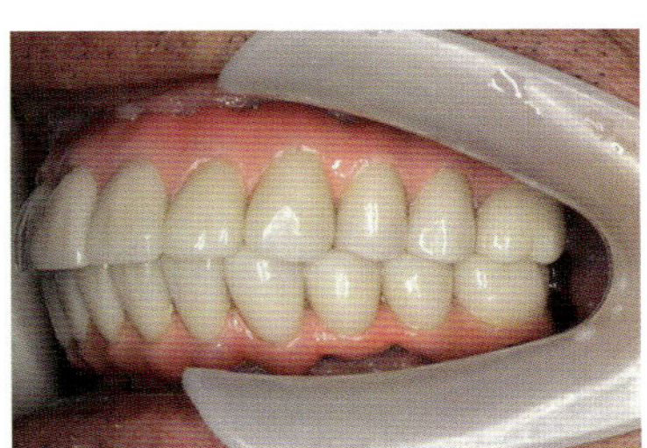
图46 6个月复查口内像3

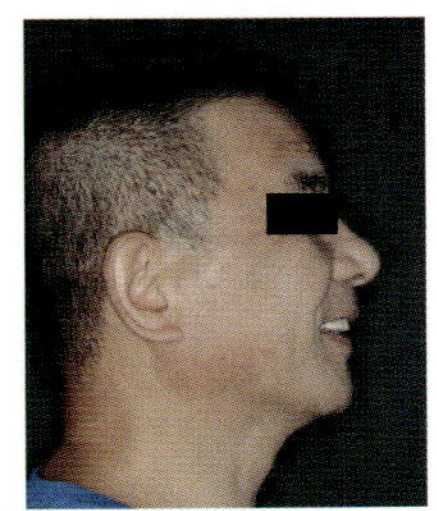
图47 6个月复查面像1

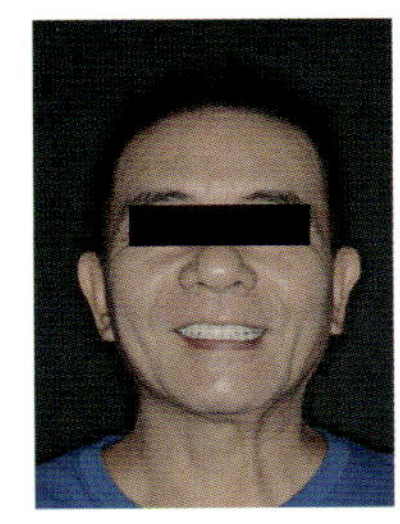
图48 6个月复查面像2

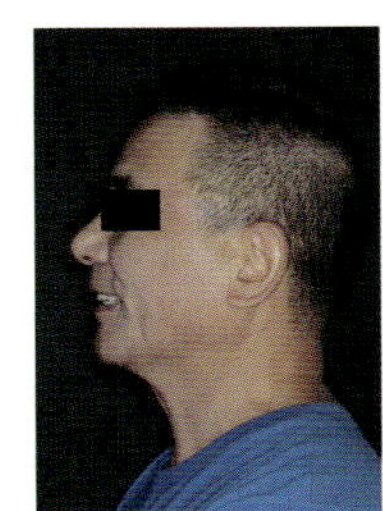
图49 6个月复查面像3

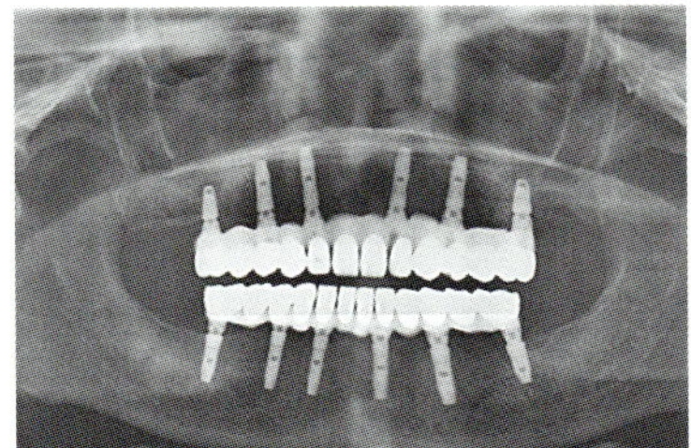
图50 6个月复查全景4

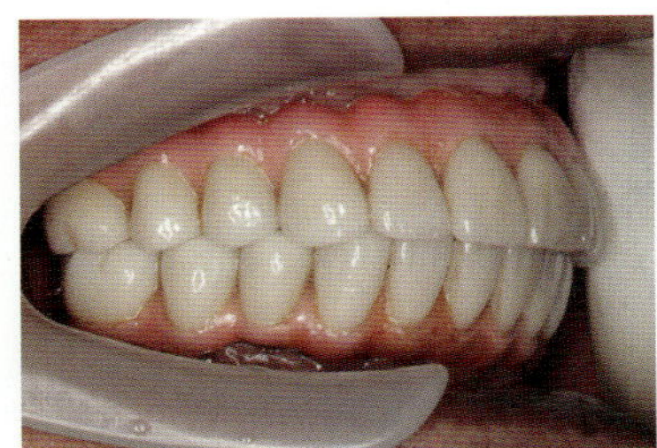
图51 1.5年复查口内像1

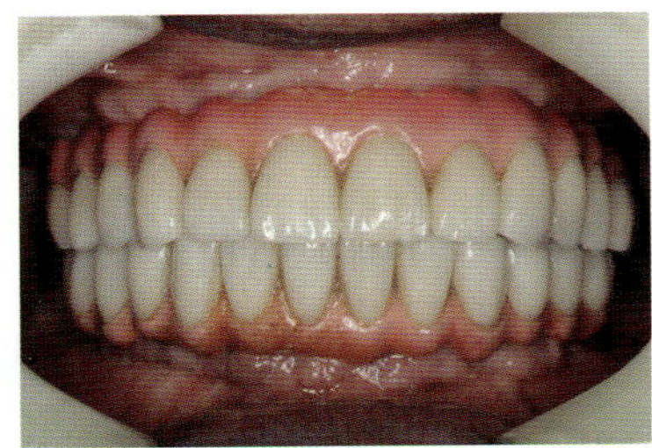
图52 1.5年复查口内像2

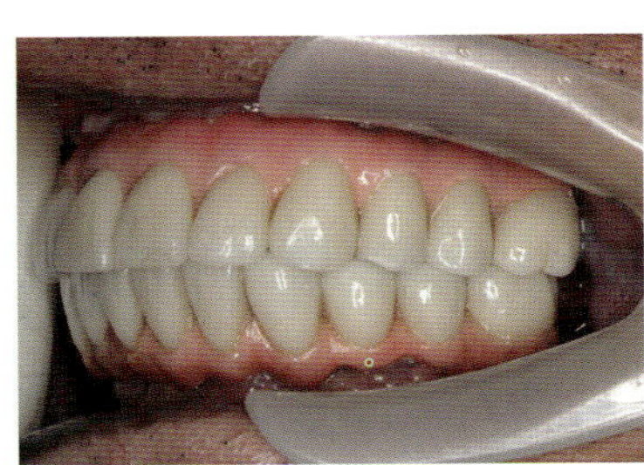
图53 1.5年复查口内像3

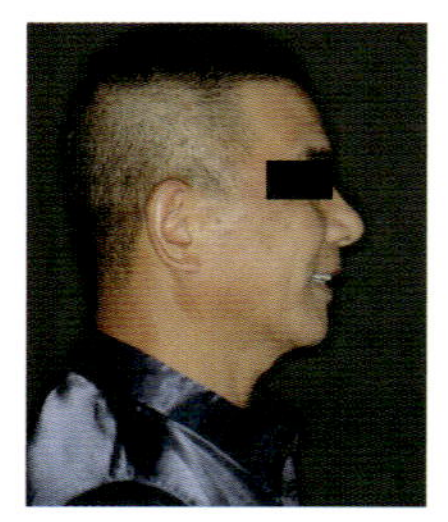
图54 1.5年复查面像1

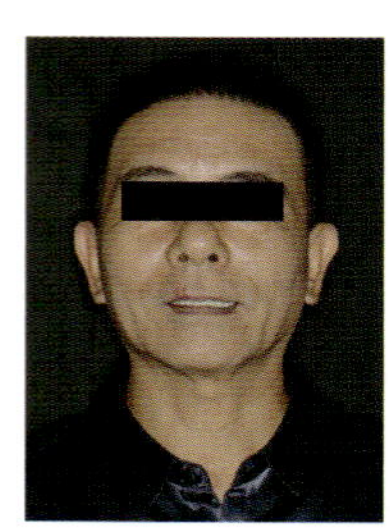
图55 1.5年复查面像2

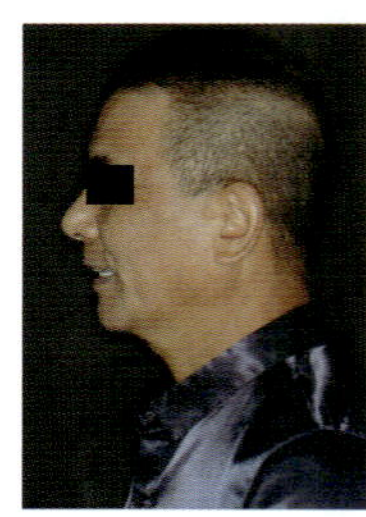
图56 1.5年复查面像3

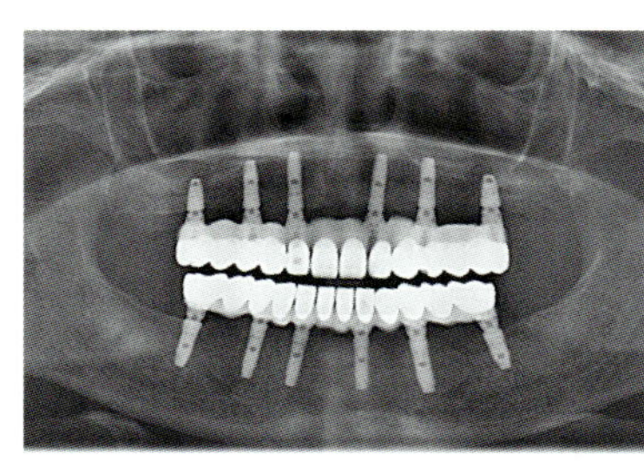
图57 1.5年复查全景片

三、结论

1. 重度牙周炎种植成功的关键是种植术中彻底清创并确保种植体的初始稳定性。

2. 即刻种植即刻修复，要确保临时修复义齿在基台上被动就位，对种植体无不良作用力。

3. 即刻修复在咬合调整上确保种植体受力均匀，无侧方干扰。

4. 桥架制作过程中，要求印模精准，多次试戴确保桥架被动就位和咬合准确。

5. 重度牙周炎患者种植体远期成功率与术后长期维护密不可分。

参考文献

[1] 林彦君, 周勇, 林继超, 等. 重度牙周炎患者种植修复时机的考量[J]. 口腔医学, 2019, 39(10):944-947.
[2] 汤春波, 张晓真. 重度牙周炎患者种植修复方式的选择与思考[J]. 口腔颌面外科杂志, 2016, 26(5):305-310.
[3] 王培, 李明, 朱志军, 等.无牙颌种植后即刻负重的临床回顾研究[J]. 口腔医学, 2016, 36(12):1087-1091.
[4] 陈尧. 重度牙周炎即刻种植80例临床效果观察[J]. 中国医药指南, 2014, 12(34):27-29.
[5] 邓飞龙, 张华, 张泉. 牙周炎患者即刻种植修复的临床观察[J]. 中华口腔医学杂志, 2011(11):646-649.
[6] 耿威, 宿玉成, 张雪净, 等. 12例重度慢性牙周炎患者全颌种植义齿修复的临床观察[J]. 中华口腔医学杂志, 2007, 42(4):231-234.
[7] 马斐斐, 胡秀莲, 林野. 口腔种植修复与咬合[J]. 实用口腔医学杂志, 2013, 29(1):121-123
[8] 王林红, 樊立洁, 谷志远.种植义齿的咬合接触设计与临床应用[J].中国口腔种植学杂志, 2009, 14(4):143-146.
[9] 王稚英, 李瑞飘. 无牙颌即刻负重种植义齿风险因素的研究进展[J].口腔医学研究, 2019, 35(9):821-826.
[10] Romanos GE, Toh CG, Siar CH, et al. Histologic and histomorpho-metric evaluation of peri-implant bone subjected to immediate load-ing: an experimental study with Macaca fascicularis[J]. Int J Oral Maxillofac Implants, 2002,17(1):44-51.
[11] Papaspyridakos P, Chen CJ, Chuang SK, et al. Implant loading pro-tocols for edentulous patients with fixed prostheses: a systematic review and meta-analysis[J]. Int J Oral Maxillofac Implants, 2014, 29(Suppl):256-270.

数字化技术引导下的全口种植咬合重建病例报告1例

蒋澍

摘要

牙列缺损、余留牙终末期牙周炎患者，实施全口种植咬合重建。本病例运用数字化外科导板、3D打印上颌骨仿真模型，降低复杂手术风险，穿翼板（TPP）种植即刻负载创造有利条件，避免术后缺牙的痛苦，电子面弓实现较准确的颌位关系转移，数字化摄影测量技术的运用，大大优化常规流程，提高患者舒适度，最终修复时采用一体式钛桥架丙烯酸树脂的固定修复，恢复患者的粉白美学，达到仿生的美学修复效果。

关键词：终末期全口牙周炎；牙列缺损；数字化导板；穿翼板种植；即刻负重；种植体周角化龈增宽；电子面弓；数字摄影测量技术

一、材料与方法

1. 病例简介 58岁男性患者。主诉：全口牙齿松动加重数年。现病史：患者诉20多年前牙齿开始松动，部分逐渐拔除及脱落，5年前于外院行牙周治疗，效果不佳，现因影响咀嚼进食，来我院就诊。既往史：否认系统性疾病史及药物过敏史；既往吸烟史，已戒烟10余年。口内检查：颌位关系Ⅰ类，余留牙对唇部支持尚可，缺失区水平垂直向骨量缺损。单颌修复空间约14mm。15、17、25-27、31、32、34、36、37、41、45-47缺失，余留牙冠完整，探（-），叩痛（-），Ⅱ～Ⅲ度松动，牙龈微红肿，牙龈萎缩，附着丧失4～9mm，牙周袋深度2～7mm。口外检查：面部对称，凸面型，高角上颌前突，高位笑线，颊部塌陷。开口型无异常，颞下颌关节无弹响及杂音，咀嚼肌扪诊阴性。CBCT示：余留牙牙槽骨水平向吸收至根尖1/3；上颌后牙缺失区骨量严重不足，上颌窦膜慢性炎症。下颌可用骨量尚可（图1～图7）。

2. 诊断 上下牙列缺损；余留牙重度牙周炎。

3. 治疗计划

（1）牙周基础治疗，静止期择期手术。即刻种植即刻负载。

（2）上下颌种植固定修复（LTR分类为Class1-HER，修复空间+颌位关系评估。前牙区截骨，牙龈瓷一段式修复体）。

（3）以修复为导向设计种植外科导板，上颌为C3分类，拟4颗斜行植入（双侧TPP）、2颗前牙区轴向植入种植体，无悬臂。下颌为C1分类，拟轴向植入6颗种植体，无悬臂。

4. 治疗过程

（1）术前设计：取印模，记录颌位关系，制作放射导板，CBCT双扫描获取牙槽骨及放射导板信息的Dicom文件，导入设计软件规划软件进行以修复为导向的种植体设计，计划上下颌All-on-6 种植体即刻种植即刻修复，一段式CNC纯钛塑化冠桥修复。3D打印上颌骨仿真模型，模拟（上颌双侧TPP）植入路径。打印2副导板：固位钉导板和先锋钻导板（图8～图11）。

（2）种植体植入手术：局部麻醉下，下颌先行固位钉导板定位后，取下导板。拔牙，清创，先锋钻导板引导下定位备孔，去除导板，翻瓣，骨面平整后，各位点逐级备孔，植入6颗Nobel种植体，初始稳定性每颗扭矩均＞35N·cm，上直角复合基台，缝合切口。上颌流程同上，术中先锋钻导板定位后，插导向杆拍摄CBCT验证穿翼板位点精度，发现脱靶，切开翻瓣暴露翼突根部，自由手实施穿翼板种植，其余位点逐级备孔，最终上颌植入6颗Nobel种植体，初始稳定性每颗扭矩均＞35N·cm，上复合基台，缝合切口（图12～图17）。

（3）制作临时修复体即刻负载：外科手术结束后，制作个性化托盘，开窗式转移杆取模，确定咬合关系，椅旁技术加工生产临时修复体，上基台保护帽，当天下午佩戴临时修复体。拍摄CBCT将种植体植入位点与术前设计对比，验证导板的精准性。正中颌位扫描关节区。即刻负载后定期复查，咬合调整找准正确的治疗性颌位（图18～图24）。

（4）种植体周角化龈增量：15、25游离角化龈移植（图25～图28）。

（5）最终修复：摄影测量法（ICam4D无牙颌种植口外扫描系统）制取数字化印模，面弓转移颌位关系，依据转移信息制作永久修复体。上下颌义齿采用纯钛丙烯酸树脂整体桥修复。在口内试戴纯钛桥架，检测无误，最终完成修复体制作。戴牙，调殆。对患者进行口腔健康宣教，让患者充分了解如何进行桥体的清洁和维护（图29～图44）。

（6）复查：1年后复查，结果稳定（图45，图46）。

（7）使用材料：种植体外科规划软件（家鸿易捷）3D打印个性化头模，静态外科手术导板。电子面弓，ICam4D无牙颌种植口外扫描系统。Nobel种植体。

作者单位：武汉大众口腔医院

Email: 61646787@qq.com

二、结果

以修复为导向的理念，配合数字化外科导板、3D打印上颌骨仿真模型的运用，降低了复杂手术的风险，TPP种植为即刻负载创造有利条件，避免术后缺牙的痛苦，电子面弓实现较准确的颌位关系转移，数字化摄影测量技术的运用，大大优化常规流程，提高患者舒适度，患者对最终修复体的功能和美观性十分满意，当然长期的修复效果还需要临床随访的验证。

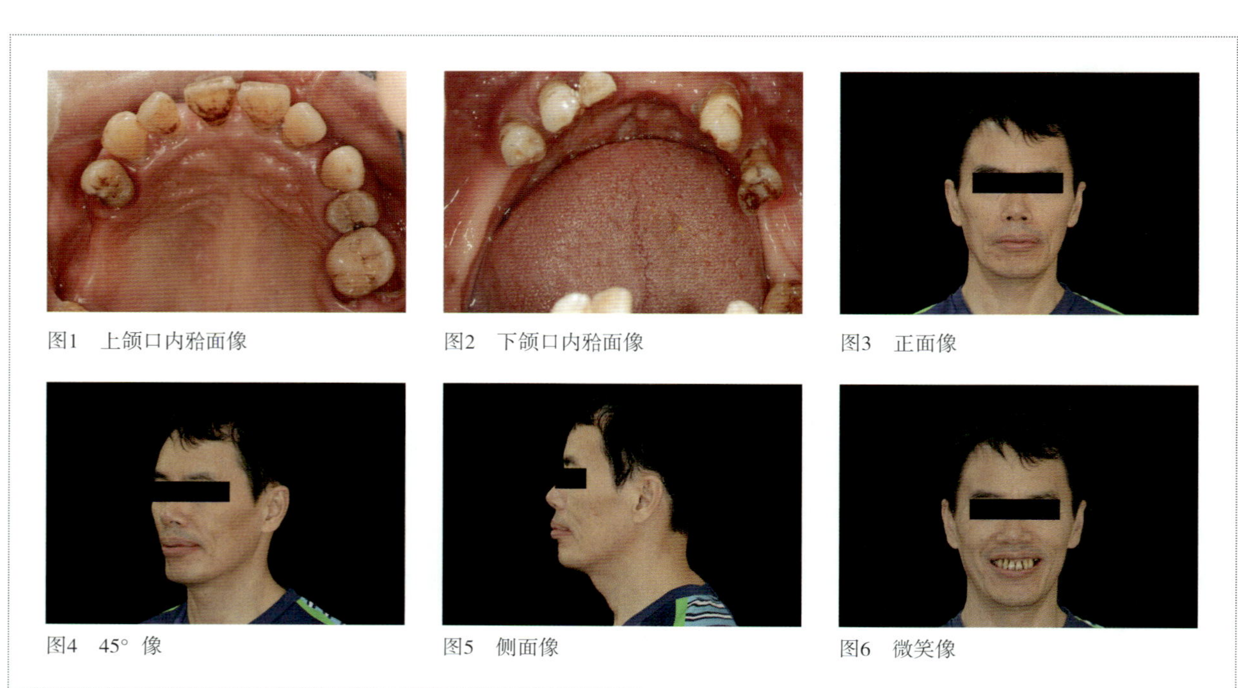

图1　上颌口内殆面像　图2　下颌口内殆面像　图3　正面像

图4　45°像　图5　侧面像　图6　微笑像

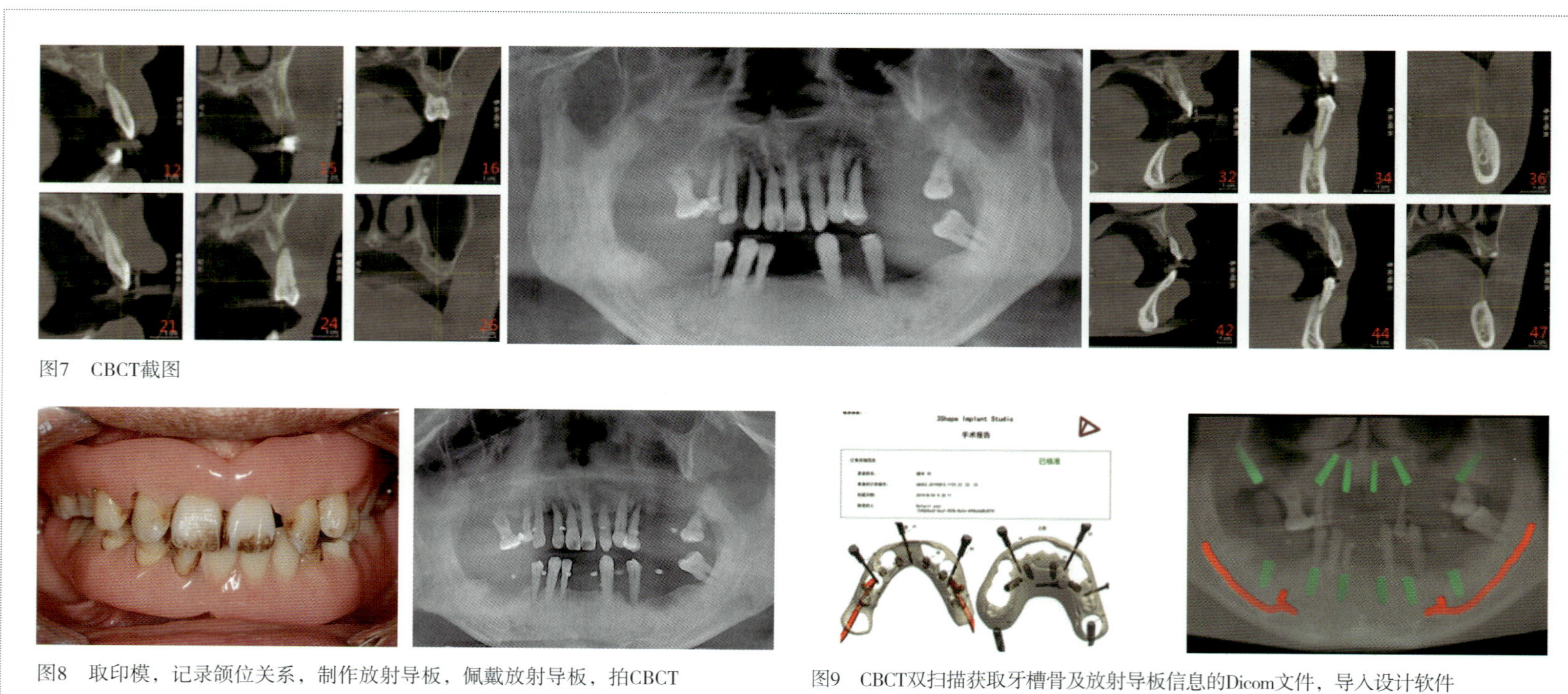

图7　CBCT截图

图8　取印模，记录颌位关系，制作放射导板，佩戴放射导板，拍CBCT

图9　CBCT双扫描获取牙槽骨及放射导板信息的Dicom文件，导入设计软件

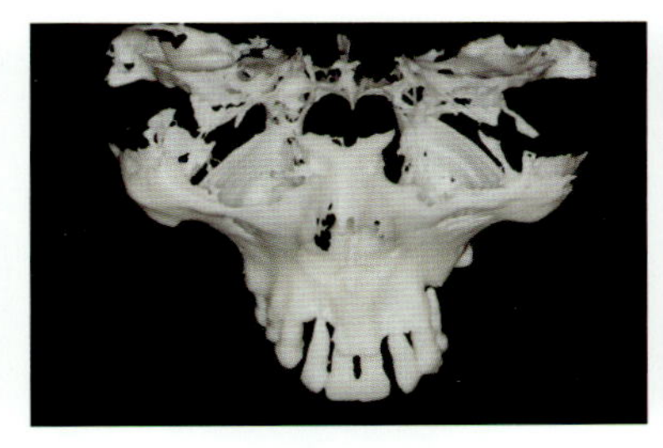
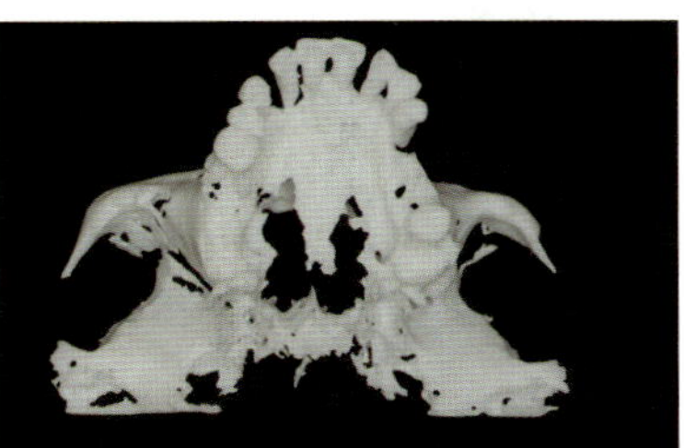

图10　3D打印上颌骨仿真模型

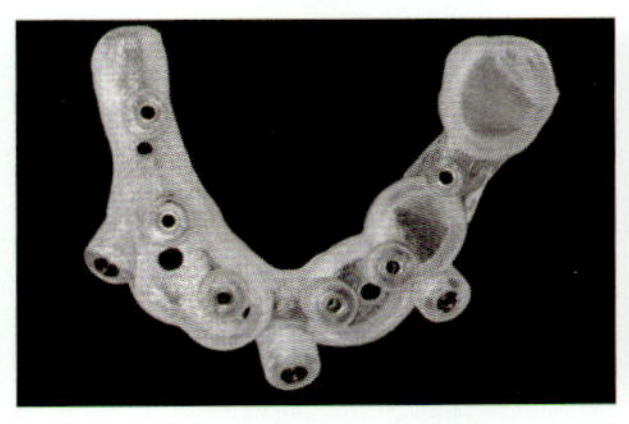
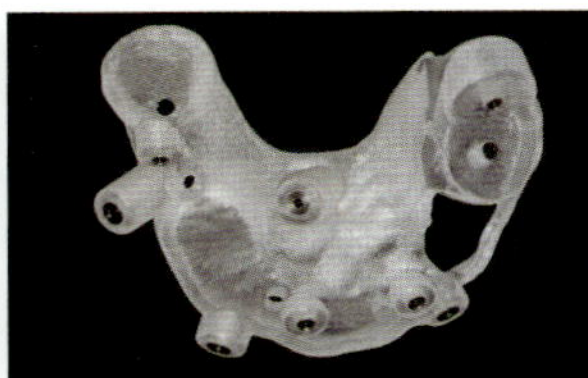
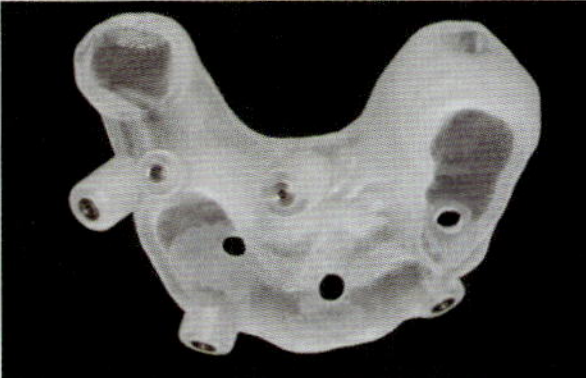
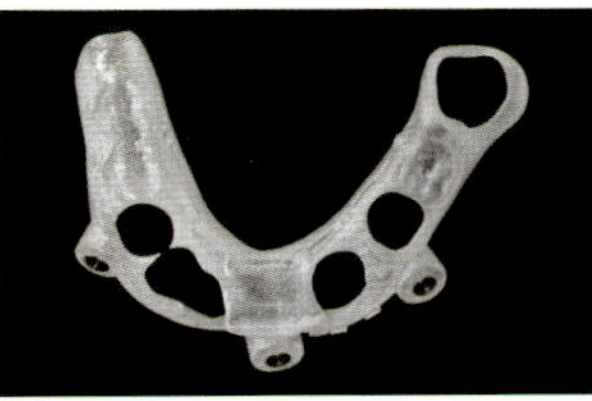
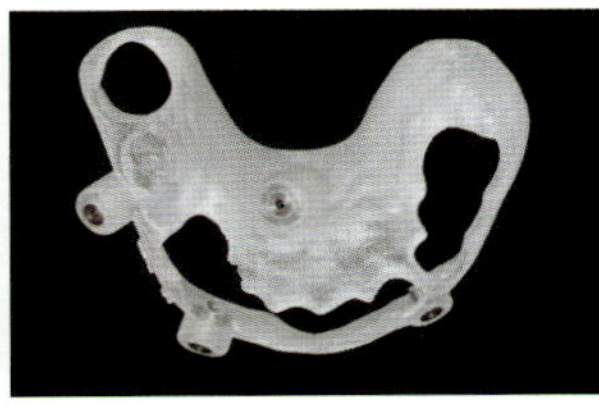

图11　打印固位钉，种植先锋钻定位导板

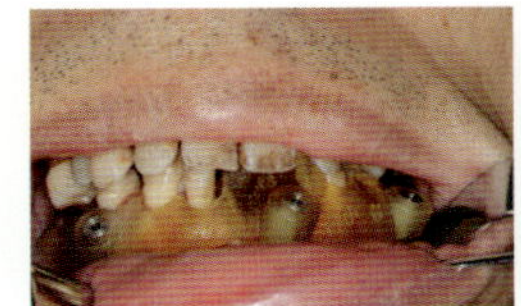
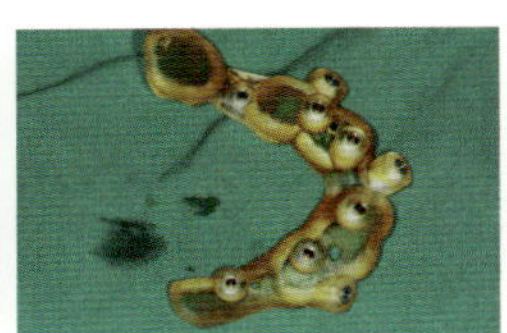
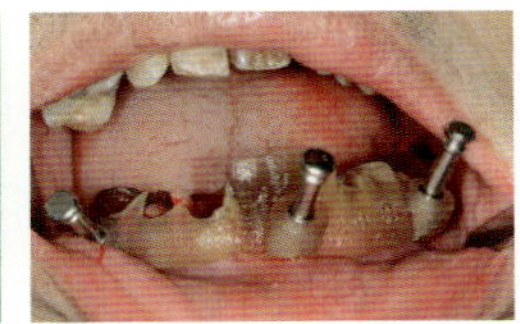

图12　下颌固位钉导板就位，拔出患牙，先锋钻导板就位

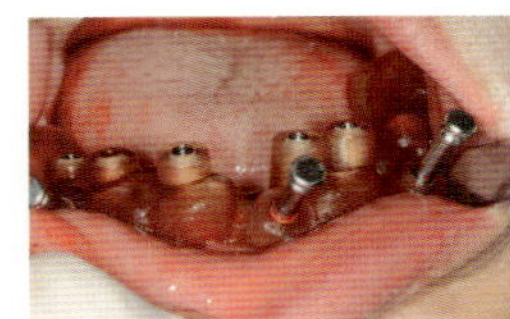
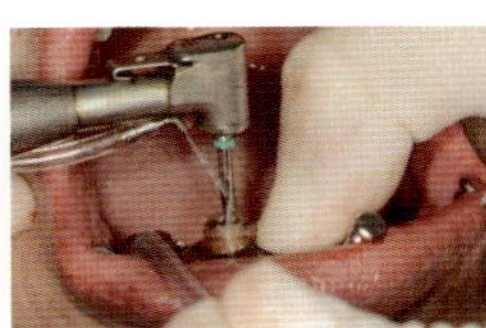
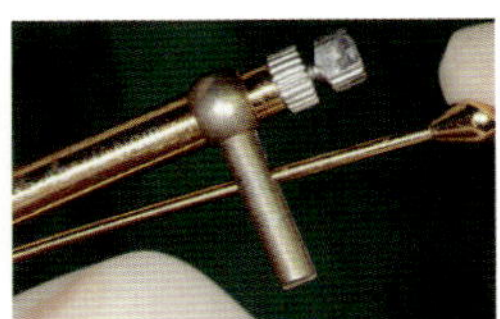

图13　先锋钻定位，去除导板，骨面平整，逐级备孔，植入6颗Nobel种植体，初始稳定性>35N·cm

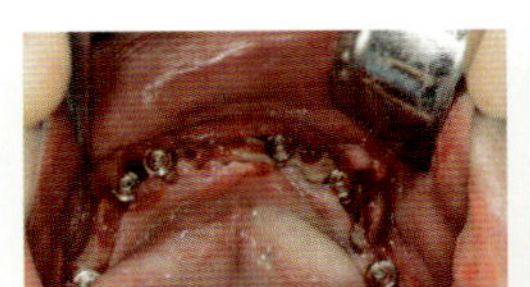
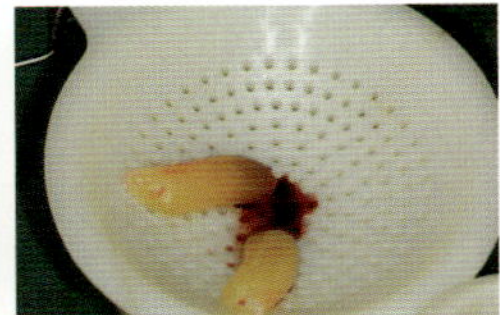
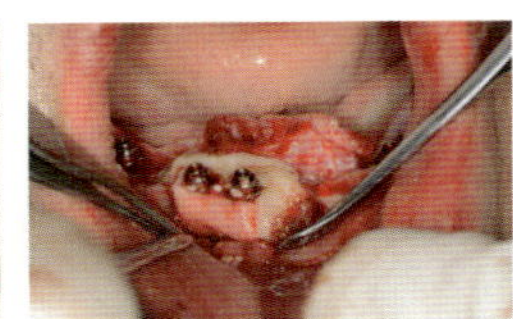

图14　上复合基台，42位点唇侧GBR

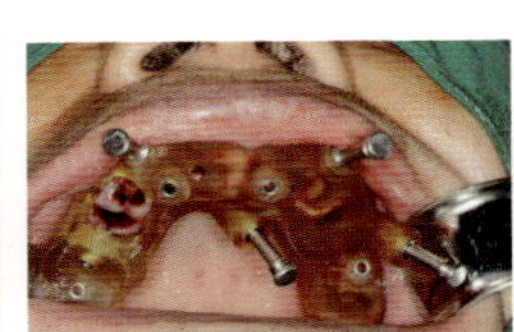
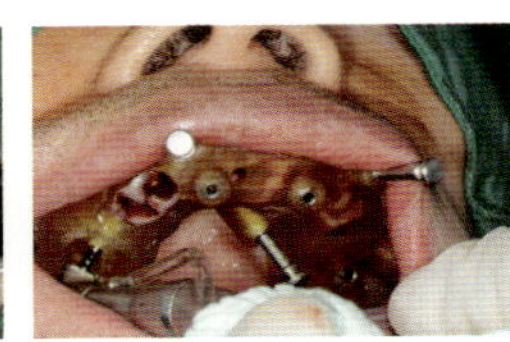

图15　局部麻醉下上颌固位钉导板就位，拔除患牙，先锋钻导板就位

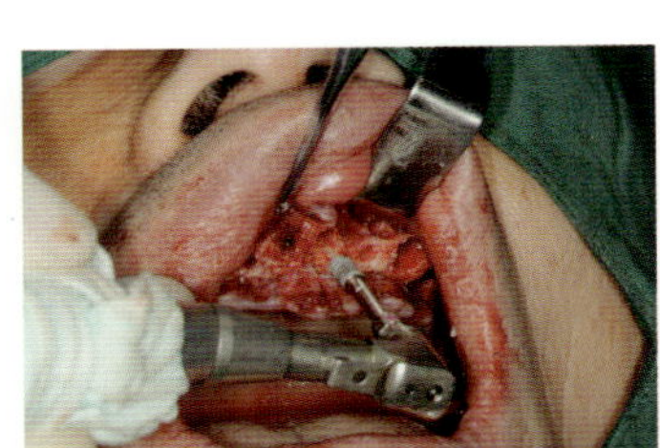
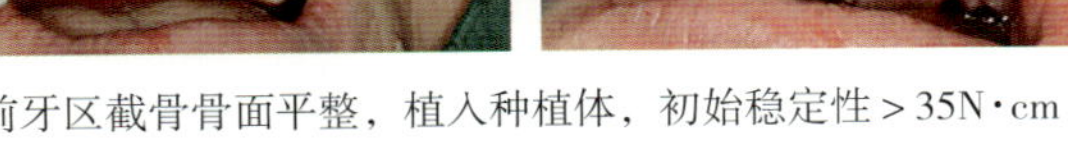

图16　前牙区截骨骨面平整，植入种植体，初始稳定性>35N·cm

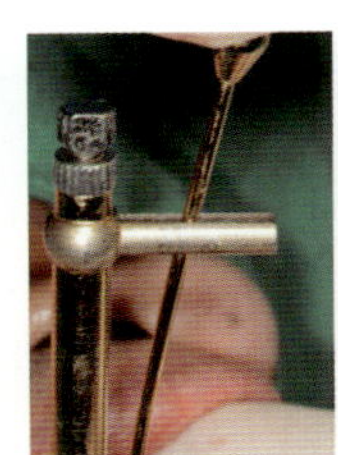
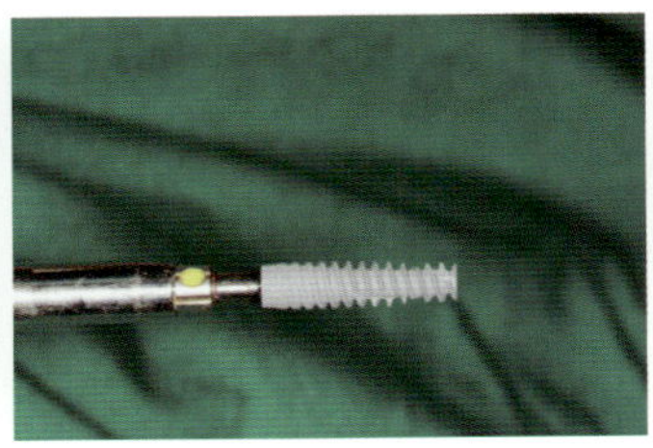
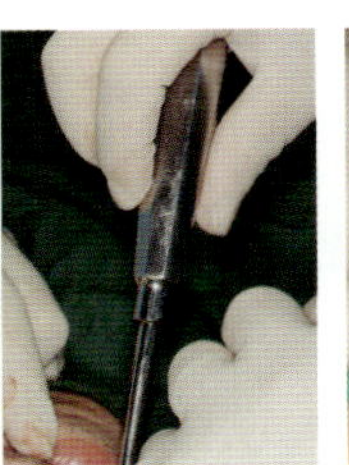
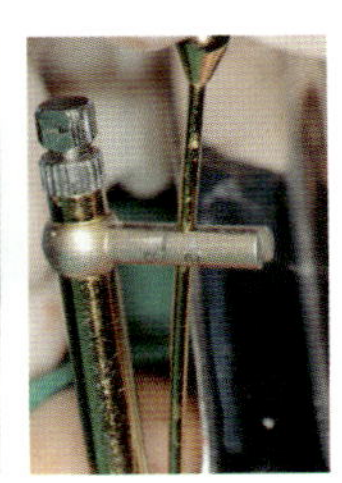

图17　穿翼板种植：导板引导先锋钻定位脱靶，暴露翼突根部，自由手植入

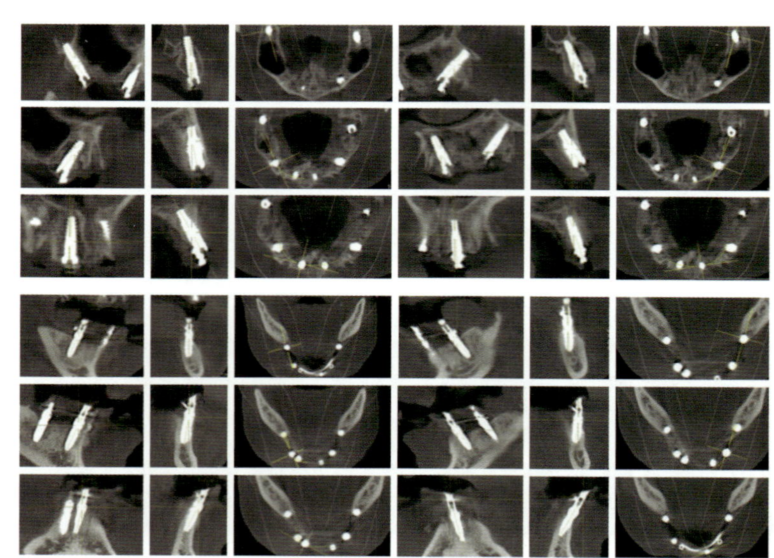
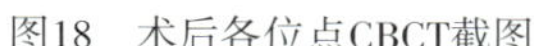
图18 术后各位点CBCT截图

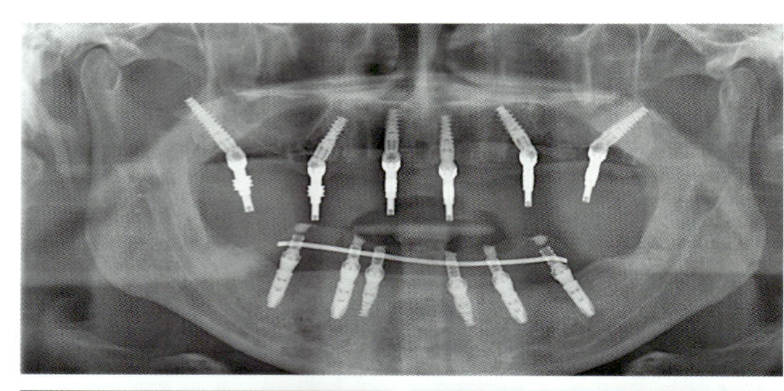
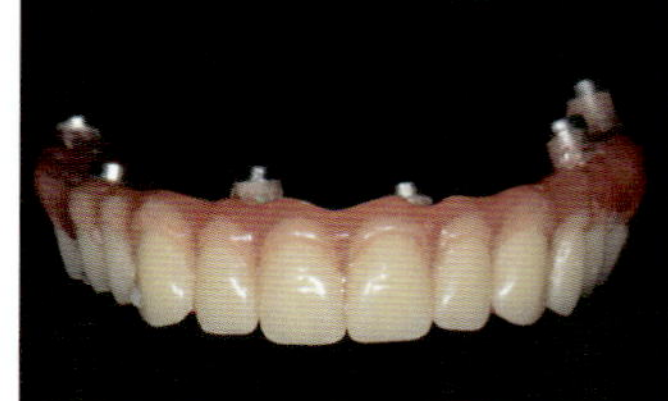
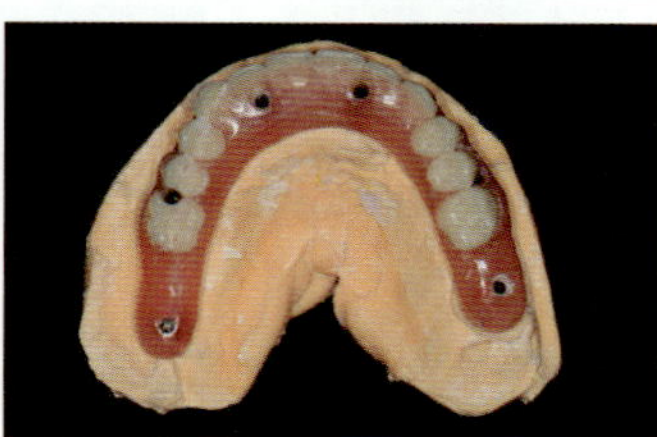
图19 制作临时修复体即刻负载，船底式组织面，余留清洁通道

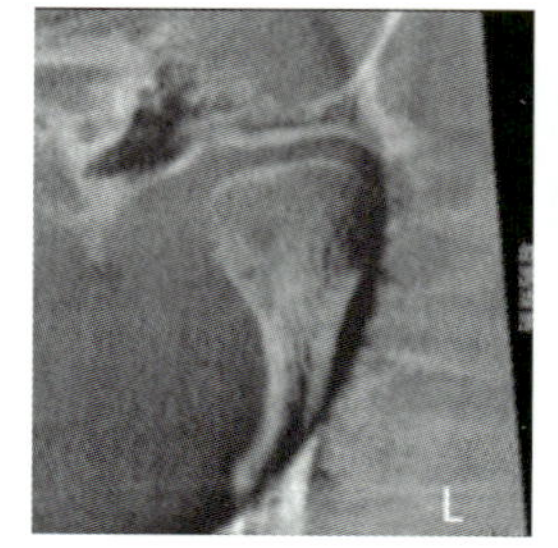

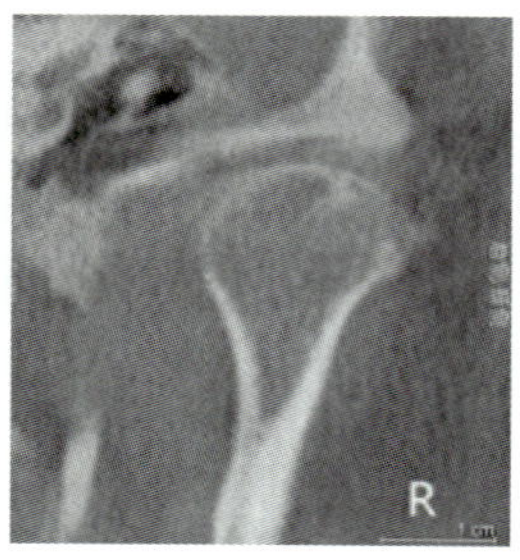

图20 正中颌位CBCT扫描关节区

图21 即刻负载全景片

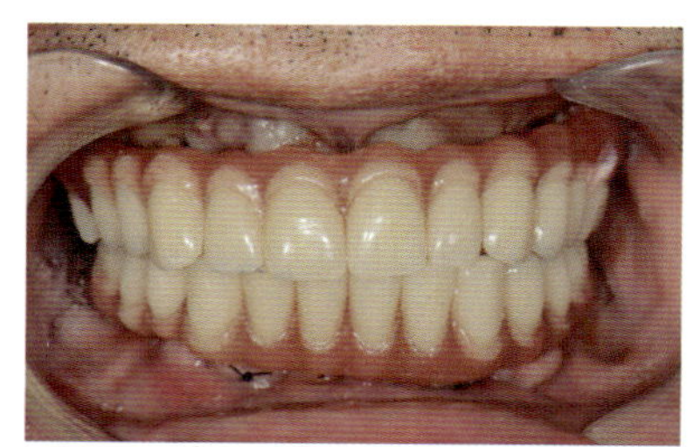
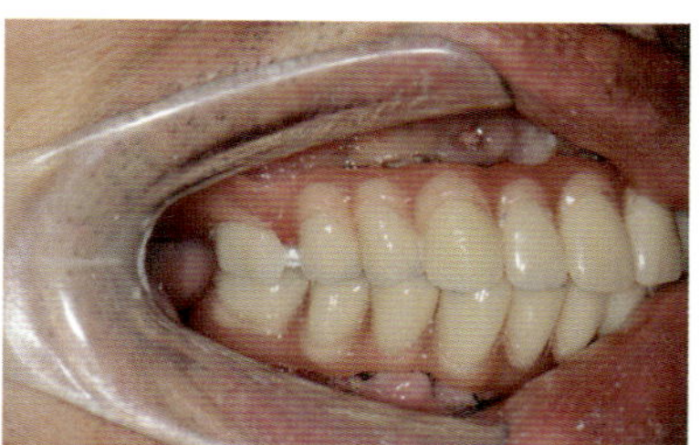
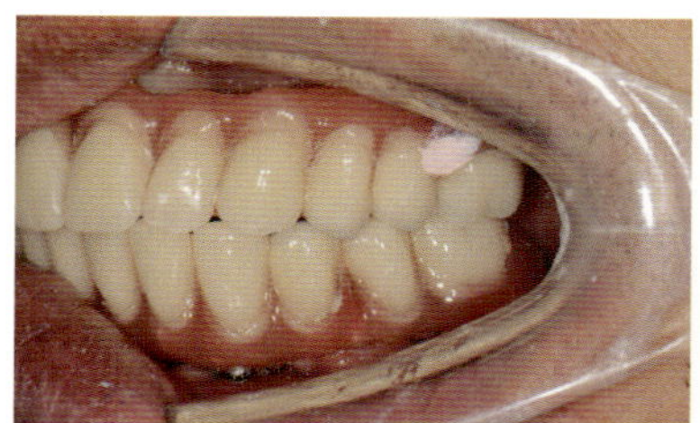
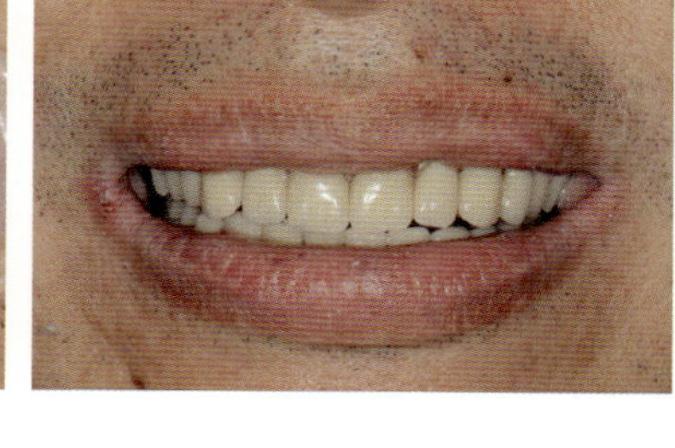
图22 术后当天戴入临时修复体

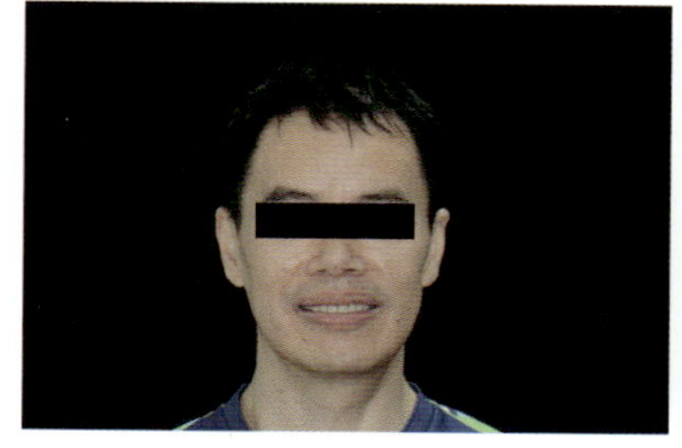
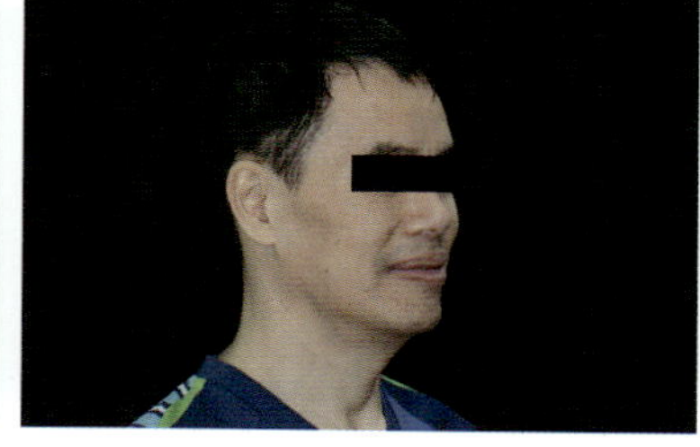
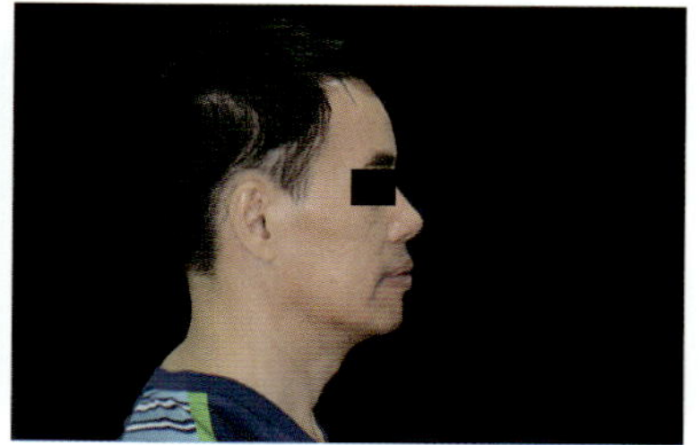
图23 手术当天佩戴临时义齿正面像，45° 像，侧面像

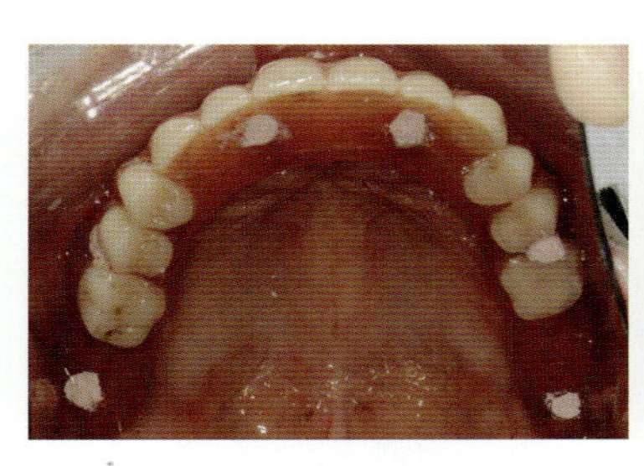
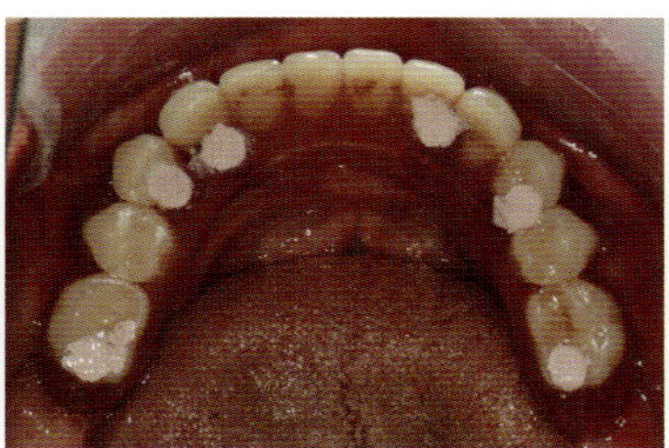
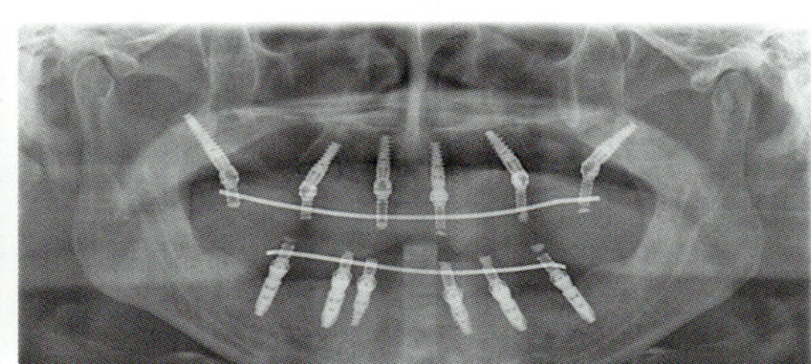

图24 试错—调整，找准正确的治疗性颌位，3个月全景片

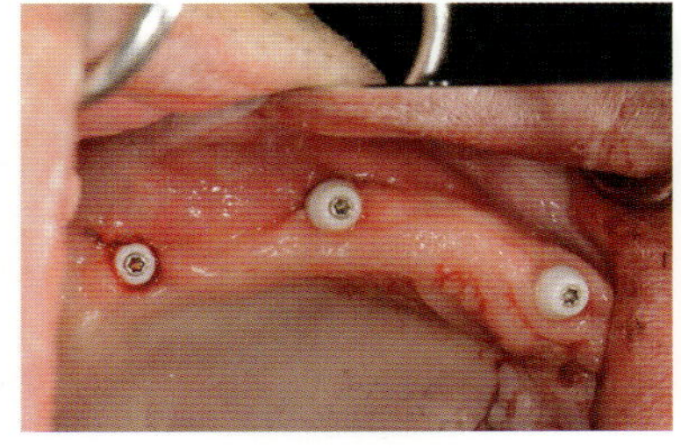
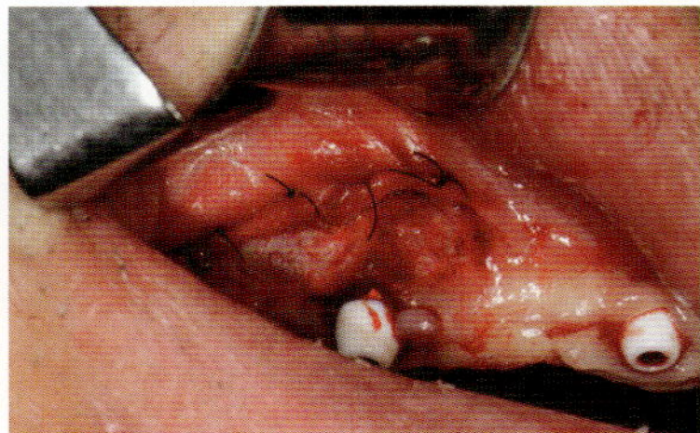
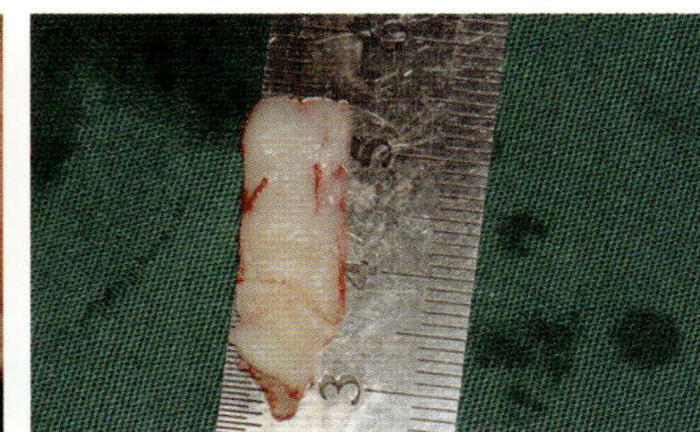
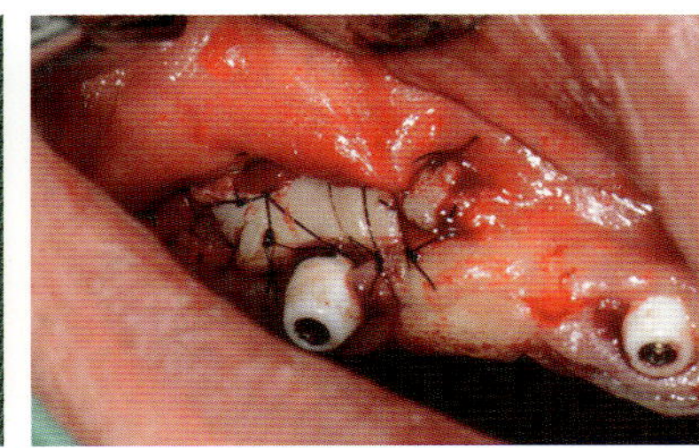

图25 15位点游离角化龈移植

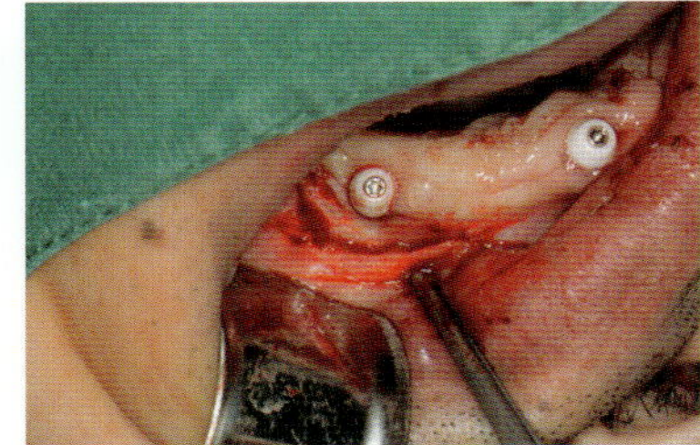
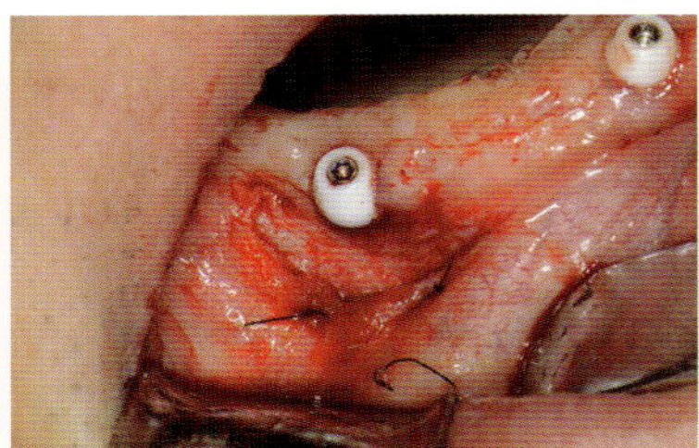
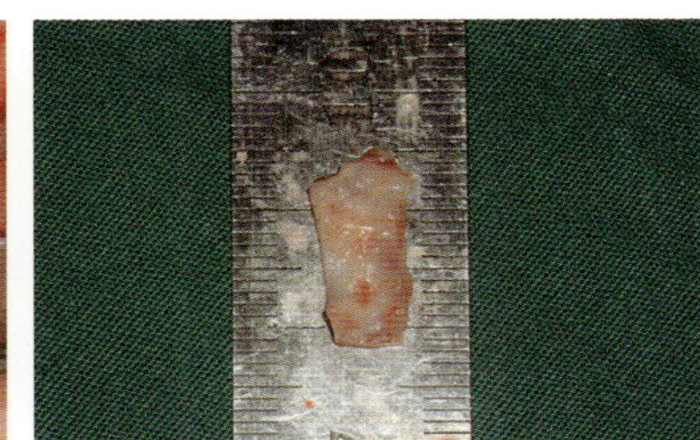
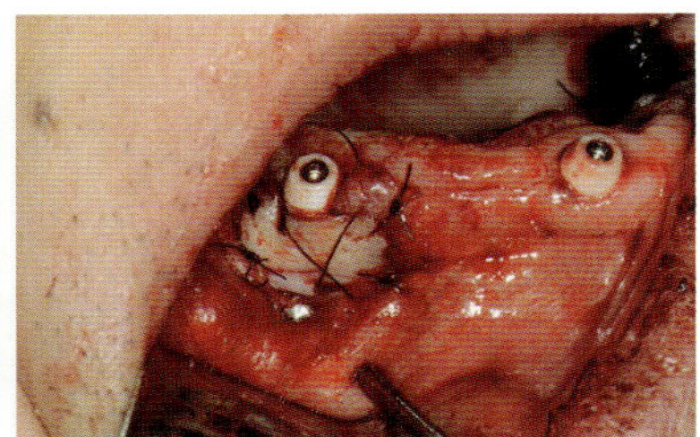

图26 25位点游离角化龈移植，膜钉固定根向复位瓣

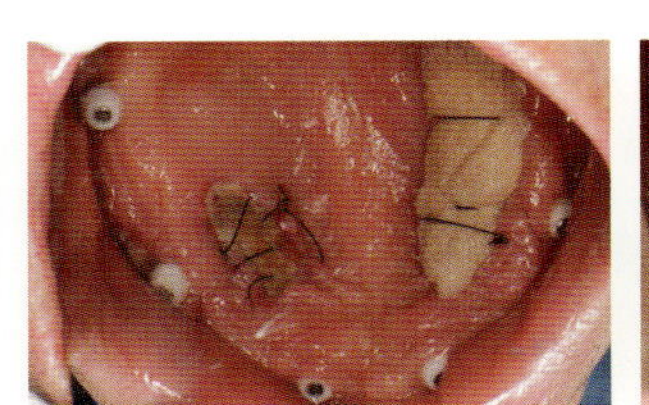
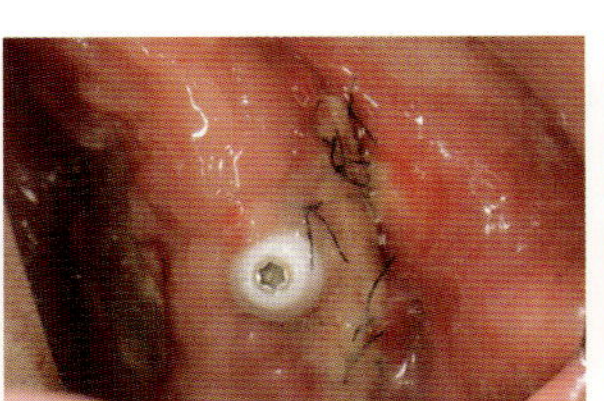
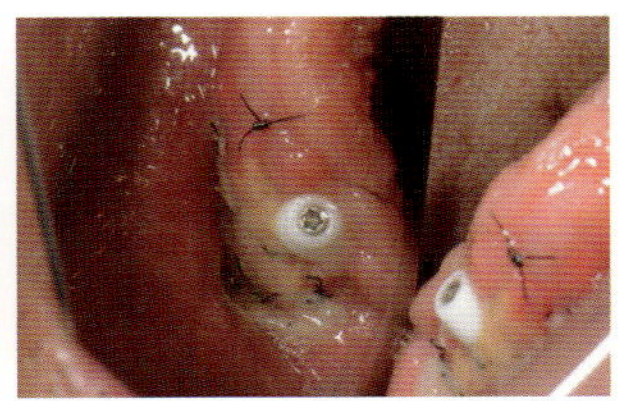

图27 1周后拆线，移植物再血管化进程良好

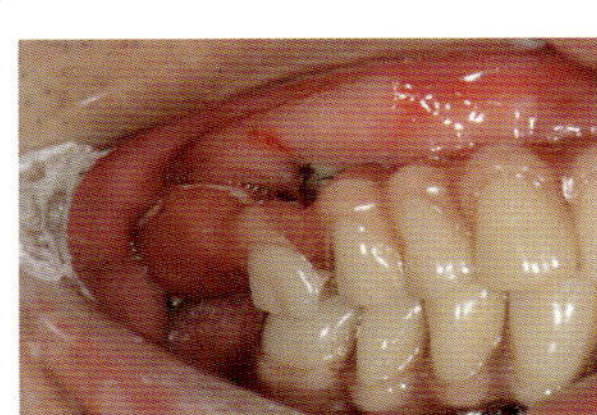
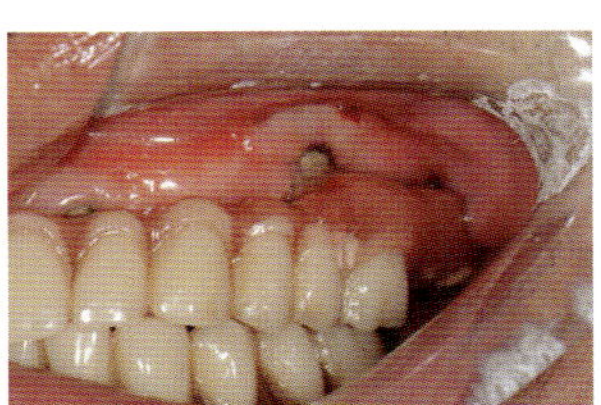

图28 1.5个月复查，15、25位点颊侧角化龈充足

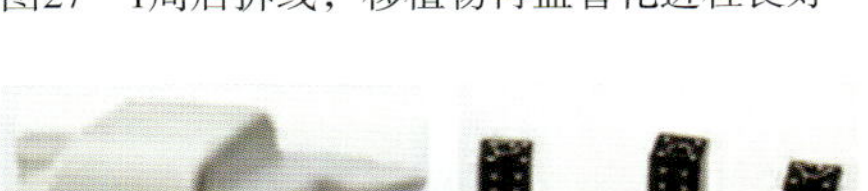
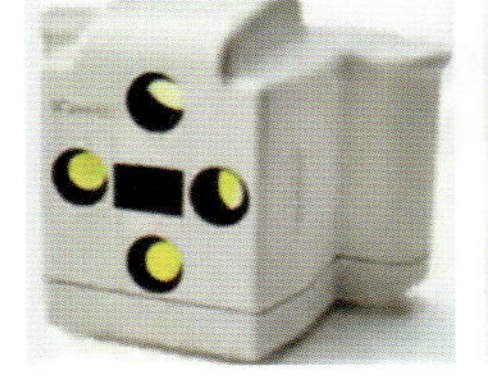
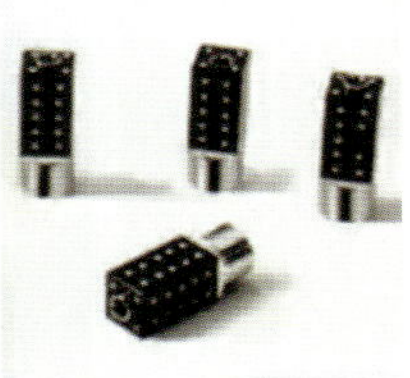
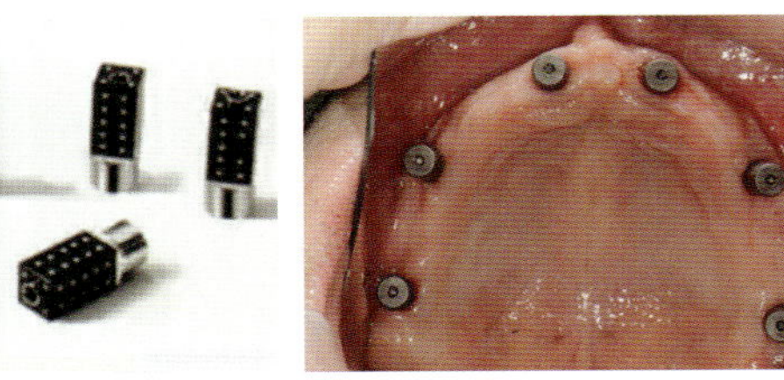
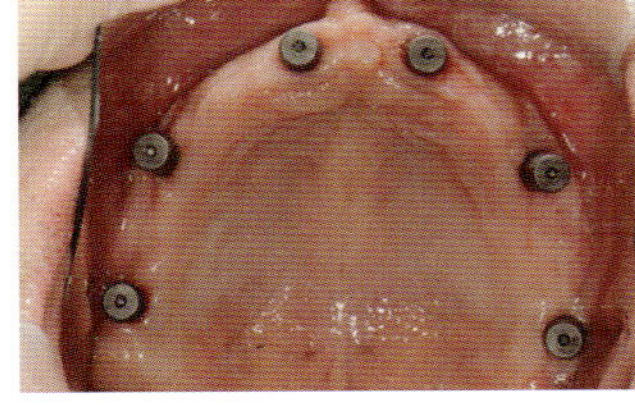

图29 ICam4D无牙颌种植口外扫描系统

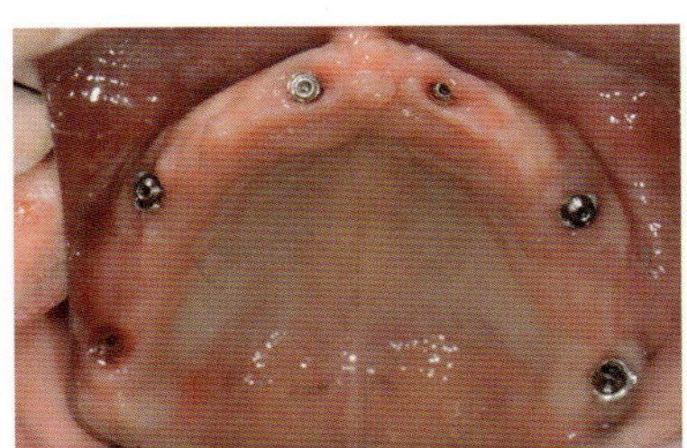
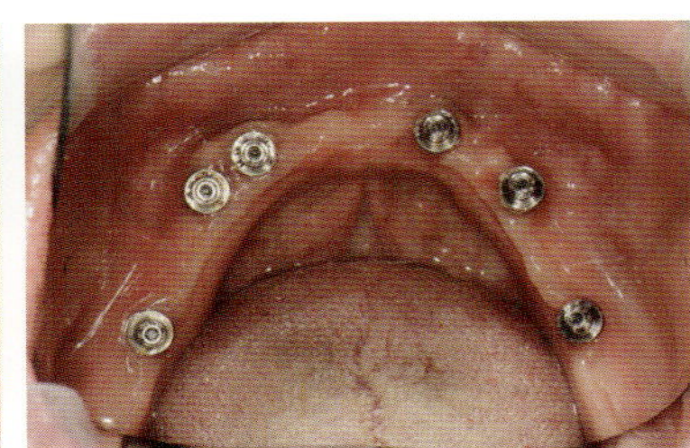

图30 口腔黏膜形态，需在种植复合基台的水平基础上进行口内扫描

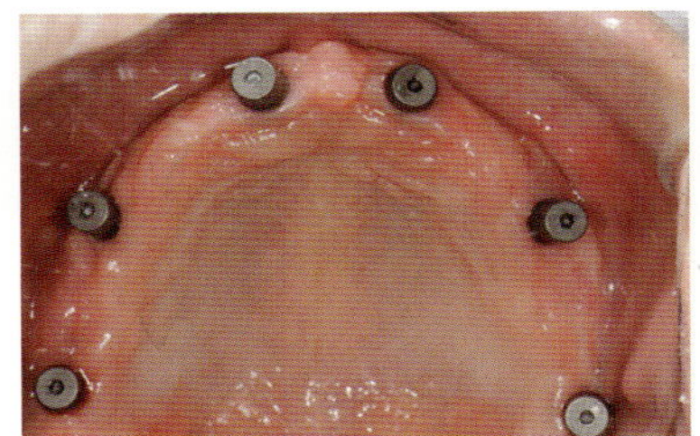
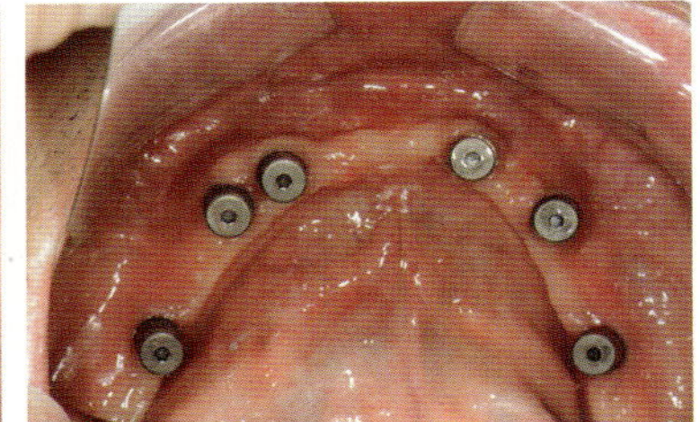

图31 ICamRefs，口内扫描时起到和扫描杆匹配的作用

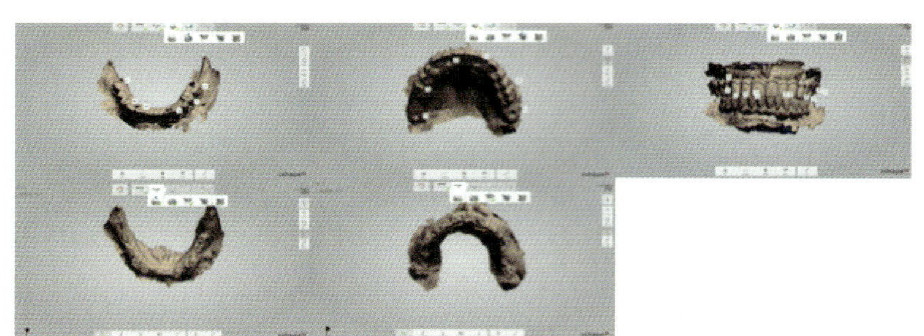

图32 口内扫描数据

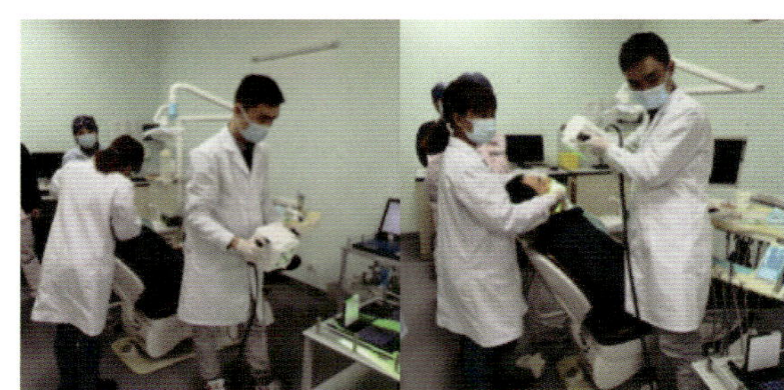

图33 口外扫描仪取像

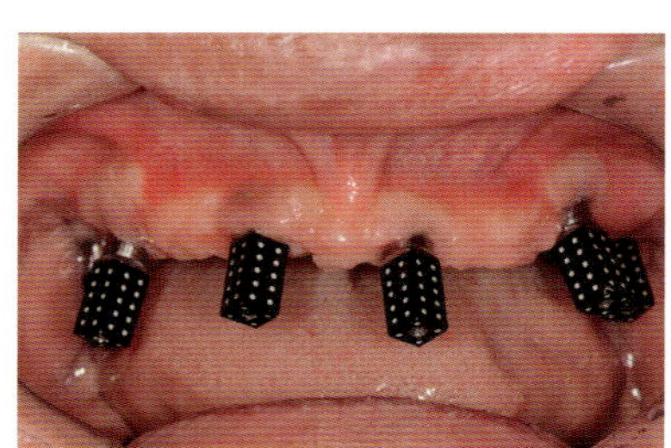
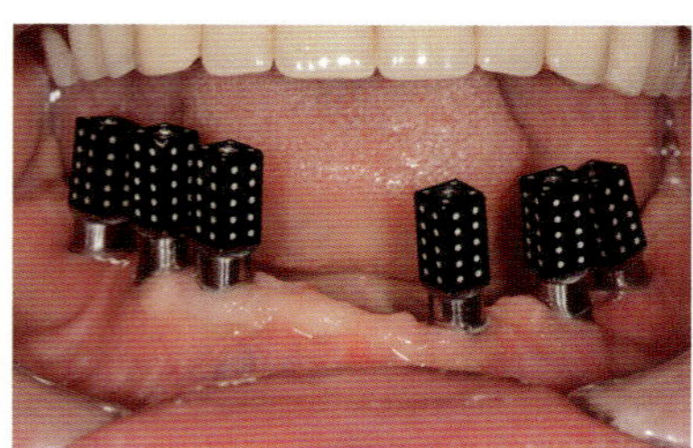
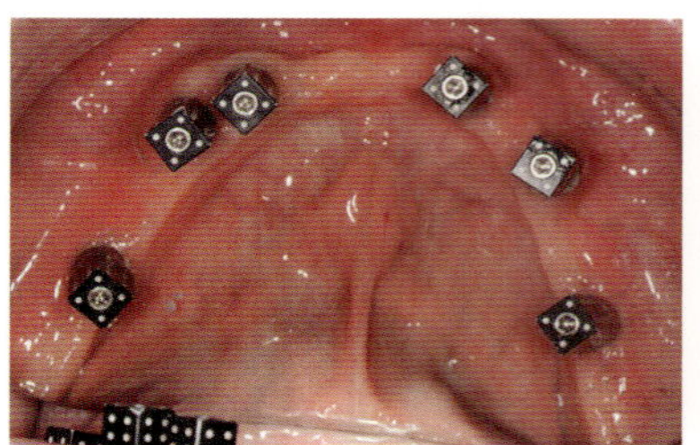
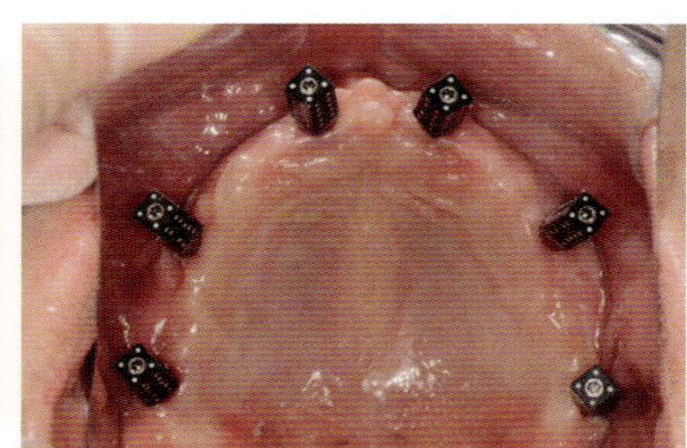

图34 ICam Bodies专用扫描杆，精确定位种植体位置

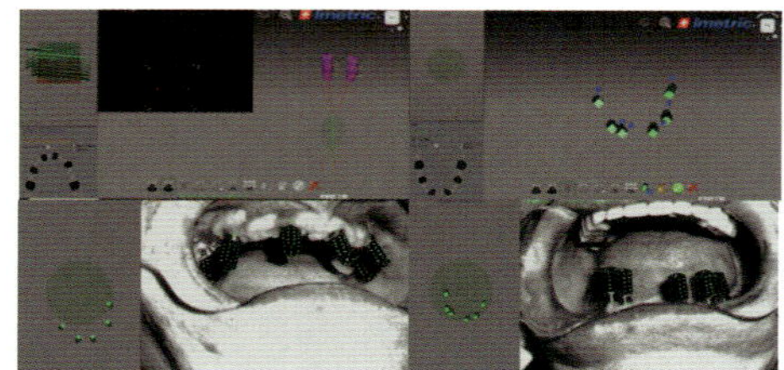

图35 ICam的专用软件进行数据匹配及组织误差检测

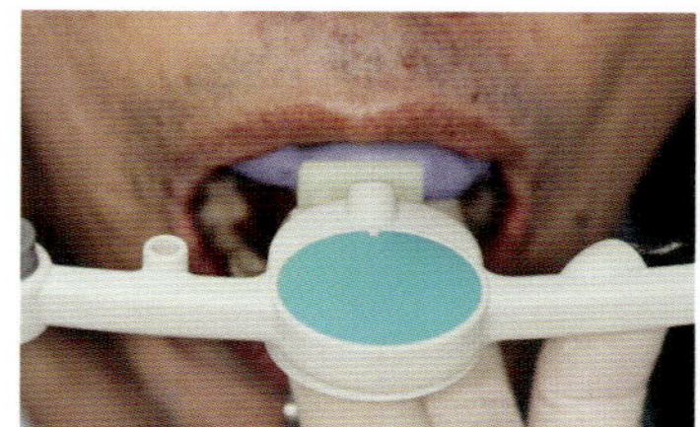
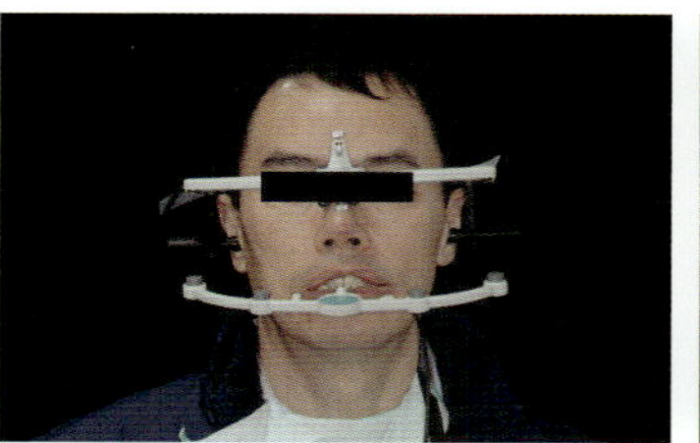
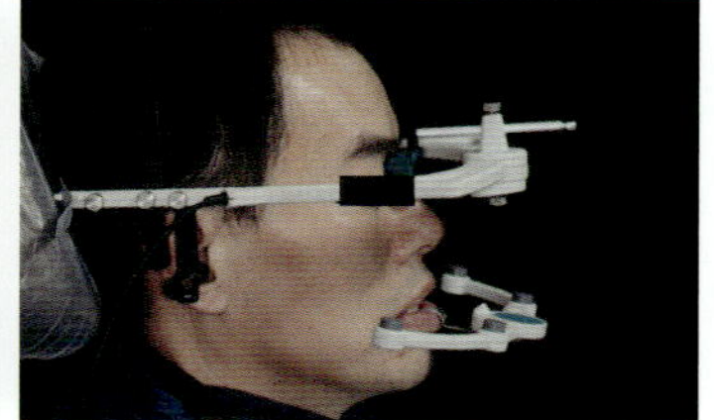

图36 电子面弓转移颌位关系

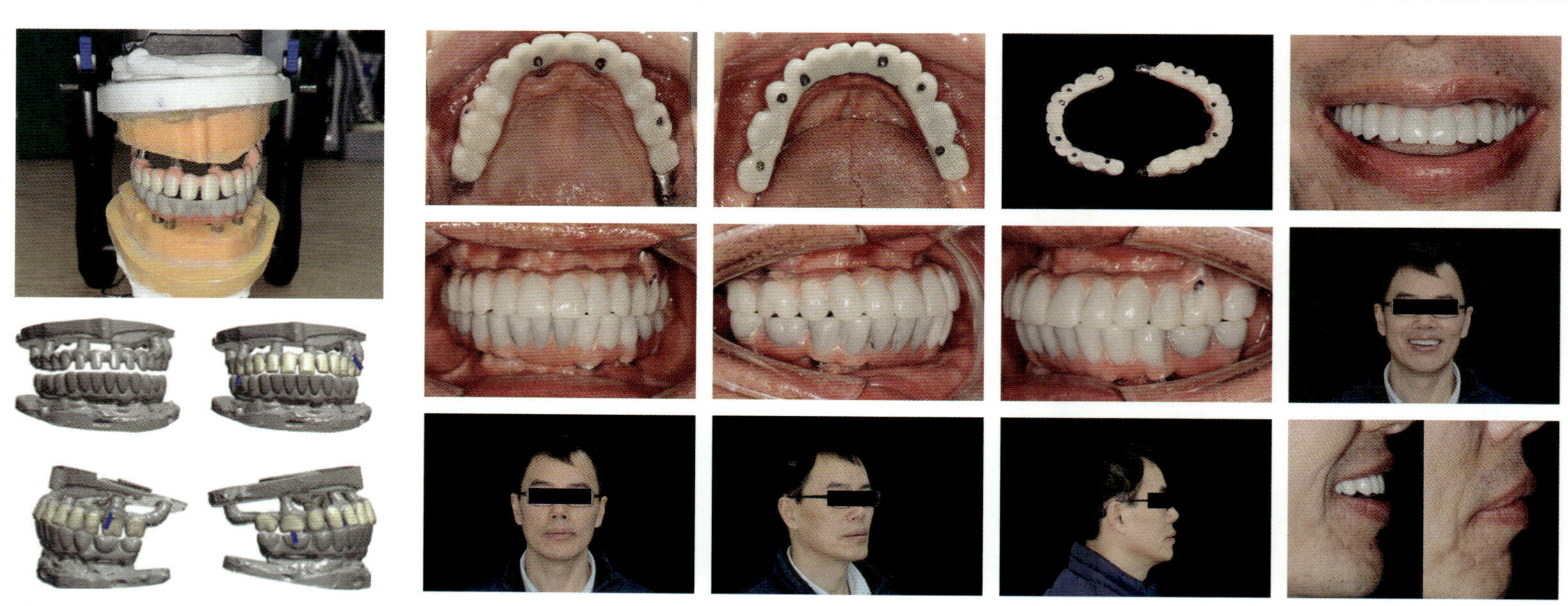

图37 Sheffield试验检查桥架是否被动就位。整合数据设计扫描，切割桥架

图38 试支架，评估美学、发音等

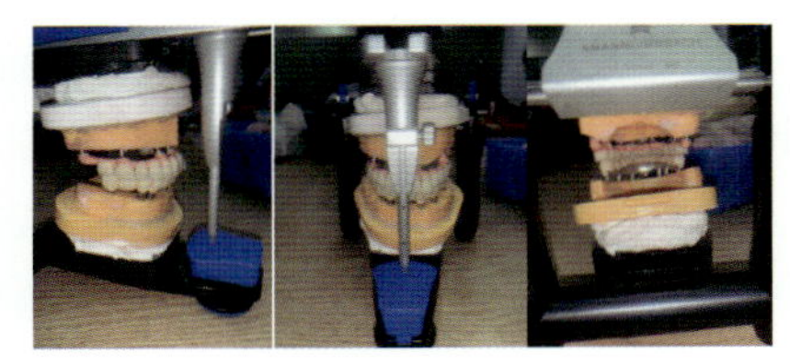
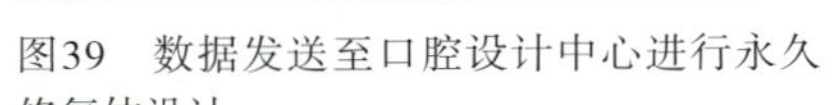

图39　数据发送至口腔设计中心进行永久修复体设计

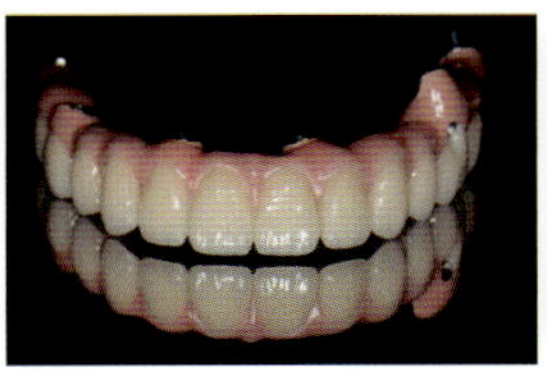
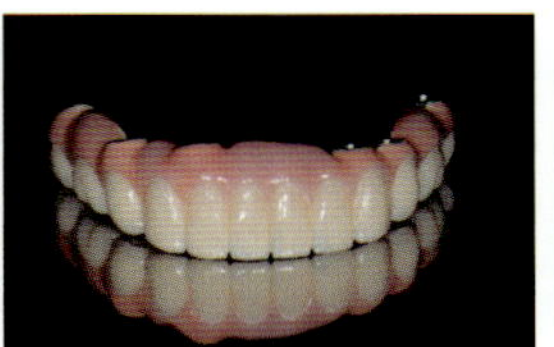
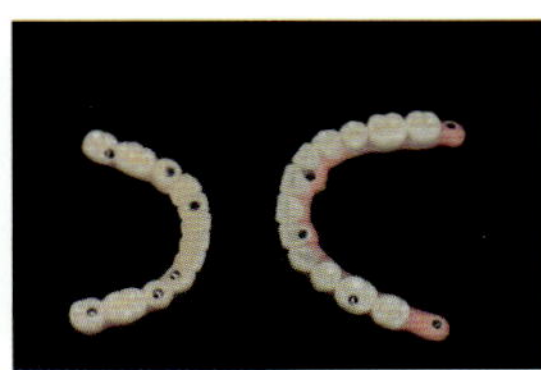
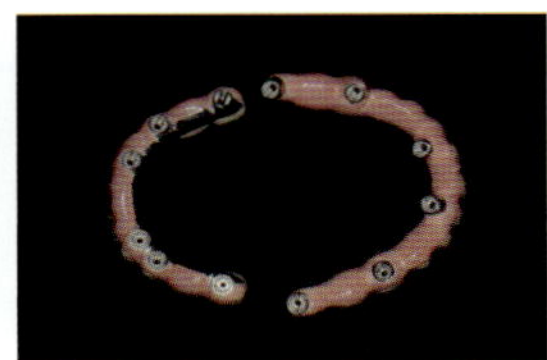

图40　一段式桥体制作完成

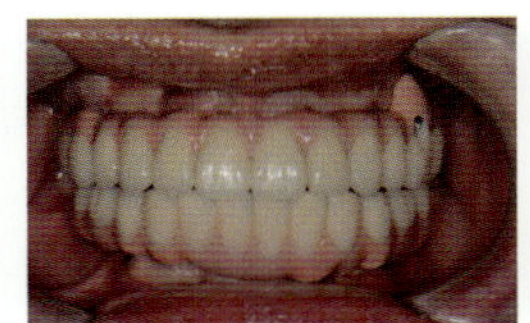
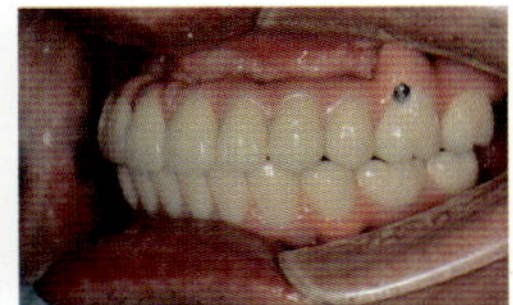
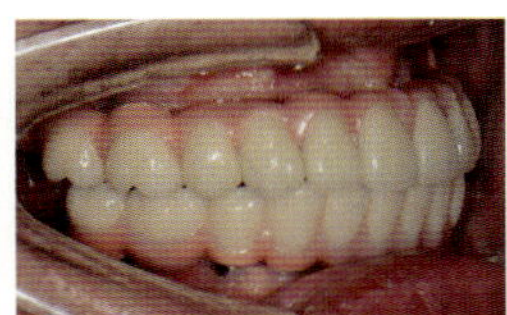
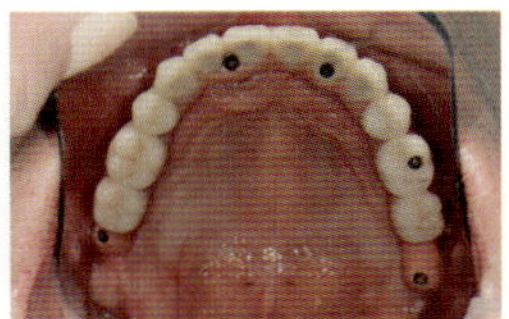
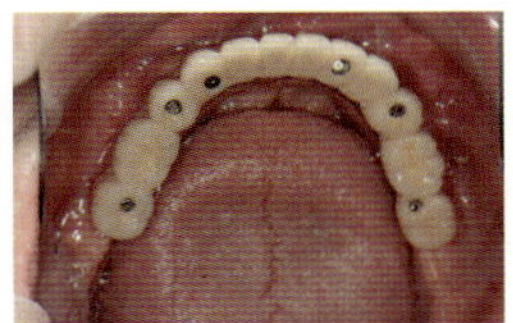
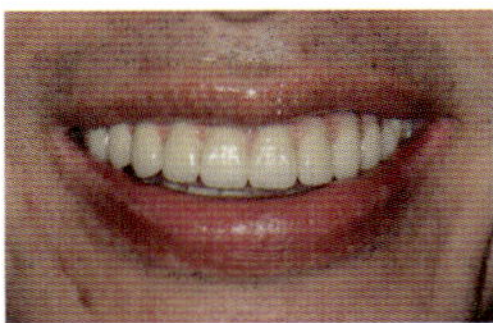

图41　最终修复像

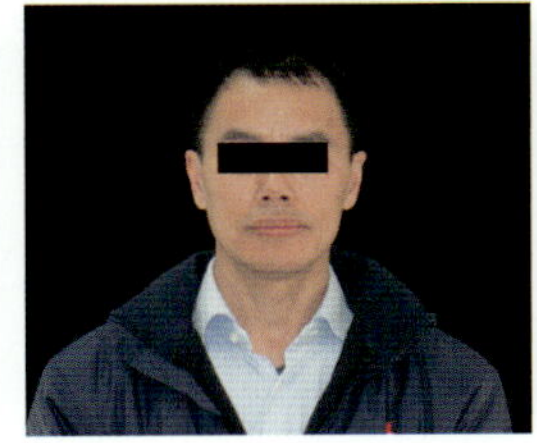
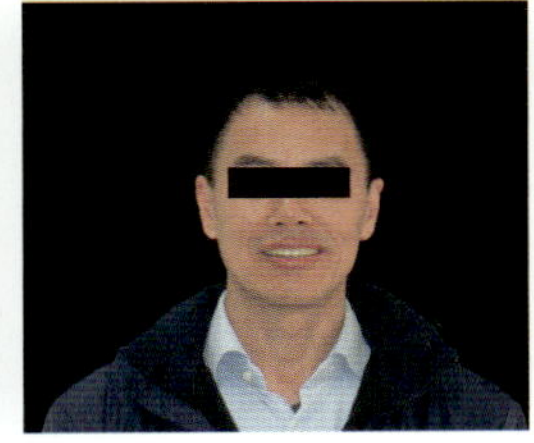
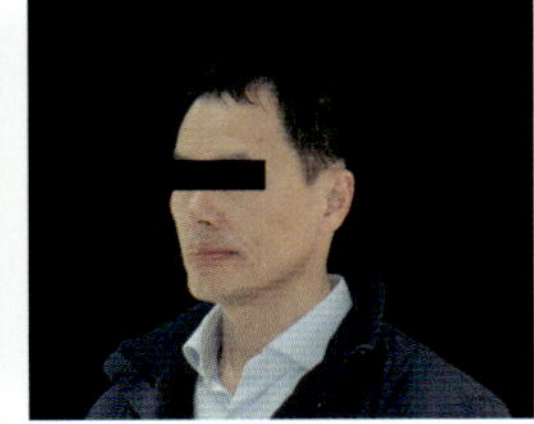
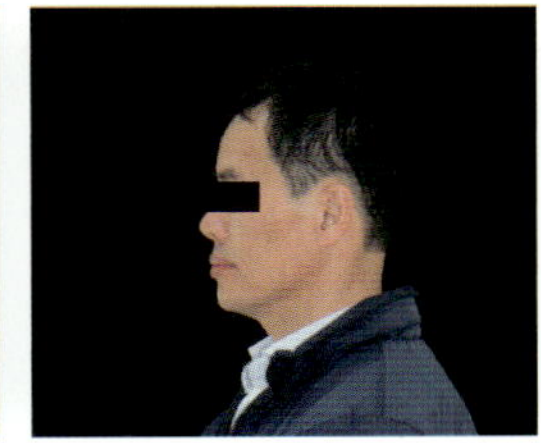

图42　最终修复正面像、微笑像、45°像、侧面像

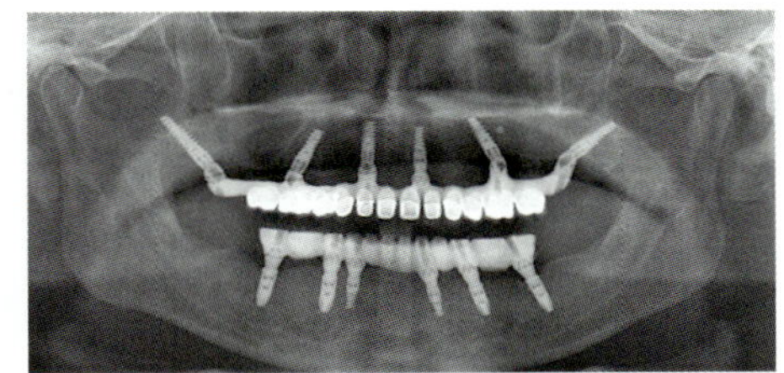

图43　最终修复全景片

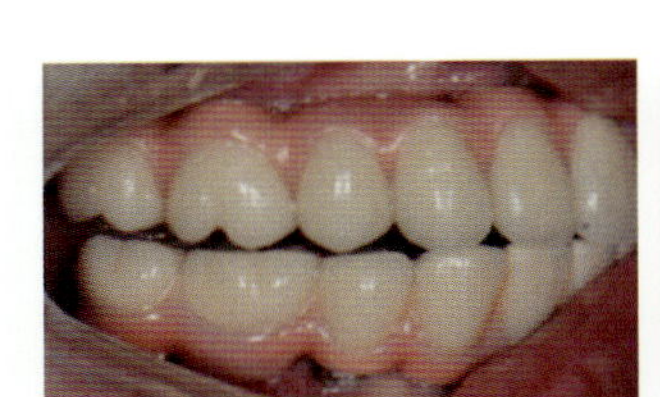
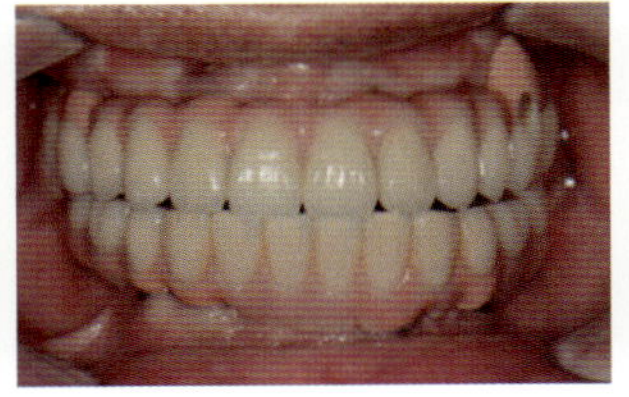
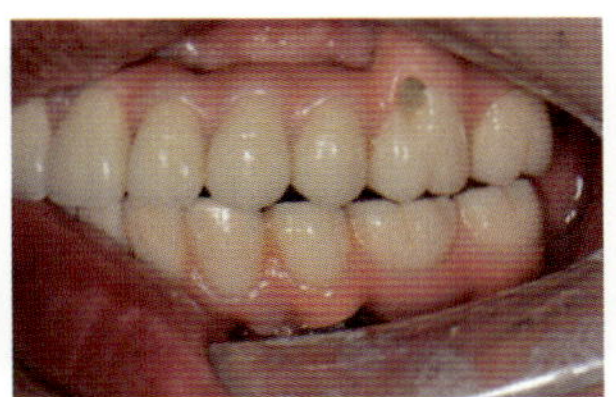
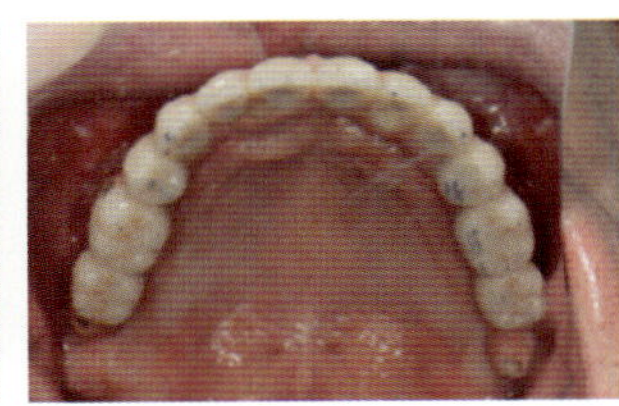
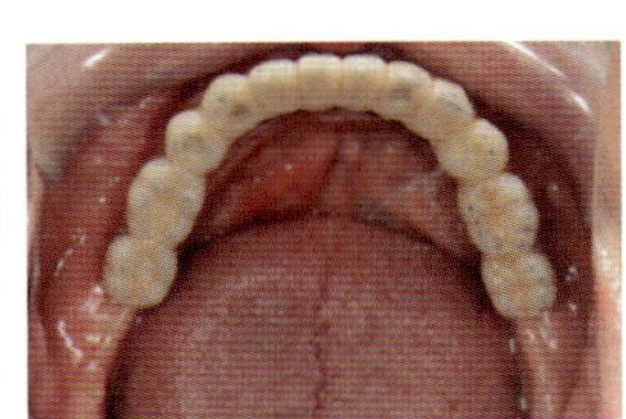

图44　尖牙引导，颌位关系稳定

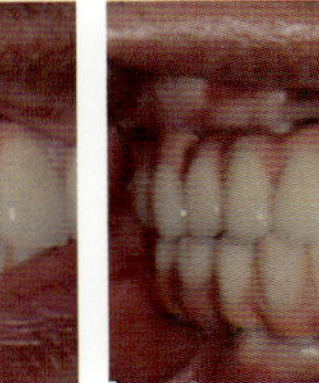
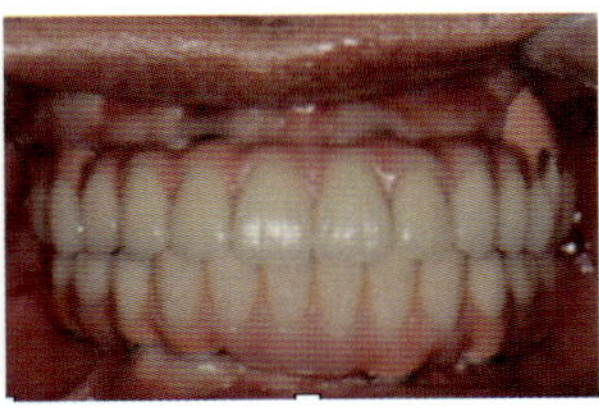
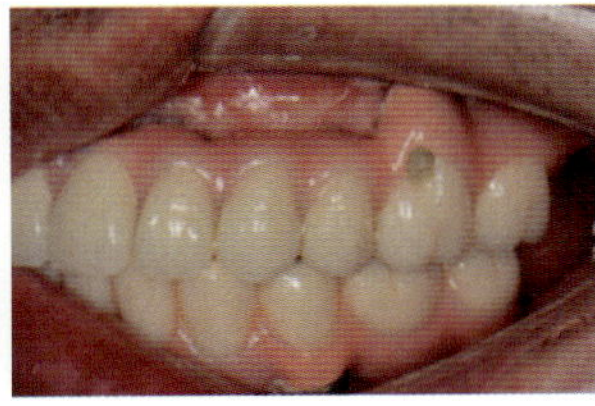
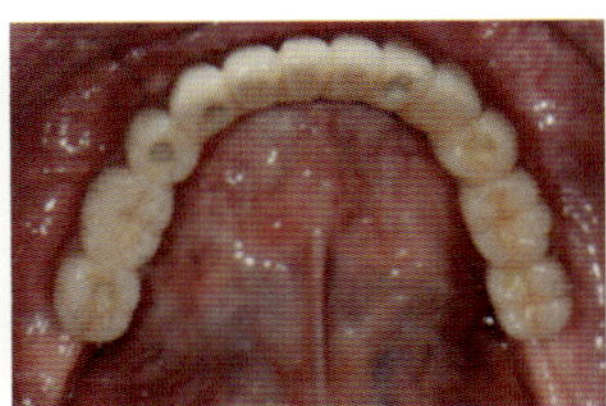
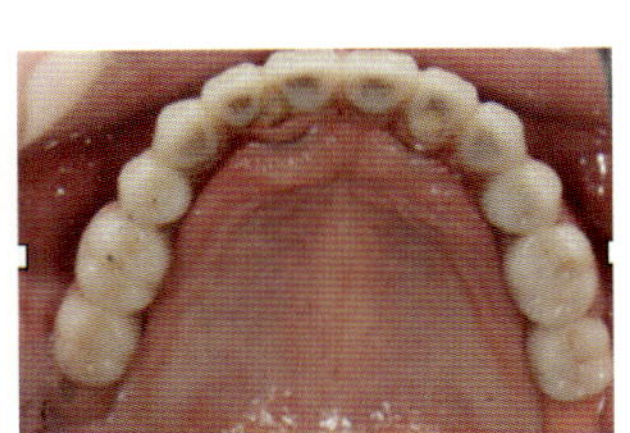

图45　1年后复查口内像

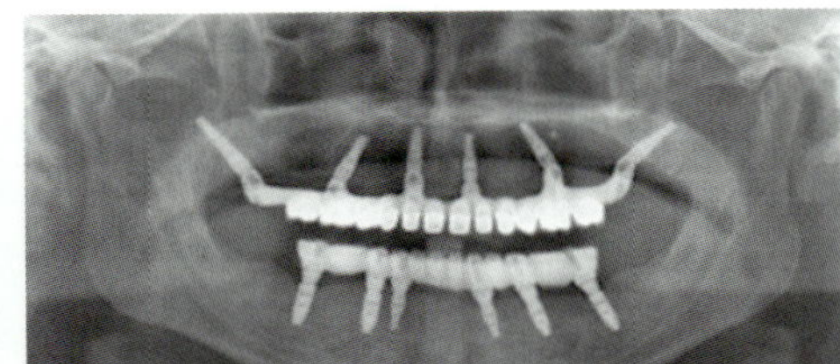

图46　1年后复查全景片

三、讨论

1. 该病例特点：①TPP种植为即刻负重创造了有利条件，治疗效果可预期。TPP种植方案有以下优点：不需行植骨手术；上颌窦的完整性得以保留，解剖结构不再成为技术难点；种植体的成功是可预期的；修复体前后径增加、无悬臂；种植体放置的角度易于修复，并发症少；可以同期进行上颌结节缩减术及软组织手术，治疗时间相比上颌窦底提升术缩短。②数字化技术运用：外科手术导板及3D打印上颌骨仿真模型的运用，降低了复杂手术的风险，让其过程更精准微创。电子面弓实现较准确的颌位关系的转移。无牙颌数字化精准印膜的实现——数字摄影测量技术的运用。③种植体周颊侧游离角化龈移植术中，膜钉用于固定根向复位瓣。

2. 该病例局限性：①TPP非常规技术，应当谨慎使用。TPP种植方案有以下缺点：技术敏感性高，有15~20mm距离的半盲操作；上颌结节区和翼板区必须有足够的骨支持；由于其位置的原因，不太容易利用放射线检查评估其种植体边缘骨丧失的情况等。②静态外科导板在后牙穿翼区误差较大，脱靶（CBCT验证位点插先锋钻验证方向）。③该咬合重建病例未形成数字化技术使用闭环，正确颌位关系的转录重建较高证据的检测手段未使用，更多是靠经验。临时修复体负重时，46位点存在颈部应力集中、二级螺丝断裂问题，和未获得与口颌系统协调的正确咬合接触有较大关系。总结：咬合重建不仅仅要恢复牙列的形态和美观，更重要的是，让恢复的咬合关系与口颌系统的整体功能达到协调状态。

参考文献

[1] Adrien Pollini, Jack Goldberg, Ricardo Mitrani, et al. The Lip–tooth–ridge ClassificationA Guidepost for Edentulous Maxillary Arches Diagnosis, Risk Assessment, and Implant Treatment Indications[J]. Int J Periodontics Restorative Dent, 2017, 37:835–841.

[2] Papadimitriou D, Salari S, Gannam C, et al. Implant–Prosthodontic Classification of the Edentulous Jaw for Treatment Planning with Fixed Rehabilitations[J]. International Journal of Prosthodontics, 2014:27(4):320–327.

[3] Hämmerle CHF, Luca Cordaro, Nele van Assche, et al. Digital technologies to support Planning, treatment, and fabrication processes and outcome assessments in implant dentistry. Summary and consensus statements. The 4th EAO consensus conference 2015[J]. Clinical Oral Implants Research, 2015, 26(Suppl 11):97–101.

[4] Araujo RZ, JS Ferreira Júnior, Cardoso CL, et al. Clinical outcomes of pterygoid implants: Systematic review and meta–analysis[J]. Journal of Cranio–Maxillofacial Surgery, 2019, 47:651–660.

[5] Joao Caramels. A comprehensive classification to full arch implant rehabilitation [J]. Rev port estomatol med dent cir maxilofac, 2019, 60(4):175–188.

[6] Sheridan RA, Decker AM, Plonka AB,et al. The Role of Occlusion in Implant Therapyd[J]. Implant Dentistry, 2016, 25(6): 829–838.

[7] Bratos M, Bergin JM, Rubenstein JE, et al. Effect of simulated intramural variables on the accuracy of a photogrammetric imaging technique for complete–arch implant prostheses [J]. The Journal of Prosthetic Dentistry, 2018, 120(2):232–241.

第3章

美学区种植治疗

Implant Therapy in Esthetic Zone

即刻种植联合改良根膜技术治疗双侧上中切牙连续缺失1例

李少冰 徐淑兰 黄雁红 高岩 吴靖漪 卢委英 吴郁祥 程璐 黄喆逊

摘要

目的：通过改良根膜技术促进双侧上颌中切牙连续缺失龈乳头的稳定维持。**材料与方法**：患者双侧上颌中切牙冠根折，微创拔除后于11近中保留厚度约1mm的根膜，固位稳定，于11、21正确三维位置植入Straumann BLT 3.3mm×16mm种植体2颗，初期稳定性良好，跳跃间隙植入Bio-Oss骨粉并行即刻修复，3个月后完成骨结合，行序列牙龈塑形，最终完成螺丝固位全瓷冠修复，美观效果良好。**结果**：种植修复负重9个月后随访，显示种植修复固位稳定，龈缘水平理想，牙龈乳头充盈理想，唇侧骨弓轮廓丰满。进行美学效果评分示PES为14分，WES为6分。患者对治疗效果满意。**结论**：改良根膜技术在掌握良好适应证和精准操作的基础上，在美学区即刻种植可预期获得良好的美学效果。

关键词：即刻种植；根膜技术；美学区；牙列缺损；即刻修复

一、材料与方法

1. 病例简介 49岁女性患者。主诉：双侧上颌前牙变色伴松动不适数周求治。现病史：10余年前患者上颌前牙外伤，曾行根管治疗，具体不详，随后逐渐变色，数周前双侧上颌前牙松动不适，现来我院要求进一步诊治。既往史：否认高血压、心脏病等重大疾病，否认结核、肝炎等传染病史，否认手术、输血史等，未发现药物过敏。无吸烟习惯。口内检查：口腔卫生可，BOP（-），PD=2~3mm，CAL=0~1mm；11、21冠部变色，牙龈中厚，附着龈宽度6~7mm，唇系带附着可（图1）。11牙冠唇侧靠近龈缘处探及缺损。11、21冠根折裂至龈下3mm，松动。口外检查：未见异常，高位笑线。X线片示：11、21已行RCT，根充可。11冠根交接处牙内吸收明显（图2）。11、21冠根折裂至骨面。牙槽窝根方可用骨量可，唇侧骨壁完整，嵴顶厚度约1.65mm，颈部宽度约6.5mm。美学风险评估见表1。

2. 诊断 11牙内吸收；11、21冠根折。

3. 治疗计划 种植修复（视情况即刻种植）。

4. 治疗过程

阿替卡因局部麻醉下微创拔除11、21，于11拔牙窝近中保留根膜，厚度约1mm，固位稳定，高度与骨嵴顶平齐（图3）。按正确三维位置进行种植体窝洞预备，植入Straumann BLT 3.3mm×16mm，初始稳定性达35N·cm，种植体的位置符合3A2B原则，于跳跃间隙内植入Bio-Oss骨粉，并进行种植体水平开窗式印模，以Variobase abutment制备甲冠完成即刻修复，就位口内支持龈缘及龈乳头（图4~图6）。术后X线片示种植体三维位置良好，跳跃间隙骨移植材料充填稳定。经过3个月的骨愈合阶段，CBCT检查骨结合良好（图7），通过临时冠进行牙龈塑形（图8），获得良好的牙龈袖口形态后实施个性化取模转移，最终完成AS基台支持的全瓷修复（图9），就位口内，完成功能与美观重建（图10）。根尖片检查显示种植体周骨组织稳定，11种植体近中根膜稳定，并支持近中的邻面骨嵴高度（图11）。

表1 美学风险评估

美学风险因素	风险水平		
	低	中	高
健康状况	健康，免疫功能正常		免疫功能低下
吸烟习惯	不吸烟	少量吸烟，<10支/天	大量吸烟，>10支/天
患者美学期望值	低	中	高
唇线	低位	中位	高位
牙龈生物型	低弧线形、厚龈生物型	中弧线形、中龈生物型	高弧线形、薄龈生物型
牙冠形态	方圆形	卵圆形	尖圆形
位点感染情况	无	慢性	急性
邻面牙槽嵴高度	到接触点≤5mm	到接触点5.5~6.5mm	到接触点≥7mm
邻牙修复状态	无修复体		有修复体
缺牙间隙宽度	单颗牙（≥7mm）	单颗牙（≤7mm）	2颗牙或2颗牙以上
软组织解剖	软组织完整		软组织缺损
牙槽嵴解剖	无骨缺损	水平向骨缺损	垂直向骨缺损

作者单位：南方医科大学口腔医院

通讯作者：李少冰；Email: issaclee@163.com

二、结果

种植修复负重9个月后随访，显示种植修复固位稳定，龈缘水平理想，龈乳头充盈理想，唇侧骨弓轮廓丰满（图12）。进行美学效果评分示PES为14分，WES为6分（图13）。患者对治疗效果满意。

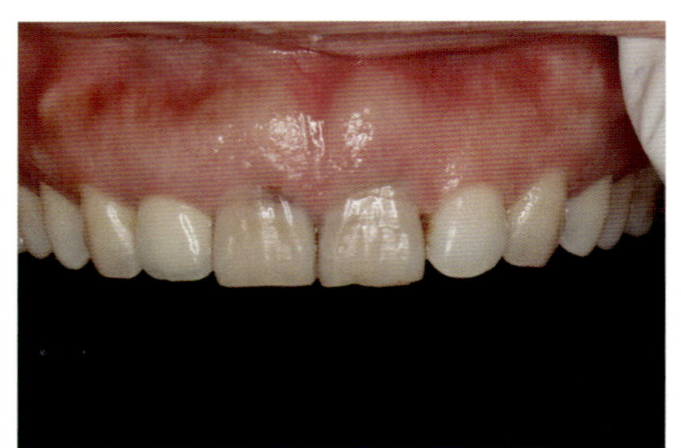

图1　口内正面像

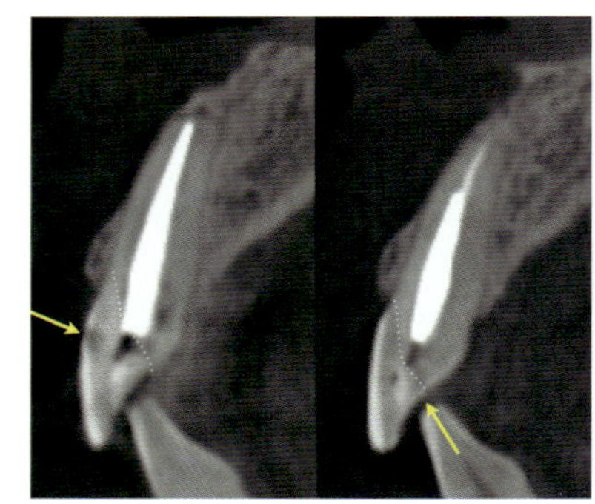

图2　CBCT检查11、21唇侧骨板及根方骨量情况

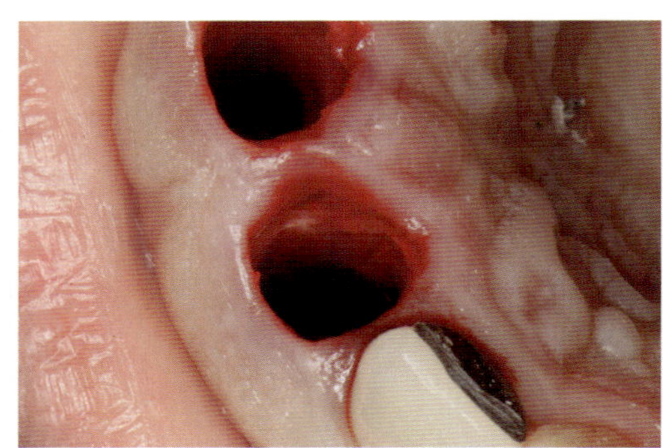

图3　11近中制备的根膜

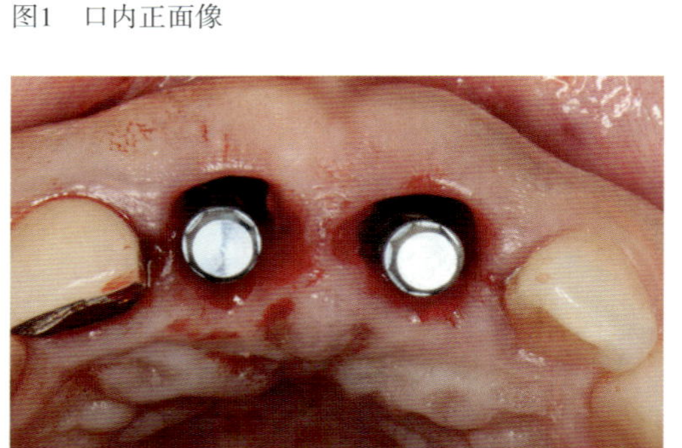

图4　11、21种植窝洞的预备与种植体植入

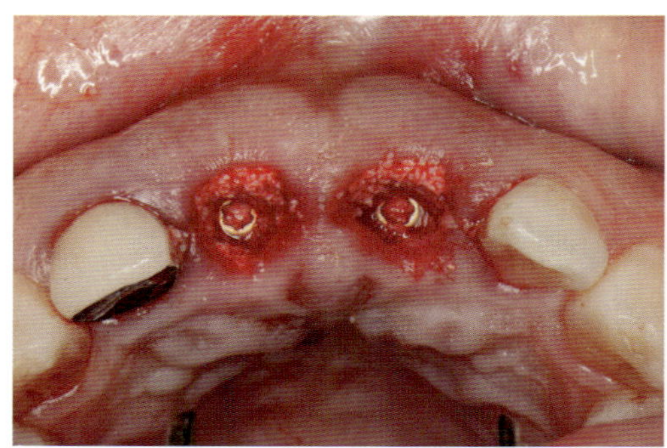

图5　11、21种植体正确三维位置及跳跃间隙植骨

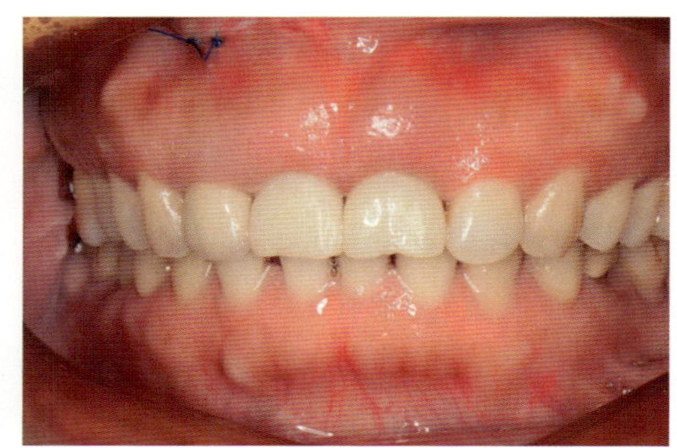

图6　11、21即刻修复

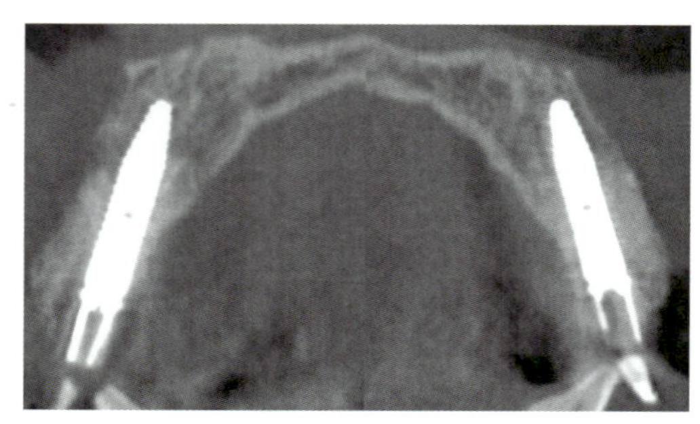

图7　CBCT检查11、21骨结合情况

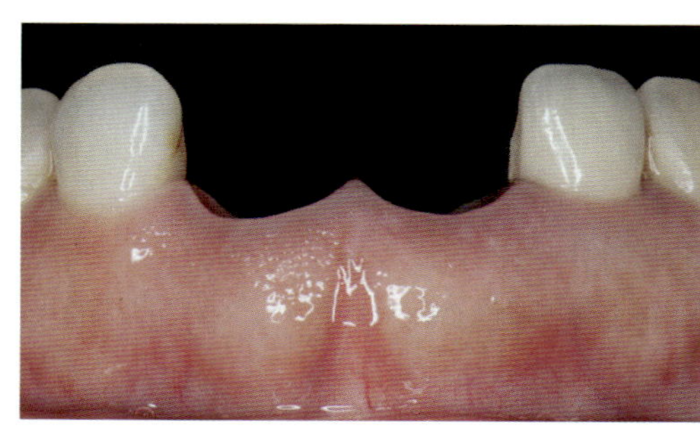

图8　11、21牙龈塑形后的袖口形态

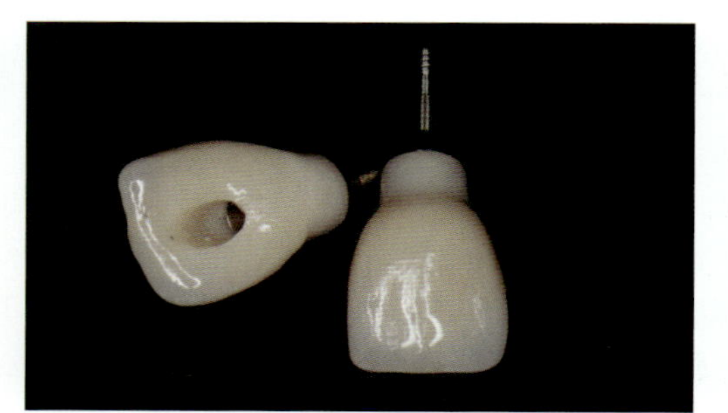

图9　11、21个性化取模转移及制作的最终修复体

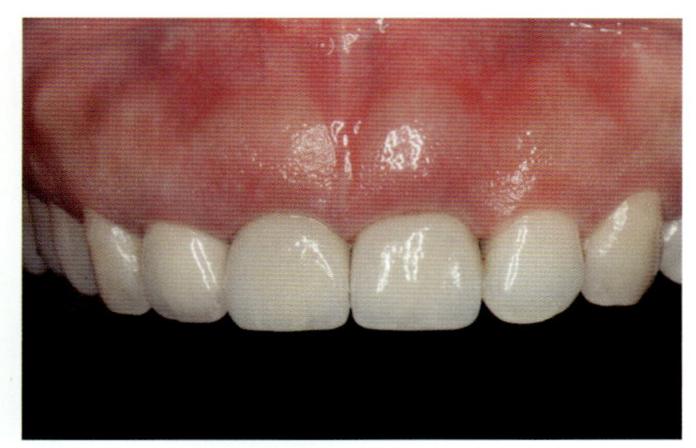

图10 11、21最终修复体就位后的情况

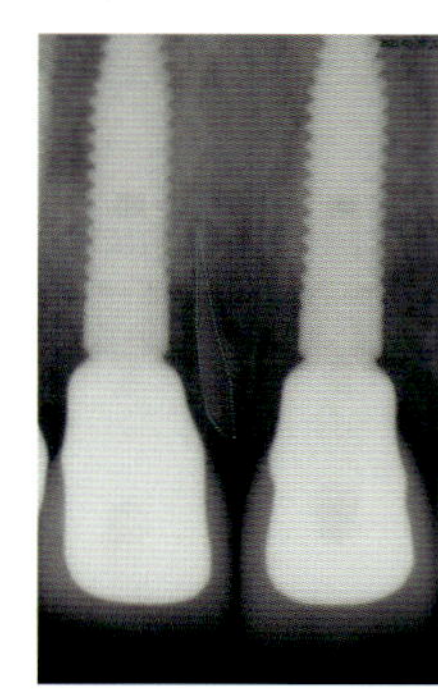

图11 根尖片检查修复体就位的情况

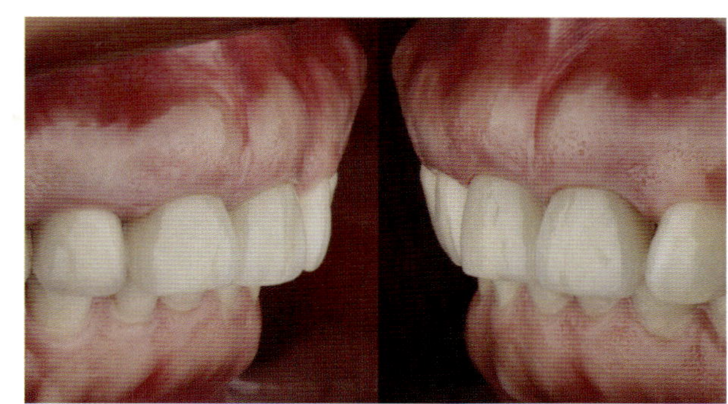

图12 随访9个月后的美学效果

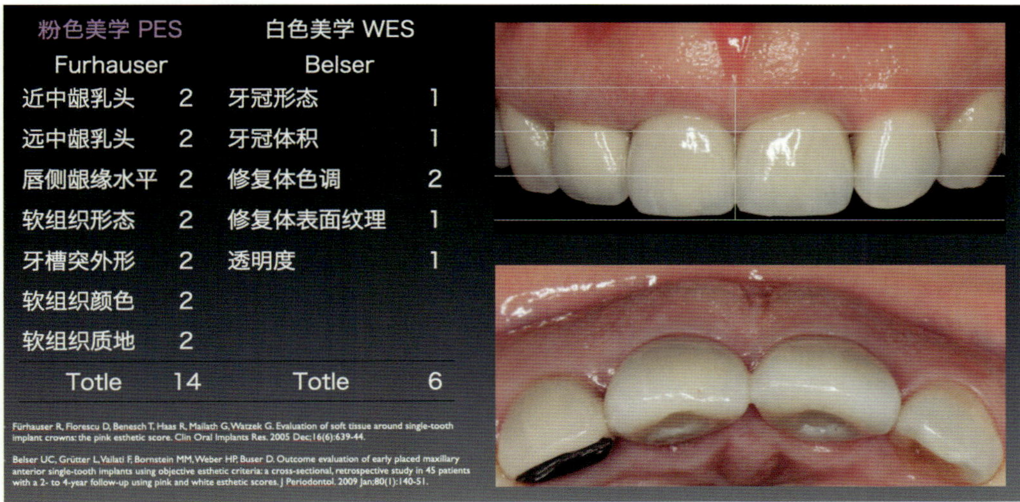

图13 美学评分

三、讨论

美学区种植具有较大的美学风险。其中，相邻种植体间龈乳头的退缩和唇侧龈缘退缩是处理的难点。究其原因是由于牙齿拔除后，随着牙周膜的丢失，束状骨板将吸收，导致唇侧骨板高度减低合并龈缘退缩，而连续缺失则容易导致邻面骨嵴高度下降合并龈乳头退缩，最终影响美学效果。2010年Hurzeler提出，在即刻种植中，保留唇侧的根膜，以维持牙周膜和唇侧骨板，实现唇侧龈缘高度的维持，最终实现良好的美学效果。因此，根膜技术在美学区具有一定的临床应用价值。

回顾本病例中12、21位点，由于唇侧骨板厚度约1.65mm，骨板吸收和龈缘退缩的风险较低。本病例最难解决的问题就在于12–21之间龈乳头退缩问题。结合Kan和Cherel的案例报告，笔者考虑到根膜技术可以通过保留牙周膜以维持骨壁的形态和高度，所以设计邻面根膜以保留邻面牙周膜和骨嵴高度，尝试维持相邻龈乳头的高度。因此，手术中微创拔牙的同时在11近中保留了一片稳定的根膜，并完成种植体的正确三维位置植入和即刻修复，最终完成螺丝固位的全瓷修复。从随访的结果来看，美学区的种植重建效果是理想的，而且11近中根膜能稳定支持相邻骨嵴的高度以及龈乳头的充盈。

四、结论

根膜技术是维持唇侧骨板高度和龈缘水平的一种良好技术。笔者通过改良根膜的放置位置，于邻面制备并完成邻面根膜以支撑邻面骨嵴的高度，最终实现相邻种植体邻面龈乳头的支撑，获得良好的美学效果。该方法在掌握良好适应证和精准操作的基础上，在美学区即刻种植获得可预期的良好美学效果。但由于临床案例数量及随访仍然不足，需要继续观察，以客观及谨慎的态度来评估和实施该改良方法。

参考文献

[1] Tarnow DP, Cho SC, Wallace SS. The effect of inter–implant distance on the height of inter–implant bone crest[J]. J Periodontol, 2000, 71(4):546–549.
[2] Tarnow D, Elian N, Fletcher P, et al. Vertical distance from the crest of bone to the height of the interproximal papilla between adjacent implants[J]. J Periodontol, 2003, 74(12):1785–1788.
[3] Markus B, Hurzeler. The socket–shield technique: a proof–of–principle report[J]. Journal of Clinical Periodontolgoy, 2010, 37(9):855–862.
[4] Kan J, Rungcharassaeng K. Proximal socket shield for interimplant papilla preservation in the esthetic zone[J]. Int J Periodontics Restorative Dent, 2013, 33(1):24.
[5] Cherel Fabrice, Etienne Daniel. Papilla preservation between two implants: a modified socket–shield technique to maintain the scalloped anatomy? A case report[J]. Quintessence Int, 2014, 45(1):23–30.
[6] 宿玉成译. 国际口腔种植学会(ITI)口腔种植临床指南第三卷[M]. 北京:人民军医出版社, 2009.
[7] Fürhauser R, Florescu D, Benesch T, et al. Evaluation of soft tissue around single–tooth implant crowns: the pink esthetic score[J]. Clin Oral Implants Res, 2005, 16(6):639–644.
[8] Belser UC, Grütter L, Vailati F, et al. Outcome evaluation of early placed maxillary anterior single–tooth implants using objective esthetic criteria: a cross–sectional, retrospective study in 45 patients with a 2–to4–year follow–up using pink and white esthetic scores[J]. J Periodontol, 2009, 80(1):140–151.

面部美学引导下的上颌前牙连续缺失全程数字化种植修复1例

张晓琳　蔡潇潇

摘 要

目的：本病例旨在讨论在面部美学引导下确定理想的邻面接触点的位置，并以邻面接触点为起点精准指导牙槽间隔骨高度的管理，以获得连续充盈的龈乳头。**材料与方法：**制订美学区连续缺失患者的种植修复设计。通过数字化面部扫描、螺旋CT获取患者头面部软硬组织信息，构建虚拟患者，整合面部美学信息和口内信息，指导上颌缺失牙三维位置及邻面接触点位置的确定，进行虚拟排牙及美学预告。打印虚拟排牙，口内试戴，观察患者的面型改变。复制虚拟排牙信息指导“以修复为导向”的种植体三维位置设计，打印数字化全程手术导板。同时，以虚拟排牙邻接点为起点精准指导骨增量的管理。在上颌13、11、22位点引导植入3颗Straumann种植体（3.3mm×12mm），选择合适的骨增量方式，待种植体骨结合后，复制虚拟排牙行种植体支持式临时修复体设计。完成临时修复体的咬合调整与牙龈塑形后，采用数字化口内扫描技术获取种植体三维位置、软组织和临时修复体信息，复制临时修复体制作13-22种植体支持式一体式氧化锆全瓷桥。**结果：**通过面部扫描构建三维虚拟患者，在面部美学信息和口内信息的指导下行数字化三维虚拟排牙，数字化技术将虚拟设计完全复制到临时修复与最终修复中，实现了“从虚拟到现实”的转变，获得了美学与功能可预期的种植治疗效果。**结论：**面部扫描可构建虚拟患者，整合面部信息与口内信息，有效指导美学和功能兼具的三维虚拟排牙。同时以理想邻接点为起点精准指导牙槽间隔骨高度的管理，确保最终可获得连续充盈的龈乳头。该患者通过数字化技术精准复制虚拟排牙信息到临时修复、最终修复，保证了数据的精准传递，实现“以终为始”的种植修复理念。

关键词：美学区；连续缺失；面部扫描；数字化；龈乳头；种植修复

一、材料与方法

1. 病例简介　35岁男性患者。主诉：要求种植修复上颌缺失牙。现病史：患者上颌13-22缺失，现因影响咀嚼和美观，要求种植修复缺失牙。既往史：患者自述体健，否认系统性疾病史。口内检查：患者口腔卫生较差，中位笑线，厚龈生物型，牙槽嵴丰满度欠佳；上颌13-22牙缺失。其余牙齿未见明显异常。口外检查，患者上颌丰满度欠佳（图1～图4）。CBCT示：13-22缺失，缺牙区牙槽骨有不同程度的吸收（图5）。

2. 诊断　13-22缺失。

3. 治疗计划

（1）患者口腔卫生不佳，需行牙周基础治疗。

（2）采集患者面部软组织信息以及口内软硬组织信息，理想修复体位置，指导种植体的位置和方向，导板引导下在13-22植入3颗种植体。虚拟排牙，确定复制虚拟排牙信息，设计、制作临时修复与最终修复，实现以终为始的数字化治疗理念。

作者单位：四川大学华西口腔医院

通讯作者：蔡潇潇；Email: xcai@scu.edu.cn.

4. 治疗过程

（1）牙周治疗：由于该患者口腔卫生不佳，口内余留牙存在不同程度的菌斑和色素沉着，建议患者种植术前行牙周基础治疗。

（2）种植修复：①数字化诊断与设计：数字化扫描患者面部软组织数据、口内扫描数据与口内CBCT影像拟合，从而构建包含患者软硬组织信息的三维影像。在面部美学信息与口内信息指导下设计缺失牙的理想的三维位置及邻面接触点的位置（图6～图10）。以虚拟排牙为导向，对种植体的三维位置进行设计，并打印数字化外科导板；Salama等研究表明，种植体与桥体之间，牙槽嵴顶到牙龈顶点之间的龈乳头高度＜5.5mm；种植体与天然牙之间的龈乳头高度＜4.5mm；种植体之间的龈乳头高度＜3.5mm。基于以上理论，测量患者理想邻接点与现有牙槽嵴顶的距离可确定患者是否需要行垂直向骨增量，进一步选择合适的骨增量方式（图11，图12）。②数字化种植外科：局部麻醉，切开翻瓣，确定导板在口内可稳定就位后，在导板引导下逐级备洞，完成种植位点预备，在13、11、22位点分别植入Straumann 3.3mm×12mm种植体，检查种植体初始稳定性良好。旋入3.6mm×2mm的小高度愈合帽（图13～图15）。③牙槽嵴顶及唇侧植入Bio-Oss骨粉，覆盖Bio-Gide胶原膜引导骨组织再生，固定、减张、缝合切口（图16～图18）。术后CBCT示种植体三维位置良好（图19）。术后1周后拆线。④二期手术：一期术后5个月，行二期手术，CBCT见种植体骨结合良好。局部麻醉后，在导板指导下精准定位种植体位点，行局部小切口，旋下原愈合帽，旋入更高愈合帽，行微创二期手术，初期软组织成形（图20，图21）。⑤临时修复：二期术后4周数字化取模，复制虚拟排牙的牙冠形态设计制作临时修复体（图22），进入临时修复阶段，同时通过微调临时修复体塑形理想的牙龈形态（图23～图27）。⑥数字化取模和制作最终修复体：临时修复3个月后，再次行数字化取模，并复制临时修复体形态指导最终修复体的制作（图28～图30）。⑦最终修复：调殆，抛光，戴入氧化锆一体化桥，最终获得了理想的龈缘和充盈的龈乳头，实现了螺丝固位，患者对最终修复效果感到满意。戴牙后CBCT可见种植体周骨量良好（图31～图36）。

（3）随访：永久修复后复查，患者上颌种植体周软组织健康，龈缘协调对称、龈乳头充盈良好，唇侧牙弓轮廓丰满，骨组织无明显吸收，咀嚼功能良好。

二、结果

患者为35岁的男性，上颌美学区连续多颗牙缺失，口内余留牙口腔卫生不佳。术前通过多种数字化技术收集患者面部美学信息和口内信息，明确上颌前牙的三维位置指导虚拟排牙。并以虚拟排牙为导向，精准指导种植体设计及连续牙槽嵴骨高度的管理，数字化技术贯穿治疗的始终，保证了数据的精准复制和传递，最终获得了理想充盈的龈乳头，实现了“以终为始”的美学及功能可预期的精准种植修复。

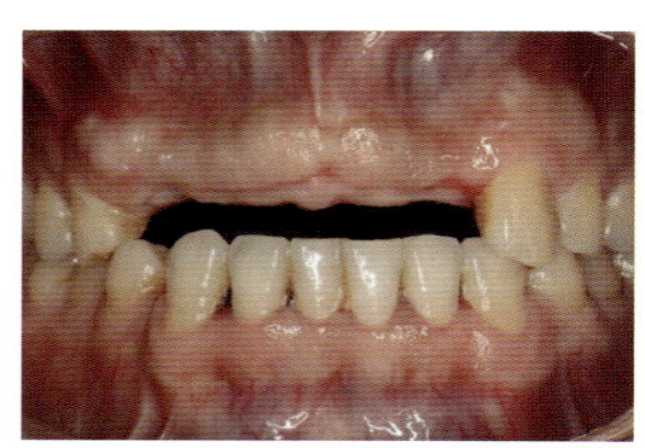
图1　初诊面部侧面像

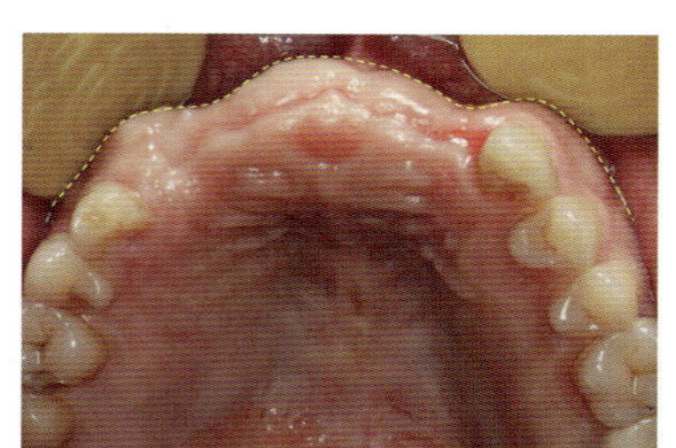
图2　初诊口内正面像

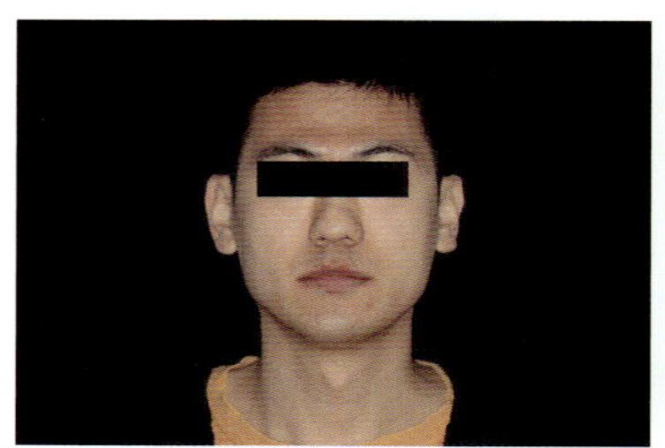
图3　初诊面部正面像

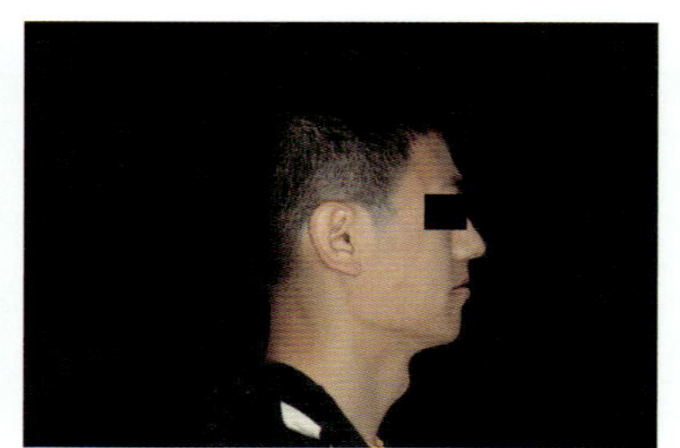
图4　初诊上颌殆面像

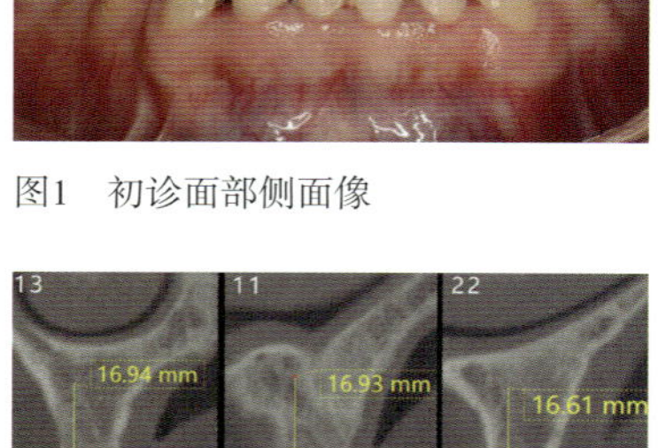

图5　术前CBCT可见种植位点骨量欠佳

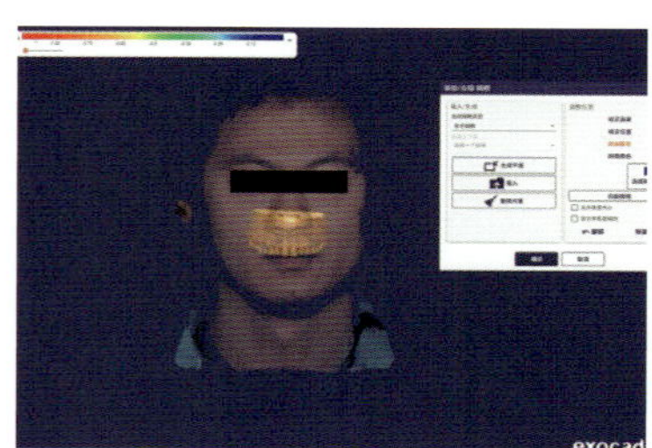

图6　面部扫描与口内扫描、CBCT、颞下颌运动数据拟合，构建虚拟患者

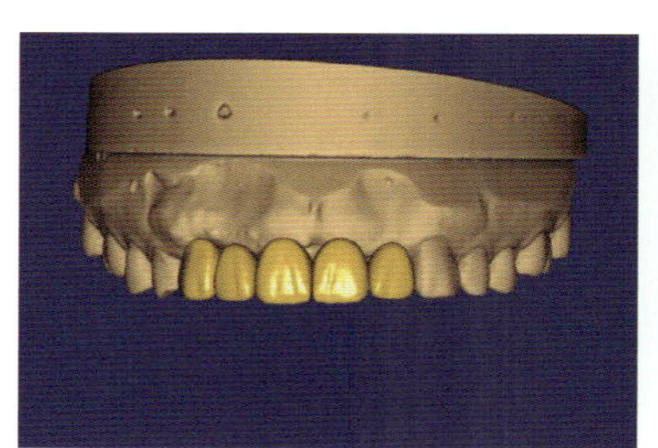
图7　数字化三维虚拟排牙

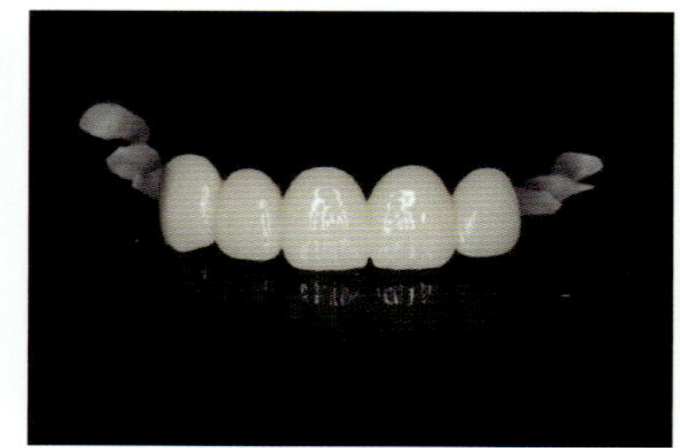
图8　根据虚拟排牙，CAD/CAM切削诊断义齿

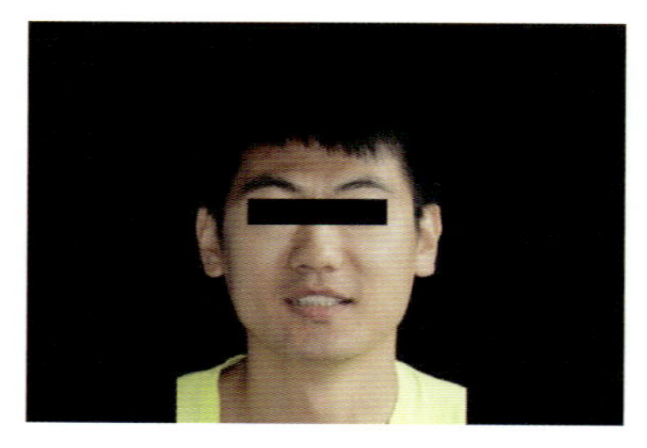
图9　戴入诊断义齿的正面像

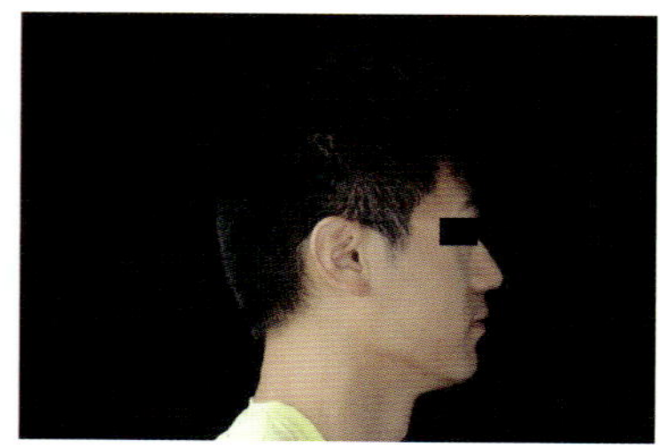
图10　戴入诊断义齿的侧面像

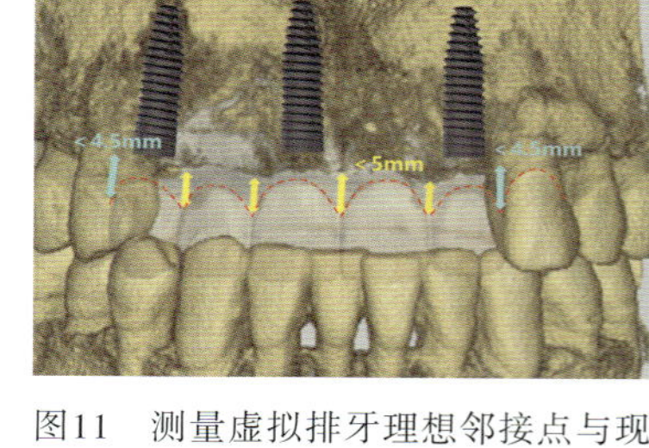
图11　测量虚拟排牙理想邻接点与现有牙槽嵴顶的距离，确定是否需行垂直向骨增量

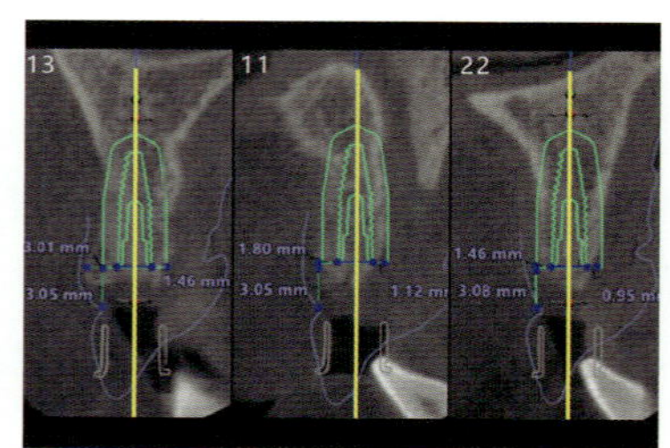

图12　以修复为导向，行种植体三维位置的设计

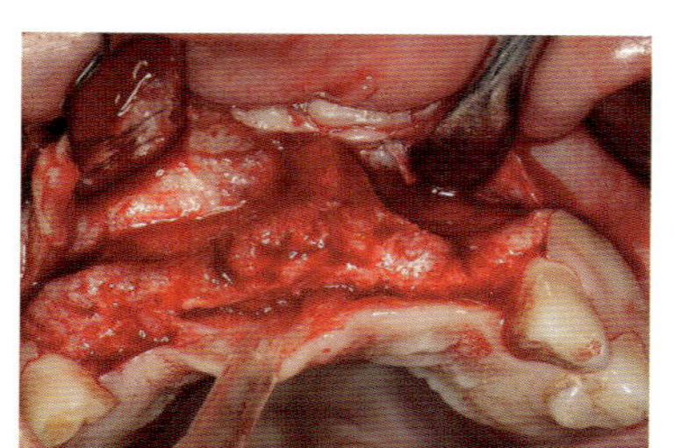
图13　局部麻醉，切开翻瓣

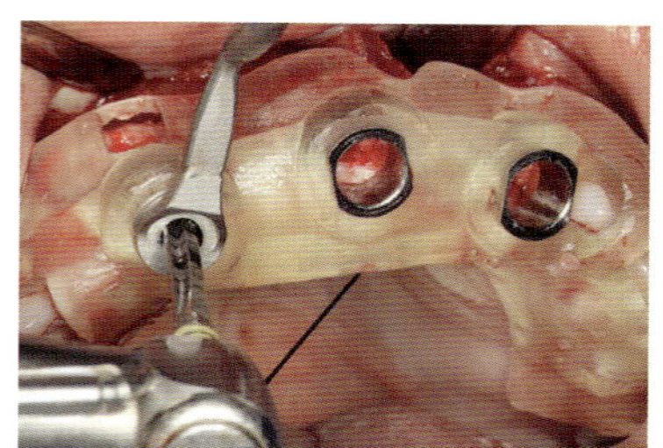
图14　数字化导板引导下逐级扩孔

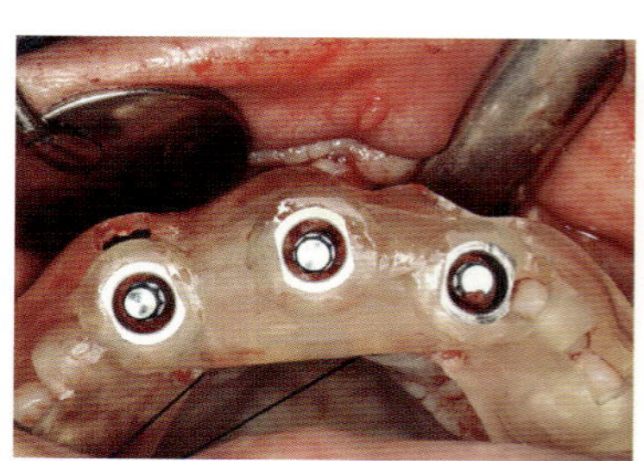
图15　导板引导下，植入种植体

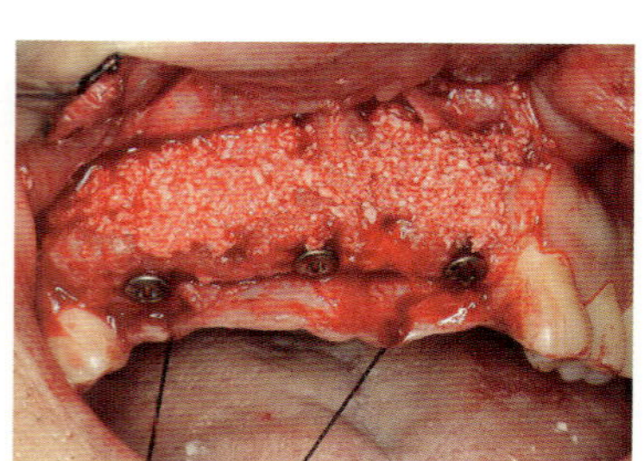
图16　旋入小高度愈合帽，唇侧覆盖Bio-Oss骨粉

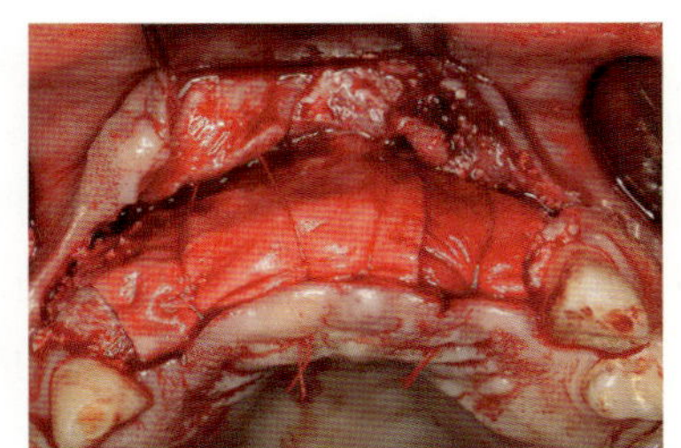
图17 覆盖Bio-Gide胶原膜

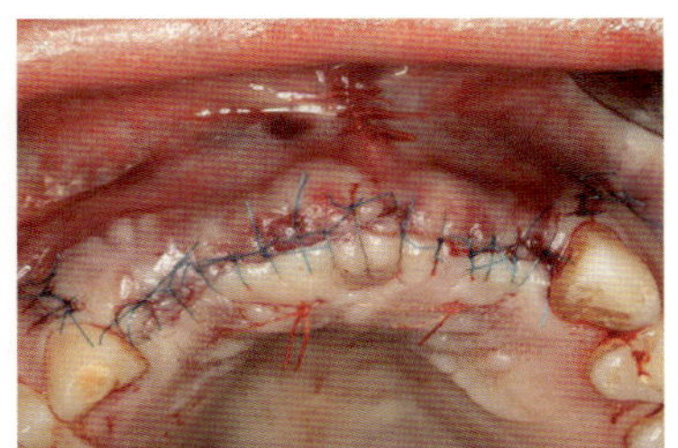
图18 创口关闭，严密缝合

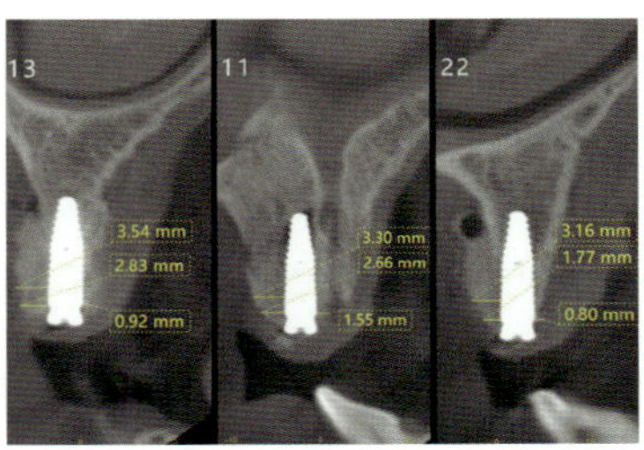

图19 术后CBCT可见种植体位置良好

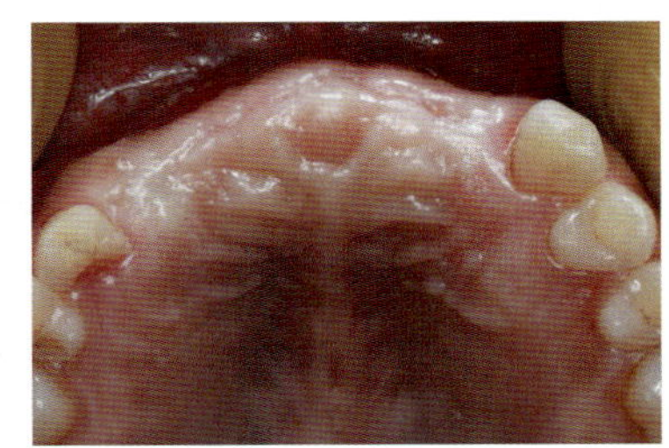
图20 二期术前口内正面像

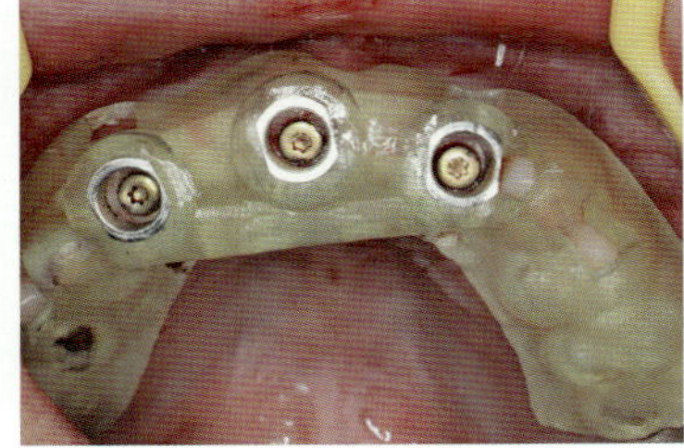
图21 导板指导下，嵴顶局部小切口行微创二期手术，愈合帽与导板呈圆心相对

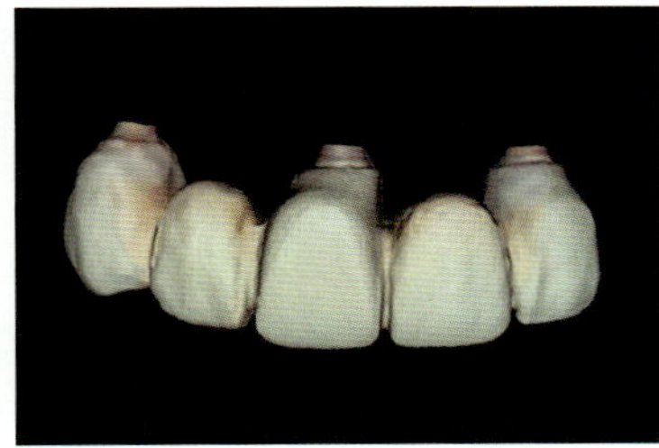
图22 二期术后4周，复制虚拟排牙牙冠形态行数字化临时修复

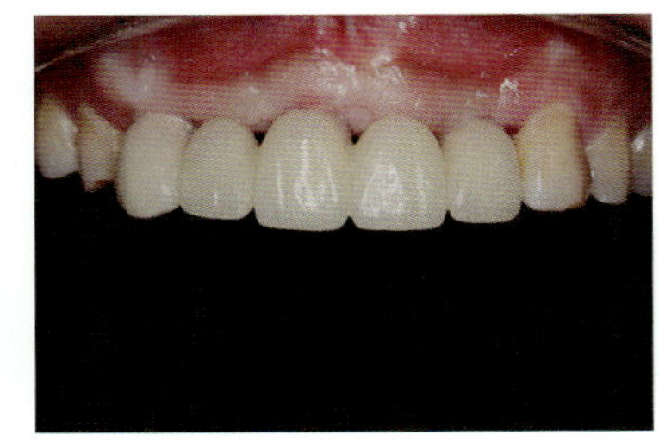
图23 口内戴入临时修复体，可见龈乳头充盈欠佳

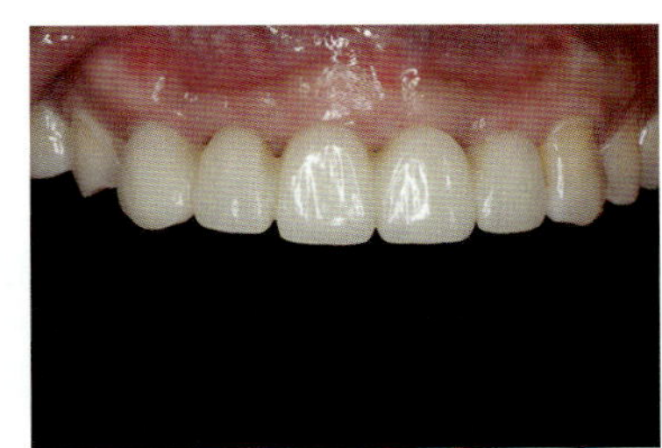
图24 临时修复体诱导塑形牙龈

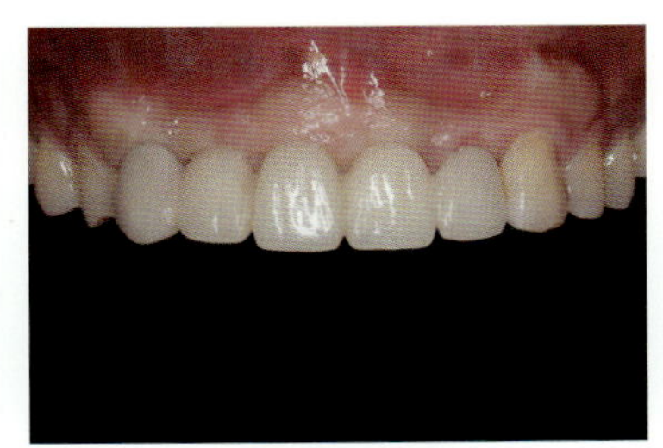
图25 临时修复体塑形牙龈，可见的龈乳头充盈，龈缘对称

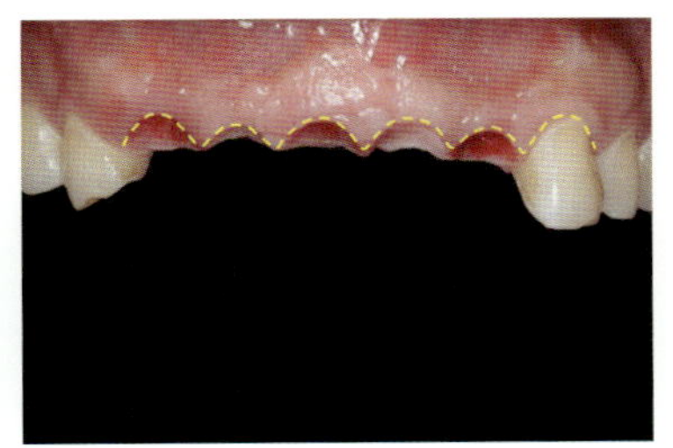
图26 扇贝状龈缘

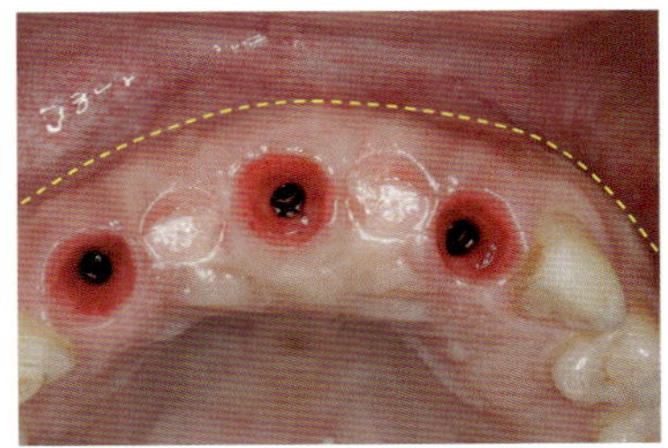
图27 良好的生理屏障

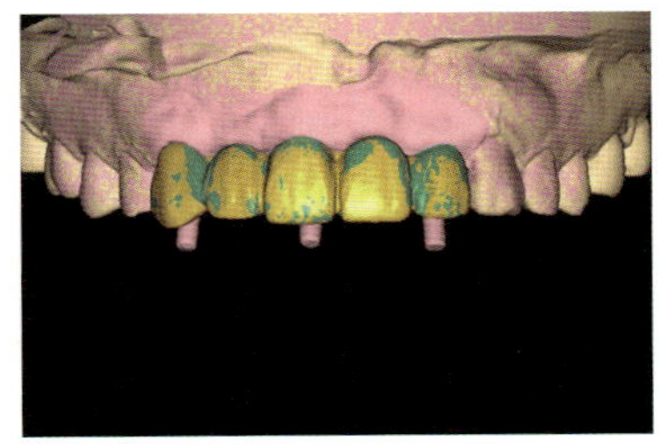
图28 数字化取模，获得种植体位置和临时修复体形态

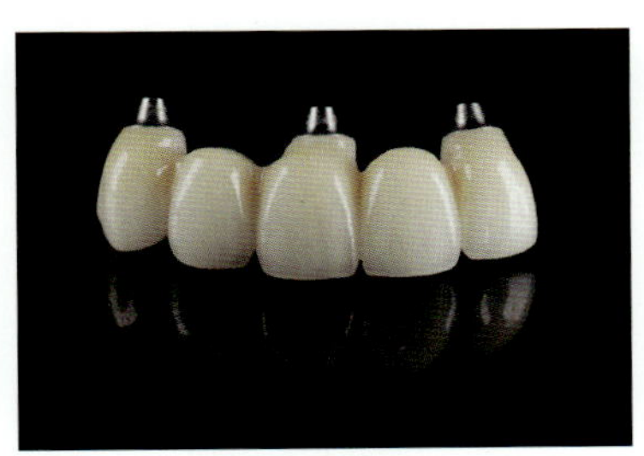
图29 CAD/CAM设计制作最终修复体

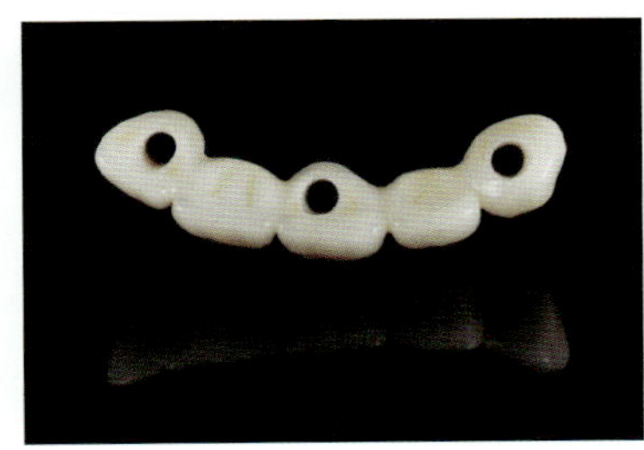
图30 最终修复体螺丝开孔位于舌侧

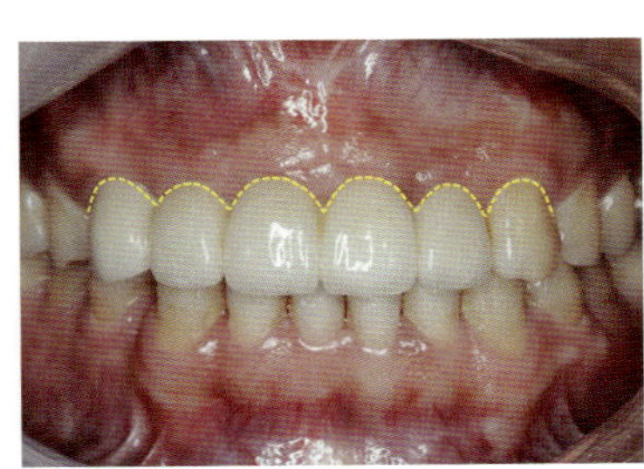
图31 戴入最终修复体，可见龈缘协调对称，龈乳头充盈

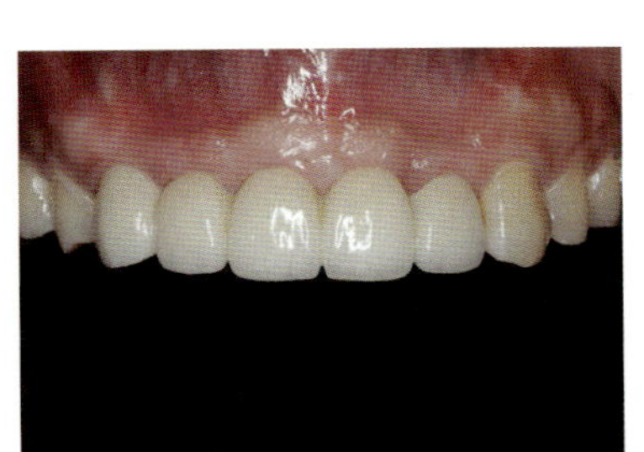
图32 良好的粉白美学

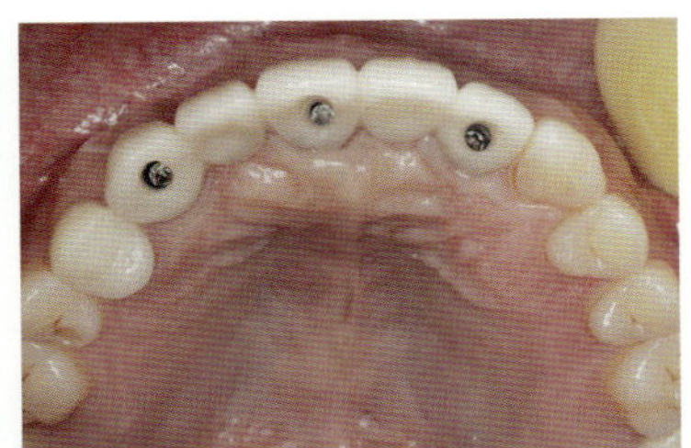
图33 实现了螺丝固位，骨弓轮廓良好

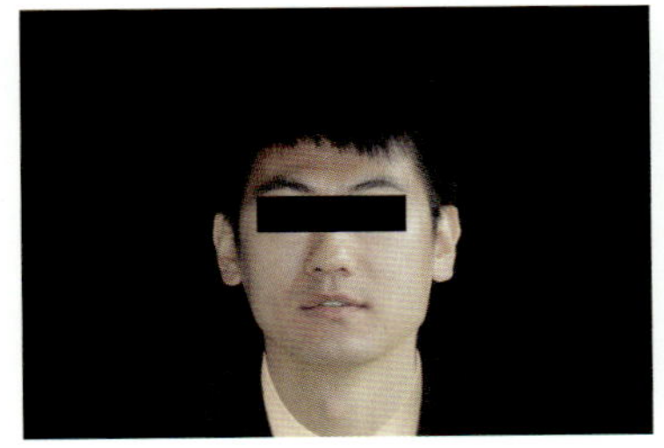
图34 戴入最终修复体正的面像

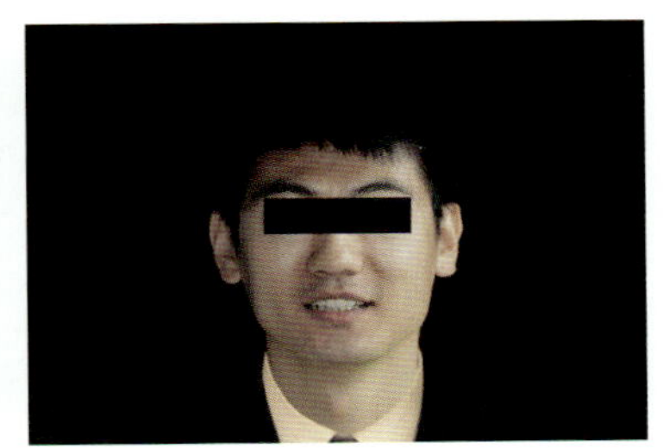
图35 戴入最终修复体正面微笑像

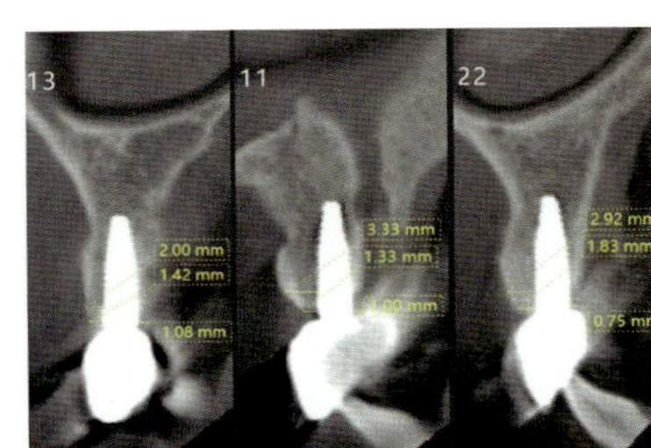

图36 戴入最终修复体后，CBCT可见种植体周骨量维持较好

三、结论

1. 数字化在种植治疗中的应用

数字化技术不仅大大降低了系统误差，实现了高可控的、高精度的、高预期的种植治疗；而且还降低了患者就诊次数，减少椅旁操作时间；修复效果更加直观，有利于医生与患者的交流，使整个治疗过程简便快捷。在本病例中，我们通过数字化面部、口内及模型扫描技术，以及CBCT、螺旋CT可获取患者头面部软硬组织信息，经软件拟合处理后构建虚拟患者，可更精确地完成数字化诊断与治疗方案设计，充分体现了“以修复为导向”的种植治疗理念，实现了“以终为始” 的精准种植修复。

2. 美学区连续缺失的龈乳头重建

上颌前牙美学区连续失牙的种植美学修复已成为临床关注的焦点和诊疗的难点。众所周知，缺牙区足够的软硬组织是种植修复取得良好功能和美观效果的前提，因前牙美学区连续失牙的患者常合并软硬组织缺损，种植修复需克服种植体唇侧轮廓塌陷、种植体与邻牙高度不协调、唇侧角化龈宽度不足、前庭沟浅等相关问题，增加了治疗的美学风险，提高了设计及操作难度。要想获得理想的美学效果，需要以修复为导向，用贯穿始终的微创理念，精准指导种植体三维位置和骨高度的管理，最终才能得到令人满意的软硬组织效果。本病例中，采用“以终为始”的数字化治疗流程，以理想修复体龈乳头高度精准指导垂直向骨高度管理，以数字化导板引导种植体精准植入，以理想虚拟排牙设计指导临时修复和最终修复的设计制作，还原最初设计，最终获得了理想的粉白美学和轮廓美学效果。

参考文献

[1] Harris Bryan T. Creation of a 3–dimensional virtual dental patient for computer–guided surgery and CAD–CAM interim complete removable and fixed dental prostheses: A clinical report[J]. J Prosthet Dent, 2017, 117(2):197–204.
[2] Hassan Bassam. Integrating 3D facial scanning in a digital workflow to CAD/CAM design and fabricate complete dentures for immediate total mouth rehabilitation[J]. J Adv Prosthodont, 2017, 9:381–386.
[3] Ji–Man Park. Integration of intraoral digital impressions with a 3D facial scan for anterior tooth rehabilitation[J]. J Prosthet Dent, 2018, 126(3):108–115.
[4] Sarver David M. Principles of cosmetic dentistry in orthodontics: Part 1. Shape and proportionality of anterior teeth[J]. Am J Orthod Dentofacial Orthop, 2004, 126:749–753.
[5] Oliveira Pedro Lima Emmerich. Details of pleasing smiles[J]. Int J Esthet Dent, 2018, 13:494–514.
[6] Olsson M. On the relationship between crown form and clinical features of the gingiva in adolescents[J]. J Clin Periodontol, 1993, 20:570–577.
[7] Fischer Kai R. On the relationship between gingival biotypes and supracrestal gingival height, crown form and papilla height[J]. Clin Oral Implants Res, 2014, 25: 894–898.
[8] Siqueira Sergio, Pimentel Suzana P, Alves Renato V, et al. Evaluation of the effects of buccal–palatal bone width on the incidence and height of the interproximal papilla between adjacent implants in esthetic areas[J]. J Periodontol, 2013, 84:170–175.
[9] Kawai ES, Almeida ALPF. Evaluation of the presence or absence of papilla between tooth and implant[J].Cleft Palate Craniofac J, 2008, 45:399–406.
[10] Tarnow DP, Cho SC, Wallace SS. The effect of inter–implant distance on the height of inter–implant bone crest[J]. J Periodontol, 2000, 71: 546–549.
[11] Pozzi A. The Implant Biologic Pontic Designed Interface: Description of the Technique and Cone–Beam Computed Tomography Evaluation[J]. Clinical Implant Dentistry & Related Research, 2015, 7 Suppl(2):e711.

早期种植同期GBR+多次-多种软组织增量治疗上颌前牙连续缺失1例

王妙贞 刘峰

摘要

目的：上颌前牙区连续多颗牙缺失导致的软硬组织吸收改建，由于其难以预料的美学修复效果，是种植医生面临的重大挑战。本文通过详细介绍1例多颗前牙缺失、水平向骨宽度不足病例诊疗经过，探讨在其中所应用的软硬组织重建外科技术及修复技术，为今后同类病例的临床治疗提供参考。**材料与方法：**以2019年6月于北京大学口腔门诊部综合科就诊的多颗前牙因重度牙周炎松动的一名年轻女性患者为研究对象，对患者进行病史采集、临床和影像学检查、美学分析，制订最终的治疗方案。本病例采用了早期种植同期引导骨组织再生（GBR）、自体上皮下结缔组织移植（CTG）、同种异体脱细胞真皮基质移植、早期修复诱导软组织成形、数字化同源基台等技术，最终完成较为成功的个性化美学修复。**结果：**2颗种植体植入后6个月内，均无感染、松动，边缘骨稳定，骨结合良好，种植体周未见明显密度减低影；修复完成后软组织健康，粉白美学效果俱佳，患者满意。**结论：**美学区连续多颗牙缺失的种植修复病例，需在治疗前对患者进行全面的风险评估，并制订合理的治疗计划。本病例采用早期种植同期GBR植骨以重建萎缩牙槽嵴，并通过2次软组织移植手术恢复美学轮廓，并在软组织初步愈合的早期介入临时修复诱导软组织成形，最后采用过渡修复体的数据制作同源修复体，减小了修复体制作难度、实现了穿龈轮廓的准确复制，维持了经过过渡修复体塑形获得的理想龈缘曲线，从而最终获得理想的种植美学修复效果。

关键词：美学区种植；引导骨组织再生；CTG、软组织移植

一、材料与方法

1. 病例简介 28岁女性患者。主诉：因上颌前牙牙龈反复“鼓包”伴牙齿松动于我院就诊。患者经牙体牙髓专业检查诊断建议拔除后修复治疗，希望行种植体支持固定修复，并期待获得良好美学效果。口内检查：12-22 Ⅲ 度松动，伴唇侧瘘管（图1，图2）。CT示：根尖大面积密度减低影，唇侧骨板大量破坏（图3）。

2. 诊断 12、11、21、22重度牙周炎。

3. 治疗计划

对于美学区种植病例首先要进行美学分析，该患者切缘曲线与口唇形态相协调（图4）；11、12因牙周炎扇形移位，存在2mm散在间隙；21、22牙冠形态协调美观，且21牙冠长宽比为0.68，符合美学标准（表1）。因此可以以21、22为最终治疗目标，并复制到对侧，制作诊断性过渡义齿。

12、11、21、22拔除后2个月软组织愈合的早期种植同期GBR，种植位点为11、22。考虑到连续多牙缺失，骨增量恢复骨弓轮廓丰满度程度有限，计划在后期行结缔组织移植以进一步增加软组织丰满度，并通过增加牙槽嵴顶软组织厚度，从而一定程度上增加龈乳头高度。患者存在散在间隙及“黑三角”，为了关闭间隙，修复体邻接触区上调。

表1 术前评估表

项目	评估
唇线	低位笑线
牙龈曲线	直线型
切端曲线	弧形
牙齿形态	方圆形
邻牙	相对正常
软组织	中厚型，扇形
	角化龈充足
	瘘管
	唇系带：附着位置正常
骨缺损	水平向骨缺损
	邻牙（13、23）无附着丧失
缺牙区宽度	间隙充足
咬合	深覆殆，浅覆盖
功能	基本正常

作者单位：北京大学口腔医院

通讯作者：刘峰；Email: dentistliufeng@126.com

4. 治疗过程

（1）在治疗前明确治疗计划、治疗流程、周期、手术创伤、费用及美学预期。患者知情同意，完善术前准备。

（2）微创拔牙：不翻瓣微创拔牙，搔刮拔牙窝，去除肉芽及瘘管，过氧化氢与生理盐水交替冲洗，充分清创。佩戴压膜式过渡义齿。

（3）种植+GBR：拔牙后2个月可见软组织愈合良好，牙槽嵴扁平，CT显示牙槽骨高度尚可，宽度不足（图5～图7）。于牙槽嵴顶稍偏腭行水平切口，13、23沟内切口+远中轴角处垂直松弛切口至前庭沟，翻全厚瓣，充分减张，以修复为导向逐级备洞，分别于11、22位点植入Thommen Element 4.0mm×11mm、3.5mm×11mm种植体各1颗，上封闭螺丝（图8）。于术区附近收集自体骨屑与人工骨混合，覆盖于骨缺损区，盖屏障膜，骨膜缝合固定，水平褥式缝合+间断缝合，无张力关闭创口（图9～图11）。佩戴诊断性过渡义齿（图12）。术后CBCT显示良好的种植体三维位置以及良好的骨增量效果，骨弓轮廓完善恢复（图13）。

（4）CTG+ADM：种植术后6个月复查，创口愈合良好，唇侧丰满度不足，计划通过软组织移植增加丰满度和高度（图14）。牙槽嵴顶偏腭侧水平切口，唇侧潜行分离制作半厚瓣。在唇侧大范围轮廓缺陷区域移植同种异体脱细胞真皮基质（ADM），于美学核心区牙槽嵴顶移植自体上皮下结缔组织，缝合固定（图15～图19）。

（5）二期手术+ADM：软组织移植术后2个月复查，唇侧丰满度有所增加，但尚未达到理想水平（图20）。在二期手术同期再次行软组织移植。于牙槽嵴顶偏腭侧水平切口，唇侧潜行分离制作半厚瓣，取出封闭螺丝，安装口内扫描杆制取数字印模，之后替换成愈合基台；于唇侧移植ADM，缝合固定（图21～图24）。

（6）过渡修复塑形：二期手术后2周拆线（图25），同时戴入临时修复体。开放邻面通道，便于龈乳头塑形（图26）。

（7）永久修复：过渡修复2个月后，可见龈乳头高度有所恢复，达到满意美学效果（图27）。采用过渡修复体的数据，更换永久修复材料，制作并戴入永久修复体（图28）。

二、结果

治疗完成后达到较理想的、协调的粉白美学效果（图29，图30）。

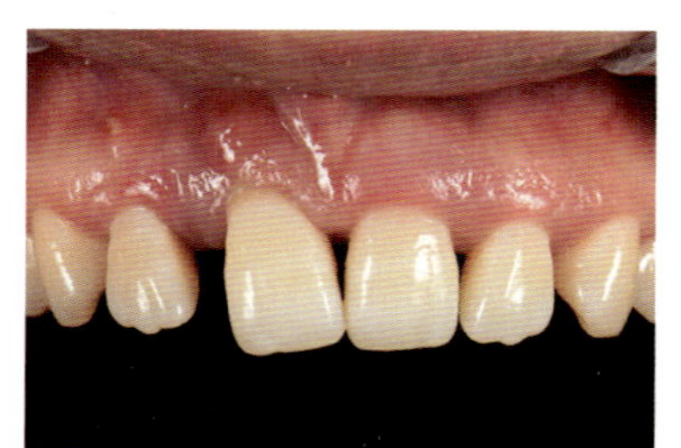

图1　口内检查示11、12唇侧瘘管

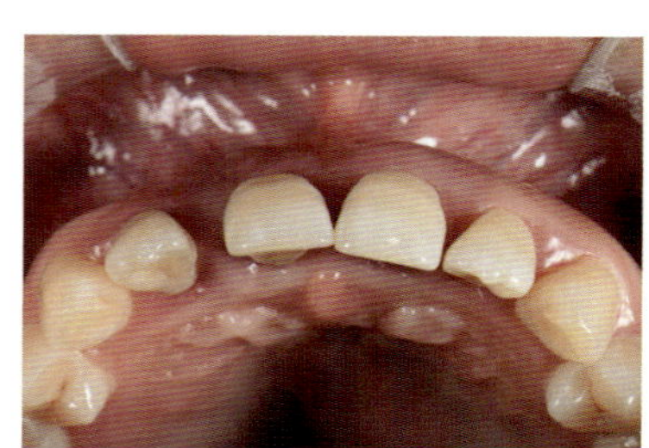

图2　殆面观示11、12略欠丰满，21、22唇侧丰满度可

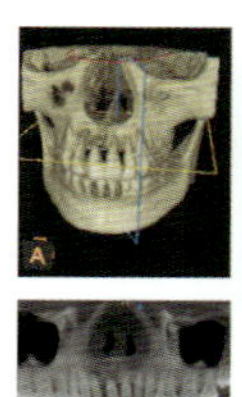

图3　CBCT显示11、12根尖周大面积低密度影，21、22根方骨量不足

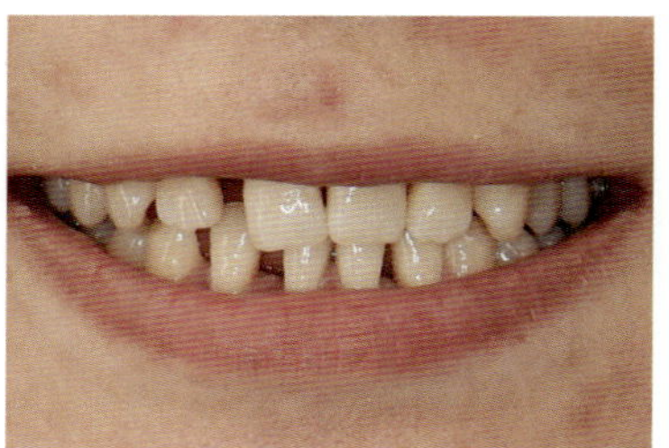

图4　正面微笑像显示该名患者现有切缘曲线弧形向下，与口唇形态相协调

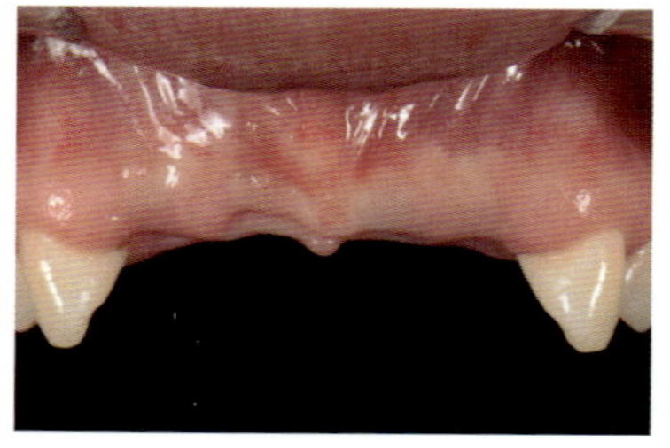

图5　牙齿拔除2个月后，软组织愈合良好

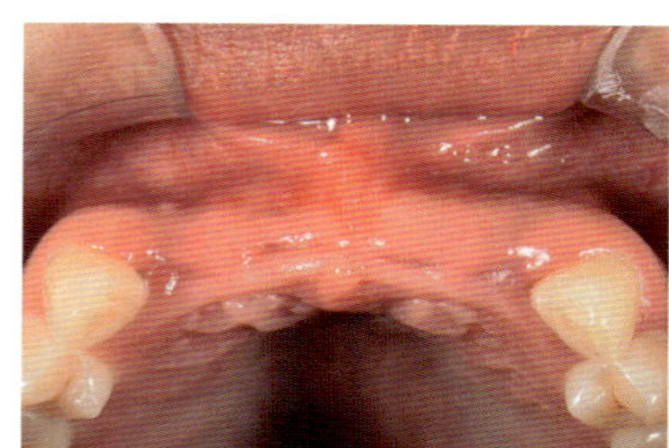

图6　殆面像示唇侧丰满度严重不足

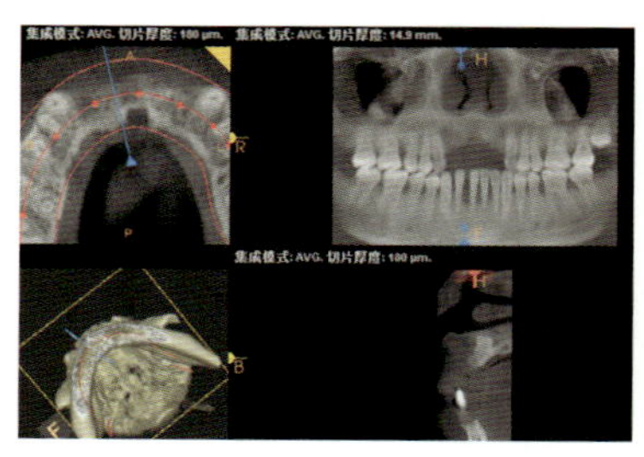

图7　CBCT显示牙槽骨丰满度严重不足，垂直高度尚可

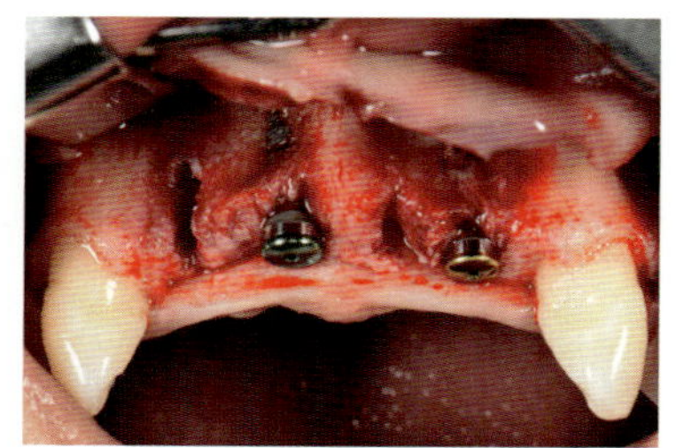

图8　翻全厚黏骨膜瓣后，逐级备洞，于11、22位点分别植入1颗种植体

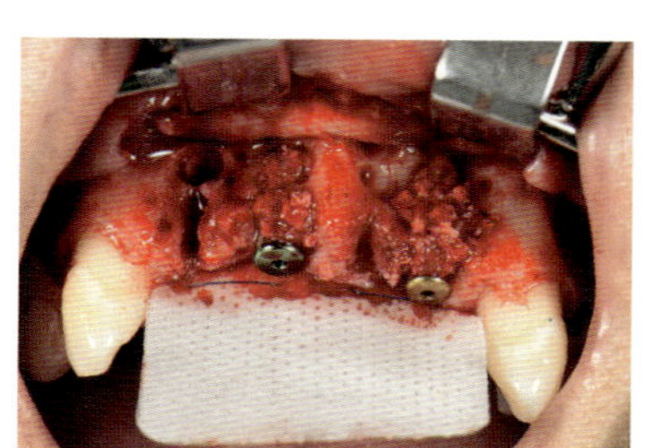

图9　于腭侧固定屏障膜，于种植体唇侧覆盖颗粒状自体骨

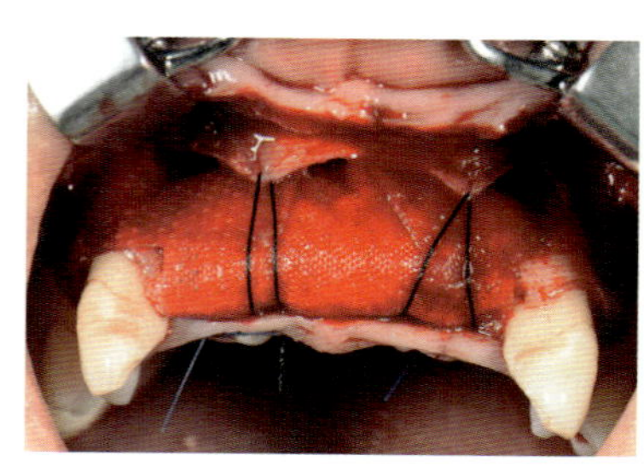

图10　表面覆盖DBBM骨粉，通过骨膜褥式缝合固定缝线

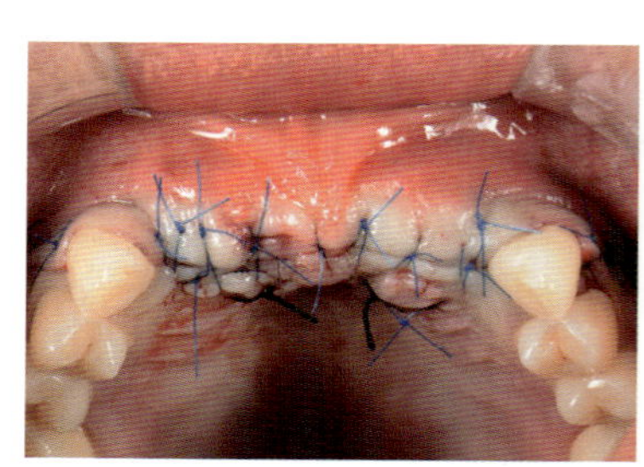

图11　无张力缝合关闭创口

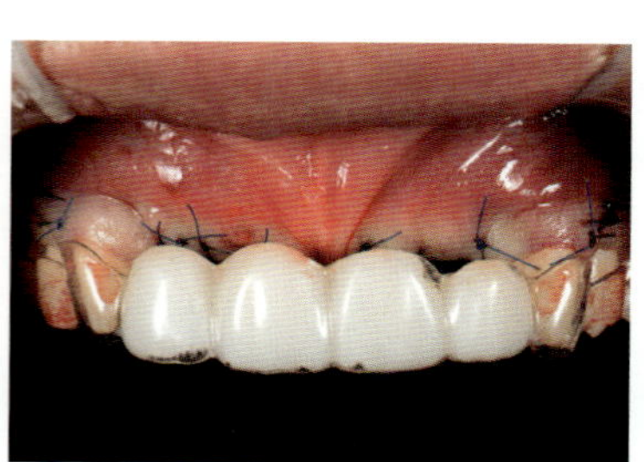

图12　制作并戴入压膜式过渡修复体

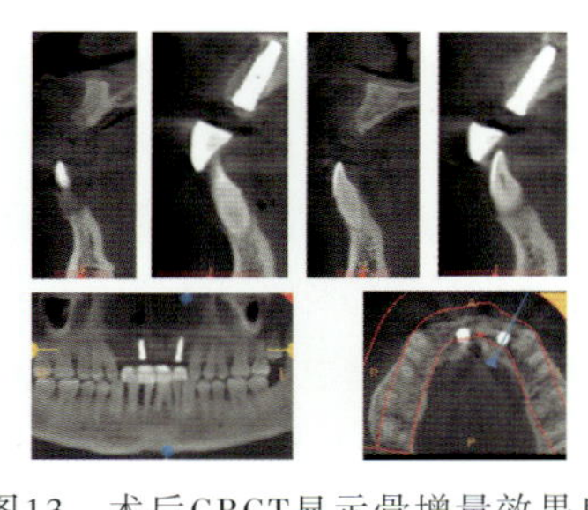
图13　术后CBCT显示骨增量效果良好，种植体三维位置理想

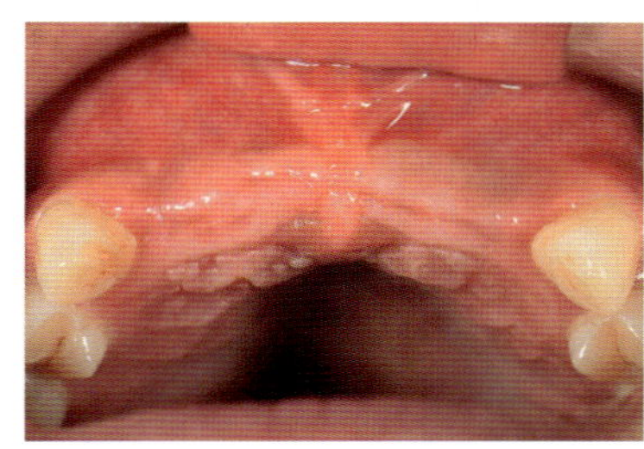
图14　术后6个月软组织丰满度欠佳

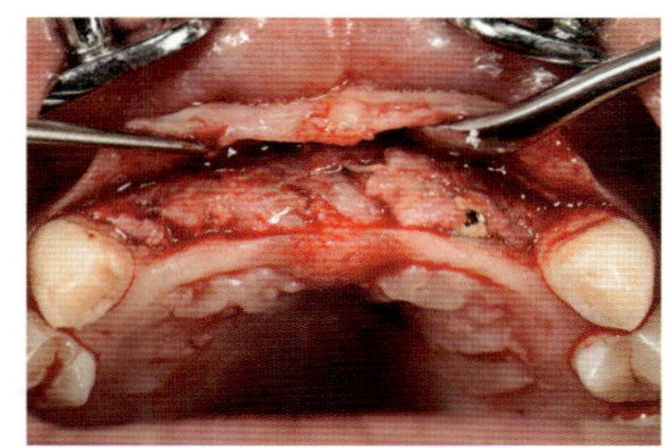
图15　于牙槽嵴顶至唇侧潜行剥离，制备信封半厚瓣

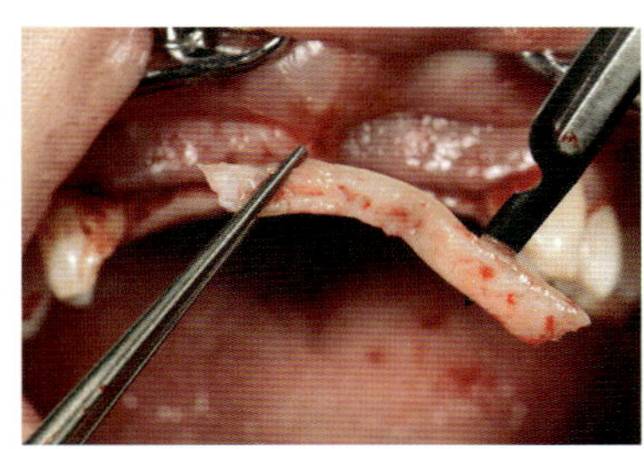
图16　于腭部去上皮法取得条带状CTG

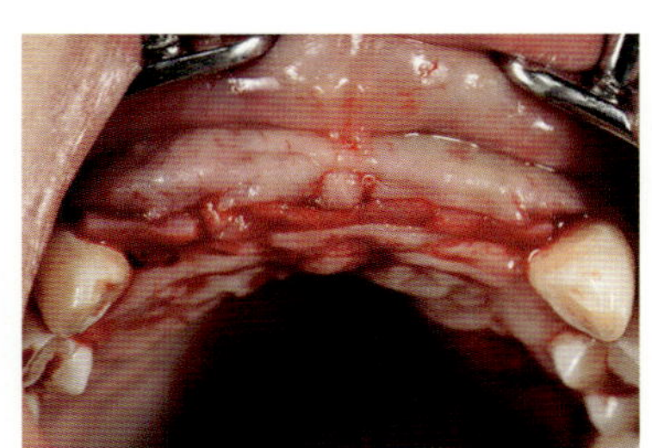
图17　将脱细胞真皮基质（ADM）放置于唇侧口袋瓣内

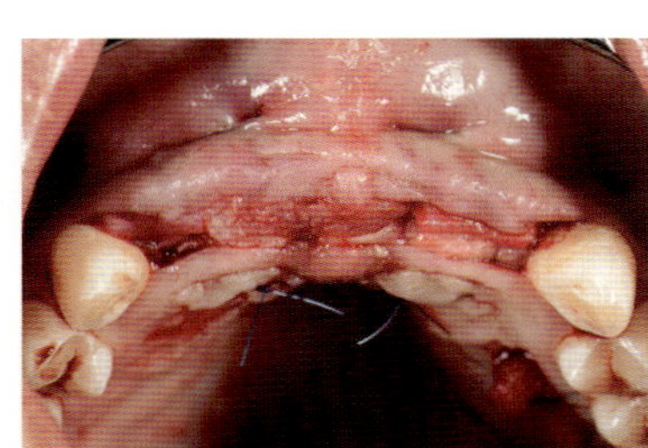
图18　将CTG放置于牙槽嵴顶

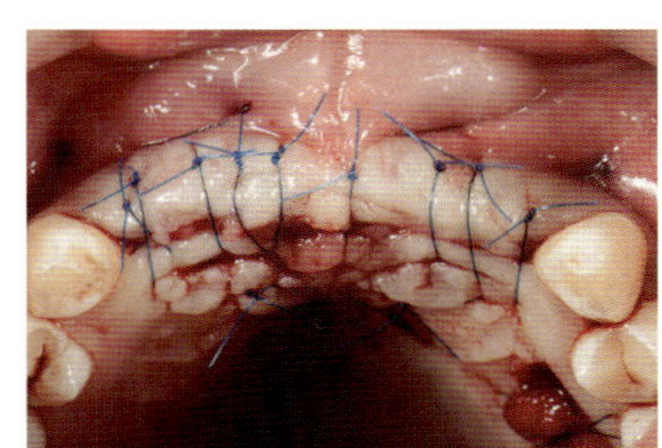
图19　根方水平褥式缝合+间断缝合，关闭创口

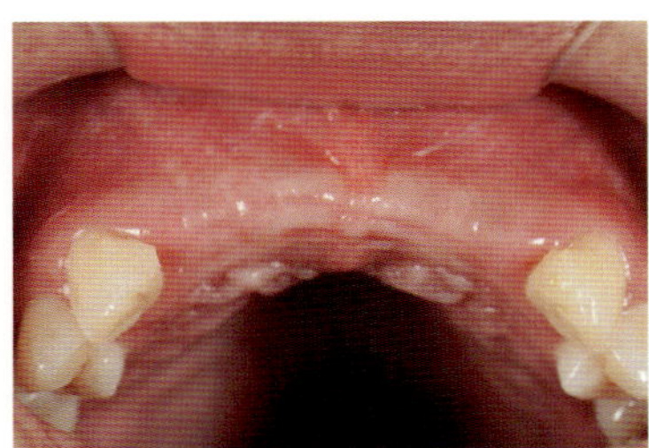
图20　软组织移植术后2个月，丰满度仍稍有欠缺

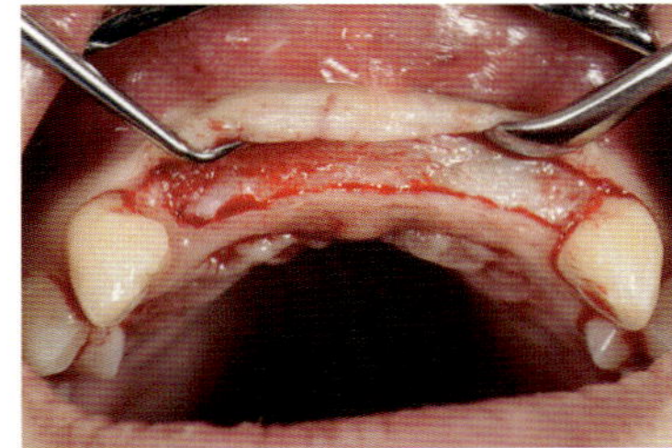
图21　于牙槽嵴顶至唇侧潜行剥离，制备半厚瓣

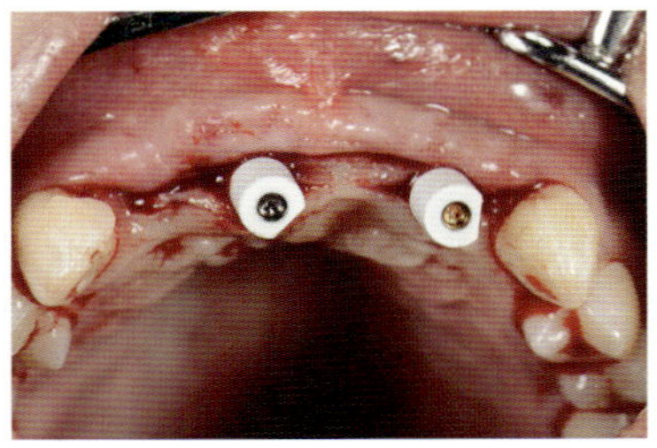
图22　暴露封闭螺丝，置扫描杆，采集数字印模

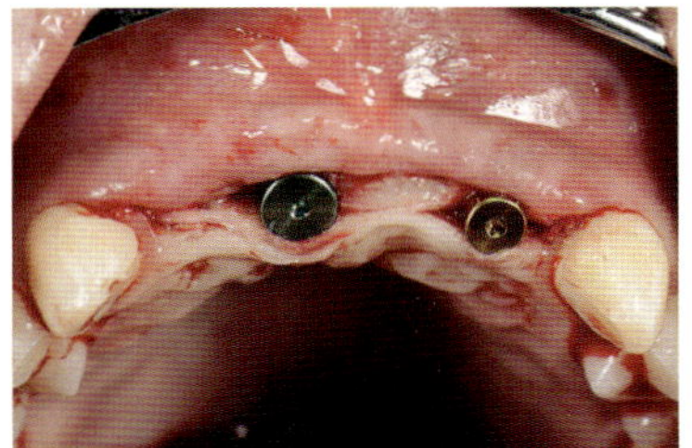
图23　上愈合基台，将ADM放置于唇侧半厚瓣内

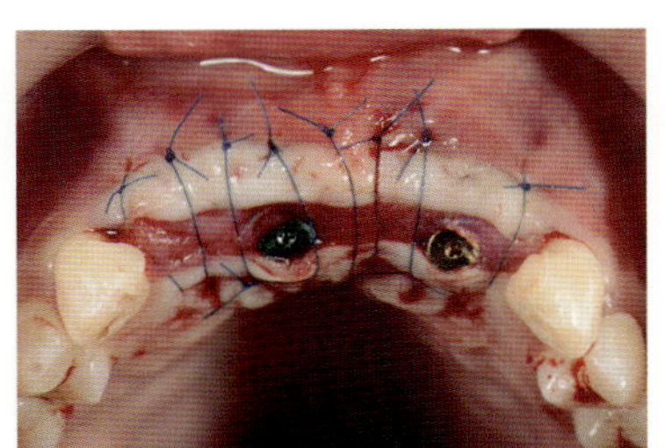
图24　缝合固定

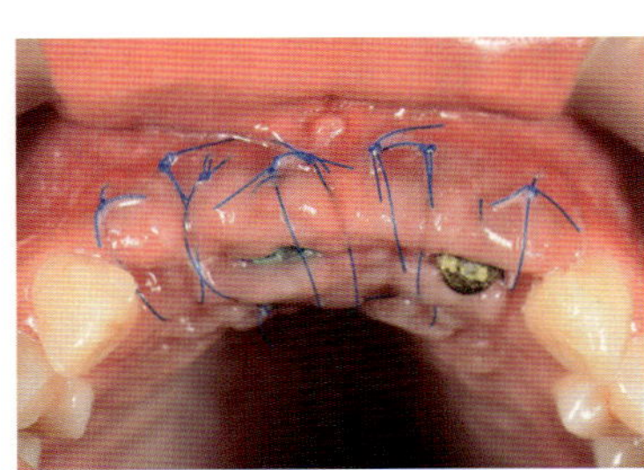
图25　术后2周拆线，创口愈合良好，软组织丰满度及龈缘高度均有所改善

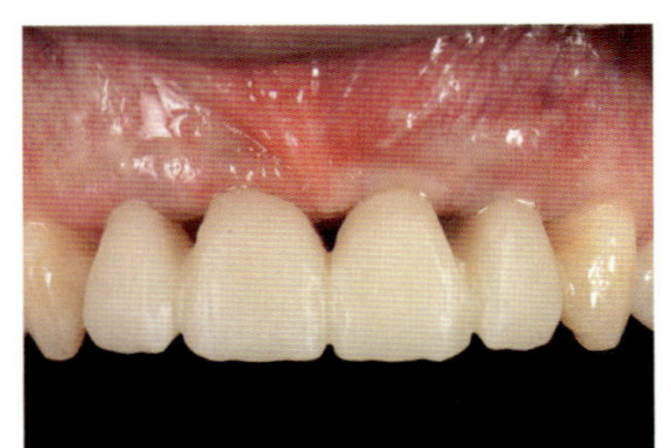
图26　拆除缝线，戴入CAD/CAM制作的种植体支持式过渡修复体，可见三角间隙

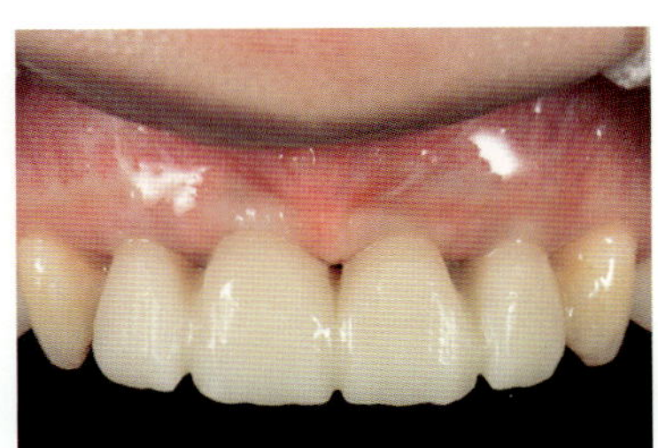
图27　临时修复体戴入2个月，龈乳头高度有所恢复，三角间隙关闭

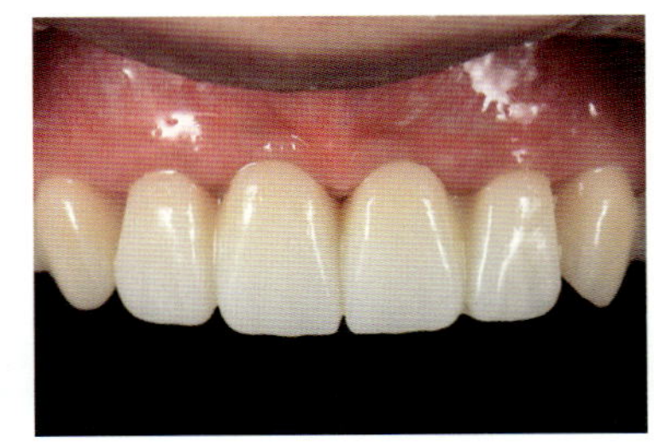
图28　利用过渡修复体数据加工数据同源永久修复体，戴入口内，可见理想粉白美学效果

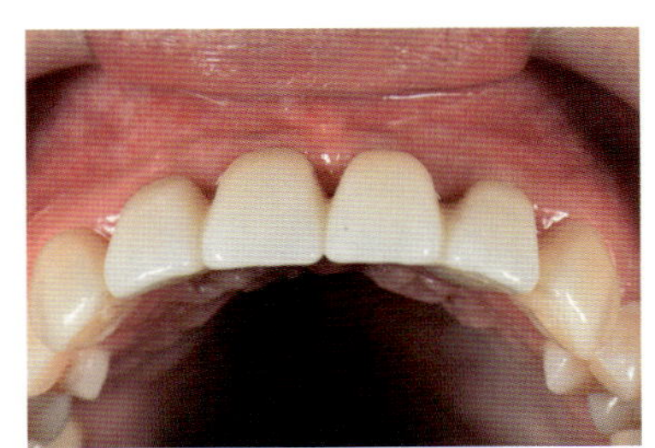
图29　唇侧丰满度良好

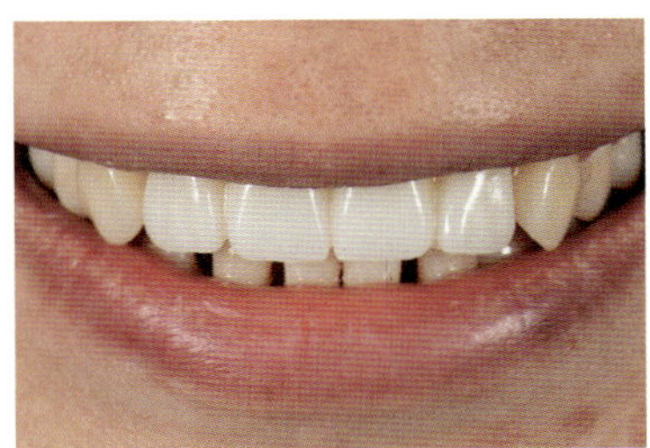
图30　正面微笑像显示切缘曲线与唇线协调，美学效果良好

三、讨论

牙齿拔除之后伴随而来的牙槽嵴萎缩是种植修复需要面对的挑战。重度萎缩的牙槽骨可能带来功能和美学上的问题。GBR是被大量文献证实能有效修复缺损牙槽嵴的外科手段。系统性综述结果显示，应用可吸收膜进行水平向骨增量，平均愈合7.3个月后，水平向骨宽度平均增加4.2mm，平均并发症发生率为18.9%。在术后12~60个月的随访期内，种植体存留率97%~100%不等。根据动物实验组织学研究的结果，对于水平向骨宽度不足但为有利型骨缺损的病例，颗粒状自体骨混合DBBM，表面覆盖可吸收膜，该术式能获得理想的骨增量效果。2013年发表的纳入25名患者的病例系列研究结果显示，使用膜钉固定可吸收膜进行GBR“香肠”植骨，术后平均可增加5.68mm的水平向骨宽度，在近2年的随访期内，种植体存留率为100%。GBR植骨之后，软组织瓣复位和关闭对植骨区域产生压迫，植骨体积即刻损失22.9%±21.2%（SD），术后7.5个月观察到进一步植骨体积的损失，平均37%~46.9%。因此，在骨增量阶段强调稍过量植骨，以补偿后续的骨吸收。

但是，仅凭GBR植骨有时并不能获得完全的美学轮廓恢复，有学者认为43%的轮廓扩增效果归功于软组织移植。目前认为，软组织移植的“金标准”为上皮下结缔组织。通过上皮下结缔组织移植，可以增加种植体周软组织厚度（平均增加1.03mm）；维持龈缘高度；对基台良好的遮色作用；维持美学轮廓等作用。但是由于解剖条件限制，从腭部能取得的结缔组织量有限。对于连续多颗牙缺失，需要的移植物量较大的情况下，可以考虑联合应用生物替代材料，如脱细胞真皮基质（ADM）、胶原基质（CM）等。1篇纳入20名患者的队列研究结果显示，二期手术同期ADM移植，术后平均轮廓扩增（0.77±0.65）mm，65%的患者在术后2年随访期与术前相比，软组织轮廓至少增加0.5mm。Batista EL等观察到使用ADM进行轮廓扩增，体积收缩率为40%，在术后前3个月体积收缩最显著，之后趋于稳定。但是对于生物替代材料的长期体积稳定性，还需要进一步的研究和长期的追踪。

四、结论

对于连续多颗牙缺失的上颌前牙区种植修复病例，可参考此流程获得较理想的软硬组织重建效果及协调的粉白美学效果。

参考文献

[1] Benic GI, Hämmerle CH. Horizontal bone augmentation by means of guided bone regeneration[J]. Periodontology 2000, 66(1):13–40.
[2] Sanz-Sánchez, Ortiz-Vigon A, Figuero E, et al. Effectiveness of Lateral Bone Augmentation on the Alveolar Crest Dimension: A Systematic Review and Meta-analysis[J]. Journal of Dental Research: Official Publication of the International Association for Dental Research, 2015, 94(9):S128–S142.
[3] Simone FM, Dieter DB, David LC, et al. The influence of collagen membrane and autogenous bone chips on bone augmentation in the anterior maxilla: a preclinical study[J]. Clinical Oral Implants Research, 2016, 28(11):1368–1380.
[4] Urban IA, Nagursky H, Lozada JL, et al. Horizontal ridge augmentation with a collagen membrane and a combination of particulated autogenous bone and anorganic bovine bone-derived mineral: a prospective case series in 25 patients[J]. International Journal of Periodontics & Restorative Dentistry, 2013, 33(3):299–308.
[5] Javier Mir-Mari, Hu Wui, Ronald EJ, et al. Influence of blinded wound closure on the volume stability of different GBR materials: an in vitro cone-beam computed tomographic examination[J]. Clinical Oral Implants Research, 2016, 27(2):258–265.
[6] Mordenfeld A, Johansson CB, Albrektsson T, et al. A randomized and controlled clinical trial of two different compositions of deproteinized bovine bone and autogenous bone used for lateral ridge augmentation[J]. Clinical Oral Implants Research, 2014, 25(3):310–320.
[7] Schneider D, Grunder U, Ender A, et al. Volume gain and stability of peri-implant tissue following bone and soft tissue augmentation: 1-year results from a prospective cohort study[J]. Clinical Oral Implants Research, 2011, 22(1):28–37.
[8] Thoma DS, Buranawat B, Hämmerle C, et al. Efficacy of soft tissue augmentation around dental implants and in partially edentulous areas: a systematic review[J]. Journal of Clinical Periodontology, 2014, 41(15):S77–S91.
[9] Lin CY, Chen Z, Pan WL, et al. Impact of timing on soft tissue augmentation during implant treatment: A systematic review and meta-analysis[J]. Clinical Oral Implants Research, 2018, 29(5):508–521.
[10] Yoshino S, Kan J, Rungcharassaeng K, et al. Effects of connective tissue grafting on the facial gingival level following single immediate implant placement and provisionalization in the esthetic zone: a 1-year randomized controlled prospective study[J].International Journal of Oral & Maxillofacial Implants, 2014, 29(2):432–440.
[11] Rungcharassaeng K, Kan JY, Yoshino S, et al. Immediate implant placement and provisionalization with and without a connective tissue graft: an analysis of facial gingival tissue thickness[J]. International Journal of Periodontics & Restorative Dentistry, 2012, 32(6):657–663.
[12] Grunder U. Crestal ridge width changes when placing implants at the time of tooth extraction with and without soft tissue augmentation after a healing period of 6 months: report of 24 consecutive cases[J]. Int J Periodontics Restorative Dent, 2011, 31(1):9–17.
[13] Fischer KR, Testori T, Wachtel H, et al. Soft tissue augmentation applying a collagenated porcine dermal matrix during second stage surgery: A prospective multicenter case series[J]. Clin Implant Dent Relat Res, 2019, 21(5):923–930.
[14] Batista EL, Batista FC, Novaes AB. Management of soft tissue ridge deformities with acellular dermal matrix. Clinical approach and outcome after 6 months of treatment[J]. J Periodontol, 2001, 72(2):265–273.

盾构技术在前牙美学区连续缺失即刻种植中的应用

段思意 汤雨龙

摘要

目的：评估使用盾构技术联合即刻种植即刻修复治疗外伤导致的美学区连续缺失病例1例。**材料与方法**：11、21冠斜折，采用盾构技术部分保留患牙唇侧牙片，于拔牙窝偏腭侧即刻植入Nobel Replace CC 3.5mm×13mm NP种植体，初始稳定性30～35N·cm，跳跃间隙内植入Bio-Oss骨粉，术后椅旁制作并戴入临时修复体联冠，完成即刻修复。术后9个月再次修整唇侧牙片高度，重新制作种植过渡义齿进而二次牙龈塑形，术后19个月个性化取模、比色，术后20个月完成Nobel ASC螺丝基台及Nobel Procera全瓷冠最终修复。**结果**：种植体与唇侧根片之间有新骨形成，种植体周软硬组织均未出现退缩性改变，尤其是唇侧扇贝状隆起保持依旧理想，影像学可见种植体唇侧根片及骨板均保存完整。**结论**：盾构技术通过保留部分牙体组织，从而保留了唇侧菲薄的束状骨，这对于连续缺失即刻种植术后种植体间龈乳头萎缩和薄龈型龈缘的退缩起到了非常好的"留根固龈"作用，是即刻种植众多技术演化中一项极好的技术方案。

关键词：即刻种植；即刻修复；美学区；盾构技术；牙根部分保留术

一、材料与方法

1. **病例简介** 19岁男性患者。主诉：自行车运动员，训练中从自行车上摔落致两颗上颌中切牙冠折，要求固定修复。口内检查：11、21冠斜折，腭侧断面位于龈下2～3mm，11牙根略扭转，缺牙区近远中距离19mm，殆龈距9mm，两颗牙齿龈缘高低不一致，中厚龈生物型，笑线中等，牙周健康，余牙无异常，11、21已行根管治疗，玻璃离子暂封（图1，图2）。术前CBCT示：11、21唇侧嵴顶骨板菲薄，根中至根尖段可见骨板，厚度不足1mm，根尖区骨量充足，可用骨高度为18～21mm，根尖无阴影，骨质分类为Ⅱ类（图3）。

2. **诊断** 11-21冠折。

3. **治疗计划** 根据2013年ITI指南，美学风险评估为中等风险（表1）。采用InVivo 5.3.4软件模拟种植体植入手术，预估种植体相对于残根的位置以及修复体开孔位置，测量并确定种植体距唇侧和鼻底距离及植入深度，拟行11、21盾构技术同期行即刻种植即刻修复（图4）。

4. **治疗过程**

（1）手术过程：局部麻醉下采用抛光车针调磨降低牙根断面，使其位于龈下1～1.5mm（图5），然后采用金刚砂长车针，沿根管偏唇侧，沿着近远中向弧形磨切牙根，使唇侧根片厚度约为根管至唇侧1/2厚度，保留唇侧余留牙片呈弧形，侧翼0.5mm厚、中央1.5mm厚（图6，图7）。微创拔除腭侧牙根，在拔牙窝偏腭侧骨面斜坡上球钻定点，侧切钻备洞（图8），植入Nobel Replace CC 3.5mm×13mm NP种植体，初始稳定性30～35N·cm，跳跃间隙＞2mm，旋入临时基台，并在种植体与根面的跳跃间隙内植入Bio-Oss骨粉（图9）。术后即刻CBCT可见种植体唇侧骨粉加牙片厚度＞3mm，种植体紧贴腭侧（图10）。

（2）即刻修复：术后即刻椅旁制作并戴入临时修复体联冠，唇侧开

表1 美学风险评估

美学风险因素	风险水平		
	低	中	高
健康状况	健康，免疫功能正常		免疫功能低下
吸烟习惯	不吸烟	少量吸烟，＜10支/天	大量吸烟，＞10支/天
患者美学期望值	低	中	高
唇线	低位	中位	高位
牙龈生物型	低弧线形、厚龈生物型	中弧线形、中龈生物型	高弧线形、薄龈生物型
牙冠形态	方圆形	卵圆形	尖圆形
位点感染情况	无	慢性	急性
邻面牙槽嵴高度	到接触点≤5mm	到接触点5.5～6.5mm	到接触点≥7mm
邻牙修复状态	无修复体		有修复体
缺牙间隙宽度	单颗牙（≥7mm）	单颗牙（≤7mm）	2颗牙或2颗牙以上
软组织解剖	软组织完整		软组织缺损
牙槽嵴解剖	无骨缺损	水平向骨缺损	垂直向骨缺损

作者单位：中国人民解放军北部战区总医院

通讯作者：汤雨龙；Email: tangyulong2009@foxmail.com

孔，手动旋紧，抛光调𬌗，口内戴入，生胶带及暂封料封口，空开咬合（图11），即刻修复戴牙前后拍摄根尖片修复体就位良好，牙片顶端位于骨上1～2mm（图12）。术后9天复查可见牙龈恢复良好，龈乳头充盈丰满，唇侧丰满度维持较好（图13，图14）。

（3）过渡义齿修复：因全运会封闭训练，患者术后9个月复查，见牙龈愈合良好，龈乳头肥厚盖住部分牙体，龈缘无变化（图15），𬌗面观可见唇侧牙龈丰满度极好，根突状隆起明显（图16），取下修复体见穿龈轮廓愈合良好，仍可见牙片顶端暴露（图17），由于龈缘高度略不一致，临床再次修整唇侧牙片，将高度降至龈下2～3mm，重新制作树脂修复体进而二次牙龈塑形（图18～图20）。术后10个月复查再次牙龈塑形的效果尚可，嘱继续观察（图21，图22）。

（4）最终修复：因参加全运会及疫情隔离，患者术后19个月复查，可见树脂修复体牙龈塑形效果良好，龈缘、龈乳头均可接受，比色并个性化取模，取下临时修复体见穿龈轮廓健康，唇侧丰满度理想（图23～图25）。即刻种植术后20个月，制作并戴入Nobel Biocare日本加工厂完成的Nobel ASC螺丝基台及Nobel Procera全瓷冠，唇侧丰满度佳，与邻近自然牙协调一致，龈乳头充盈度良好，咬合良好，检查前伸𬌗及侧方𬌗均正常，唇侧由于牙根根片的保留，牙龈扇贝状的隆起维持非常理想，加扭矩到35N·cm，舌侧开孔，生胶带加暂封树脂封口，拍根尖片检查修复体均完全就位，医生与患者均对牙龈及修复体满意（图26～图33）。

（5）随访观察：即刻种植术后30个月随访复查，可见龈缘和龈乳头充盈良好，对称性尚可，唇侧根突状丰满度依旧十分理想（图34～图36）。

二、结果

1. 种植体周软组织状况：术前检查两颗牙齿龈缘高低不一致，垂直向差1.5～2mm，术后9个月复查可见龈乳头肥厚盖住部分牙体，但龈缘无变化，术后20个月及随访期内，两颗牙龈缘高度基本一致，但低于双侧尖牙龈缘高度。𬌗面观可见，从术前到即刻种植术后再到戴牙后及随访期间，唇侧牙龈丰满度极好，根突状隆起明显（图37，图38）。此外，各时期均未见探诊出血。

2. 种植体边缘骨吸收及唇侧骨板厚度：从即刻种植术后到最终牙戴入及随访期内，未见龈乳头下方牙槽间隙边缘骨吸收，CBCT显示观察期内，唇侧骨板厚度始终＞3mm（图39，图40）。

3. 粉色美学指数（PES）：11近中龈乳头、远中龈乳头、唇侧龈缘高度、唇侧龈缘曲度、根部突度、软组织颜色和质地满分各2分，本病例11为14分满分；21近中龈乳头、远中龈乳头、唇侧龈缘高度、根部突度、软组织颜色和质地满分各2分，因龈乳头遮挡唇侧龈缘曲度扣1分，本病例21为13分。

4. 白色美学指数（WES）：牙冠形态、牙冠外形轮廓、牙冠色泽、牙冠表面质地、透明度/个性化满分各2分，本病例11和21为10分满分。

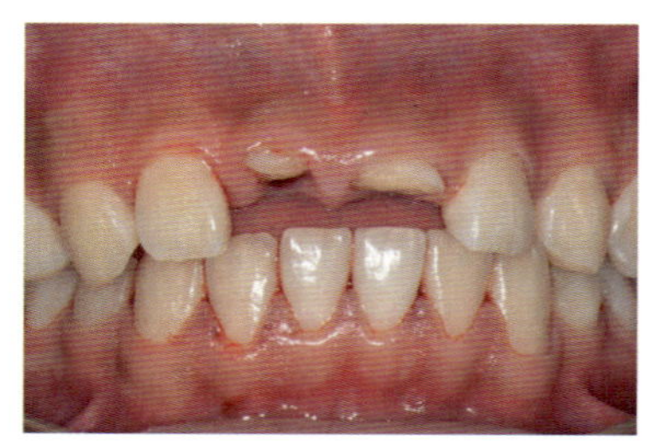
图1　11、21冠斜折，缺牙区近远中距离19mm，𬌗龈距9mm，两颗牙齿龈缘高低不一致

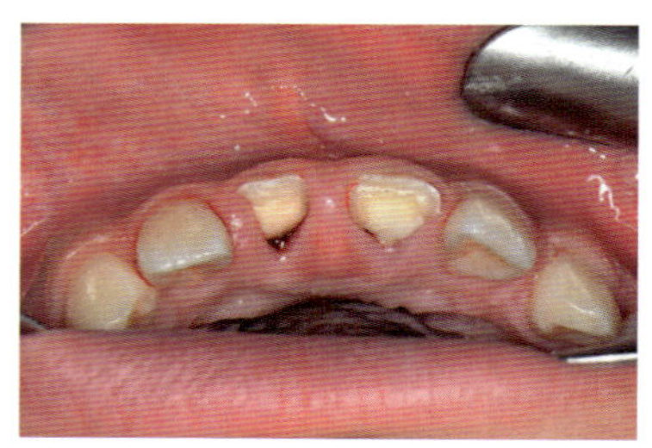
图2　𬌗面像可见冠折断面位于腭侧龈下2～3mm，中厚龈生物型，唇侧丰满度良好

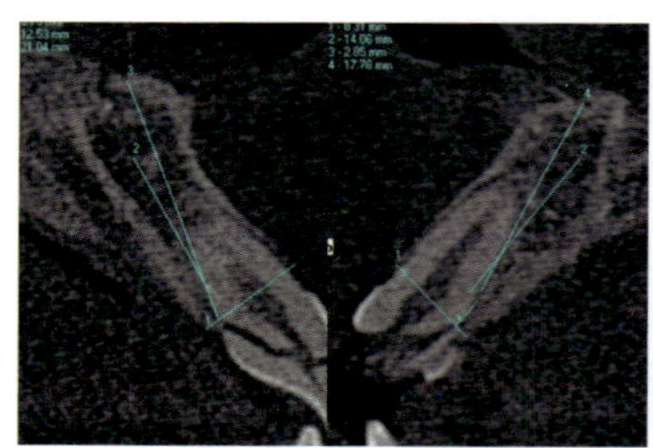
图3　CBCT检查可见唇侧嵴顶骨板菲薄，厚度不足1mm，根尖区骨量充足，骨质Ⅱ类

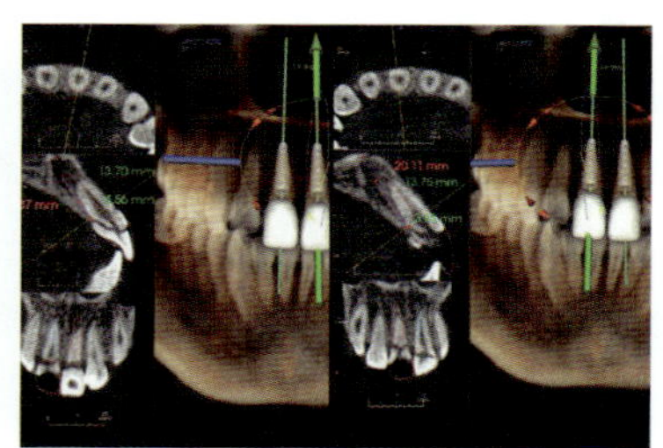
图4　治疗计划为11、21采用SST盾构技术同期行即刻种植即刻修复

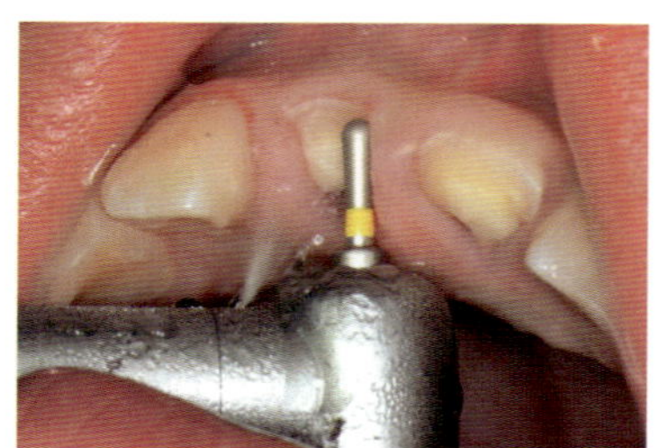
图5　术中首先调磨降低牙根断面，使其位于龈下1～1.5mm

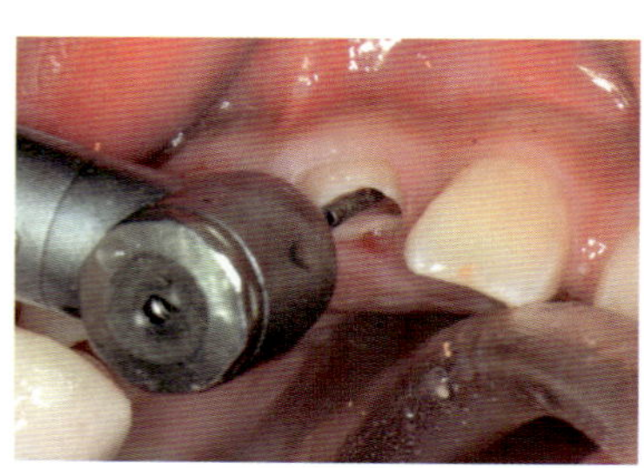
图6　术中利用金刚砂长车针，沿根管偏唇侧近远中向弧形磨切牙根

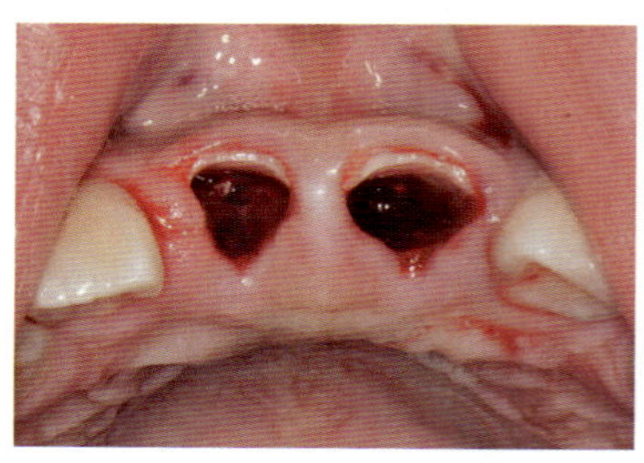
图7　微创拔除腭侧牙根，保留唇侧余留牙片呈弧形，侧翼0.5mm厚、中央1.5mm厚

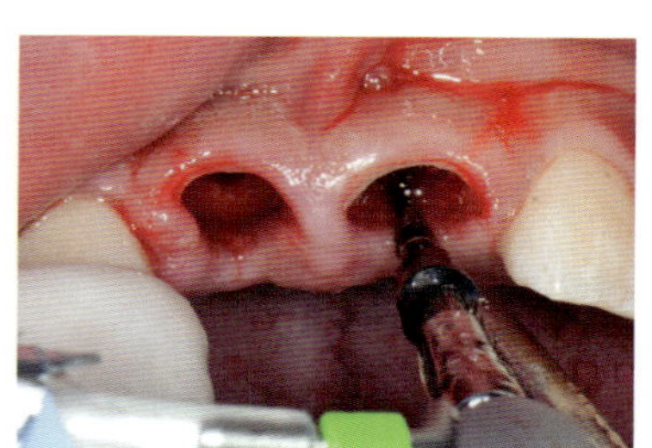
图8　在拔牙窝偏腭侧骨面斜坡上球钻定点，侧切钻备洞

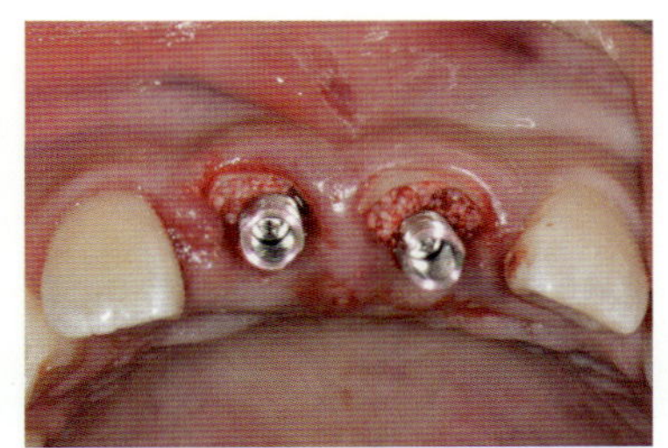

图9　植入Nobel Replace CC 3.5mm×13mm NP种植体，初始稳定性30～35N·cm，间隙内植骨

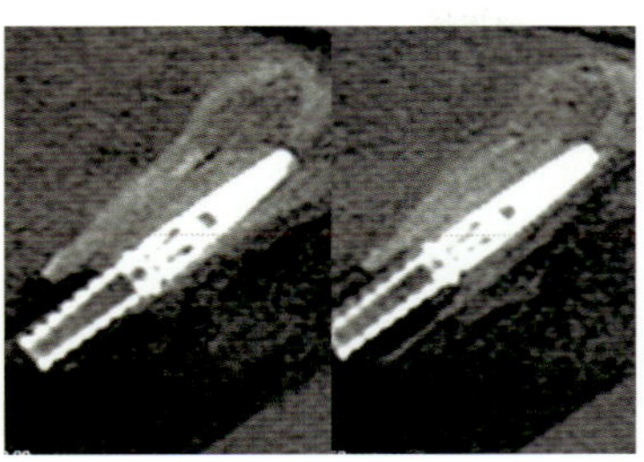

图10　术后CBCT可见种植体唇侧骨粉加牙片厚度＞3mm，种植体紧贴腭侧

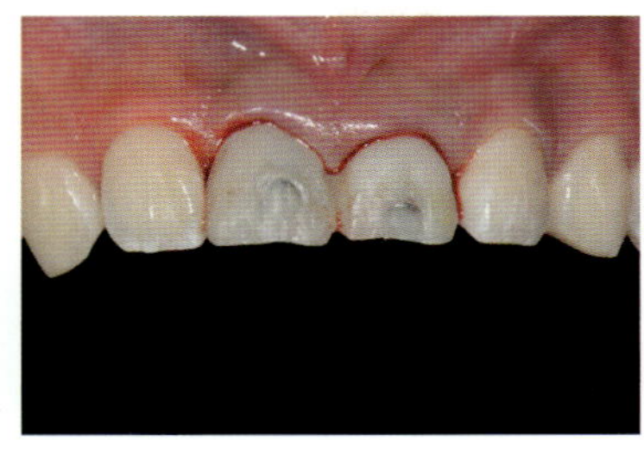

图11　术后即刻椅旁制作并戴入临时修复体联冠，手动旋紧，抛光调𬌗

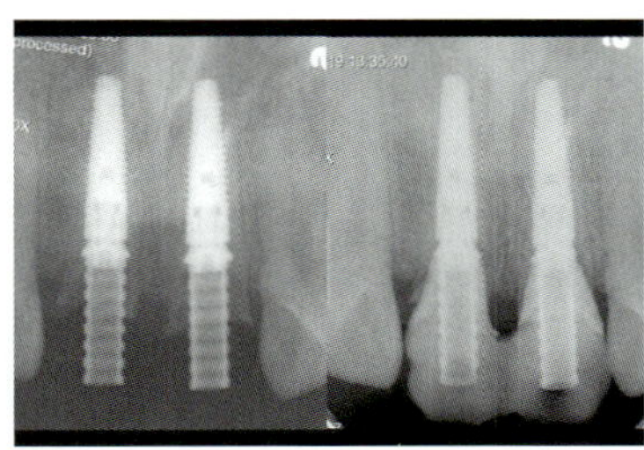

图12　即刻修复戴牙前后拍摄根尖片，修复体就位良好，牙片顶端位于骨上1～2mm

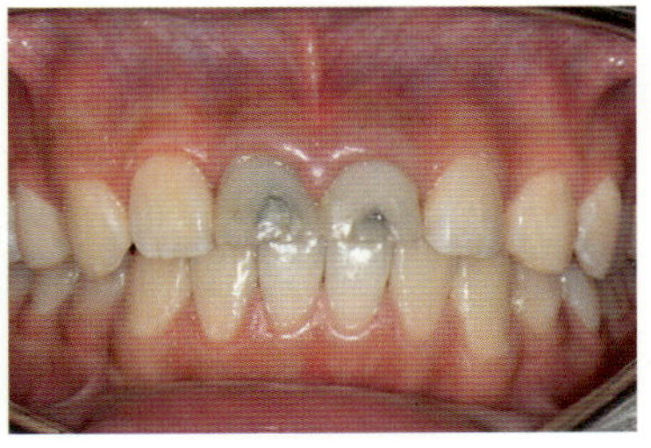

图13　术后9天复查可见牙龈恢复良好，龈乳头充盈丰满，龈缘依旧不一致

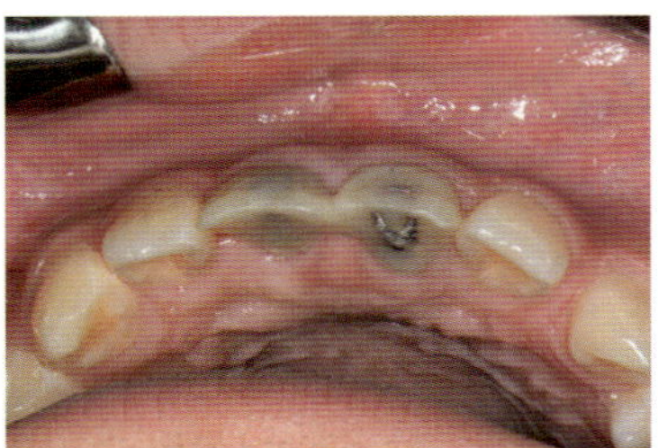

图14　术后9天复查𬌗面像可见腭侧牙龈恢复良好，唇侧丰满度维持较好

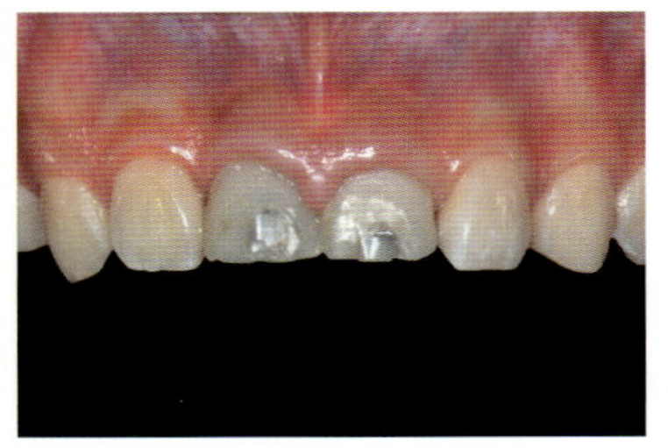

图15　术后9个月复查可见牙龈愈合良好，龈乳头肥厚盖住部分牙体，龈缘无变化

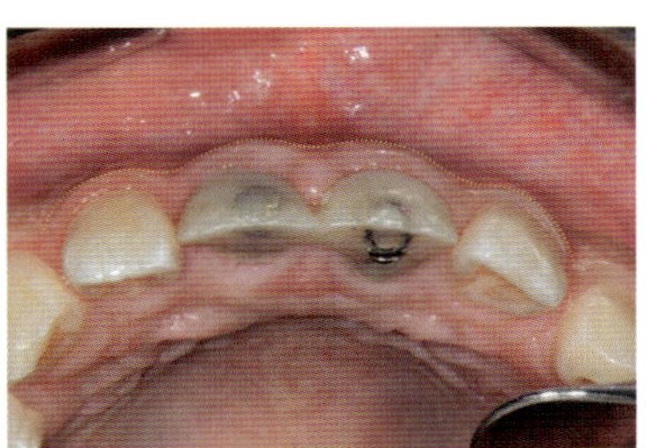

图16　术后9个月复查𬌗面像可见，唇侧牙龈丰满度极好，根突状隆起明显

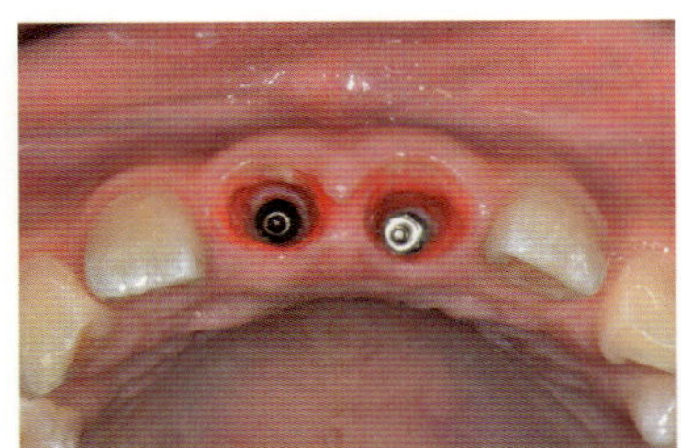

图17　术后9个月复查，取下修复体可见穿龈轮廓愈合良好，仍可见牙片顶端暴露

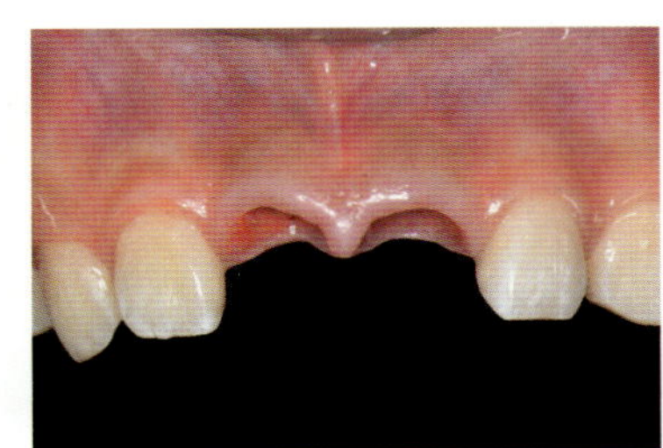

图18　术后9个月可见龈缘高度略不一致，拟降低牙片龈下高度，并再次牙龈塑形

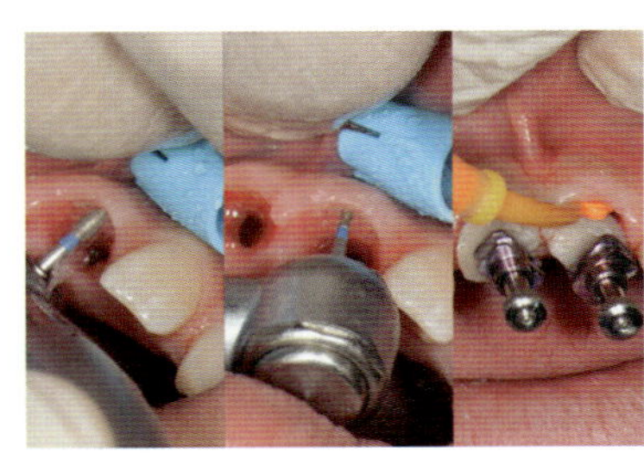

图19　再次修整唇侧牙片高度降至龈下2～3mm，开窗法取模再次制作临时修复体

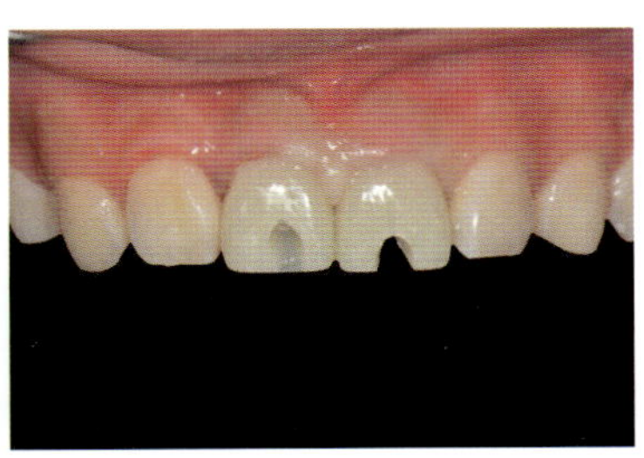

图20　术后9个月技工室重新使用CAD/CAM制作树脂修复体进而二次牙龈塑形

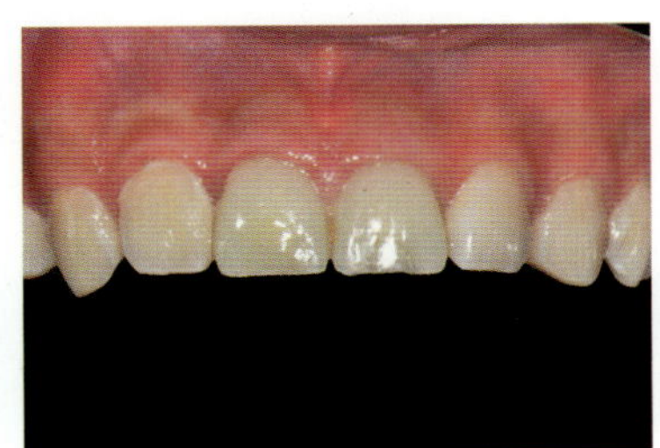

图21　术后10个月复查再次牙龈塑形的效果尚可，继续观察

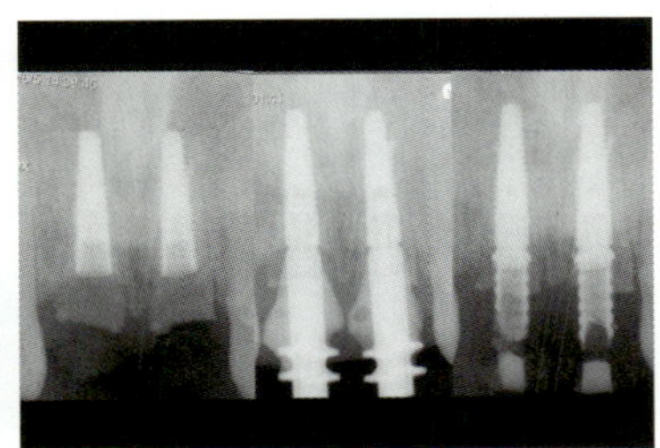

图22　术后10个月修整牙片前后根尖片对比，并随访1个月复查影像学变化

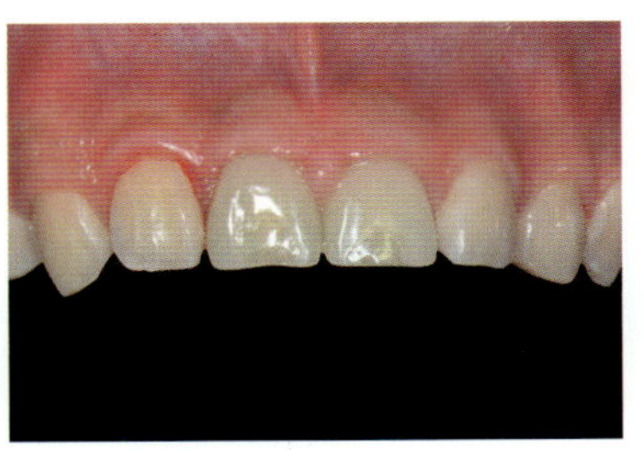

图23　术后19个月复查，树脂修复体牙龈塑形效果良好，龈缘、龈乳头均可接受

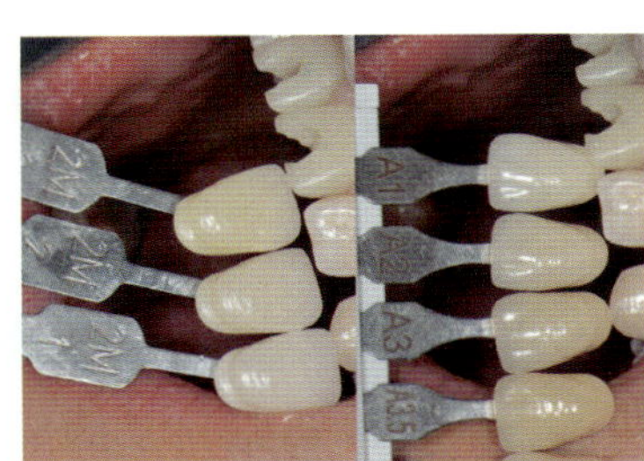

图24　术后19个月复查，进行邻牙牙冠比色并个性化取模

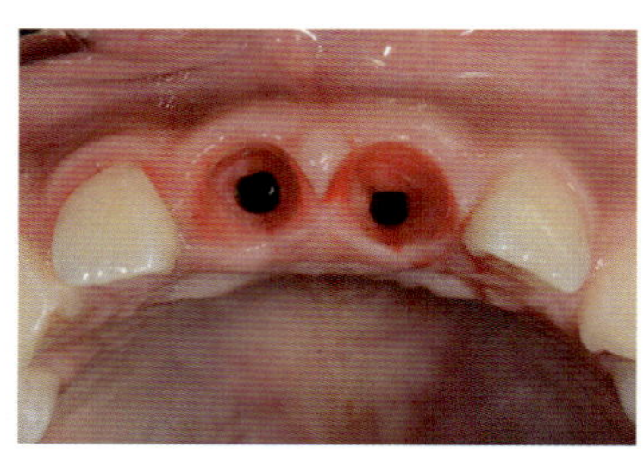
图25 术后19个月复查，取下临时修复体见穿龈轮廓健康，唇侧丰满度理想

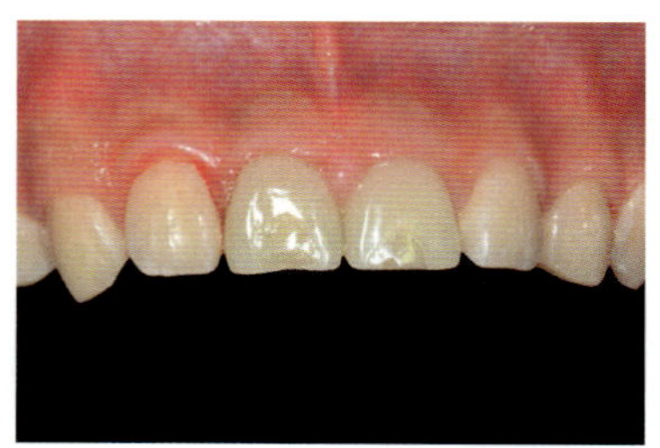
图26 即刻种植术后20个月，最终修复前，临时树脂牙戴牙牙龈情况良好

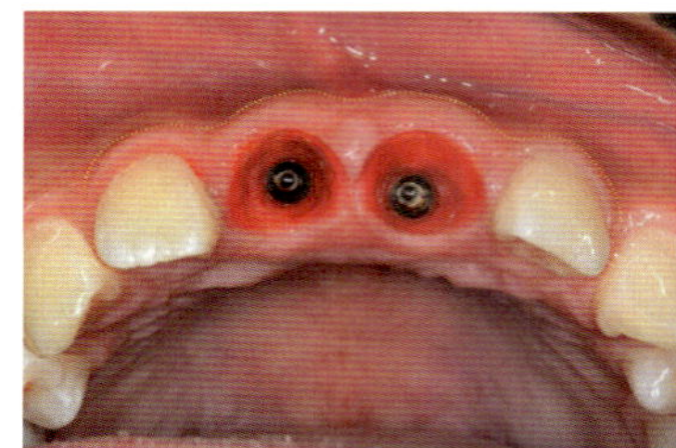
图27 即刻种植术后20个月，牙龈穿龈轮廓愈合良好，唇侧丰满度佳

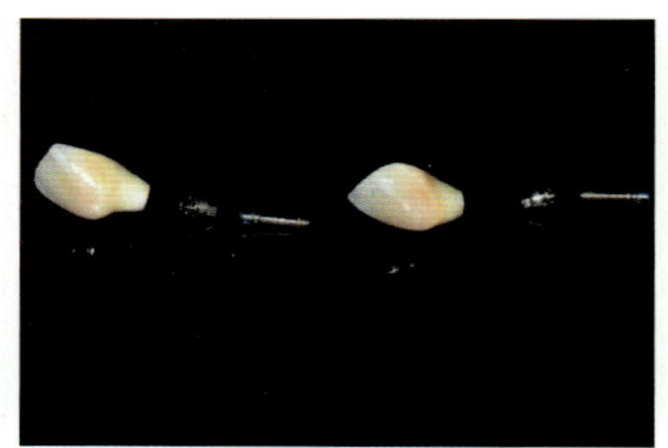
图28 Nobel Biocare日本加工厂制作的Nobel ASC螺丝基台及Nobel Procera全瓷冠

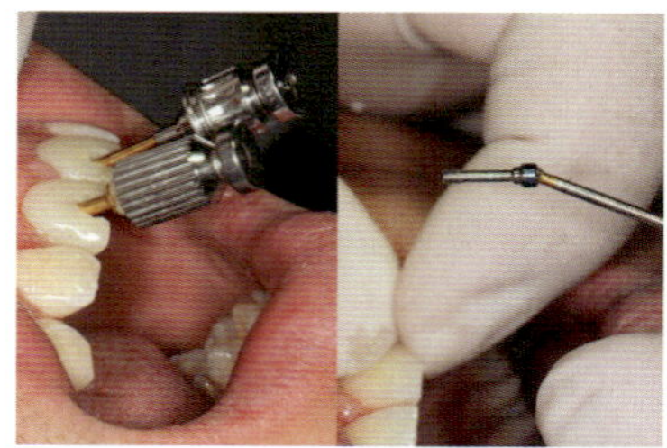
图29 左图为临时冠螺丝直线通道角度，右图为Nobel ASC角度螺丝方向

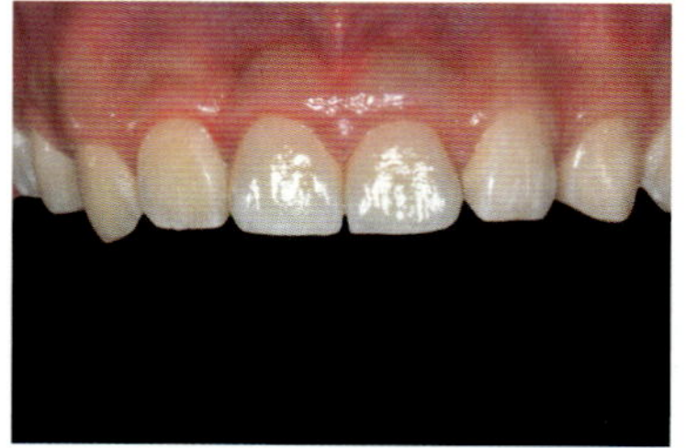
图30 Nobel ASC Procera全瓷冠戴入口内牙龈情况，龈乳头佳，龈缘尚可

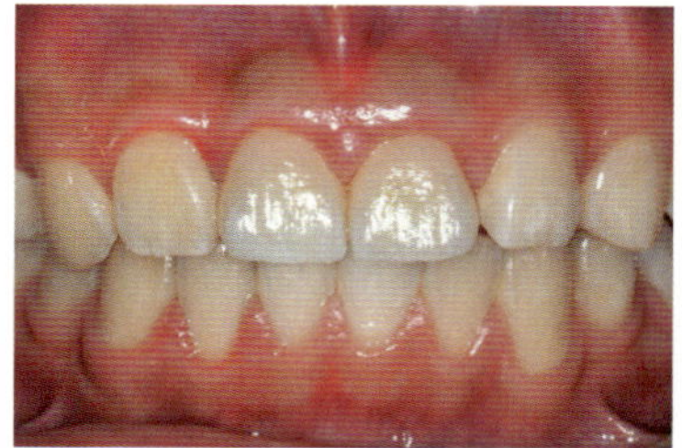
图31 最终修复体戴入，咬合良好，检查前伸殆及侧方殆均正常

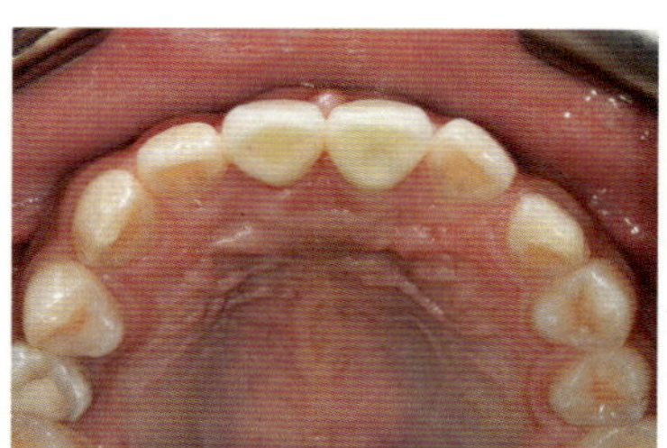
图32 舌侧螺丝孔树脂封口，21开孔位于舌隆突处，11位置偏切端

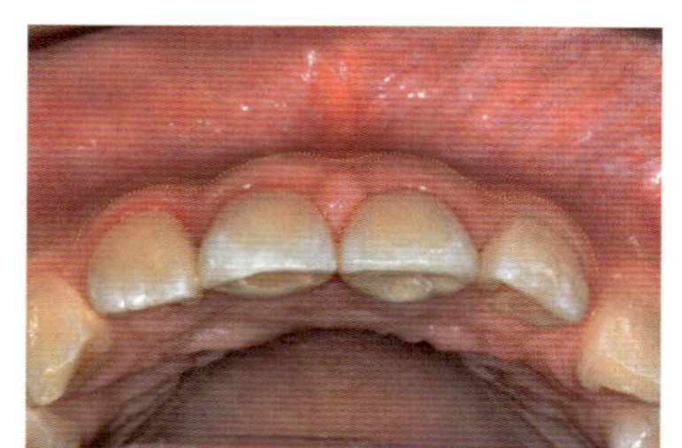
图33 最终修复体戴入，唇侧由于牙根根片的保留，牙龈丰满度维持非常理想

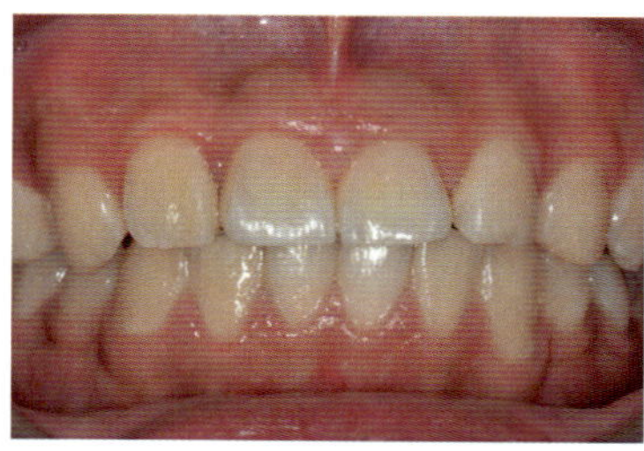
图34 即刻种植术后30个月随访复查，可见龈缘对称性尚可

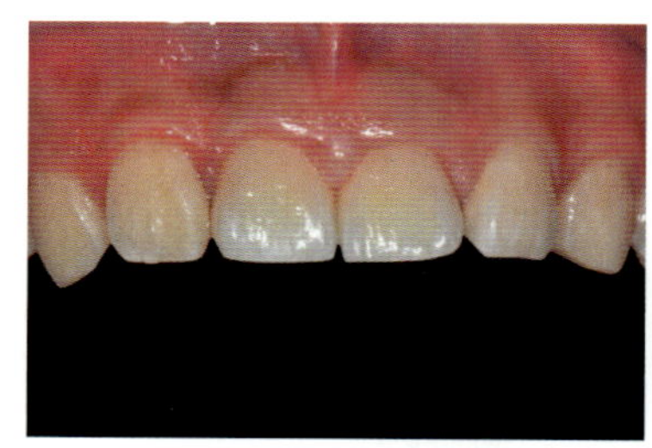
图35 即刻种植术后30个月随访复查，可见龈乳头充盈良好

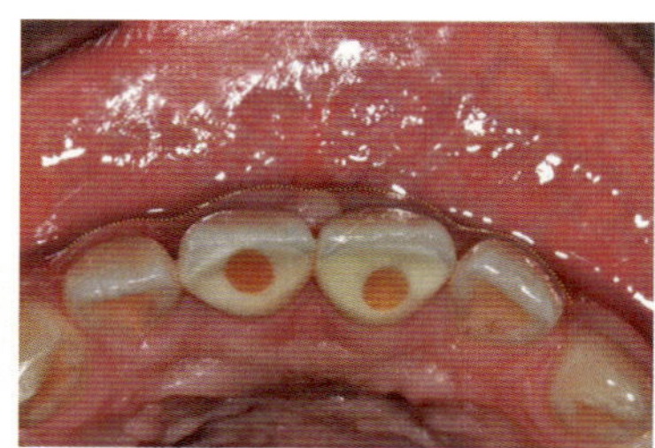
图36 即刻种植术后30个月随访复查，可见唇侧根突状丰满度依旧十分理想

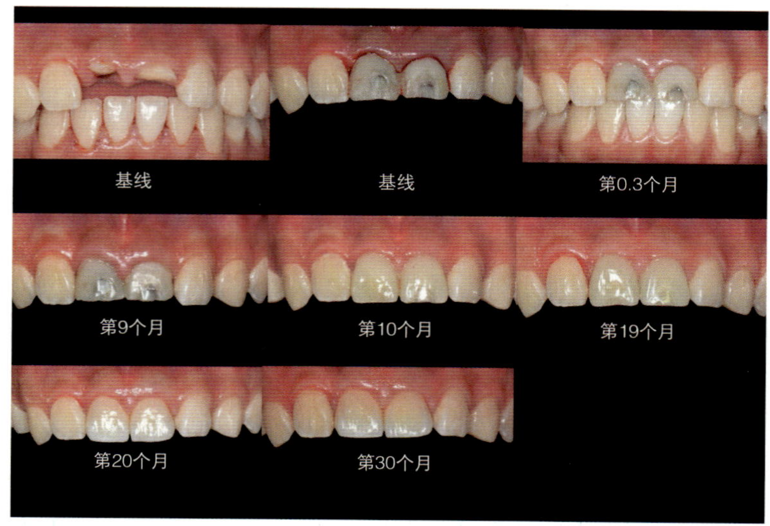

图37 患者从术前一直到随访期的唇面像，可见龈乳头和龈缘得到了较好的维持和改善

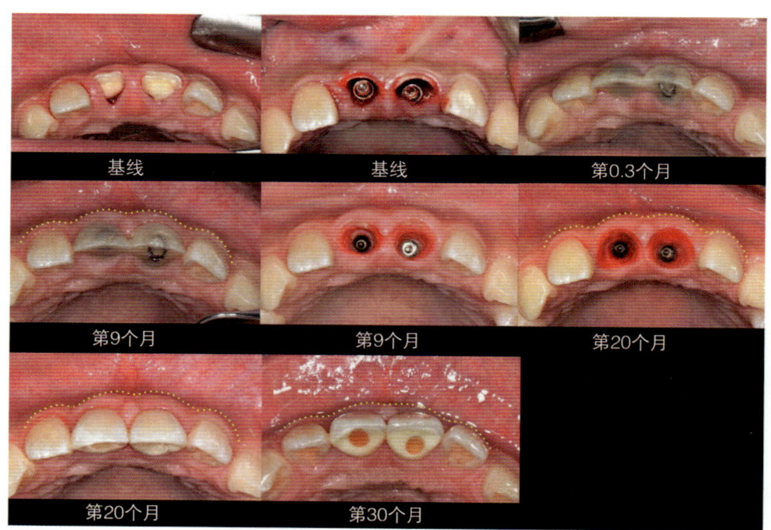

图38 患者从术前一直到随访期的殆面像，可见由于根盾的存在唇侧扇形丰满度非常理想

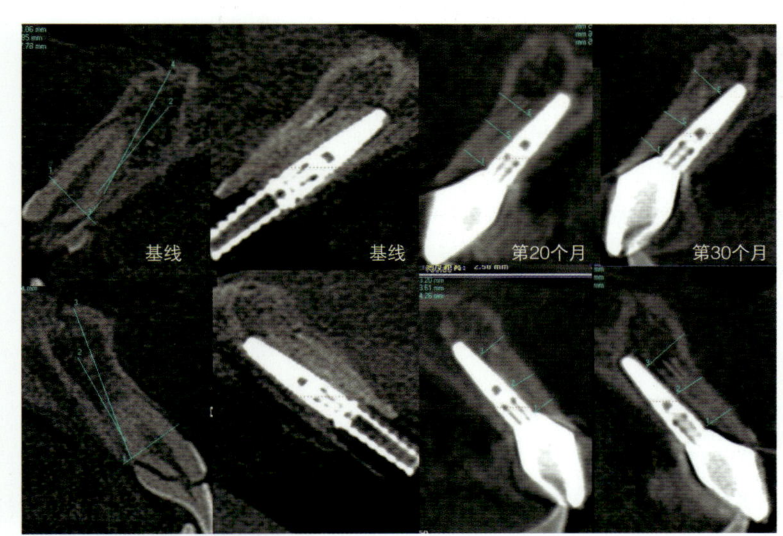

图39　从术前到即刻种植再到最终牙戴入以及随访期，可见唇侧骨板厚度未见吸收

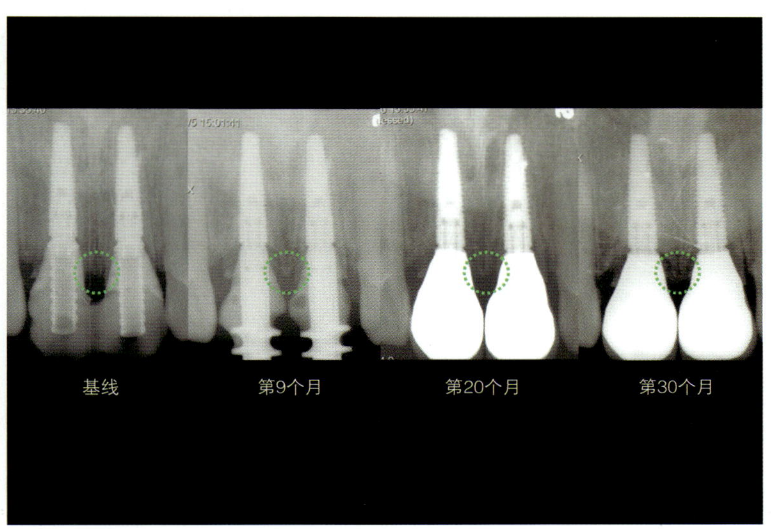

图40　从即刻种植到最终修复再到随访10个月观察，未见龈乳头下方牙槽间隙边缘骨吸收

三、讨论

1. 盾构技术的发展史

1975年，Guyer等发现通过健康牙根保留牙周膜，能有效避免牙槽嵴的吸收。2010年Hurzeler首次提出了SST盾构技术（Socket-Shield Technique）的概念，在SST研究初期认为与牙骨质的紧密接触的种植体表面有新形成的牙骨质沉积。但随后不建议种植体与牙片直接接触，以避免牙片移位松动或者伤及牙周膜。2015年，Baumor等发现在根片与种植体之间能形成良好的骨结合，进一步证明了盾构技术的有效性。

2. SST技术中牙片的预备

带有冲洗降温的大金刚砂球钻磨除牙冠至牙槽嵴上1mm，注意必须使用牙龈保护器，既不能将牙龈保护器推入牙周膜空间，也不能让球钻损伤牙龈。还要注意球钻与保护器发生磨损造成金属碎片，可能会导致牙龈着色。将唇侧根片磨出与牙槽嵴一致的新月形凹面。牙片厚度为从根管到牙根唇侧外缘的1/2宽度为宜（牙片过厚较为稳定，但可能会占用种植体空间；牙片过度预备，可能会不稳定）。预备后的牙片往往冠部较薄，根尖区偏厚。彻底冲洗后，用探针检查根片是否固定。根尖片评估根片预备情况（必要时进行调整）；观察根片是否位于牙槽嵴上方1mm；是否伤及邻近的牙齿。

3. 不同SST技术比较

根膜技术：Siorpmas和Mitsias等提出的根膜技术是盾构技术的另一种改良，是将牙磨至牙槽嵴上方0.5～1mm后，沿着牙体长轴在偏腭侧的位置准备种植窝，以保护唇侧根盾。沿着牙齿的长轴在牙本质上形成两个纵向切口，以取出牙腭侧牙片。根据学者的说法，盾的唇侧厚度应为1～1.5mm。锥形种植体放置在唇侧牙槽嵴顶水平，临时冠粘接在基台上。此外，还有人报道了拔除唇腭侧牙片，保留近远中根片的根膜技术，得到了较好的龈乳头维持效果。

4. SST常见并发症及处理

如果牙槽嵴上方有牙片锐边和过度延伸可能导致牙片暴露。可以缩小和重塑根片以处理此类并发症。应再次达到原发性闭合，或确保软组织与修复体之间的紧密接触。在没有任何其他病理学的情况下，如果过度延伸超过1mm，应仔细检查牙片冠状面暴露情况。也可通过CTG瓣、旋转皮瓣或游离龈移植物，来处理软组织并发症。

5. SST技术的临床操作要点

（1）SST与即刻种植同期使用时，必须使用个性化穿龈基台或解剖临时修复体进行拔牙窝封闭。并且这两种方式的穿龈轮廓必须与拔牙窝软组织边缘契合一致，修复体与牙片之间留出2mm间隙利于软组织长入。

（2）Hurzeler作为SST的发明者首次报道了牙片与腭侧种植体之间形成了骨结合，但是操作细节中提到在牙片内侧涂布釉质基质衍生物已逐渐被淘汰。

（3）SST牙片与种植体之间形成了类似于跳跃间隙的空间，文献建议用颗粒状植骨材料进行填充。但是如果空间较小，无法操作，临床医生可酌情考虑省略这一步骤。

（4）骨片高度应位于颊侧骨板上0.5mm，厚度1～2mm，盾构技术最常见的并发症是内部屏蔽暴露，然后是外部屏蔽暴露。处理方法包括不治疗和观察。如果暴露在内部的屏蔽没有炎症的迹象，可以不处理。

四、结论

盾构技术通过保留部分牙体组织，从而保留了唇侧菲薄的束状骨，这对于连续缺失即刻种植术后种植体间龈乳头萎缩和薄龈型龈缘的退缩起到了非常好的“留根固龈”作用，是即刻种植众多技术演化中一项极好的技术方案。

参考文献

[1] SE Guyer. Selectively retained vital roots for partial support of overdentures: a patient report[J]. Journal of Prosthetic Dentistry, 1975, 33(3):258–263.

[2] Hürzeler MB, Zuhr O, Schupbach P, et al. The socket–shield technique: a proof–of–principle report[J]. J Clin Periodontol, 2010, 37(9):855–862.

[3] Bäumer D, Zuhr O, Rebele S, et al. The socket–shield technique: first histological, clinical, and volume–trical observations after separation of the buccal tooth segment–a pilot study[J]. Clin Implant Dent Relat Res, 2015, 17(1): 71–82.

[4] Gluckman H, Salama M, Du Toit J. Partial Extraction Therapies (PET) Part 2: Procedures and Technical Aspects[J]. Int J Periodontics Restorative Dent, 2017, 37(3):377–385.

[5] Siormpas KD, Mitsias ME, Kontsiot–ou–Siormpa E, et al. Immediate implant placement in theesthetic zone utilizing the "root–membrane" technique: clinical results up to 5 yearspostloading [J]. Int J Oral Maxillofac Implants, 2014, 29(6):1397–1405.

[6] Mitsias ME, Siormpas KD, Kontsiot–ou–Siormpa E, et al. A step–by–step description of PDL–me–diated ridge preservation for immediate implant rehabilitation in the esthetic region[J]. Int J Periodontics Restorative Dent, 2015, 35(6):835–841.

知行合一，循序渐进——美学区连续缺失的种植修复软组织管理1例

苏镇亚　张介冰　李诗琪　莫安春

摘要

牙齿拔除之后，软硬组织愈合过程中发生一系列的动态变化，尤其以牙槽嵴的唇侧骨吸收最为明显，对病例的治疗计划方面需要在生物学的原则基础上，考虑美学目标、功能重建、种植体植入的时机、种植体的数量及位置、分期或是同期骨增量、软组织管理、临时修复体的选择以及最终修复基台及材料的选择等。该美学区连续缺失案例是以生物学为循证并以美学为导向合理的分析设计，并逐步有效的应用于临床治疗当中，对其在种植外科、硬组织重建、软组织管理各个方面全面掌控，“以终为始”地完成此高风险的美学区案例。

关键词：美学区；连续缺失；软组织管理；骨增量；穿龈轮廓

一、材料与方法

1. 病例简介　40岁女性患者。主诉：6个月前因外伤导致上颌前牙缺失，故来我科要求美学修复治疗（图1）。口内检查：12-21缺失，缺失牙区域角化龈相对充足、软组织轮廓水平向欠丰满、咬合关系基本正常、双侧颞下颌关节动度基本对称，其余无特殊异常现象（图2）。CBCT示：12-21唇侧骨高度不足、骨弓轮廓凹陷（图3）。种植美学风险评估为高美学风险，治疗难点在于软硬组织三维轮廓重建（表1）。

2. 诊断　牙列缺损。

3. 治疗计划　以修复为导向评估骨缺损形态，计划行种植体植入同期骨增量（图4）。依据缺失牙区可用骨量，计划于12及21植入2颗种植体（图5）。数字化软件设计种植体精确三维位置，计划未来采螺丝固位修复，并打印外科导板（图6）。后期计划采用种植体支持式临时修复体调整种植体周软组织形态，并根据软组织愈合情况，再行决定是否行软组织增量手术。

4. 治疗过程

（1）术前收集资料：采集DSD所需信息，分析未来理想修复体与患者的唇齿关系，并进一步评判骨缺损形态，以分析种植体植入时机及骨增量方式。经诊断分析之后，决定行种植体植入同期骨增量，于12及21植入2颗种植体，打印外科导板，常规种植手术前知情同意书签署及术前相关准备。

（2）种植外科阶段：于术区行浸润麻醉，13-22牙槽嵴顶行全厚切口，两侧远中行斜行附加切口，翻开全厚瓣，可见骨弓轮廓水平向吸收（图7），彻底清理骨面上残余软组织，于计划骨增量术区预备滋养孔，佩戴外科导板，导板引导下于12及21植入2颗种植体，植入后可见相应唇侧颈部骨缺损，骨板菲薄（图8）；按术前计划行骨增量，骨膜充分减张，制备黏性骨块堆塑骨弓唇侧轮廓，表面覆盖可吸收生物膜（图9），并采用褥式缝合固定，其上覆盖A-PRF，无张力完成创口关闭（图10）。

（3）种植手术6个月后复查：CBCT可见骨弓唇侧轮廓水平向重建，种

表1　美学风险评估

美学风险因素	风险水平		
	低	中	高
健康状况	健康，免疫功能正常		免疫功能低下
吸烟习惯	不吸烟	少量吸烟，<10支/天	大量吸烟，>10支/天
患者美学期望值	低	中	高
唇线	低位	中位	高位
牙龈生物型	低弧线形、厚龈生物型	中弧线形、中龈生物型	高弧线形、薄龈生物型
牙冠形态	方圆形	卵圆形	尖圆形
位点感染情况	无	慢性	急性
邻面牙槽嵴高度	到接触点≤5mm	到接触点5.5～6.5mm	到接触点≥7mm
邻牙修复状态	无修复体		有修复体
缺牙间隙宽度	单颗牙（≥7mm）	单颗牙（≤7mm）	2颗牙或2颗牙以上
软组织解剖	软组织完整		软组织缺损
牙槽嵴解剖	无骨缺损	水平向骨缺损	垂直向骨缺损

作者单位：四川大学华西口腔医院

通讯作者：莫安春；Email: moanchun@163.com

植体唇侧颈部致密影像约3.5mm（图11）。口内软组织愈合情况良好，可见龈乳头区垂直向高度不足（图12），12水平向轮廓凹陷（图13）。

（4）二期手术：利用一期外科手术导板，精确定位12及21位点，行改良式旋转瓣，将嵴顶半厚瓣旋转至唇侧置备的半厚瓣内，放入相应型号的愈合基台（图14）。

（5）临时修复阶段：材料采用PMMA，选择种植体支持式，优点为最大限度地精细控制修复体边缘、牙龈顶点、穿龈轮廓及软组织形态；诱导并重建种植体与邻牙之间以及与桥体之间的龈乳头，并可评估初诊的美学设计在美学及功能是否合适（图15）。12及21种植体位点的临时修复体外形着重设计于龈乳头、牙龈轮廓、龈缘曲线等（图16）和11桥体位点，着重设计修复体组织面嵌入形态及深度，确保其骨面上方软组织厚度保留1mm（图17），数字化软件上确认临时修复体的设计之后进行切削，口外粘接于非抗旋临时基台。于11位点桥体处，使用金刚砂车针磨除约0.5mm牙龈上皮，模仿天然牙穿龈扇贝状形态，将临时修复体戴入（图18）。临床经过2次间隔4周的精细微调（图19），可见12及21穿龈外形、11桥体周形态理想，软组织健康，和术前设计基本一致（图20）。

（6）穿龈轮廓调整2个月后分析：软组织重叠数据可见唇侧轮廓水平向及龈乳头形态有效重建（图21，图22）。

（7）最终修复阶段：复制临时修复体穿龈外形及修复体形态，按理性形态进行数字化回切，设计种植体支持式氧化锆一体化桥，并确保穿龈区域为全氧化锆材料，其修复体唇侧面按常规工艺流程，恢复其纹理、外形及色泽（图23）。最终修复体戴入可见粉白美学效果良好（图24），患者对其效果满意。

（8）最终修复2.5年后随访：口内像可见牙龈曲线理想，龈乳头充盈，种植体周软组织健康，形态自然，无特殊异常（图25）。CBCT可见唇侧骨板厚度维持理想，厚度约2mm（图26）。

二、结果

根据数字化软件对其不同阶段的口内扫描数据进行重叠，可见软组织轮廓及厚度得到有效恢复，并维持理想（图27）。临床观察可见粉白美学效果良好、种植体周软组织健康稳定。对患者进行口腔卫生宣教，进行长期临床随访。

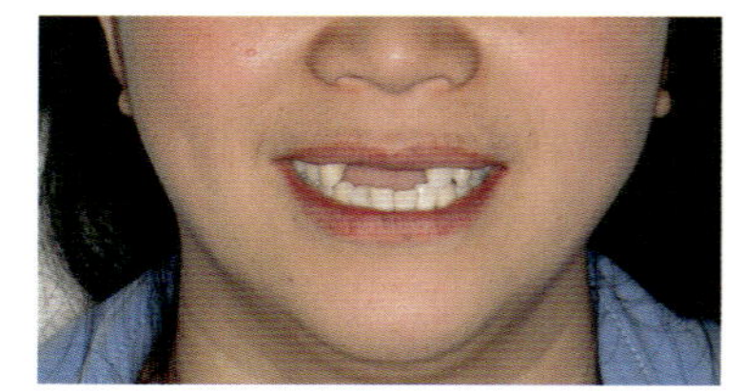
图1　初诊面像

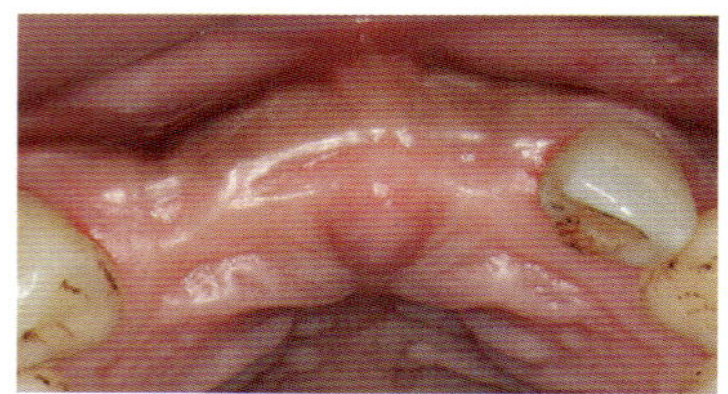
图2　初诊口内像

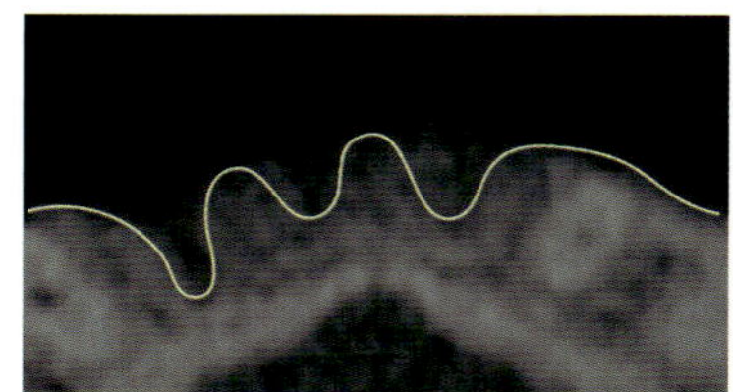
图3　初诊影像学检查

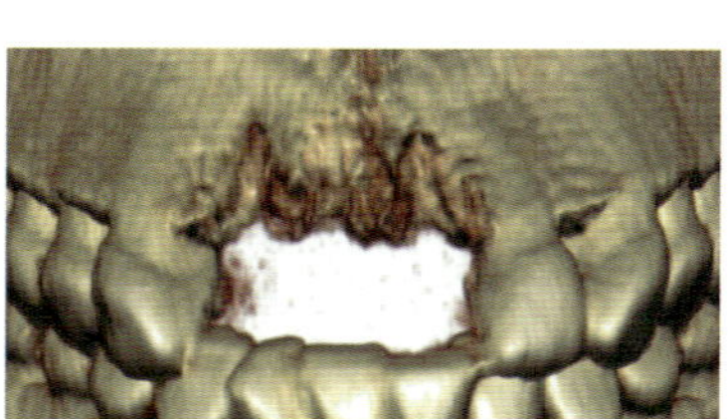
图4　骨增量评估

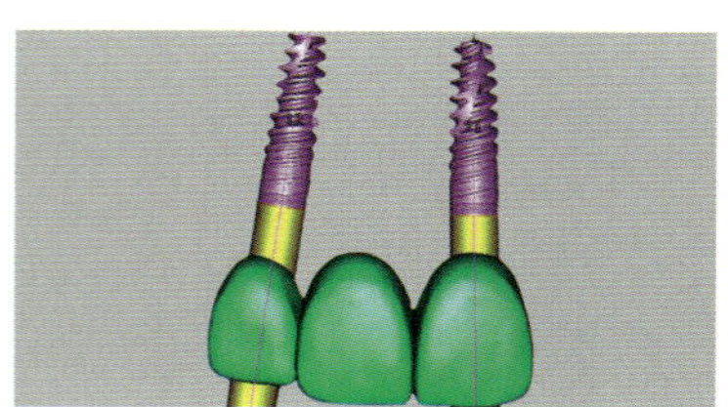
图5　种植体位点及数量评估

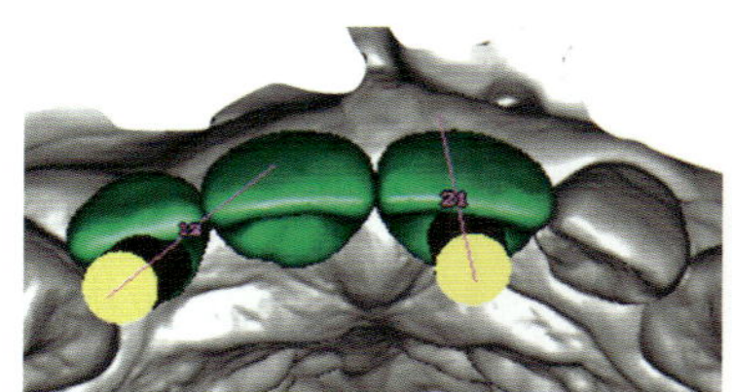
图6　种植体三维位置设计

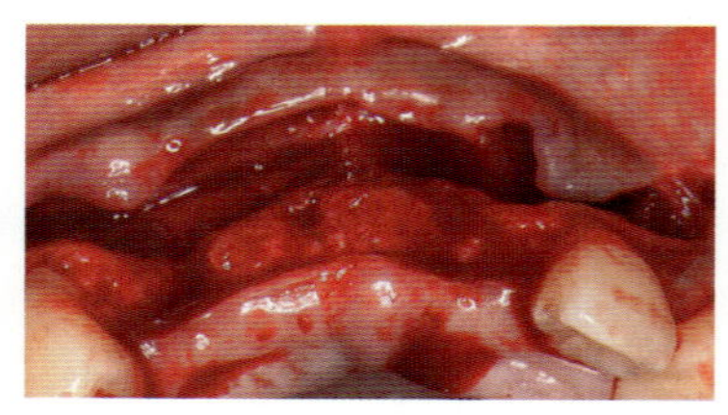
图7　外科阶段：骨弓轮廓水平向观

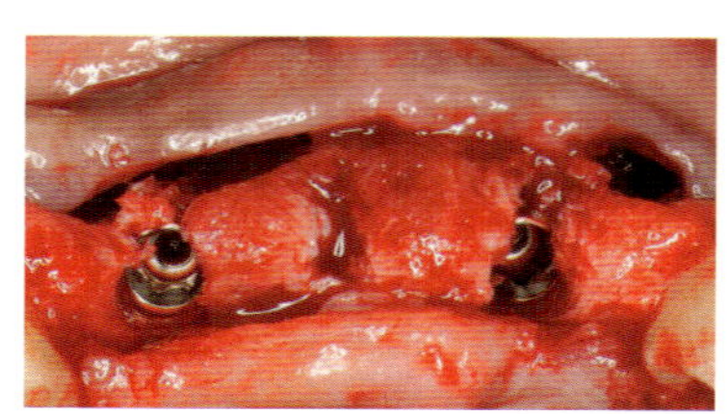
图8　外科阶段：导板引导种植体植入

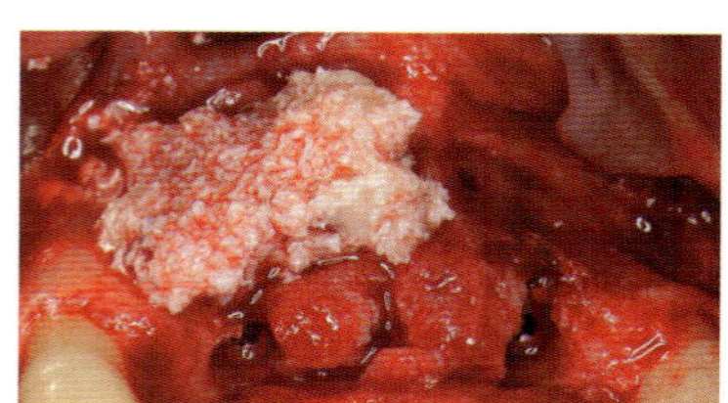
图9　外科阶段：骨增量流程

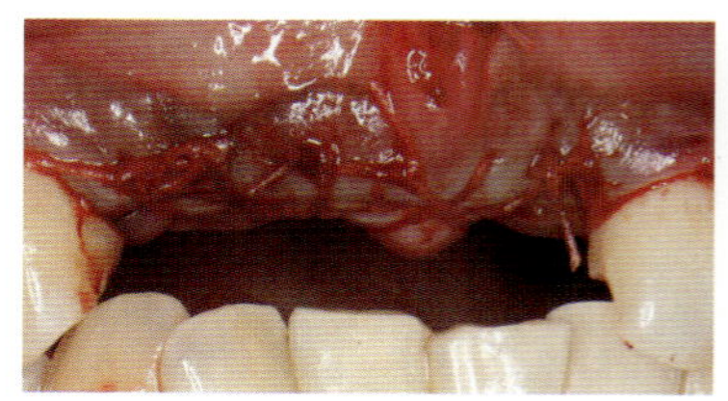
图10　外科阶段：无张力缝合

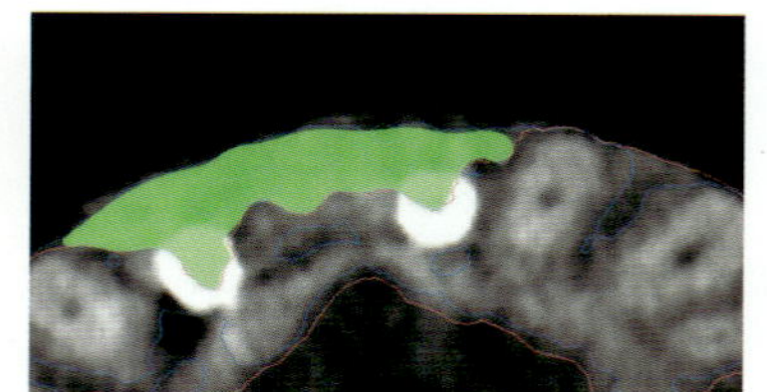
图11　种植手术6个月后复查：CBCT

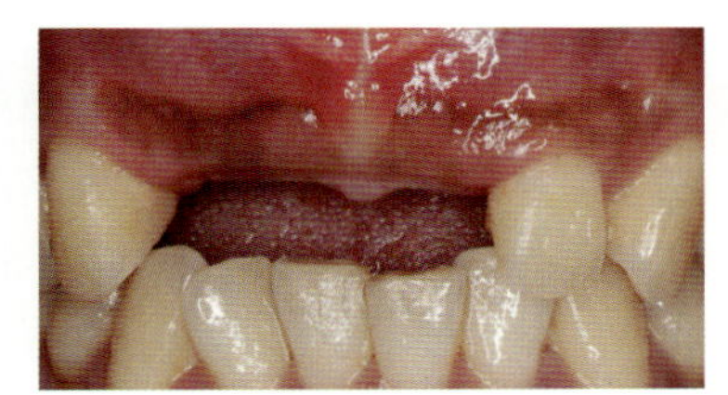
图12 种植手术后复查：口内像1

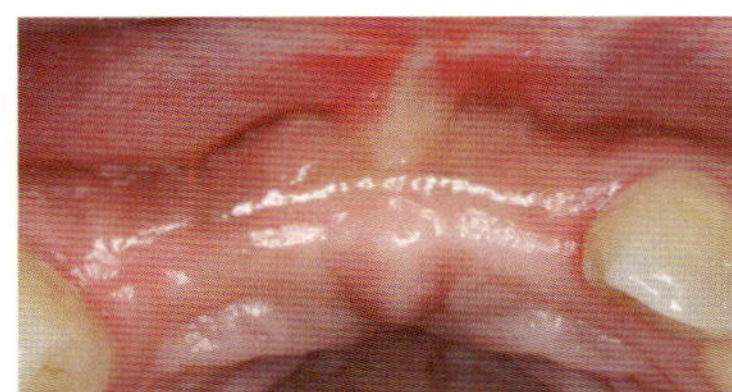
图13 种植手术后复查：口内像2

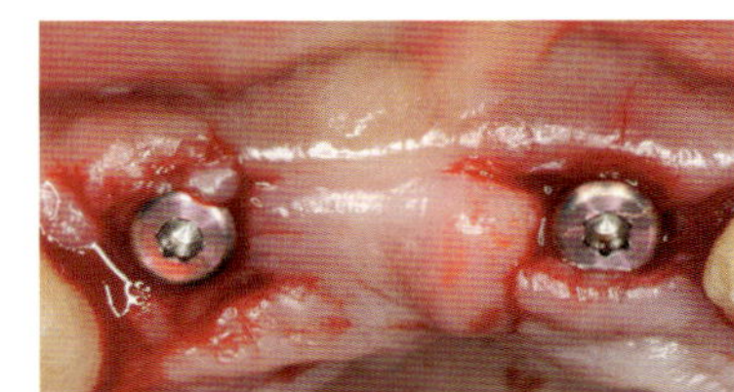
图14 二期手术

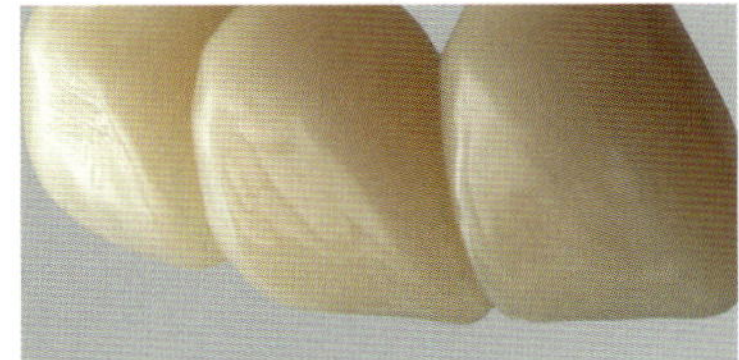
图15 临时修复体设计概要

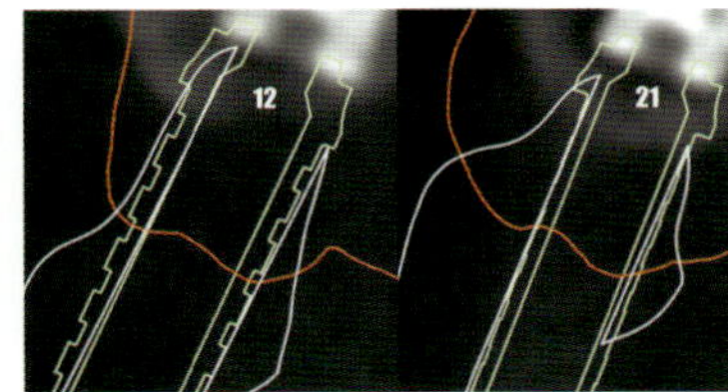

图16 临时修复体设计：12、21

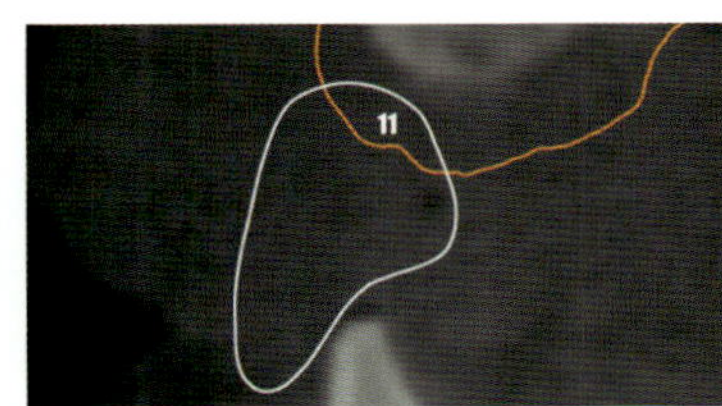

图17 临时修复体设计：11

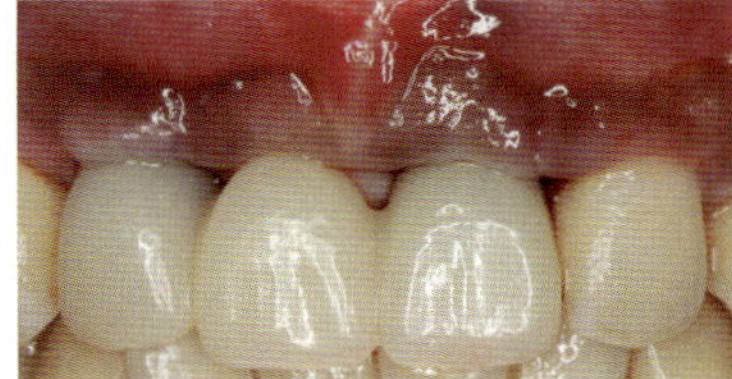
图18 临时修复体第一次戴入即刻

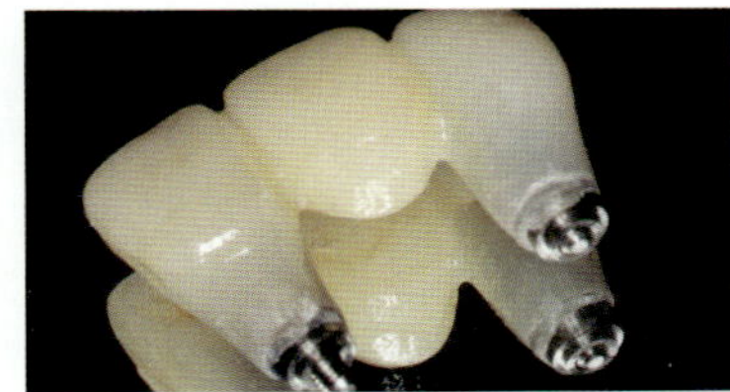
图19 穿龈轮廓精细调整

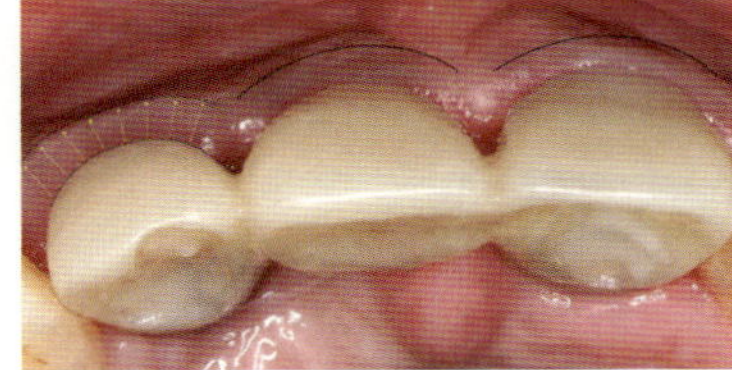
图20 穿龈轮廓外形分析

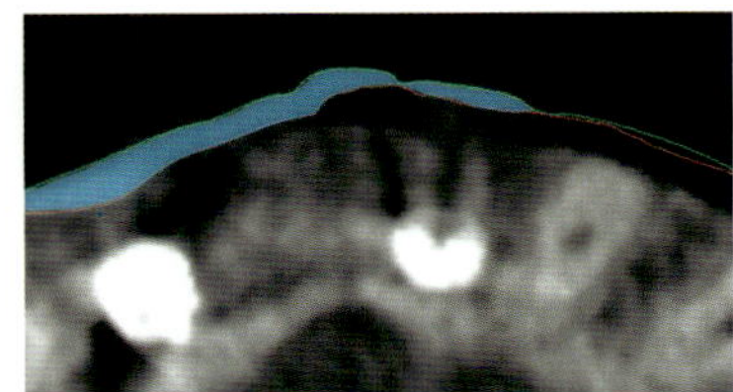
图21 软组织数据重叠对比：水平向

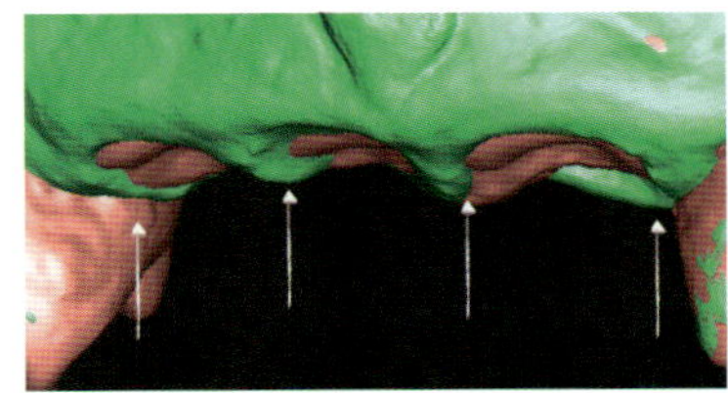
图22 软组织数据重叠对比：垂直向

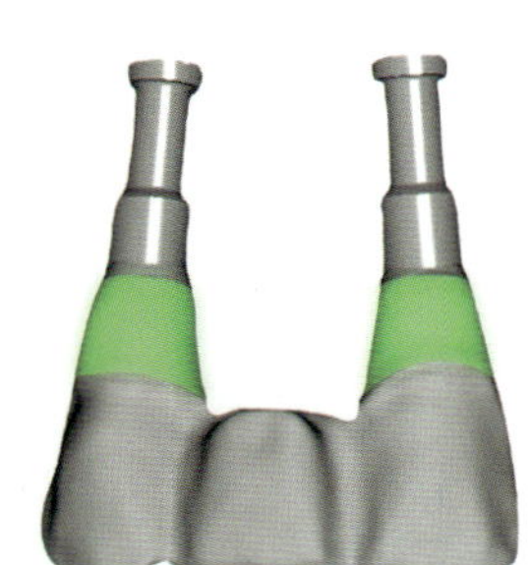
图23 最终修复体CAD/CAM

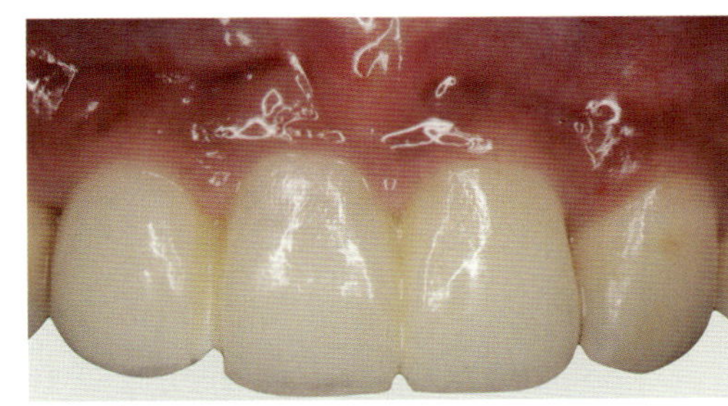
图24 最终修复体第1次戴入即刻

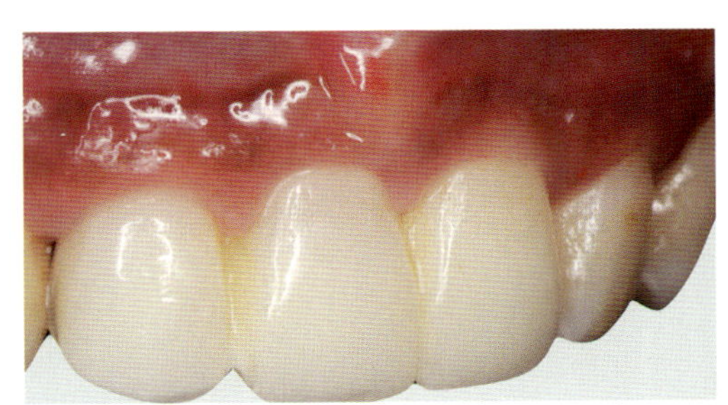
图25 终修复2.5年后随访：口内观

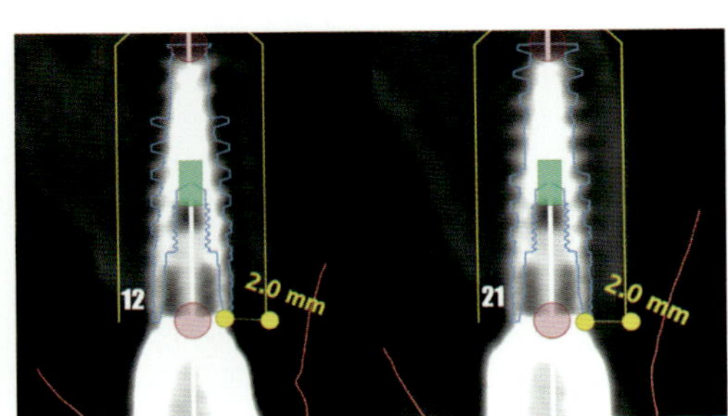

图26 终修复2.5年后随访：CBCT

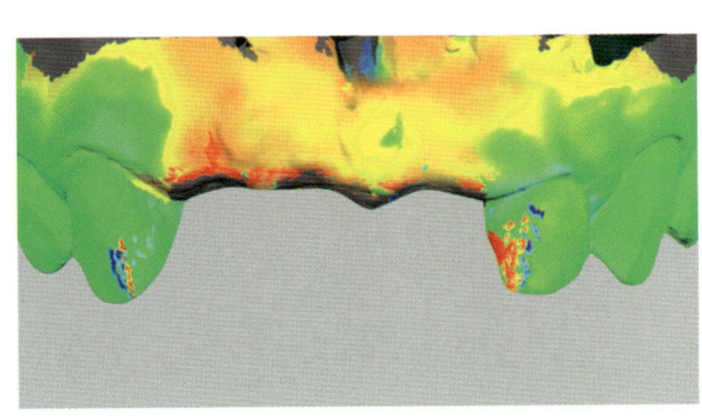
图27 软组织数据重叠图

三、讨论

二期手术方式的选择及临时修复阶段为该案例软组织管理的亮点，首先经过有效评估12位点水平向轮廓凹陷量，采取微创的带蒂改良式旋转瓣，明显地恢复软组织水平向轮廓，同时可避免在第二术区制取上皮下结缔组织对患者带来可能的术后疼痛等；并于二期手术愈合后，利用数字化软件，导入种植体三维位置及软硬组织信息，方可精确地设计一副正确精良的临时修复体。综上所述，术前分析、外科阶段、硬组织增量、软组织评估、临时修复阶段、终修复的外形复制及材料选择，均为临床上有效且必须进行的软组织管理手段，以达到知行合一，循序渐进，近乎以终为始的治疗。

四、结论

美学区连续缺失案例是临床上常见的高风险案例，其治疗方案为重中之重，故需谨慎评估，详细收集临床信息，并有效利用数字化软件分析实际的软硬组织三维情况，可合理地分析美学目标、功能重建、种植体植入的时机、种植体的数量及位置、分期或是同期骨增量、软组织管理、临时修复体的选择以及最终修复基台及材料的选择等。以保证生物学为循证的基础、结合美学、联合功能，“以终为始”地修复为导向地完成高风险的美学区临床案例。

以侧貌为引导的软硬组织轮廓重建——Ⅲ类错殆畸形伴重度牙周病的美学修复

张笑涵 彭琳 袁泉

摘要

目的： 以全面的术前美观诊断流程，针对骨性Ⅲ类错殆畸形患者前牙连续缺失后的上唇塌陷问题，结合数字化手段，进行以侧貌为导向的修复体设计及软硬组织轮廓重建，恢复上唇支撑，以达到理想的种植修复美学效果。**材料与方法：** 25岁男性患者。因牙周病导致上颌前牙区缺牙，要求种植修复。口内检查见全口牙龈退缩明显，12-22缺失，缺牙区丰满度不足，口内多颗牙齿松动，32-42牙唇倾呈扇形排列，Ⅱ度松动，前牙区反殆。口外检查见患者上唇丰满度明显不足。风险评估该患者为高美学、修复、牙周风险患者。完成牙周基础治疗后，患者牙周进展风险降低，进入修复设计阶段。通过策略性拔除松动的下颌切牙，利用带基托的美观诊断义齿进行诊断，基托及人工牙提供的上唇支撑可以良好地恢复患者上唇丰满度，在此基础上，利用头影测量验证修复体排列代偿患者骨性Ⅲ类关系的合理性，分析骨增量手术范围及软组织增量的必要性。以术前设计为导向进行数字化导板引导下种植体植入，同期行上颌轮廓骨增量。术后4个月按计划行游离角化龈移植。通过临时修复体进一步进行种植体支持式修复体对上唇支撑的诊断，最终修复体采用桥架设计配合牙龈瓷改善邻牙附着丧失后垂直向高度不足带来的美观问题。**结果：** 通过完善的术前诊断、治疗设计及按照计划完成治疗过程，最终达到改善患者前牙咬合关系和恢复侧貌美学的目的。**结论：** 对于该类轻度Ⅲ类错殆畸形、上唇塌陷的前牙连续缺失患者，在软硬组织轮廓恢复的基础上，通过修复体排列代偿颌骨发育畸形，使软硬组织及修复体共同提供上唇支撑，从而改善此类患者的上唇塌陷的侧貌问题。

关键词： 美学区连续缺失；骨性Ⅲ类错殆畸形；侧貌美学；软硬组织增量

一、材料与方法

1. **病例简介** 25岁男性患者。主诉：因牙周病拔除多颗上颌前牙，上唇塌陷影响美观，要求种植修复改善整体面型。现病史：3年前拔除11、21，1个多月前拔除12、22。既往史：牙周病家族史不详，有吸烟史（已戒烟5年），其余无特殊。口内检查：12-22缺失，缺牙区骨量不足，牙龈退缩明显，32-42扇形排列，Ⅱ度松动，前牙区反殆。牙周探诊显示存在>5mm的牙周袋，BOP（+）（图2）。口外检查：表情动作紧张，上唇丰满度明显不足，下唇略凸（图1）。影像学检查：全景片示牙槽骨吸收（图3）。

2. **诊断** 12-22缺失；牙周炎；前牙区反殆。

3. **治疗计划**

（1）以恢复侧貌为导向的美观诊断设计。

（2）以美观诊断设计为导向的全程导板引导下种植体植入。

（3）种植一期手术同期行上颌轮廓骨增量增加基底支撑。

（4）角化龈移植+前庭沟加深术，改善大范围骨增量带来的上唇垂直方向张力。

（5）通过临时修复再次诊断固定式修复体对上唇的支撑作用，同时进行穿龈轮廓塑形。

（6）更换最终修复体时使用桥架设计配合牙龈瓷改善邻牙附着丧失后垂直向高度不足带来的美观问题。

4. **治疗过程**

（1）牙周治疗：该患者牙周进展风险较高，首先需完成牙周基础治疗，在炎症得到控制、PRA等级降低后，进入修复治疗设计（图4）。并在修复治疗过程中继续接受牙周序列治疗。

（2）美观诊断及治疗设计：在DSD设计的基础之上，同时进行了保留及虚拟拔除下颌前牙后的排牙设计。可以看到，只有上下颌前牙一并修复，重新建立前牙咬合关系才能显著改善患者前牙区的严重反殆（图5）。策略性拔除Ⅱ度松动的下颌前牙（图6）。复制美蜡为带基托的美观诊断义齿，患者佩戴上下颌美观诊断义齿后的牙弓形态及前牙区覆殆覆盖基本正常，上颌基托恢复了软硬组织缺损，颌弓轮廓一致协调（图7）。面型侧貌显示在给予人工牙及基托的支撑后，患者的上唇丰满度明显增加（图8）。通过重叠CBCT影像成为侧位片，测量患者Wits值为-4.27mm，确认该患者为骨性Ⅲ类错殆畸形（图9）。进一步头影测量显示设计的修复体角度与位置接近

作者单位：四川大学华西口腔医院

通讯作者：彭琳；Email: 334627424@qq.com

头影测量正常值，表明诊断义齿的修复体位置对于患者的骨性Ⅲ类错殆畸形进行牙代偿是可行的（图10）。在此基础上，根据诊断义齿基托部分的影像，在数字化手段分析患者需要进行水平向骨增量的范围（图11）。根据拟增量的范围，选择皮质骨帐篷技术结合GBR的术式。根据大范围骨增量的要求，计划采用游离角化龈移植以恢复可预期出现的角化龈减少及系带附着降低。根据以上诊断与分析，制订最终治疗计划（图12）。

（3）种植手术及下颌早期修复：术前设计的指导下，完成全程数字化导板的设计与打印（图13）。导板引导下植入种植体，使用原位皮质骨帐篷钉技术，行唇侧轮廓骨增量，完成GBR后，严密缝合（图14）。下颌小翻瓣植入计划的2颗种植体，初始稳定性达35N·cm。软组织愈合后行早期临时修复（图15）。

（4）软组织增量：术后4个月复查，患者上颌颌弓轮廓明显恢复，同时发生预期的前庭沟变浅和角化龈不足，上唇紧张（图16）。按照计划行带结缔组织的游离角化龈移植，增加角化龈宽度和前庭沟深度，从而改善上唇紧张状态。并进一步改善颌弓的软组织轮廓，提供上唇的软组织支撑（图17）。

（5）二期手术及种植临时冠稳定塑形软组织：软组织增量术区愈合后行上颌二期手术，使用大直径愈合帽过渡（图18），最终戴入上颌临时冠（图19）。在种植体支持式修复体戴入后，再次观察患者面型，此时上唇丰满度及下唇突度协调（图20）。头影测量显示上下颌修复体角度接近参考值。上唇正常闭合，微笑时上唇自然放松（图21）。

（6）PIB支架终冠修复：经过上颌6个月的临时冠佩戴，软组织稳定，穿龈轮廓得到良好的塑形（图22），通过数字化扫描复制临时冠穿龈形态信息（图23），通过电子面弓记录功能咬合运动进一步进行咬合设计（图24）。在此基础上，制作氧化锆PIB回切支架及外冠（图25）。修复体戴入患者口内后，对牙龈无压迫（图26），与牙弓曲线协调（图27），覆殆、覆盖关系正常（图28）。观察面部唇部无肌肉紧张，侧貌上下唇突度理想（图29）。患者也展现了自然的微笑（图30）。

（7）随访：在随后6个月的随访过程中，患者软硬组织及咬合关系保持稳定（图31）。

二、结果

在以侧貌为导向的种植治疗设计与严格的牙周序列治疗相互配合下，完成了对该高美学、修复、牙周风险患者的美学区种植修复治疗。通过硬组织增量，我们恢复了患者凹陷的骨弓轮廓，起到良好的唇基底支撑作用（图32）。通过软组织增量和穿龈轮廓塑形，获得充足的角化龈，进一步改善软组织轮廓，同时解决了骨增量后的上唇垂直方向张力过大（图33）。

通过设计修复体位置，上颌修复体适当外突及下颌修复体适当内收，代偿性改善了骨性Ⅲ类错殆的上下颌前牙咬合关系，平衡了错殆畸形带来的侧貌问题（图34）。软硬组织轮廓恢复和修复体位置排列带来的上唇支撑，使患者的侧貌上唇凹陷问题一步步得到解决（图35）。

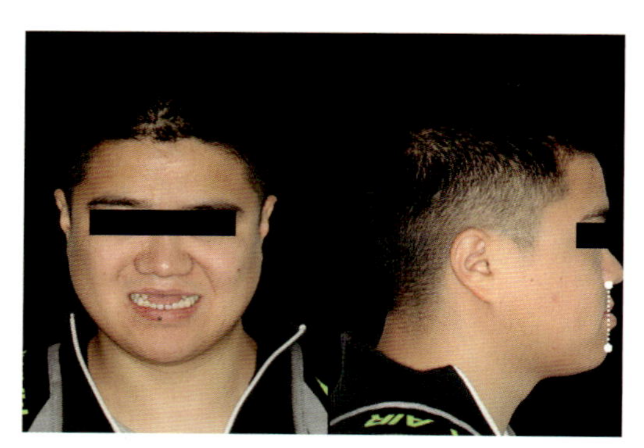
图1 初诊口外检查

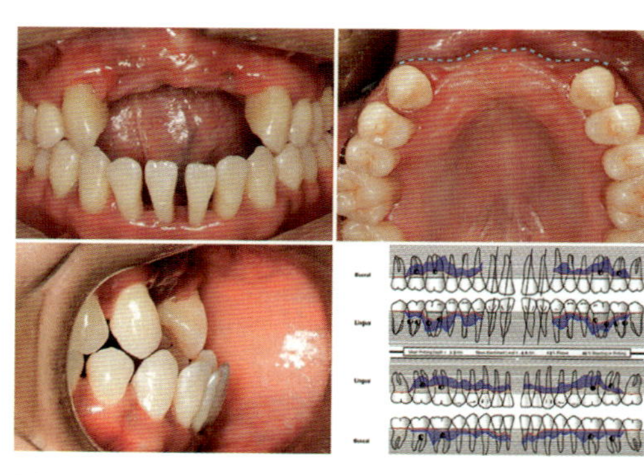
图2 初诊口内检查

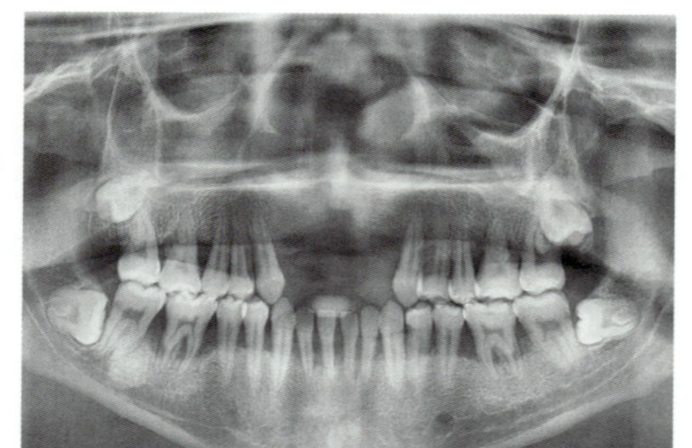
图3 初诊影像学检查

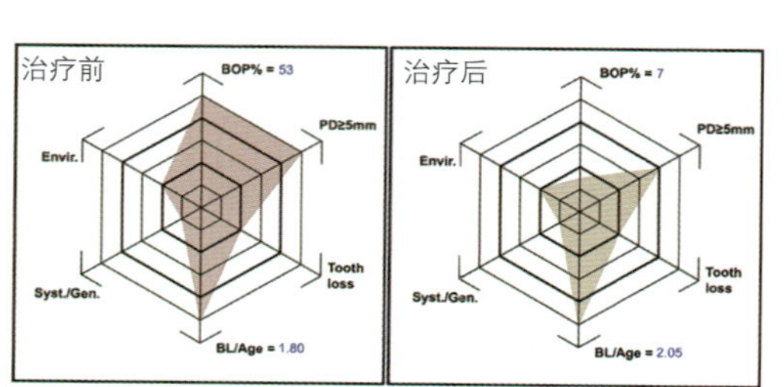

图4 牙周基础治疗后PRA等级降低

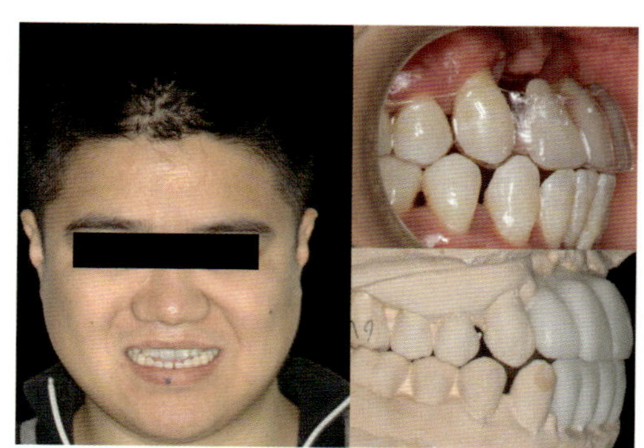
图5 DSD基础上的两种排牙方案

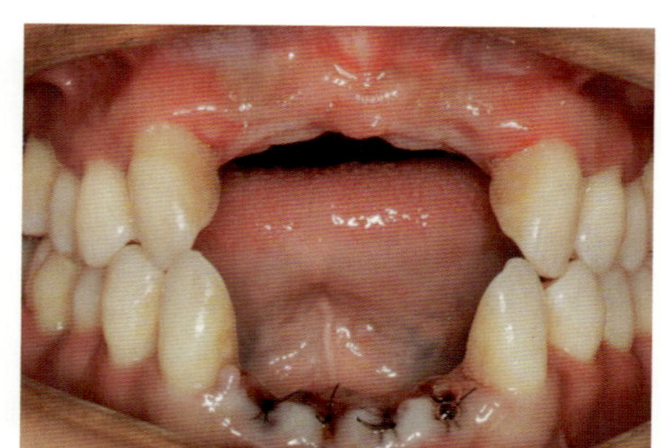
图6 策略性拔除下颌前牙

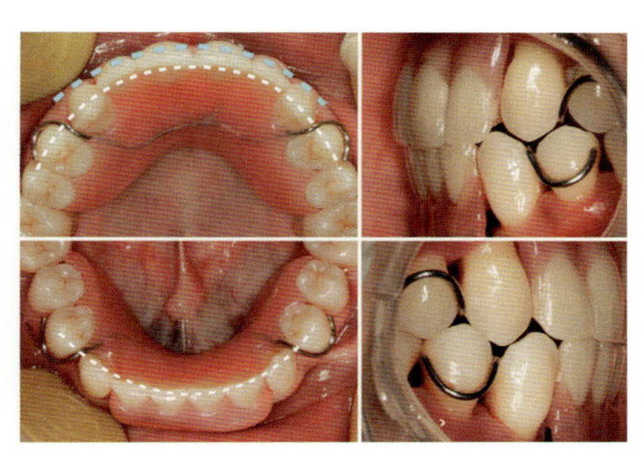

图7　美观诊断义齿口内像

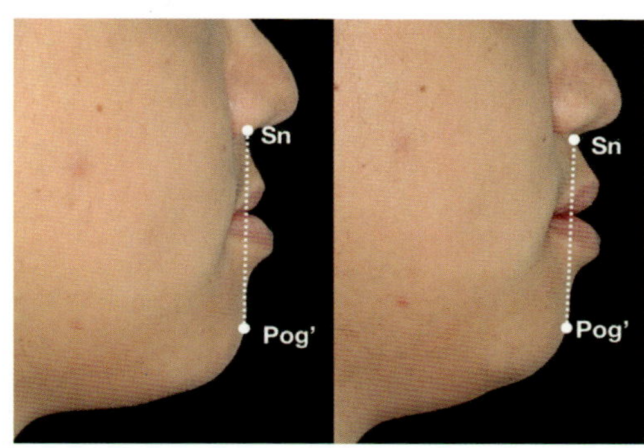

图8　美观诊断义齿改善上唇丰满度

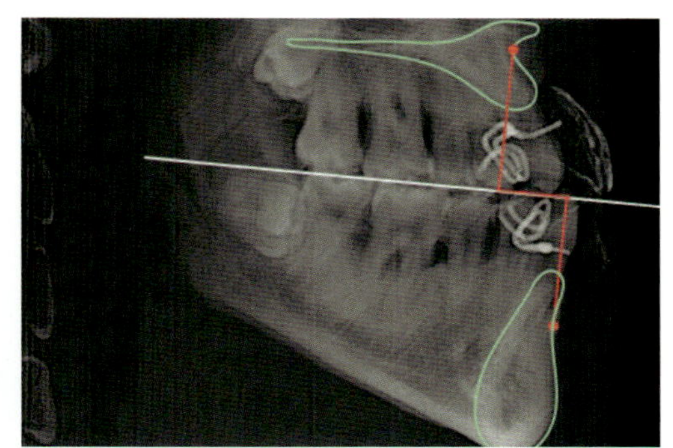

图9　侧位片显示骨性Ⅲ类关系

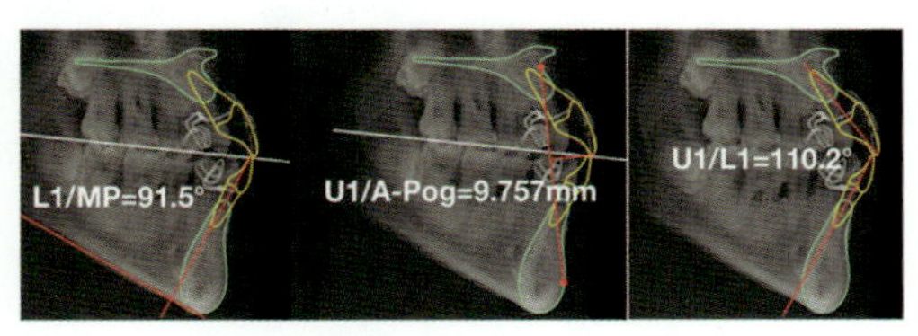

图10　侧位片测量修复体角度及位置

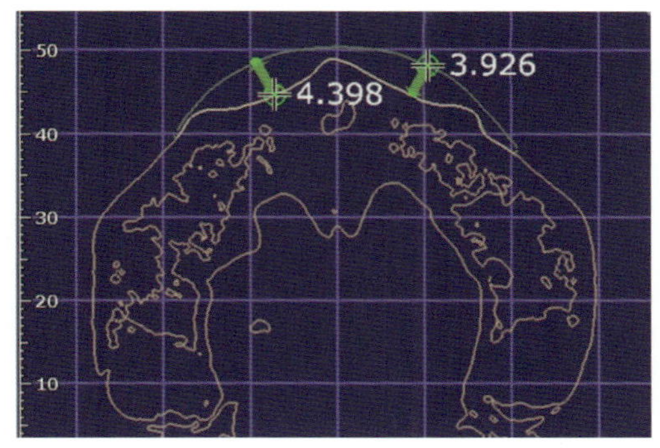

图11　数字化骨增量设计

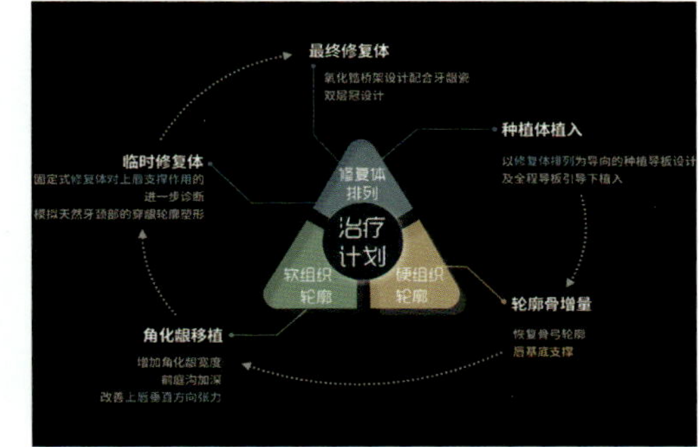

图12　治疗计划

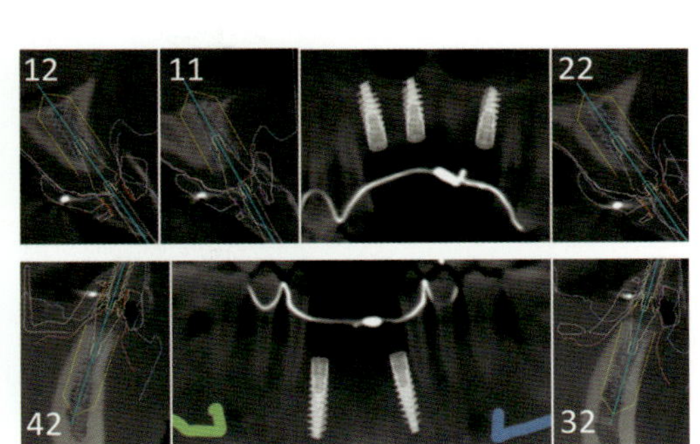

图13　数字化种植导板设计

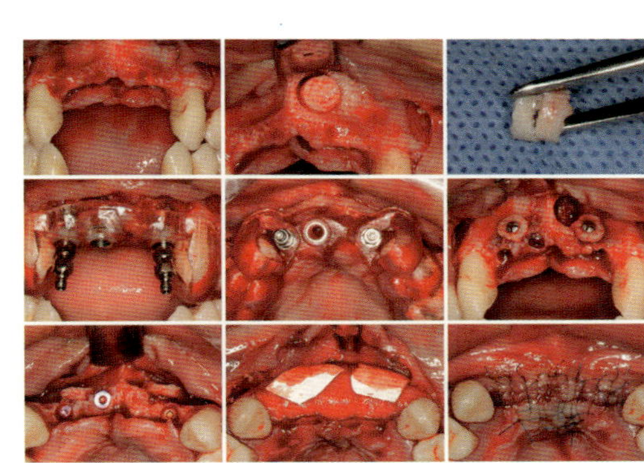

图14　上颌种植手术

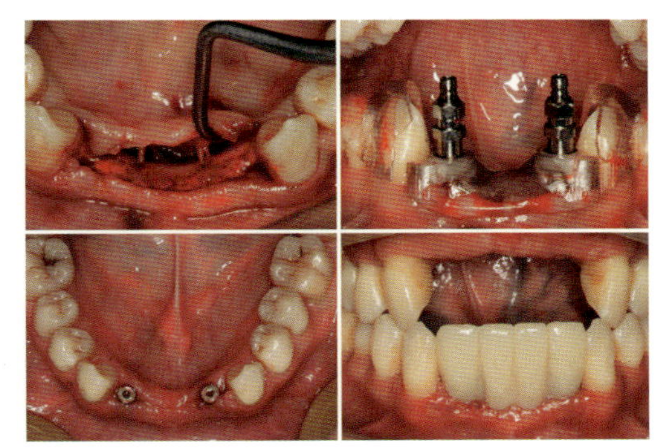

图15　下颌种植手术及早期临时修复

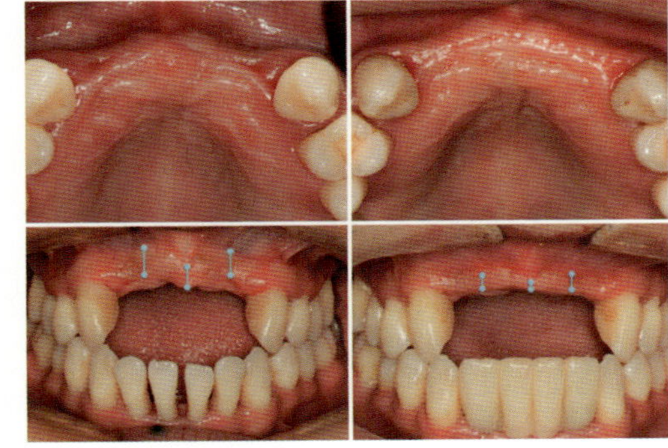

图16　对照术前，术后4个月复查口内像

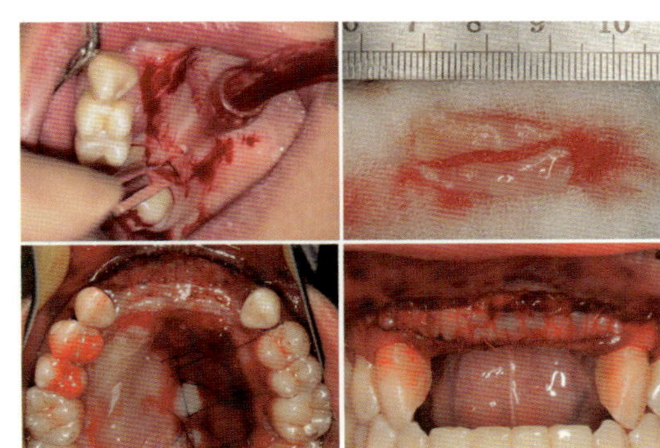

图17　游离角化龈移植

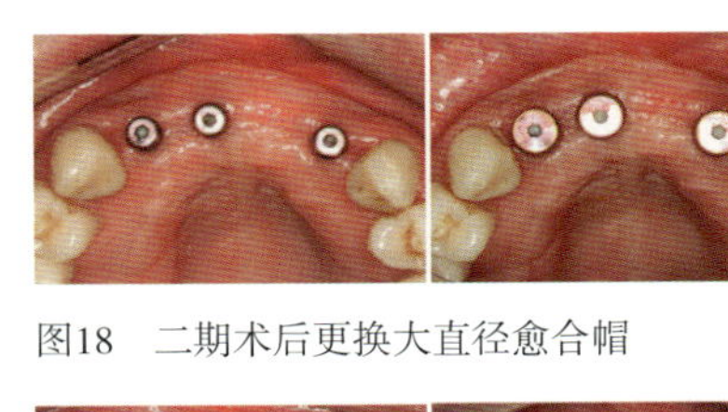

图18　二期术后更换大直径愈合帽

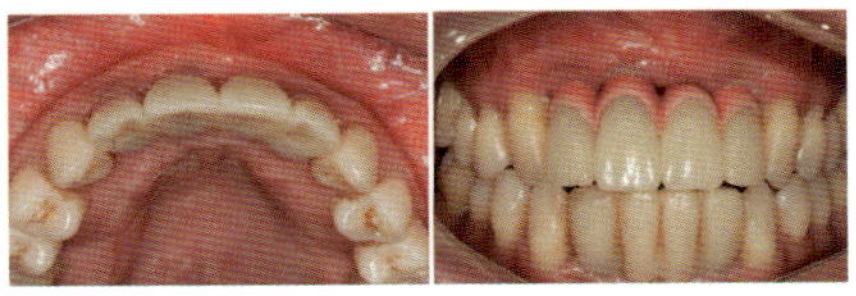

图19　佩戴上颌临时冠

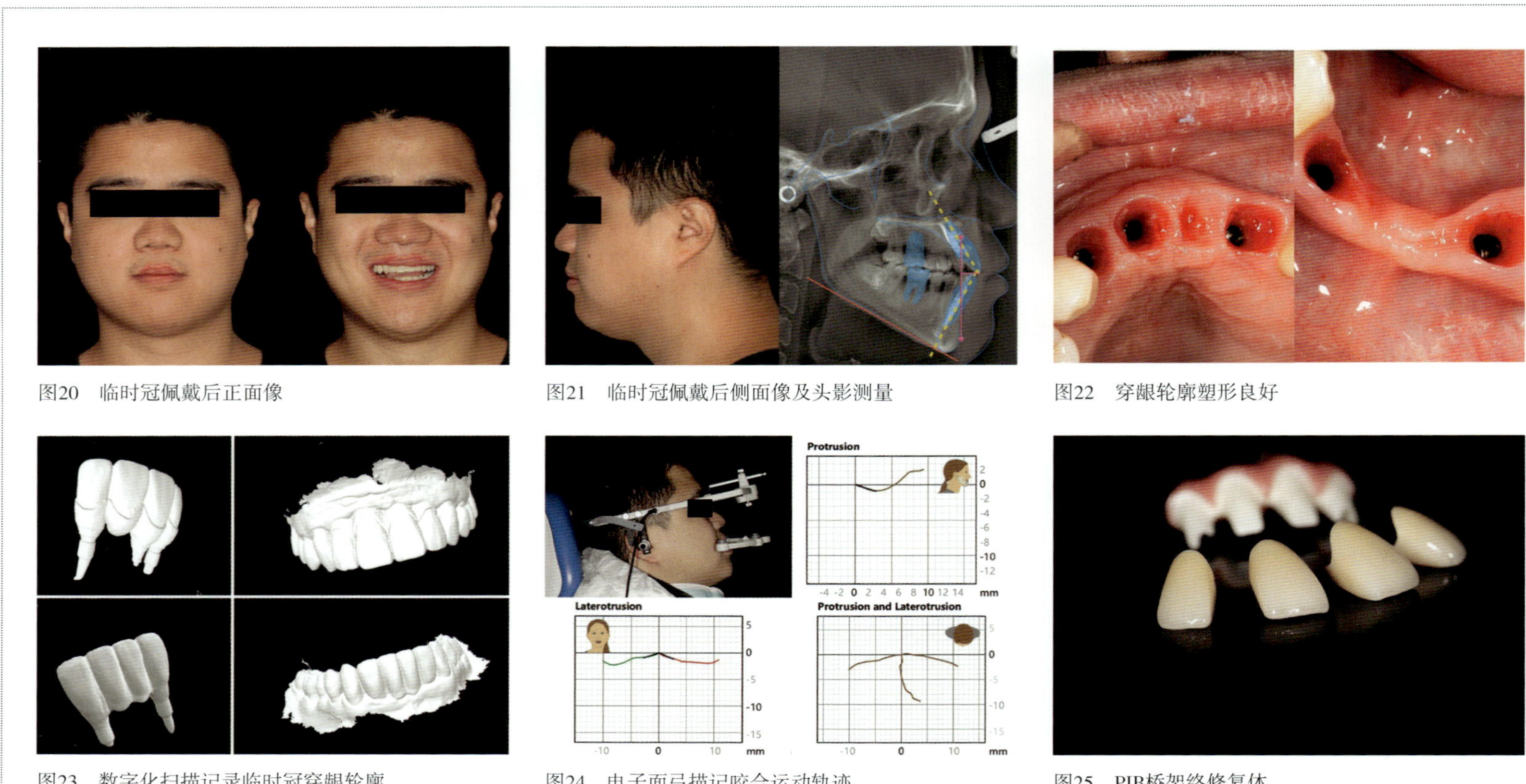

图20 临时冠佩戴后正面像

图21 临时冠佩戴后侧面像及头影测量

图22 穿龈轮廓塑形良好

图23 数字化扫描记录临时冠穿龈轮廓

图24 电子面弓描记咬合运动轨迹

图25 PIB桥架终修复体

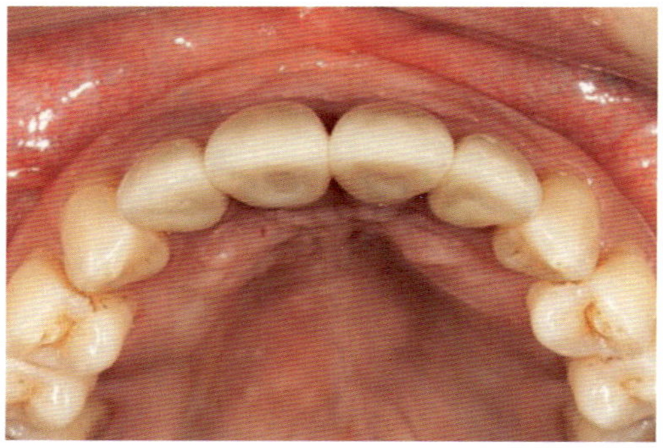

图26 终冠口内𬌗面像

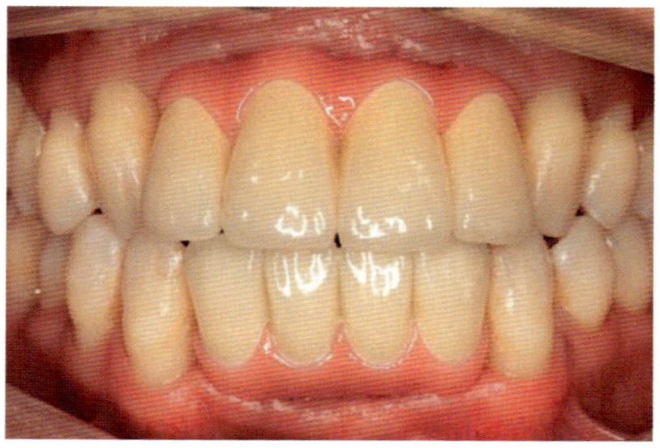

图27 终冠口内正面像

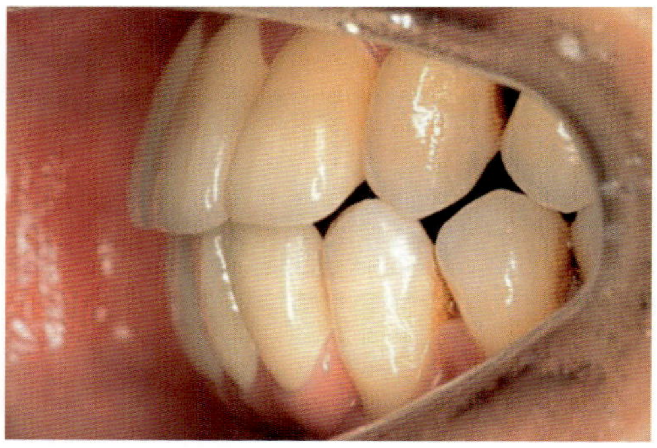

图28 终冠口内侧面像

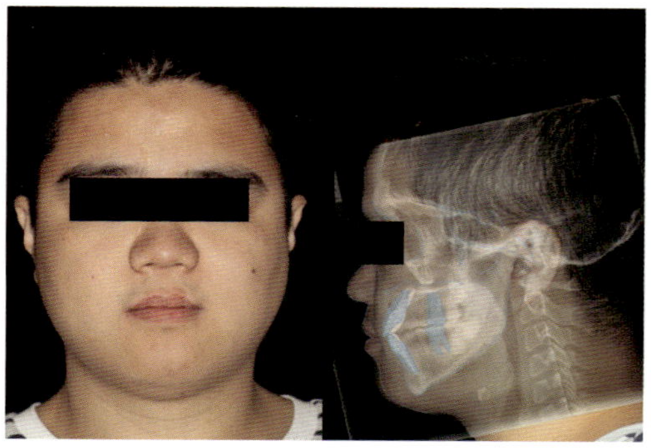

图29 佩戴终冠后正面像及头影测量

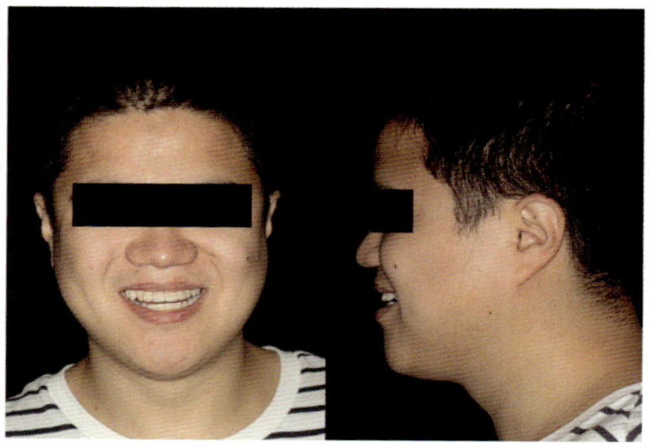

图30 佩戴终冠后微笑像

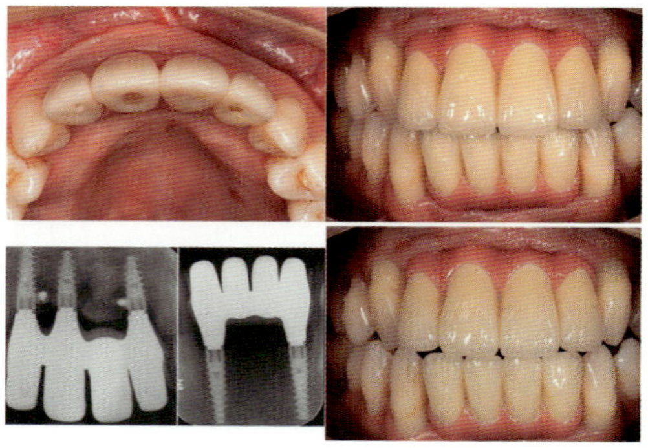

图31 戴牙后6个月复查

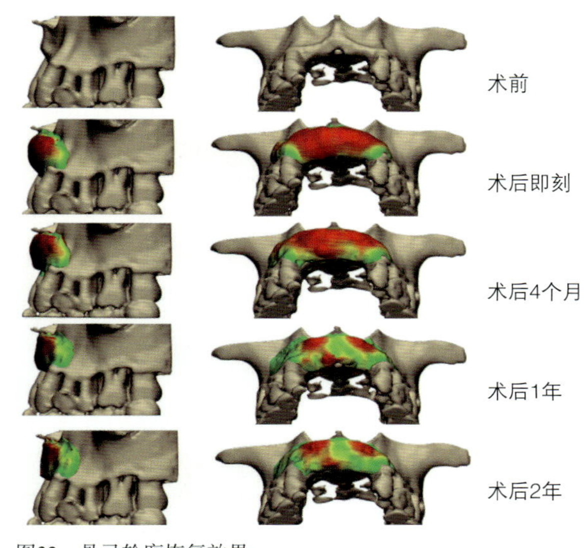

图32　骨弓轮廓恢复效果

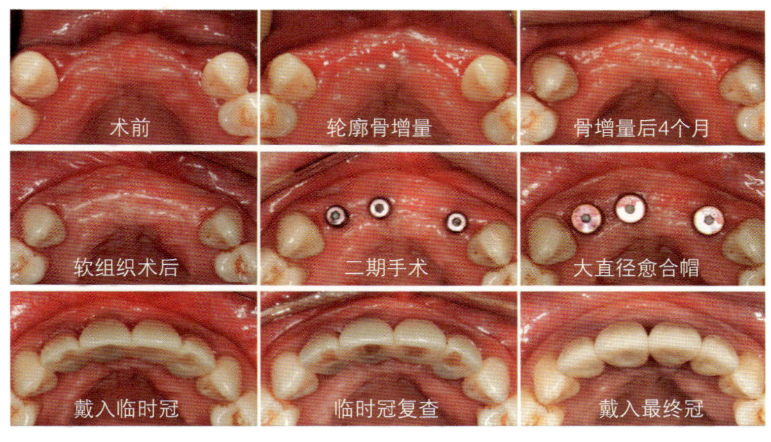

图33　软组织轮廓恢复效果

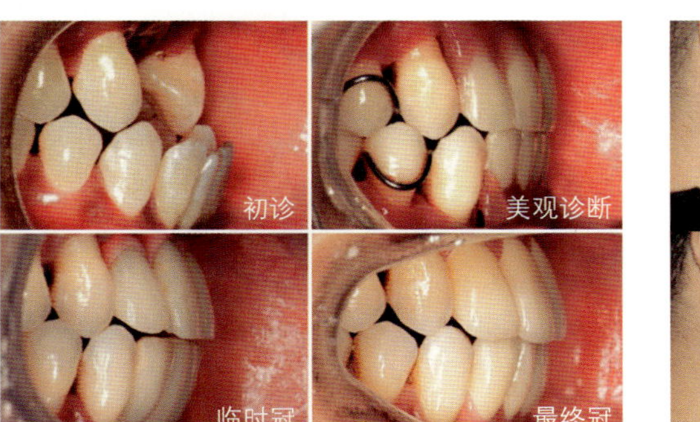

图34　前牙咬合关系改善效果

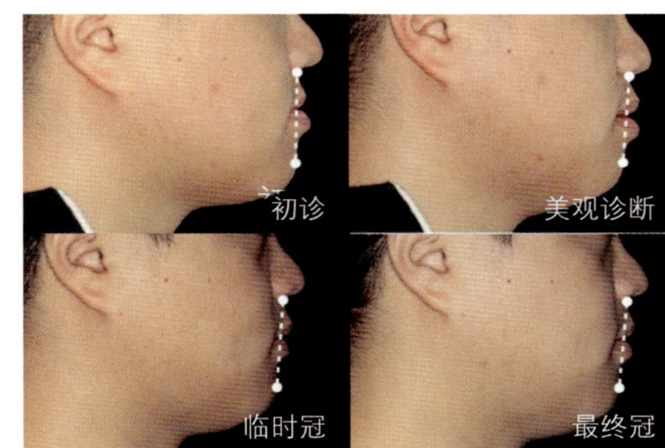

图35　患者侧貌唇凸度改善效果

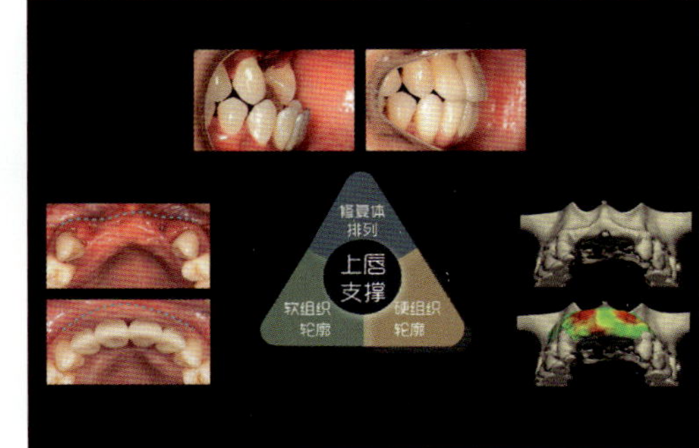

图36　上唇支撑的3个要素

三、讨论

在牙列缺失的患者中，由于牙支持的缺失和上下颌骨吸收方向不同，上唇丰满度常成为我们首要考虑的因素。相类似的，当前牙区连续多颗牙缺失时，尤其对于骨性错𬌗畸形的患者，上唇失去牙支撑，唇部丰满度下降。同时缺牙导致唇侧骨板吸收迅速，骨弓轮廓发生塌陷，与下颌骨位置失调，进一步加重了面中部的凹陷。因此，在美学区种植治疗的美观诊断过程中，除了通过微笑设计等手段实现正貌美学，侧貌的恢复也是需要纳入考量的范围。当唇侧骨吸收量较小时，上颌前后位置失调不明显，唇支撑主要取决于修复体位置，而当上颌位置明显靠后时，需要考虑恢复唇侧骨量以获得唇支持。因此，在上颌前牙区种植治疗设计时，通过骨增量技术获得理想的种植体与修复体的三维位置、恢复牙弓轮廓、获得充分的唇支撑，显得尤为重要。

在以修复为导向的种植治疗中，利用美观诊断义齿，在患者口内预判未来修复体的外形、位置及咬合关系，是一种必要的术前诊断与医患沟通的手段。通过美观诊断义齿获取的放射学资料，可以进一步指导种植外科及软硬组织增量设计，以获得可预期的三维美学效果。

四、结论

对于轻度骨性Ⅲ类错𬌗畸形，上唇塌陷的前牙连续缺失患者，可以在使用软硬组织增量恢复软硬组织轮廓的基础上，通过修复体排列代偿颌骨发育畸形，使软硬组织及修复体共同提供上唇支撑，从而改善此类患者的上唇塌陷的侧貌问题（图36）。

参考文献

[1] Dawson, Anthony, Steven Chen. The SAC classification in implant dentistry. Berlin: Quintessenz Verlag, 2009.
[2] Hulsey CM. An esthetic evaluation of lip-teeth relationships present in the smile[J]. Am J Orthod, 1970, 57(2):132-144.
[3] Chappuis V, Engel O, Reyes M,et al. Ridge alterations post-extraction in the esthetic zone: a 3D analysis with CBCT[J]. J Dent Res, 2013, 92(2):S195-S201.
[4] Jivraj S, Chee W, Corrado P. Treatment planning of the edentulous maxilla[J]. Br Dent J, 2006, 201(5):261-279.
[5] Dada K, Daas M, Maló P. Esthetic Implant Restoration in the Edentulous Maxilla[M]. Berlin: Quintessence Publishing Company, 2014.
[6] Rojas-Vizcaya F. Biological aspects as a rule for single implant placement. The 3A-2B rule: a clinical report[J]. J Prosthodont, 2013, 22(7):575-580.
[7] 宿玉成. 口腔种植学[M] 2版. 北京: 人民卫生出版社, 2014.
[8] Maló P, Nobre M de A, Lopes I. A new approach to rehabilitate the severely atrophic maxilla using extramaxillary anchored implants in immediate function: a pilot study[J]. The Journal of Prosthetic Dentistry, 2008, 100(5):354-366.
[9] Magne P, Magne M, Belser U. The diagnostic template: a key element to the comprehensive esthetic treatment concept[J]. Int J Periodontics Restorative Dent, 1996, 16(6):560-569.

软硬兼施——美学区种植的轮廓重建1例

王美洁

摘要

目的：探讨美学区唇侧凹陷通过软硬组织增量的方式恢复软组织轮廓，获得满意美学修复效果的临床要点。**材料与方法**：31岁女性患者，上颌前牙拔除3个月余，口内检查见11缺失，唇侧凹陷，CBCT显示水平向骨量不足。经过美学分析评估、外科风险评估及导板设计，最终在数字化导板引导下行11种植手术，植入Straumann BLT 3.3mm×12mm种植体1颗，唇侧凹陷处通过GBR进行骨增量，6个月后行二期手术及结缔组织移植，然后使用种植临时冠进行为期3个月的牙龈塑形，最终使用原厂Ti-Base基台及氧化锆全瓷冠完成修复。**结果**：一期手术后，CBCT示唇侧骨增量充分，种植体三维位置良好，骨增量后唇侧凹陷得到一定程度的改善，但仍存在一定的凹陷。6个月后，CBCT显示唇侧骨改建良好，但种植体颈部的骨吸收较为明显，完成软组织增量及最终修复后，达到满意的美学效果并恢复理想的软组织轮廓。**结论**：对于唇侧凹陷，我们可以通过软硬组织增量的方式，重建出理想的软组织轮廓并获得良好的美学效果，足够的软硬组织厚度保证种植修复的长期效果。

关键词：软硬组织增量；美学区；唇侧凹陷；软组织轮廓

一、材料与方法

1. 病例简介　31岁女性患者。主诉：因上颌前牙拔除3个月余就诊。现病史：患者上颌前牙幼时外伤，曾行牙髓治疗及桩冠修复，因反复感染于3个月前拔除，今来我科要求种植修复。既往史：既往体健，否认系统性疾病史，有青霉素过敏史，否认夜磨牙。口内检查：11缺失，近远中间隙正常，角化龈量充足，唇侧凹陷，邻牙无松动，无叩痛。口腔卫生状况良好，咬合关系基本正常，颞下颌关节无异常（图1～图5）。影像学检查显示：11水平向骨量不足，骨宽度最小为2.1mm（图6）。

2. 诊断　上颌牙列缺损。

3. 治疗计划　11种植修复+同期骨增量，视轮廓恢复效果决定是否进行软组织增量。

4. 治疗过程

（1）术前分析与设计：术前经过ERA美学风险评估以及SAC外科风险和困难程度评估，显示为高美学风险及高度复杂（表1，表2）。之后，我们又对患者进行了术前的修复设计（图7）及种植体三维位置设计（图8），导出种植导板。

（2）种植手术及骨增量：种植手术时，我们采用的是牙槽嵴顶水平切开加12远中的垂直松弛切口，在数字化导板引导下，逐级备洞，取下种植导板确认种植体的位点及方向，最终植入Straumann BLT 3.3mm×12mm种植体，初始稳定性良好，放置3.6mm×2mm的愈合基台以进行过度骨增量，唇侧受植床进行滋养孔预备，种植体暴露处覆盖术区刮取的自体骨屑，其上堆积足量的Bio-Oss骨粉，覆盖双层Bio-Gide可吸收胶原膜，在黏骨膜瓣的根方进行减张，缝合固定。拍摄术中照片（图9）及术后即刻CBCT影像（图10）。

（3）二期手术及软组织增量：6个月过后，我们再次拍摄CBCT，影像

表1　美学风险评估

美学风险因素	风险水平		
	低	中	高
健康状况	健康，免疫功能正常		免疫功能低下
吸烟习惯	不吸烟	少量吸烟，<10支/天	大量吸烟，>10支/天
患者美学期望值	低	中	高
唇线	低位	中位	高位
牙龈生物型	低弧线形、厚龈生物型	中弧线形、中龈生物型	高弧线形、薄龈生物型
牙冠形态	方圆形	卵圆形	尖圆形
位点感染情况	无	慢性	急性
邻面牙槽嵴高度	到接触点≤5mm	到接触点5.5～6.5mm	到接触点≥7mm
邻牙修复状态	无修复体		有修复体
缺牙间隙宽度	单颗牙（≥7mm）	单颗牙（≤7mm）	2颗牙或2颗牙以上
软组织解剖	软组织完整		软组织缺损
牙槽嵴解剖	无骨缺损	水平向骨缺损	垂直向骨缺损

作者单位：青岛市口腔医院

Email: mangel93@foxmail.com

表2　SAC分类评估表

位点因素		风险和困难程度		
		低	中	高
骨量	水平向	充足	不足，但允许同期骨增量	不足，需要提前进行骨增量
	垂直向	充足	牙槽嵴顶少量不足，需要略深的冠根向种植体植入位置	不足，需要提前进行骨增量
解剖学风险	靠近重要的解剖结构	低风险	中等风险	高风险
	美学区	非美学区		美学区
美学风险	生物型	厚龈生物型	中厚龈生物型	薄龈生物型
	唇侧骨壁厚度	充足≥1mm		不足≤1mm
复杂程序	之前或同期治疗程序	种植体植入，无辅助性治疗	种植体植入，同期辅助性增量程序	种植体植入，分阶段的辅助增量程度
并发症	手术并发症的风险	低	中	高
	并发症的后果	无不良影响	治疗效果欠佳	治疗效果严重受损

结果显示：种植体唇侧骨改建良好，可见清晰的骨皮质结构，但种植体颈部唇侧骨吸收明显（图11）。因此，我们计划在二期手术的同时，进行结缔组织移植。首先，我们在缺牙区的牙槽嵴顶做水平切口，达牙槽骨翻全后瓣，相邻牙的近中做龈沟切口，越过牙槽嵴顶后改为半厚瓣。更换愈合基台为4.8mm×5mm，因患者腭部软组织较薄，我们在24、25牙腭侧距离龈缘2mm左右，切取约6mm×10mm大小含上皮的游离结缔组织，在体外去上皮及少量脂肪组织后，放置于11位点唇侧的半厚瓣下，缝合固定。手术过程如图12所示。

（4）牙龈塑形：种植临时冠塑形牙龈3个月，龈乳头基本充盈（图13，图14）。

（5）终修复：采用Ti-Base加个性化氧化锆基台及氧化锆全瓷冠的方式，腭侧预留螺丝通道，方便后期维护（图15～图17）。

（6）随访：戴牙后3个月、6个月分别进行随访，牙周健康，美学效果良好，软组织轮廓保持稳定（图18～图23）。

二、结果

通过数字化的术前设计，更好地实现种植治疗的安全性、可预期性和以修复为导向的治疗理念。通过骨增量和软组织增量，完美地恢复了唇侧凹陷，达到满意的美学效果，且一定厚度的软硬组织为种植体的长期稳定效果提供保障。

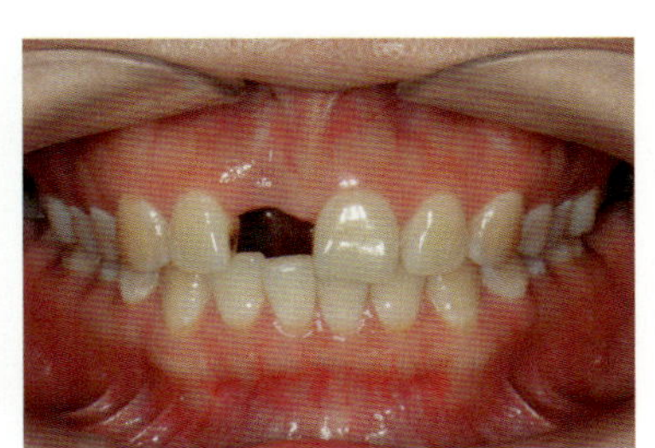

图1　初诊–正面咬合像

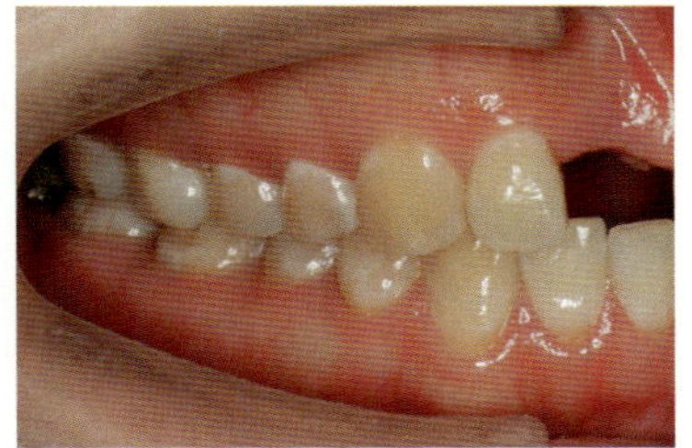

图2　初诊–右侧咬合像

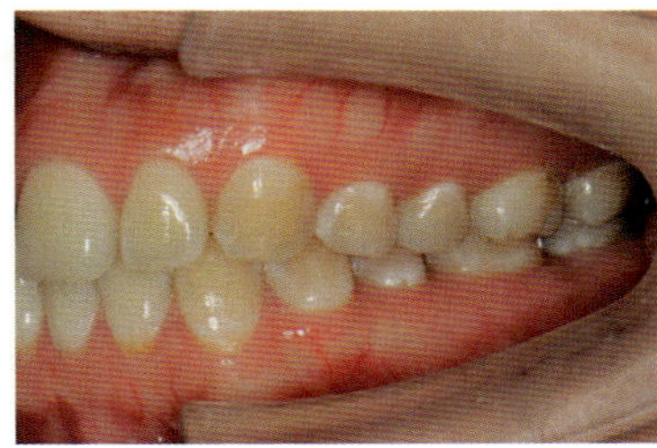

图3　初诊–左侧咬合像

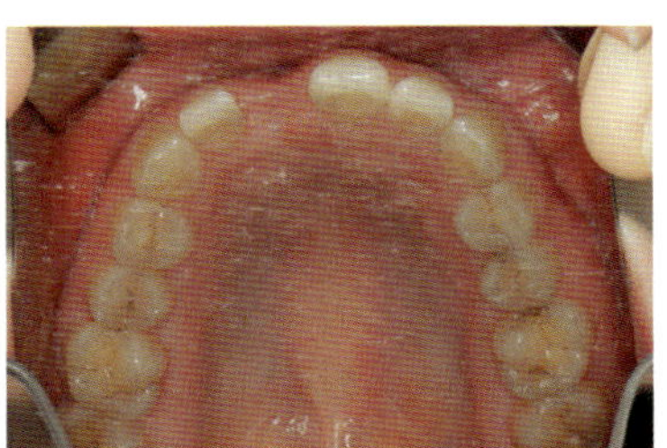

图4　初诊–上颌殆面像

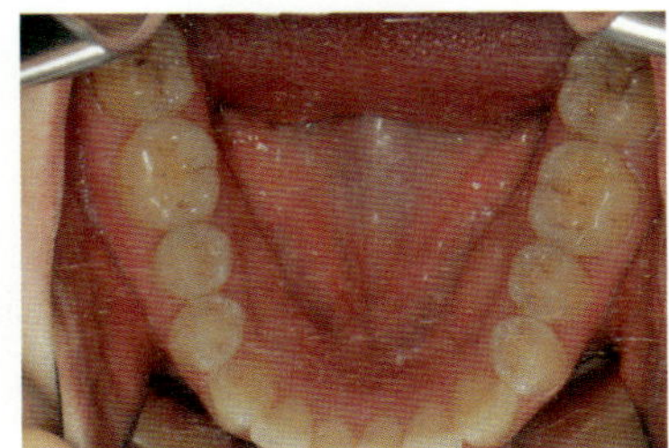

图5　初诊–下颌殆面像

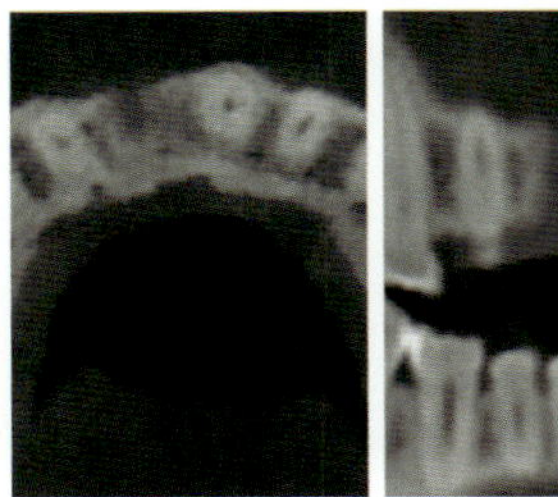

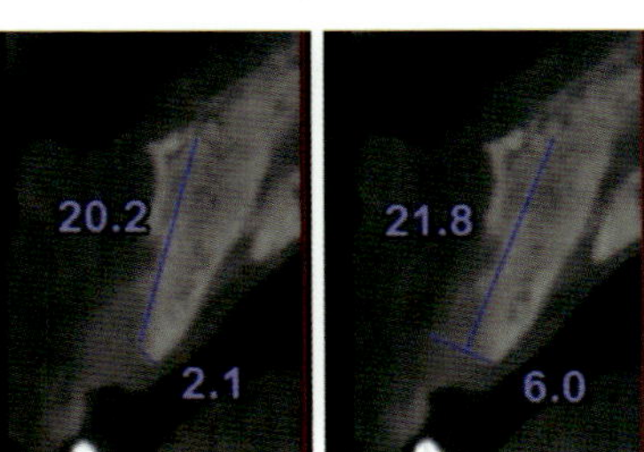

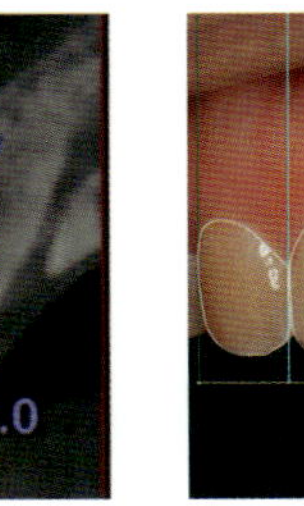

图6　术前影像学检查

图7　术前美学修复设计

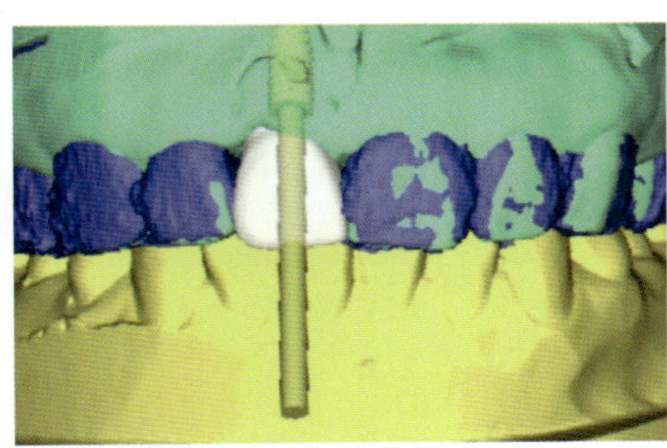

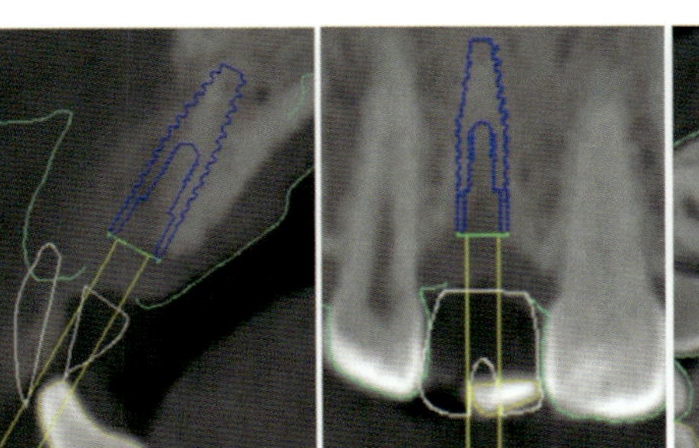

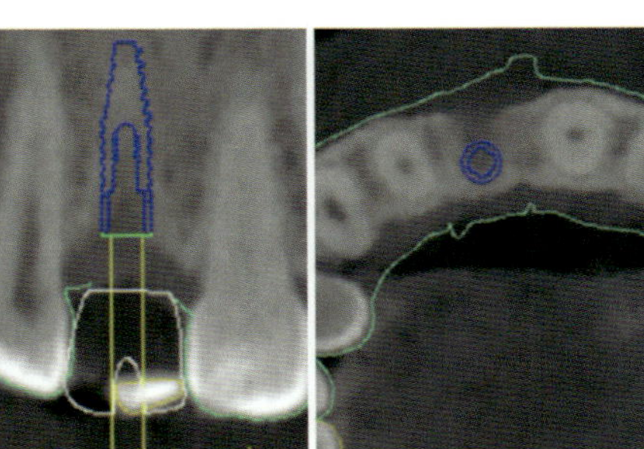

图8　种植体三维位置及导板设计

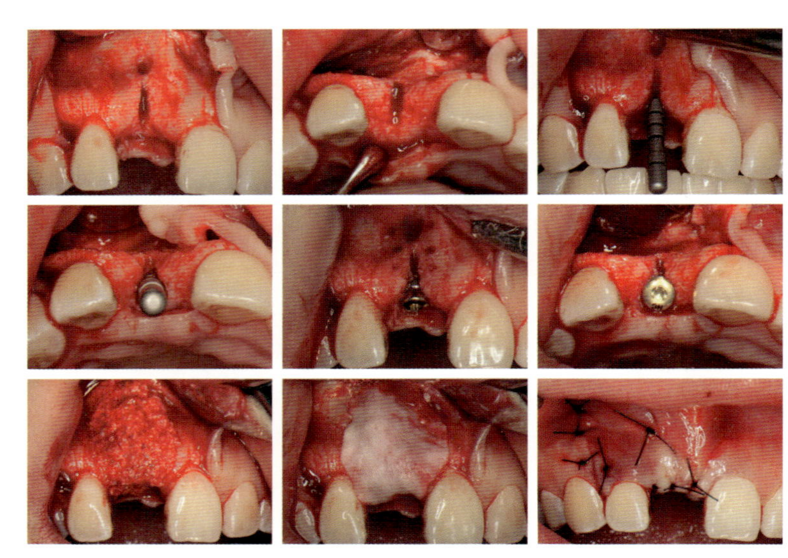

图9 一期手术照片

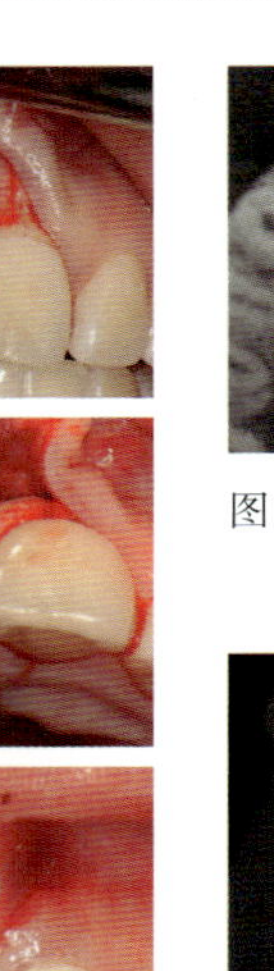

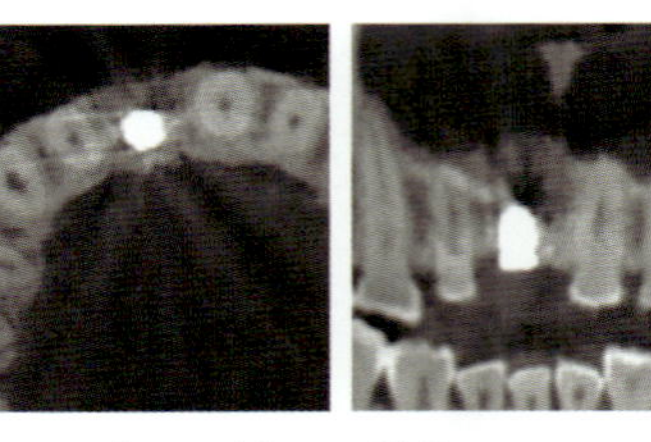

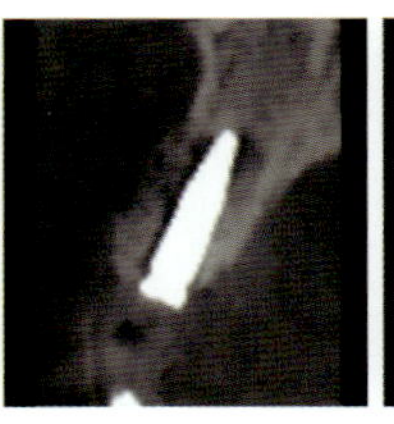

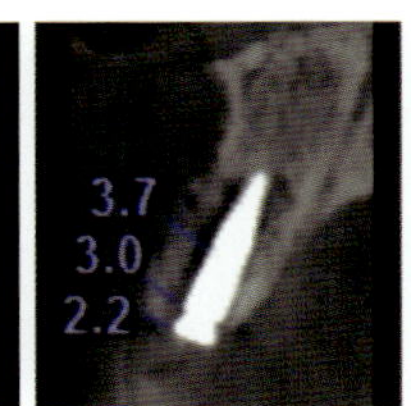

图10 术后即刻CBCT影像

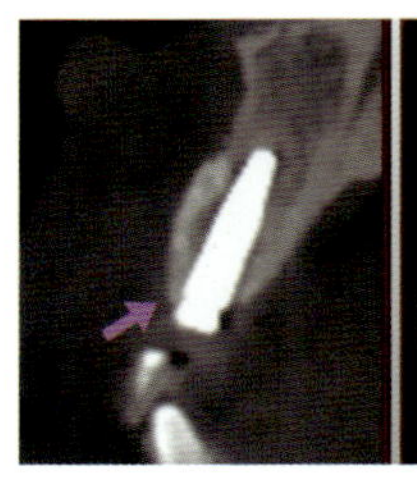

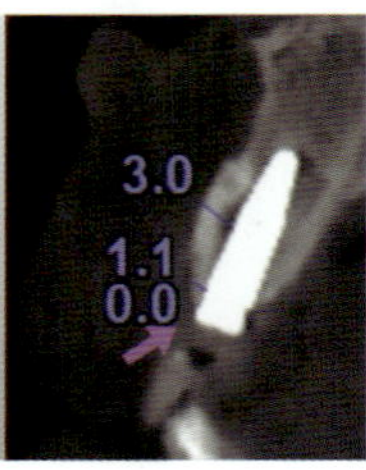

图11 术后6个月CBCT

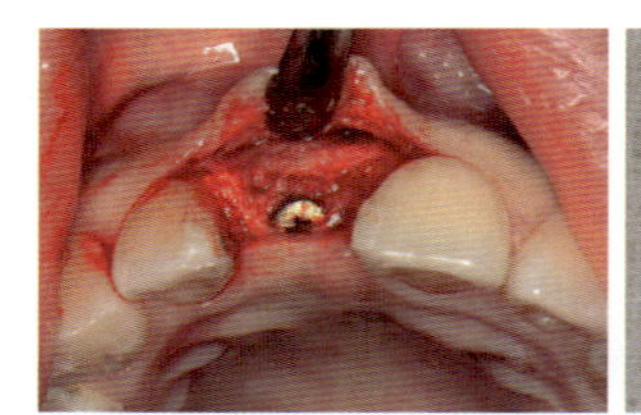

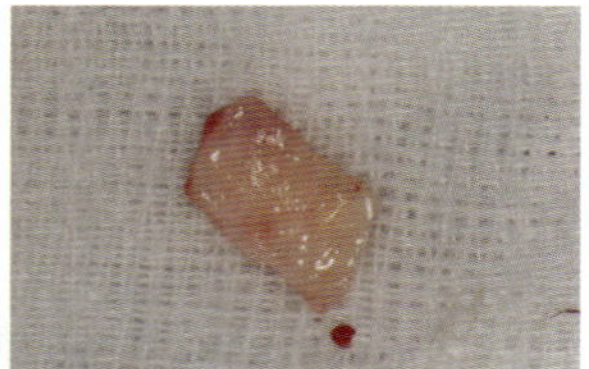

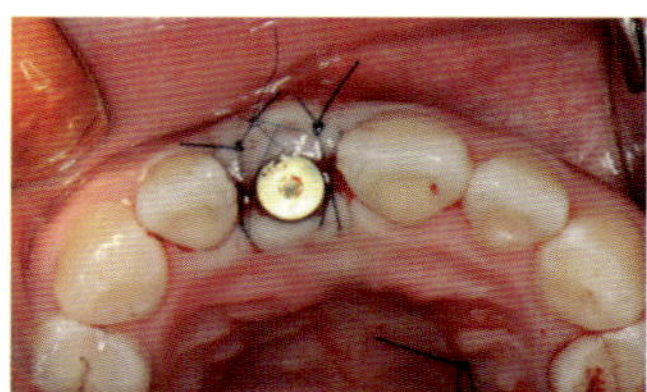

图12 二期手术照片

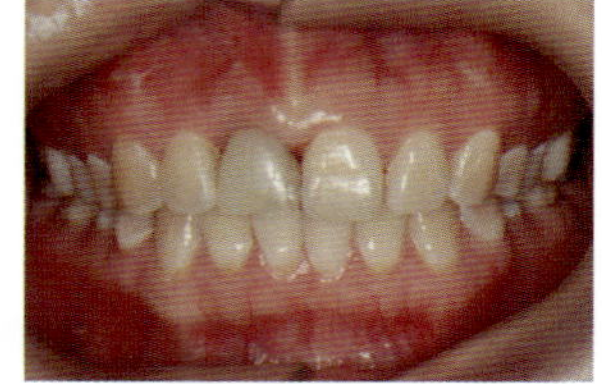

图13 临时冠正面咬合像

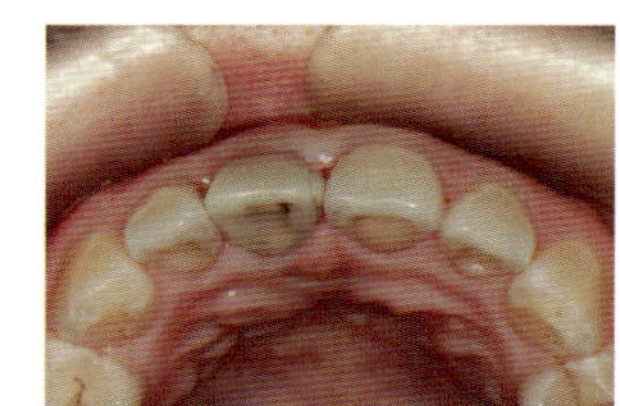

图14 临时冠殆面像

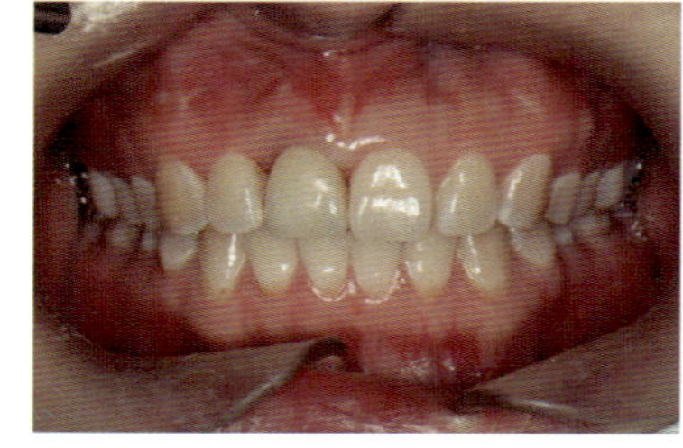

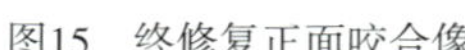

图15 终修复正面咬合像

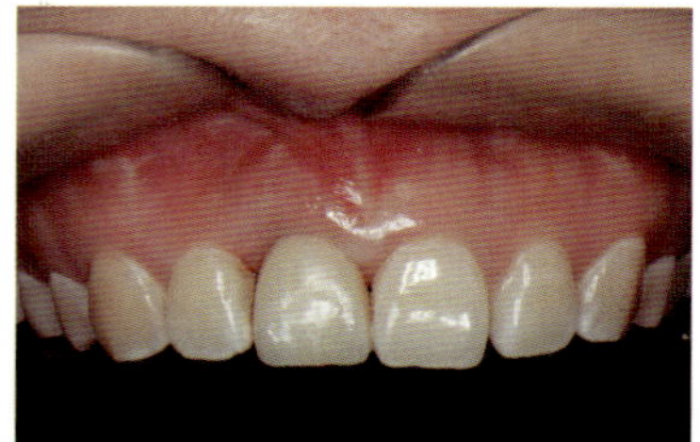

图16 终修复美学区黑底板像

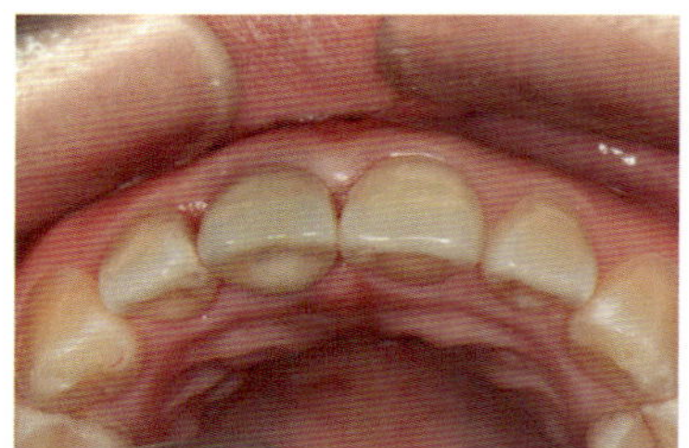

图17 终修复殆面像

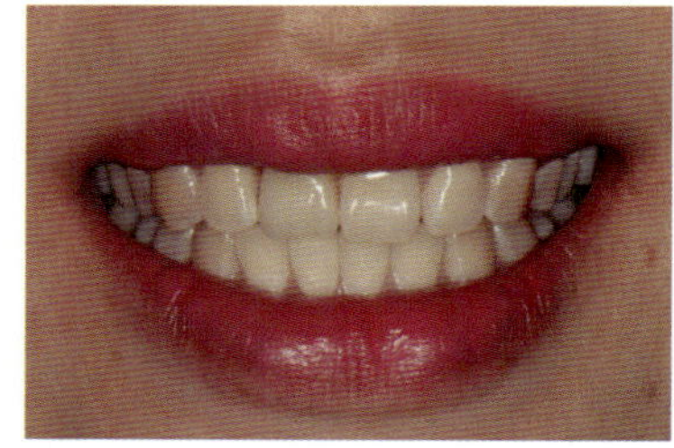

图18 戴牙后6个月正面口唇像

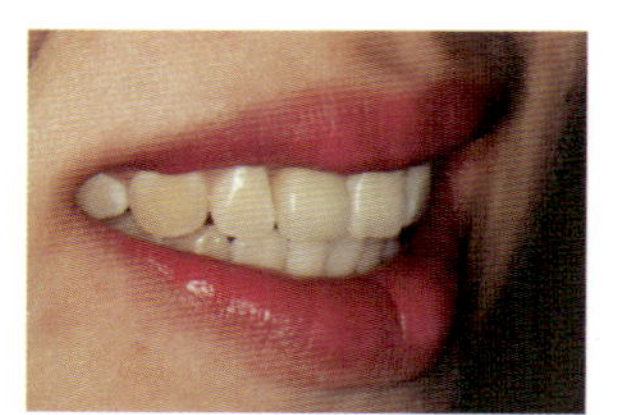

图19 戴牙后6个月右侧口唇像

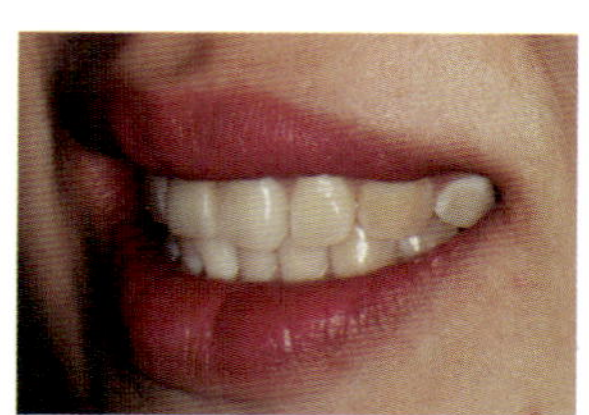

图20 戴牙后6个月左侧口唇像

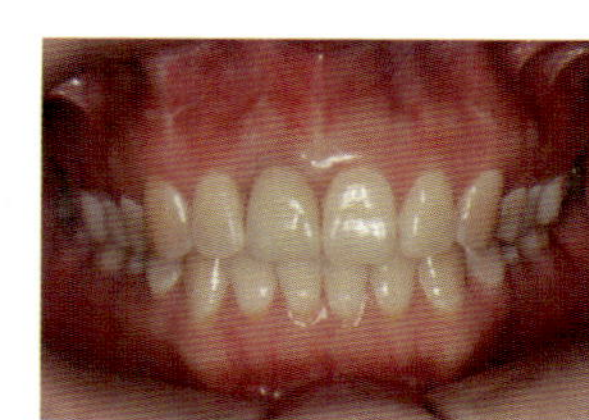

图21 戴牙后6个月正面咬合像

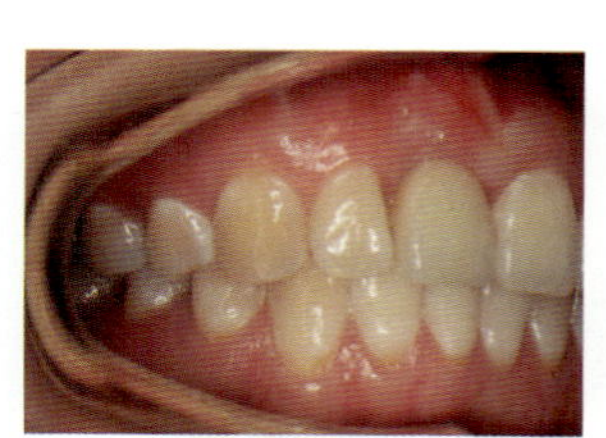

图22 戴牙后6个月右侧咬合像

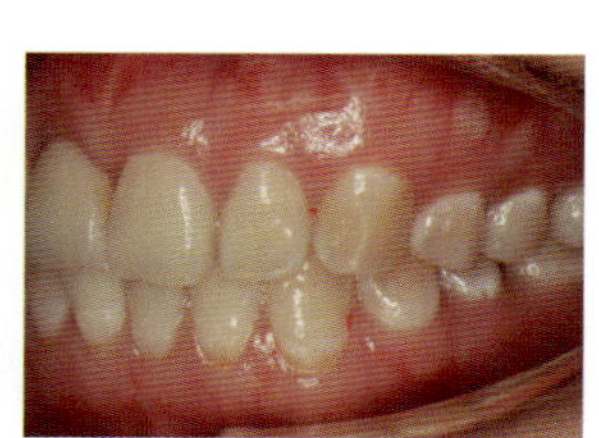

图23 戴牙后6个月左侧咬合像

三、讨论

要想获得完美的软组织轮廓形态，硬组织是基础。文献表明，种植同期进行骨增量有助于改善软组织轮廓，且10年的追踪研究表明，骨增量术后6～10年期间唇侧平均骨厚度变化量仅为0.1mm，长期效果稳定、可靠。但是，GBR在愈合期间会发生骨吸收，越靠近冠方越明显，这一点在本病例及文献数据中均有所体现。

当骨增量无法达到让人满意的效果时，可通过软组织增量的方式进行补偿。研究表明，一定的软组织厚度（＞2mm）对于维持种植体周组织的稳定性，提升美学效果意义重大。

在软组织增量治疗中，自体移植物的治疗效果明显优于软组织替代品，而结缔组织移植（CTG）是增加软组织厚度的首选治疗方式。关于软组织增量的时机，研究表明种植同期进行软组织增量与二期时进行软组织增量，软组织增量效果无统计学差异。此外，一项为期5年的随访研究表明，采用结缔组织移植进行软组织增量的长期效果稳定、可靠。

四、结论

种植同期进行骨增量有助于重建良好的牙弓轮廓，而种植体周软组织对种植体的长期稳定性及美观也具有积极作用，种植体周一定的软硬组织厚度（＞2mm）对于维持种植体周组织的稳定性，提升美学效果意义重大。因此，在本病例中，对于唇侧凹陷，我们采取“软硬兼施”的方式，最终重建出近乎理想的软组织轮廓形态及美学效果，为种植修复效果的长期稳定保驾护航。

参考文献

[1] Benic GI, Ge Y, Gallucci GO, et al. Guided bone regeneration and abutment connection augment the buccal soft tissue contour: 3-year results of a prospective comparative clinical study[J]. Clinical Oral Implants Research, 2017, 28(2):219–225.

[2] Chappuis V, Rahman L, Buser R, et al. Effectiveness of Contour Augmentation with Guided Bone Regeneration: 10-Year Results [J]. Journal of Dental Research, 2018, 97(3):266–274.

[3] Xi J, Yu Z, Ping D, et al. Hard tissue volume stability of guided bone regeneration during the healing stage in the anterior maxilla: A clinical and radiographic study[J]. Clinical Implant Dentistry and Related Research, 2018, 20(1):68–75.

[4] Frizzera F, Oliveira GJPL, Shibli JA, et al. Treatment of peri-implant soft tissue defects: a narrative review[J]. Brazilian oral research, 2019, 33(suppl 1):1–15.

[5] Pier Paolo Poli, Paolo Carlo Maridati, EnricoStoffella, et al. Influence of timing on the horizontal stability of connective tissue grafts for buccal soft tissue augmentation at single implants: A Prospective Controlled Pilot Study – ScienceDirect[J]. Journal of Oral and Maxillofacial Surgery, 2019, 77(6):1170–1179.

[6] Eghbali A, Seyssens L, Bruyckere TD, et al A 5-year prospective study on the clinical and aesthetic outcome of alveolar ridge preservation and connective tissue graft at the buccal aspect of single implants.[J]. Journal of clinical periodontology, 2018, 45(12):1475–1484.

美学区连续缺失伴软硬组织缺失的多学科联合治疗

刘臣汉

摘要

目的：本例报道采用多学科联合治疗美学区连续缺失伴软组织缺失患者并获得了良好的美学效果。**材料与方法：**28岁男性患者，11外伤脱落，21、22Ⅲ度松动。11行牙槽窝保存后种植修复，21正畸牵引成骨后种植修复21、22，配合软组织移植恢复了唇侧和龈乳头丰满度。**结果：**上颌前牙种植美学效果良好，与天然牙协调，患者对美学效果满意。**结论：**美学区连续缺失种植修复如何维持或恢复软组织丰满度仍是治疗中的难点，多学科联合治疗可以更好地获得美学效果。

关键词：美学区；牙槽窝保存；牵引成骨；多学科联合治疗；唇侧盾构技术

从Brånemark教授发明了种植体开始，一致公认需要等待3～6个月无负重愈合期以利于骨结合。近几十年治疗理念的快速发展，拔牙后即刻植入种植体、即刻修复，很大程度地改善了患者的体验。患者的美学要求也随之提高，但对于相连种植体之间龈乳头出现退缩的问题，依旧没有很好的方法改善。缺乏牙间乳头会导致美观缺陷、发音困难和食物嵌塞。

因此，相邻种植体龈乳头退缩导致的美观问题是目前种植学的难点和热点之一。本文将对1例美学区连续多颗天然牙缺失伴软硬组织缺损的病例，采用多学科联合治疗的方法对种植体之间龈乳头进行重建。

一、材料与方法

1. 病例简介 28岁男性患者。主诉：车祸致上颌右侧外伤脱落2周，院外急诊止血和树脂固定松动牙，来诊要求修复缺失牙。既往史：否认系统性疾病史，无颞下颌关节疼痛病史，有夜磨牙病史。口内检查：口腔卫生不良，牙结石（+++），龈乳头退缩。11缺失，唇侧牙槽窝垂直向凹陷；21、22Ⅲ度松动。21-24唇侧树脂固定松动。高位笑线，牙龈中扇贝形，牙冠为长方形。CBCT示：11唇侧骨板缺失；21唇腭侧骨板骨折，水平向骨吸收；22腭侧骨板骨折，水平向骨吸收。

2. 诊断 11缺失；21、22牙脱位；慢性牙周炎。

3. 治疗计划 全口洁治+龈下刮治；11牙槽窝保存，6个月后评估软硬组织恢复情况以及21、22稳固情况，再确定21、22是否保留。

4. 治疗过程（图1～图23）

（1）初诊：CBCT检查评估，按照2013年ITI即刻种植指引评估不符合即刻种植适应证。给予全口洁治，龈下刮治。参考Mardas等的牙槽窝保存方案，局部麻醉，消毒，铺巾，11清创，唇腭侧微创翻瓣，暴露唇侧裂开的骨板，植入Bio-Oss骨粉，覆盖Bio-Gide胶原膜，缝合创口；用流动树脂将人工牙粘接到12、21。1周后复查拆线。

（2）5个月后复查。口内检查：11唇侧牙龈退缩；21唇侧龈缘、近远中龈乳头出现退缩，Ⅲ度松动；22Ⅲ度松动。CBCT示：11牙槽嵴顶成骨不良，21、22唇腭侧牙槽骨退缩至根中1/2至根尖1/3；11、21间骨嵴顶至邻接点高度7mm，21、22间骨嵴顶至邻接点高度6.2mm，22、23间骨嵴顶至邻接点高度6mm。提示11、21、22在种植后存在软组织退缩导致的美学风险。患者希望可以种植单冠修复11、21、22。制订治疗计划：先行11种植修复，正畸牵引21增加软硬组织量，1年后种植修复21、22。

（3）11种植体植入手术：局部麻醉，消毒，铺巾，牙槽嵴顶近中切口，刮除嵴顶成骨不良的Bio-Oss骨粉，简易导板就位，定位，逐级备洞，植入Active 4.3mm×13mm种植体1颗，植入扭矩45N·cm。从右侧腭部取结缔组织移植于唇侧瓣下方，缝合，种植体水平印模。制作螺丝固位临时冠，35N·cm拧紧临时冠，螺丝孔置入棉球，氧化锌暂封。

（4）2周后复查：拆线，同时21、22、23粘接托槽，0.014镍钛丝轻力冠向牵引21移动，每个月复查加力1次，同时磨短21牙冠高度，避免咬合创伤。

（5）正畸牵引1年后。口内检查：11唇侧凹陷，21龈组织有垂直向增加。CBCT示：21骨量垂直向增加；22唇侧骨板退缩至根1/2，腭侧骨板退缩至根尖1/2。局部麻醉，消毒，铺巾，参考唇侧盾构技术，微创分根，拔除根管在内的大部分牙体，保留唇侧颈部牙片；简易导板就位，定位，逐级备洞，21植入Active 4.3mm×13mm种植体，22植入Active 3.5mm×13mm种植体，植入扭矩均达到45N·cm，唇侧跳跃间隙植入Bio-Oss骨粉；21、22种植体水平印模，制作螺丝固位临时冠，35N·cm拧紧，螺丝孔置入棉球，氧化锌暂封。

（6）临时修复3个月后复查：11唇侧仍萎缩，11、21间龈乳头退缩，

作者单位：澳门镜湖医院

Email: dentisthanson@gmail.com

22唇侧龈缘退缩，牙片暴露。局部麻醉，消毒，铺巾，22磨除暴露牙片至龈下2mm，参考VISTA的方法，在上唇系带、22远中唇侧垂直切口，钝性从骨膜下分离唇侧软组织，从右侧腭部取游离龈，去上皮后移植于11、22唇侧，缝合创口，1周后复查拆线。

（7）第2次软组织移植3个月后复查。口内检查：11唇侧凹陷完全改善，22唇侧龈缘高度恢复正常，11、21间龈乳头丰满度欠佳，23唇侧龈缘低于13。局部麻醉下给予激光修整23唇侧龈缘与13对称。

（8）第3次软组织移植：参考Froum等重建种植体间龈乳头的方法，取下临时冠，局部麻醉，消毒，铺巾，微创分离11、21间龈乳头，上颌左侧腭部切取游离龈，去上皮后植入11、21龈乳头组织下方，唇腭侧悬吊缝合固定，重新安装临时冠。1周后复查拆线。

（9）6个月后复查和最终印模。口内检查：11、21间龈乳头饱满，13-23唇侧龈缘协调，龈乳头对称、无萎缩。种植体水平印模，用流动树脂直接法复制穿龈轮廓，数码相机拍照直射光和偏振光照片进行比色，11、21、22制作Procera ASC角度螺丝全瓷基台一体冠。

（10）5周后戴牙：试戴11、21、22单冠，患者对色泽、形态满意，检查邻接、咬合，35N·cm拧紧，螺丝孔植入聚四氟乙烯薄膜，3M Z350树脂封口。

（11）医嘱：患者术后1个月、3个月、6个月，之后每年复查1次。

二、结果

通过拔牙窝保存，正畸牵引，软组织移植，恢复了11唇侧、11、21间龈乳头的丰满度；虽然22盾构技术出现了牙片暴露和龈缘退缩的并发症，但经过调磨牙片和软组织移植后恢复良好。最终修复体形态、颜色良好，牙冠宽度和长度比正常，中切牙和侧切牙牙冠比正常，露龈笑时上颌前牙龈缘曲线协调。因患者依从性不佳，仅在戴牙后1年才复查。之后因新冠疫情，又间隔2年后才复查。1年和3年的X线片提示种植体骨结合良好，边缘无退缩。

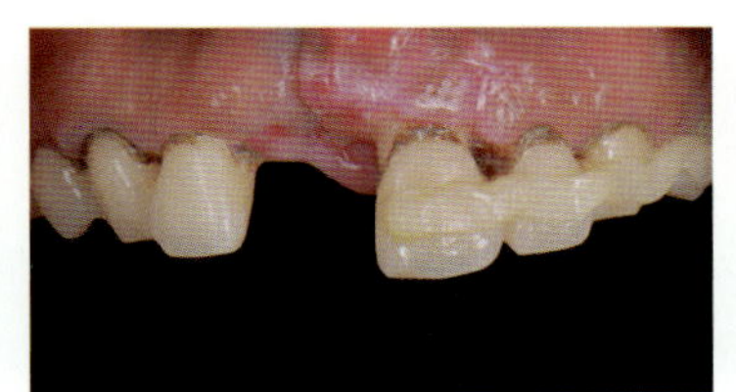
图1　初诊口内像

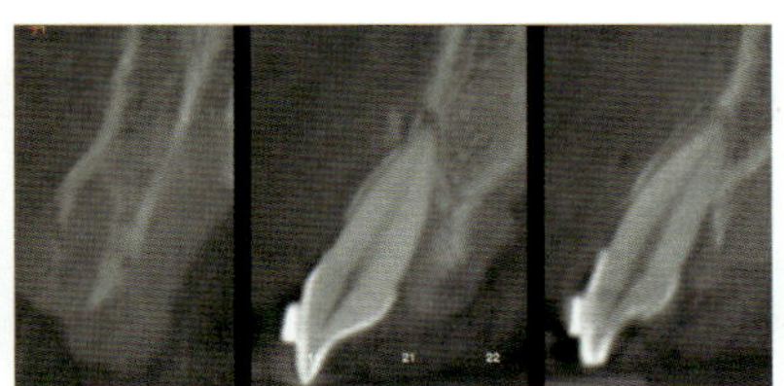
图2　口内CBCT

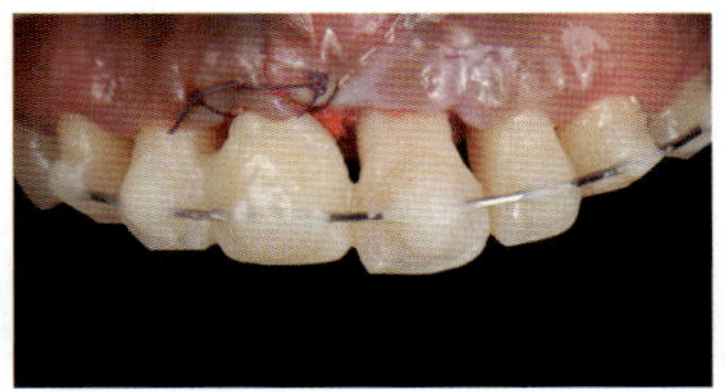
图3　牙槽窝保存术后

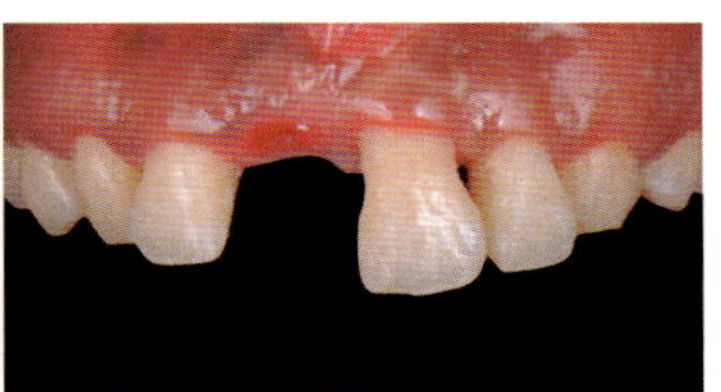
图4　术后5个月

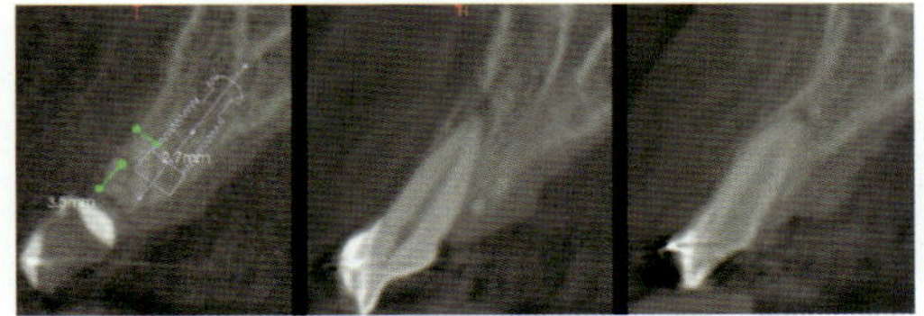
图5　术后5个月的CBCT检查

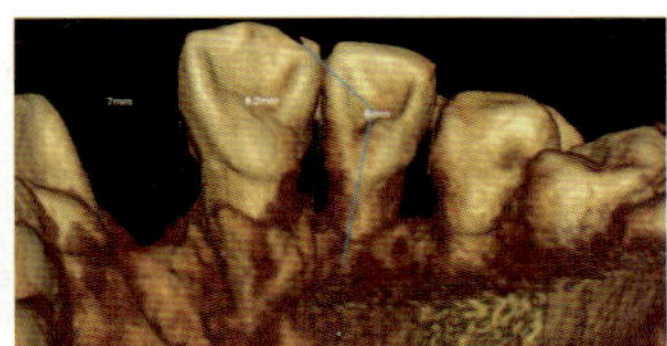
图6　牙尖嵴顶到邻接点的高度

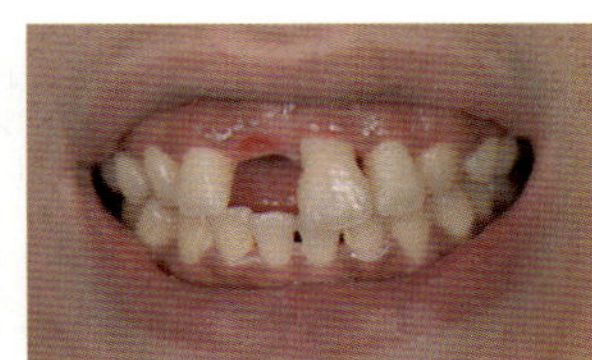
图7　高位笑线

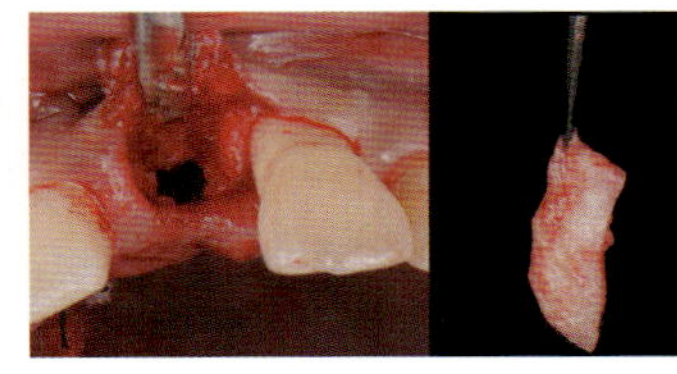
图8　11嵴顶切口

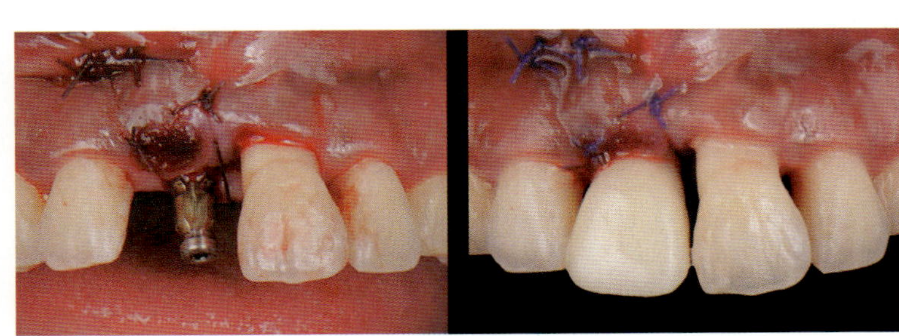
图9　取上颌右侧腭部结缔组织移植11唇侧、印模、即刻修复

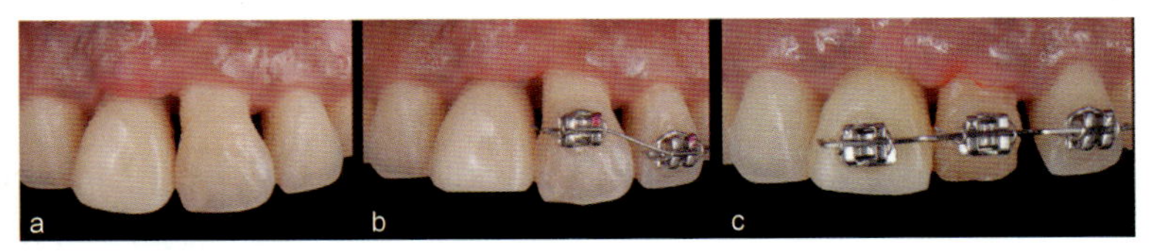
图10　（a）2周后拆线。（b）21安装托槽牵引当天。（c）21牵引1年后

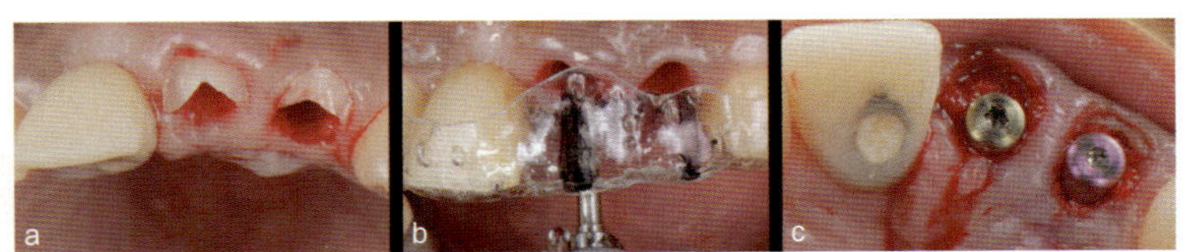
图11　（a）拔除21、22，保留唇侧片。（b）简易导板。（c）术后𬌗面像

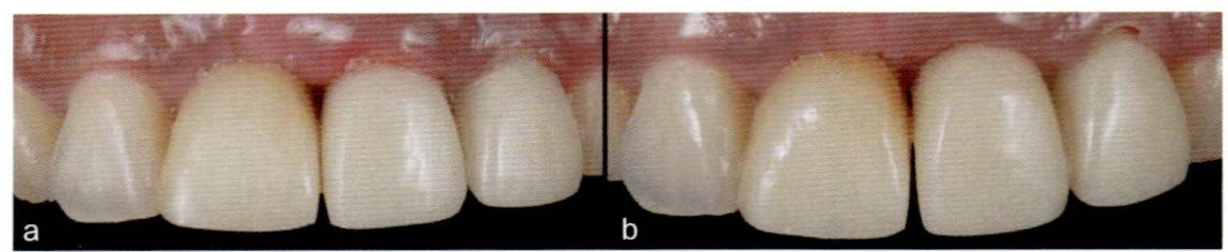

图12 （a）21、22即刻螺丝固定修复。（b）即刻修复后3个月，11、21间龈乳头退缩，22唇侧牙片暴露

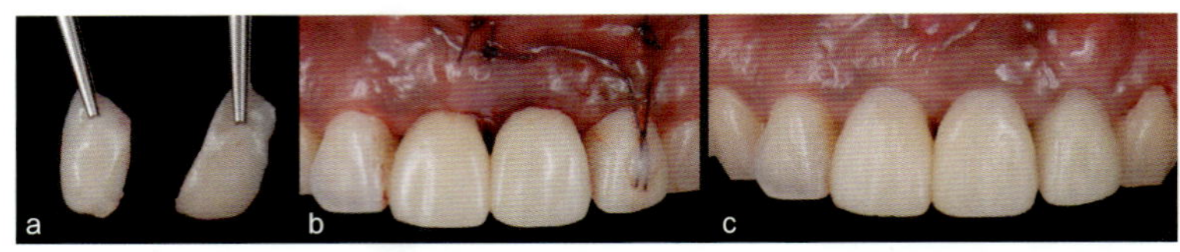

图13 （a）上颌右侧腭部切取游离龈。（b）移植于11、22唇侧。（c）软组织移植术后3个月

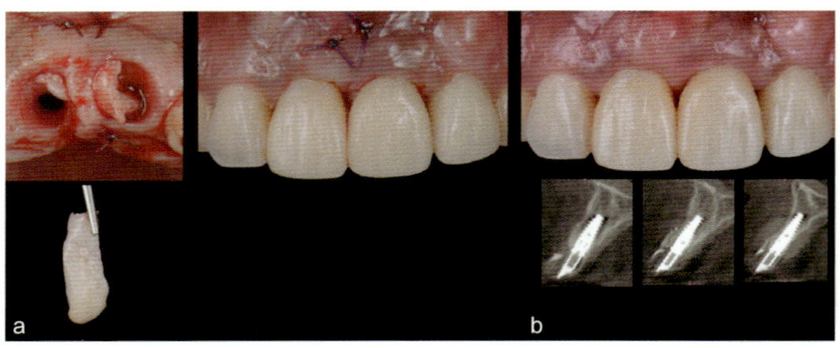

图14 （a）游离龈移植于11、21龈乳头下方。（b）图24：软组织移植后3个月及CBCT

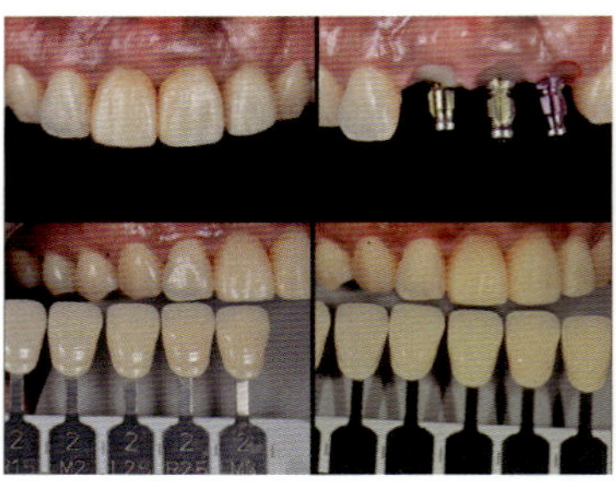

图15 第3次软组织移植术后6个月，种植体水平印模，直射、偏振光比色

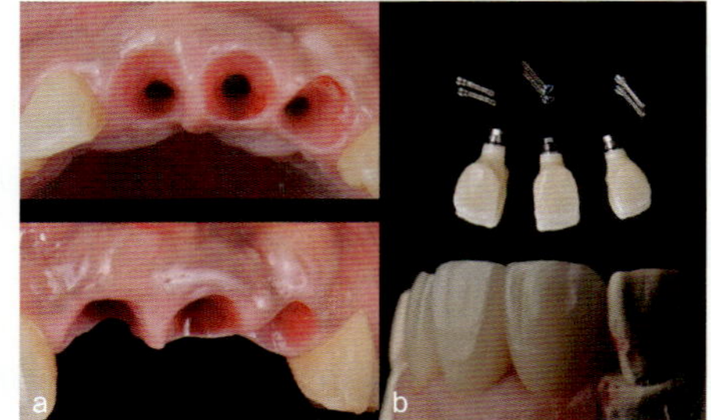

图16 （a）龈乳头情况。（b）ASC单冠

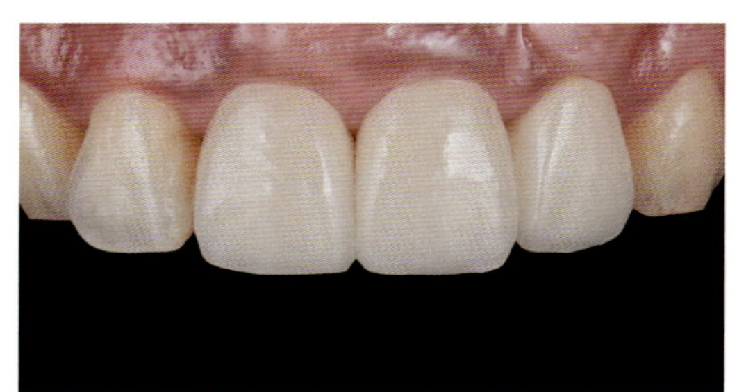

图17 永久修复后当天口内正面像

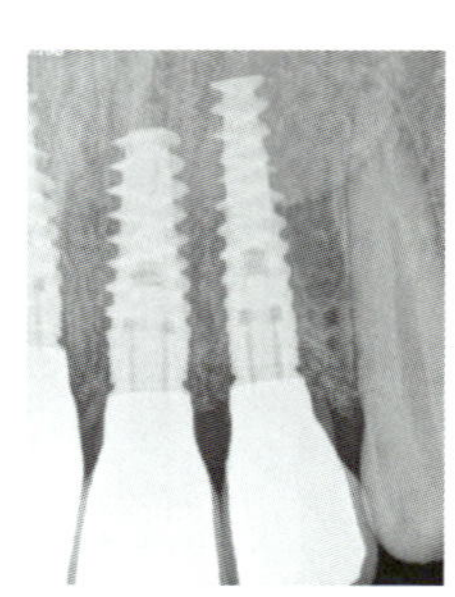

图18 永久修复当天X线片

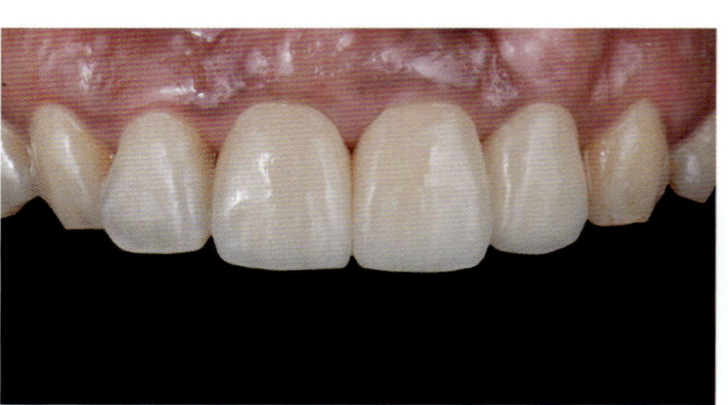

图19 永久修复后1年口内正面像

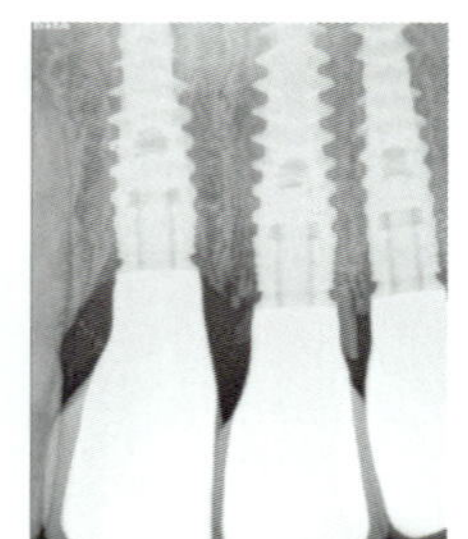

图20 永久修复1年后X线片

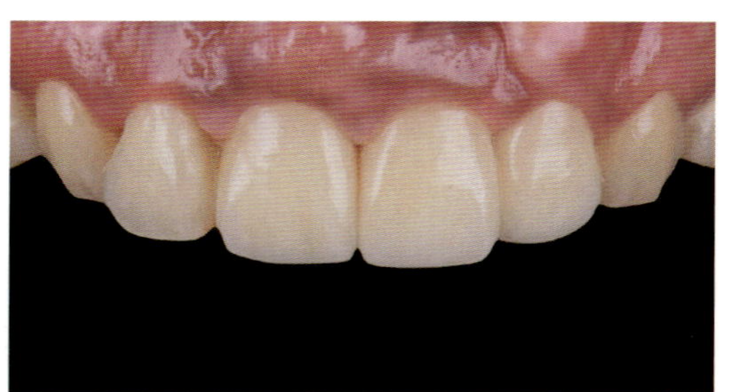

图21 永久修复1年后口内正面像

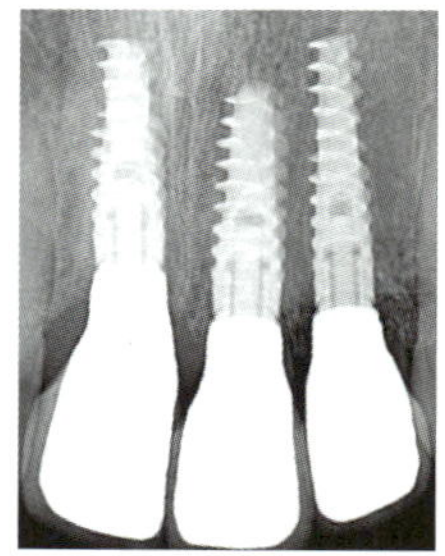

图22 永久修复后3年X线片

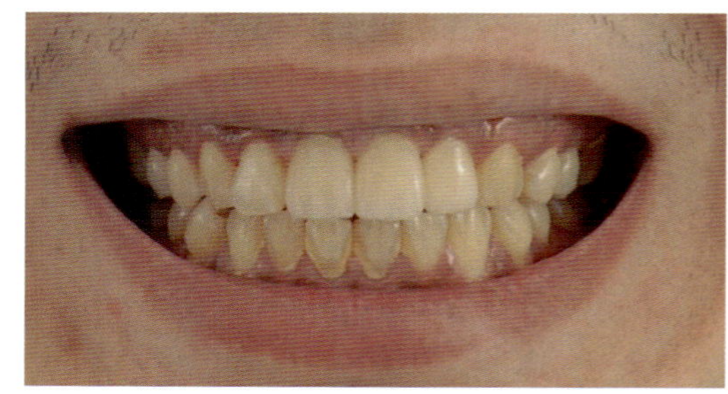

图23 永久修复后3年后微笑像

三、讨论

患者原本存在慢性牙周炎，伴有软组织和骨组织丧失，外伤加重了软硬组织的丧失，加上患者高笑线，要求单牙种植模仿缺失前的天然牙，种植技术难度增加，种植修复的美观风险增大。

1. 种植体植入时机的选择

2003年ITI即刻种植指引要求必须满足以下条件：骨壁完整，唇侧骨板厚度少于1mm，厚龈生物型，无急性感染，足够的初始稳定性。患者11唇侧骨板缺损，不适合即刻植入种植体，给予牙槽窝保存，这样更有利于控制治疗风险。21、22初诊检查虽然存在松动，但仍有机会恢复稳固，因此从尽可能保留天然牙的角度出发给予继续观察。

2. 正畸牵引21切向移动促进成骨

牵引牙齿伸长是一种矫正骨缺损的非手术方法。当牙齿受到牵引力时，牙周膜纤维被拉长，力量传到牙槽骨和牙槽嵴上，发生成骨反应，然后形成新骨。随着牵引移动增加，唇侧缺损的骨高度得到恢复，减轻了拔牙后唇侧牙龈组织退缩。

3. 唇侧盾构技术

该技术从2010年发明至今，已有越来越多的相关文献报道，其最大的优点是保存拔牙位点唇侧软组织的丰满度，避免植骨和软组织移植，但也存在一些并发症。2018年Gluckman等报道的文献中，并发症包含：失败、感染、牙片暴露、牙片移位；其中牙片暴露最常见。本文中对于治疗22牙片暴露时，尚无文献可以参考，因当时Gluckman等文献尚未发表，但现在回顾看来与他们报道的处理方法基本类似。

4. 美学效果分析

对该病例进行美学分析，采用Furhauser等提出的粉色美学评分，近远中龈乳头完整，唇侧龈缘曲线连续无差异，唇侧龈缘最高点位置正确，软组织颜色质地无差异，11、21根部凸度正常，22根部凸度稍大；11、21均14分满分，22评分13分。白色美学采用Belser等提出的白色美学评分，牙冠形态、质地和外形轮廓良好，颜色和透明度与天然牙一致，11、21、22评分均为满分10分。

四、结论

多学科联合治疗可以更好地让连续多颗前牙缺失种植修复获得美观的效果。

参考文献

[1] Brånemark PI, Adell R, Breine U, et al.Intra–osseous anchorage of dental prostheses[J]. Experimental studies. Scand J Plast Reconstr Surg, 1969, 3(2):81–100.
[2] Brånemark PI, Hansson BO, Adell R, et al.Osseointegrated implants in the treatment of the edentulous jaw. Experience from a 10–year period[J]. Scand J Plast Reconstr Surg, 1977, 16(Suppl):1–132.
[3] Jose FG, Patricia RC, Wilson RS. Effect of the vertical and horizontal distances between adjacent implants and between a tooth and an implant on the incidence of interproximal papilla[J]. J Periodontol, 2004, 75(9):1242–1246.
[4] Mardas N, Chadha V, Donos N. Alveolar ridge preservation with guided bone regeneration and a synthetic bone substitute or a bovine–derived xenograft: a randomized, controlled clinical trial[J]. Clin Oral Implants Res, 2010, 21(7):688–698.
[5] Brown IS. The effect of orthodontic therapy on certain types of periodontal defects[J]. Clinical findings. J Periodontol, 1973, 44(12):742–756.
[6] Hürzeler MB, Zuhr O, Schupbach P, et al. The socket–shield technique: a proof–of–principle report[J]. J Clin Periodontol, 2010, 37(9):855–862.
[7] Bäumer D, Zuhr O, Rebele S, et al. Socket Shield Technique for immediate implant placement – clinical, radiographic and volumetric data after 5 years[J]. Clin Oral Implants Res, 2017, 28(11):1450–1458.
[8] Zadeh HH. Minimally invasive treatment of maxillary anterior gingival recession defects by vestibular incision subperiosteal tunnel access and platelet–derived growth factor BB[J]. Int J Periodontics Restorative Dent, 2011, 31(6):653–660.
[9] Froum S, Lagoudis M, Rojas GM,et al. New Surgical Protocol to Create Interimplant Papilla: The Preliminary Results of a Case Series[J]. Int J Periodontics Restorative Dent, 2016, 36(2):161–168.
[10] Gluckman H, Salama M, Du Toit J. A retrospective evaluation of 128 socket–shield cases in the esthetic zone and posterior sites: Partial extraction therapy with up to 4 years follow–up[J]. Clin Implant Dent Relat Res, 2018, 20(2):122–129.
[11] Fürhauser R, Florescu D, Benesch T, et al. Evaluation of soft tissue around single–tooth implant crowns: the pink esthetic score[J]. Clin Oral Implants Res, 2005, 16(6):639–644.
[12] Belser UC, Grütter L, Vailati F, et al. Outcome evaluation of early placed maxillary anterior single–tooth implants using objective esthetic criteria: a cross–sectional, retrospective study in 45 patients with a 2– to 4–year follow–up using pink and white esthetic scores[J]. J Periodontol, 2009, 80(1):140–151.

响扣临时基台辅助粉色美学管理数字化即刻修复1例

李妍熹 杨晓庆 蒋金鑫 曲涛 姚洋 华成舸

摘要

目的：患者12缺失，选择12种植修复。经评估，12软硬组织条件可，无须进行增量手术，患者的美观要求高。故本病例的主要思考点在于如何提高12的粉色美学效果。**材料与方法：**采用全程粉色美学管理。在软组织保存阶段，采用微创不翻瓣的种植手术，来保留龈乳头原有的形态，保护软组织的血供，减少软硬组织的吸收。在软组织塑形阶段，采用了同名牙翻转的穿龈形态设计，并借助响扣临时基台，进行穿龈形态的反复精细调磨，达到理想的穿龈形态，减少临时冠复查调磨次数，也减少了生物学封闭的破坏。最后，通过数字化口内扫描，精确地复制了12临时冠的穿龈形态，达成了12龈缘袖口形态的维持，取得了较为理想的12粉色美学效果。**结果：**种植术后、即刻临时修复后、最终修复后，均取得了良好的效果，最终取得了理想的12粉色美学效果。

关键词：响扣临时基台；粉色美学；数字化；即刻修复

一、材料与方法

1. 病例简介　37岁女性患者。主诉：上颌右侧前牙拔除4个月余。现病史：4个月前上颌右侧前牙外伤折断，于我院拔除12。现因影响美观于种植科就诊。既往史无特殊。口内检查：12缺失，缺失牙牙槽嵴丰满度尚可，缺牙间隙6.6mm。11牙体缺损，已行根管治疗，叩痛（-），无明显松动。21近中切角缺损，叩痛（-），探痛（-），无明显松动（图1～图3）。CBCT示：12唇腭侧骨宽度为6.5mm，垂直向骨高度为23mm（图4）。

2. 诊断　上颌牙列缺损；11、21牙体缺损。

3. 治疗计划　美学风险分析为中风险。粉白美学分析可见11龈缘低于21，11可行冠延长，患者拒绝。11牙体缺损，牙冠变色，患者选择全瓷冠修复。21近中牙体缺损，患者选择树脂充填修复。12缺失，患者选择种植修复。

4. 治疗过程

（1）术前设计：①种植体位置的设计：根据DSD美学设计制作12美观蜡型在患者口内试戴（图5），试戴满意后以修复为导向进行种植体位置的设计（图6），并打印出全程导板（图7）。②临时修复体的设计：根据22穿龈形态CBCT数据翻转得到12穿龈形态（图8），并利用导板锁复制导板中所设计的种植体位置（图9），制作出临时修复体（图10）。

（2）种植外科：在全程导板的引导下进行种植手术（图11），并进行了不翻瓣的微创种植，更好地保护了软组织及其血供。初始稳定性>35N·cm（图12），满足即刻修复要求。术后种植体位置、方向和深度良好（图13）。

（3）临时修复：进行即刻修复，并在椅旁进行了穿龈形态的精细调模（图14），形成理想的穿龈形态，龈缘推挤到位（图15）。

（4）最终修复：在DSD的指导下进行了11全冠修复，21树脂充填修复（图16），12临时修复后6个月，牙龈形态稳定，颜色健康（图17），龈缘袖口健康（图18）。利用口内扫描，进行了穿龈形态的精确复制（图19）。

二、结果

1. 种植术后，初始稳定性>35N·cm满足即刻修复要求。种植体位置、方向和深度良好。

2. 即刻临时修复后，龈缘推挤到位，形态与高度理想，临时修复体位置良好。

3. 最终修复后（图20），12色泽、形态理想，龈乳头丰满，粉色美学评分（PES）为10分，白色美学评分（WES）为9分，轮廓美学可见12唇侧丰满度良好。

4. 戴牙后6个月复查，牙龈形态稳定、颜色佳，龈乳头形态稳定。牙周6点探诊<1mm，牙龈健康。种植体植入12个月复查，骨组织稳定。

作者单位：四川大学华西口腔医院

通讯作者：姚洋；Email: yaoyang9999@126.com

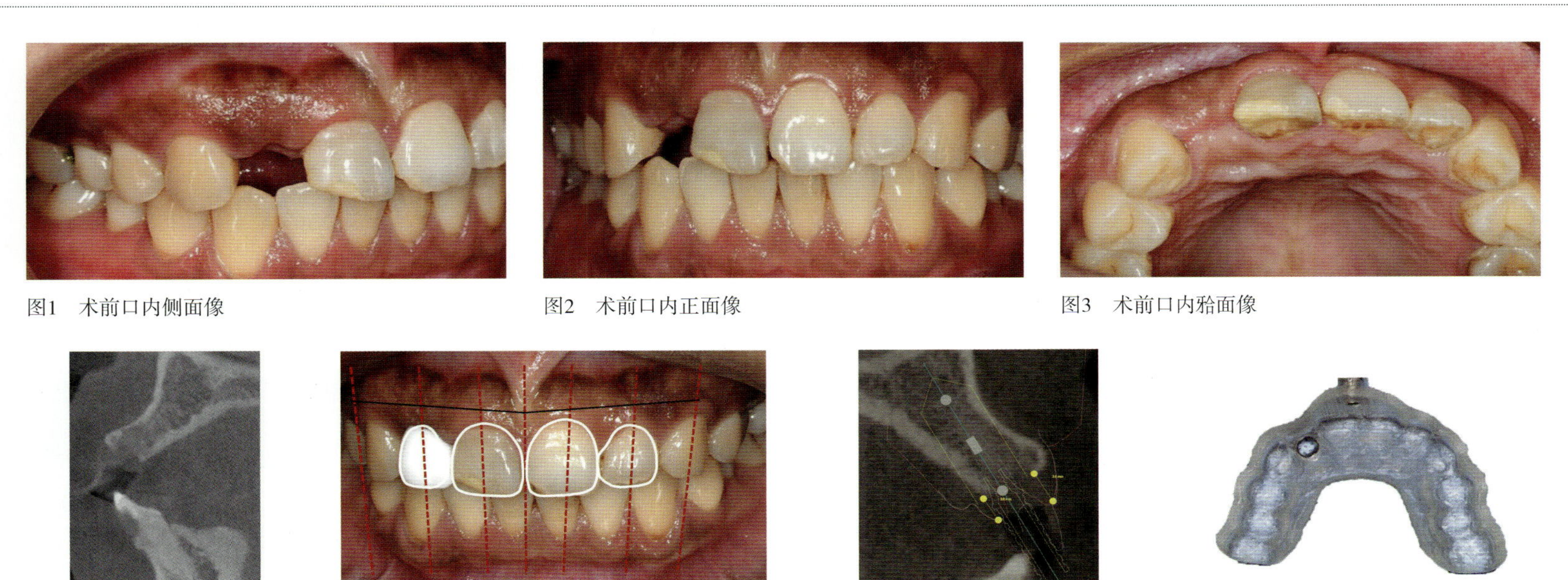

图1　术前口内侧面像

图2　术前口内正面像

图3　术前口内殆面像

图4　术前CBCT影像

图5　术前美观蜡型口内试戴

图6　种植体位置设计

图7　手术导板

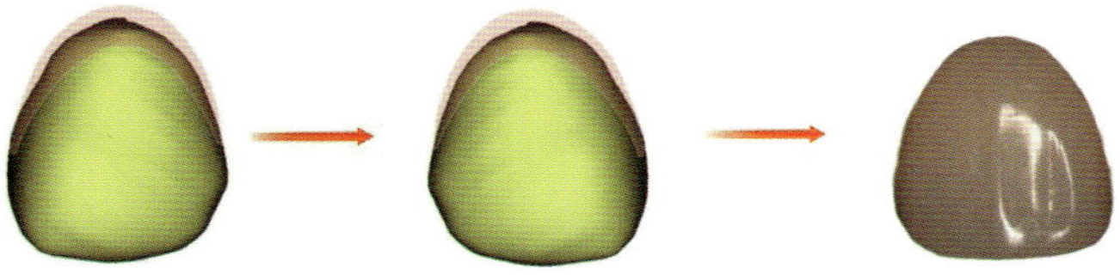

图8　22穿龈形态翻转设计形成12穿龈形态

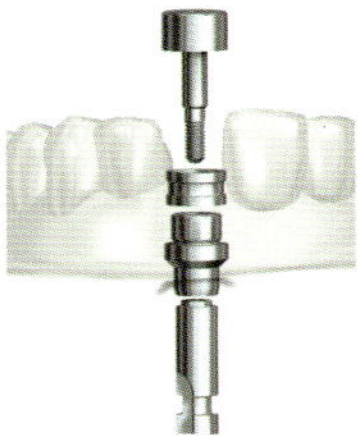

图9　导板锁

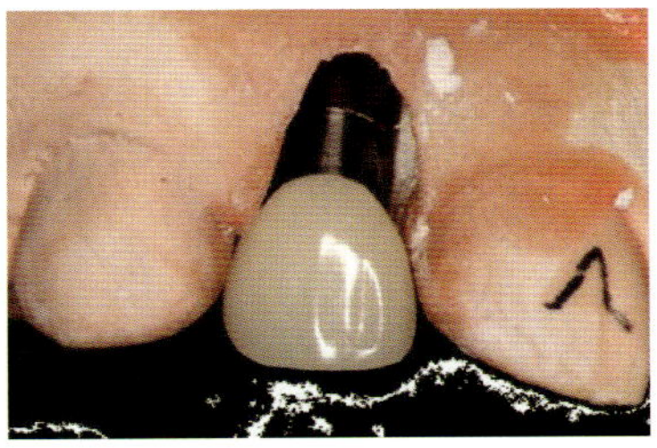

图10　临时修复体

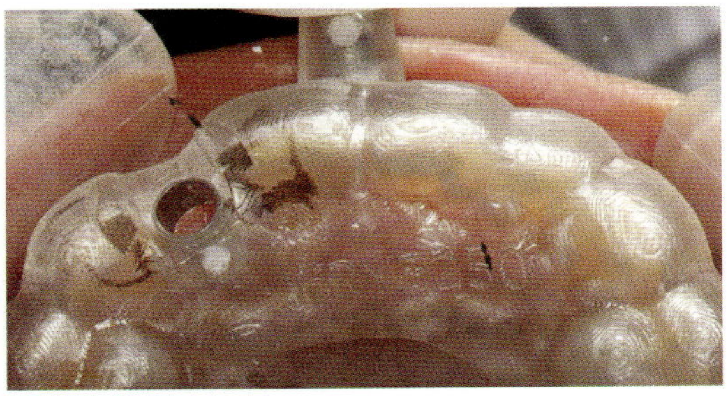

图11　导板口内就位

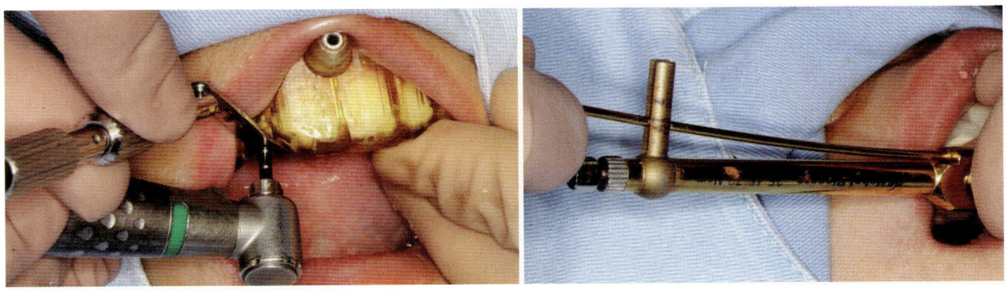

图12　术中记录

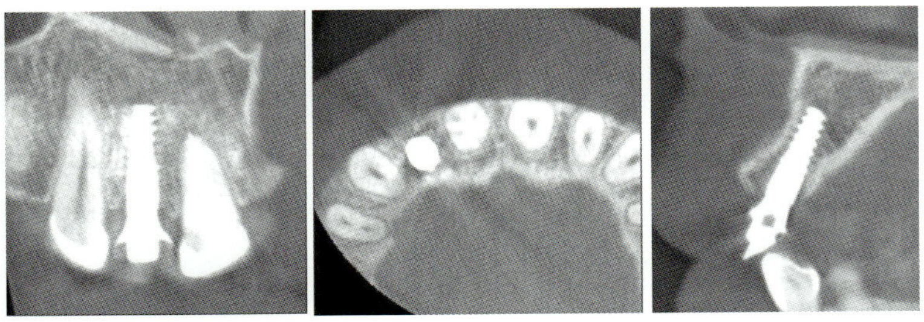

图13　术后CBCT影像

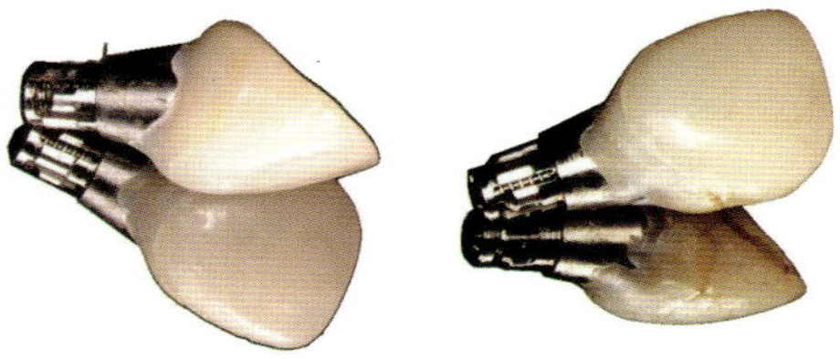

图14　临时冠

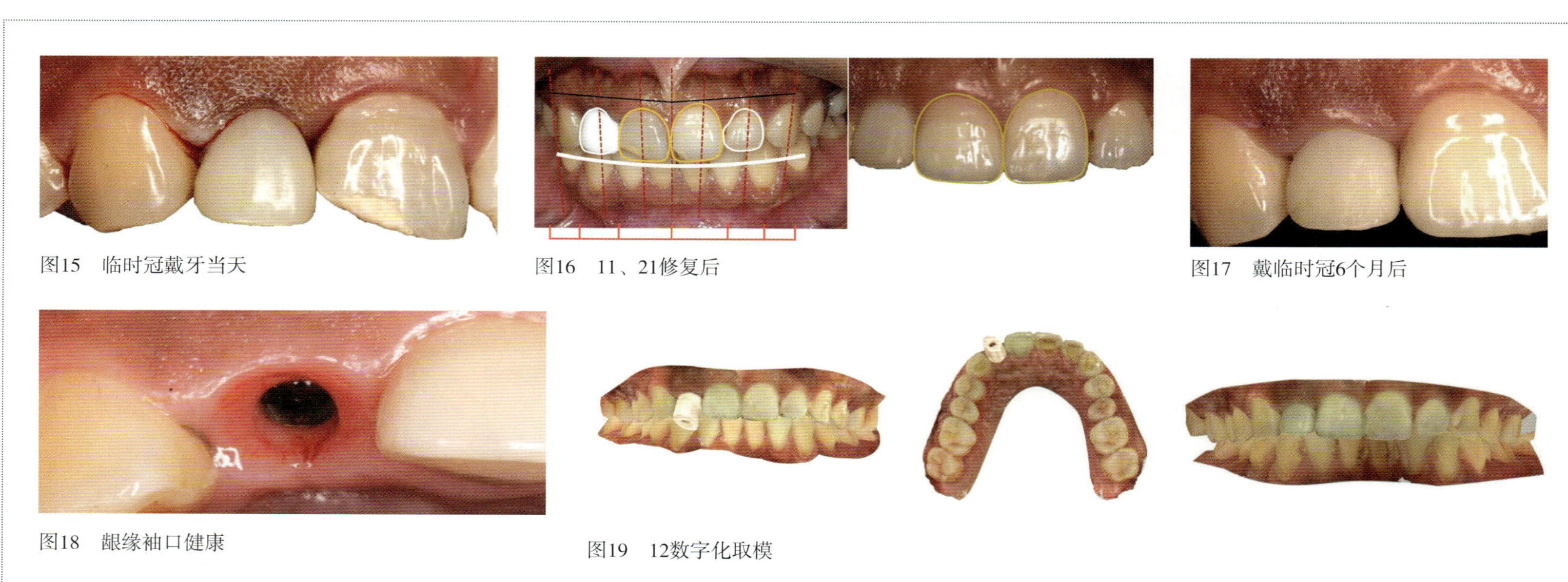

图15 临时冠戴牙当天

图16 11、21修复后

图17 戴临时冠6个月后

图18 龈缘袖口健康

图19 12数字化取模

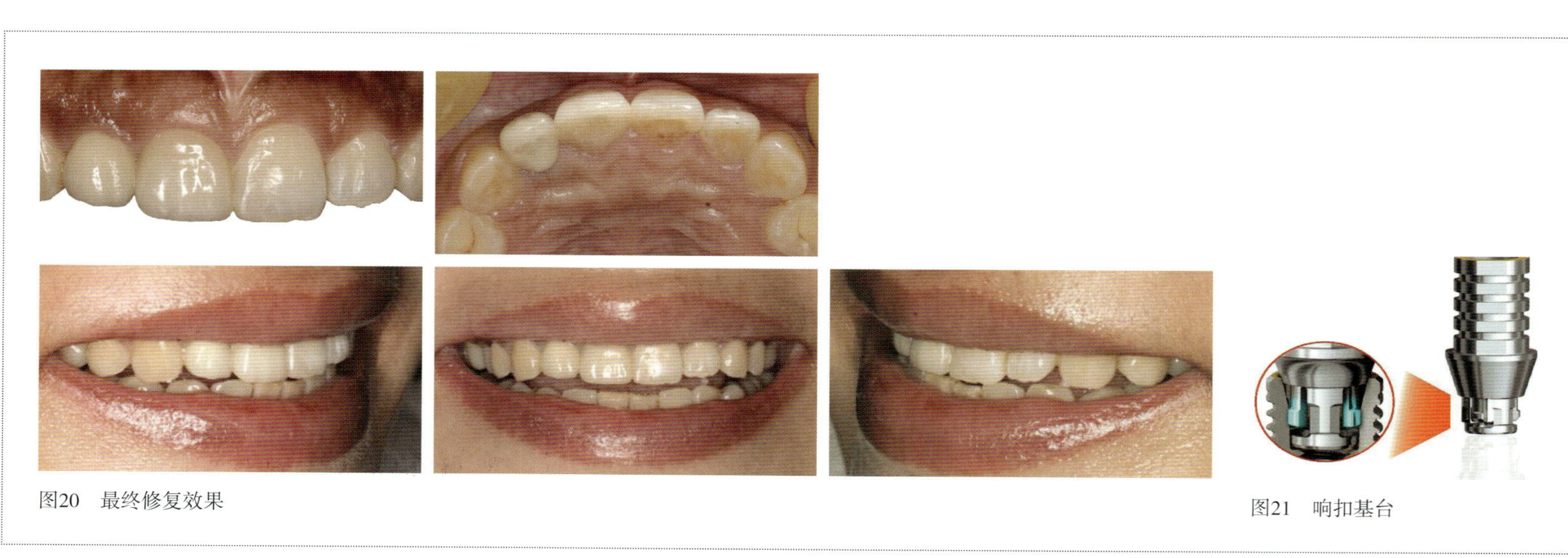

图20 最终修复效果

图21 响扣基台

三、讨论

本病例采用了全程粉色美学管理，通过合理的术前设计、微创的种植外科、精准的临时修复和数字化最终修复，全程改善12的粉色美学效果。

循证医学的证据表明，在符合适应证的前提条件下。种植后即刻修复，不影响种植手术的成功，反而有利于软组织的成形，可以提高粉色美学效果，本病例采用了种植后即刻修复，即刻修复体帮助支撑12软组织，并进行12穿龈形态的良好塑形。

此外，本病例采用了响扣临时基台（图21）。响扣临时基台相较于传统的临时基台，多一个弹片结构。修复体就位后，弹片结构产生卡扣力，无须拧紧螺丝的情况下可以提供5N左右的固位力。因而，当我们在患者口内进行临时冠试戴的时候，减少了螺丝的松紧次数，也减少了对于种植体螺道的影响。此外，卡扣的轻松固位和脱位，使临时修复体的取戴变得更加方便，因而有利于医生在患者口外进行临时冠穿龈形态的反复调磨，在患者口内进行临时冠推挤情况的实时检查，形成最佳的穿龈形态。

数字化引导下美学区即刻种植即刻修复联合贴面应用1例

李诗琪 苏镇亚 李丹 莫安春

摘要

目的：通过1例上颌前牙外伤行种植修复治疗病例，探讨即刻种植即刻修复联合同期引导骨组织再生的治疗方法在前牙唇侧骨板部分缺失病例中的应用。**材料与方法：**患者上颌右侧前牙外伤6个月，要求种植修复。完善患者术前临床及影像检查，数字化设计种植体理想三维位置，打印导板并预制临时修复体。术中予以翻瓣即刻种植即刻修复，同期行引导骨组织再生。术后6个月口内扫描取最终印模，复制临时修复体穿龈轮廓，ASC一体化冠修复。邻牙因外伤致牙体缺损，行玻璃陶瓷贴面修复。**结果：**随访期间，该种植修复及邻牙贴面修复均获得了良好的美学效果及功能，患者满意。**结论：**对于唇侧骨板高度部分缺损的上颌单颗前牙，采用即刻种植即刻修复同期GBR可能是一种可行的治疗方案。

关键词：响扣临时基台；粉色美学；数字化；即刻修复

一、材料与方法

1. 病例简介 36岁男性患者。主诉：上颌右侧前牙外伤6个月。现病史：患者6个月前上颌右侧前牙因外伤致松动，现因影响美观和咀嚼功能，于我科要求种植修复。既往史：既往体健，否认系统性疾病史，否认药物过敏史，不吸烟，无夜磨牙病史。口内检查：11变色，Ⅱ度松动，牙髓测试无活力。12牙体缺损，牙髓活力测试正常；13反𬌗；浅覆盖、浅覆𬌗；中厚龈生物型，龈缘位置基本协调，唇侧丰满度良好；口腔卫生欠佳。口外检查：凹面型，中线基本对称。CBCT示：11根尖未见明显低密度影，唇侧骨板垂直向吸收，可用骨高度及宽度充足。12根尖未见明显低密度影（图1～图5）。

2. 诊断 11根折；12冠折；错𬌗畸形；慢性牙周炎。

3. 治疗计划 完善患者术前临床及影像检查，数字化设计种植体理想三维位置，打印导板并预制临时修复体。术中予以翻瓣即刻种植即刻修复，同期行引导骨组织再生。术后6个月口内扫描取最终印模，复制临时修复体穿龈轮廓，ASC一体化冠修复。

4. 治疗过程

（1）术前准备：患者术前行全口牙周洁治，去除可能影响种植治疗效果的牙结石及软垢。术前CBCT拍摄，获取Dicom数据，利用口内扫描系统获取口内扫描模型，利用Nobel Clinician软件制订手术计划并打印全程外科手术导板（图6，图7）。利用全程导板和导板锁，将种植体替代体按照数字化设计的三维位置固定在打印的患者口内扫描模型中，然后使用聚甲基丙烯酸甲酯树脂牙冠和Nobel临时基台制作螺丝固位的种植体支持式临时修复体（图8）。

（2）手术流程：手术前预防性使用抗生素（阿莫西林2g），使用氯己定漱口水漱口。常规消毒，铺巾，注射4%盐酸阿替卡因行局部麻醉。患牙两侧邻牙龈沟内切开，于邻牙远中一侧做斜行松弛切口，钝性分离黏骨膜瓣，充分暴露术区（图9）。微创拔除患牙，搔刮牙槽窝，大量生理盐水反复冲洗（图12）。清理残余的软组织并预备滋养孔。戴入全程导板，在导板引导下完成窝洞预备和种植体植入，植入扭矩＞35N·cm（图10～图12）。完成种植体植入后，戴入术前预制的临时修复体，将脱蛋白牛骨颗粒（Bio-Oss）混合自体骨碎屑填充于唇侧骨板缺损区域，利用可吸收胶原膜（Bio-Gide）用于覆盖填充的骨粉颗粒（图13～图15）。然后用5-0不可吸收缝线严密缝合（图16）。术后拍摄CBCT显示种植体三维位置与术前设计方案基本一致。术后2周拆除缝线。

（3）永久修复：术后6个月，经临床检查及影像学检查，确认种植体周软硬组织愈合，满足永久修复要求后，取下临时修复体，口内扫描制取种植体印模，制作ASC一体化冠并戴入（图17～图20）。利用EXOCAD软件数字化设计mock-up导板并打印（图21，图22）。导板引导下完成12 mock-up后行牙体预备，双线排龈及比色（图23～图26）。制作玻璃陶瓷贴面并按照贴面粘接的标准流程戴入（图27，图28）。

二、结果

术后12个月复查可见种植体与周围骨结合良好，种植体周软组织形态良好，健康无炎症，患者对形态及功能满意（图29，图30）。

作者单位：四川大学华西口腔医院

通讯作者：莫安春；Email: moanchun@163.com

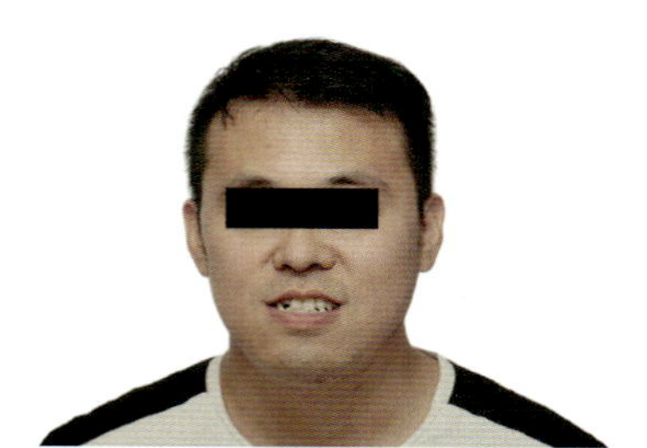
图1 术前患者正面像

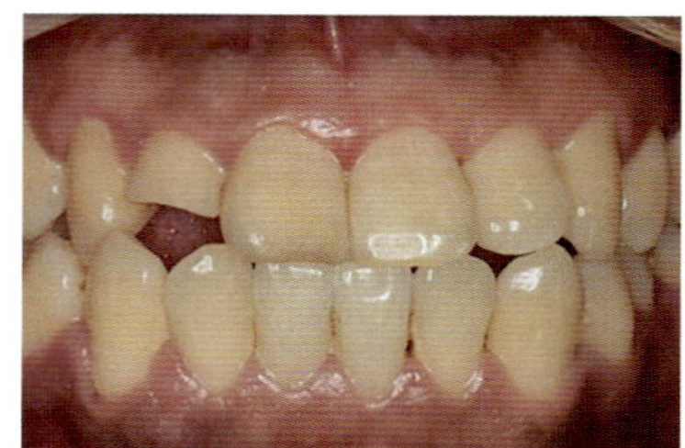
图2 术前患者口内正面像

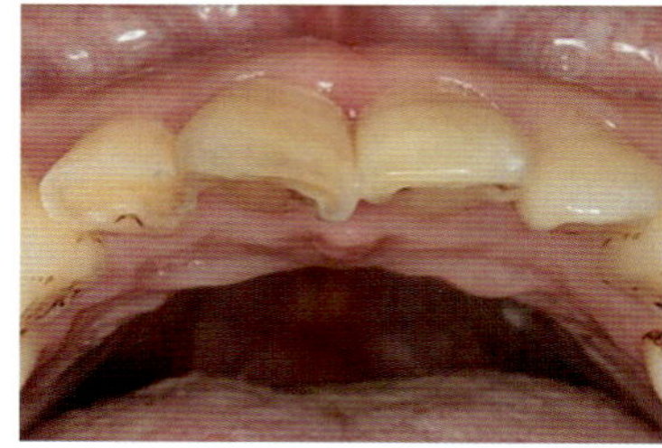
图3 术前患者口内殆面像

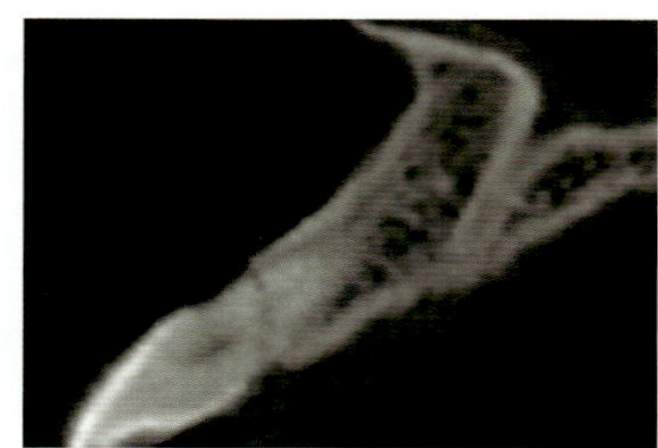
图4 术前11 CBCT

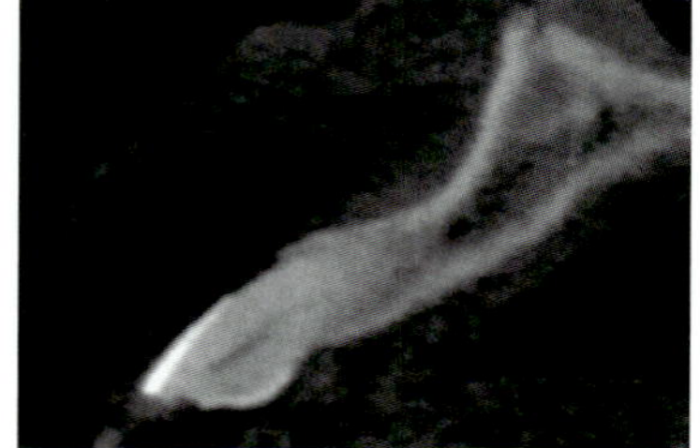
图5 术前12 CBCT

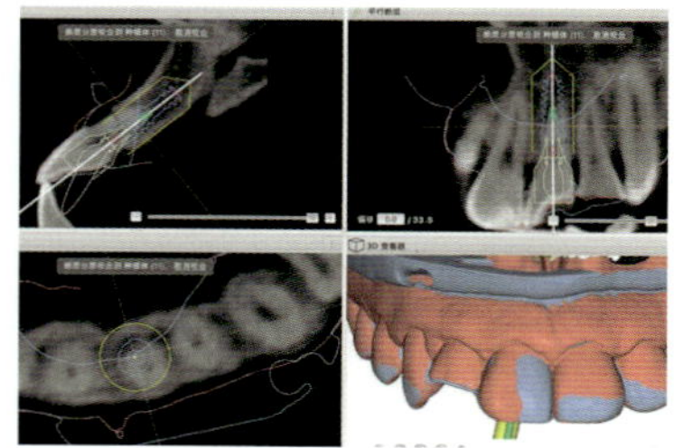
图6 术前数字化软件设计

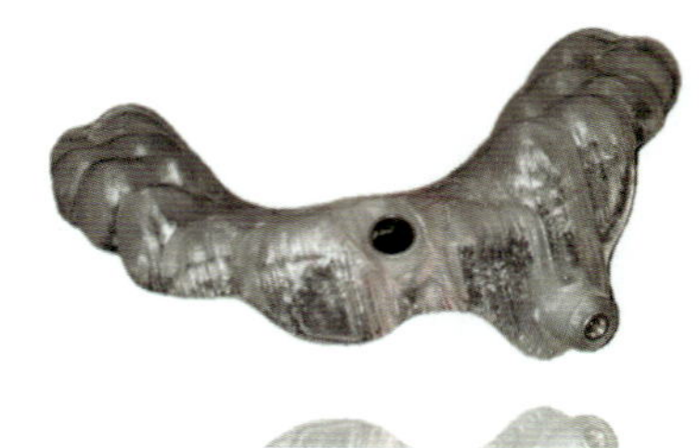
图7 全程外科手术导板

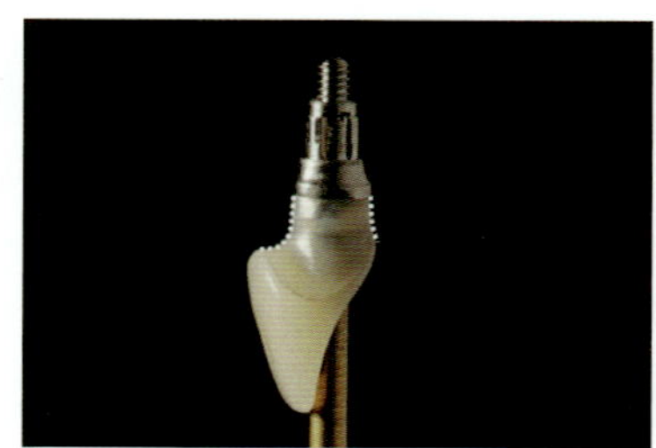
图8 临时修复体

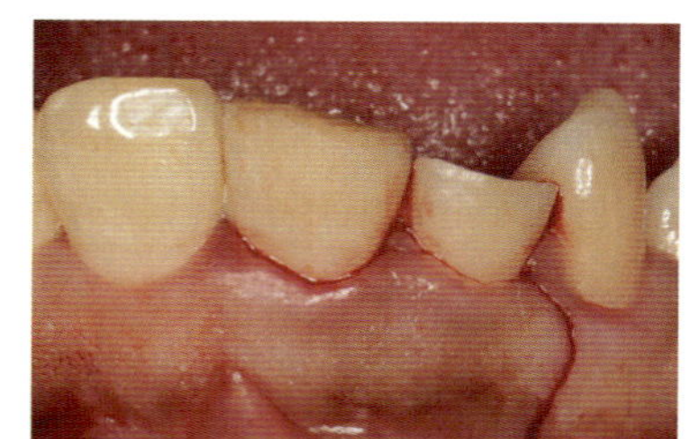
图9 切口设计

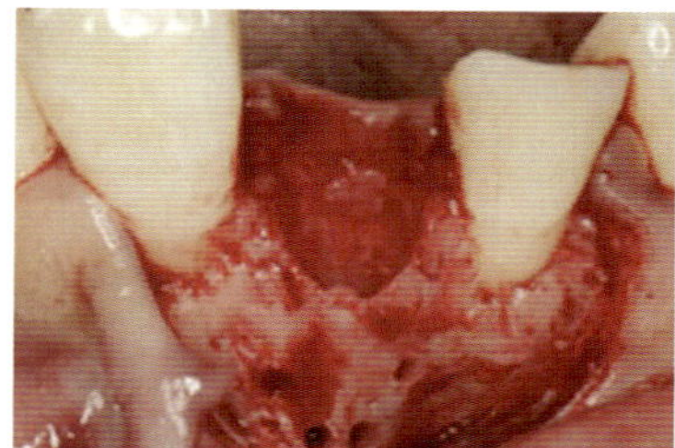
图10 滋养孔预备

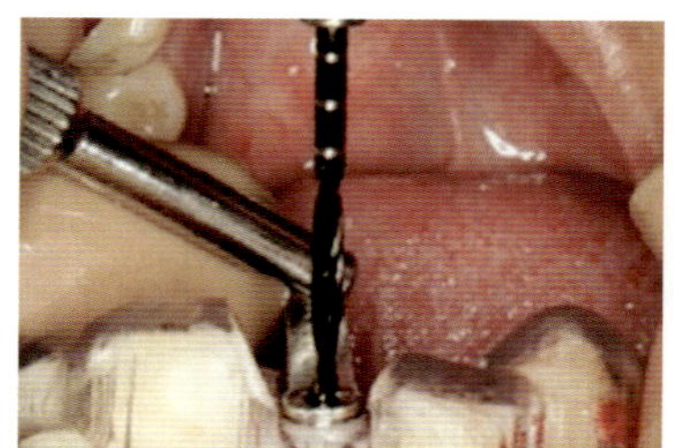
图11 导板引导下备洞

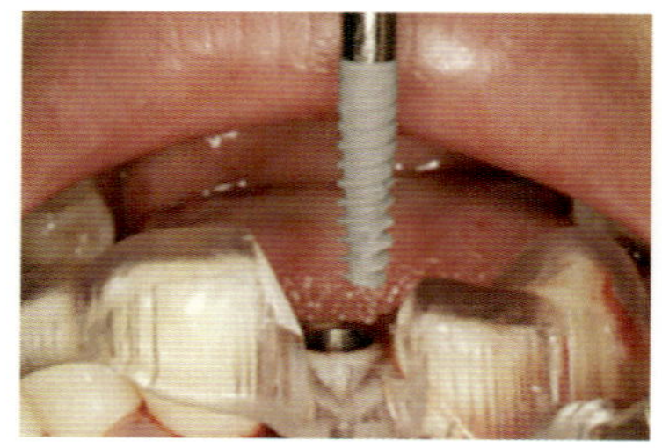
图12 导板引导下植入种植体

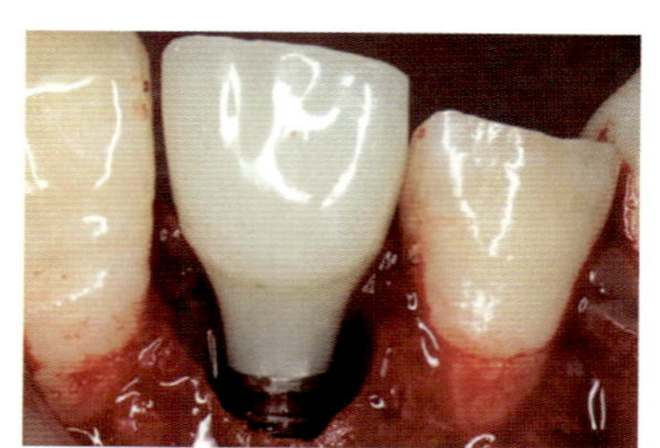
图13 临时修复体精准就位

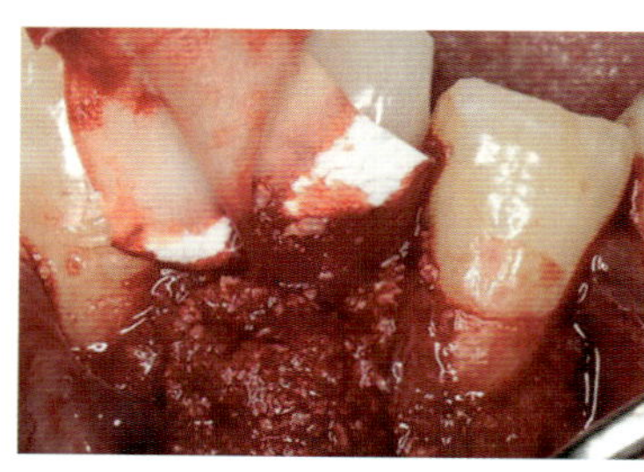
图14 填塞自体骨屑及异种骨

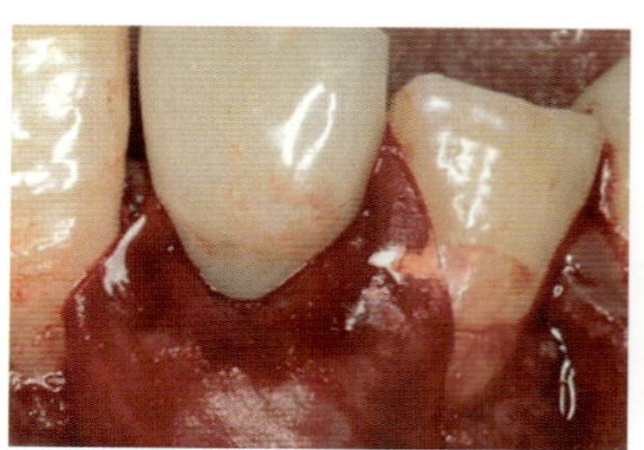
图15 Bio-Gide胶原膜覆盖术区

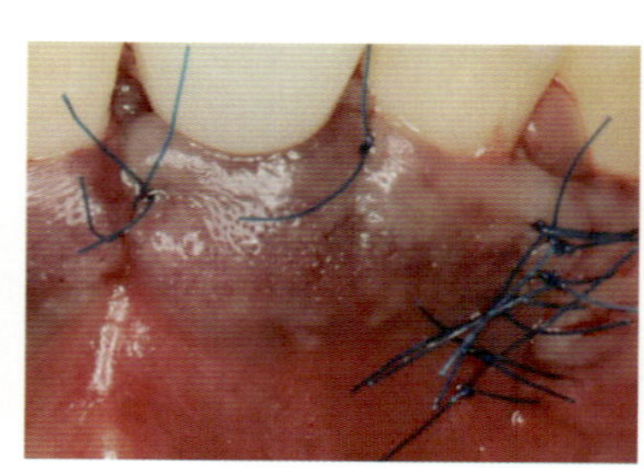
图16 精细缝合

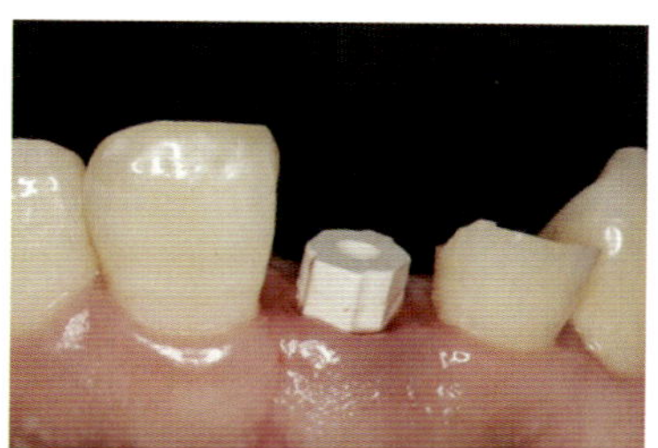
图17 口内扫描取模

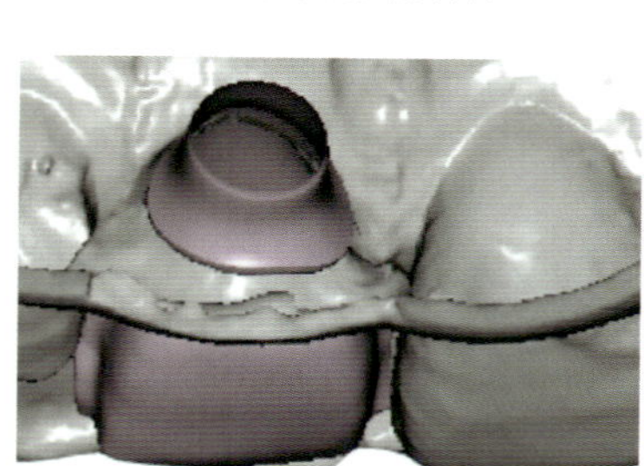
图18 瓷基底设计

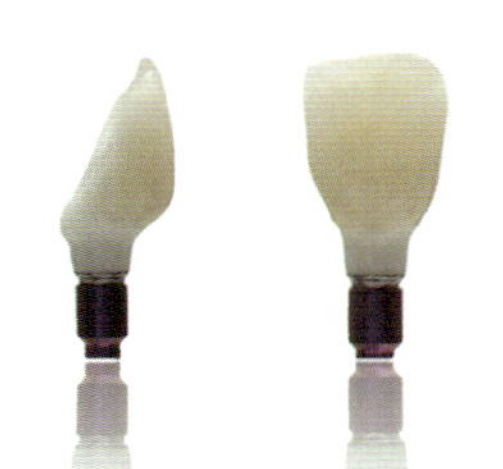
图19 ASC一体化冠

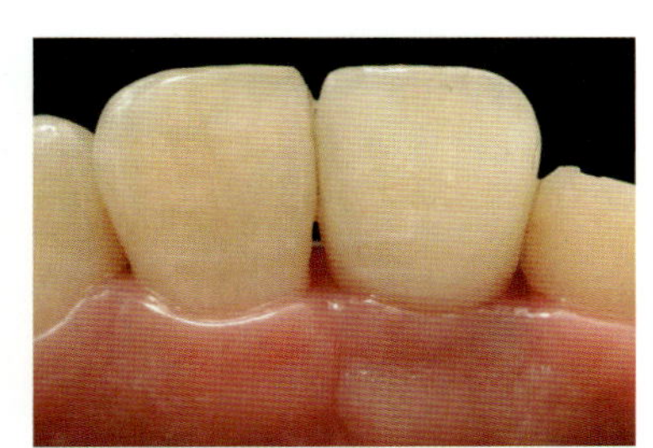
图20 最终修复体戴入

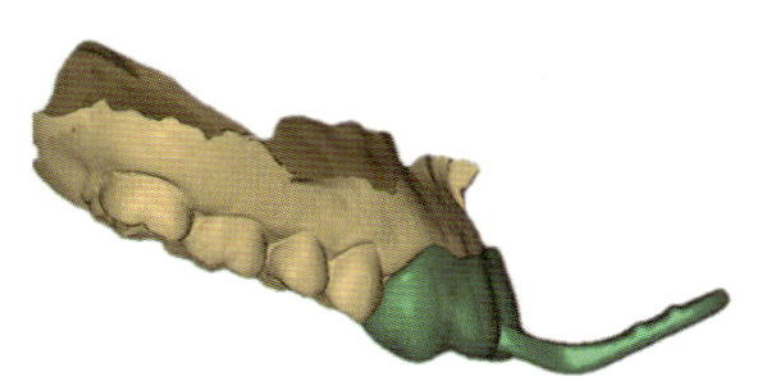
图21 mock-up导板设计

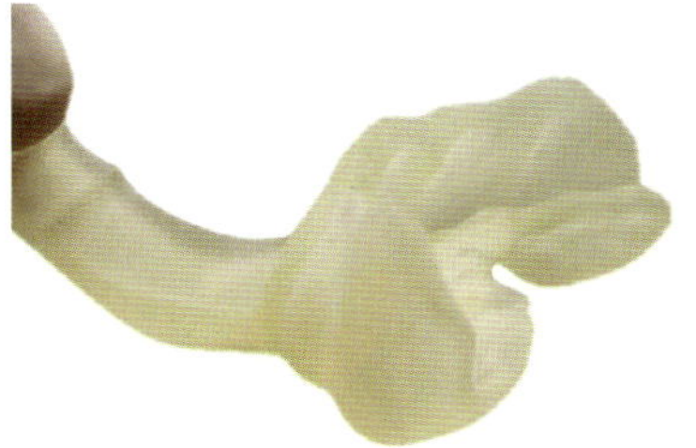
图22 mock-up导板打印

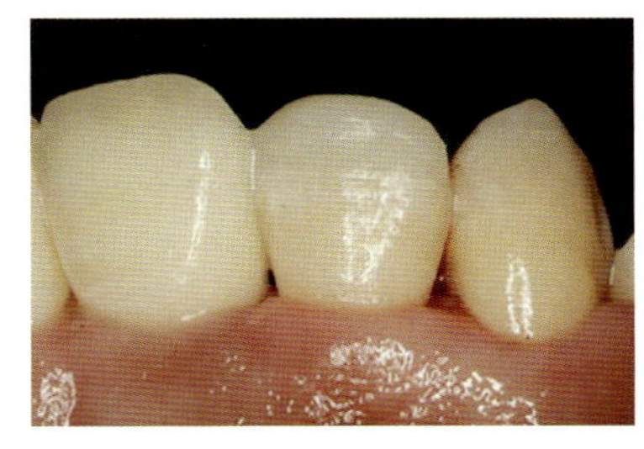
图23 导板引导下mock-up

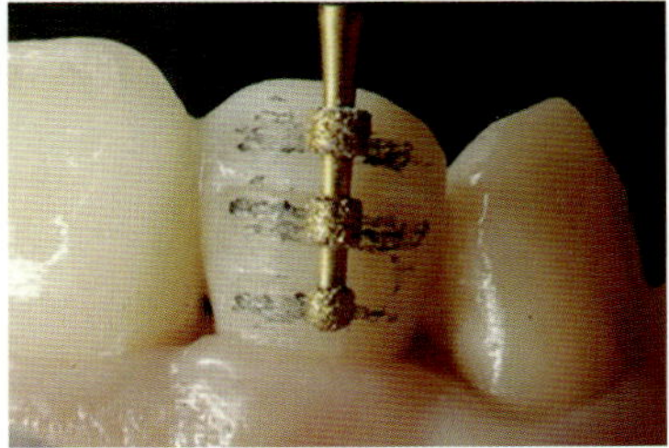
图24 牙体预备

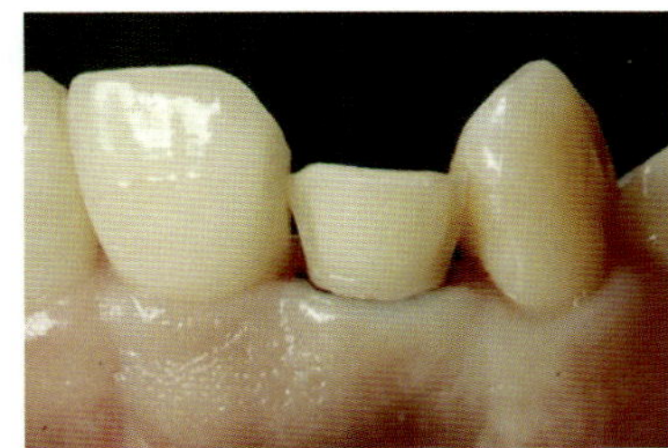
图25 双线排龈

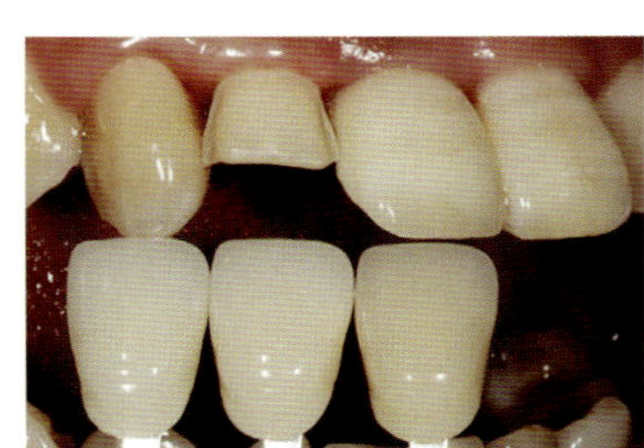
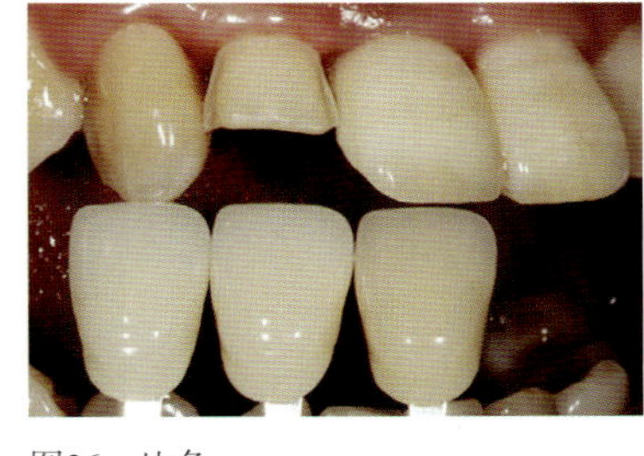
图26 比色

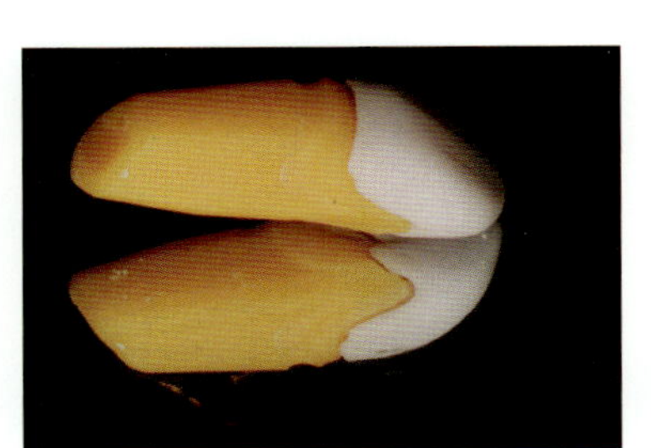
图27 玻璃陶瓷贴面

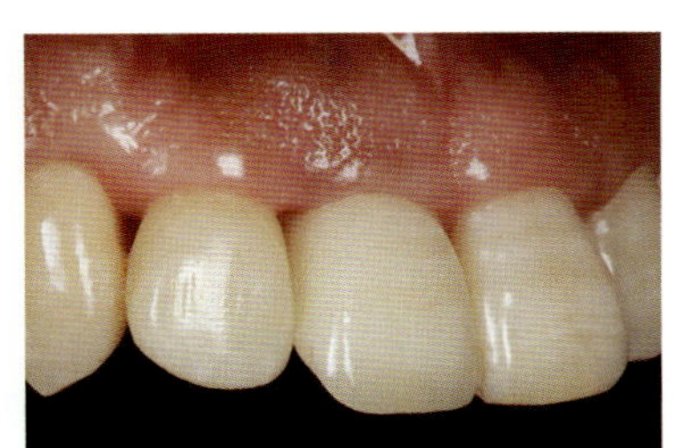
图28 贴面戴入

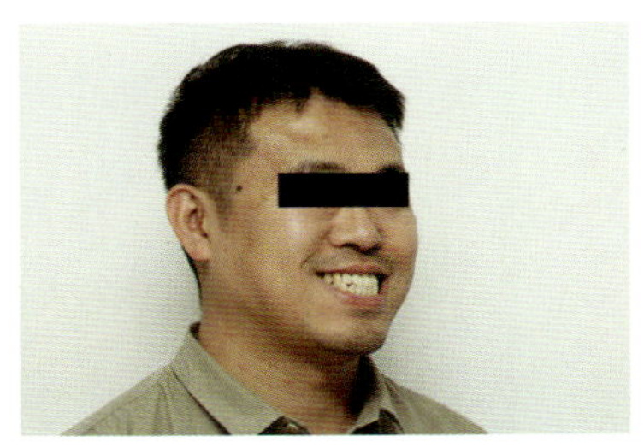
图29 术后12个月复查面像

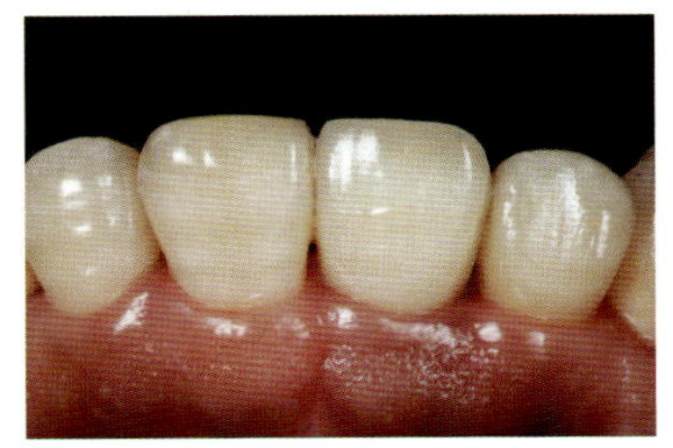
图30 术后12个月复查口内像

三、讨论

近年来，上颌前牙的种植修复治疗更加关注如何缩短治疗时间的同时获得更好的美学效果。牙缺失后，在牙槽窝完全愈合后行延期种植有利于种植体获得初始稳定性，安全可靠。但是诸多文献报道，由于缺牙区的牙槽嵴软硬组织会发生改建，牙槽骨和周围软组织可能会较快出现明显吸收。长时间的缺牙更面临唇侧骨板明显缺失，伴有软组织轮廓的塌陷及龈乳头丧失的问题，带来更大的治疗难度。即刻种植的出现，不仅缩短了治疗时间，同时能够最大限度地保留美学区的软硬组织，且大量的研究证实，即刻种植能够获得跟延期种植同样的治疗效果，因此快速发展成为口腔种植的常用技术手段。同时，即刻修复已广泛应用于美学区治疗中，当种植体具有足够的初始稳定性，即刻修复可使患者尽快恢复美观，且有利于形成良好的穿龈轮廓。然而，唇侧骨板的缺损为美学区种植治疗带来了更大的风险，种植同期翻瓣行GBR对患者自身条件及医生的操作技术都提出了更高的要求。

本病例中，在愈合过程中种植体唇侧出现了一定的水平向骨吸收，且种植体颈部的骨吸收最为明显，提示种植手术同期行GBR时应更注意该部位的处理。尽管一些学者提出，即刻种植同期GBR可能不利于创口软组织瓣的关闭，但该患者在种植体植入后获得了良好的初期创口关闭，没有发生感染或创口暴露。术区的切口设计、骨膜的充分减张和精细的对位缝合等关键点对于避免这些术后并发症非常重要。即刻种植术后唇侧骨板的吸收是影响愈合过程中软组织变化的关键因素，而软组织轮廓的稳定对上颌前牙美学评估影响较大。本病例中，术后6个月及12个月唇侧软组织轮廓得到了较好的维持，这可能跟植入手术通过全程导板严格控制种植体植入的三维位置、术后行即刻修复且较好地完成了骨膜减张与精细缝合相关。

四、结论

综上所述，对于唇侧骨板高度部分缺损的上颌单颗前牙，采用即刻种植即刻修复同期GBR可能是一种可行的治疗方案。但是在实际的治疗过程中，仍需根据患者自身情况，谨慎选择治疗方案。

参考文献

[1] Zhang X, Wang M, Mo A. An alternative method for immediate implant-supported restoration of anterior teeth assisted by fully guided templates: A clinical study[J]. J Prosthet Dent, 2021, 126(5):636–645.

[2] Liu R, Yang Z, Tan J, et al. Immediate implant placement for a single anterior maxillary tooth with a facial bone wall defect: A prospective clinical study with a one-year follow-up period[J]. Clin Implant Dent Relat Res, 2019, 21(6):1164–1174.

[3] Chu SJ, Salama MA, Garber DA, et al. Flapless Postextraction Socket Implant Placement, Part 2: The Effects of Bone Grafting and Provisional Restoration on Peri-implant Soft Tissue Height and Thickness-A Retrospective Study[J]. Int J Periodontics Restor Dent, 2015, 35(6):803–809.

数字化导航引导下美学区连续缺失种植修复及天然牙根面覆盖1例

张雁君 杨仁丽 袁泉 杨醒眉

摘要

目的： 数字化设计指导种植体位置设计后，动态导航引导种植体植入同期行GBR，二期同期行天然牙龈缘冠向复位治疗上颌前牙连续缺失伴邻近天然牙龈缘退缩。**材料与方法：** 20岁女性患者，12缺失，53、63乳牙滞留，11唇侧龈缘退缩，22过小牙。CBCT示12缺失，53、63牙根吸收至嵴顶，无法保留。mock-up后根据理想修复体设计种植体位置，显示唇侧骨量不足，需种植体植入同期行GBR骨增量。导航引导精准植入种植体，植入6个月后二期手术通过简单的偏腭侧切口，去角化后唇侧卷入进一步恢复缺失牙唇侧轮廓。11行CAF+CTG，完成冠向复位。树脂堆塑恢复22形态，临时冠塑形13、12、23牙龈。完成了治疗上颌前牙连续缺失伴邻近天然牙龈缘退缩。**结果：** 本病例通过数字化设计，分析骨缺损形态设计骨增量方式，数字化引导精准植入种植体同期行GBR骨增量，通过简单的二期手术及天然牙冠向复位手术，成功完成上颌前牙连续缺失伴临近天然牙龈缘退缩的治疗。**结论：** 数字化设计可以精确分析骨缺损类型，指导骨增量术式及骨增量范围选择，实现精准骨增量。数字化引导精准植入种植体，冠向复位天然牙龈缘，临时冠塑形牙龈获得了良好的美学效果。

关键词： 美学区；连续缺失；根面覆盖；动态导航

一、材料与方法

1. 病例简介 20岁女性患者。主诉：上颌前牙先天缺失。患者来我院就诊，要求种植修复缺失牙。全身状况良好。口内检查：12缺失，53、63乳牙滞留，22形态异常为过小牙，11与21切缘不对称。患者口腔卫生状况良好。CBCT示：12缺失；53、63牙根吸收至嵴顶，无法保留。

2. 诊断 牙列缺损；11龈缘退缩（RT 1型）。

3. 治疗计划

（1）12、13、23种植体植入同期行GBR骨增量。

（2）11种植二期手术同期行游离结缔组织移植+根面覆盖。

（3）22树脂堆塑恢复其理想形态。

4. 治疗过程（图1～图27）

（1）术前设计：DSD设计理想修复体形态位置后，藻酸盐取模，按照DSD设计制作诊断蜡型，患者对诊断蜡型位置形态满意后，速凝mock-up，拍摄CBCT，获取理想修复体和骨组织的影像学信息，根据理想修复体位置指导种植体设计，精准分析患者骨缺损形态，由于患者数字化设计种植体周为有利型骨缺损，种植体根尖部在自体骨内，可以获得一定的初始稳定性。且成骨效果可以预期，因此制订手术计划为：GBR+同期植入种植体。

（2）一期手术：患者术前聚维酮碘含漱1分钟3次，常规消毒，铺巾，必兰局部麻醉后切开翻瓣：14远中垂直切口+14沟内切口+13、12嵴顶横行切口+11-22沟内切口+23直切口嵴顶横行切口+24沟内切口+24远中角形切口。动态导航引导下13、12、23位点定点，逐级备洞，13植入1颗Straumann BLT 3.3mm×14mm种植体，12植入1颗Straumann BLT 3.3mm×10mm种植体，23植入1颗Straumann BL 4.1mm×12mm种植体。唇侧植骨，并覆盖Bio-Gide胶原膜，水平褥式缝合固定胶原膜，唇侧黏膜充分减张后缝合，完成骨增量术。术后CBCT示种植体位置良好，唇侧植骨位于骨弓轮廓内。

（3）二期手术+11软组织手术：一期手术后6个月，复查，软组织健康，唇侧丰满度稍不足，龈缘偏冠方。二期术前CBCT示骨粉与受区牙槽骨结合良好，与一期术后CBCT相比有少量骨吸收但种植体唇侧均有2mm的骨，即成骨效果良好，种植体骨结合良好。根据治疗计划，13、12、23二期手术同期行11游离结缔组织移植+冠向复位手术。局部麻醉下11经前庭沟入路，行隧道技术，于2区腭侧取游离结缔组织，使用双交叉褥式缝合固定游离结缔组织，唇侧使用间断缝合经舌纽行冠向复位。于13、12、23区做偏腭侧切口，旋出原愈合帽，更换高愈合帽。唇侧瓣去角化后卷入唇侧，恢复唇侧丰满度。

（4）临时冠塑形牙龈：二期术后复查，13、12、23唇侧轮廓恢复，11龈缘冠向复位至与21龈缘对称处。为实现更好的美学效果，使用临时冠塑

作者单位：四川大学华西口腔医院

通讯作者：杨醒眉；Email: xingmeiyang@qq.com

形13、12、23穿龈轮廓。戴入临时冠后，1个月、3个月、4个月复查，调整临时冠穿龈形态，“黑三角”逐渐关闭，我们判断可行终冠修复。

（5）取模最终修复：数字化取模后，根据临时冠外形回切基台，参照临时冠形态设计制作威兰德氧化锆全瓷冠。确认外形及色泽合适，调整邻接关系，咬合无高点，X线片确认最终基台和牙冠完全就位，3M玻璃离子最终粘接，去除多余粘接剂，抛光。35N·cm扭矩旋紧。树脂封闭螺丝孔。

（6）随访：修复完成后1年复查，患者无不适，修复体完整，邻接咬合可，种植体周软组织无明显异常，唇侧轮廓无塌陷，X线片示种植体周无明显骨吸收。

二、结果

通过以理想修复体为指导设计种植体位置，术前精细化分析患者骨缺损形态，精细化操作，GBR同期植入种植体，恢复了患者唇侧骨缺损。一期术后6个月，CBCT示骨粉与受区牙槽骨结合良好、牙槽骨宽度明显增加、种植体骨结合良好，运用偏腭侧切口，去角化后唇侧卷入技术进一步恢复了患者唇侧丰满度。通过游离结缔组织移植+冠向复位，纠正了天然牙龈缘退缩。临时冠塑形穿龈形态后戴入最终修复体。

患者最终冠修复后1年复查，种植体周无明显骨吸收，种植修复体完好，邻接与咬合情况良好。

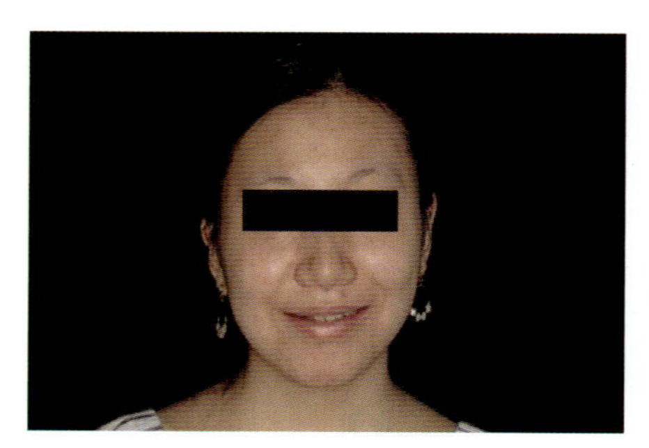

图1 术前面像

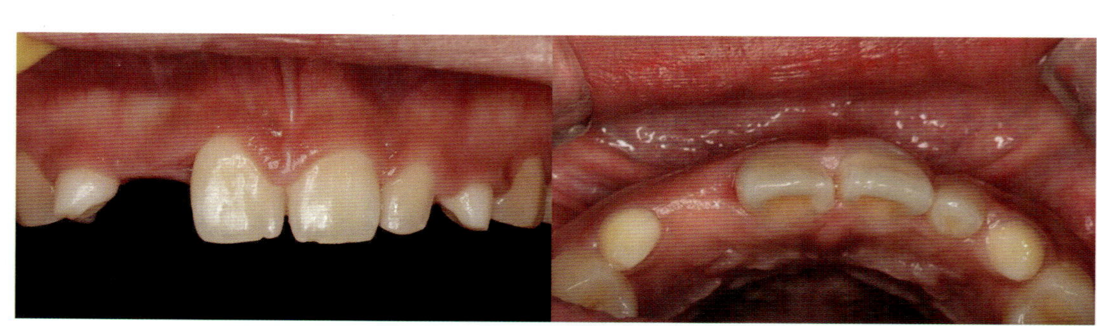

图2 术前口内像

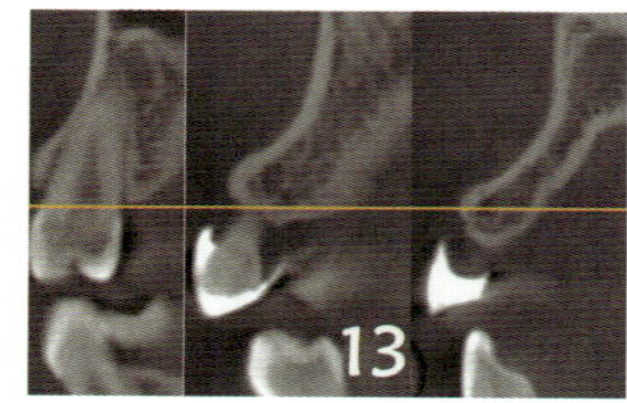

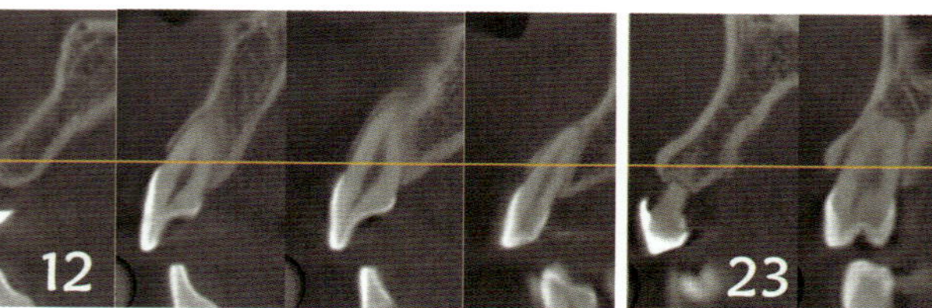

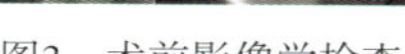

图3 术前影像学检查

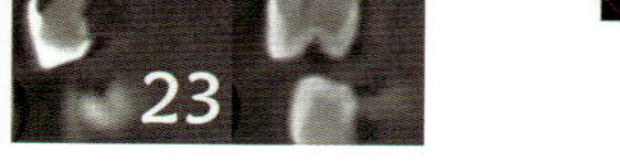

图4 DSD设计

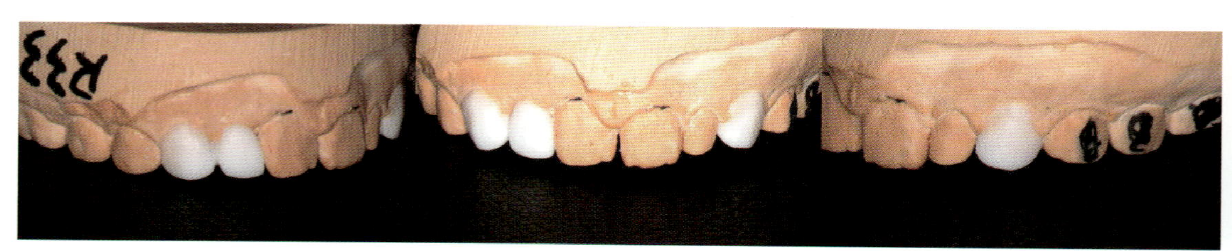

图5 诊断蜡型

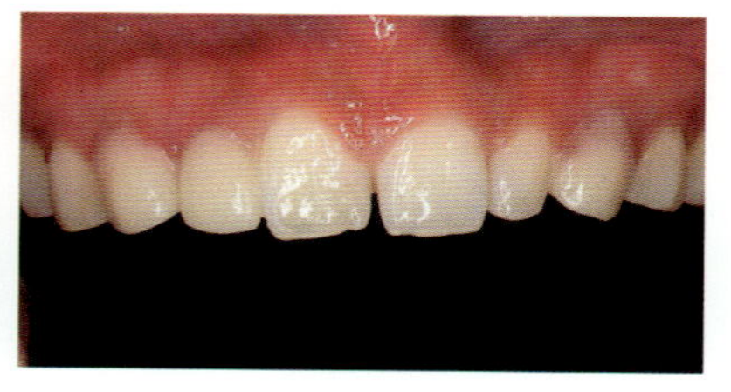

图6 mock-up后口内像

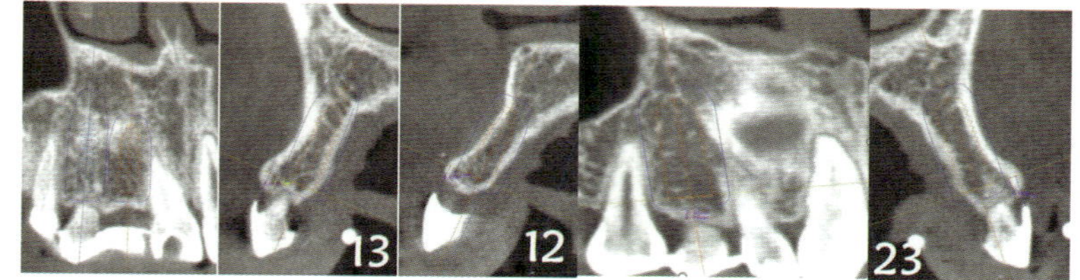

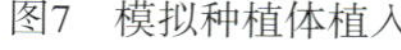

图7 模拟种植体植入

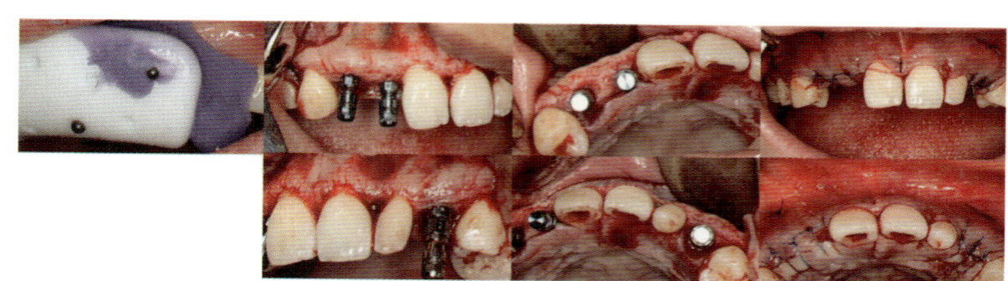

图8 一期手术

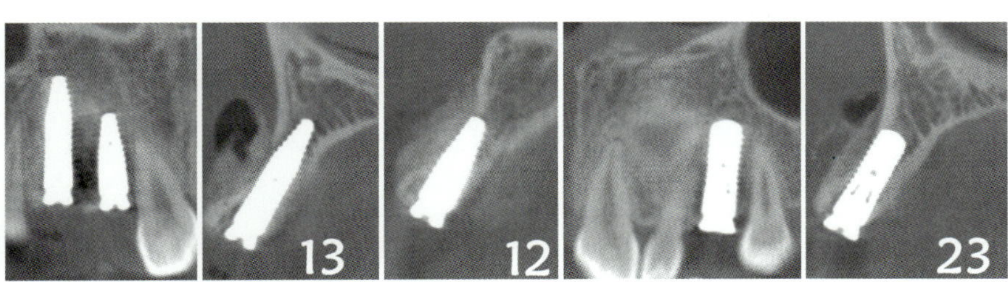

图9　一期术后CBCT

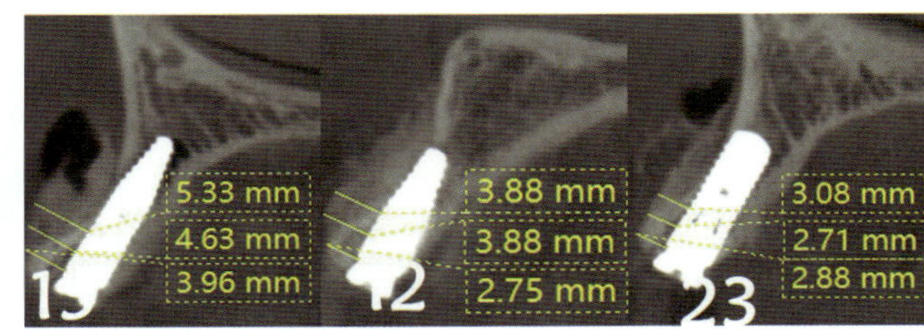

图10　一期术后种植体唇侧骨厚度

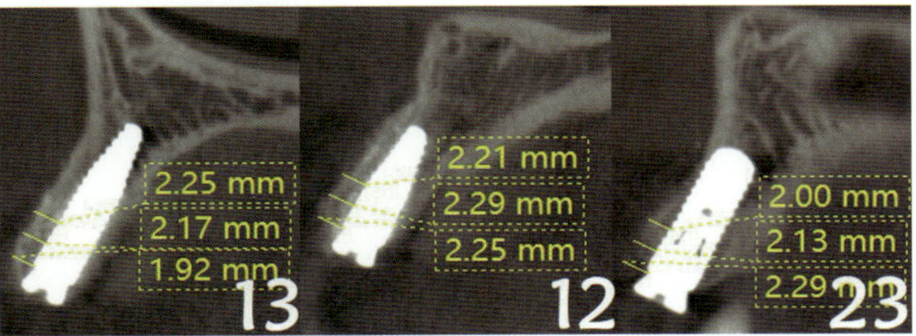

图11　二期术前种植体唇侧骨厚度

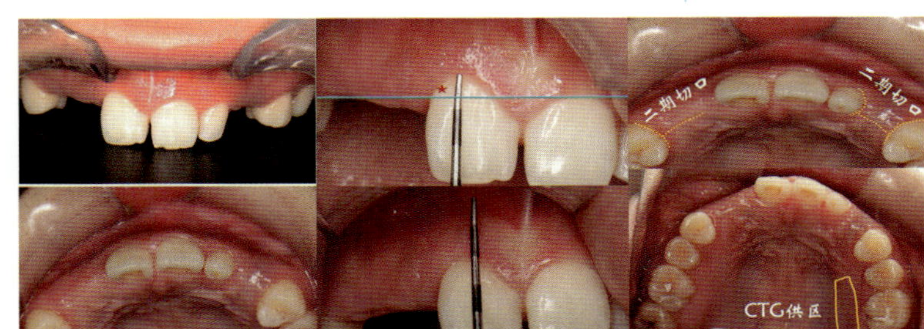

图12　二期术前口内像

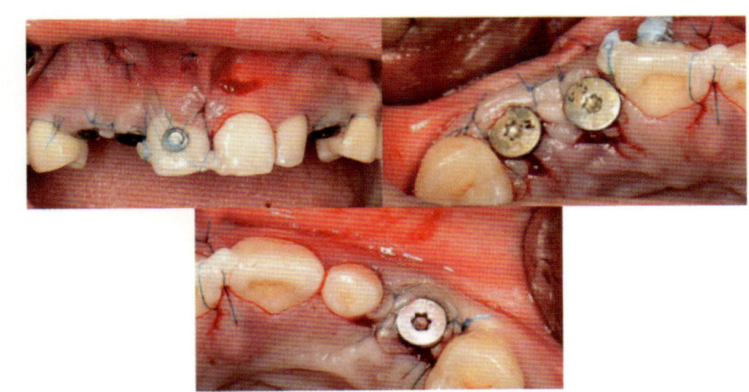

图13　二期术中口内像

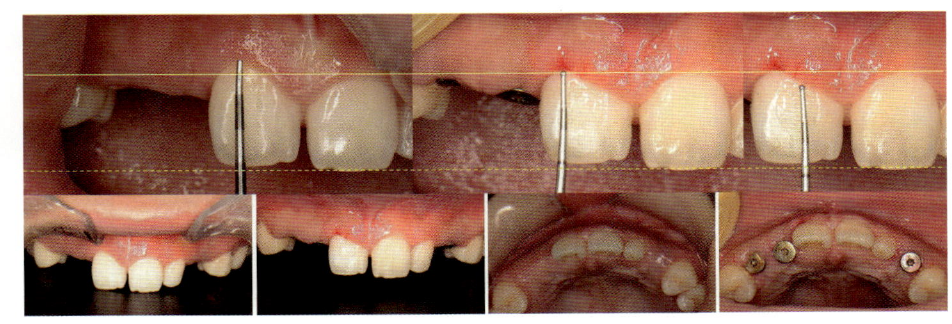

图14　二期术后口内记录

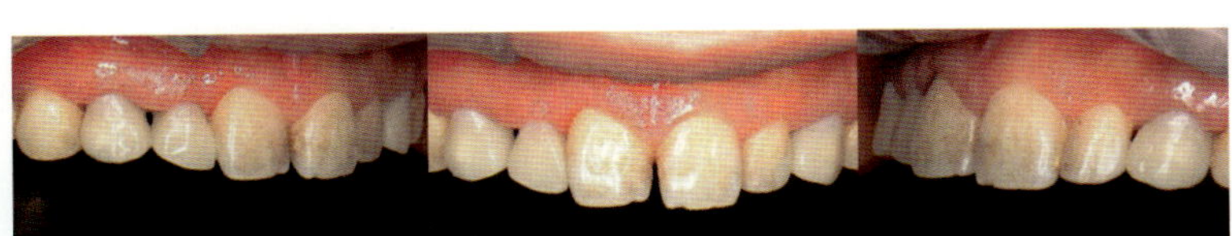

图15　戴入临时冠即刻口内记录

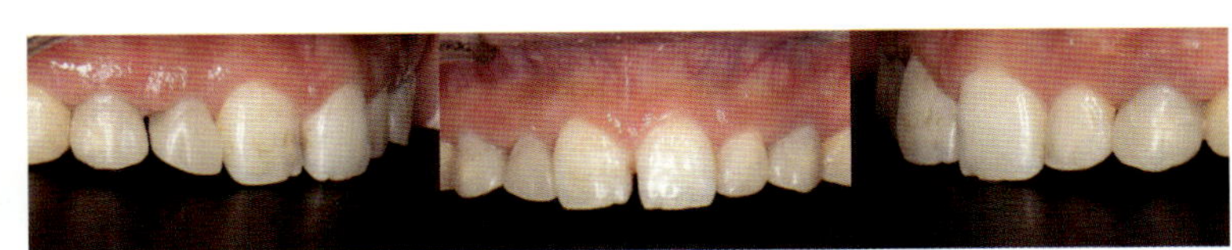

图16　戴入临时冠1个月复查

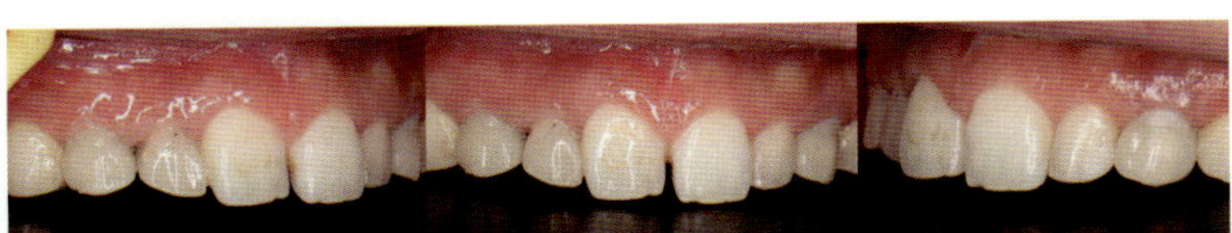

图17　戴入临时冠3个月复查

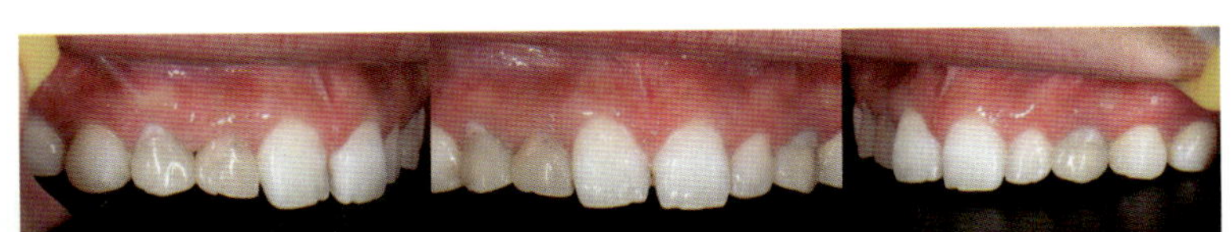

图18　戴入临时冠4个月复查

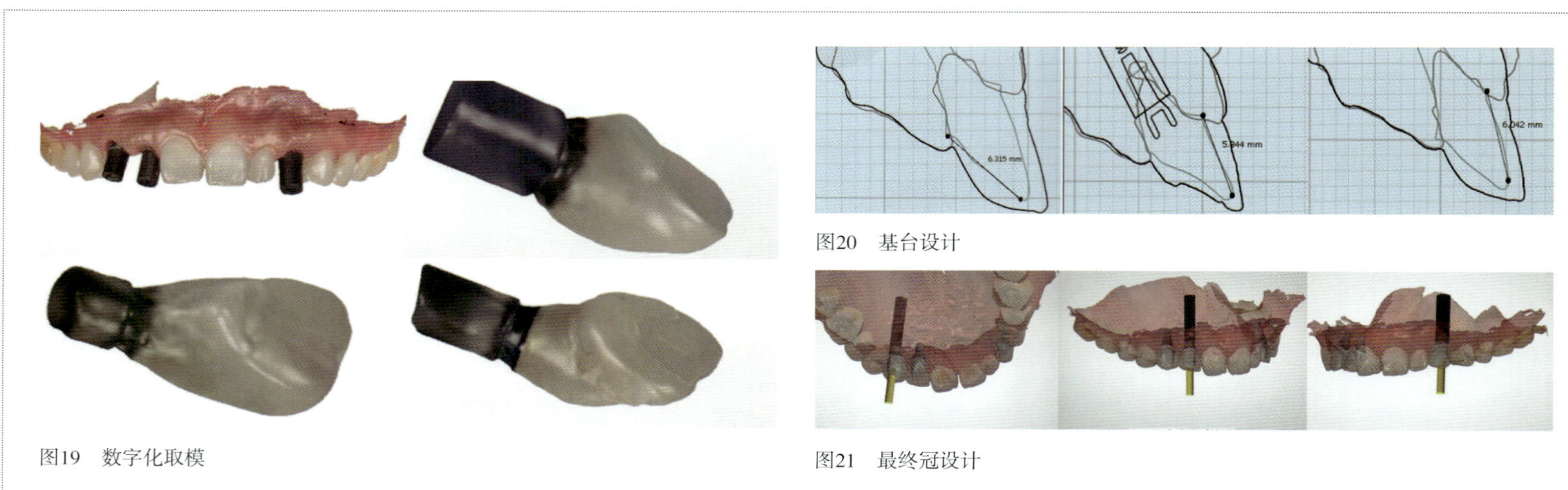

图19 数字化取模

图20 基台设计

图21 最终冠设计

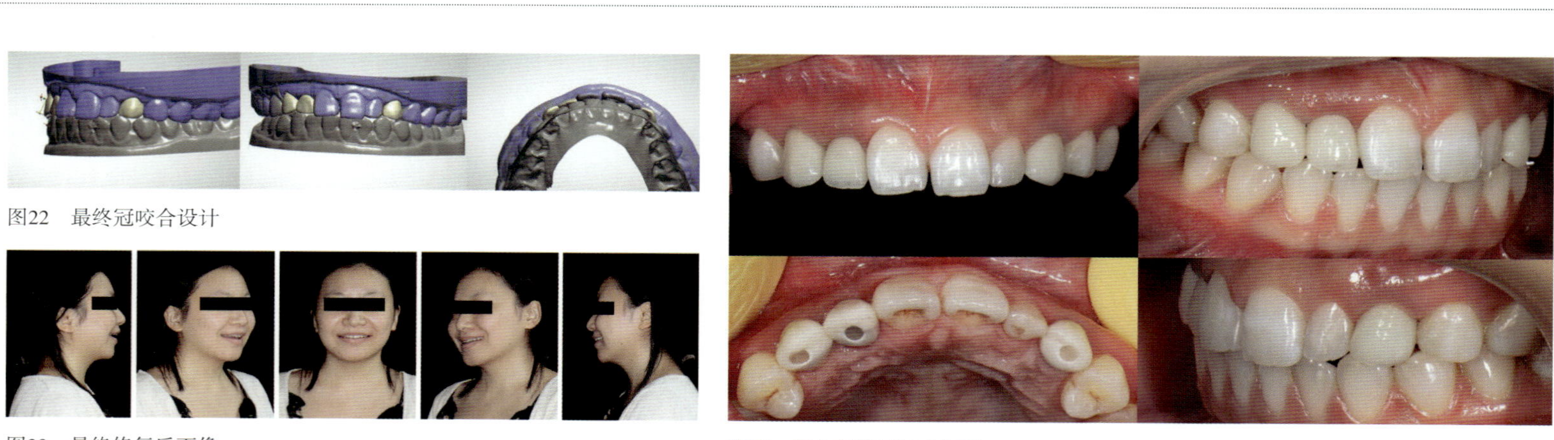

图22 最终冠咬合设计

图23 最终修复后面像

图24 戴入最终冠口内记录

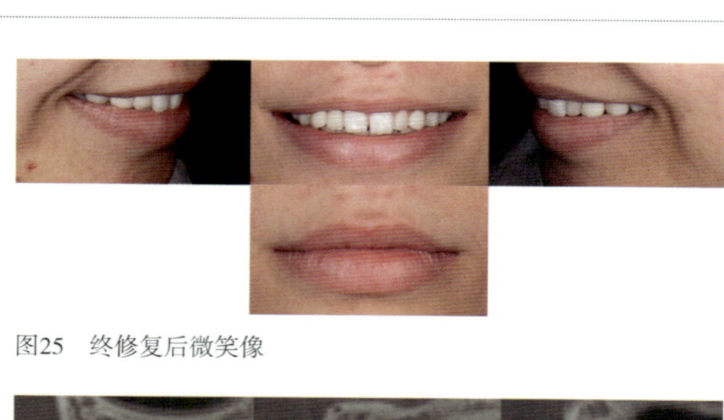

图25 终修复后微笑像

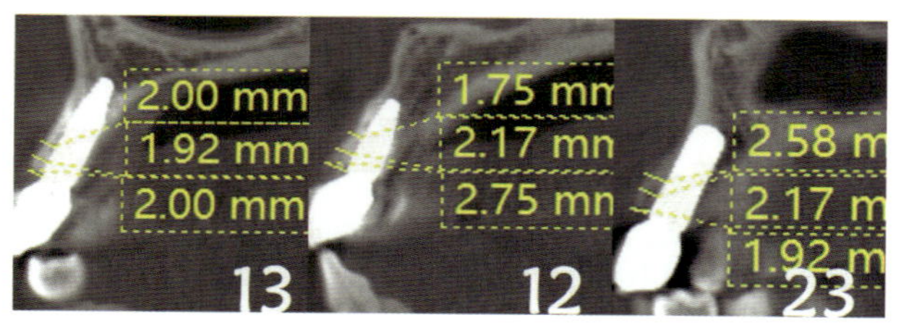

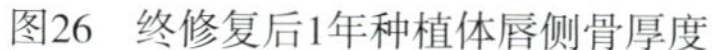

图26 终修复后1年种植体唇侧骨厚度

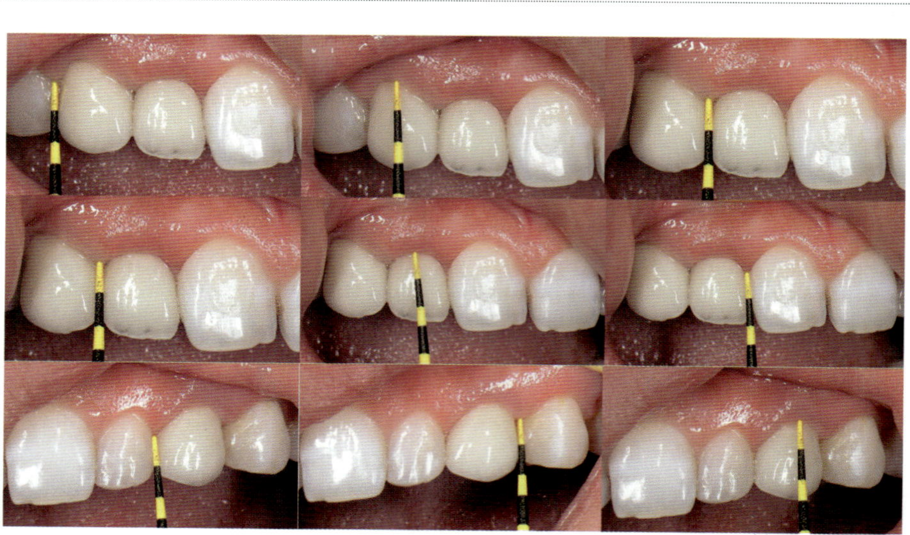

图27 终修复后1年口内像

三、结论

在本病例中，我们通过以理想修复体为指导设计种植体位置，术前精细化分析患者骨缺损形态，精细化操作，GBR同期植入种植体，二期手术运用偏腭侧切口，去角化后唇侧卷入技术，恢复唇侧轮廓塌陷。通过游离结缔组织移植+冠向复位，纠正了天然牙龈缘退缩。临时冠塑形穿龈形态后戴入最终修复体，完成最终修复。因此我们认为保证龈缘退缩治疗的有效性需要：①“以终为始”的数字化设计可以精确分析骨缺损形态。②数字化导航引导种植体植入可以保证种植体精准植入。③游离结缔组织移植+冠向复位。

参考文献

[1] 宿玉成译. 国际口腔种植学会（ITI）口腔种植临床指南第七卷：口腔种植的牙槽嵴骨增量程序：分阶段方案[M]. 沈阳: 辽宁科学技术出版社, 2016.
[2] Stefanini M, Marzadori M, Aroca S, et al. Decision making in root-coverage procedures for the esthetic outcome[J]. Periodontol 2000, 2018, 77(1):54-64.
[3] Atieh MA, Alsabeeha NHM. Soft tissue changes after connective tissue grafts around immediately placed and restored dental implants in the esthetic zone: A systematic review and meta-analysis[J]. J Esthet Restor Dent, 2020, 32(3):280-290.

上颌前牙连续缺失早期种植伴钛网骨增量1例

廖梦琳 王黎

摘要

目的：探究外伤导致的美学区连续牙缺失伴明显唇侧骨壁缺损的种植时机及骨重建方案。**材料与方法**：患者上颌牙列缺损，通过3Shape进行数字化设计；根据患者就诊时机及软硬组织客观条件选择软组织愈合的早期种植；联合使用钛网和胶原膜引导骨组织再生进行轮廓重建；软硬组织稳定后行上部结构修复，随访观察。**结果**：随访1年，种植体周骨水平稳定，龈乳头充盈程度改善，龈缘线更加协调，未出现任何软硬组织并发症。**结论**：上颌前牙连续牙缺失伴明显唇侧骨壁缺损时，联合使用钛网和胶原膜引导骨组织再生具有稳定、可预期的骨增量效果。同时，在满足种植体初始稳定性基础上，行种植体早期植入给软硬组织提供了更大保障。

关键词：美学区；连续缺失；早期种植；钛网；骨增量

一、材料与方法

1. 病例简介　20岁患者男性（图1）。主诉：上颌左侧前牙外伤致缺失3周，至我科就诊。既往史：否认系统性疾病史、吸烟史。口内检查：21、22缺失，缺牙区软组织初步愈合，角化龈存在凹陷（图2，图3）。口腔卫生状况良好。CBCT示：21、22牙槽窝内明显低密度影，唇侧骨壁缺损，根方骨宽度6～7mm。骨高度约17mm（图4）。

2. 诊断　上颌牙列缺损。

3. 治疗计划

通过3Shape进行数字化设计；根据患者就诊时机及软硬组织客观条件选择软组织愈合的早期种植；联合使用钛网和胶原膜引导骨组织再生进行轮廓重建；软硬组织稳定后行上部结构修复。

4. 治疗过程

（1）数字化设计：取研究模型，通过数字化设计在缺隙处参照邻牙进行虚拟排牙，在3Shape软件上以修复为导向设计种植体的位点及三维方向（图5），同时设计打印数字化导板（图6）。

（2）数字化外科手术：局部麻醉下翻开黏骨膜瓣，可见明显的唇侧骨壁缺损（图7）。数字化导板辅助下制备种植窝，并植入Straumann种植体2颗（3.3mm×12mm），种植体颈部位于龈缘下3mm（图8）。

（3）同期行引导骨组织再生术：于21、22唇侧和颈部骨缺损处植入Bio-Oss骨粉（图9），放置钛网保证空间维持（图10），覆盖Bio-Gide可吸收胶原膜（图11），无张力缝合（图12）。术后当天CBCT显示：种植体植入位置良好，唇侧骨壁厚度可达3.5～3.8mm（图13）；1周后拆线。

（4）二期手术：术后6个月复查，缺牙区软组织愈合良好，垂直向和水平向唇侧轮廓明显改善（图14，图15）。CBCT显示种植体骨结合良好，骨增量效果稳定（图16）。局部麻醉下行二期手术，拆除钛网（图17），更换个性化愈合帽及愈合基台。

（5）临时修复：1个月后戴入种植体支持式临时修复体（图18）。2个月后穿龈轮廓基本稳定，袖口形态良好，组织健康（图19）。

（6）最终修复：制作21、22全瓷冠，完成最终修复（图20，图21）。

二、结果

修复后1年，种植体周龈乳头充盈程度改善，龈缘线更加协调，软组织状态良好，骨弓轮廓丰满且稳定维持（图22，图23）。数字化根尖片示，种植体周骨结合良好，骨水平稳定（图24）。未出现任何软硬组织并发症。患者满意度较高（图25）。

作者单位：重庆医科大学附属口腔医院

通讯作者：王黎；Email: 16012877@qq.com

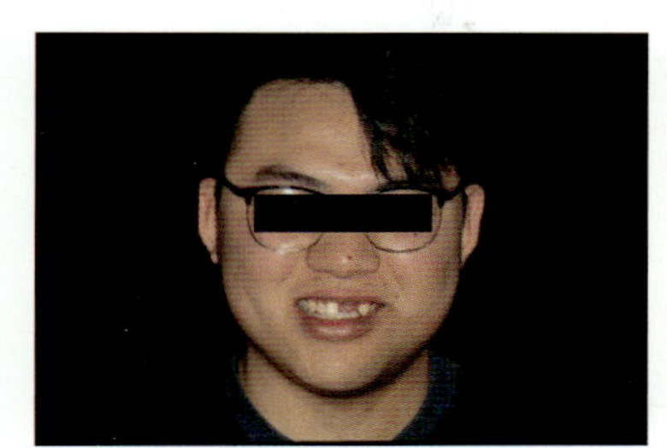
图1　术前患者正面像

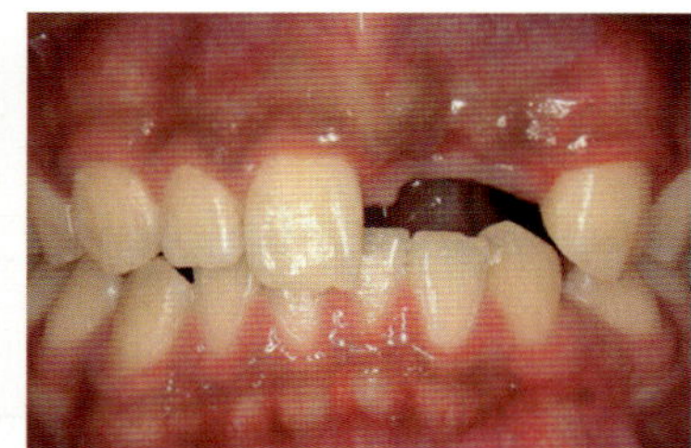
图2　术前患者口内正面像

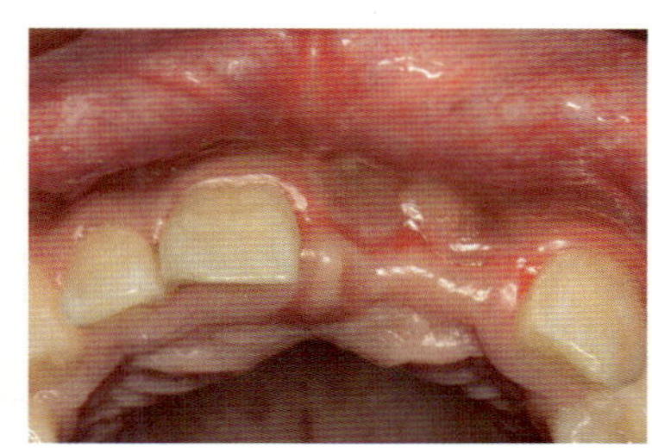
图3　术前患者口内殆面像

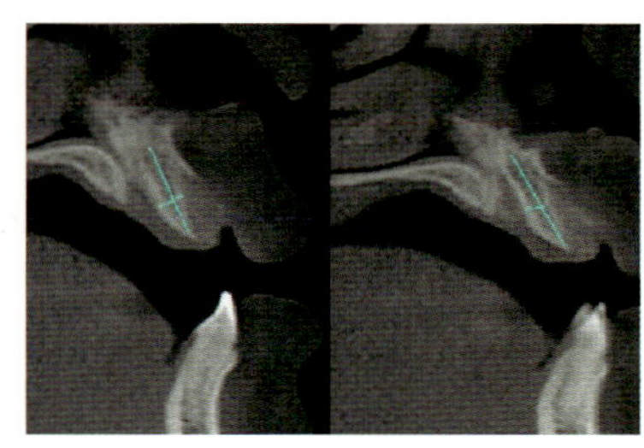
图4　术前CBCT（左21；右22）

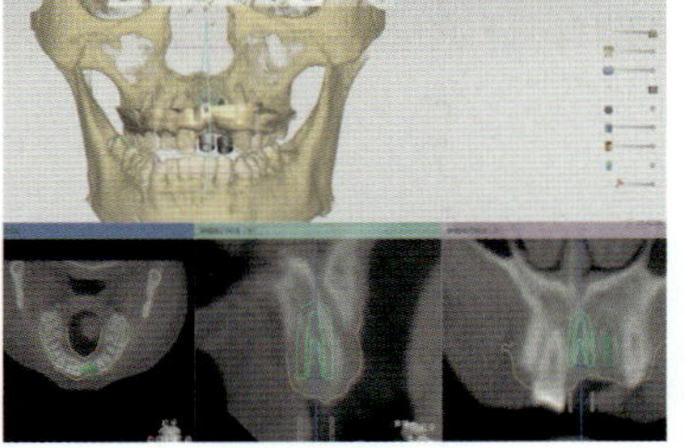
图5　术前数字化设计

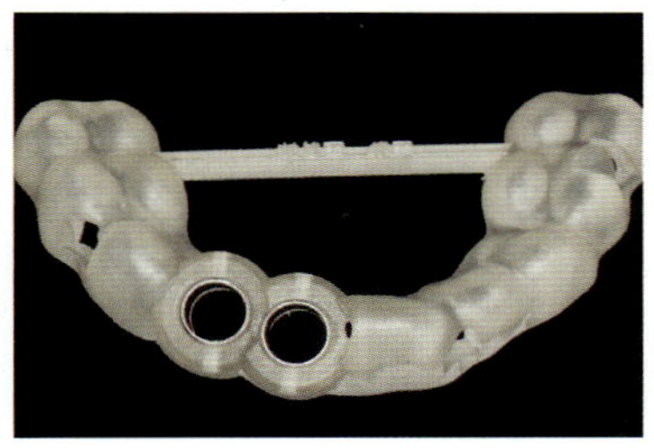
图6　数字化导板

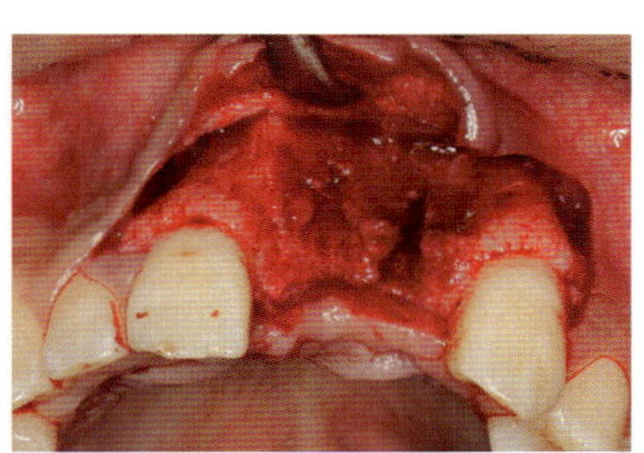
图7　切开翻瓣

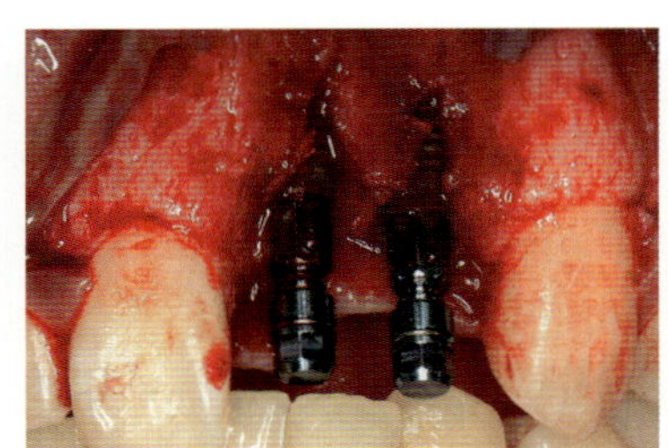
图8　植入种植体

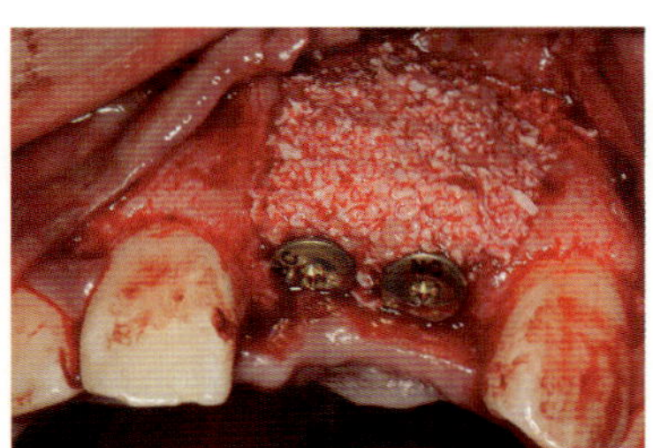
图9　唇侧及颈部骨缺损处植入Bio-Oss骨粉

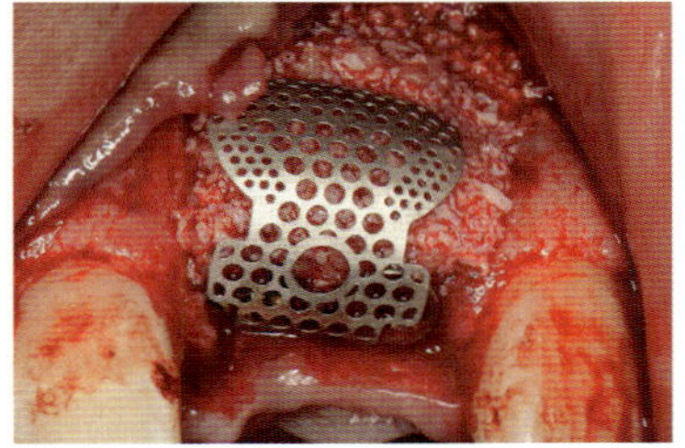
图10　放置钛网

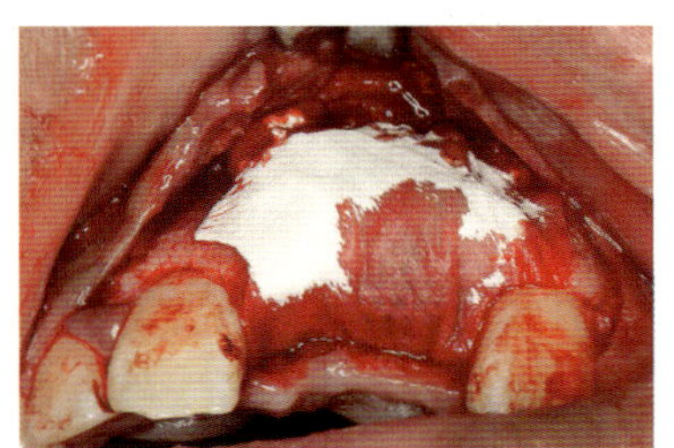
图11　覆盖Bio-Gide可吸收胶原膜

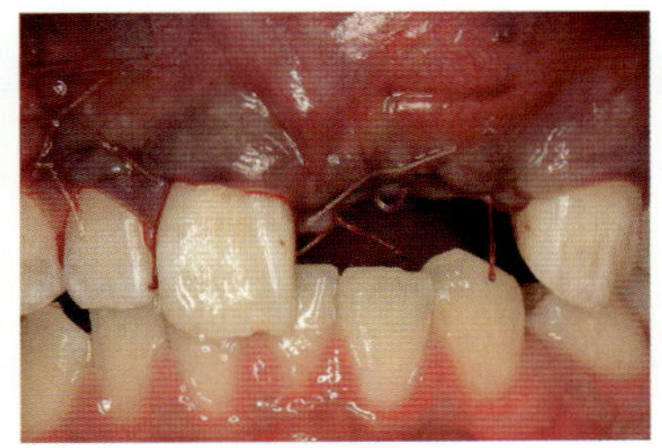
图12　无张力缝合

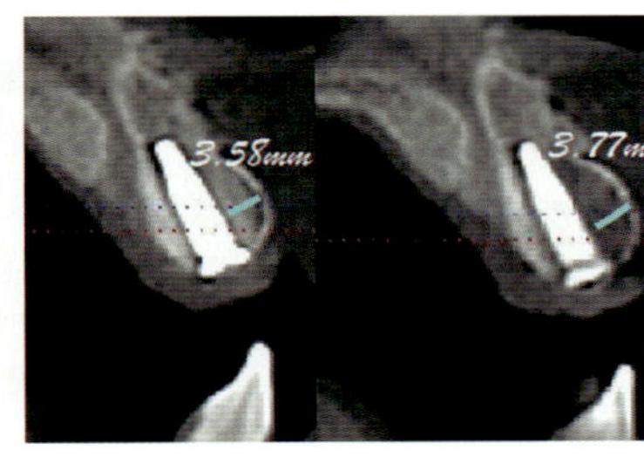

图13　术后当天CBCT（左21；右22）

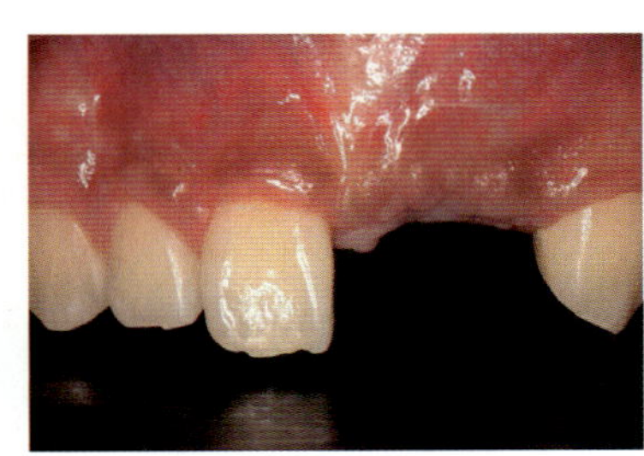
图14　术后6个月复查口内正面像

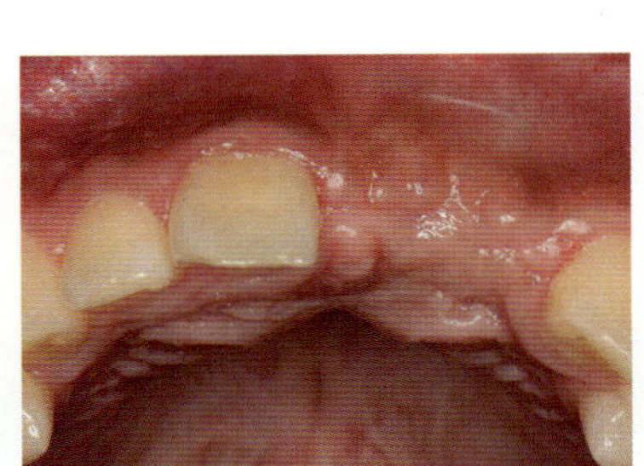
图15　术后6个月复查口内殆面像

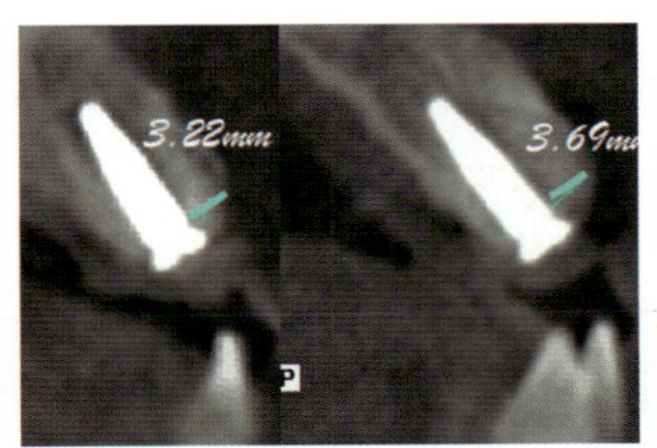

图16　术后6个月复查CBCT（左21；右22）

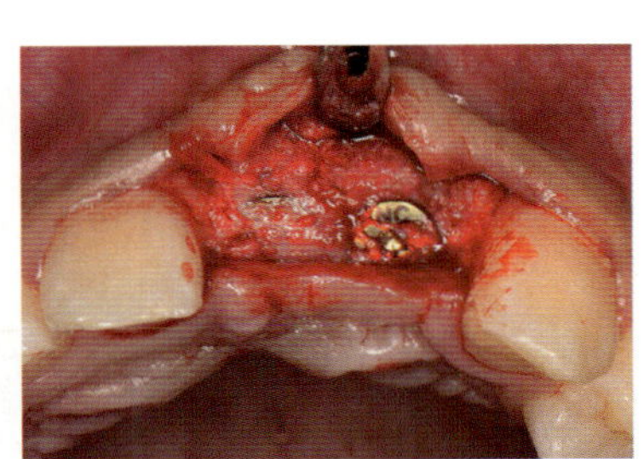
图17　拆除钛网

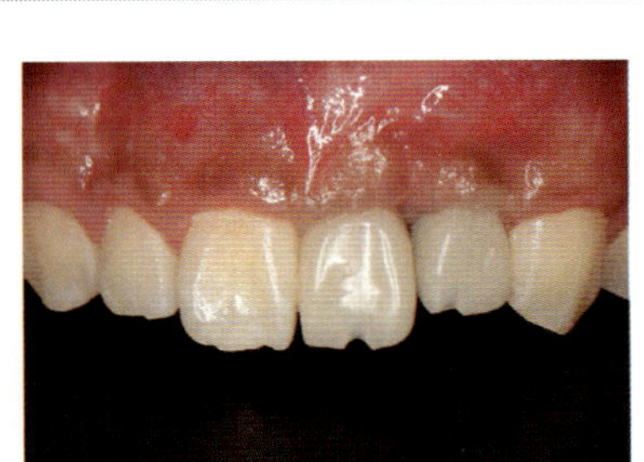
图18　戴入种植体支持式临时修复体

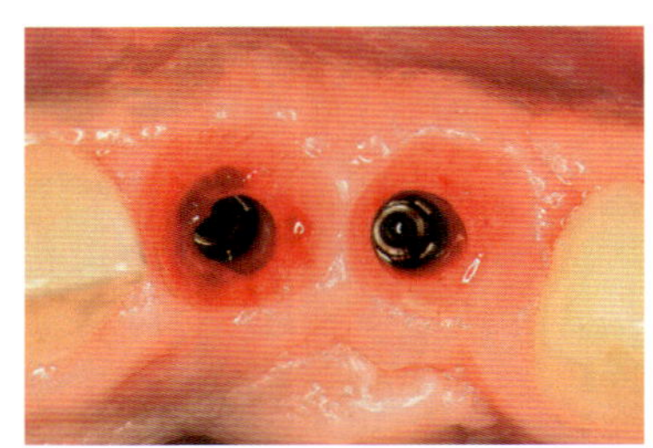
图19 袖口形态良好，组织健康

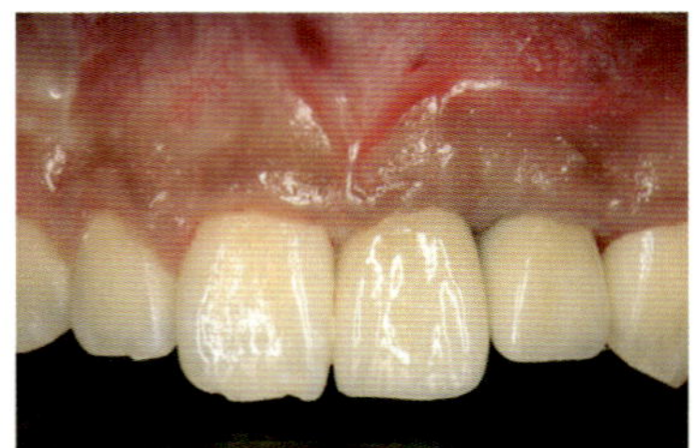
图20 最终修复口内正面像

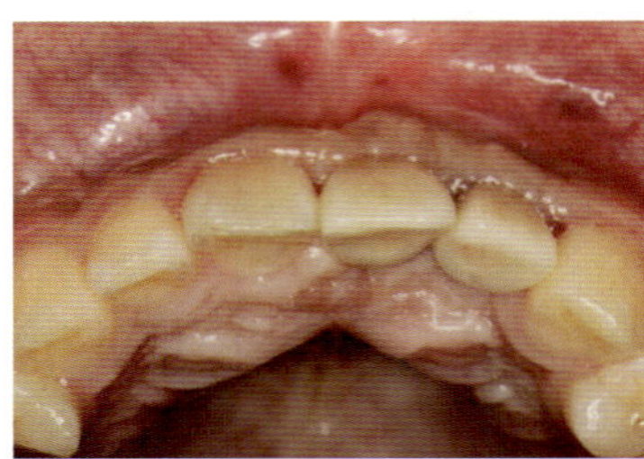
图21 最终修复口内殆面像

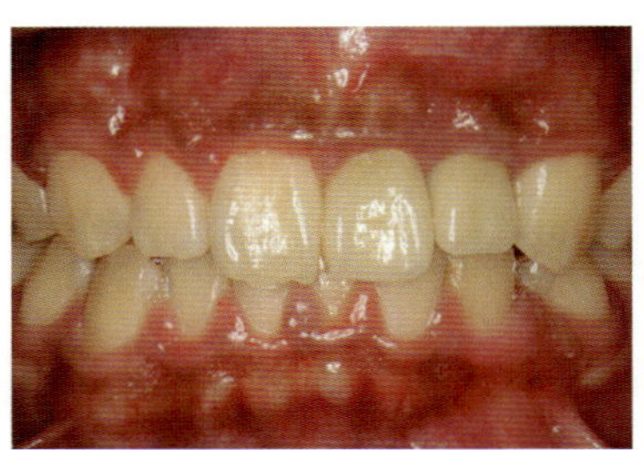
图22 修复后1年口内正面像

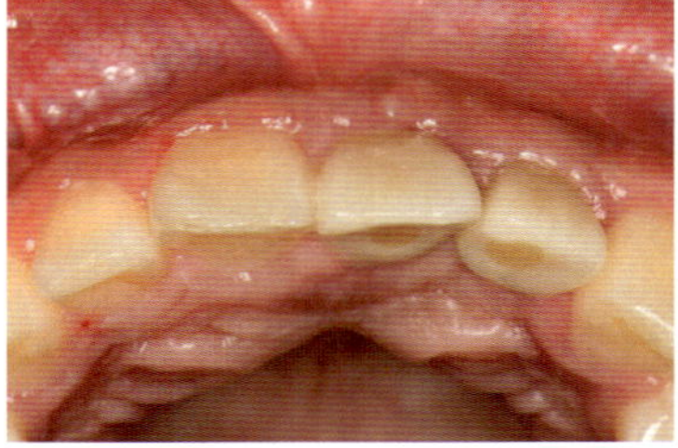
图23 修复后1年口内殆面像

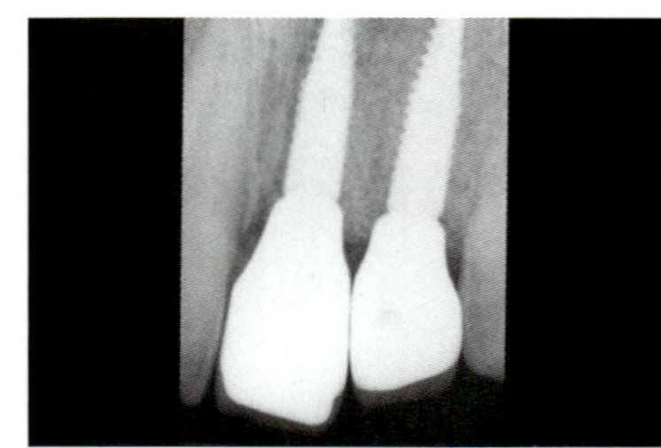
图24 修复后1年数字化根尖片

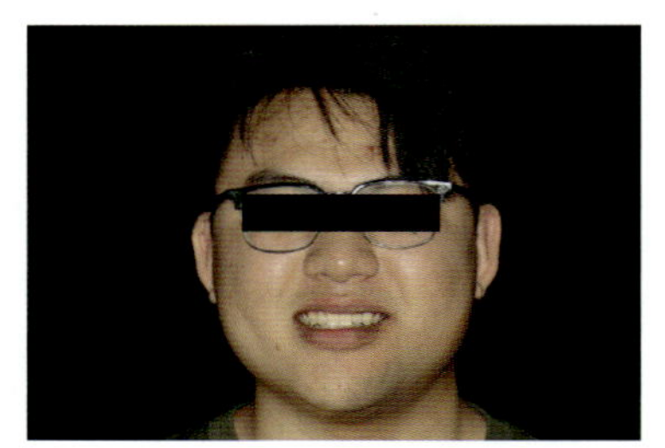
图25 修复后1年患者正面像

三、讨论

缺牙区良好的软硬组织条件是种植美学修复的基础。而外伤导致的连续牙缺失病例，多伴有明显的骨组织反应性吸收及软组织损伤，具有高度的美学风险。因此要实现满意的种植修复效果，需要重建软硬组织、种植体及修复体的和谐统一。

数字化设计的应用显著提高了种植体植入的科学性和精确性。对于解剖条件受限的美学区种植，数字化导板可以将术前种植体三维位置的精确设计实施在手术中，实现“以修复为导向”的现代种植理念。

恰当的种植时机给软硬组织提供可靠保障。在患者就诊时机前提下，II型软组织愈合的早期种植较部分骨愈合的早期种植及延期种植具有治疗周期较短、骨量存留较好、软组织量增加的优势，在掌握适应证的前提下，选择软组织愈合的早期种植时机给软硬组织提供可靠保障。

对于此类厚度＜4mm的连续多颗牙的2/4型骨缺损，ITI指南提出分阶段块状自体骨移植及GBR骨增量方案。GBR骨增量作为目前最常用的一种骨增量技术，通过使用骨支架材料及屏障膜，提供具骨再生潜能的组织细胞相对不受干扰地形成新骨的空间，引导骨组织再生效果明显且不给患者造成二次创伤，易被患者接受。但对于此类唇侧骨板明显缺损时，唇肌的压力可能导致成骨空间稳定性破坏，影响骨增量效果。而钛网良好的机械强度赋予其较好的空间维持作用，实现效果可预期的牙槽嵴重建。

此外，对于美学区连续牙缺失的种植修复，恢复龈乳头及龈缘形态是临床的一大难题。修复体对龈缘及龈乳头形态的诱导以及长期的随访观察具有重要意义。

四、结论

上颌前牙连续牙缺失伴明显唇侧骨缺损时，联合使用钛网和胶原膜引导骨组织再生具有稳定、可预期的骨增量效果。同时在满足种植体初始稳定性基础上，行早期种植体植入给软硬组织提供了更大保障。

参考文献

[1] Buser D, Chappuis V, Belser UC, et al. Implant placement post extraction in esthetic single tooth sites: when immediate, when early, when late?[J]. Periodontol 2000, 2017, 73(1):84–102.
[2] Xie Y, Li S, Zhang T, et al. Titanium mesh for bone augmentation in oral implantology: current application and progress[J]. Int J Oral Sci, 2020, 12(1):37.

数字化全程导板引导前牙美学区连续种植修复1例

李晶[1,2]　梅东梅[1]　赵保东[1,2]

摘要

目的：通过对1例上颌前牙美学区连续缺失患者的序列治疗，探究数字化全程导板引导下种植的精准性和牙龈诱导获得的良好美学效果。**材料与方法：**根据缺牙区口内及骨量情况，结合患者意愿，术前模拟排牙，以修复为导向模拟植入设计导板。在数字化全程导板引导下植入Nobel Active种植体3颗，同期行唇侧GBR，埋入式愈合。6个月后行二期手术，更换愈合基台，戴临时冠，行牙龈诱导。牙龈诱导3个月后，行二氧化锆全瓷冠最终修复，终戴牙1年后复查。**结果：**3颗种植体均避开重要解剖结构且行使功能良好，植入位置与术前设计基本一致，咬合功能正常，美学效果佳，患者满意度较高。**结论：**上颌前牙美学区连续缺失患者，在数字化全程导板引导下种植，可达到较为精准的种植位点，同期行唇侧GBR埋入式愈合，二期术后行牙龈诱导，能达到较好的粉白美学指数，临床效果稳定。

关键词：数字化全程导板；牙龈诱导；美学区种植；粉白美学评分

前牙美学区种植一直以来是种植的热点和难点，多种因素可能会影响长期美学修复效果。牙槽嵴顶的骨量可能会影响软组织外形。前牙区多是束状骨，缺牙后吸收明显，特别是唇颊侧骨壁的吸收，难以维持植骨材料，影响软组织外形，加大种植的难度，往往需要附加植骨手术才能达到较好的方法，GBR是植骨常用方法，临床效果稳定。如何实现美学区种植患者长期修复效果，是国内外口腔医生的共同目标。数字化全程导板由于其精准、安全、高效、微创，在临床应用中越来越多，是未来发展趋势。

一、材料与方法

1. 病例简介　22岁女性患者，因外伤致上颌前牙脱落1个月，未行特殊治疗，于我院就诊，要求行种植修复，患者美观要求较高。既往体健，无种植手术禁忌证，无吸烟史及其他不良习惯。口内检查：口腔卫生一般，可见色素沉着，13-22缺失，唇侧凹陷，缺牙区近远中、咬合空间充足。患者上唇塌陷，影响面容。X线示：缺牙区唇腭侧骨量不足，水平距离可，垂直向骨量充足。

2. 诊断　牙列缺损。

3. 治疗计划

（1）术前模拟排牙，以修复为导向设计种植体植入位置。

（2）数字化全程导板引导下植入3颗Nobel Active种植体，同期行唇侧GBR，埋入式愈合。

（3）术后6个月行二期手术，术后制作临时冠，进行牙龈诱导。

（4）牙龈诱导3个月后，更换最终修复体。

4. 治疗过程

（1）初诊：拍摄CBCT（图1），检查口外（图2）、口内（图3）、关节情况，结合患者意愿及经济条件，制订治疗计划。

（2）取模：制作研究模型，诊断性排蜡牙（图4）。将模型数据导入计算机，以修复为导向模拟种植体植入三维位置（图5，图6），生成并打印数字化全程导板。

（3）常规消毒，铺巾，局部麻醉下安放数字化全程导板，就位，在全程导板引导下逐级备洞（图7），翻瓣，去除肉芽组织和碎骨片，植入3颗Nobel Active 3.5mm×13mm种植体（图8），唇侧骨壁去皮质化，放置天博骨粉（图9），盖海奥膜（图10），拉拢缝合（图11）。术后拍摄CBCT（图12，图13）。

（4）术后6个月：拍摄CBCT（图14），行二期手术（图15），更换愈合基台。

（5）二期术后2周：取膜，制作临时冠，进行牙龈诱导（图16，图17）。

（6）牙龈诱导3个月（图18）后：更换为二氧化锆全瓷冠，试戴，调殆，拍摄X线片（图19），加扭矩至35N·cm，封孔（图20）。患者面型明显改善（图21）。

（7）戴最终修复体1年后复查（图22）。

二、结果

应用数字化全程导板，植入3颗Nobel Active种植体，均避开重要解剖结构且行使功能良好，植入方向与术前设计基本一致。临时冠和最终修复体

作者单位：1. 青岛大学附属医院
2. 青岛大学口腔医学院
通讯作者：赵保东；Email: zbd315@sina.com

咬合功能正常，术后种植体周骨量保存较好，牙龈诱导效果较好，患者面型较术前得到明显改善，粉白美学评分较高，患者满意度较高。

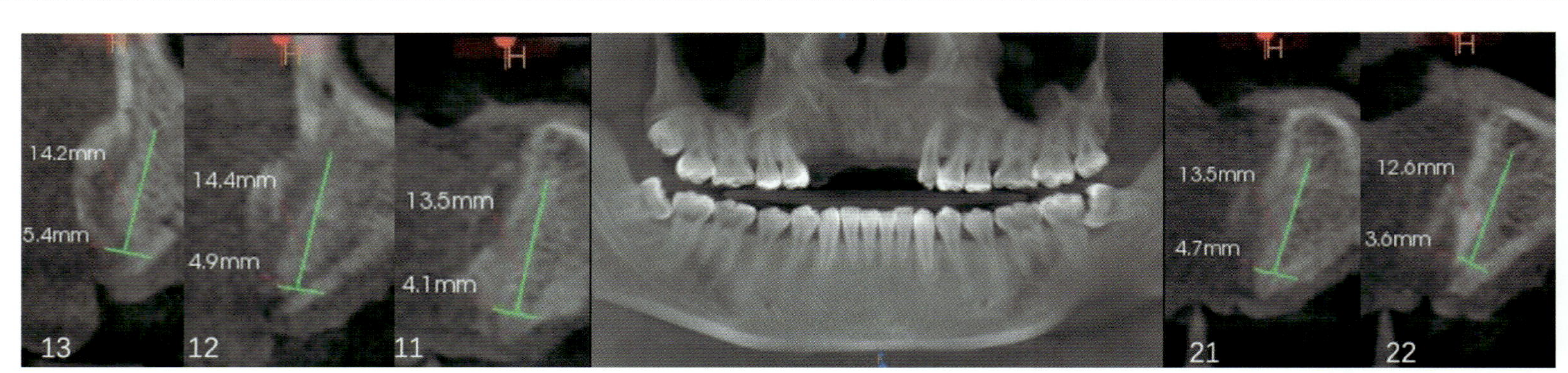

图1 患者术前CBCT

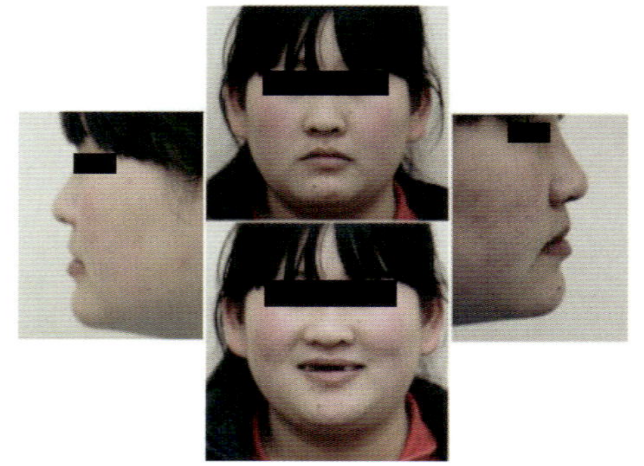

图2 患者口外正、侧位像

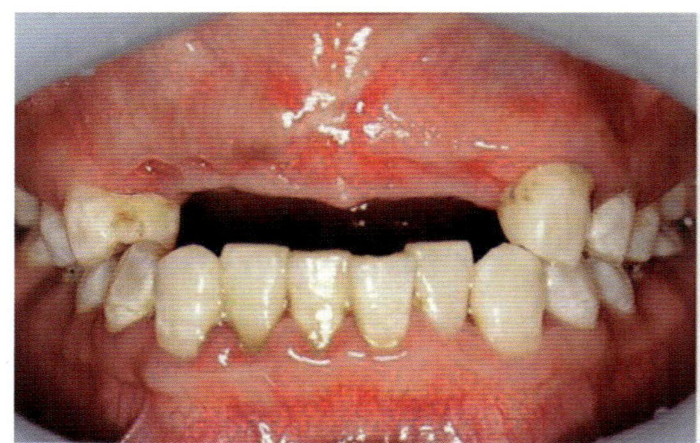

图3 患者口内像

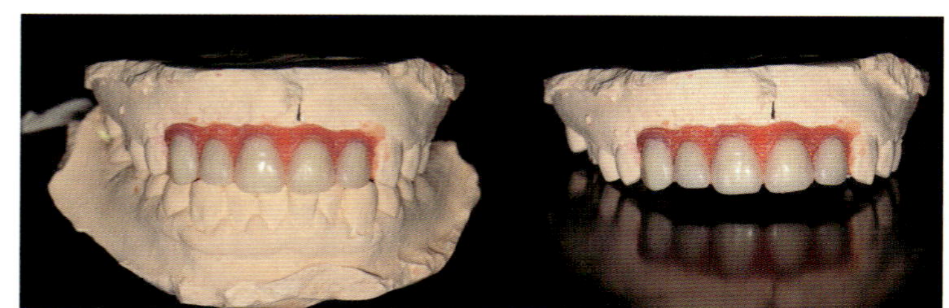

图4 术前诊断性蜡牙

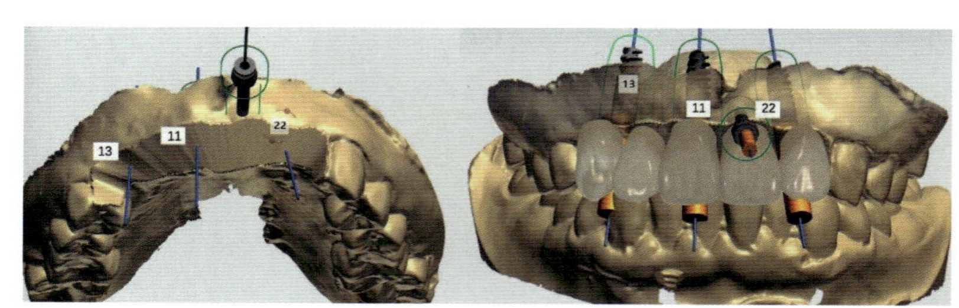

图5 以修复为导向模拟植入

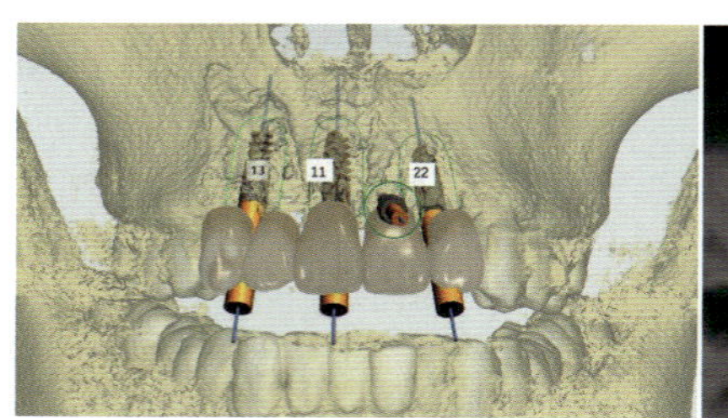

图6 模拟种植体植入位置

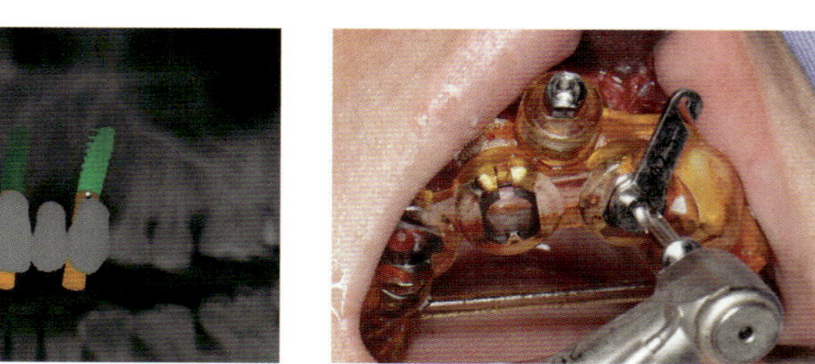

图7 数字化导板引导下逐级备洞

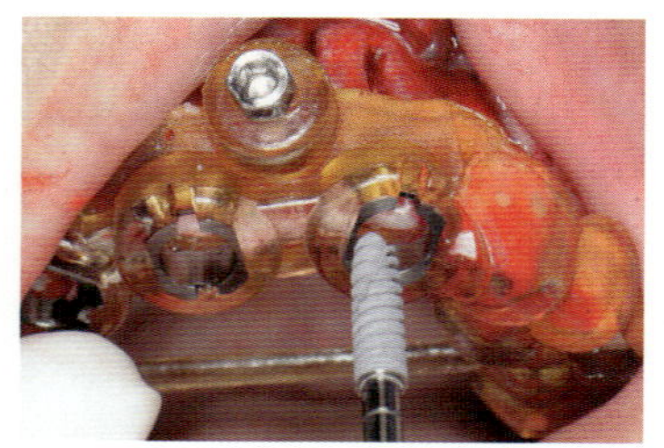

图8 植入3颗Nobel Active 3.5mm×13mm种植体

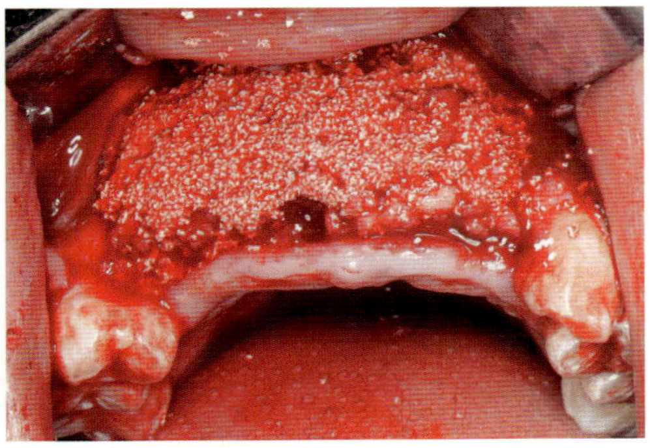

图9 唇侧放置骨粉

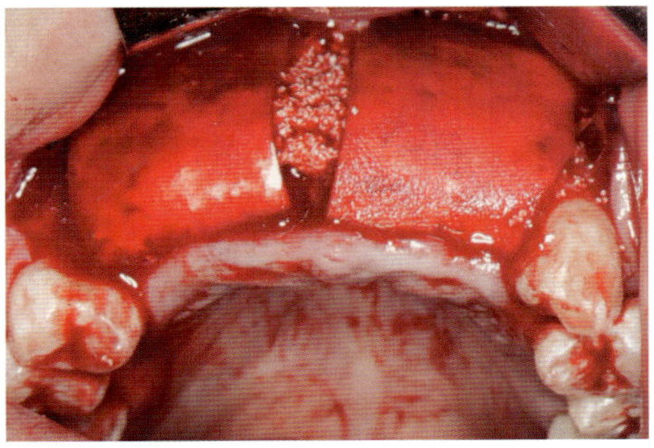

图10 盖膜

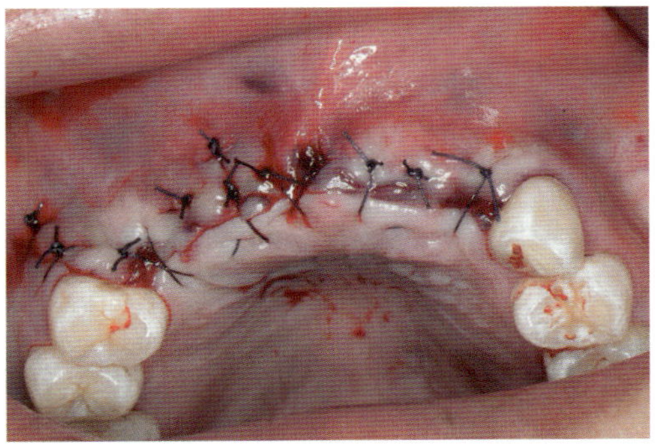

图11 拉拢缝合创口

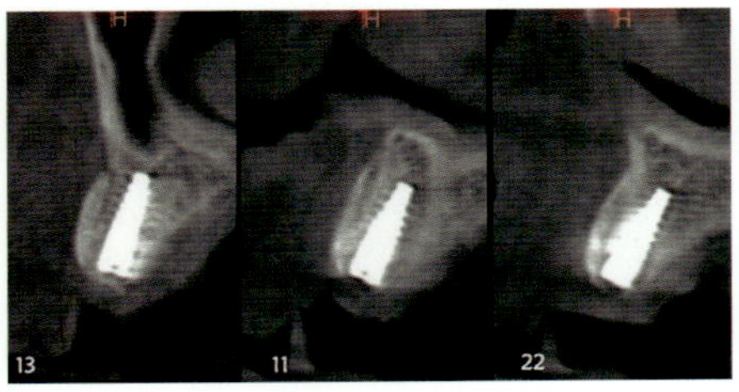

图12 术后即刻CBCT

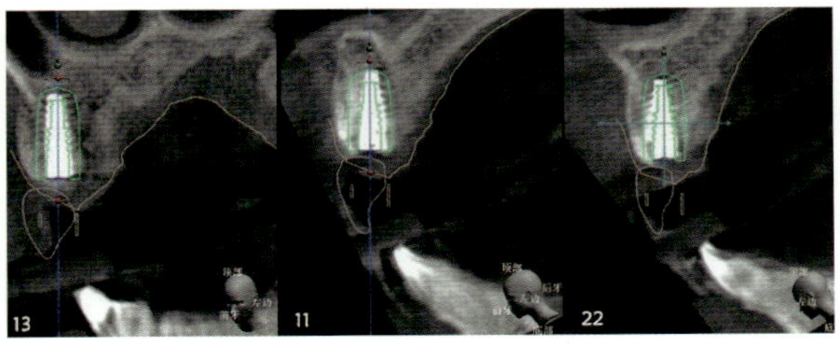

图13 术前、术后种植体精度分析

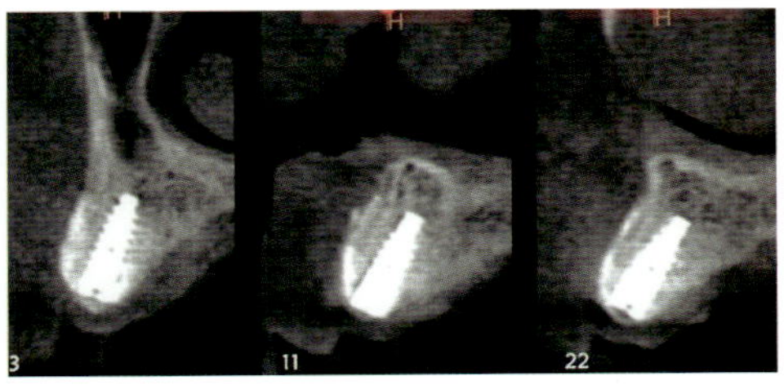

图14 术后6个月CBCT

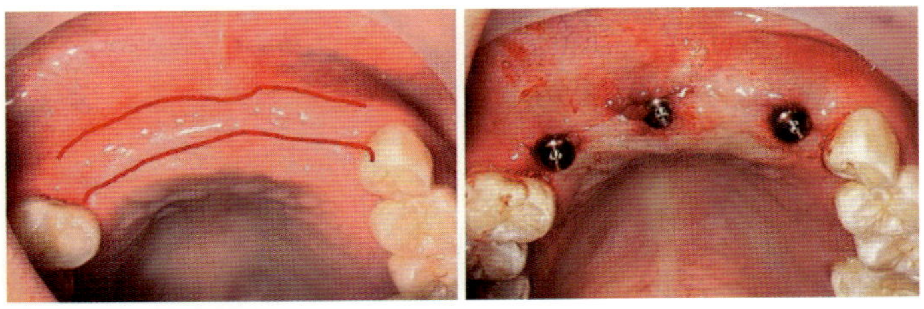

图15 二期手术前后对比

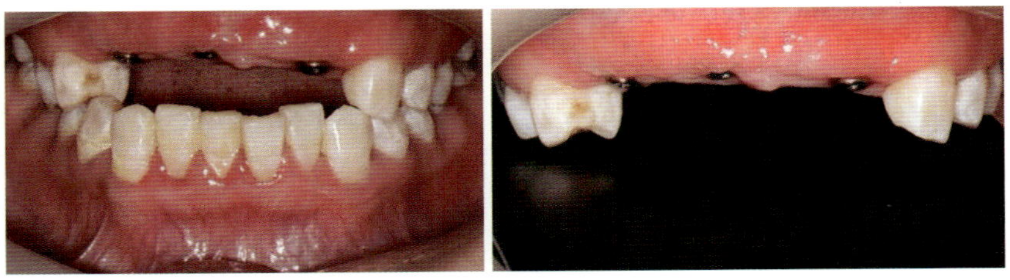

图16 牙龈诱导前口内像

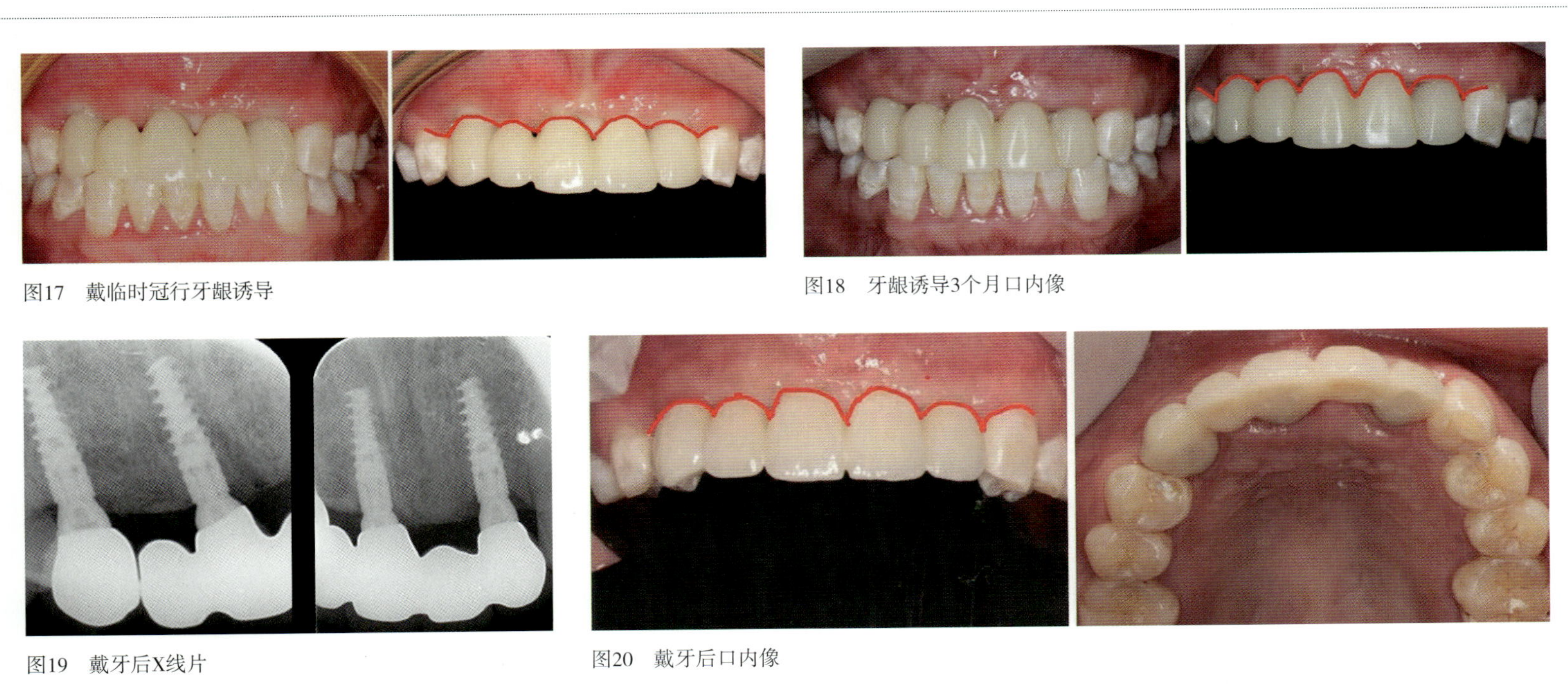

图17 戴临时冠行牙龈诱导

图18 牙龈诱导3个月口内像

图19 戴牙后X线片

图20 戴牙后口内像

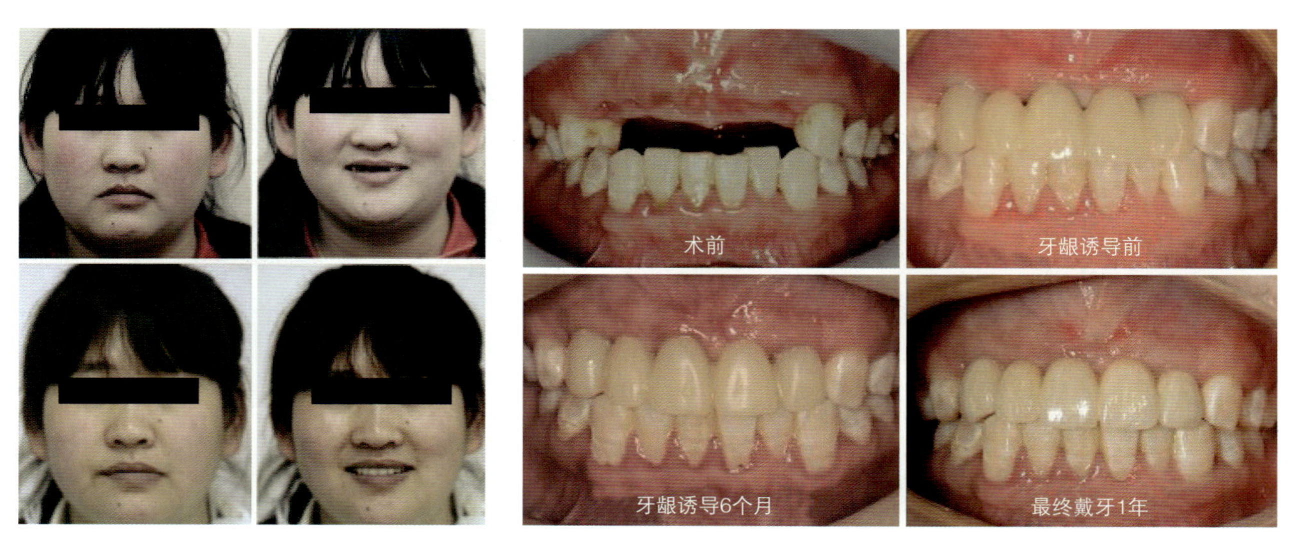

图21 戴牙前后口外像对比

图22 治疗过程中口内像对比

三、讨论

自由手误差较大，对术者操作技术依赖大；简易导板三维位置精准度低；数字化导板较精准。该患者缺损范围较大，跨过中线，且唇侧轻度凹陷，水平向骨量略不足，为了达到术前以修复为导向的设计，实现良好的美学效果，所以选用数字化全程导板联合唇侧GBR技术，在导板引导下精准植入。

前牙美学区种植的关键在于保留唇侧骨壁的厚度，在患者唇侧行GBR解决了缺牙区骨量不足的问题，为后期稳定的美学效果奠定基础。龈乳头的外形和种植时机的选择、邻牙健康状况、临时冠的运用、合理控制邻接点到牙槽嵴顶垂直距离等有关。有研究证实，若想获得近100%龈乳头充盈，邻接点到牙槽嵴顶的垂直距离需≤4.5mm，随着该距离的增加，龈乳头充盈度逐渐降低。该患者以修复为导向设计，在数字化全程导板引导下精准植入，加之临时冠形态的适合，伴随术后牙龈诱导，获得了良好的美学效果。

四、结论

上颌前牙美学区连续缺失患者，在数字化全程导板引导下种植，可达到较为精准的种植位点，同期行唇侧GBR埋入式愈合，二期术后行牙龈诱导，能达到稳定的良好美学效果。

参考文献

[1] Kim YK, Yun PY, Um IW, et al. Alveolar ridge preservation of an extraction socket using autogenous tooth bone graft material for implant site development: prospective case series[J]. J Adv Prosthodont, 2014, 6(6):521-527.
[2] Elgali I, Omar O, Dahlin C, et al. Guided bone regeneration: materials and biological mechanisms revisited[J]. Eur J Oral Sci, 2017, 125(5):315-337.
[3] Tarnow DP, Magner AW, Fletcher P. The effect of the distance from the contact point to the crest of bone on the presence or absence of the interproximal dental papilla[J]. J Periodontol, 1992, 63(12): 995-996.

连续多颗上颌前牙即刻种植即刻修复——结合数字化技术量化分析软组织轮廓变化

刘亚 董文静 李晓飞 秦雁雁 耿晓庆 魏路明 王鹏来

摘要

目的：探讨即刻种植即刻修复在上颌前牙美学区的临床效果，并结合数字化技术量化分析随访期间软组织轮廓变化情况。**材料与方法**：上颌前牙外伤1例微创拔除后即刻种植即刻修复，术后6个月制作个性化转移杆进行最终修复取模，完成最终修复。**结果**：术后6个月，CBCT示11、21种植体骨结合良好，唇侧骨板厚度维持良好，软硬组织健康，龈缘曲线及龈乳头高度维持良好，唇侧软组织轮廓丰满，患者对修复效果非常满意。**结论**：对于前牙美学区外伤无法保留的患牙，在谨慎的风险评估的基础上，正确把握适应证，微创拔牙不翻瓣即刻种植即刻修复，可获得良好的软硬组织稳定性及美学效果。结合数字化技术，可量化分析软组织轮廓变化。

关键词：即刻种植；即刻修复；前牙美学；软组织轮廓变化

一、材料与方法

1. 病例简介 20岁女性患者。主诉：上颌前牙外伤折断3天。现病史：3天前，患者因外伤致上颌前牙折断，影响美观，要求治疗。既往史：患者平素体健，否认系统性疾病史，否认药物过敏史，否认吸烟史。口内检查：口腔卫生良好，牙龈无红肿出血，龈乳头及唇侧龈缘高度正常，牙龈为中厚生物型。11牙冠折断，腭侧断面至龈下，牙根Ⅰ度松动。21牙冠完整，Ⅱ度松动。前牙区Ⅲ度深覆殆，覆盖正常。口外检查：面部左右对称，上下颌骨未见明显膨隆、缺损，颏部软组织挫伤，开口度及开口型正常，双侧颞下颌关节无压痛、无弹响，直面型，高位笑线。CBCT示：11腭侧折裂纹位于牙槽骨下，21根中1/2可见折裂纹影像，唇侧骨板均完整连续。

2. 诊断 11冠根折；21根折。

3. 治疗计划 微创拔除11、21后即刻种植即刻修复，术后6个月进行最终修复。

4. 治疗过程（图1～图35）

（1）术前准备：术前进行CBCT扫描，测量拟种植区骨量，进行美学风险评估，与患者共同确定治疗计划。签署手术知情同意书。

（2）11、21微创拔牙后即刻种植：常规消毒，铺巾，术区采用含阿替卡因的肾上腺素局部浸润麻醉。不翻瓣，利用牙周膜环切刀及微创挺微创拔除11、21，检查根尖完整，探查牙槽窝骨壁完整。逐级备洞，偏腭侧植入Straumann BLT 3.3mm×14mm种植体2颗，植入扭矩均＞35N·cm。种植体唇侧与牙槽窝骨壁间跳跃间隙＞2mm，跳跃间隙及其上方软组织内填入Bio-Oss骨粉进行双区植骨，表面覆盖CGF膜，可吸收缝线缝合固定CGF膜。

（3）即刻修复：术后当天进行种植体水平取模，制作螺丝固位树脂冠，口内就位临时冠并调整咬合，保证正中殆、前伸殆及侧方殆均无接触。

（4）最终修复：术后6个月复查，11、21临时修复体固位良好，龈缘曲线及龈乳头形态维持良好，唇侧软组织轮廓丰满，取下临时修复体后可见穿龈袖口良好，袖口处骨粉与牙龈结合良好。制作个性化转移杆并制取硅橡胶印模，比色，制作最终修复体。口内就位最终修复体，调殆至轻接触。

（5）随访及维护：告知患者戴牙后注意事项，进行口腔卫生宣教，嘱定期复查。最终修复后1年、18个月，修复体及牙龈外观满意。

二、结果

11、21种植修复体龈缘曲线及龈乳头高度维持良好，唇侧软组织轮廓丰满。通过数字化技术，应用口内扫描仪记录不同时期的软组织轮廓，结合Geomagic Studio软件重叠不同时期口内扫描图像数据，可发现临时修复1个月的软组织轮廓较术前有0.3～0.8mm的吸收塌陷，最终修复后的软组织轮廓较术前有0.5～1.0mm的吸收塌陷，而临时修复1个月的软组织轮廓和最终修复后的软组织轮廓比较则差异不明显，最终修复1年的软组织轮廓和最终修复当天的软组织轮廓比较几乎无差异。患者对修复效果非常满意。

作者单位：徐州医科大学附属口腔医院

通讯作者：王鹏来；Email: wpl0771@163.com

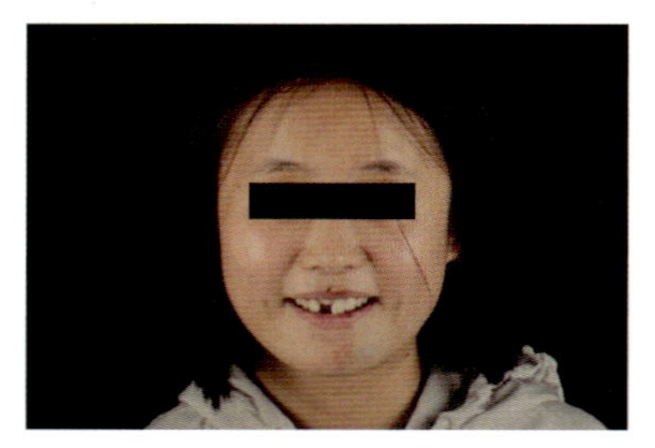
图1　术前正面微笑像

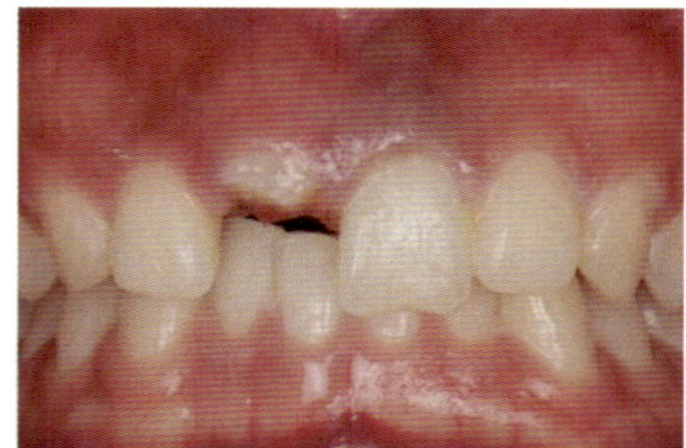
图2　术前口内正面像

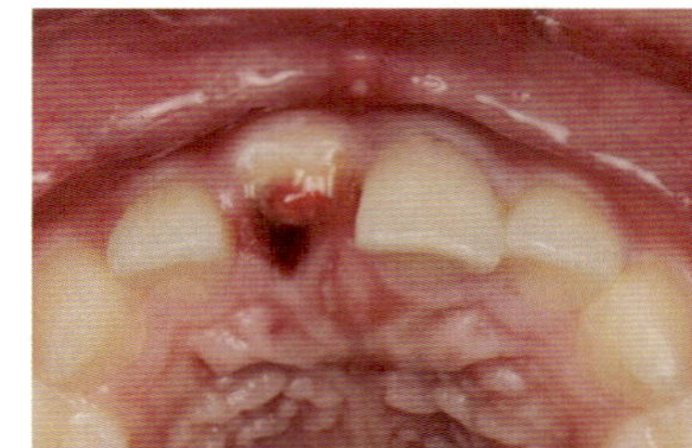
图3　术前口内𬌗面像

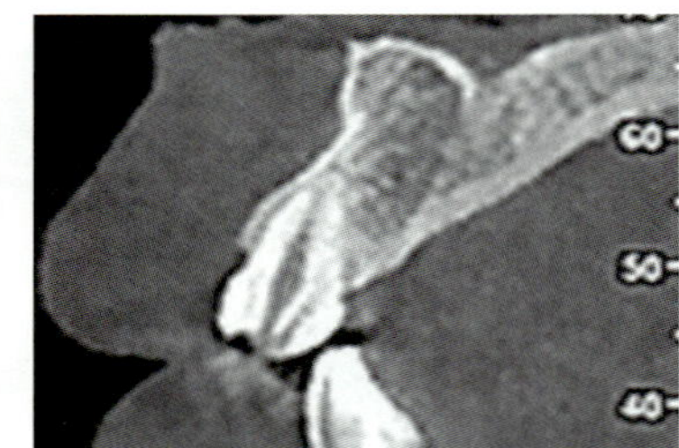

图4　11术前CBCT

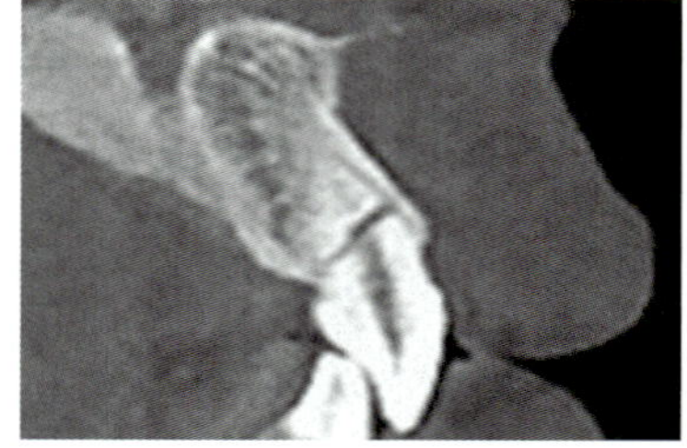
图5　21术前CBCT

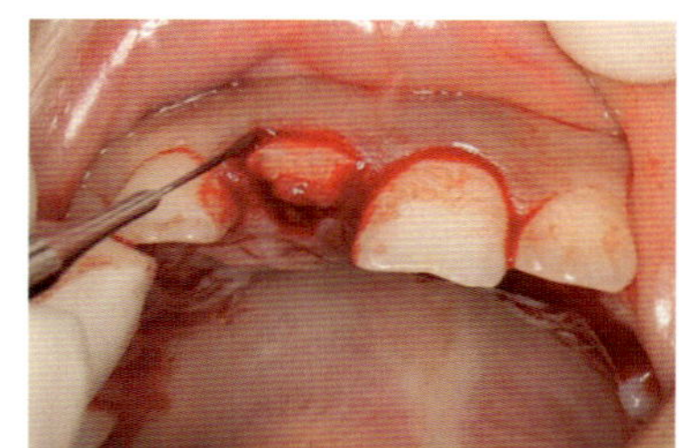
图6　微创拔除11、21

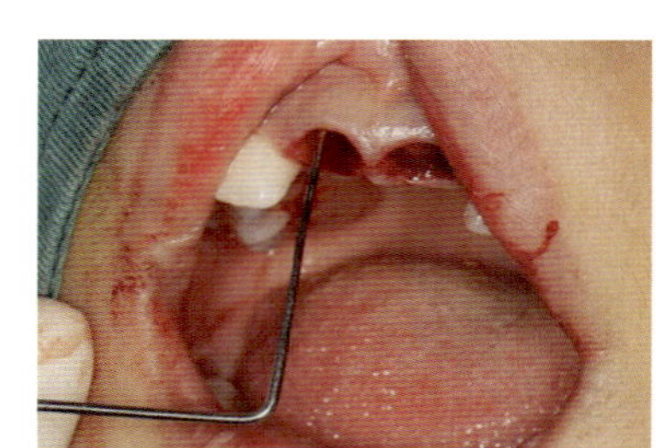
图7　探查11唇侧骨板

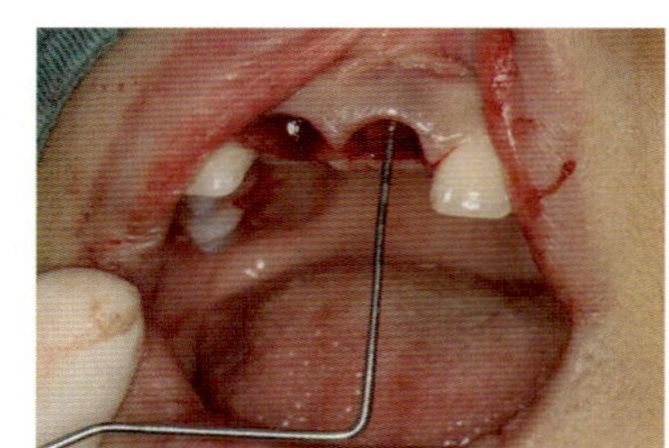
图8　探查21唇侧骨板

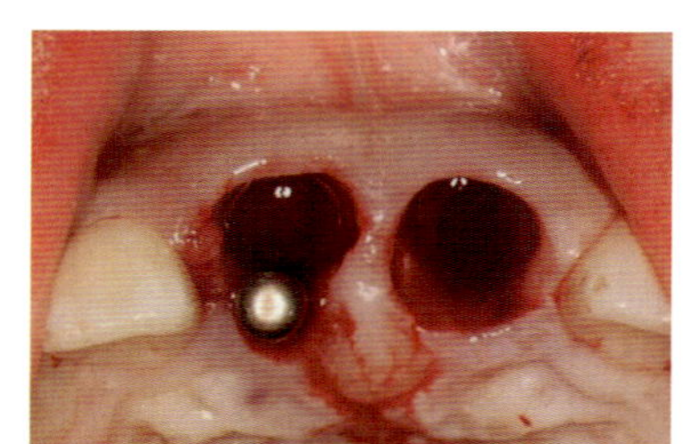
图9　11备洞方向

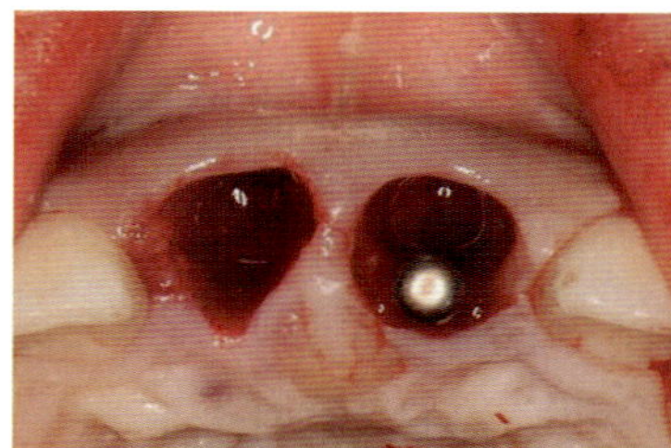
图10　21备洞方向

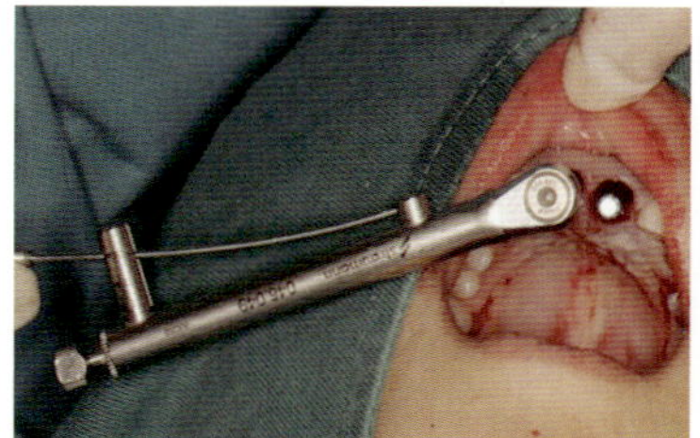
图11　11植入扭矩

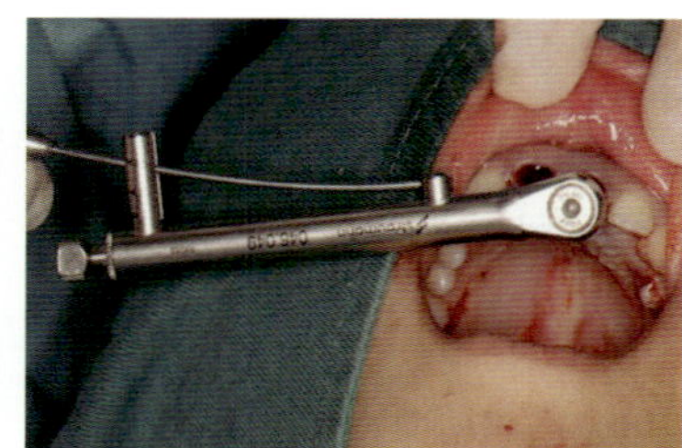
图12　21植入扭矩

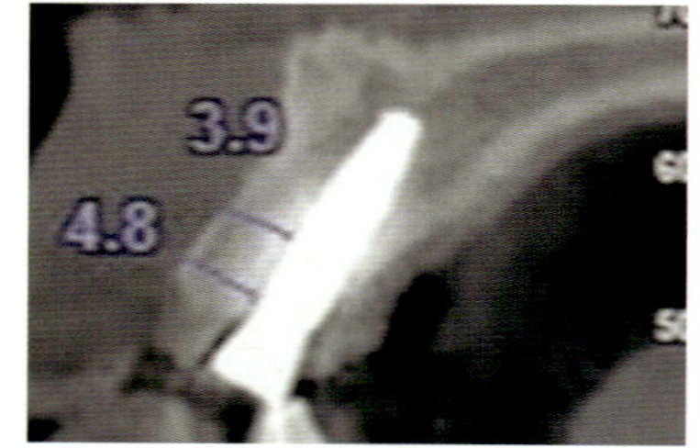

图13　11术后CBCT

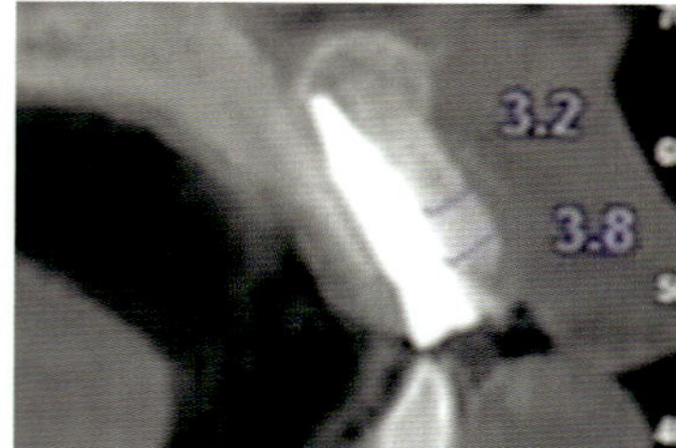

图14　22术后CBCT

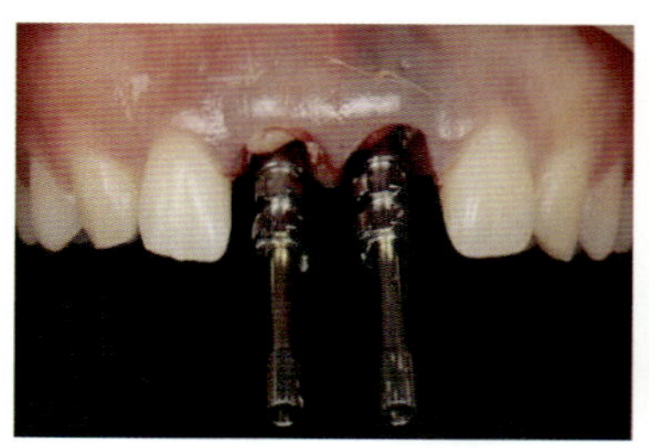
图15　术后当天种植体水平取模

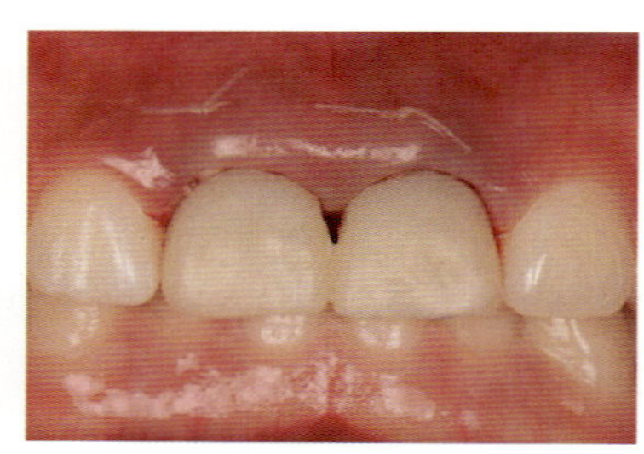
图16　戴入临时修复体正面像

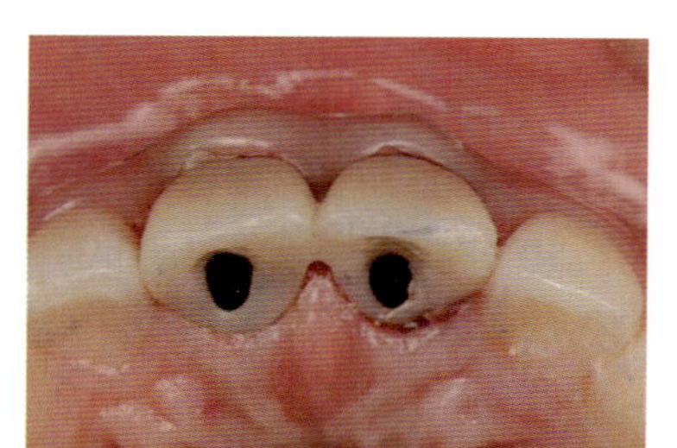
图17　调𬌗

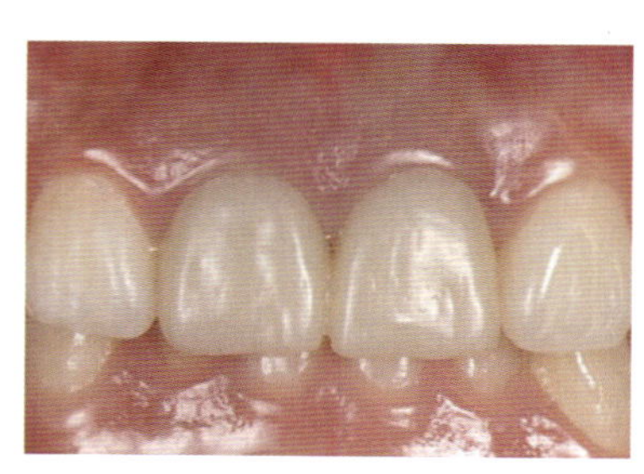
图18　临时修复1个月正面像

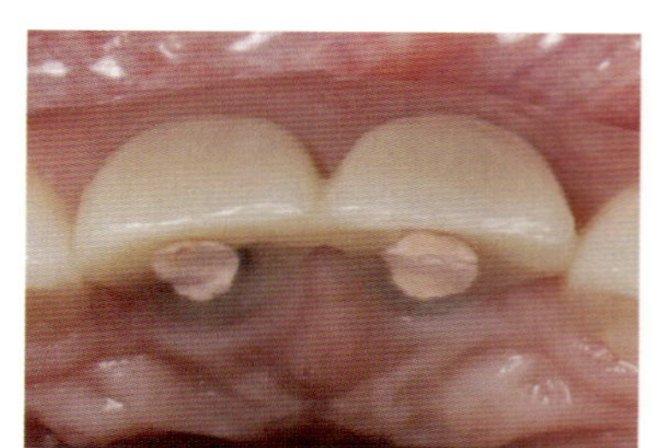
图19　临时修复1个月𬌗面像

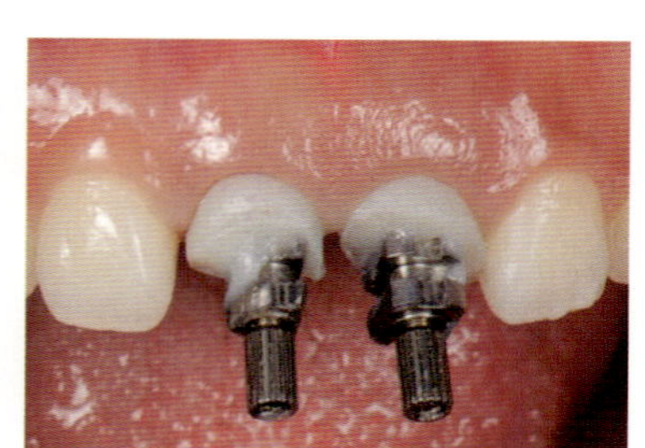
图20　术后6个月进行最终修复取模

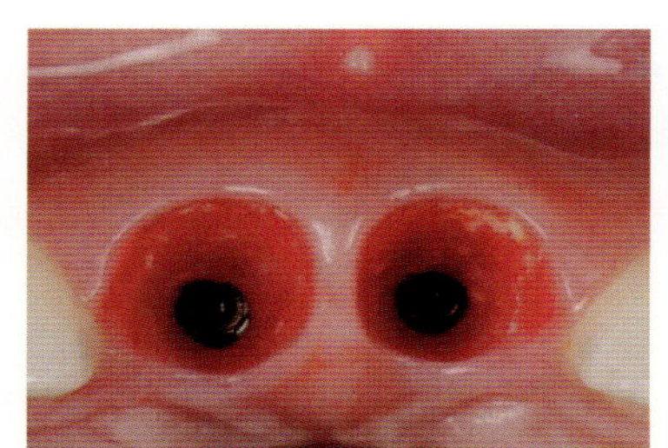
图21　穿龈袖口良好

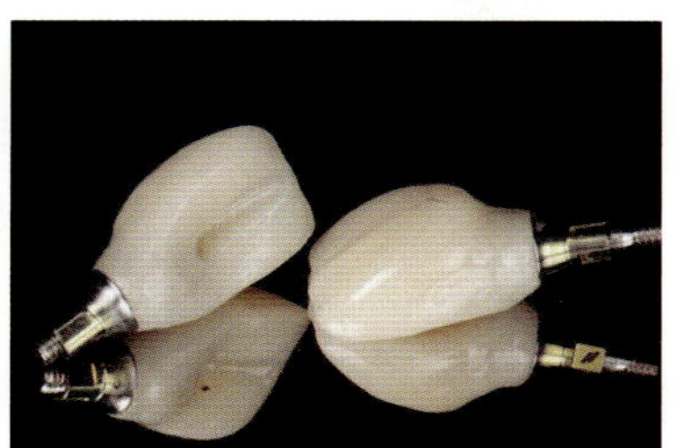
图22　最终修复体

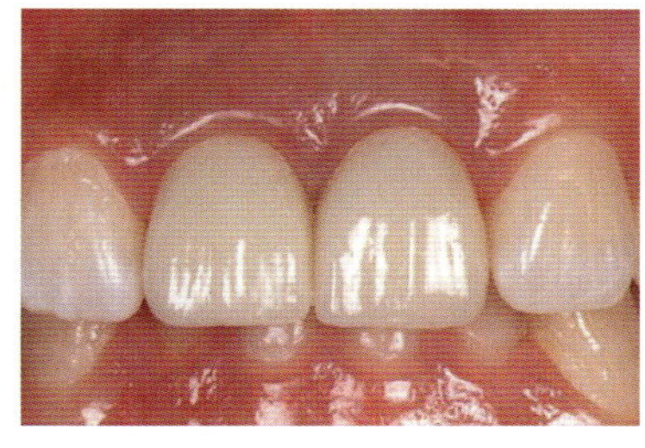
图23　戴入最终修复体正面像

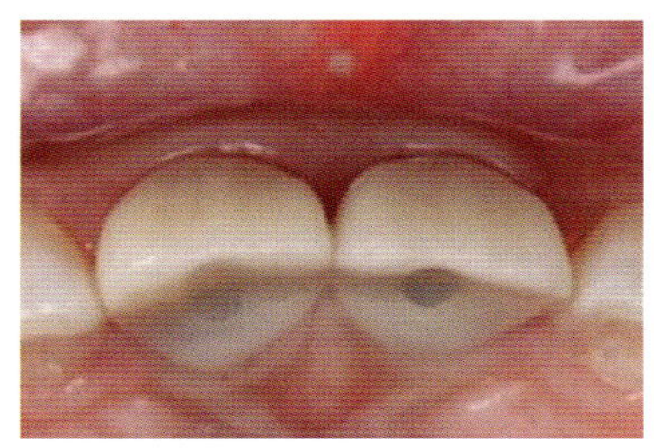
图24　戴入最终修复体𬌗面像

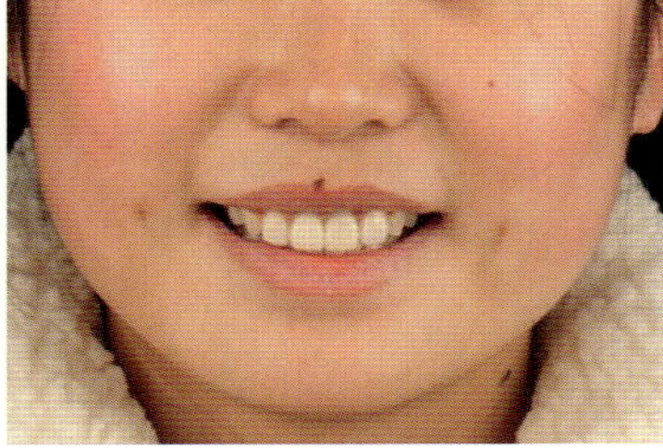
图25　戴牙后正面微笑像

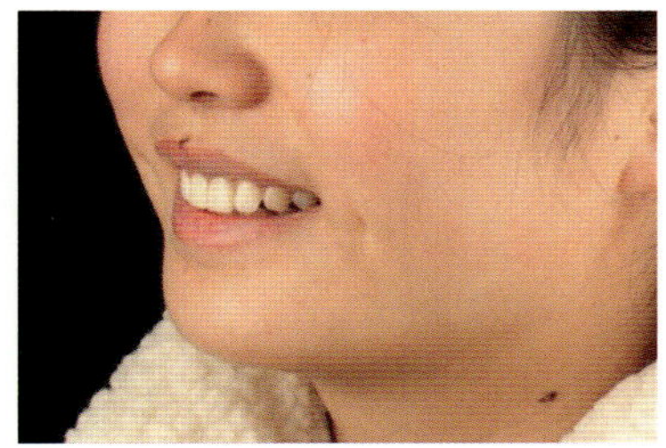
图26　戴牙后侧面微笑像

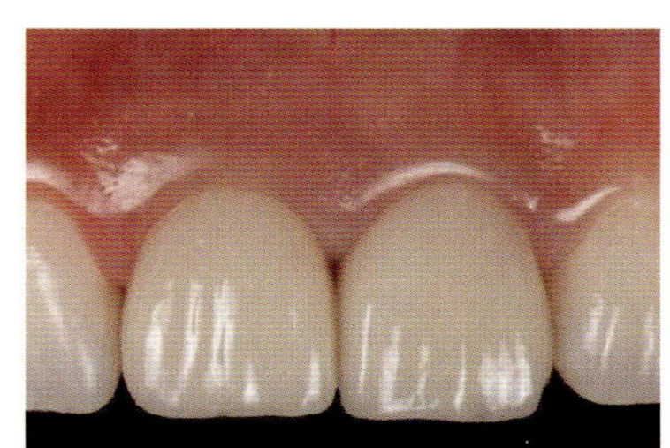
图27　最终修复1年正面像

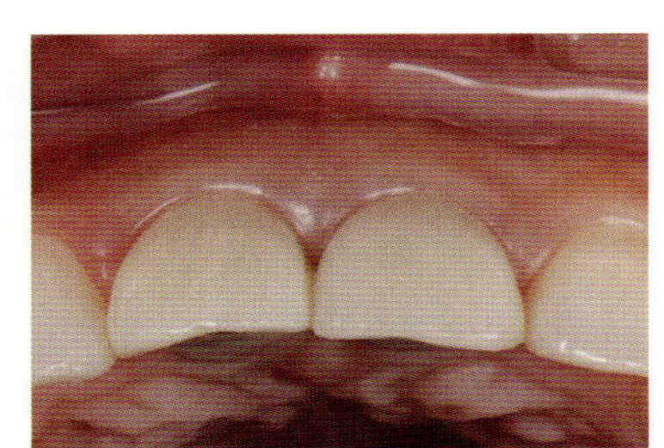
图28　最终修复1年𬌗面像

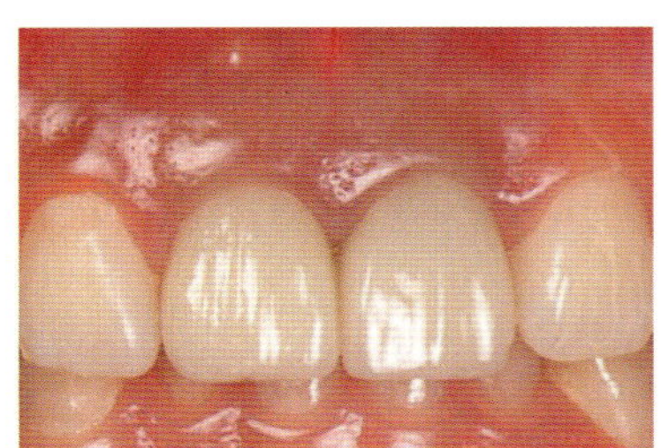
图29　最终修复18个月正面像

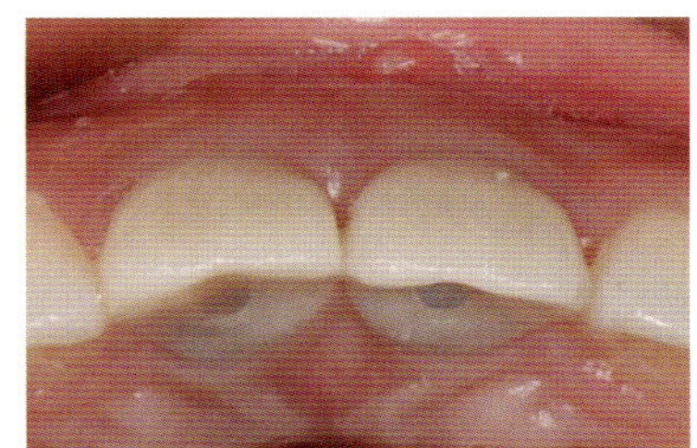
图30　最终修复18个月𬌗面像

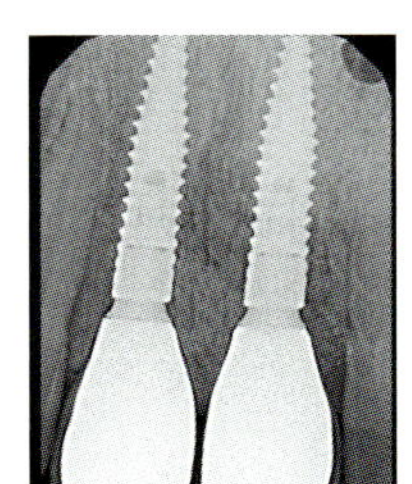
图31　最终修复18个月根尖片

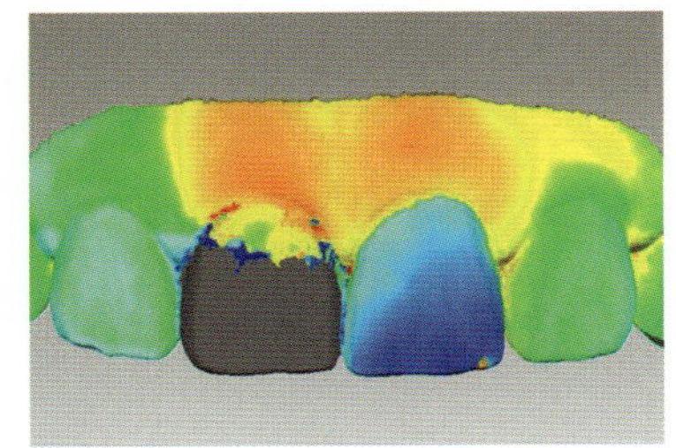
图32　术前与临时修复1个月的软组织轮廓对比

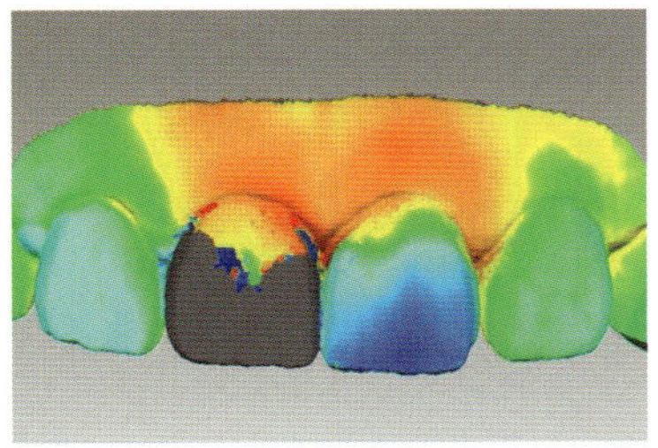
图33　术前与最终修复当天的软组织轮廓对比

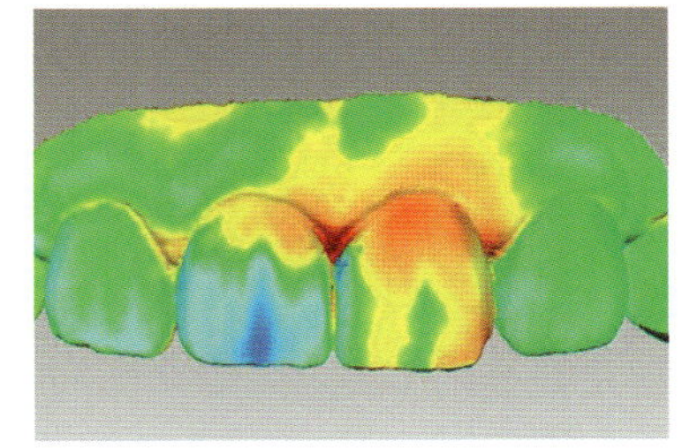
图34　临时修复1个月与最终修复当天的软组织轮廓对比

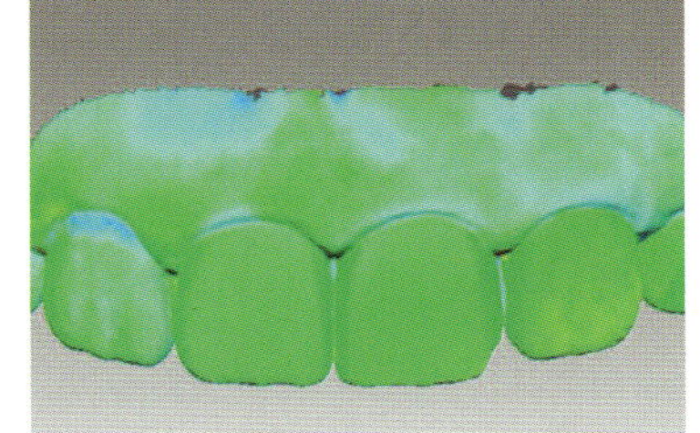
图35　最终修复1年与最终修复当天的软组织轮廓对比

三、讨论

即刻种植具有缩短治疗周期、减少手术次数、尽快恢复患者美观等优点，但是拔牙窝软硬组织的生理变化常常难以预测。Chen等的研究提出即刻种植常更容易出现唇侧牙龈缘退缩的风险，因此适应证的选择非常重要。Kan Joseph YK教授将上颌前牙与上颌前部骨弓在矢状方向的位置关系分为4类，并认为第一类适合即刻种植。2013年第5次ITI研讨会上对即刻种植的适应证达成共识：①牙槽窝骨壁完整。②唇侧骨板厚度至少1mm。③厚龈生物型。④拟种植位点无急性感染。⑤根方腭侧骨量充足可提供种植体初始稳定性。结合本病例，符合上述即刻种植适应证，且患者有尽快修复缺失牙的需求，因此最终选择了即刻种植即刻修复的治疗方案。

本病例在即刻种植后，种植体均获得＞35N·cm的扭矩，具有良好的初始稳定性，因此进行了即刻修复，不仅即刻恢复患者美观，还对软组织的形态提供了良好的支撑与维持，有助于充分保存龈乳头的丰满度并维持良好的龈缘轮廓形态，辅助关闭拔牙创口及稳定植骨材料。最终获得了良好的软组织美学效果。

然而，基于拔牙后束状骨板吸收和技术敏感性等原因，即刻种植即刻修复术后软组织轮廓仍可能存在一定程度的吸收，本病例采用数字化技术，应用口内扫描仪记录不同时期的软组织轮廓，可辅助量化分析软组织轮廓变化。

四、结论

对于前牙美学区外伤无法保留的患牙，在谨慎的风险评估的基础上，正确把握适应证，微创拔牙不翻瓣即刻种植即刻修复，可获得良好的软硬组织稳定性及美学效果。结合数字化技术，可量化分析软组织轮廓变化。

参考文献

[1] Kan Joseph YK, Roe Phillip, Rungcharassaeng Kitichai, et al. Classification of sagittal root position in relation to the anterior maxillary osseous housing for immediate implant placement: a cone beam computed tomography study[J]. The International journal of oral & maxillofacial implants, 2011, 26(4):873-876.

[2] Buser Daniel, Chappuis Vivianne, Belser Urs C, et al. Implant placement post extraction in esthetic single tooth sites: when immediate, when early, when late?[J]. Periodontology 2000, 2017, 73(1):84-102.

[3] Pluemsakunthai Warunee, Le Bach, Kasugai Shohei. Effect of buccal gap distance on alveolar ridge alteration after immediate implant placement: a microcomputed tomographic and morphometric analysis in dogs[J]. Implant dentistry, 2015, 24(1):70-76.

[4] Kan Joseph Yun Kwong, Rungcharassaeng Kitchai, Deflorian Matteo, et al. Immediate implant placement and provisionalization of maxillary anterior single implants[J]. Periodontology 2000, 2018, 77(1):1-16.

美学区单颗牙微创拔除后即刻种植即刻修复1例

李嘉慧　张馨文

摘 要

目的：通过回顾1例单颗上颌前牙即刻种植即刻修复病例资料以及相关文献复习、探讨微创拔牙后即刻种植即刻修复在美学区种植中的适应证。**材料与方法：**上颌单颗牙修复体折断合并慢性根尖周炎1例，拟拔除患牙后即刻种植即刻修复，通过CBCT进行术前评估，制订治疗方案，进行微创拔牙，即刻植入ITI BL（Straumann，瑞士）种植体1颗，同期植入Bio-Oss Collagen（Geistlich，瑞士），即刻取模，戴入临时修复体。术后7个月后个性化取模，完成最终修复。观察修复后美观度、软硬组织及牙龈轮廓维持效果，结合相关文献进行回顾性分析。**结果：**该患者龈缘以及龈乳头的高度、牙龈轮廓维持良好，粉白美学效果良好，患者满意。

关键词：美学区；即刻种植；即刻修复；粉白美学

目前，口腔种植学的发展已进入到了注重美学修复阶段，种植成功的标准也不再局限于种植体长期稳定的骨结合和患者咀嚼功能的恢复，还要有一个满意的美学修复效果。尤其是在前牙区，获得理想的美学修复效果以及提高患者满意度显得尤为重要。然而，如何决定美学区种植时机并恢复粉白美学及轮廓美学是临床医生面临的巨大挑战。中国医科大学附属口腔医院种植科收治了1例由于修复体折断导致余留牙体组织过少，无法行常规修复治疗并且伴有慢性根尖周炎的病例，经医生与患者协商，最终选择微创拔牙后即刻种植即刻修复，并获得了较为理想的美学效果。

一、材料与方法

1. 病例简介　28女性患者。主诉：上颌前牙修复体折断。现病史：上颌右侧前牙桩冠修复，Ⅱ度松动，经修复科诊断为修复体折断，现要求种植修复。既往史：既往体健，否认全身系统性疾病。口内检查：11冠修复，叩痛（+），颈部继发龋，牙冠卵圆形，软组织正常，邻牙及对颌牙正常，咬合正常，低位笑线，中厚龈生物型，口腔卫生情况良好（图1）。CBCT示：11经过根管治疗及桩冠修复，桩冠折断，牙槽窝底可见约2mm低密度影，骨密度良好，牙体长轴与牙槽骨长轴一致，根尖区及腭侧骨量充足，唇侧骨板厚度约1.5mm（图2）。

2. 诊断　11修复体折断；慢性根尖周炎。

3. 治疗计划　根据患者情况，提供3种修复方案：牙冠延长术后单冠修复、正畸牵引后单冠修复、即刻种植即刻修复。由于患者美观要求较高，且长时间居于国外，无法实现正畸牵引的复查要求，最终选择不翻瓣微创拔除11，同期种植ITI种植体，跳跃间隙内行骨增量术，即刻修复，4～6个月后永久修复。

4. 治疗过程

（1）术前准备：临床检查，拍摄CBCT，在Simplant软件上以修复为导向设计种植体的植入位点及三维方向（图3）。

（2）手术过程：常规消毒，铺巾，局部麻醉下不翻瓣拔除11（图4，图5），彻底清除拔牙窝内肉芽组织（图6）。于拔牙窝内植入ITI BL 3.3mm×12mm种植体1颗（图7，图8），初始稳定性为35N·cm，种植体颈部距龈缘4mm（图9），种植体与唇侧骨壁的跳跃间隙内植入Bio-Oss Collagen 100mg（图10）。术后CBCT显示种植体位置准确，跳跃间隙内可见骨替代材料（图11）。即刻取模制作CAD/CAM临时修复体，当天临时冠修复（图12，图13）。种植术后6周复查，软组织健康，临时修复体情况良好。种植术后7个月，软组织健康，临时修复体情况良好（图14，图15），CBCT显示种植体周骨结合良好（图16），牙龈袖口及邻牙龈乳头形态良好（图17，图18）。个性化取模转移牙龈袖口形态（图19，图20），制取模型（图21），比色2M2（图22），制作最终修复体（图23）。

二、结果

戴牙后种植体周软组织状态良好，与邻牙协调一致（图24～图29），探诊深度正常，探诊出血（-），根尖片示基台及牙冠就位，无粘接剂残留（图30）。

作者单位：中国医科大学附属口腔医院

通讯作者：张馨文；Email: zhangxinwen@cmu.edu.cn

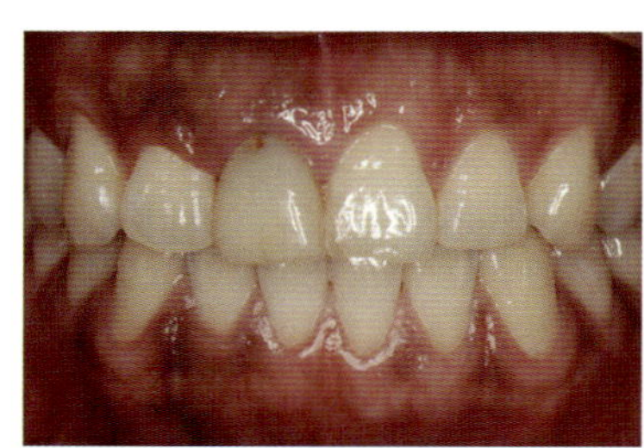
图1　11冠修复，颈部继发龋，牙冠呈卵圆形，软组织正常，邻牙及对颌牙正常，咬合正常，低位笑线，中厚龈生物型，口腔卫生情况良好

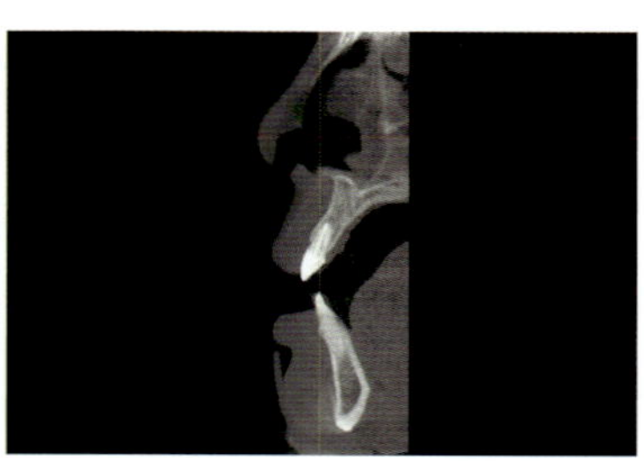
图2　CBCT示：11经过根管治疗及桩冠修复，桩冠折断，牙槽窝底可见约2mm低密度影，骨密度良好，牙体长轴与牙槽骨长轴一致，根尖区及腭侧骨量充足，唇侧骨板厚度约1.5mm

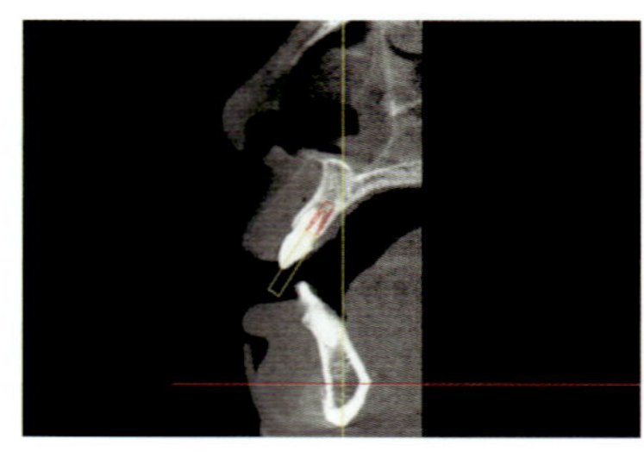
图3　以修复为导向设计种植体的植入位点及三维方向

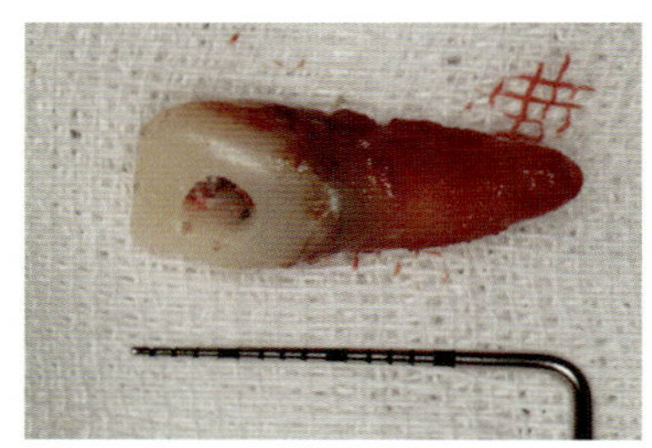
图4　局部麻醉下微创拔除11

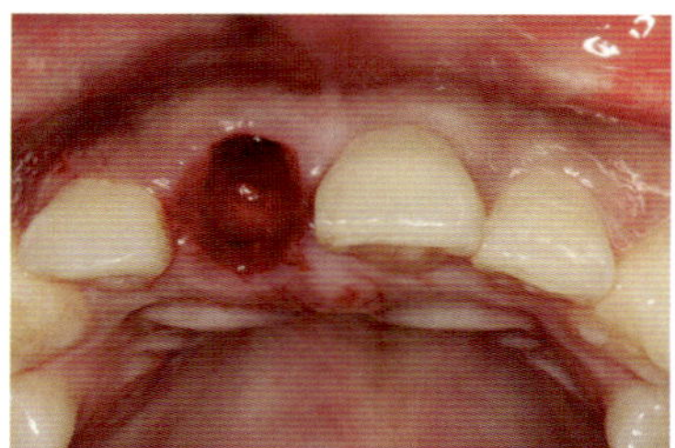
图5　11拔牙窝

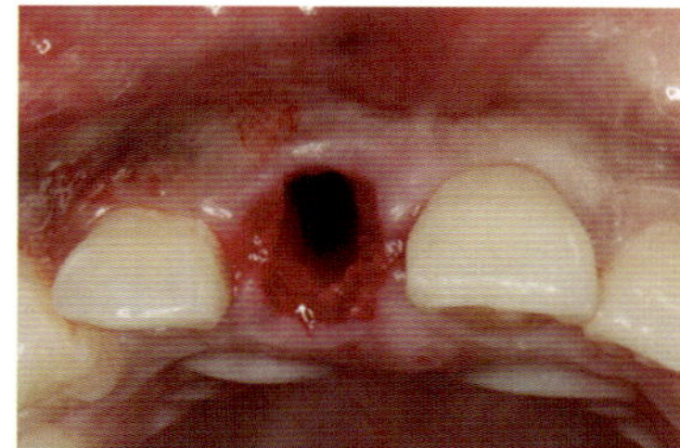
图6　彻底清除拔牙窝内肉芽组织

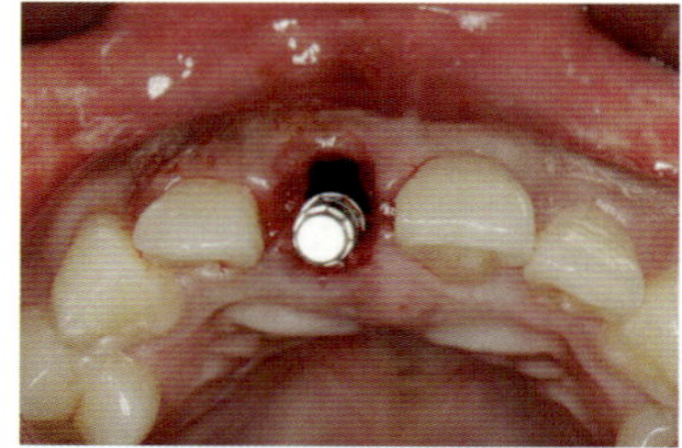
图7　拔牙窝内植入ITI BL 3.3mm×12mm种植体1颗（𬌗面像）

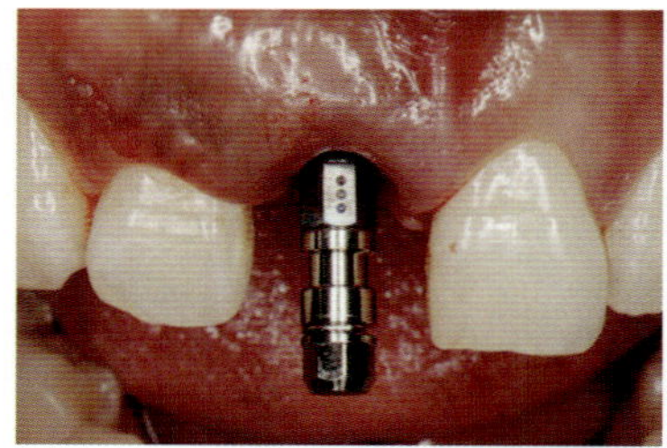
图8　拔牙窝内植入ITI BL 3.3mm×12mm种植体1颗（唇面像）

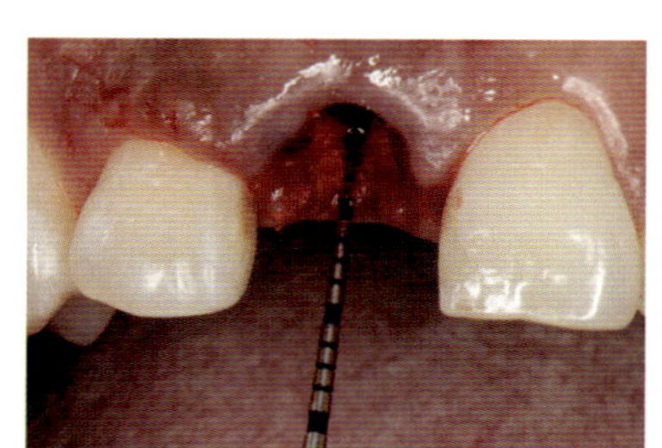
图9　种植体颈部距龈缘4mm

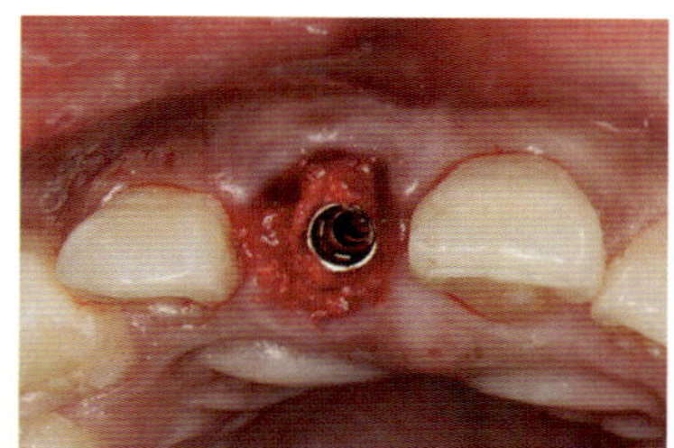
图10　跳跃间隙内植入Bio-Oss Collagen 100mg

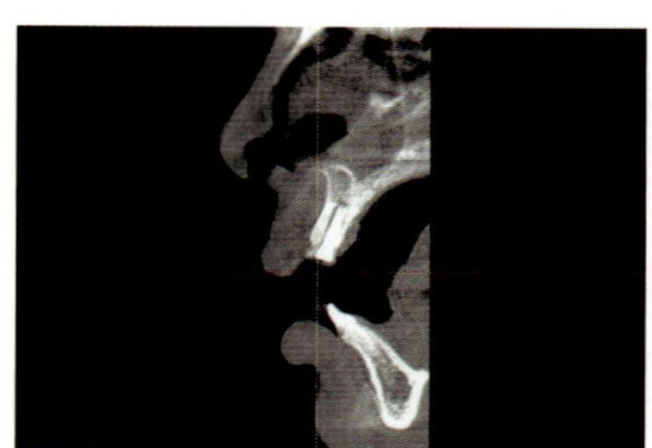
图11　术后当天CBCT

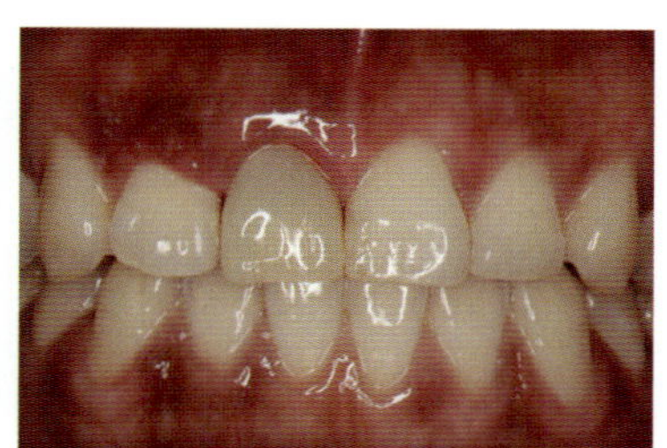
图12　术后当天戴入临时种植冠（唇面像）

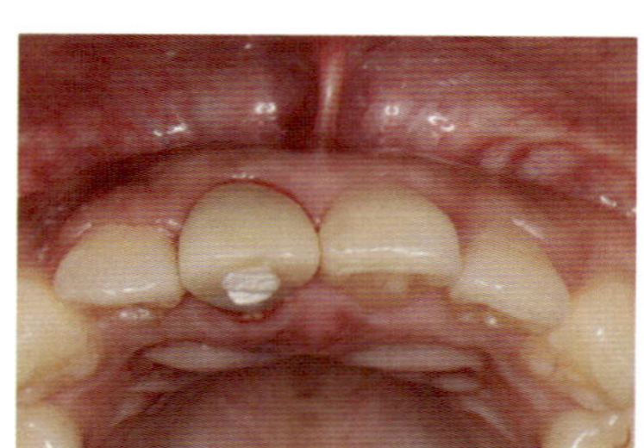
图13　术后当天戴入临时种植冠（𬌗面像）

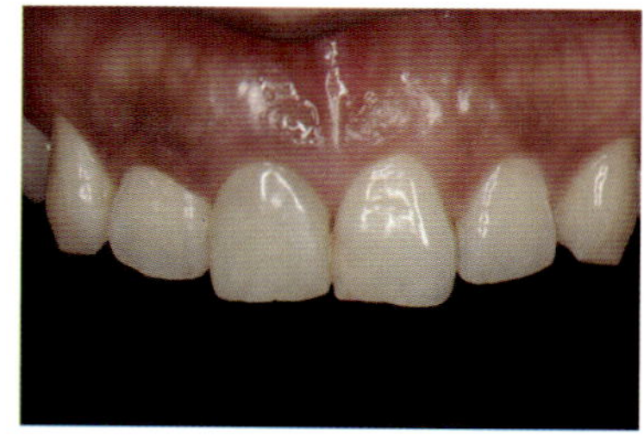
图14　种植术后7个月复查，软组织健康，临时修复体情况良好（唇面像）

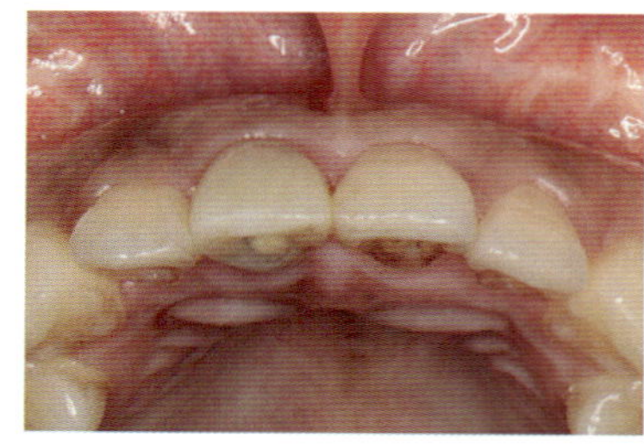
图15　种植术后7个月复查，软组织健康，临时修复体情况良好（𬌗面像）

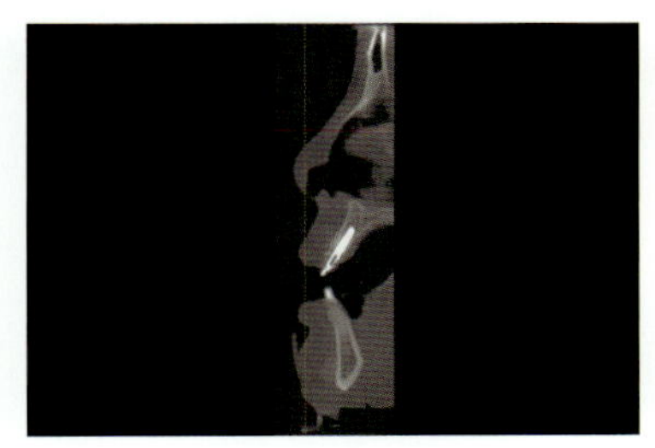
图16 CBCT示：种植体周骨结合良好

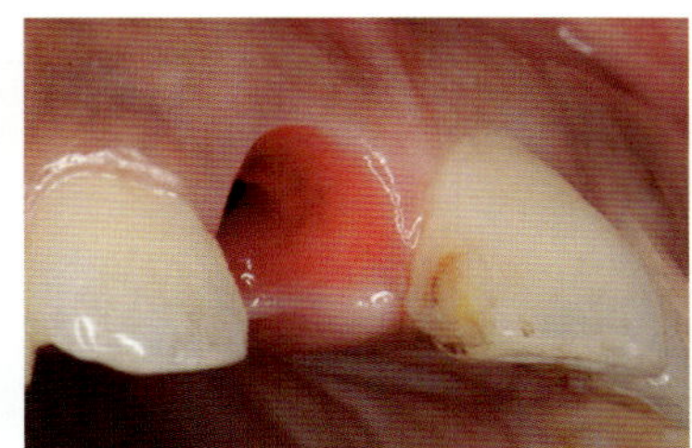
图17 牙龈袖口形态良好

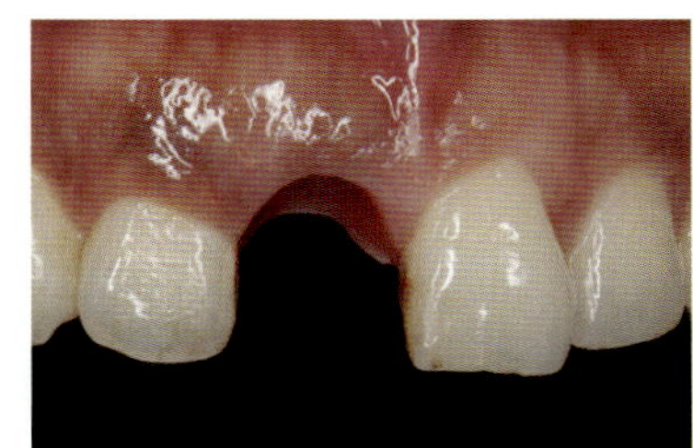
图18 邻牙龈乳头形态良好

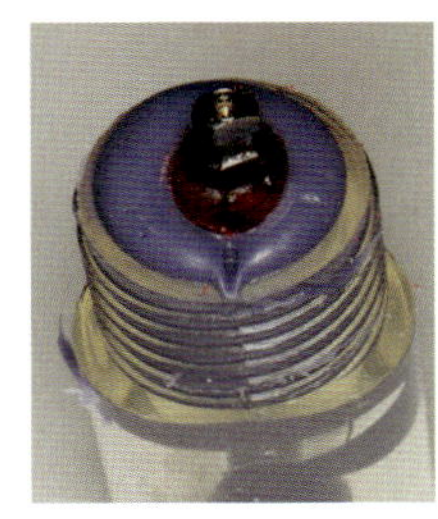
图19 个性化转移牙龈袖口形态

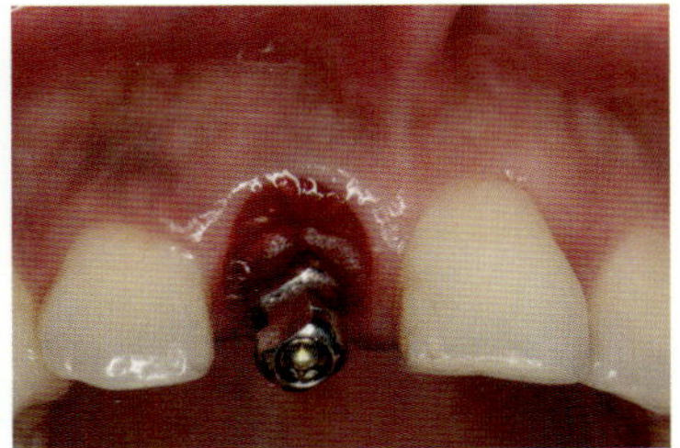
图20 安装转移杆、形成牙龈袖口

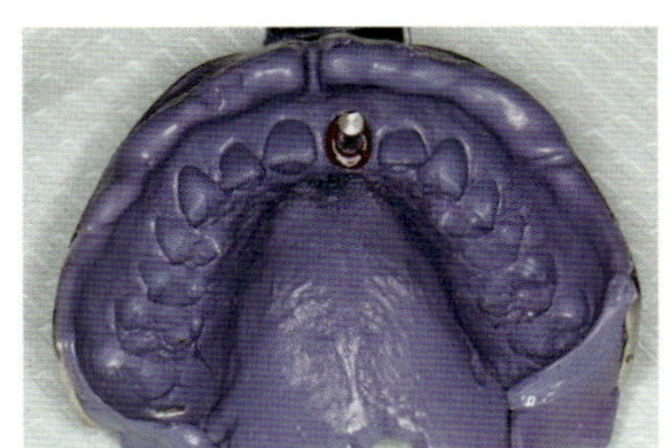
图21 制取模型

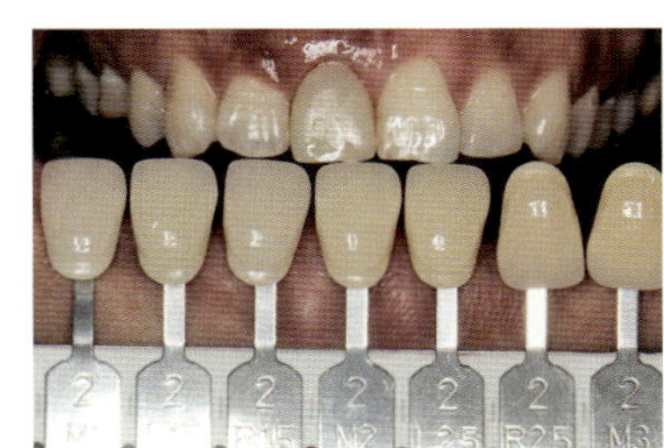
图22 比色

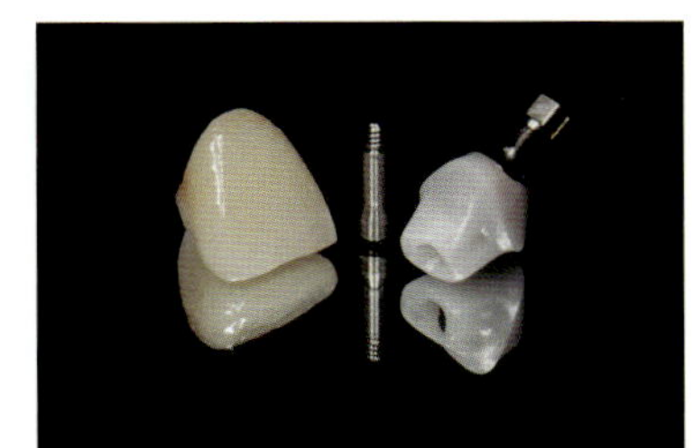
图23 最终修复体

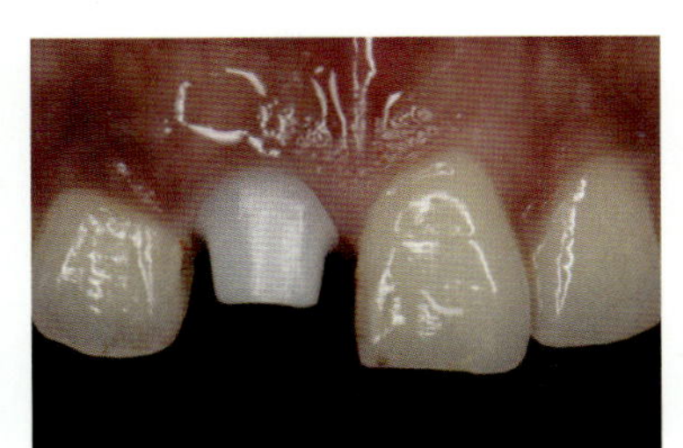
图24 戴入基台（唇面像）

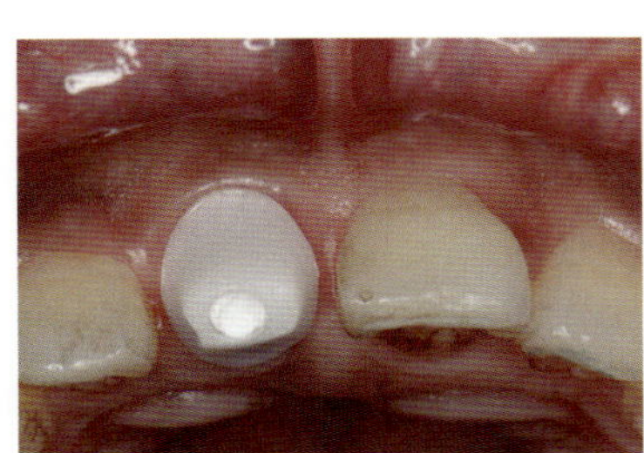
图25 戴入基台（殆面像）

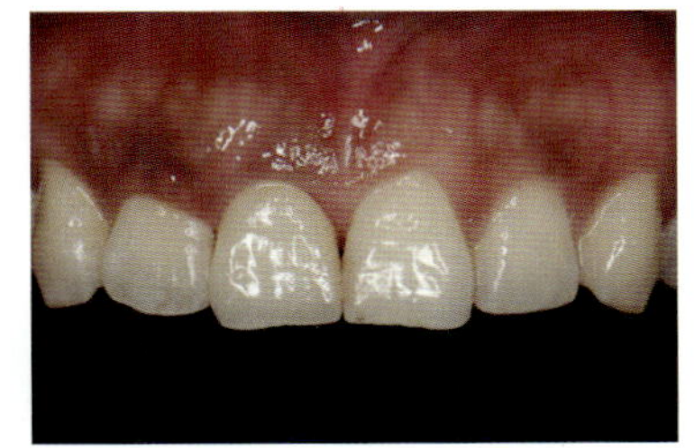
图26 戴入牙冠（唇面像）

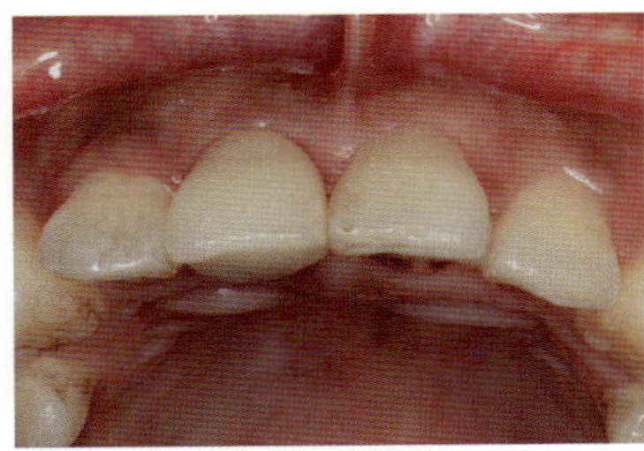
图27 戴入牙冠（殆面像）

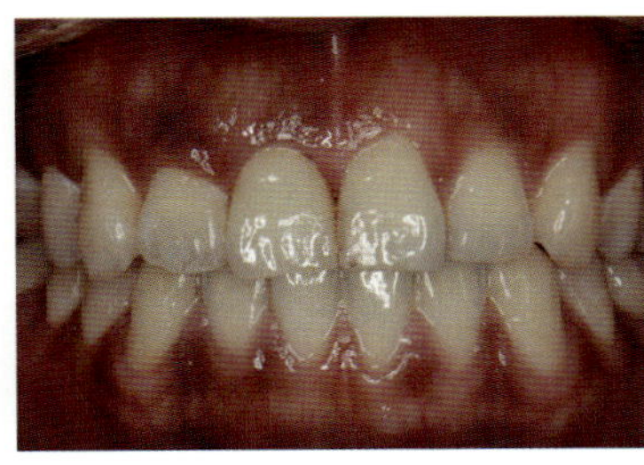
图28 戴牙后种植体周软组织状态良好，与邻牙协调一致

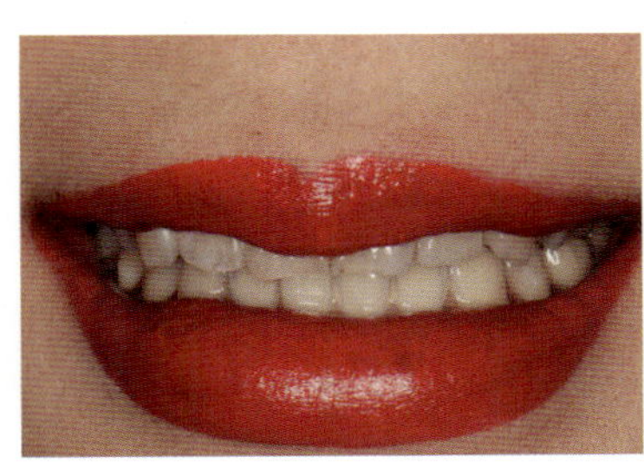
图29 微笑像，患者对美观效果满意

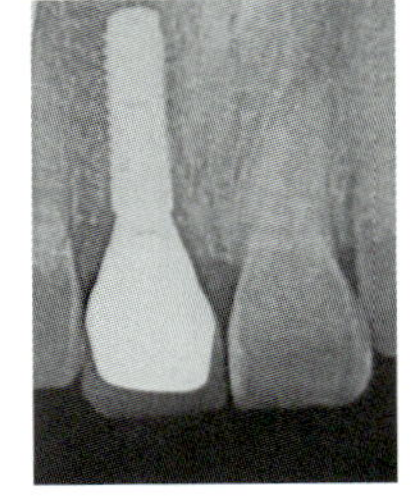
图30 戴牙后根尖片

三、讨论

传统种植是在牙齿拔除并且骨愈合后植入种植体，再经过3～6个月的种植体-骨结合，然后完成上部修复。这种方式需要两次手术，且整个治疗周期较长。即刻种植的优点在于减少手术次数，减轻患者痛苦，减少患者的就诊次数，缩短治疗时间。Heggeler等教授的研究表明，虽然即刻种植无法起到保存牙槽骨的作用，但即刻种植联合骨增量术可以保存骨量，较好地维持骨弓轮廓，联合即刻修复可对牙龈起到一定的支撑作用。经过40多年的发展，即刻种植术已经被证实可以获得与延期种植相当的种植体存留率，被广泛应用于临床治疗中。

即刻修复指在种植后48小时内完成上部修复。过去，为了保证种植体的成功率，大多选择在二期手术后利用临时冠对软组织进行塑形。而在近20年里，为了进一步缩短治疗周期，满足患者的要求，学者们将即刻种植和即刻修复结合起来。即刻种植即刻修复对种植体的初始稳定性要求较高，种植体植入扭矩一般要达到35N·cm。近年来，随着种植体表面处理以及外形设计的发展，使即刻种植即刻修复逐渐应用于临床治疗中。有文献表明，即刻种植即刻修复在前牙美学区是可行的，存留率较高，但其美学效果如何尚有争议。Cosny等通过5年的随访，发现即刻种植即刻修复的粉色美学评分为11.18，效果较理想。Palattella等发现，即刻种植即刻修复与早期种植即刻修复在种植体边缘骨吸收和龈缘改变量方面均没有显著差异。然而也有研究得出，即刻种植即刻修复后1年的龈缘退缩量＞0.55mm，其龈缘退缩率可达10%，尤其在薄龈型、唇侧骨板较薄时更易发生退缩。因此，即刻种植即刻修复需要严格把控适应证。

参考文献

[1] Belser Urs C, Grütter Linda, Vailati Francesca, et al. Outcome evaluation of early placed maxillary anterior single-tooth implants using objective esthetic criteria: a cross-sectional, retrospective study in 45 patients with a 2- to 4-year follow-up using pink and white esthetic scores[J]. Journal of periodontology, 2009, 80(1): 140-151.

[2] Chen Stephen T, Buser Daniel. Clinical and esthetic outcomes of implants placed in postextraction sites[J]. The International journal of oral & maxillofacial implants, 2009, 24 Suppl: 186-217.

[3] Belser Urs, Buser Daniel, Higginbottom Frank. Consensus statements and recommended clinical procedures regarding esthetics in implant dentistry[J]. The International journal of oral & maxillofacial implants, 2004, 19 Suppl:73-74.

[4] Brånemark PI, Hansson BO, Adell R, et al. Osseointegrated implants in the treatment of the edentulous jaw. Experience from a 10-year period[J]. Scandinavian journal of plastic and reconstructive surgery. Supplementum, 1977, 16(10):1-132.

[5] Botticelli Daniele, Renzi Antonio, Lindhe Jan, et al. Implants in fresh extraction sockets: a prospective 5-year follow-up clinical study[J]. Clinical oral implants research, 2008, 19(12):1226-1232.

[6] Ten Heggeler JMAG, Slot DE, Van der Weijden GA. Effect of socket preservation therapies following tooth extraction in non-molar regions in humans: a systematic review[J]. Clinical oral implants research, 2011, 22(8):18.

[7] Rouck TD, Collys K, Cosyn J. Single-tooth replacement in the anterior maxilla by means of immediate implantation and provisionalization: a review[J]. Int J Oral Maxillofac Implants, 2008, 23(5):897-904.

[8] Aryan Eghbali, Hugo De Bruyn, Tim De Rouck, et al. Single Implant Treatment in Healing versus Healed Sites of the Anterior Maxilla: A Clinical and Radiographic Evaluation[J]. Clinical Implant Dentistry and Related Research, 2012, 14(3):336-346.

[9] Lang Niklaus P, Pun Lui, Lau Ka Yee, et al. A systematic review on survival and success rates of implants placed immediately into fresh extraction sockets after at least 1 year[J]. Clinical oral implants research, 2012, 23 (Suppl 5): 39-66.

[10] Lin Guo-Hao, Chan Hsun-Liang, Wang Hom-Lay. Effects of currently available surgical and restorative interventions on reducing midfacial mucosal recession of immediately placed single-tooth implants: a systematic review[J]. Journal of periodontology, 2014, 85(1):92-102.

[11] Cosyn J, Eghbali A, Hermans A, et al. A 5-year prospective study on single immediate implants in the aesthetic zone[J]. Journal of Clinical Periodontology, 2016, 43(8):702-709.

[12] Palattella Piermario, Torsello Ferruccio, Cordaro Luca. Two-year prospective clinical comparison of immediate replacement vs. immediate restoration of single tooth in the esthetic zone[J]. Clinical oral implants research, 2008, 19(11) :1148-1153.

[13] Kan J, Rungcharassaeng K, Lozada JL, et al. Facial gingival tissue stability following immediate placement and provisionalization of maxillary anterior single implants: a 2- to 8-year follow-up[J]. International Journal of Oral & Maxillofacial Implants, 2011, 26(1):179-187.

前牙美学区根盾术即刻种植1例

姚晨阳[1,2]　梅东梅[1,2]　赵保东[1,2]

摘 要

目的：本文报道1例上颌前牙区单颗牙外伤患者的诊治经过，探讨根盾术即刻种植的可行性及应用体会，总结前牙美学种植修复的经验。**材料与方法：**患者因外伤致21颈部1/3折断无法保留，欲行根盾术即刻种植，患者美学要求较高，术后先行牙龈诱导后再行美学修复。**结果：**种植体位置较为理想，影像学检查显示形成良好骨结合，周围骨水平较为稳定，种植体唇侧骨量及丰满度较佳，实现了理想的美学修复效果。**结论：**根盾术即刻种植在短时间内可以较好地维持种植体颈部唇侧的骨量及软组织轮廓，对成功率无明显影响，但临床操作要求较高。

关键词：即刻种植；美学区修复；根盾术

一、材料与方法

1. 病例简介　31岁男性患者。主诉：上颌前牙外伤1天，要求治疗。现病史：1天前患者意外摔倒，致上颌左侧前牙疼痛、折断并伴有松动，未行任何处理，今来诊要求治疗。既往史：平素体健，否认系统性疾病史，否认药物过敏史，无种植手术相关禁忌证（图1）。术前检查：发现21曾行桩冠修复，目前牙冠切端伸长、唇倾且伴有Ⅲ度松动。龈缘轻微肿胀，其余牙牙龈色粉、质韧，中厚龈生物型，龈乳头充盈，中位笑线，覆殆覆盖正常（图2）。X线片示：21根管内高密度阴影，牙根颈1/3处低密度折线（图3）。CBCT示：21唇侧骨板完整，根尖无炎症（图4）。去除折断的牙冠后，可见牙齿断端在唇侧位于骨水平以上（图5）。

2. 诊断　21根折（颈1/3折）。

3. 治疗计划　21拔除后行根盾术即刻种植；种植体稳定后进行牙龈诱导；诱导后进行个性化取模，行最终修复。

4. 治疗过程

（1）术前：利用CBCT及模型扫描的数据，设计数字化导板，打印导板，并进行试戴（图6，图7）。

（2）制备唇侧牙根片：患者术前0.12%氯己定溶液含漱1分钟，常规消毒，铺巾，均采用2%盐酸阿替卡因进行局部浸润麻醉。利用种植机进行分牙，沿根管近远中向将牙根分为唇、腭两部分，微创拔除腭侧牙根，修整唇侧剩余牙根，使厚度均匀地控制在1mm左右，近远中向避免超过其轴角，将高度预备至平齐骨面，同时将根尖部分完全去除，制备时应反复检查，最终形成盾形牙根片（图8～图12）。

（3）种植手术：清除拔牙窝内残留的组织碎片，确定剩余牙根的稳定性，先锋钻定位，偏腭侧逐级制备种植窝洞，植入4.3mm×13mm种植体1颗。操作过程中避免对唇侧进行施压，种植体与唇侧牙根片保留1～2mm的跳跃间隙，安放愈合基台，采用低替代率骨移植材料双区植骨，创口放置医用胶原蛋白海绵，可吸收线固定缝合。即刻CBCT见种植体位置良好（图13～图18）。

（4）术后6个月：牙龈组织健康，CBCT可见种植体周良好，牙根片无异常，唇侧骨板少量吸收。术后7个月依照对侧牙形态制作临时冠并逐次修改形态，以诱导牙龈（图19～图23）。

（5）牙龈诱导3个月后：牙龈轮廓和对侧天然牙保持协调，在模型上利用硅橡胶复制出临时冠的轮廓，再用树脂制作个性化取模柱，通过个性化开窗式印模法准确地将种植体位置关系以及牙龈的穿龈形态转移到工作模型上（图24～图31）。最终戴牙采用口外预粘接的形式避免了粘接剂的残留，戴牙后获得了较佳的美学修复效果（图32～图38）。

二、结果

患者在行根盾术即刻种植之后10个月完成永久修复，种植体与牙根片及骨组织之间形成了良好的骨结合，种植体颈部唇侧的骨量及软组织吸收较少（图39），唇侧的丰满度较佳，牙龈的形态、色泽正常，龈乳头充盈。笑容美观协调，患者满意度高。

作者单位：1. 青岛大学附属医院

2. 青岛大学口腔医学院

通讯作者：赵保东；Email: zbd315@sina.com

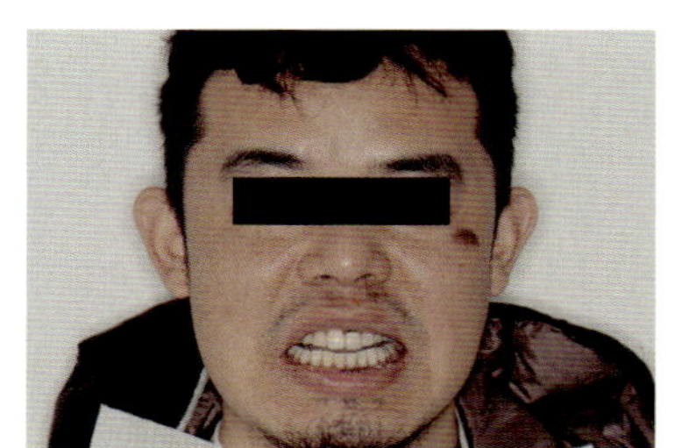
图1 术前检查患者面像

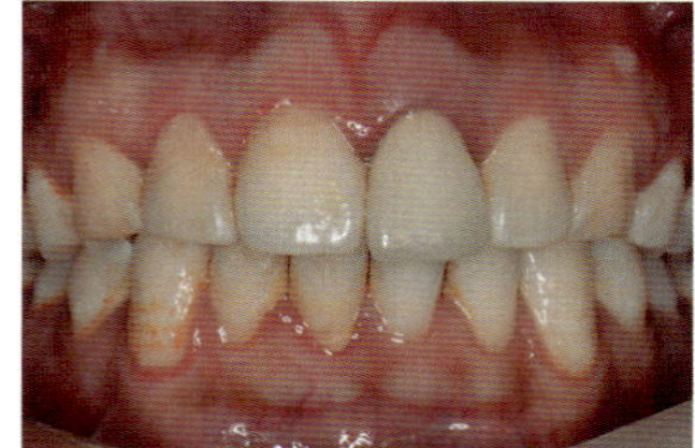
图2 术前检查口内像

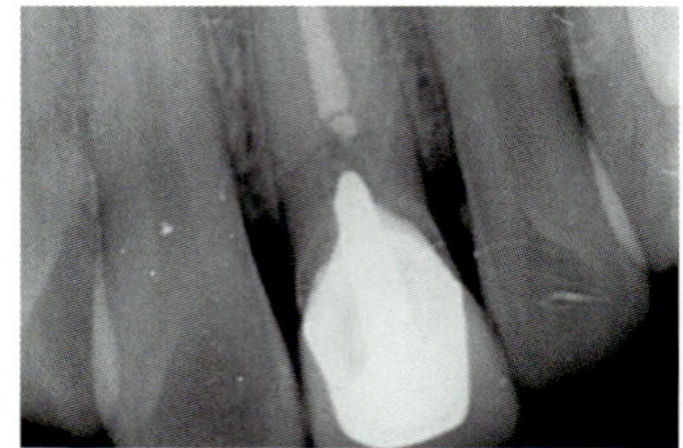
图3 术前检查X线片

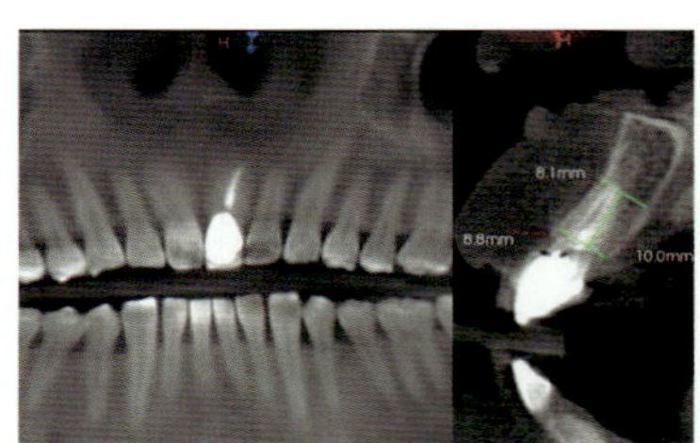
图4 术前CBCT

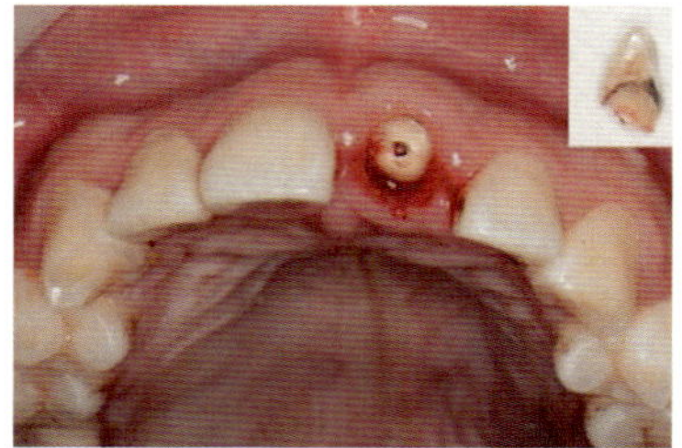
图5 去除折断牙冠

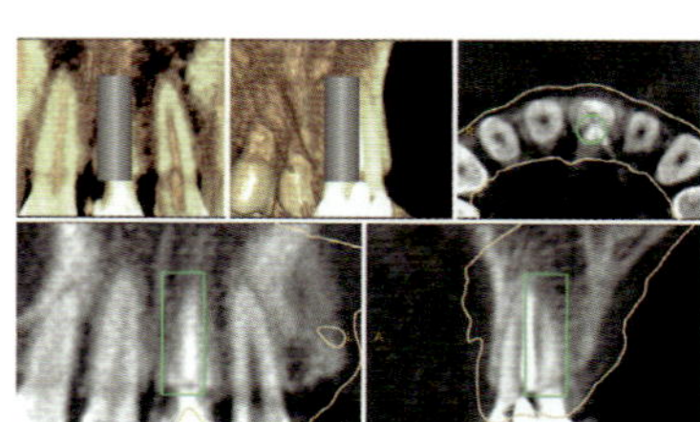
图6 设计导板

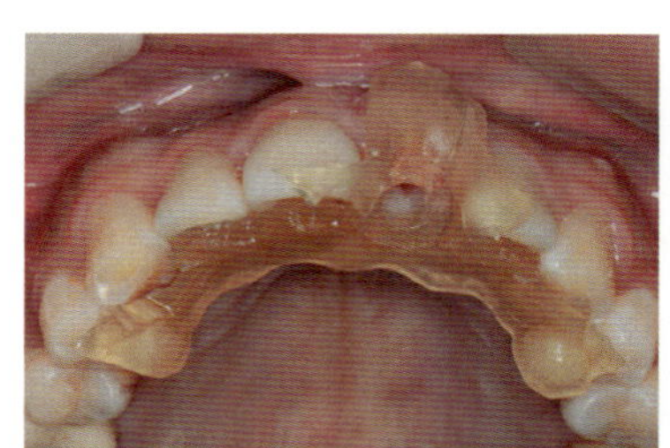
图7 导板试戴

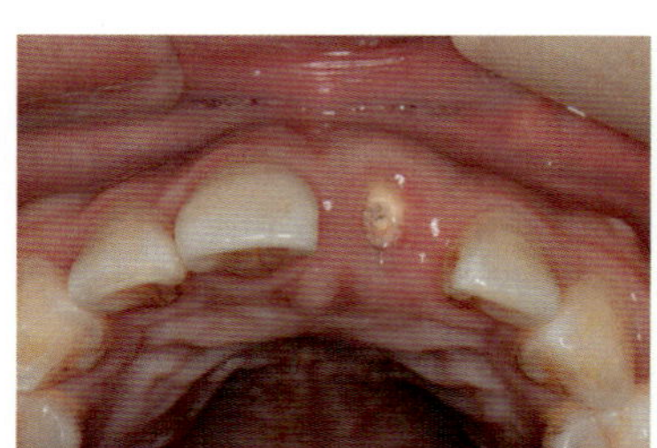
图8 术前口内像

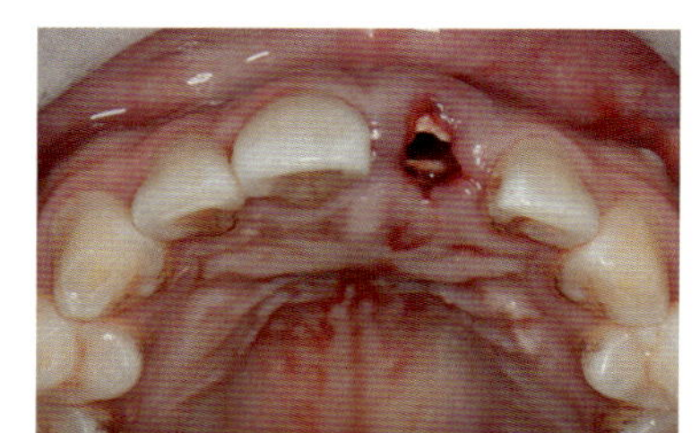
图9 沿根管近远中向分牙

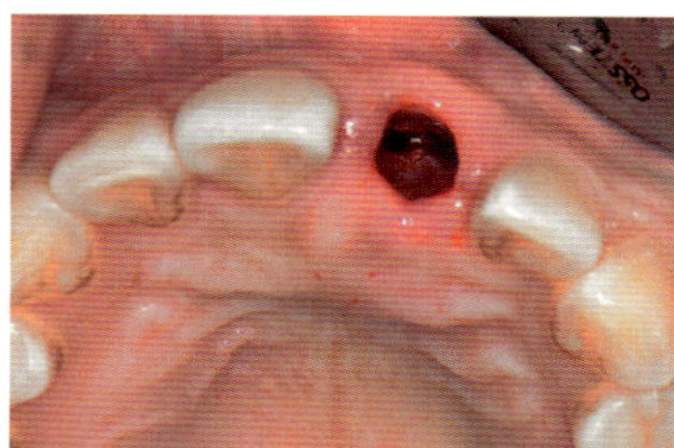
图10 微创拔除腭侧牙根

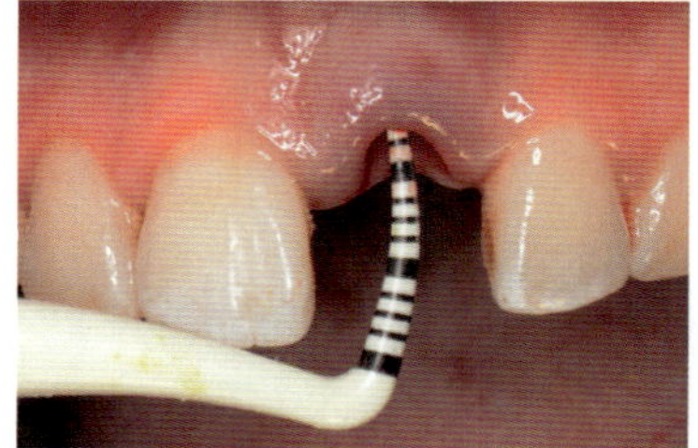
图11 仔细制备唇侧牙根片

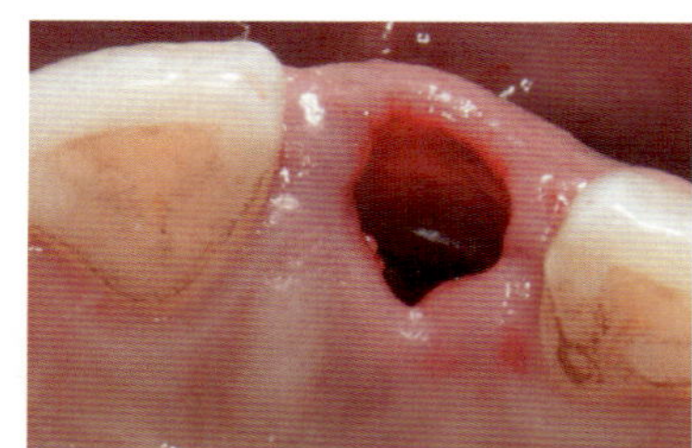
图12 制备完成

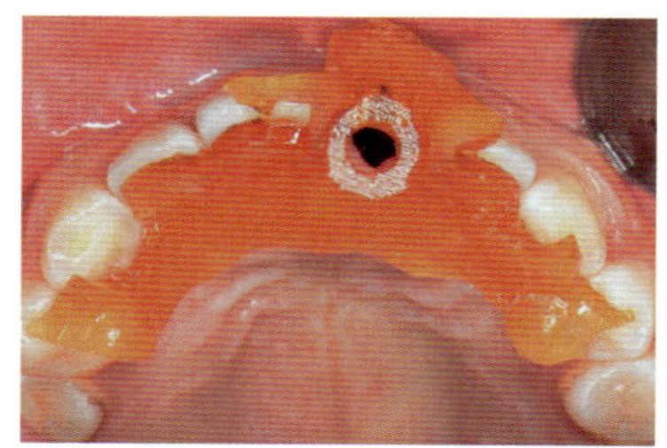
图13 先锋钻定位

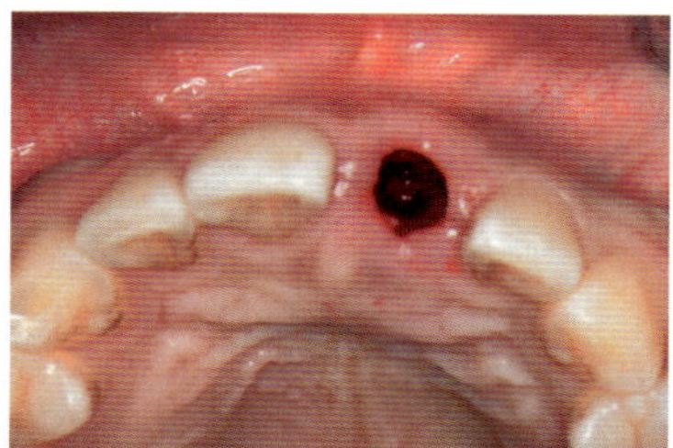
图14 逐级制备窝洞

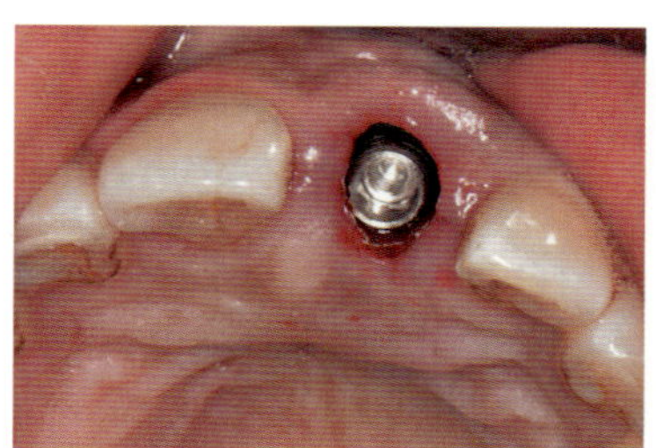
图15 植入种植体

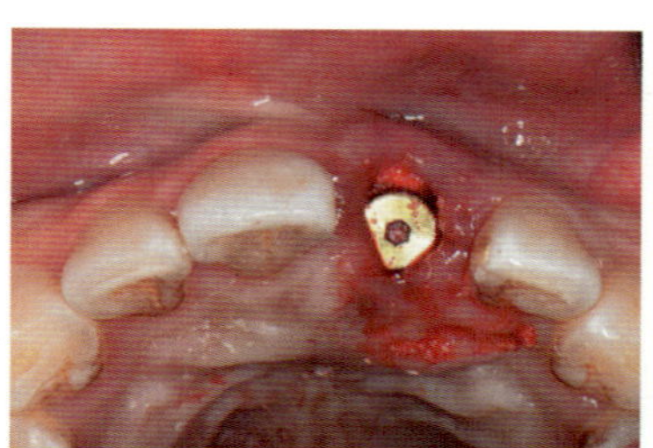
图16 置愈合基台、骨粉、明胶海绵

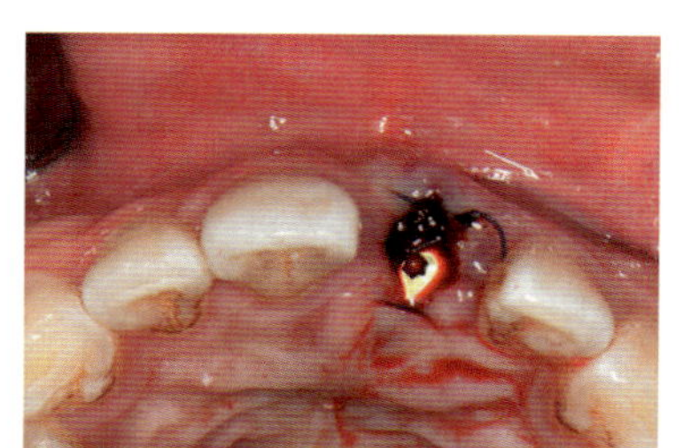
图17 缝合

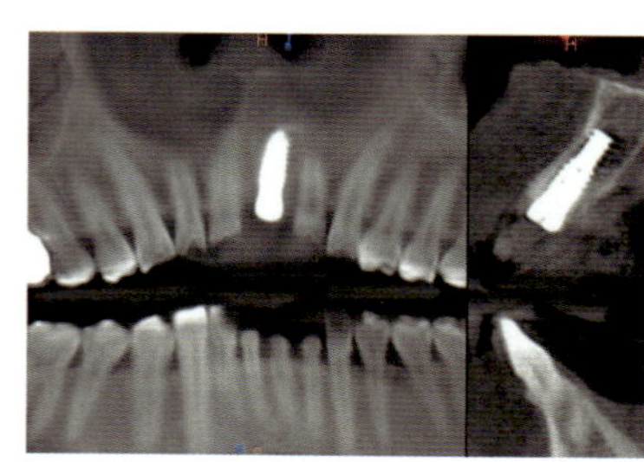
图18 术后即刻CBCT

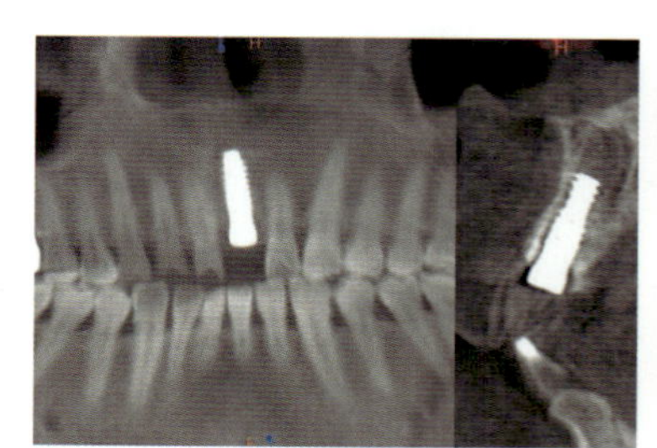
图19 术后6个月CBCT

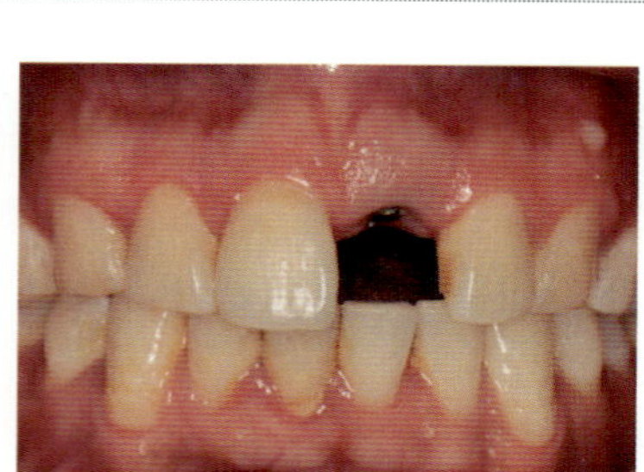
图20 术后6个月牙龈组织

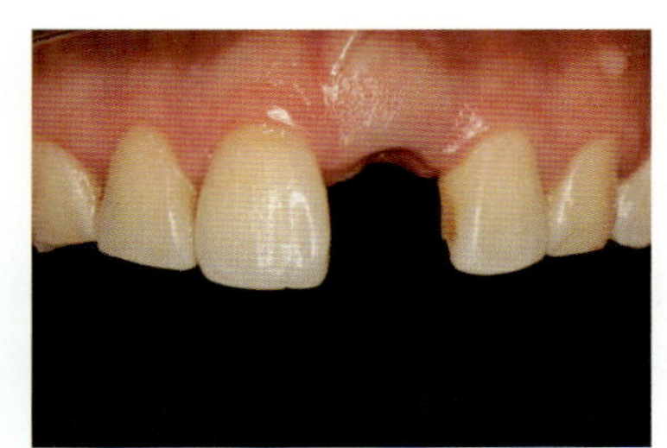
图21　术后7个月做临时冠1

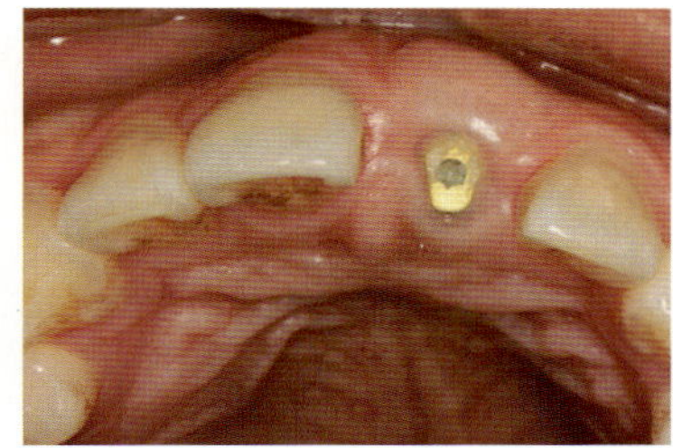
图22　术后7个月做临时冠2

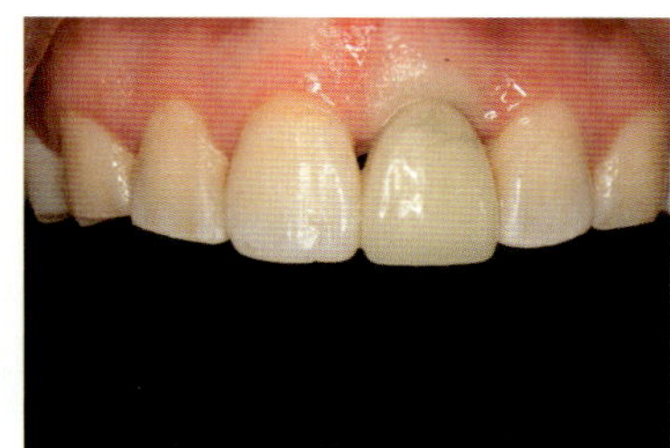
图23　戴临时冠诱导牙龈

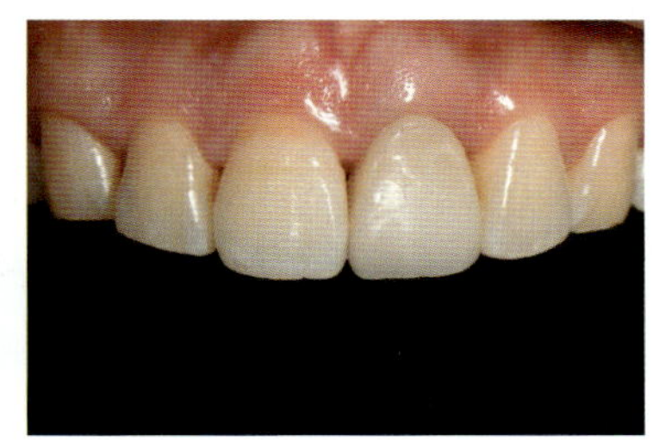
图24　诱导3个月后软组织1

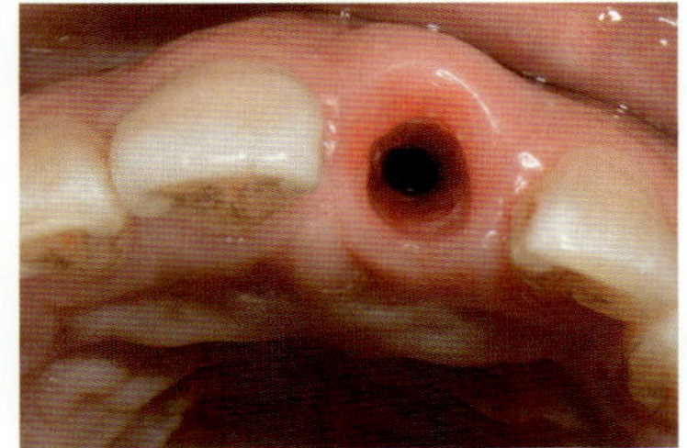
图25　诱导3个月后软组织2

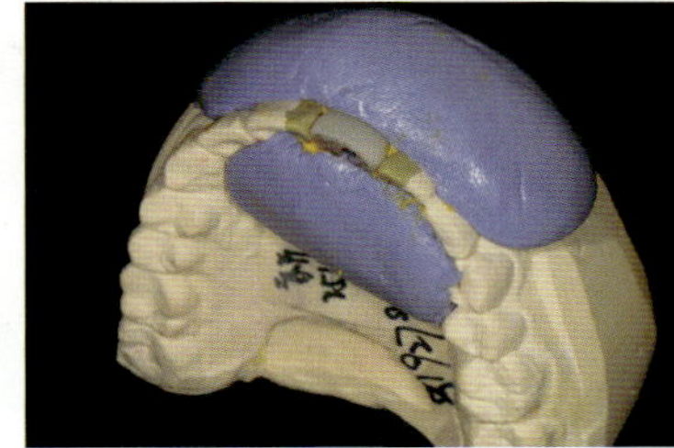
图26　制备个性化转移杆1

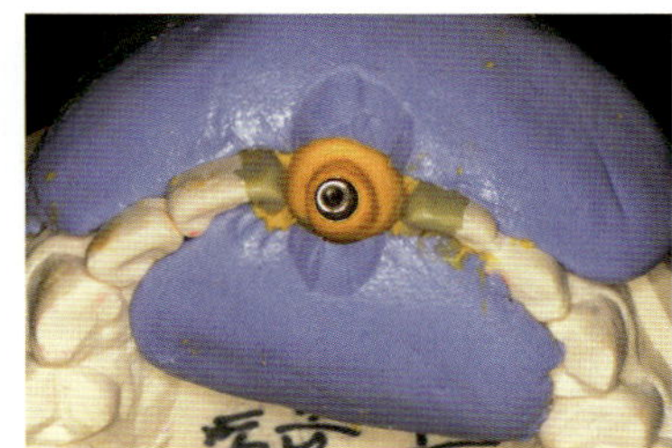
图27　制备个性化转移杆2

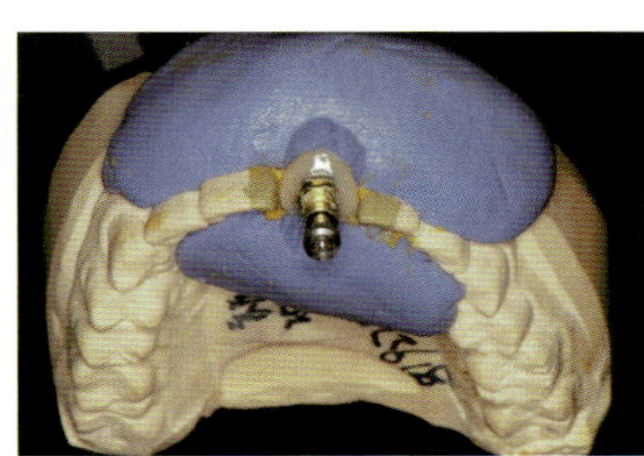
图28　制备个性化转移杆3

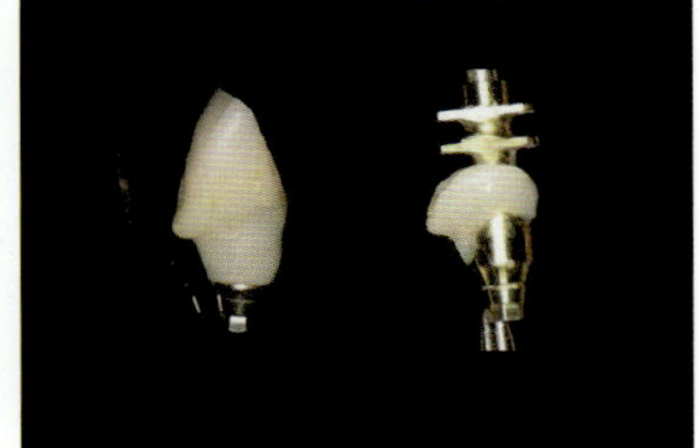
图29　个性化转移杆

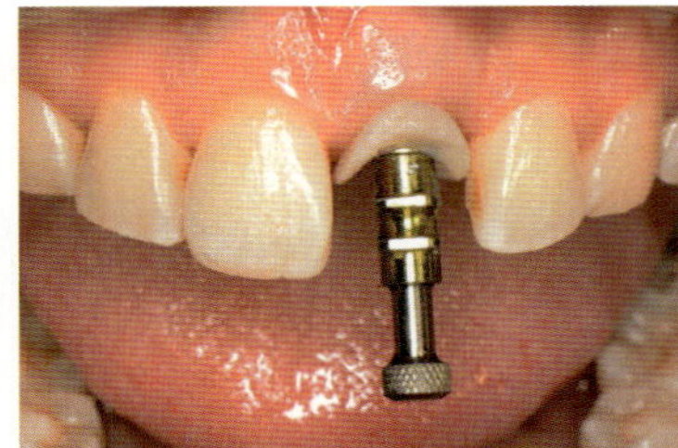
图30　开窗印模法取模1

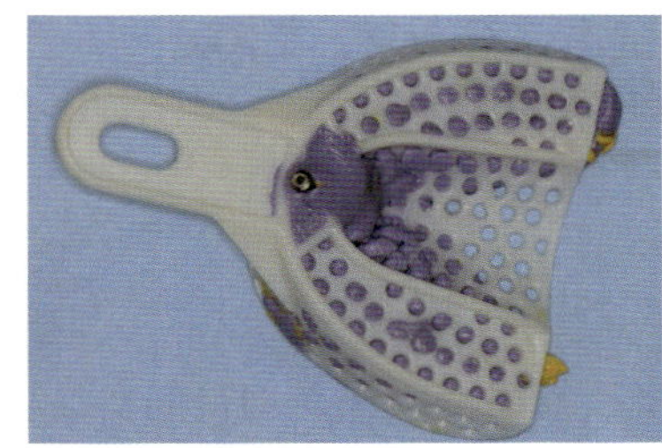
图31　开窗印模法取模2

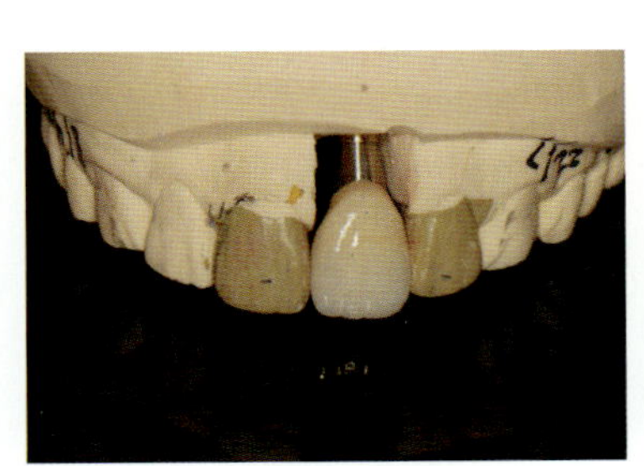
图32　最终牙冠

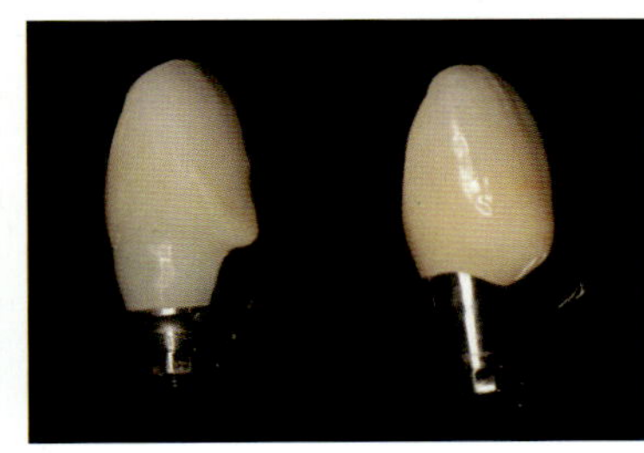
图33　最终修复体与临时冠对比

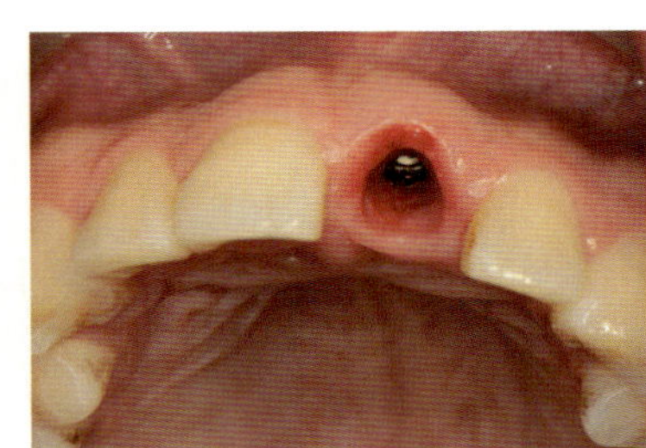
图34　戴牙前软组织形态

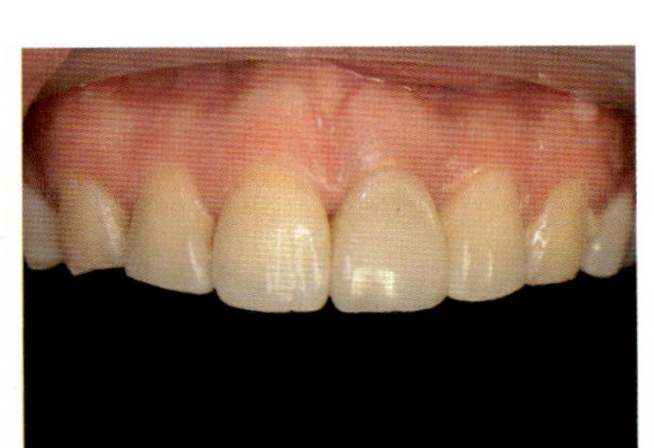
图35　戴牙后口内像1

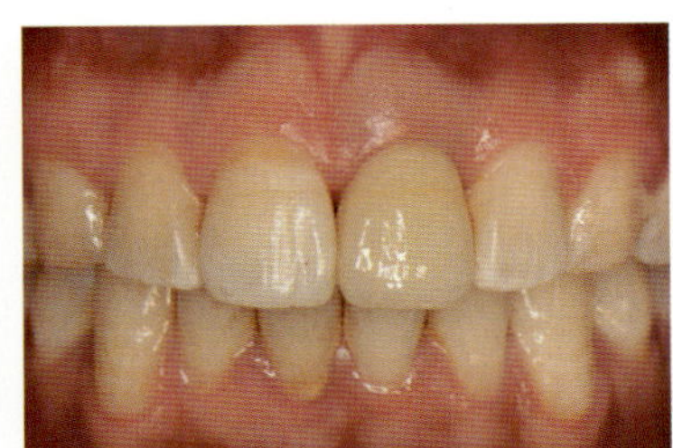
图36　戴牙后口内像2

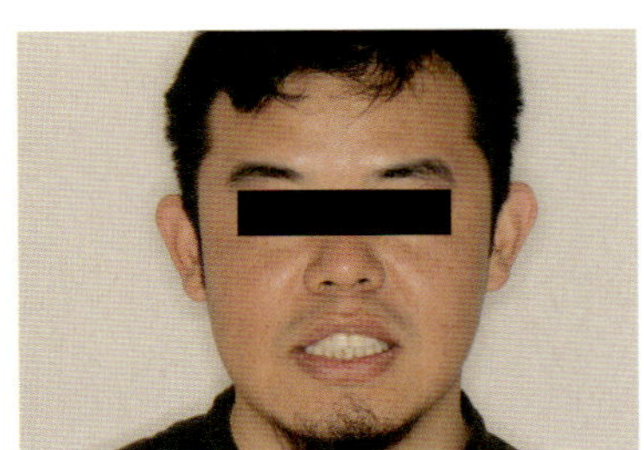
图37　戴牙后面像

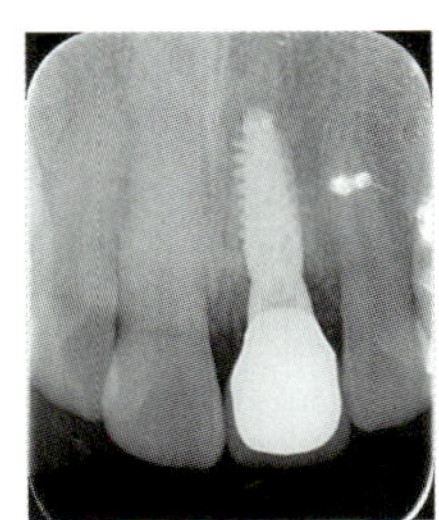
图38　戴牙后X线片

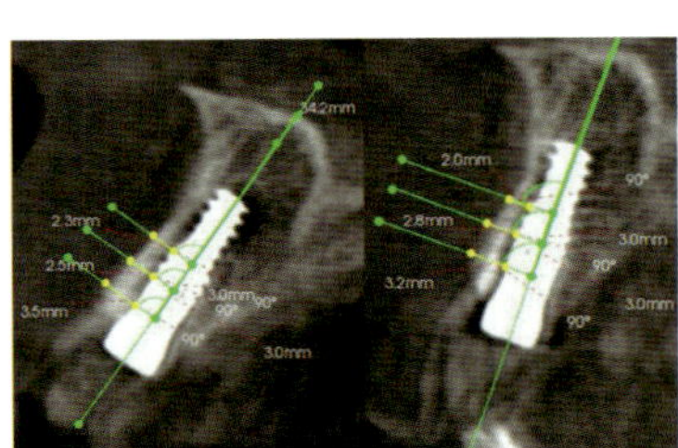
图39　术后即刻与术后6个月CBCT对比

三、讨论

即刻种植只需要一次手术，具有创伤小、周期短、缺牙时间短、就诊次数少等优点，而且及早地负重有助于减轻牙槽嵴的丧失。但近期研究表明，即刻种植并不能完全避免术后牙槽嵴的吸收和改建，可能无法保证长期的美学修复效果。上颌前牙区大都由束状骨组成，血液来源并不充足，来源于牙周韧带的血液会随着牙齿的缺失而丧失，使牙槽骨血运更为匮乏，导致原本比较菲薄的唇侧骨板发生明显的吸收。通过根盾术可以有效地保留局部的Sharpey纤维-束状骨复合体，通过避免拔牙创伤、提供生理性附着、维持功能刺激3个方面，来维持种植体周硬组织和软组织的形态，从而期待能达到较好的修复效果。

因根盾术具有较高的技术敏感性，手术前应该严格把握适应证。要满足即刻种植的5个基本要求：①完整的牙槽窝骨壁。②唇侧骨板≥1mm。③厚龈生物型。④种植位点无急性炎症。⑤根尖区和腭侧有充足的骨量保持初始稳定性。除此之外，还要满足其他3个条件：①牙齿无松动。②唇侧无垂直方向的根折。③牙齿无内吸收、外吸收或根尖病变。

手术时，术者对牙根形态及位置很难把握，任何不当操作都会导致失败，因此，术前CBCT尤为重要，术者在制备前应该充分了解牙根的方向与长度，制备时应仔细检查，沿根管近远中向将牙分为唇、腭侧两部分，去除腭侧后，再修整唇侧部分，并去净根髓。种植体附近残留的牙根可能导致种植体失败。因此，种植体与牙根片之间需要保留1～2mm间隙，通常使用涡轮手机或种植机进行制备，尽量形成1mm厚的弧形牙根片。若牙根片过厚，可能导致“跳跃间隙”不足，甚至影响种植体的位置；牙根片过薄，可能发生折裂与松动；导致技术失败。在间隙内进行植骨，有助于稳定血凝块，提供足够的空间支撑，刺激唇侧骨壁，减少吸收。Tan等提出牙根片的长度对种植体周骨吸收和最终的效果影响很小，但牙根片不可过长，以免影响种植体植入的空间。若牙根片预留的高度高于唇侧骨面1mm，会导致内暴露或者外暴露；将牙根片制备至平齐骨面，有利于软组织长入，也为最终的修复体预留出更多的修复空间；不建议将牙根片的高度预备至骨下，过深时，根盾术可能无法维持牙槽嵴顶的位置，且制备难度极高，稍有不慎，就会损伤牙槽嵴。

Sun等进行了随机对照临床观察，共纳入了30例患者，随访了24个月，证实根盾术有利于软硬组织保存。Bäumer等对实施根盾术的患者随访了5年，证实根盾术可以较好地维持唇侧轮廓，有效提高了美学效果。

四、结论

综上所述，根盾术制备较为复杂，对术者的操作要求较高，因此制备时需要极大的耐心，仔细修整。根盾术是在即刻种植的基础上延伸出的一项改良技术，在短时间内不仅具有传统即刻种植的优势，还能减少唇侧骨板的吸收，维持唇侧的软组织轮廓。但对其远期效果及可行性，仍需要进行大样本的长期追踪研究。

参考文献

[1] Tortamano P, Camargo LO, Bello-Silva MS, et al. Immediate implant placement and restoration in the esthetic zone: a prospective study with 18 months of follow-up[J]. Int J Oral Maxillofac Implants, 2010, 25(2):345-350.
[2] Rosenquist B, Grenthe B. Immediate placement of implants into extraction sockets: implant survival[J]. Int J Oral Maxillofac Implants, 1996, 11(2):205-209.
[3] 王莺, 林野, 陈波, 等. 即刻种植术后牙槽突骨板改建及美学效果评价[J]. 北京大学学报(医学版), 2016, 48(1):121-125.
[4] Gluckman H, Salama M, Du Toit J. A retrospective evaluation of 128 socket-shield cases in the esthetic zone and posterior sites: Partial extraction therapy with up to 4 years follow-up[J]. Clin Implant Dent Relat Res, 2018, 20(2):122-129.
[5] Z Tan, Kang J, Liu W, et al. The effect of the heights and thicknesses of the remaining root segments on buccal bone resorption in the socket-shield technique: An experimental study in dogs[J]. Clin Implant Dent Relat Res, 2018, 20(3):352-359.
[6] C Sun, Zhao J, Liu Z, et al. Comparing conventional flap-less immediate implantation and socket-shield technique for esthetic and clinical outcomes: A randomized clinical study[J]. Clin Oral Implants Res, 2020, 31(2):181-191.
[7] Bäumer D, Zuhr O, Rebele S, et al. Socket shield technique for immediate implant placement-clinical, radiographic and volumetric data after 5 years[J]. Clin Oral Implants Res, 2017, 28(11):1450-1458.

美学区单颗牙即刻种植即刻修复1例

曹霄宇 刘璐 陆春露

摘 要

目的：评估上颌前牙区单颗牙即刻种植即刻修复的临床效果。**材料与方法**：24岁女性患者，21因大面积龋坏致无法保留，术前进行DSD美学分析设计，结合口内扫描数据及CBCT数据制作数字化种植导板。临床操作中，微创拔除患牙，数字化种植导板指引下，进行不翻瓣即刻植入Nobel Active种植体1颗，跳跃间隙植入Bio-Oss骨粉，维持软硬组织轮廓，种植体获得良好初始稳定性，利用牙壳技术进行术后即刻临时修复。经过3个月骨结合后，利用动态挤压技术进行牙龈塑形3次，术后6个月完成一体螺丝固位及全瓷冠修复。**结果**：随访2年，种植修复固位良好，获得了理想的软硬组织美学效果。CBCT及平行根尖片检查显示种植体骨结合良好，唇侧骨板厚度充足，边缘骨水平稳定。**结论**：严格的适应证选择，规范及精细的临床操作，不翻瓣即刻种植即刻修复技术结合数字化技术在美学区种植可获得良好的美学修复效果。

关键词：即刻种植；即刻修复；不翻瓣；数字化

美学区即刻种植即刻修复越来越受到种植医生及患者的青睐，其利于维持拔牙后牙槽骨形态结构，能够有效利用牙槽窝植入种植体，缩短患者治疗周期。即刻种植同时也伴随着高度的美学风险。术前美学风险评估，精确的三维方向植入及种植体周软硬组织的管理等是即刻种植取得成功的关键因素。另外，数字化技术在口腔种植领域的高速发展，使在种植术前可预见种植修复效果成为现实，可以有效避免因种植位置不佳而引起的美学并发症。

本病例患者因为上颌左侧前牙腭侧牙根大面积龋坏致无法保留，其唇侧骨板完整，厚度＞1mm，牙龈生物型属于中厚型，符合即刻种植的适应证，术中利用数字化导板精确植入种植体后进行即刻修复，术后3个月对牙龈进行诱导，改善种植体周软组织形态，后期未出现明显“黑三角”，美学效果良好。

一、材料与方法

1. 病例简介 24岁女性患者。主诉：上颌左侧前牙颈部发黑变色3年。现病史：患者3年前发现上颌左侧前牙发黑变色，现因影响美观，于牙体牙髓科就诊，后因龋坏深至龈下，无法保留，转诊至我科咨询种植。既往史：既往体健，否认系统性疾病史，否认药物过敏史，无吸烟习惯。口内检查：口腔卫生尚可。21牙近中颊倾，远中唇侧颈部呈浸墨样改变，腭侧可见大面积龋坏至深龈下，质软，无探痛，叩痛（－），不松动。21附着龈宽度约4mm，牙龈生物型为中厚型，21牙龈无红肿溃疡，唇侧无明显凹陷。双侧磨牙呈正中关系，前牙浅覆𬌗、浅覆盖。口外检查：颌面部对称，中线正，双侧颞下颌关节无疼痛、弹响，笑线呈中笑线。开口度、开口型正常。CBCT示：21腭侧大面积低密度阴影，深及髓腔，根尖未见明显异常，唇侧骨板完整，骨壁厚度约1mm，可用骨宽度约7.2mm，可用骨高度约16mm。

2. 诊断 21慢性牙髓炎。

3. 治疗计划 根据临床和CBCT检查并结合患者的美学期望值，进行美学风险评估。患者美学期望值高，笑线为中笑线，牙龈生物型属于中厚型，牙冠形态为卵圆形，拟即刻种植即刻修复，所以此病例具有高度美学风险（图1～图12，表1）。

（1）术前DSD分析，制作美学蜡型。

（2）口腔数字化扫描结合CBCT数据制作数字化种植导板，拟微创拔除21后植入Nobel Active NP 3.5mm×13mm种植体1颗，并于跳跃间隙植骨，并进行即刻修复。

（3）种植体支持式临时修复义齿进行牙龈塑形。

（4）21单冠永久修复。

4. 治疗过程（图13～图40）

（1）数字化种植外科流程：微创拔除21，搔刮拔牙窝，用探针探查骨壁，唇侧骨壁连续完整。导板引导下对种植窝洞逐级进行预备，预备完成后，植入Nobel Active NP 3.5mm×13mm种植体1颗，初始稳定性良好，扭矩＞35N·cm，于跳跃间隙及游离龈下软组织区填入Bio-Oss骨粉进行双区植骨，利用术前制作的牙壳进行即刻修复。术后CBCT显示种植体位置方向良好，种植体支持式临时修复体完全就位。

（2）牙龈塑形：术后2周复查，龈缘位置协调，无红肿。术后3个月复查，X线片示种植体骨结合良好，种植体周软组织健康状况良好。利用动态挤压技术多次对临时修复体穿龈轮廓进行调整，诱导牙龈成形，1个月调整1次，共计调整3次。

作者单位：苏州口腔医院

通讯作者：曹霄宇；Email: cxy549824717@163.com

表1　美学风险评估

美学风险因素	风险水平		
	低	中	高
健康状况	健康，免疫功能正常		免疫功能低下
吸烟习惯	不吸烟	少量吸烟，＜10支/天	大量吸烟，＞10支/天
患者美学期望值	低	中	高
唇线	低位	中位	高位
牙龈生物型	低弧线形、厚龈生物型	中弧线形、中龈生物型	高弧线形、薄龈生物型
牙冠形态	方圆形	卵圆形	尖圆形
位点感染情况	无	慢性	急性
邻面牙槽嵴高度	到接触点≤5mm	到接触点5.5～6.5mm	到接触点≥7mm
邻牙修复状态	无修复体		有修复体
缺牙间隙宽度	单颗牙（≥7mm）	单颗牙（≤7mm）	2颗牙或2颗牙以上
软组织解剖	软组织完整		软组织缺损
牙槽嵴解剖	无骨缺损	水平向骨缺损	垂直向骨缺损

（3）取模制作最终修复体：牙龈塑形后，龈缘位于理想位置，唇侧骨弓轮廓良好，龈乳头充盈。取下临时冠，见21牙龈袖口健康，采用个性化取模方式复制临时修复穿龈形态，口内个性化硅橡胶取模，口外翻制石膏模型，送至数字化加工中心进行设计、制作最终修复体。

（4）永久修复体：21制作ASC基台一体化冠，腭侧螺丝固位，调殆，抛光，戴入，拍摄根尖片，基台和修复体就位良好，调殆，使其轻接触，牙冠形态颜色与邻牙协调一致，11、21龈乳头充盈，龈缘曲线协调。

（5）复查随访：术后患者24个月随访唇侧龈缘形态协调，龈乳头充盈佳，粉白美学效果保持良好，CBCT显示唇侧骨板厚度保持约2mm。

二、结果

通过数字化设计辅助，完成21即刻种植，种植体三维位置及初始稳定性良好，术后戴入临时冠，在治疗过程中对临时冠穿龈部分进行调改，到最终修复的过程中，种植体软组织形态良好，总体协调对称，取得了良好的美学修复效果（表2）。随访2年，种植体周软硬组织健康状况良好。

表2　PES/WES美学评分

粉色美学（PES）		白色美学（WES）	
近中龈乳头	2	牙冠形态	1
远中龈乳头	1	牙冠外形轮廓	2
边缘龈水平	2	牙冠质地	2
牙槽嵴缺失	2	牙冠颜色	2
软组织形态	1	牙冠透明度	2
软组织质地	2	总分	9
软组织颜色	2		
总分	12		

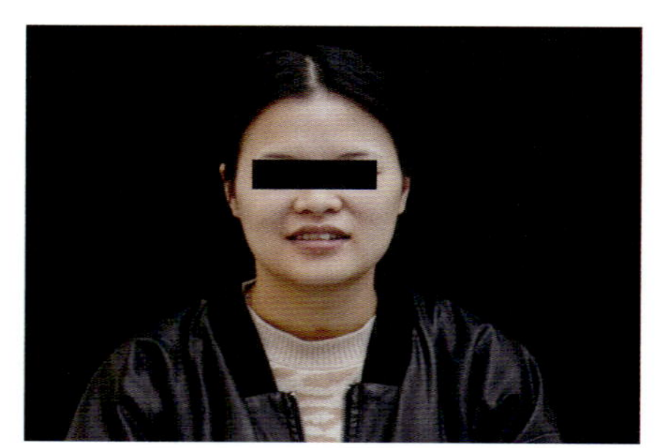

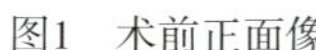

图1　术前正面像

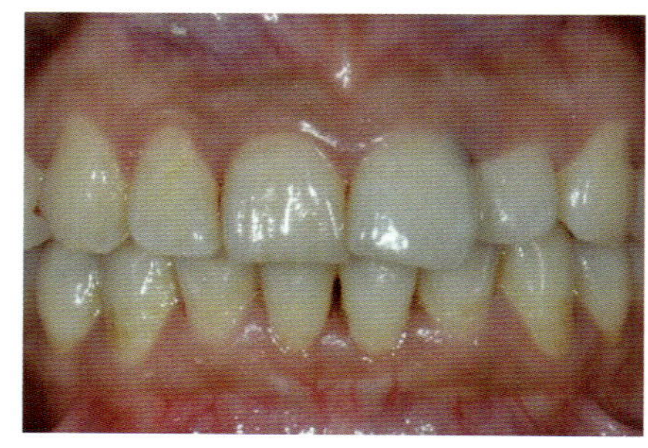

图2　术前口内正面像

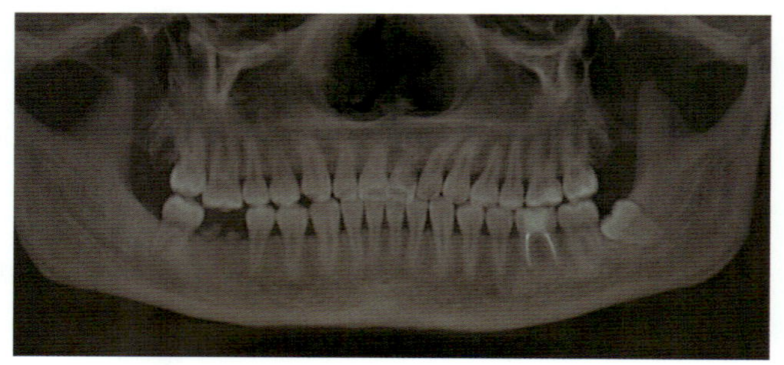

图3　术前CBCT影像学检查

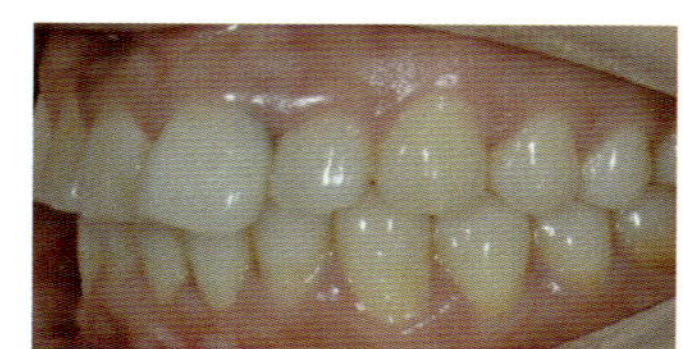

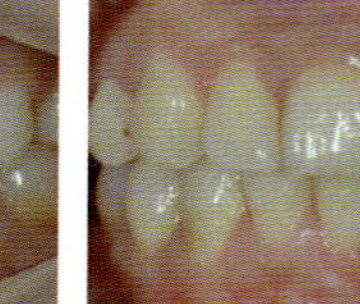

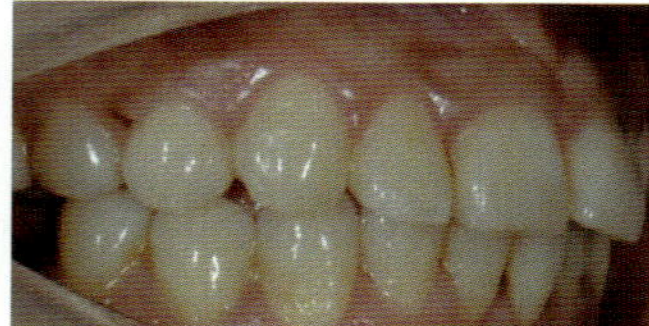

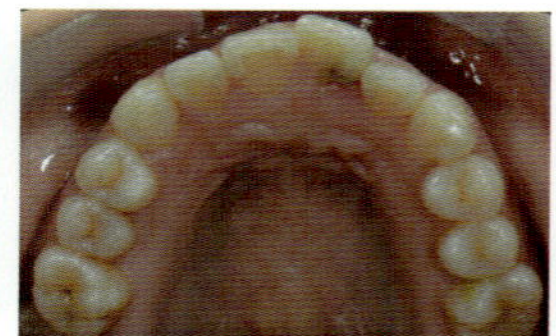

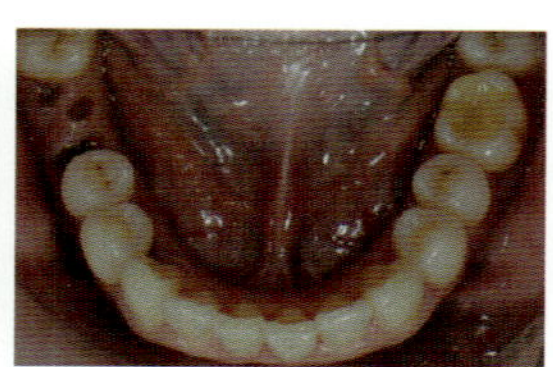

图4　术前口内像

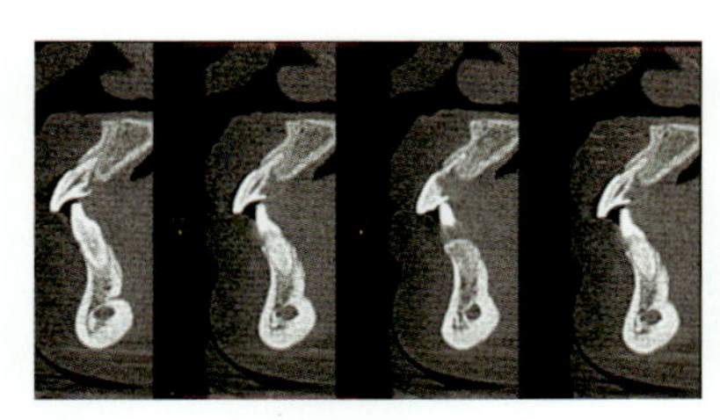
图5　术前CBCT矢状面

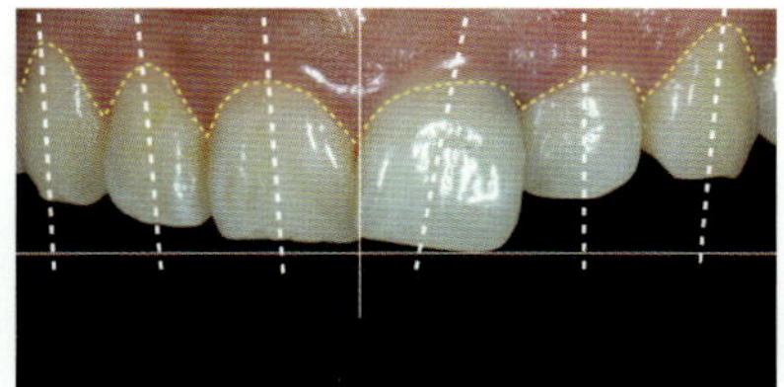
图6　DSD分析

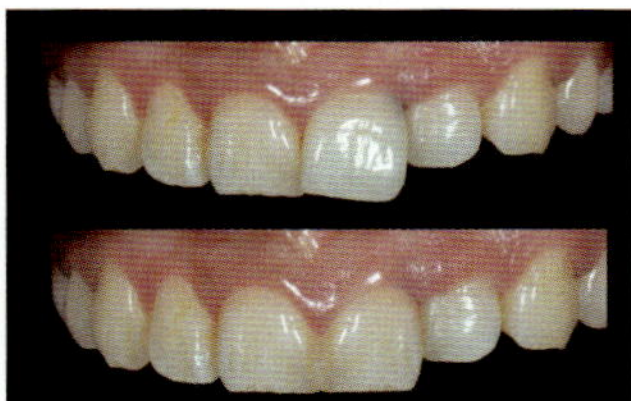
图7　复制11牙冠形态

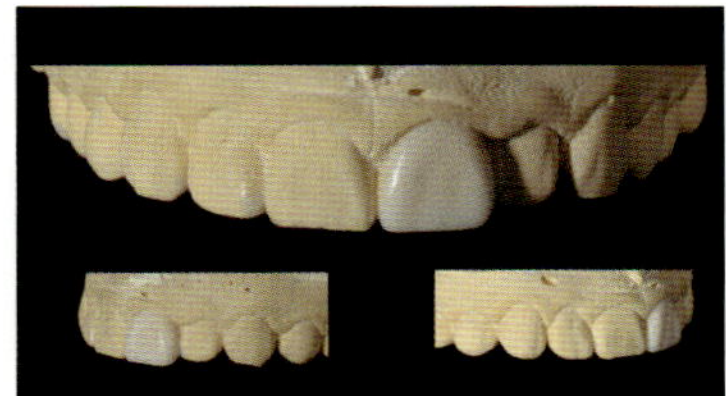
图8　制作美学蜡型

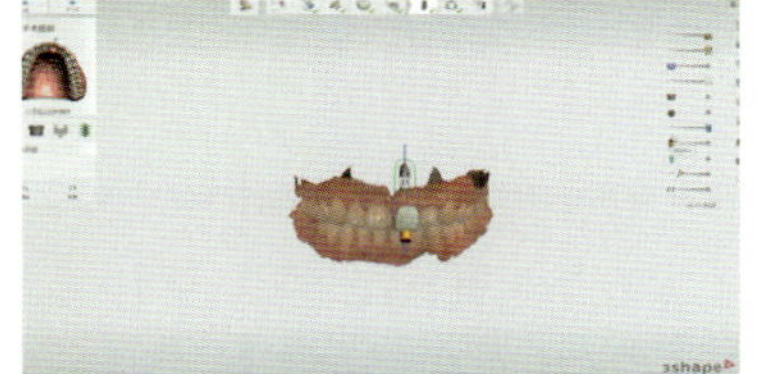
图9　种植位点设计

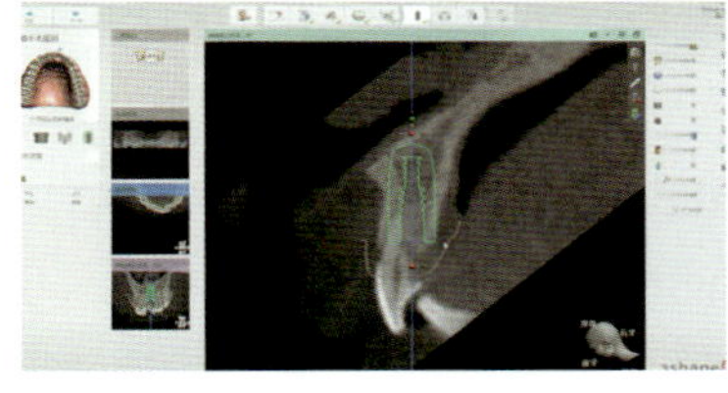
图10　模拟种植体植入位置

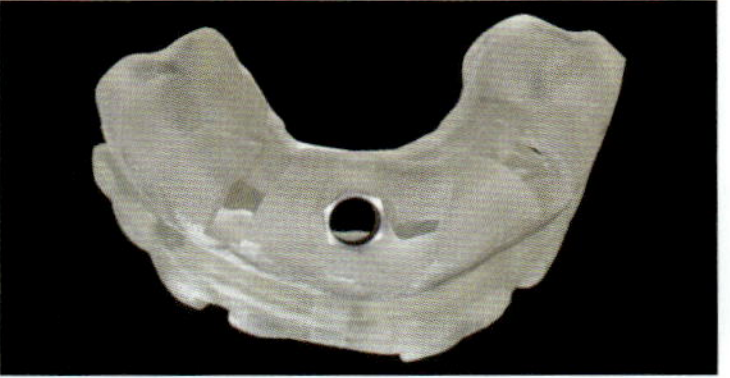
图11　数字化种植导板

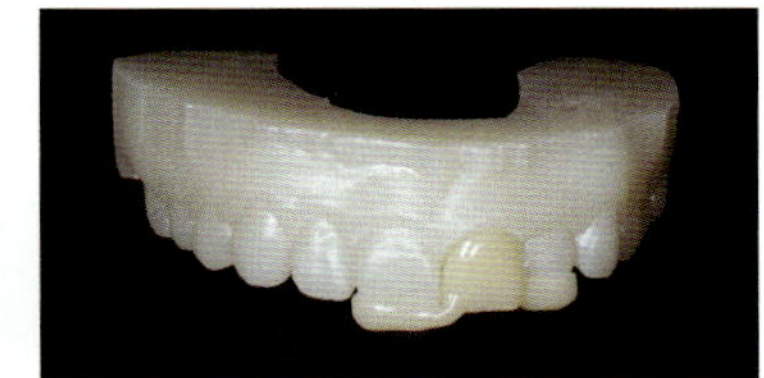
图12　CAD/CAM引导就位临时修复体

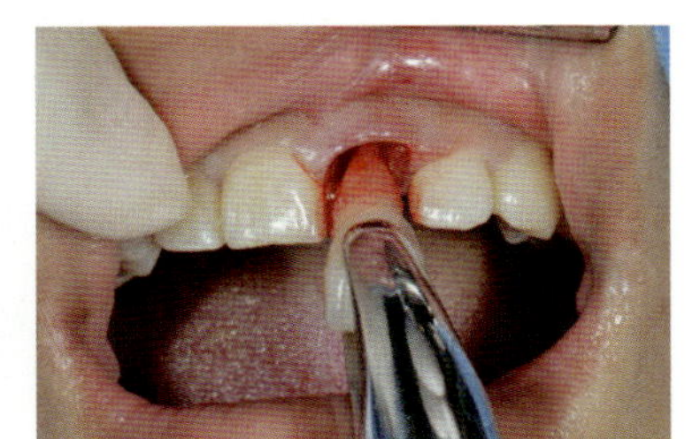
图13　微创拔除21

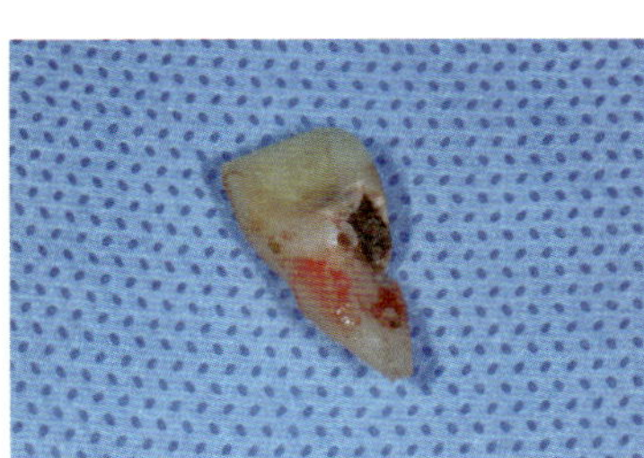
图14　21大面积龋坏缺损

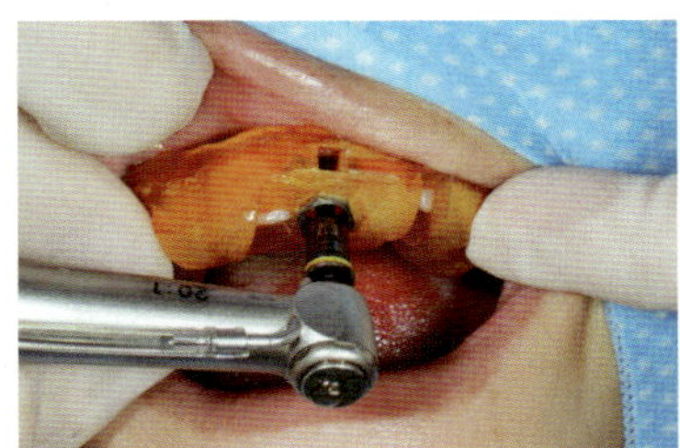
图15　导板引导下逐级备洞

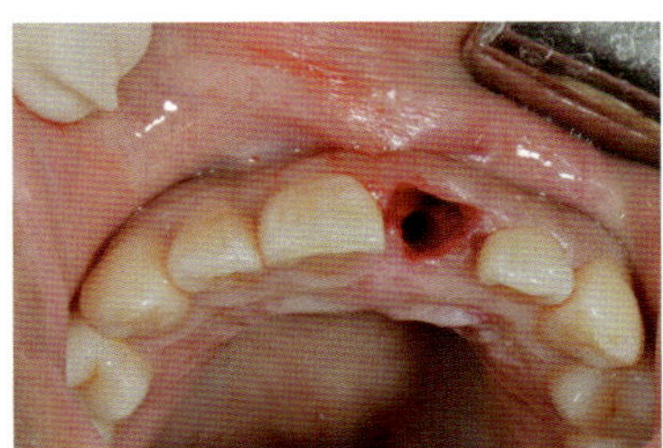
图16　偏腭侧备洞

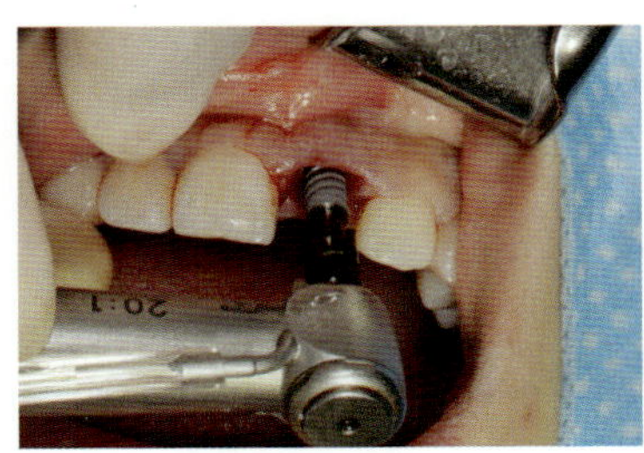
图17　植入Nobel Active NP 3.5mm × 13mm种植体

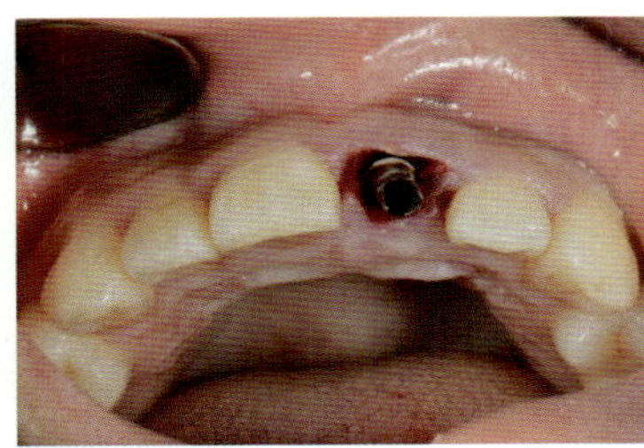
图18　放入临时基台

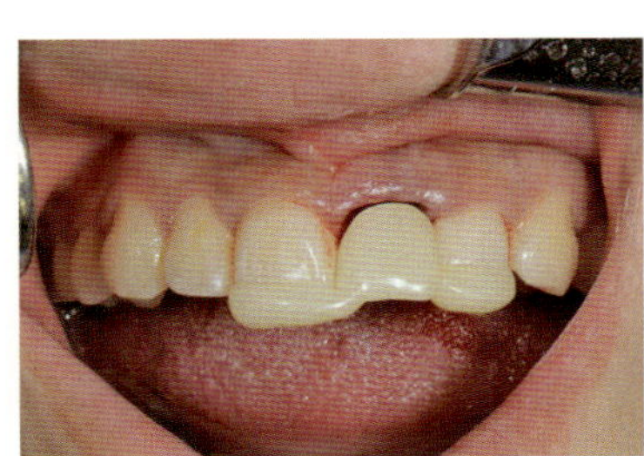
图19　流体树脂初步粘接临时修复体

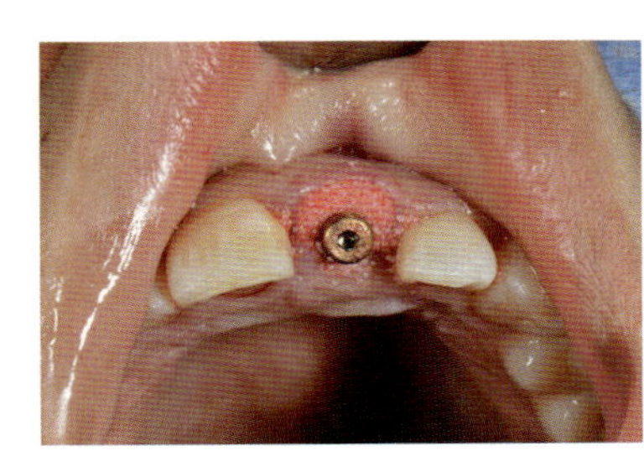
图20　双区植骨

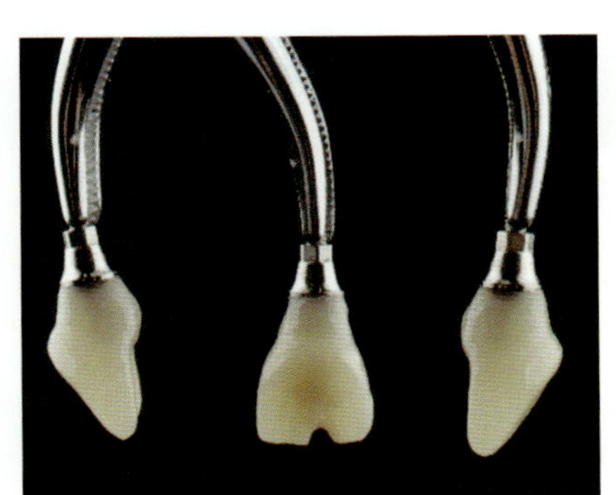
图21　临时修复体口外像

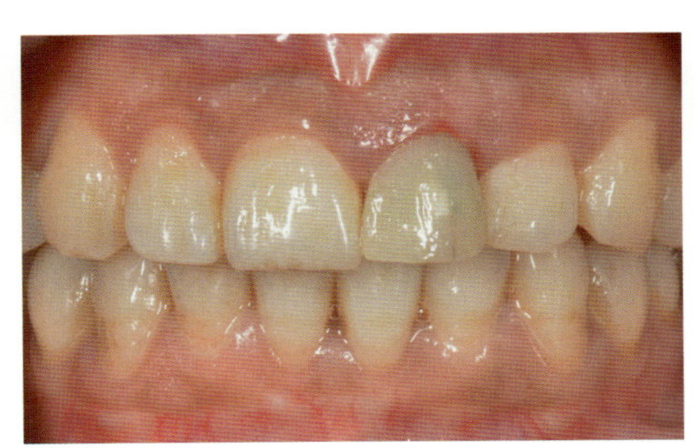
图22　口内试戴临时修复体

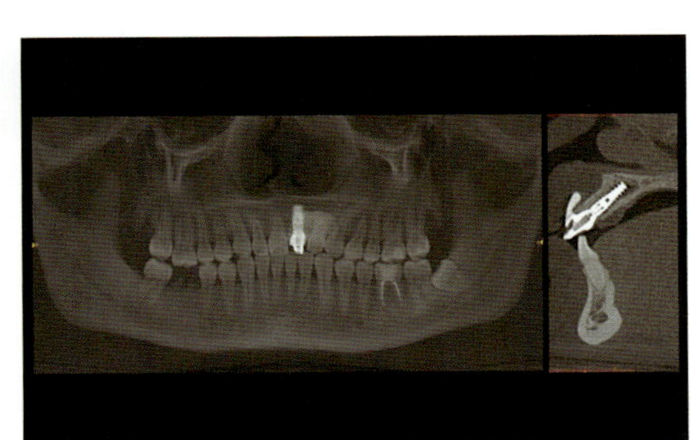
图23　术后CBCT影像学检查

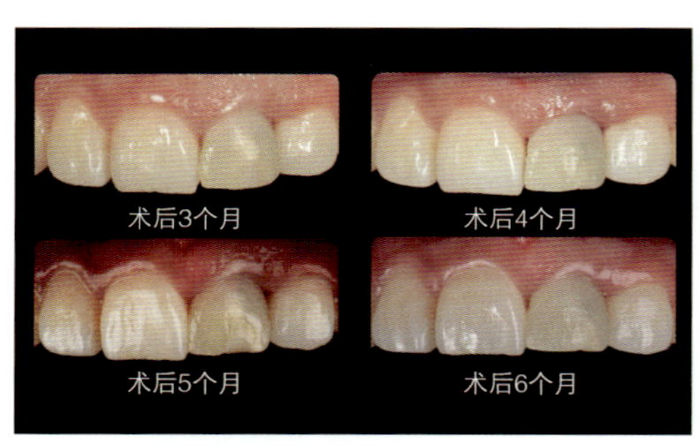

图24 术后3个月进行牙龈塑形

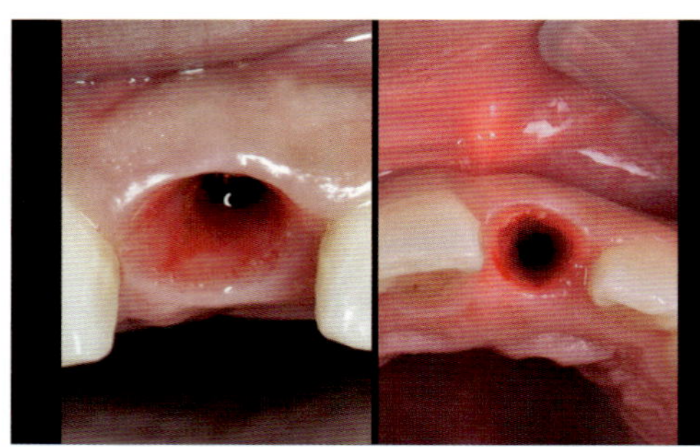
图25 牙龈袖口健康状况良好

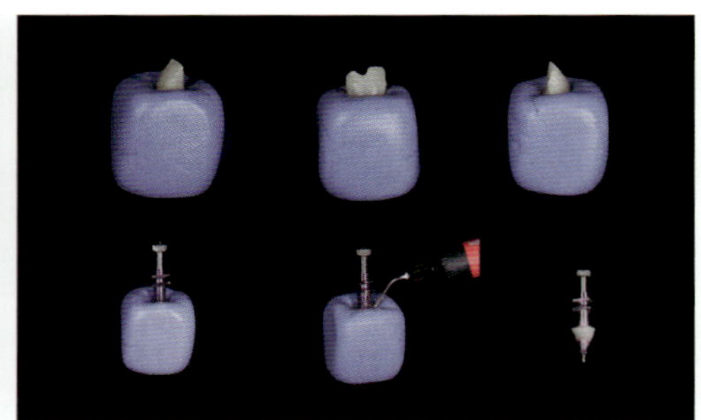
图26 制作个性化取模杆

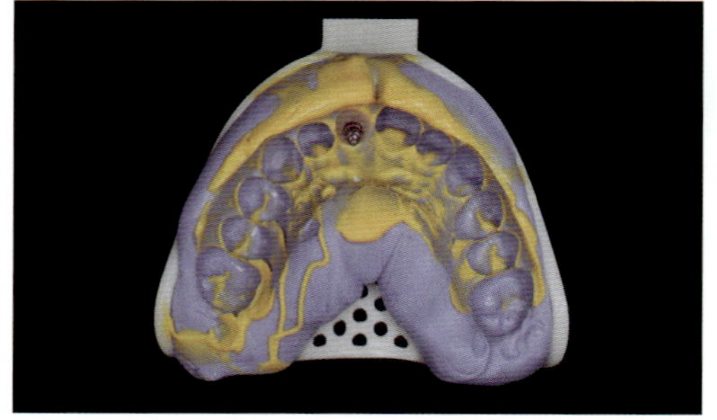
图27 硅橡胶制取模型

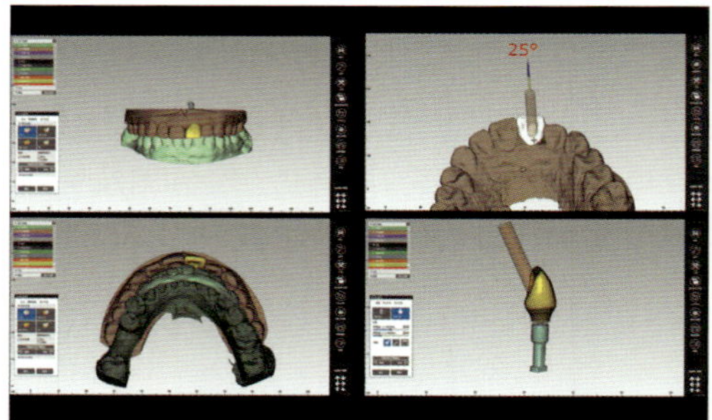

图28 Nobel日本加工中心进行ASC基台设计

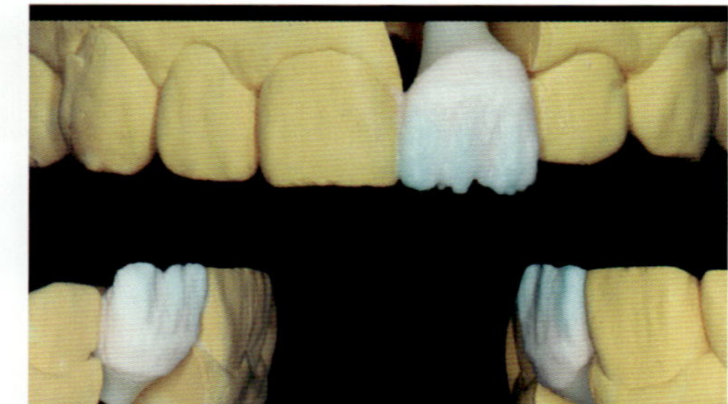
图29 全瓷冠加工，上瓷染色

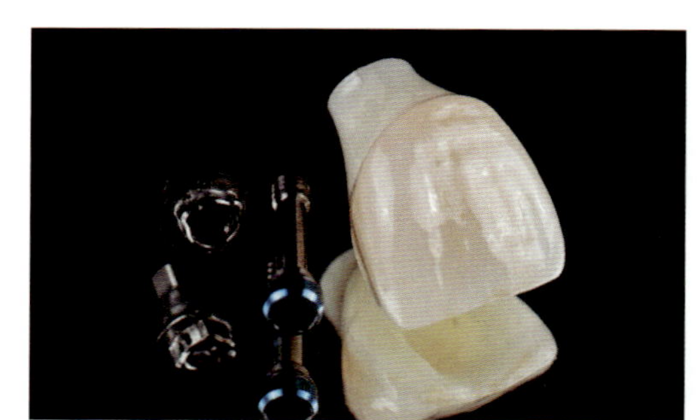
图30 永久修复体口外像

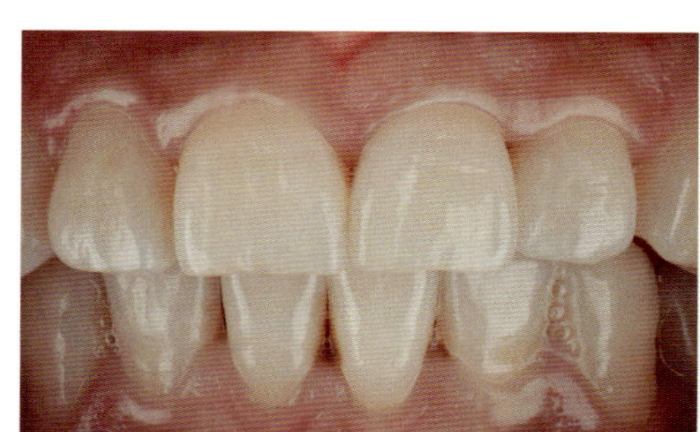
图31 最终修复体口内像

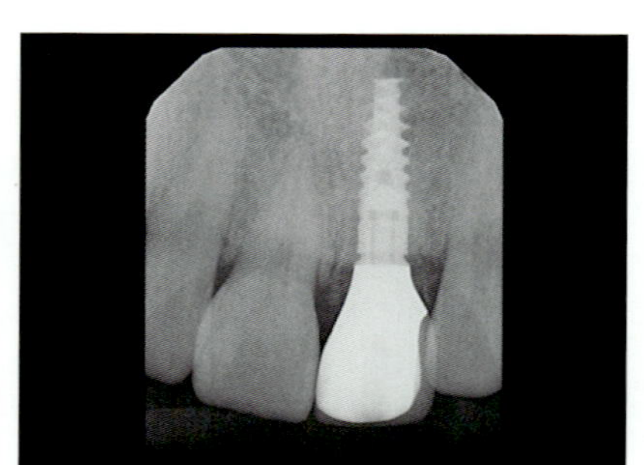
图32 X线片显示基台完全就位

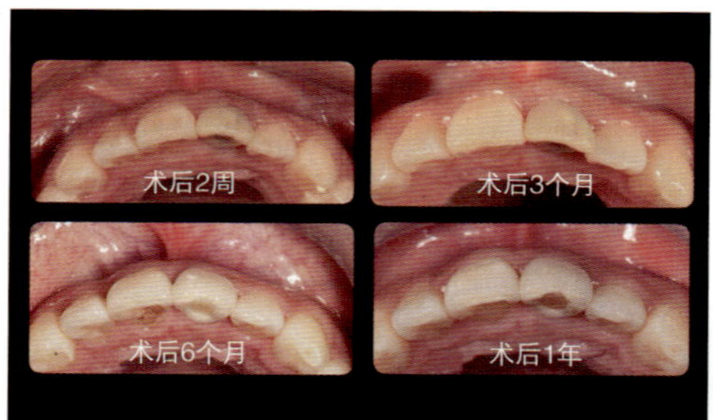

图33 术前、术后骨弓轮廓对比

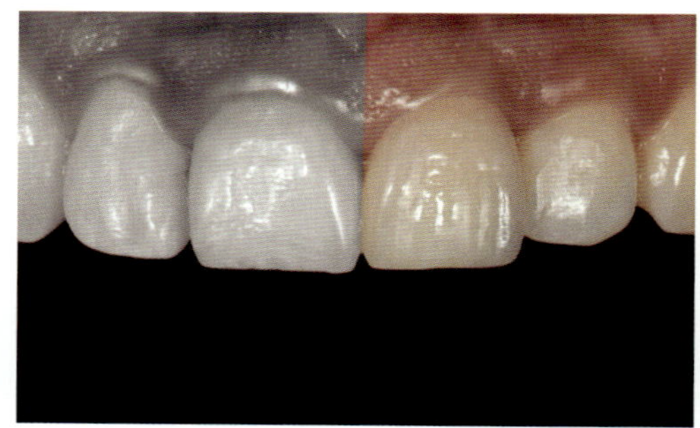
图34 粉白美学分析

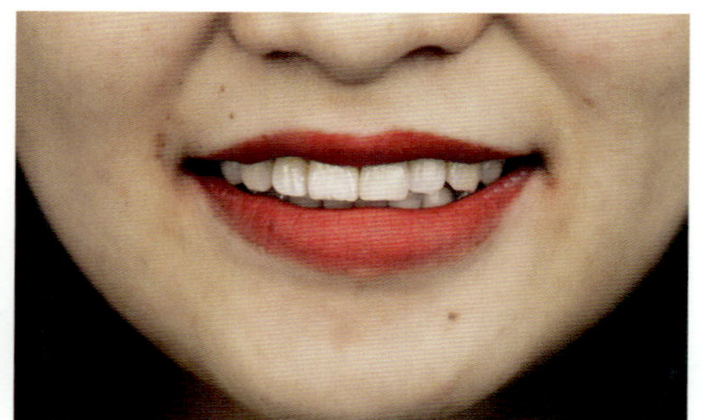
图35 微笑像

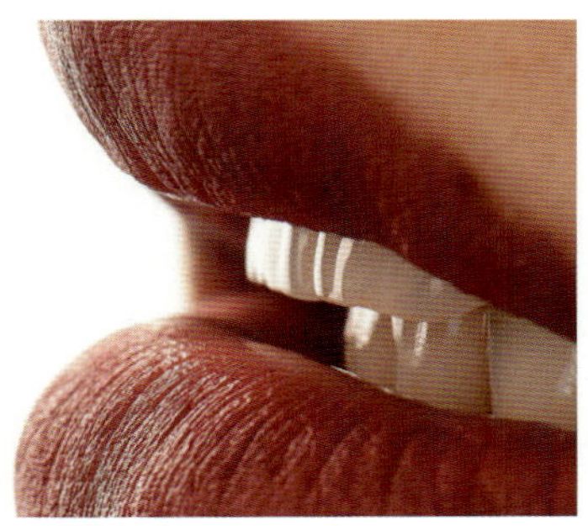

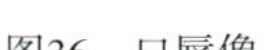

图36　口唇像

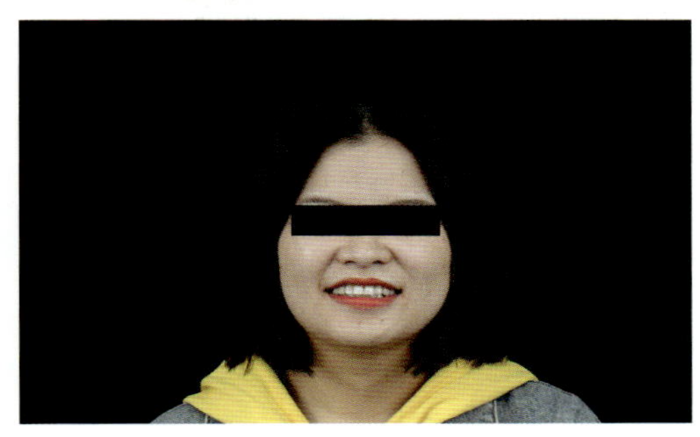

图37　修复完成后正面像

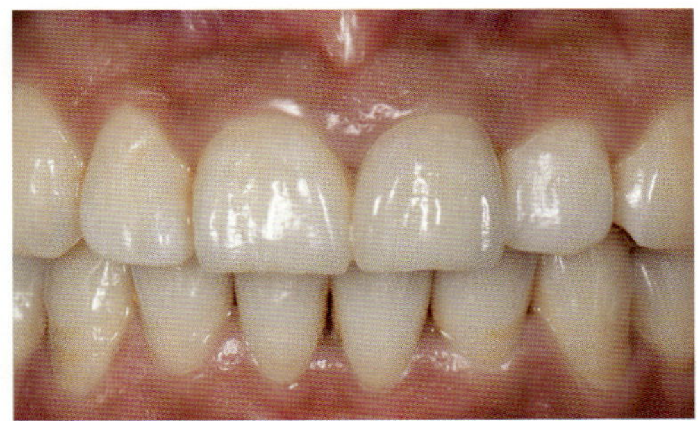

图38　修复完成后1.5年口内正面像

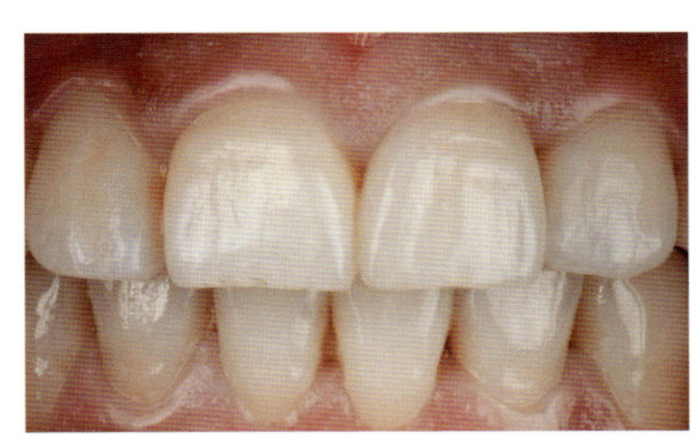

图39　修复完成后2年口内正面像

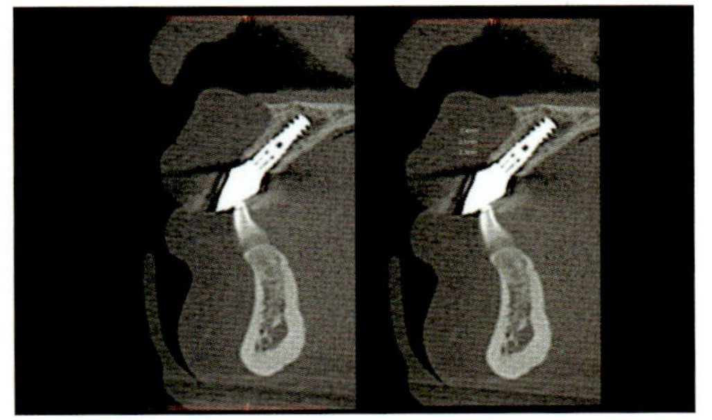

图40　修复完成后2年CBCT影像学检查

三、讨论

即刻种植相对于传统种植治疗，可以减少手术次数、缩短治疗周期，患者接受程度高。部分学者认为前牙美学区即刻种植的美学效果优于延期种植，且唇侧龈缘退缩并不明显。因此，对于即刻种植的患者，需要严格掌握适应证以减少美学风险。Stephen T.Chen教授于2017年提出了美学区单颗牙即刻种植成功的10个因素：美学风险评估、影像学分析、微创拔牙、精确的三维方向植入、选择细种植体、跳跃间隙植骨、唇侧牙龈移植、即刻穿龈轮廓管理、个性化取模、最终修复采用螺丝固位。

本病例21牙冠大面积龋坏，无法保留，唇侧骨壁完整，且厚度＞1mm，无急性炎症，牙槽窝根尖及腭侧的骨量充足，牙龈生物型属于中厚型，符合即刻种植的适应证。术前进行DSD分析，模拟最终修复效果，并制作数字化种植导板辅助精确植入理想三维位置。手术过程中，微创拔除患牙后，在种植导板指引下，逐级备洞，植入种植体，初级稳定性＞35N·cm，此时跳跃间隙距离大约2mm，同期植入了低替代率Bio-Oss骨粉，以减少唇侧软硬组织的塌陷。之后利用术前制作的牙壳进行术后种植体支持式临时修复体的制作，不仅满足患者美观要求，同时对种植体周软组织提供了良好维持，且有利于稳定植骨材料。最终修复前，共进行3次牙龈塑形，对于唇侧及邻面的关键轮廓区和次关键轮廓区的多次调整后，获得理想的穿龈轮廓。利用个性化取模技术，复制临时修复的穿龈形态至最终模型，最终修复为ASC基台一体冠修复，获得良好的粉白美学效果，患者满意度高，实现了功能、美学、健康的合理统一。

四、结论

综上所述，严格的适应证选择，规范及精细的临床操作，不翻瓣即刻种植即刻修复技术结合数字化技术在美学区种植，可获得良好的美学修复效果。

参考文献

[1] Robert A. Levine, Jeffrey Ganeles, Joseph Kan, et al. 10 Keys for Successful Esthetic-Zone Single Implants: Importance of Biotype Conversion for Lasting Success[J]. Compendium of Continuing Education in Dentistry, 2018, 39(8):522–529.

[2] Buser D, Chappuis V, Belser UC. Implant placement post extraction in esthetic single tooth sites: when immediate, when early, when late?[J]. Periodontol 2000, 2017, 73(1):84–102.

[3] González-Martín O, Lee E, Weisgold A, et al. Contour Management of Implant Restorations for Optimal Emergence Profiles: Guidelines for Immediate and Delayed Provisional Restorations[J]. Int J Periodontics Restorative Dent, 2020, 40(1) 40(1):61–70.

[4] Zhang W, Skrypczak A, Weltman R.Anterior maxilla alveolar ridge dimension and morphology measurement by cone beam computerized tomography (CBCT) for immediate implant treatment planning[J]. BMC Oral Health, 2015, 15(1):1–8.

[5] Gluckman H, Pontes CC, Toit JD.Radial plane tooth position and bone wall dimensions in the anterior maxilla: A CBCT classification for immediate implant placement[J]. Journal of Prosthetic Dentistry, 2018, 120(1):50–56.

[6] López-Jarana P, Díaz-Castro CM, Falcão A, et al. Thickness of the buccal bone wall and root angulation in the maxilla and mandible: an approach to cone beam computed tomography[J]. Bmc Oral Health, 2018, 18(1):194–203.

第4章
数字化种植治疗
Digital Implant Therapy

美学区多颗牙连续缺失全程数字化种植修复1例

严宇巍　耿威

摘要

目的：本文旨在探讨应用全程数字化技术完成前牙美学区即刻种植即刻修复的临床程序和方法，并评估其临床效果。**材料与方法：**56岁女性患者，15-23连续缺失，下颌殆曲线异常，要求种植修复。调磨下颌前牙争取理想的殆曲线。拍摄CBCT获取颌骨解剖结构信息，面部扫描获取面部体表三维信息，口内扫描获取牙齿黏膜咬合信息，模型扫描获取殆叉表面信息，下颌运动轨迹描记获取下颌运动数据信息，多源信息整合构建虚拟患者。应用CAD/CAM技术完成诊断模板。为患者佩戴诊断模板检查发音、咬合和美学功能理想后，将诊断模板制作为放射线导板，患者佩戴放射线导板拍摄CBCT。模型扫描放射线导板获取导板表面信息。设计种植体植入位点与轴向，应用CAD/CAM技术完成外科导板。外科导板引导下于15、13、22、23位点处植入4颗种植体，初始稳定性均＞35N·cm。术后即刻利用原理为摄影测量技术的口外扫描仪获取种植体的三维位置信息，利用口内扫描仪获取软组织信息，整合上述信息建立的数字化工作模型，参考诊断模板信息，应用CAD/CAM技术完成聚甲基丙烯酸甲酯种植体支持式临时修复体，种植术后48小时内戴入患者口内，轻微调殆后评估发音、咬合及美学功能，效果理想。患者佩戴种植体支持式临时修复体3个月后，利用下颌运动轨迹描记仪评估患者下颌功能运动，结果理想。口内扫描获取种植体支持式临时修复体表面信息，基于临时修复体信息，应用CAD/CAM技术完成一段式钛支架和一体式多层色氧化锆人工牙列，口外粘接钛支架和氧化锆人工牙列，戴入患者口内，完成永久修复。**结果：**种植体支持式永久修复体被动就位良好，边缘密合，验证发音清楚连续、咬合功能良好、美学效果良好。曲面断层片示修复体与基台无明显间隙，种植体周骨结合良好。**结论：**本病例在全程数字化技术的辅助下，完成了多源信息获取与整合构建虚拟患者，实现了前牙美学区多颗牙连续缺失的功能美学种植修复，患者满意治疗效果。

关键词：牙种植；美学；数字化技术

一、材料与方法

1. 病例简介　56岁女性患者。口内检查：上下颌位置关系基本协调，15-23缺失，缺牙区近远中间隙基本正常，殆龈距离较小（图1），33-43伸长，下颌殆曲线异常（图2），36种植修复体。口外检查：两侧面部基本对称，中位笑线，上唇塌陷，鼻唇沟较深（图3）。开口度、开口型正常，两侧关节无弹响、压痛，活动度正常。CBCT示：15-23缺失，缺牙区牙槽嵴轻度吸收，11残根影像。两侧髁突形态基本对称，位置居中，表面皮质骨连续。

2. 诊断　上颌牙列缺损；11残根。

3. 治疗过程

（1）调磨33-43，争取下颌理想的殆曲线。

（2）信息获取：①拍摄CBCT获取颌骨解剖结构信息，将CBCT扫描数据转换为STL格式文件。②Bellus 3D面部扫描设备获取患者佩戴殆叉和不佩戴殆叉两种状态下的面部体表三维信息。③3Shape口内扫描设备获取患者牙齿黏膜咬合信息。④制取上颌传统印模，灌注石膏模型，将殆叉复位于上颌模型上，3Shape模型扫描设备获取患者牙齿黏膜殆叉信息。⑤Zebris下颌运动轨迹描记仪获取患者下颌运动信息，见下颌运动曲线平滑连续，两侧髁突运动基本对称。⑥多源信息整合构建虚拟患者（图4）。

（3）数字化技术辅助设计与制作诊断模板：①调取牙齿黏膜咬合信息，完成三维虚拟排牙。②调取面部体表三维信息，完成数字化微笑设计，美学驱动设计诊断模板（图5）。③调取下颌运动数据信息，完成虚拟殆架调殆，功能驱动设计诊断模板。④利用3D打印技术制作诊断模板，戴入患者口内，检查就位与稳定性良好，检查发音、咬合及美学功能理想（图6～图9）。

（4）数字化技术辅助设计与制作外科导板：①将诊断模板表面添加放射线阻射标记制作放射线导板（图10），嘱患者佩戴放射线导板拍摄CBCT，模型扫描获取放射线导板的表面信息。②在DentalWings设计软件内整合CBCT扫描数据和放射线导板信息，设计于15位点植入Straumann BLT 4.1mm×12mm种植体，分别于13、23位点植入Straumann BLT 3.3mm×12mm种植体。见11位点残根影像；12位点骨板过薄无法满足种植体植入；22、23位点唇侧骨量不足，无法满足种植体植入后唇侧剩

作者单位：首都医科大学附属北京口腔医院

通讯作者：耿威；Email: gengwei717@aliyun.com

余1～1.5mm骨板，因此设计于22、23位点增加1～2颗Straumann BLT 3.3mm×12mm种植体，根据种植体初始稳定性选择植入位点（图11）。③利用3D打印技术制作外科导板。

（5）种植外科的实施：口内试戴外科导板（图12），检查外科导板的就位与稳定性良好。局部浸润麻醉下，15-23牙槽嵴顶切口附加垂直切口，翻瓣暴露术区（图13），拔除11位点残根。导板引导下完成种植窝洞预备，见12位点腭侧骨板缺损，唇侧骨开裂10mm。因此，于15、13、22、23位点植入种植体，所有种植体初始稳定性均达到35N·cm，拧入SRA基台。于11-22位点唇侧骨弓凹陷处行引导骨组织再生术，恢复骨弓轮廓。在SRA基台上方安装ICam4D口外扫描系统，专用口内扫描体ICamRefs（图14）。缝合术区。

（6）即刻修复程序：①利用3Shape口内扫描设备，获取患者牙齿黏膜表面信息。②拧下ICamRefs扫描体，安装ICam4D口外扫描系统专用口外扫描体ICambodies，保证每个扫描体的两个平面能同时被捕捉到。利用ICam4D口外扫描设备，获取种植体三维位置信息。③在ICam4D口外扫描系统软件中，通过匹配口内扫描体ICamRefs信息将软组织信息与种植体三维位置信息整合（图15），获取数字化工作模型。④将数字化工作模型导入修复设计软件，加载SRA基台替代体数据，根据术前设计的理想诊断模板，应用CAD/CAM技术完成聚甲基丙烯酸甲酯种植体支持式临时修复体（图16）。⑤种植术后48小时内为患者戴入种植体支持式临时修复体（图17，图18），少量调𬌗，验证发音、咬合及美学功能，效果理想，与诊断模板基本一致。戴用3个月后，修复体完好，咬合稳定，通过Zebris下颌运动轨迹描记检查患者下颌运动，见下颌运动曲线平滑连续，两侧髁突运动基本对称，与种植术前基本一致。

（7）永久修复程序：3Shape口内扫描设备获取种植体支持式临时修复体表面信息，应用CAD/CAM技术完成并制作永久修复体纯钛支架及多层色氧化锆冠（图19），不饰瓷直接抛光上釉后完成修复体（图20～图23）。口内戴入（图24，图25），少量调𬌗。检查发音、咬合及美学功能。

二、结果

种植体支持式永久修复体被动就位良好，边缘密合。语音验证，患者发音清楚连续。T-Scan设备数字化分析咬合功能，患者正中咬合后牙广泛均匀接触，前牙轻接触，前伸咬合12-22均匀引导控制，侧方咬合尖牙引导。修复体美学效果理想（图26，图27）。曲面断层片示修复体与基台无明显间隙，种植体周骨结合良好。

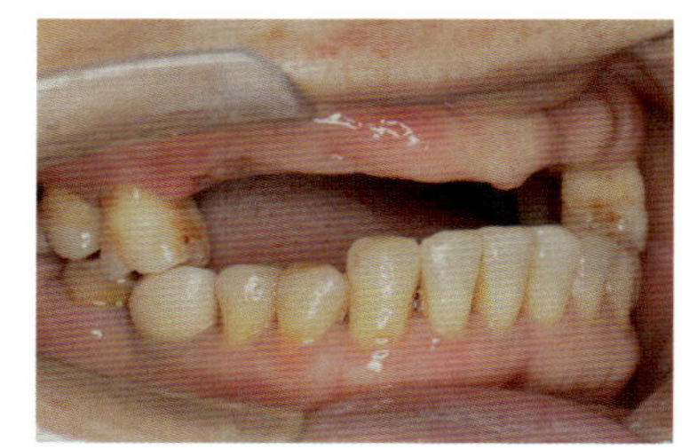
图1　初诊口内右侧面像

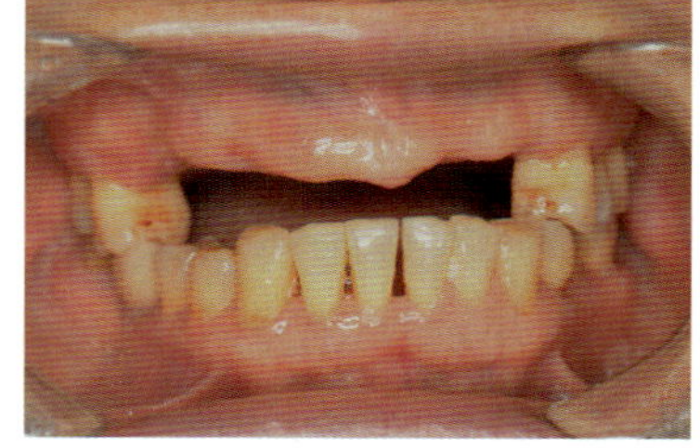
图2　初诊口内正面像

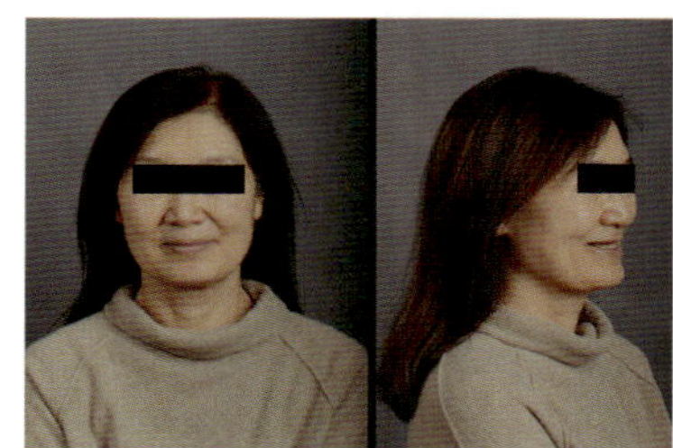
图3　初诊正面像、右侧面像

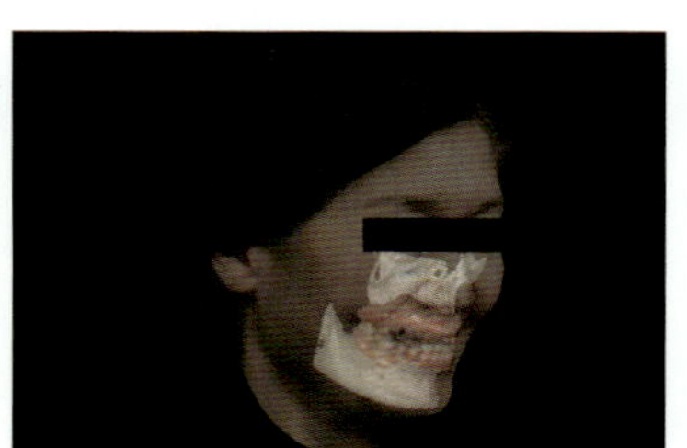
图4　虚拟患者右侧面像

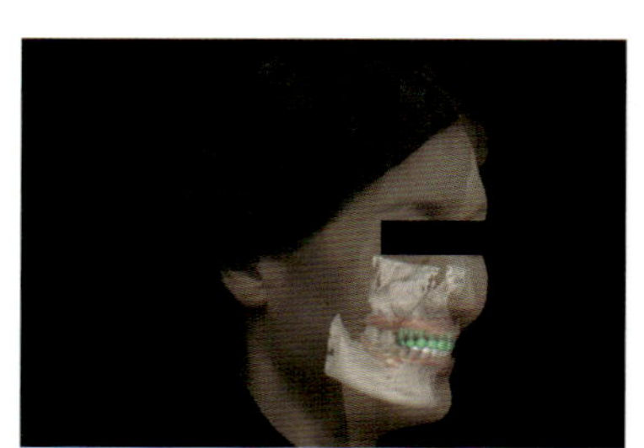
图5　虚拟患者与诊断模板

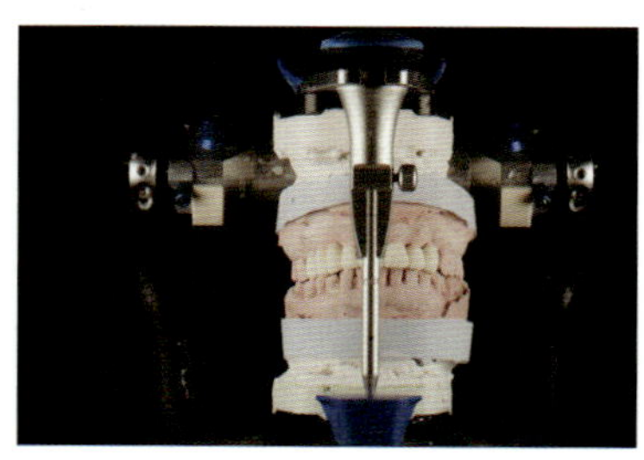
图6　诊断模板戴入𬌗架正面像

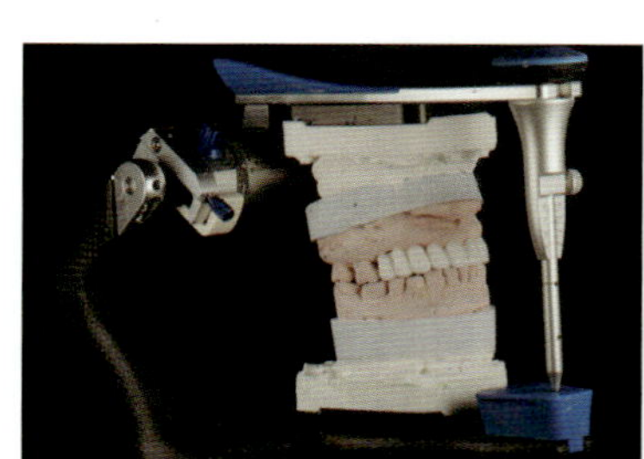
图7　诊断模板戴入𬌗架右侧面像

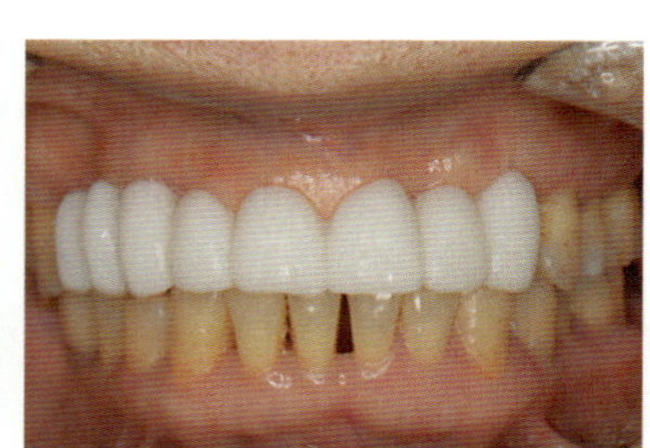
图8　诊断模板戴入口内正面像

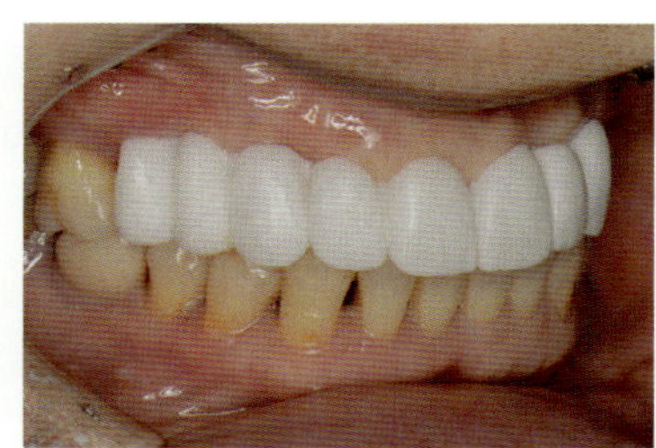
图9 诊断模板戴入口内右侧像

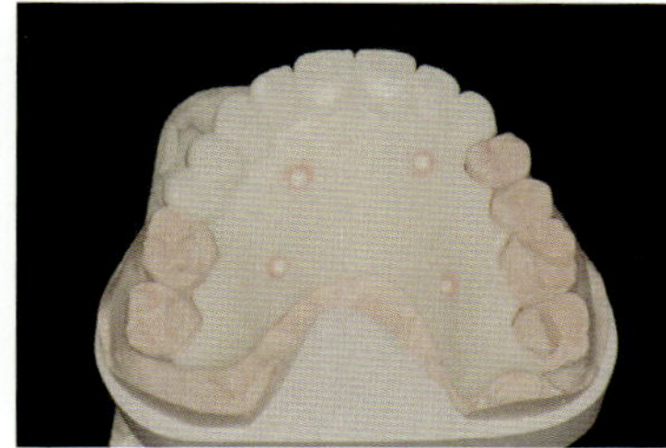
图10 放射线导板殆面像

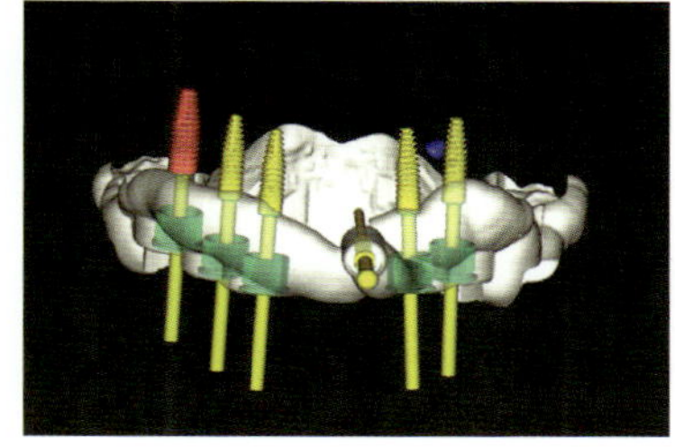
图11 外科导板数字化设计正面像

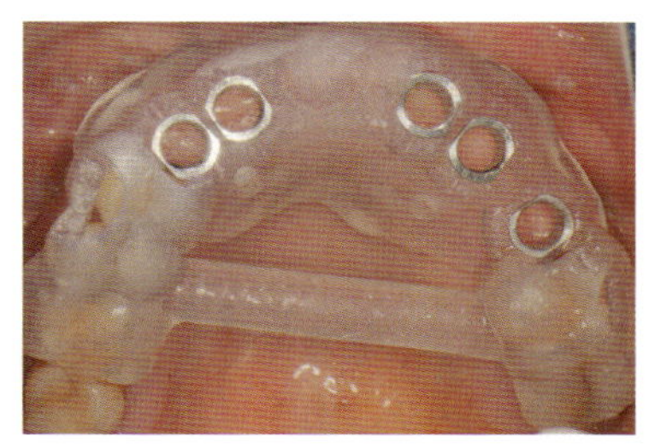
图12 外科导板口内试戴殆面像

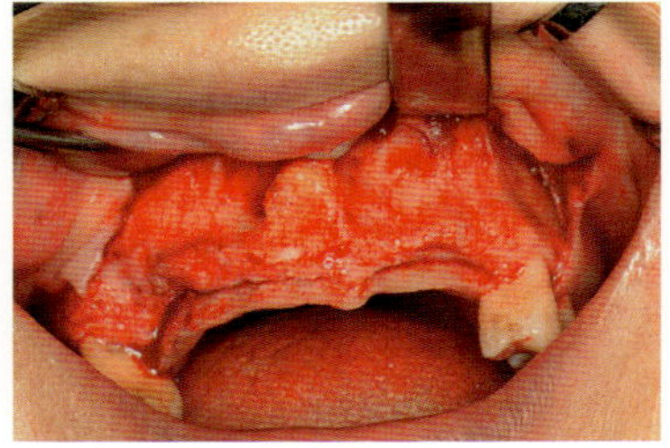
图13 翻瓣暴露术区

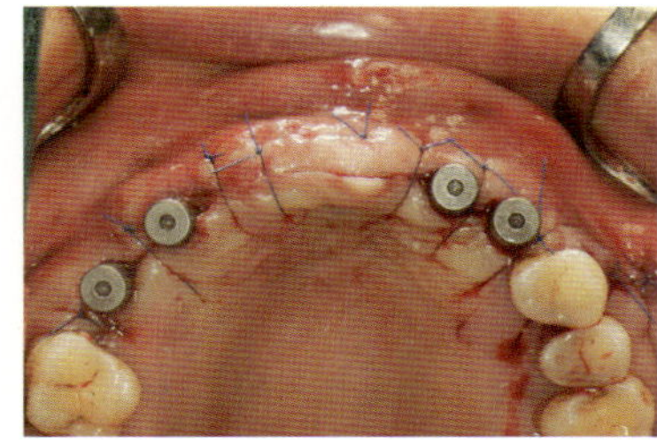
图14 种植术后缝合，拧入SRA基台与ICamRefs扫描体

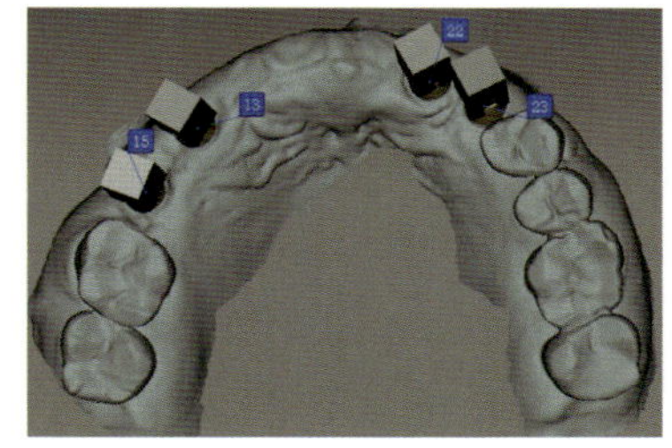
图15 ICam4D口外扫描系统软件内整合牙齿黏膜表面信息与种植体三维位置信息

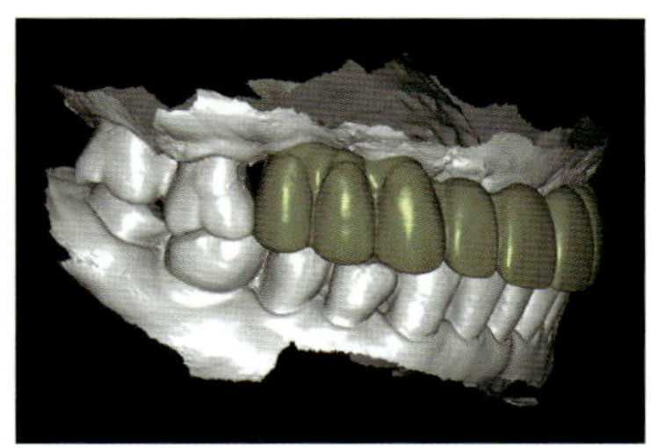
图16 种植体支持式临时修复体数字化设计右侧面像

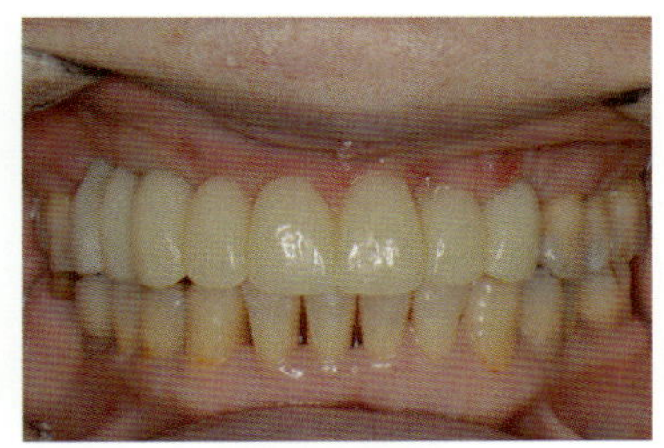
图17 种植体支持式临时修复体戴入口内正面像

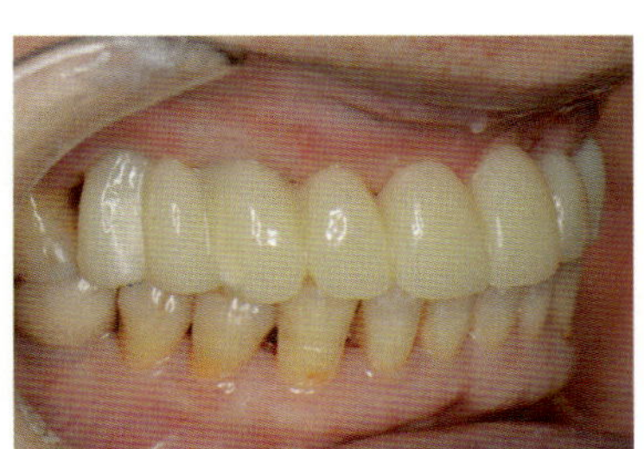
图18 种植体支持式临时修复体戴入口内右侧像

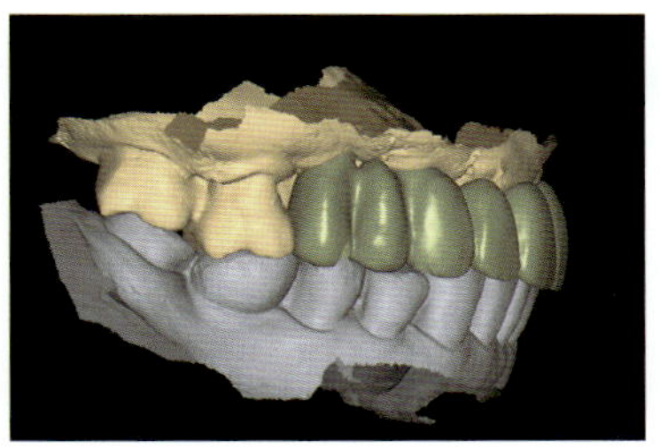
图19 种植体支持式永久修复体数字化设计正面像

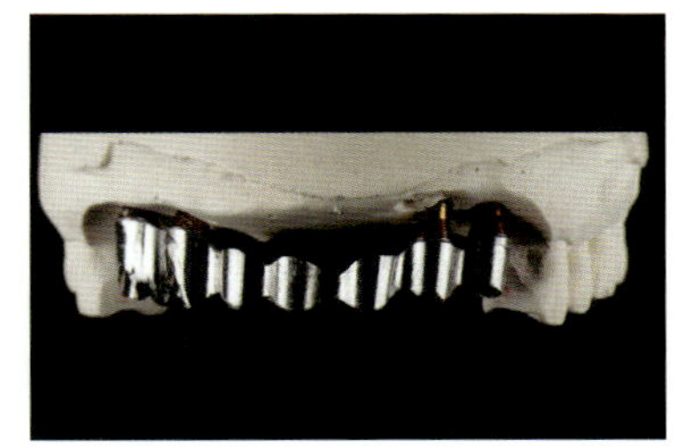
图20 纯钛支架正面像

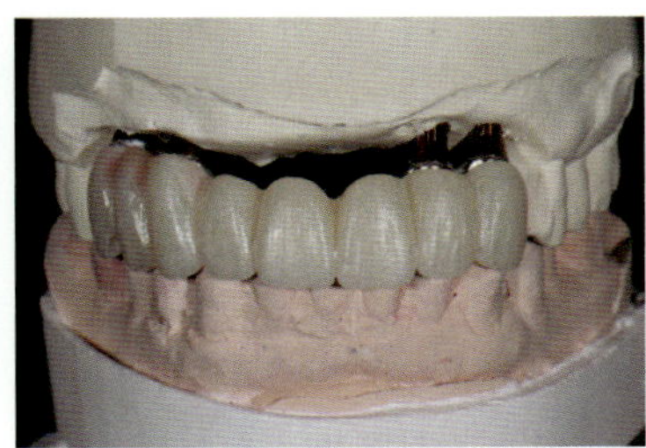
图21 不饰瓷氧化锆牙冠正面像

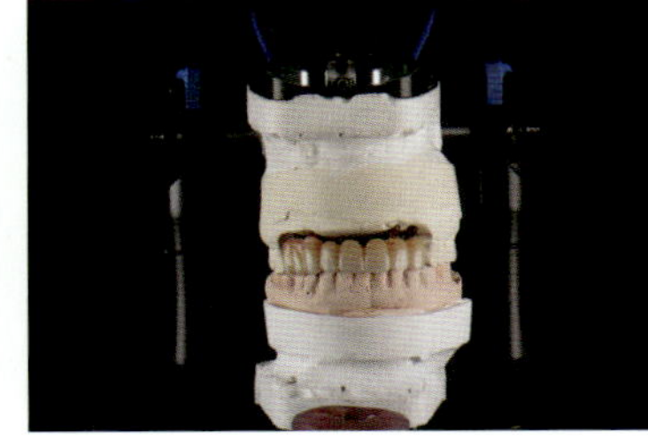
图22 种植体支持式永久修复体戴入殆架正面像

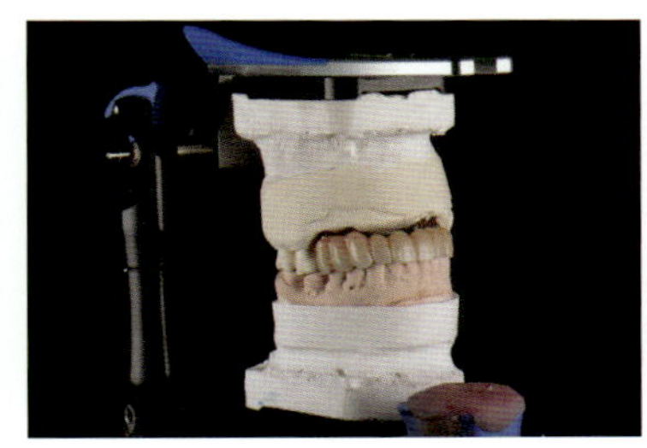
图23 种植体支持式永久修复体戴入殆架右侧像

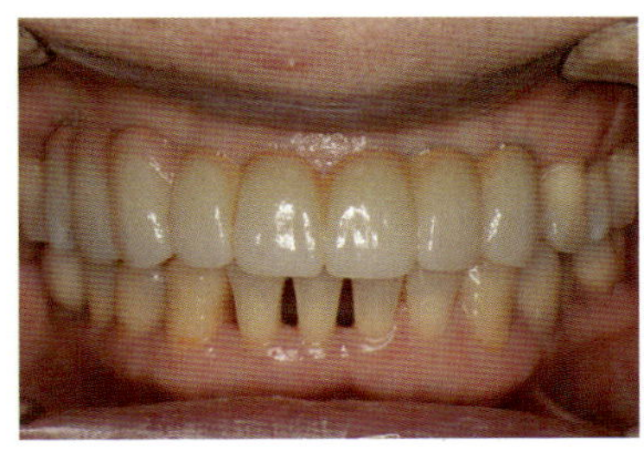
图24 种植体支持式永久修复体戴入口内正面像

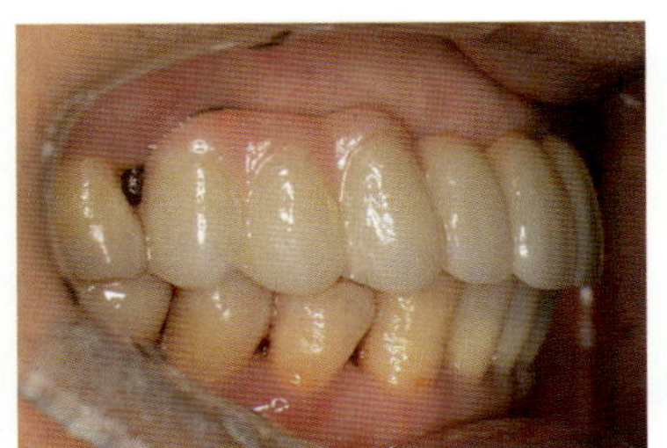
图25 种植体支持式永久修复体戴入口内右侧像

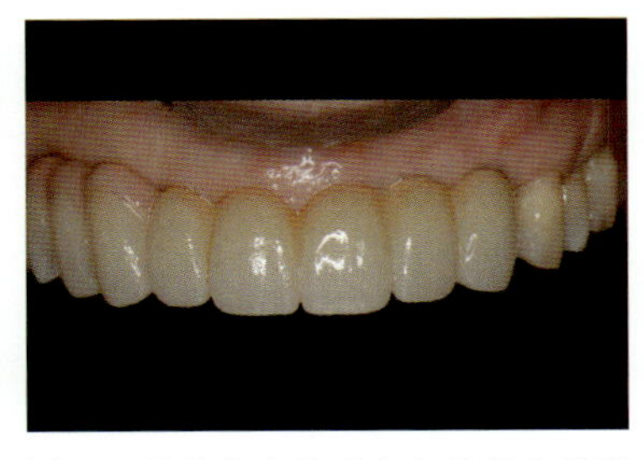
图26 种植体支持式永久修复体美学效果理想

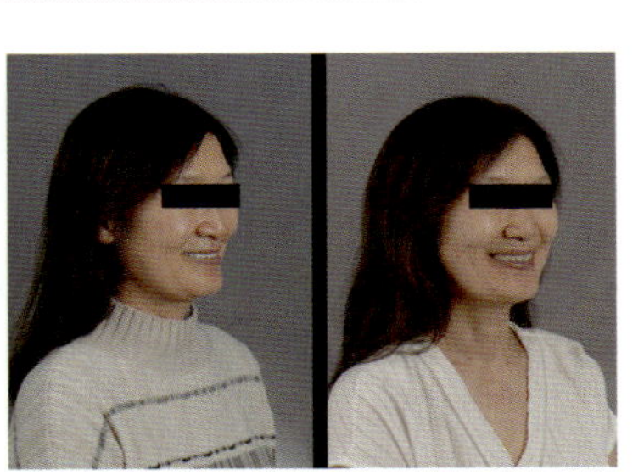
图27 佩戴诊断模板右侧面像（左），佩戴种植体支持式永久修复体右侧面像（右）

三、讨论

2015年，Galluci等提出，将患者口内扫描数据、面部扫描数据和CBCT扫描数据配准后形成患者的3D模型，可用于医患沟通、方案设计等环节。本病例在此理念的指导下，整合了模型扫描数据和上述3种数据，建立了3D虚拟患者，在美学驱动下完成修复体设计。在此基础上，进一步将下颌运动信息导入设计软件内，在功能驱动下完成修复体设计。最终，在诊断设计阶段即完成理想修复体的设计。在预期理想修复体的指导下，完成种植体植入位点与轴向设计、种植体支持式临时修复体与永久修复体的设计与制作，实现兼顾美学与功能的“以终为始”。

目前，尚无厂商能够整合建立4D虚拟患者：4D实时动态信息，如下颌动态信息、面部动态信息等尚无法在同一坐标系内完成整合。而4D虚拟患者的建立，应是在面部动态数据驱动下，将动态数据逐帧分隔为静态数据，逐帧完成多源数据的配准，最终整合建立4D虚拟患者。4D虚拟患者将有利于医生、技师、患者更高效、良好的沟通。此外，面部软组织动态信息和下颌运动数据信息的整合，将帮助医生和技师完成美学与功能更加完美、协调、统一的理想修复体。

四、结论

本病例在全程数字化技术辅助下，完成了多源数据获取与整合构建虚拟患者。在虚拟患者上，完成了理想修复体的功能美学设计。最终修复体发音、咬合及美学功能良好，实现了前牙美学区多颗牙连续缺失的功能美学种植修复，患者满意治疗效果。

参考文献

[1] Joda T, Gallucci GO. The virtual patient in dental medicine[J]. Clin Oral Implants Res, 2015, 26(6):725–726.
[2] Li Q, Bi M, Yang K, Liu W. The creation of a virtual dental patient with dynamic occlusion and its application in esthetic dentistry[J]. J Prosthet Dent, 2021, 126(1):14–18.

Smart数字化流程在前牙连续缺失病例中的应用

杨真瑜 吴庆庆

摘要

目的：在Smart数字化流程的引导下完成上颌前牙区的上颌骨缺损重建和种植修复，达到满意的美学与功能效果。**材料与方法**：患者上颌前牙连续缺失伴有复合型骨缺损。通过数字化技术设计满足美学与功能的修复体，以修复为导向完成骨增量范围与种植体位点设计。植骨导板引导下完成一期植骨。骨增量术后6个月，将三维模型重叠，第1次对比——桥体部位骨吸收（10mm×6mm×3mm）。数字化导板引导下完成种植体植入与桥体部位二次植骨。术后即刻，第2次对比——种植体位点与设计基本一致。术后6个月，第3次对比——植骨骨量稳定、软组织轮廓恢复。临时修复体牙龈塑形后3个月，第4次对比——龈乳头恢复。以个性化氧化锆钛基底基台和全瓷冠行最终修复后1年，第5次对比——最初设计与现有情况重叠，几乎无明显差异。**结果**：本病例在Smart数字化流程引导下实现了“由终到始”的上颌前牙区严重骨缺损的重建和美学修复。

关键词：Smart；数字化设计；前牙美学；骨增量

一、材料与方法

1. 病例简介 32岁男性患者。主诉：患者数个月前因外伤导致上颌前牙连续缺失，现无明显不适，要求种植牙修复。既往史：既往体健，否认心脏病、糖尿病、高血压等系统性疾病史，否认肝炎、结核、艾滋病等传染性疾病史，否认过敏史。口内检查：11-22连续缺失，缺牙间隙宽度约21mm，角化龈缺损，牙槽嵴吸收严重。23牙根暴露至根尖1/3，松动（-）。口外检查：颌面部左右对称，开口型、开口度正常，中位笑线。CBCT示：缺牙区为复合型骨缺损，嵴顶菲薄，多处不足1mm。

2. 诊断 11-22牙列缺损。

3. 治疗计划 在Smart数字化流程的引导下完成上颌前牙区的上颌骨缺损重建和种植修复。

4. 治疗过程（图1~图41）

（1）Specific——建立明确的目标。①采集患者颌面部及口腔软硬组织信息，将信息导入3Shape软件内拟合后进行微笑设计（DSD），确认牙齿在牙弓中的位置和形态，虚拟排牙得到美学效果良好的三维修复体设计。②进一步评估咬合功能。电子面弓记录患者下颌运动轨迹，在EXOCAD软件内模拟动态咬合，得到两种修复方案：方案一：仍采用美学修复设计，部分调磨对颌牙；方案二：保证功能行使，调改修复体切端。③口内试戴后，患者选择方案一。

（2）Measurable——量化目标与结果。通过Mimics和3-matic软件建立三维模型，以修复体为导向于11、22牙位虚拟植入种植体，综合考虑种植体周骨量要求和软硬组织形态进行骨增量设计，得到精确植骨体积并设计植骨导板。以植骨体积为参考，选择垂直向骨增量效果稳定的Onlay自体骨移植联合GBR的植骨方案。

（3）Accurate——虚与实的精准转换。局部麻醉后，翻瓣，去皮质化，通过植骨导板确认骨材料移植范围，胶原膜覆盖后减张缝合。

（4）Result-focused——聚焦于目标；Timely-verified——实时、多次的校正。①骨增量术后6个月，将前后2次三维模型重叠，进行第1次对比——种植区域（11、22）骨量满足植入条件，非种植区域（21）骨吸收（10mm×6mm×3mm）。计划进行二次植骨以重建牙槽骨轮廓。②数字化导板引导下精准定位，逐级备洞，术中利用打印的修复体直接验证轴向。于11、22处精准植入种植体，分别植入Anthogyr 4.0mm×10mm、Anthogyr 3.4mm×10mm种植体。将设计后尺寸适宜的骨块用钛钉固定于21处，覆盖胶原膜后缝合。③术后即刻，进行第2次对比——种植体位点与设计基本一致。术后6个月复查，第3次对比——植骨骨量稳定、软组织轮廓恢复。④邻近天然牙的骨嵴顶至修复体接触点的距离＜5.5mm，桥体处＜4.5mm。临时塑形可形成龈乳头，不再进行软组织移植，直接进入临时修复阶段。在临时修复后3个月，进行第4次对比——龈乳头恢复。⑤以个性化氧化锆钛基底基台和全瓷冠行最终修复后1年，第5次对比——最初设计与现有情况重叠，几乎无明显差异。

二、结果

本病例在Smart数字化流程引导下实现了“由终到始”的上颌前牙区严重骨缺损的重建，获得了良好的种植体位置、轴向及美学效果，患者满意度较高。

作者单位：重庆医科大学附属口腔医院

通讯作者：吴庆庆；Email: 932934403@qq.com

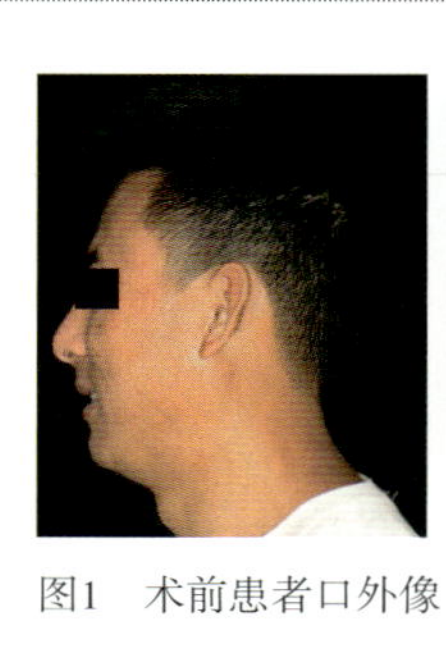
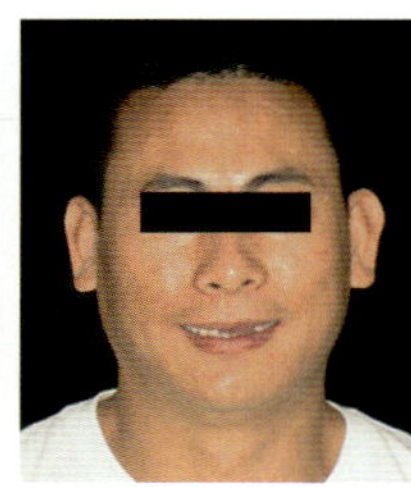
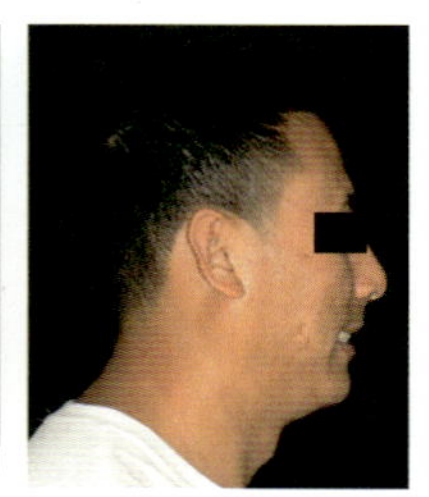

图1 术前患者口外像

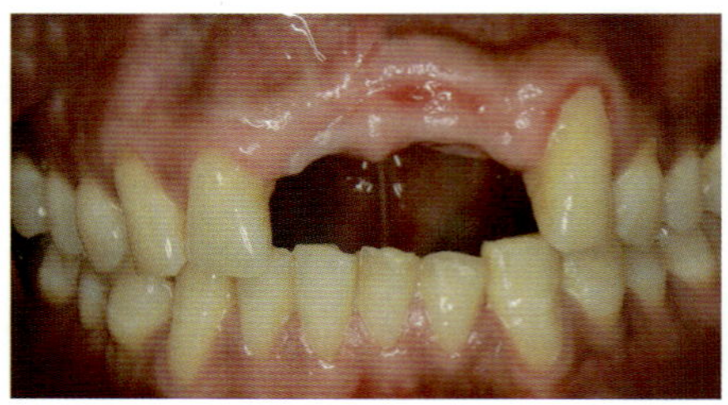

图2 术前患者口内正面像

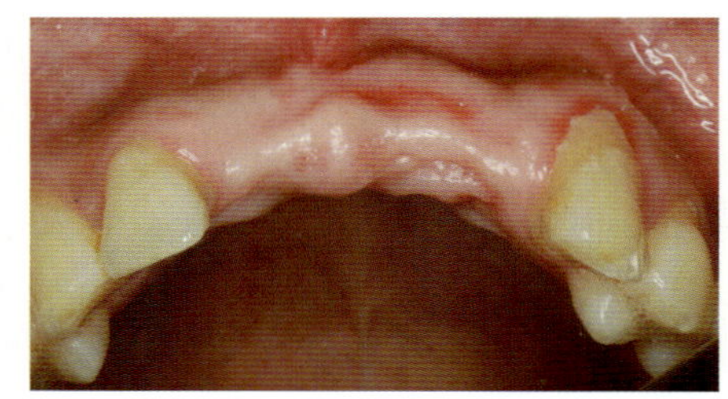

图3 术前患者口内𬌗面像

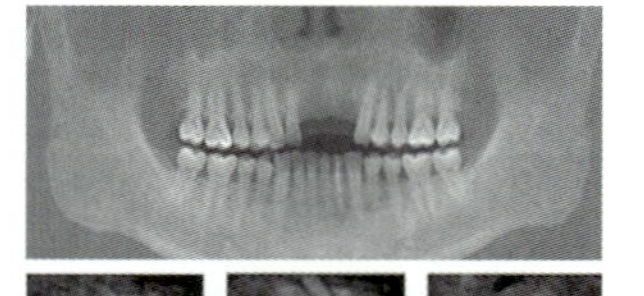
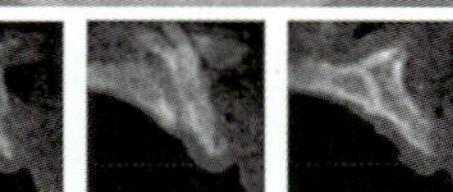

图4 术前CBCT

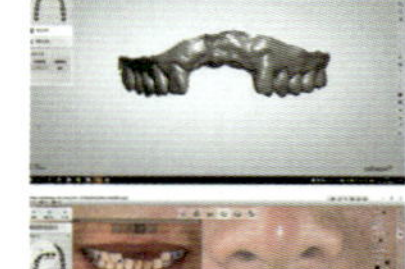
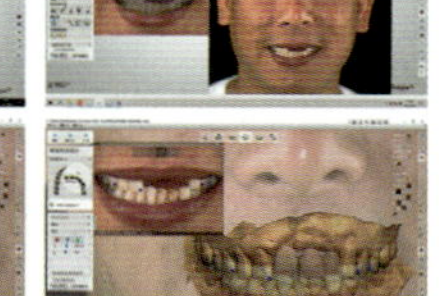

图5 微笑设计（DSD）

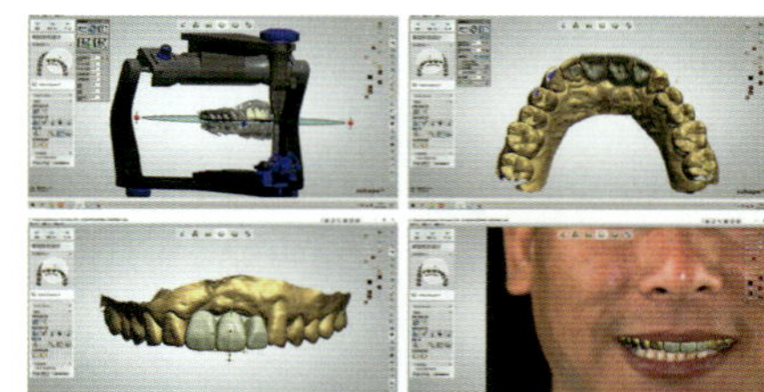

图6 虚拟排牙

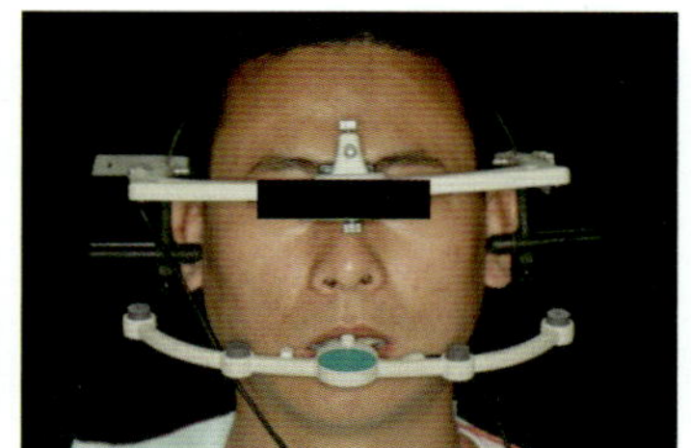

图7 电子面弓记录患者下颌运动轨迹

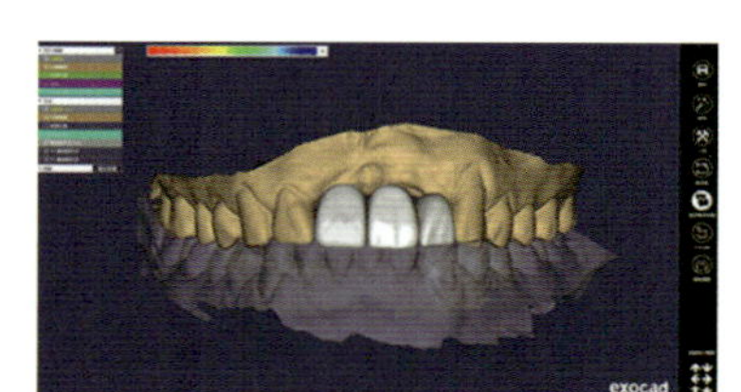

图8 方案一

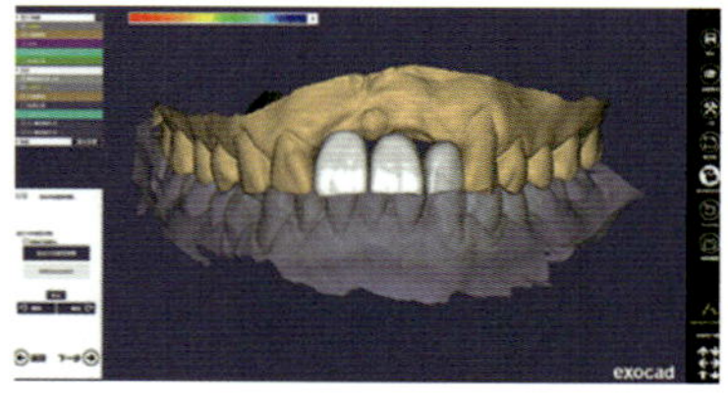

图9 方案二

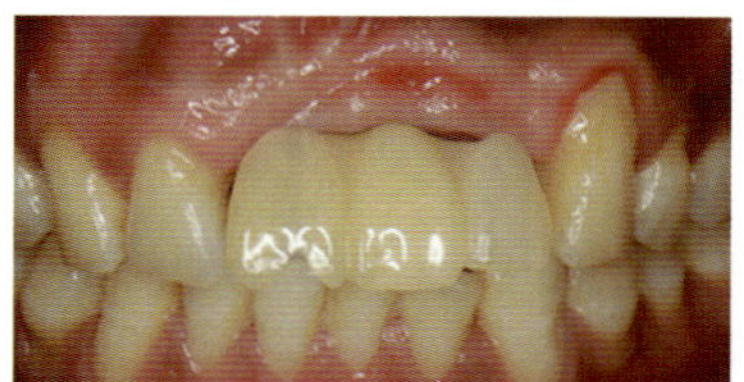

图10 口内试戴（方案一）

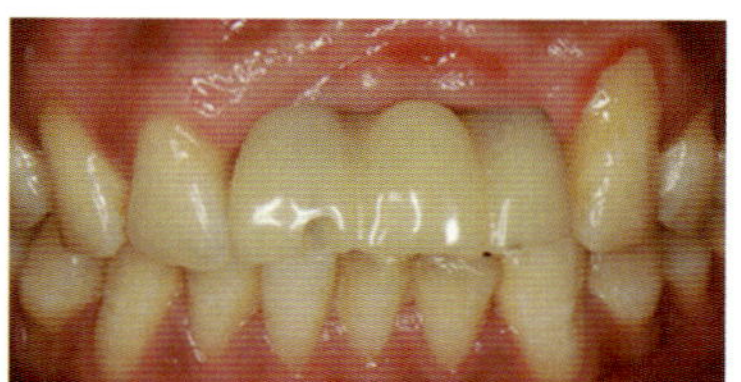

图11 口内试戴（方案二）

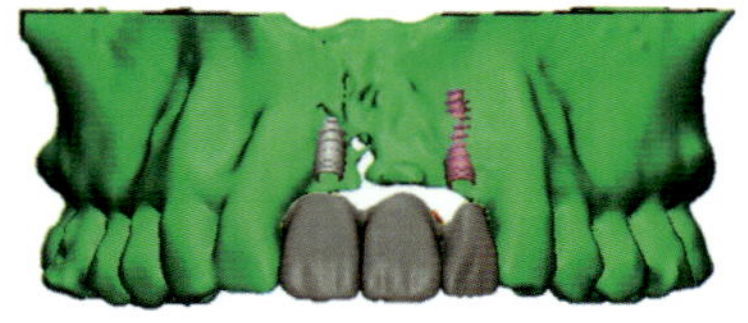

图12 虚拟植入种植体

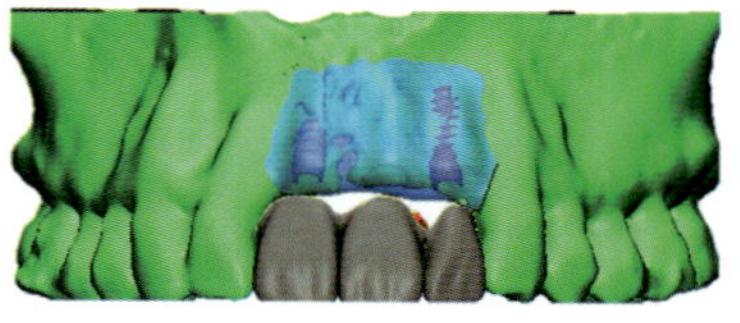

图13 精准设计植骨范围

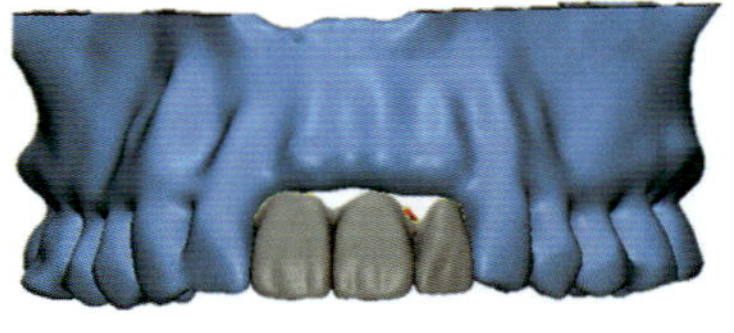

图14 理想骨量模型

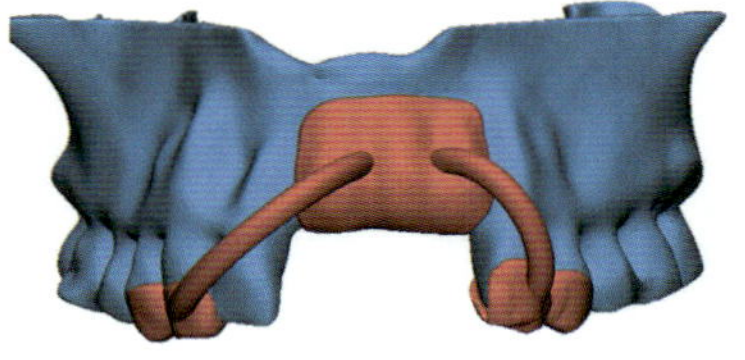

图15 数字化植骨导板

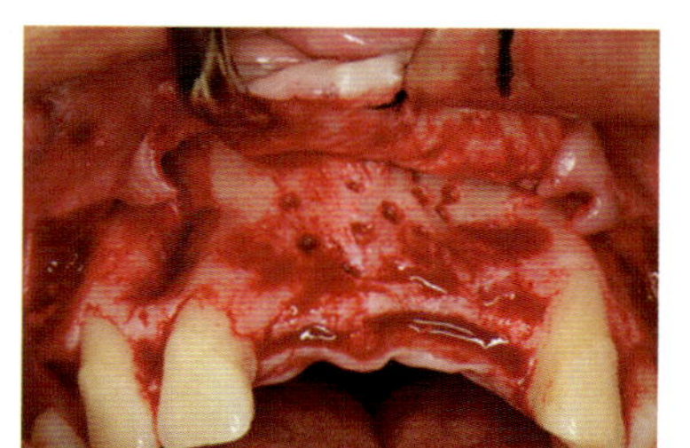

图16 切开翻瓣，去皮质化

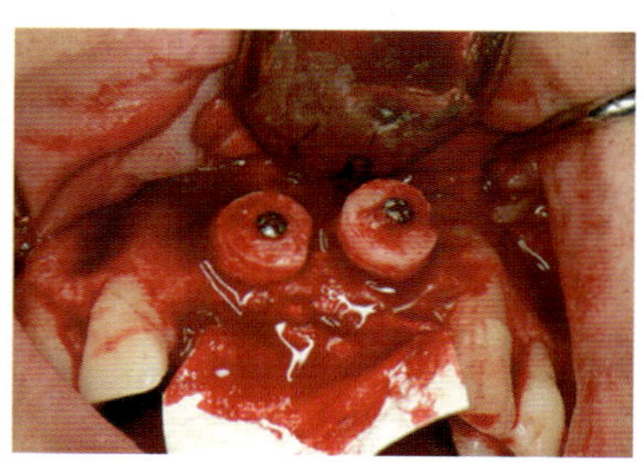

图17 Onlay自体骨移植

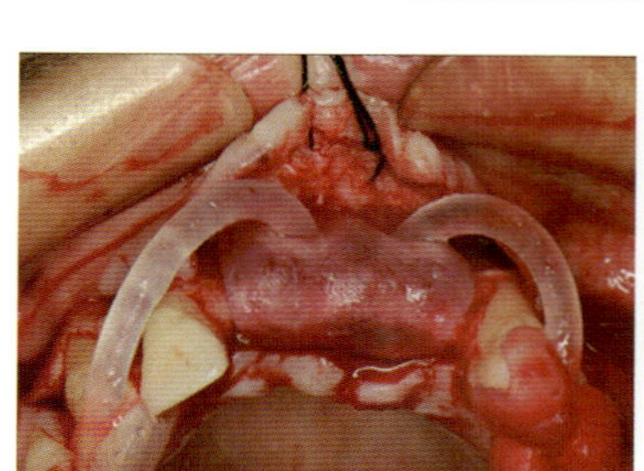

图18 植骨导板验证植骨范围

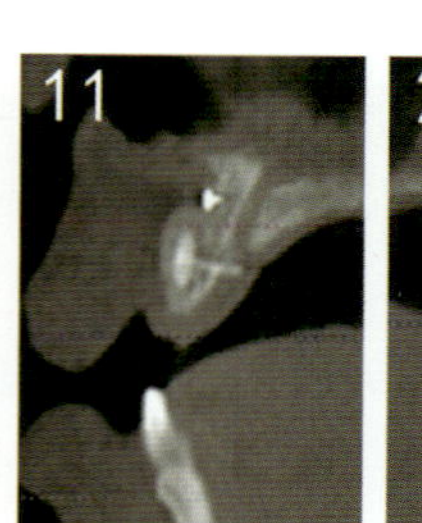

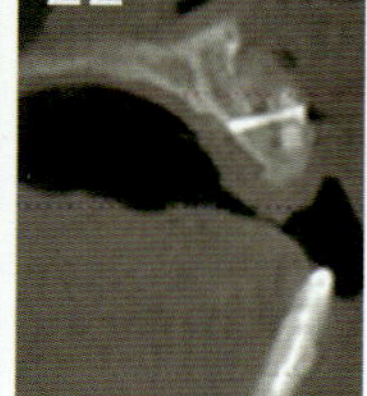

图19 骨增量术后即刻

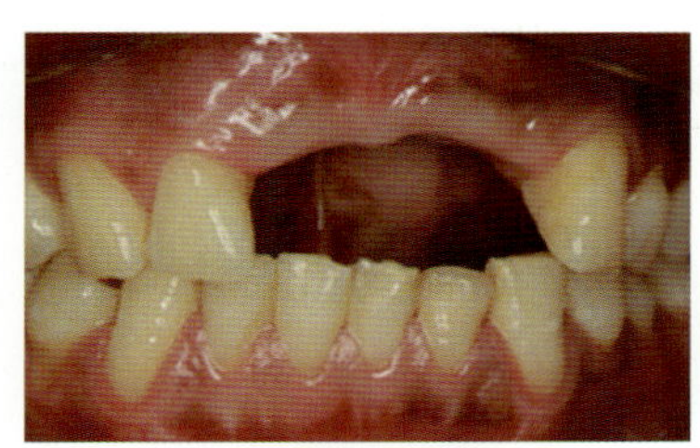
图20　骨增量术后6个月正面像

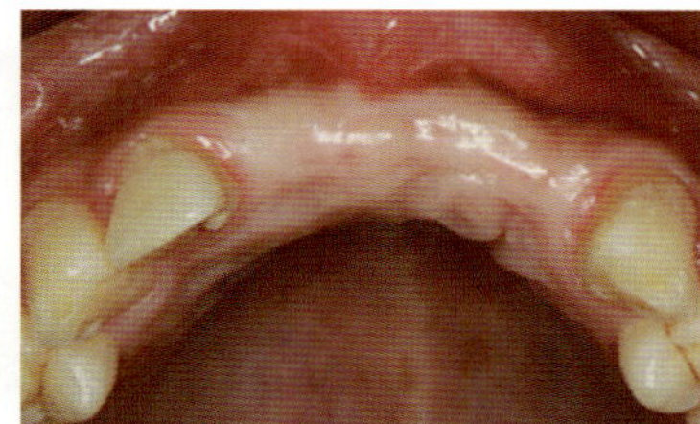
图21　骨增量术后6个月殆面像

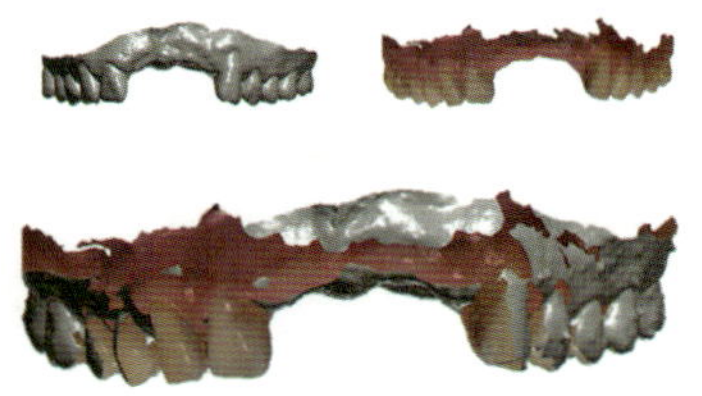
图22　骨增量术后6个月，第1次对比1

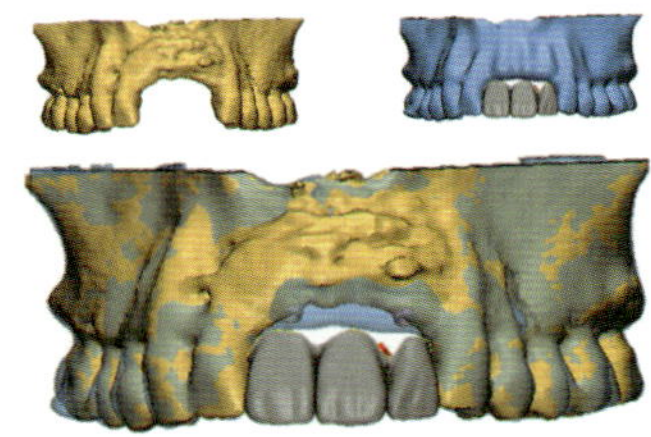
图23　骨增量术后6个月，第1次对比2

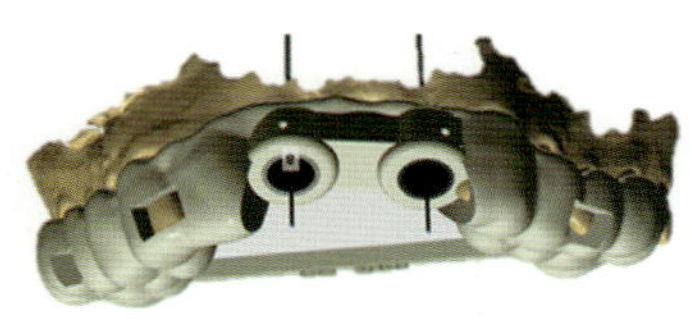
图24　数字化种植导板

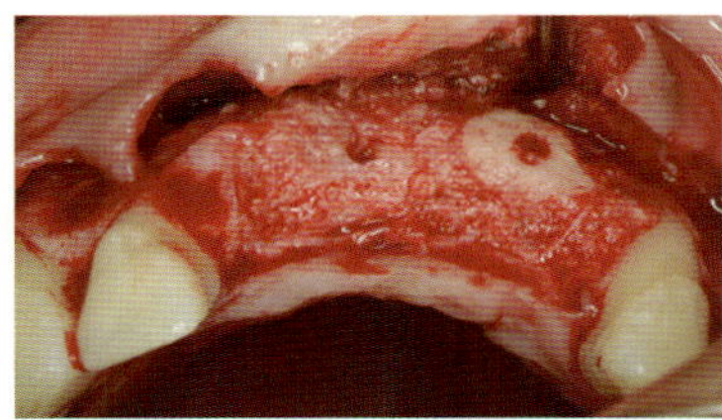
图25　桥体部分骨吸收

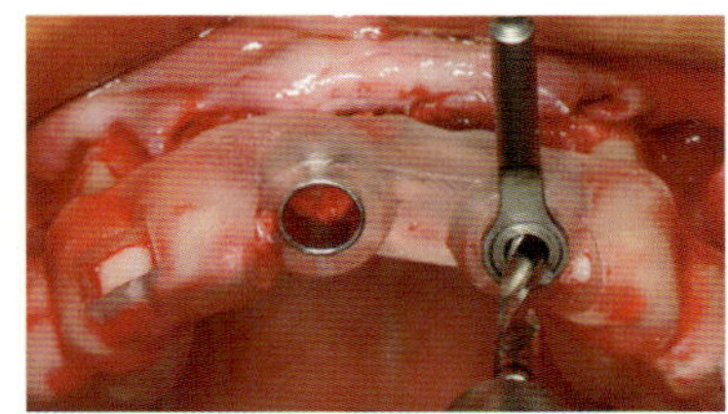
图26　逐级备洞

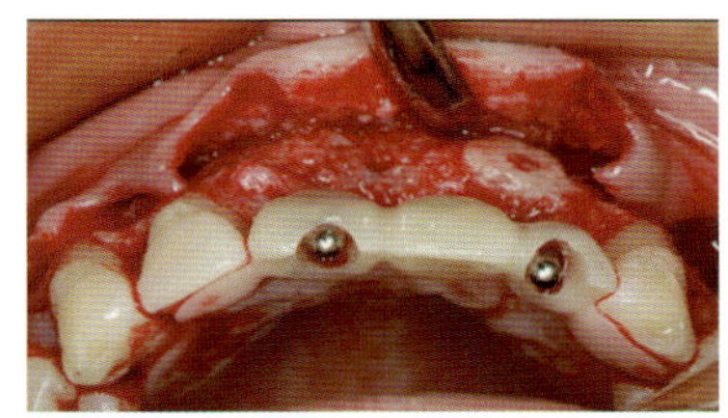
图27　修复体直接验证轴向

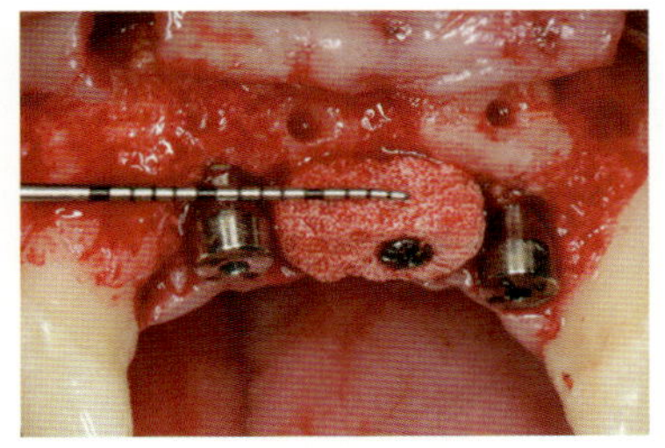
图28　桥体部位植入（10mm×6mm×3mm）大小骨块

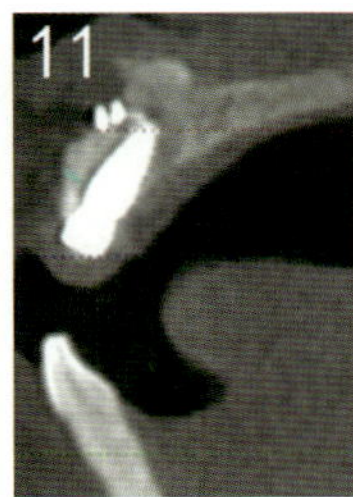

图29　种植体植入术后即刻

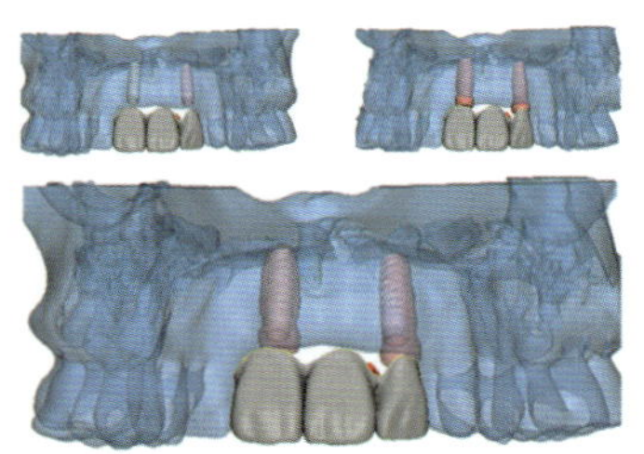
图30　种植体植入术后即刻，第2次对比

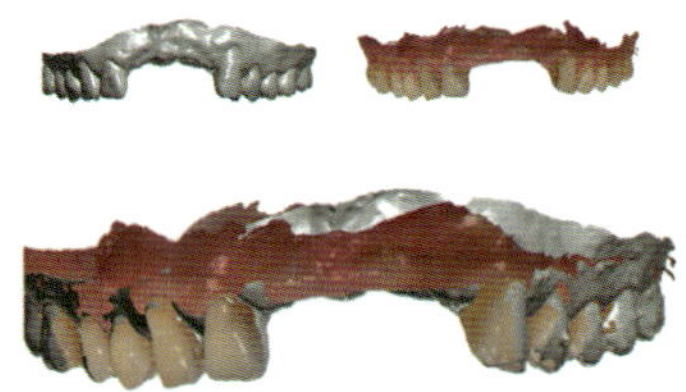
图31　种植体植入术后6个月，第3次对比1

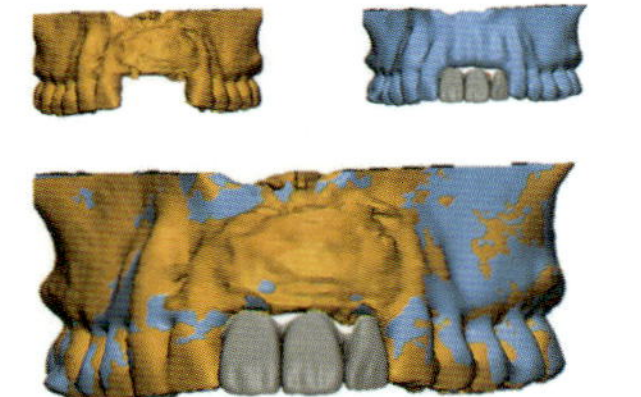
图32　种植体植入术后6个月，第3次对比2

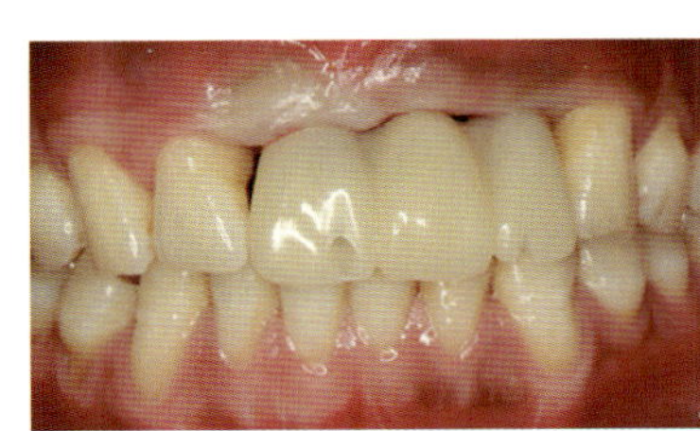
图33　临时冠塑形

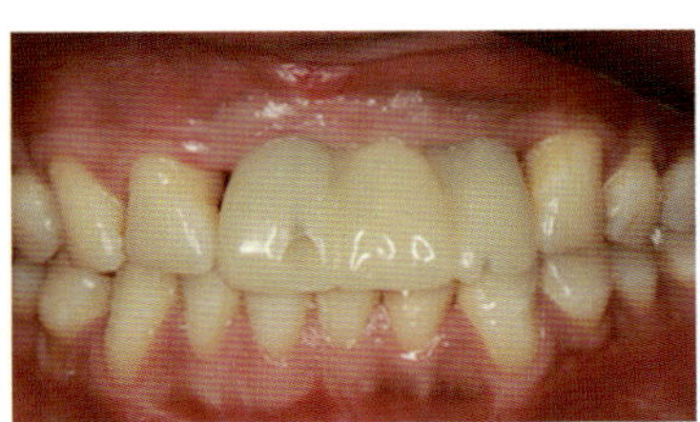
图34　临时冠塑形后3个月

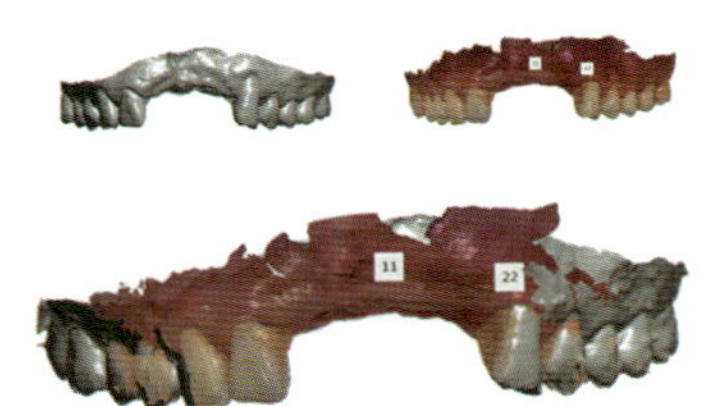
图35　临时冠塑形后3个月，第4次对比

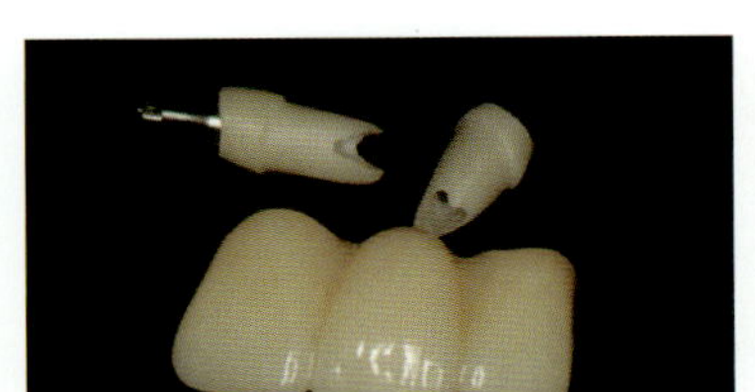
图36　永久基台

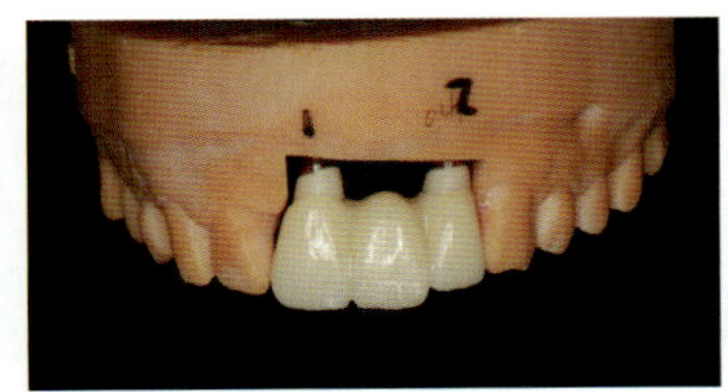
图37　最终修复体

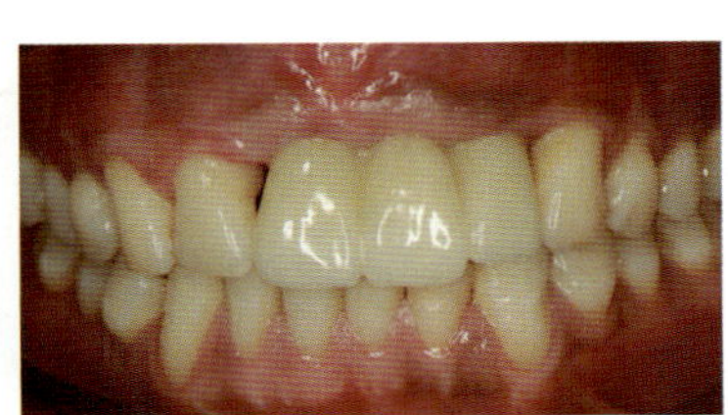
图38　最终修复体口内正面像

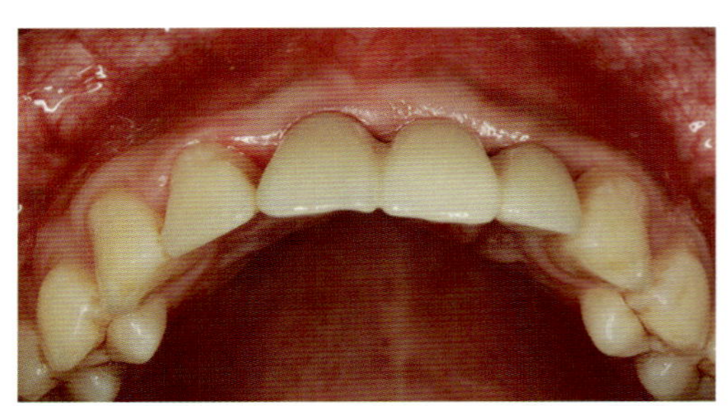

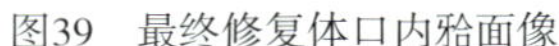

图39 最终修复体口内殆面像

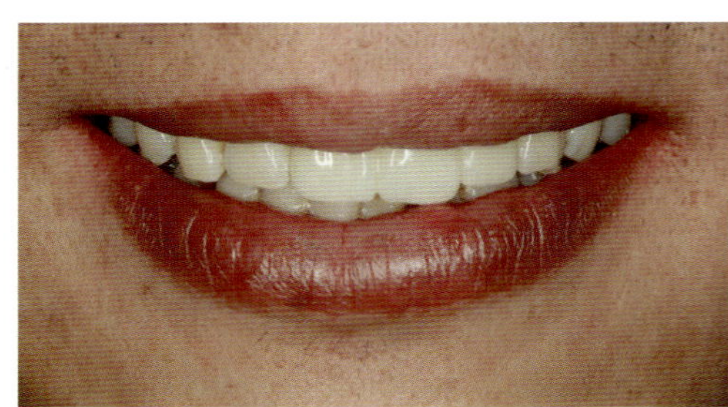

图40 最终修复后患者微笑像

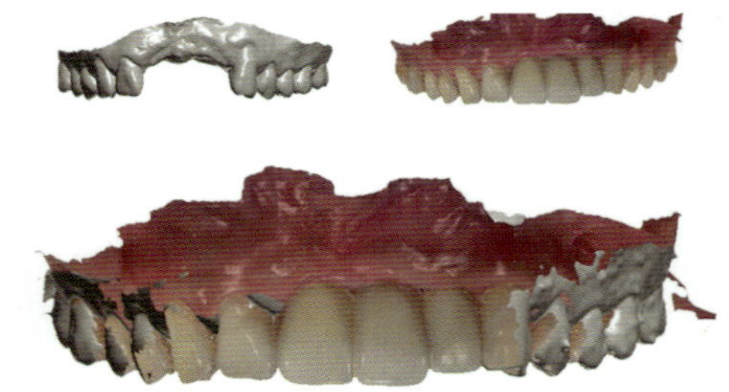

图41 最终修复后1年，第5次对比

三、讨论

本病例在Smart数字化流程的引导下完成上颌前牙区的上颌骨缺损重建和种植修复。Smart是5个英文单词的缩写：Specific——建立明确的目标；Measurable——量化目标与结果；Accurate——虚与实的精准转换；Result-focused——聚焦于目标；Timely-verified——实时、多次的校正。

通过数字化这边虚实转换的钥匙，我们在虚拟与现实中不断往复验证，以直观精确的可量化差异来指导后续的治疗过程，在最大限度上，控制了复杂骨扩增的不可预期性。

参考文献

[1] Jemt Torsten, Lekholm Ulf. Measurements of buccal tissue volumes at single-implant restorations after local bone grafting in maxillas: a 3-year clinical prospective study case series[J]. Clin Implant Dent Relat Res, 2003, 5(2):63–70.

[2] Yuce MO, Adali E, Turk G, et al. Three-dimensional bone grafting in dental implantology using autogenous bone ring transplant: Clinical outcomes of a one-stage technique[J]. Niger J Clin Pract, 2019, 22(7):977–981.

[3] Mazzonetto Renato, Klüppel Leandro Eduardo, Neto Henrique Duque Chaves de Miranda, et al. Reconstruction of severely resorbed maxilla with biodegradable polylactide screws: case series[J]. Int J Oral Maxillofac Implants, 2010, 25(24):821–825.

[4] Gultekin B Alper, Bedeloglu Elcin, Kose T Emre, et al. Comparison of Bone Resorption Rates after Intraoral Block Bone and Guided Bone Regeneration Augmentation for the Reconstruction of Horizontally Deficient Maxillary Alveolar Ridges[J]. Biomed Res Int, 2016, 2016:1–9.

[5] Raabe Clemens, Janner Simone FM, Abou-Ayash Samir. Comprehensive Digital Workflow and Computer-Assisted Implant Surgery in a Patient with Reduced Crest Width. Case Report of a Split-Mouth Approach[J]. Swiss Dent J, 2021, 131(5):437–441.

“软硬兼施”——数字化龈缘-骨缘指示导板应用于上颌前牙区龈缘塑形1例

把丽根·伯拉提汉　满毅

摘要

27岁女性患者，15年前因外伤致12、21缺失，曾行11、22牙再植术并于术后行根管治疗，11树脂冠修复，22牙唇倾未修复，21曾于5年前因颌骨囊肿曾于外院行囊肿刮除同期植骨，患者对前牙美观与发音感到不满。治疗计划：拟行种植治疗修复12、21，全瓷冠修复11、22。患者术前拍摄CBCT，数字化3D构建虚拟患者，DSD指导虚拟排牙后，口内mock-up。以理想修复体为导向，设计种植体理想龈缘高度、三维位置以及满足种植体摆放的理想骨形态，进一步规划与种植体龈缘位置对称美观的邻牙龈缘高度，设计全程数字化种植导板以及数字化龈缘指示导板，利用数字化龈缘指示导板进行天然牙冠延长以及种植体龈缘骨修整。术后6个月拍摄CBCT并进行口内扫描，结合患者面部扫描设计临时修复体完成临时修复。临时修复体诱导软组织塑形3个月，龈乳头生长良好，参照临时修复体进行最终修复体的数字化设计，在数字化指导下，完成了美学区牙列缺损合并牙体缺损患者的最终治疗，取得了较好的修复美学效果。

关键词：数字化；前牙修复；龈缘-骨缘指示导板；种植修复

一、材料与方法

1. 病例简介　27岁女性患者。主诉：对前牙美观与发音感到不满。现病史：15年前因外伤致12、21牙缺失，5年前21因颌骨囊肿曾于外院行囊肿刮除同期植骨，11、22已行根管治疗，11树脂修复。口内检查：12、21缺失，缺牙区牙槽嵴高度降低，软组织缺损，黏膜内陷；11牙树脂修复，22牙变色、唇倾（图1）。CBCT示：11、22根管内高密度影，12唇侧骨缺损。

2. 诊断　11、22根管治疗后；牙列缺损（12、21缺失）。

3. 治疗计划　结合患者诉求和循证医学证据，计划使用数字化龈缘指示导板实现前牙牙列缺损合并牙体缺损患者龈缘位置设计，利用全程数字化种植导板完成种植体植入，12、21术后3个月戴入种植体支持式临时义齿，11、22完成全瓷冠修复。治疗流程在数字化指导下完成。

4. 治疗过程

（1）第一阶段：设计数字化龈缘指示导板、数字化全程导板。①初诊时获取CBCT，包含患者上颌骨缺损的Dicom数据（图2）。在计算机软件中，将CBCT的Dicom数据与患者口内余留牙模型的STL 数据相结合。②结合口内扫描和二维DSD设计（图3）进行三维虚拟排牙，使修复体恢复发音功能，还可以与面部和笑容相协调，数字化评估面部美学、垂直距离、咬合关系。③进行口内mock-up（图4），患者对其美学效果感到满意。④以mock-up为指导进行种植体三维位置设计（图5）。⑤进一步以理想修复体为导向，设计种植体理想龈缘高度（图6）、规划与种植体龈缘位置对称美观的邻牙龈缘高度，设计全程数字化种植导板以及数字化龈缘指示导板，利用数字化龈缘指示导板进行天然牙冠延长以及种植体、天然牙龈缘骨修整。

（2）第二阶段：数字化龈缘指示导板、全程导板指导下种植。①计划行种植手术，导板打印完成后于术前在患者口内完成导板试戴（图7）。②局部麻醉下切开翻瓣，术中翻瓣暴露植骨区域（图8）。③就位牙支持式导板（图9），确认导板就位良好。④全程导板引导下于上颌12、21牙位分别植入Nobel Active 3.5mm×10mm、4.3mm×10mm种植体（图10）。⑤龈缘指示导板就位（图11），参照牙槽骨骨缘指示线修整12-22牙槽骨。通过锐性分离骨膜、骨膜成形黏膜技术来达到黏膜减张，拉拢确认可关闭创面。⑥黏膜内侧先放置胶原膜，种植体的唇侧填入脱钙的小牛骨Bio-Oss与自体骨、CGF凝块混合制备的黏性骨饼（图12）。⑦覆盖并修整Bio-Gide生物膜，覆盖范围13-23唇侧，可吸收线水平褥式缝合、固定拉拢缝合14-24唇舌侧黏膜（图13）。⑧龈缘指示导板指示参考理想龈缘位置，龈乳头处内垂直褥式缝合，缺牙区间断缝合，22牙冠向复位至龈缘参考线（图14）。术后CBCT示种植轴向与三维位置与术前设计基本一致（图15），术后2周拆线，创口愈合良好，患者自诉术后疼痛、肿胀反应较轻（图16）。

（3）第三阶段：种植体二期手术、取模、临时修复。①复查CBCT（图17），12牙位唇侧稍有凹陷（图18），计划采用U形反折结缔组织瓣术。②于种植位点嵴顶偏腭侧做水平切口形成一个较小的U形（图19），

作者单位：四川大学华西口腔医院

通讯作者：满毅；Email: manyi780203@126.com

用金刚砂球钻磨除上皮，暴露下方的结缔组织，全厚瓣翻起U形瓣，并于唇侧制备“信封”，将U形瓣反折插入到“信封”切口里，以水平褥式缝合固定。③取模（图20）。④数字化设计临时修复体，同时考虑到术前理想排牙以及术后软组织恢复情况，进行临时修复体最终设计，在龈乳头处空出软组织生长塑形的空间，完成临时修复体的制作（图21）。临时修复体戴入后进行微调，消除正中和功能运动中的早接触点。对美学和发声评估满意后，冠螺丝加扭矩至15N·cm。

（4）第四阶段：天然牙预备和种植体永久修复。临时冠诱导牙龈塑形后3个月，12、21临时修复体行使功能良好，观察牙龈情况良好，临时修复体诱导软组织情况良好。参照临时修复体进行种植体最终修复体的数字化设计，同时再次根据龈乳头诱导塑形高度微调天然牙牙冠设计，并3D打印数字化排牙模型制作硅橡胶备牙导板，参照设计制作诊断蜡牙，患者观察满意后，于硅橡胶导板参考下行牙体预备（图22），排龈，聚醚取模转移，咬合记录，比色，送工厂制作全瓷单冠。制作完成先行试戴（图23），检查冠边缘有无悬突、是否密合，邻接点接触是否良好，颜色形态是否美观等，均满意后进行正式粘接（图24）。待粘接剂完全固化后再次确认各处边缘的密合度，去除多余粘接剂，调𬌗，最后进行抛光。准确就位基台和修复体，调整咬合，种植体单冠瓷基台螺丝加扭矩至15N·cm，种植体螺丝加力至35N·cm。X线片确认基台和修复体均就位良好（图25）。

二、结果

修复后1年复查，前牙美学区种植修复体及天然牙修复体牙龈比例协调，牙体切缘位置与下唇协调，上颌中切牙长宽比例、上颌前牙正面宽度比、龈曲线、微笑曲线等协调，粉白美学效果良好，患者咬合无不适，对术后牙冠长度、牙龈高度、修复体形态及颜色满意，X线片确认基台和修复体均就位良好（图26～图30）。

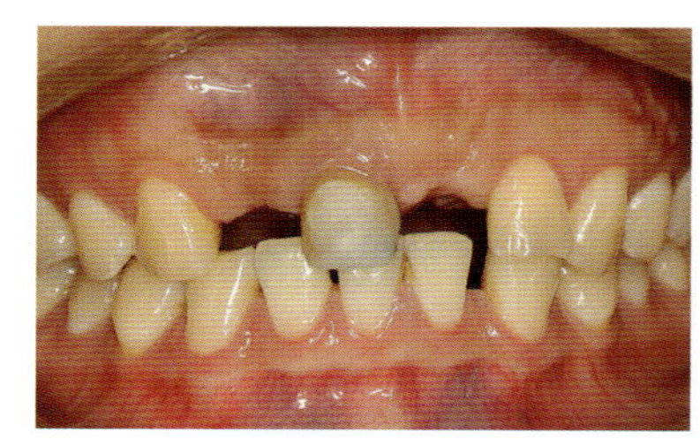

图1 术前口内情况

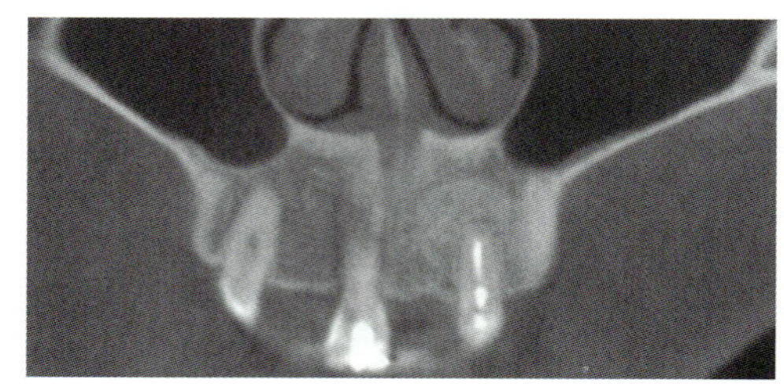

图2 术前CBCT

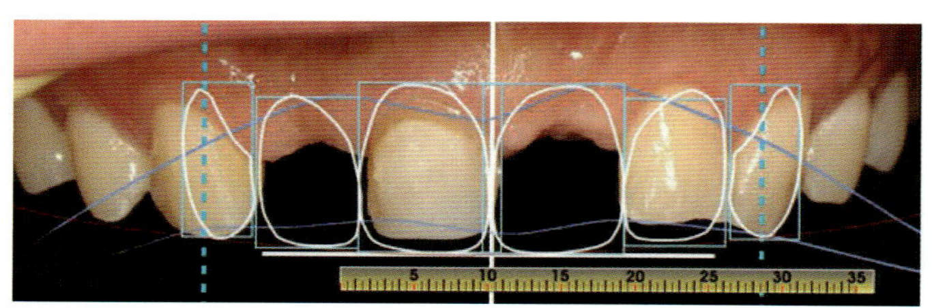

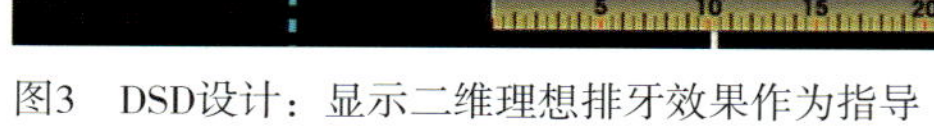

图3 DSD设计：显示二维理想排牙效果作为指导

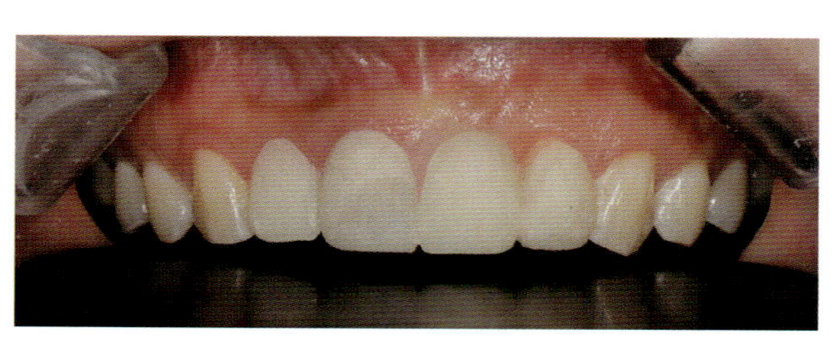

图4 mock-up

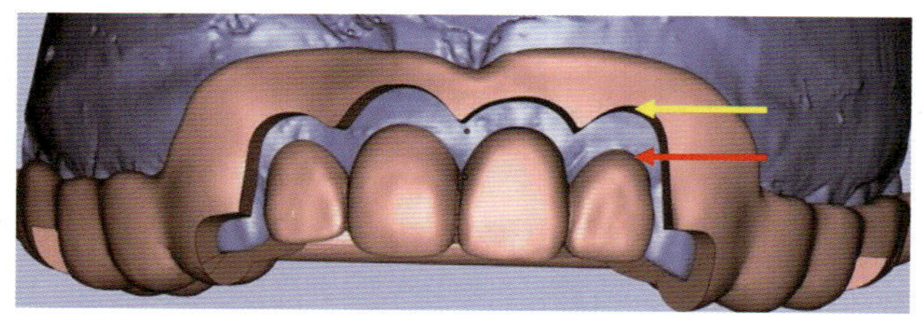

图5 数字化龈缘指示导板设计：骨缘指示线（黄色箭头）、龈缘指示线（红色箭头）

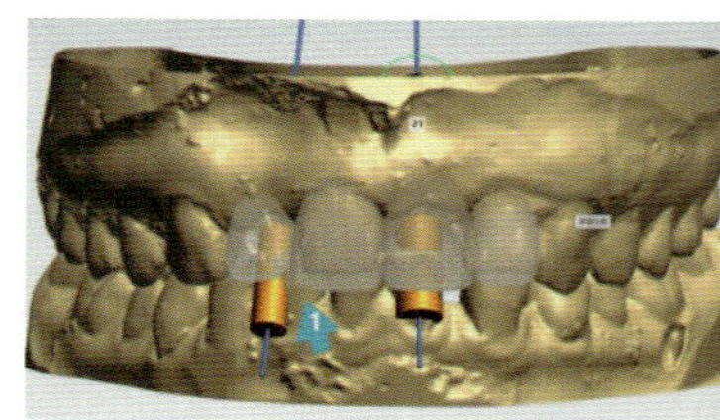

图6 种植三维位置设计

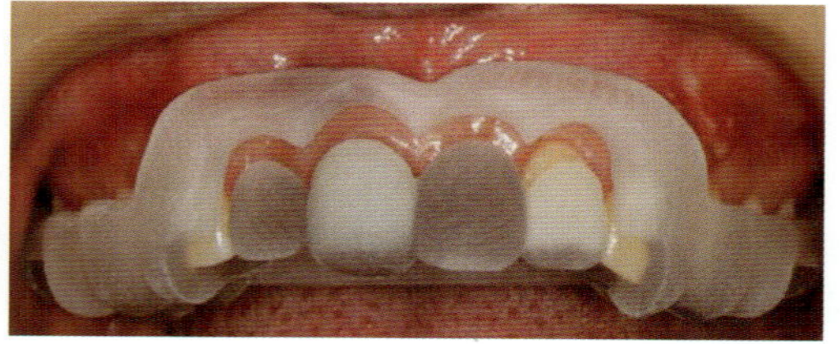

图7 导板试戴

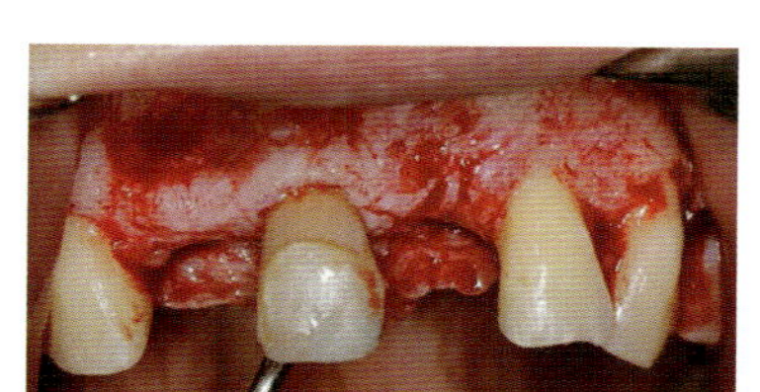

图8 种植手术：切开翻瓣暴露术区

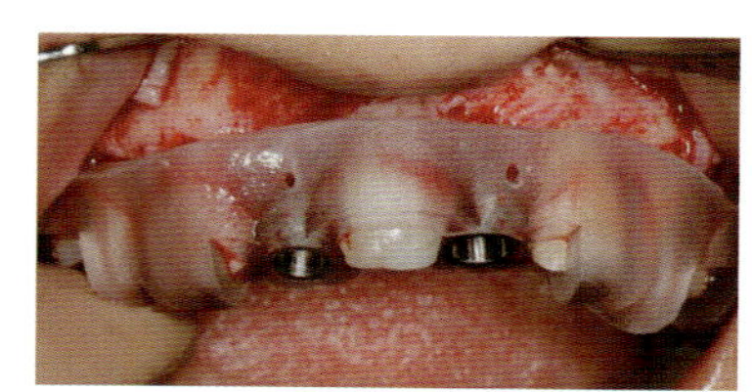

图9 种植手术：口内就位导板

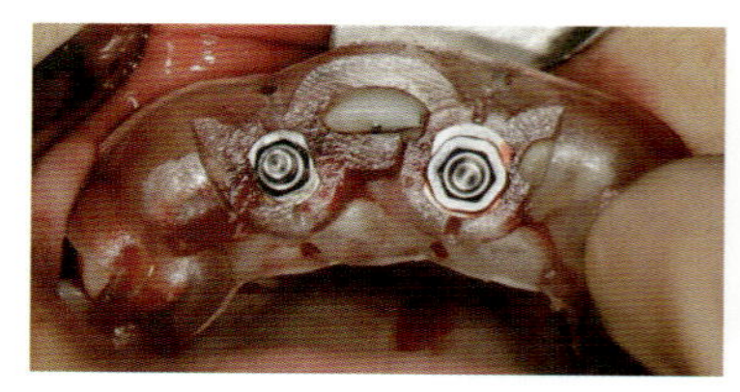

图10 种植手术：数字化全程种植导板引导下12、21植入种植体

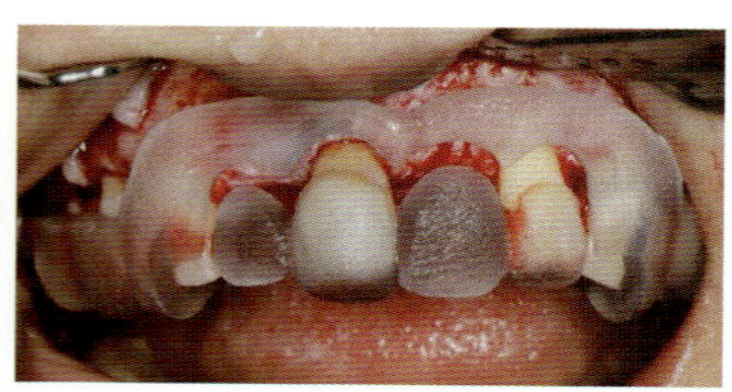

图11 种植手术：龈缘指示导板就位，参照骨缘指示线修整12-22牙槽骨

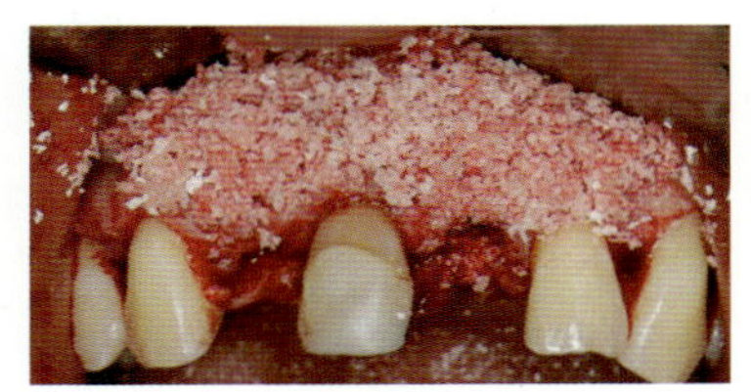
图12 种植手术：种植体的唇侧填入骨替代材料

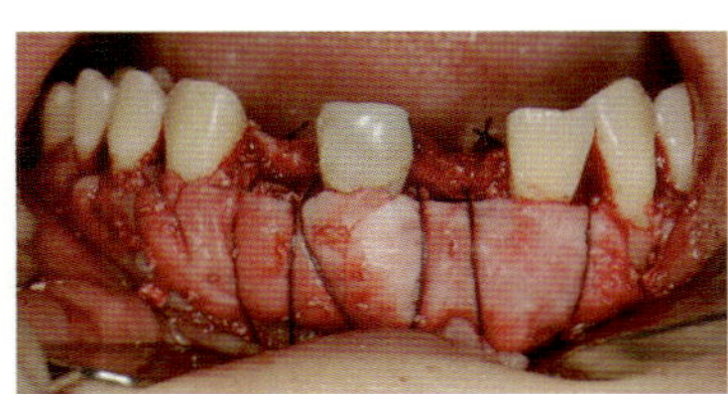
图13 种植手术：修整并固定Bio-Gide生物膜

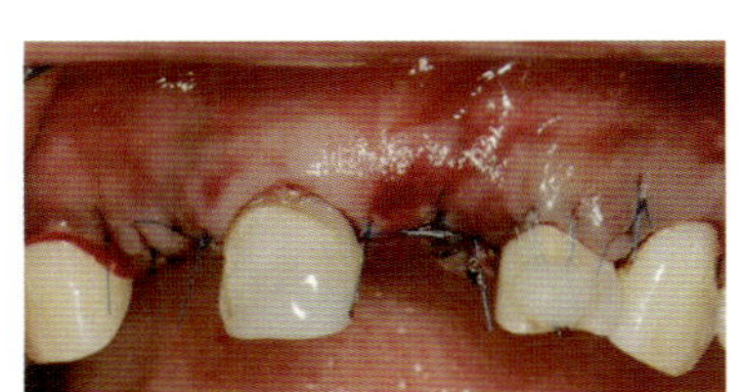
图14 种植手术：龈缘指示导板指示22牙冠向复位至龈缘参考线

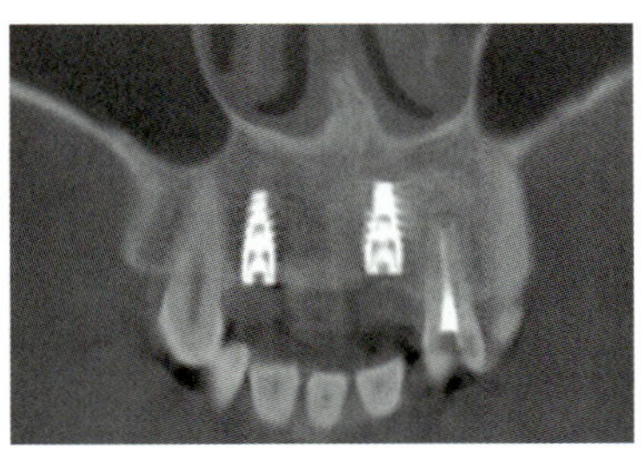
图15 术后CBCT：种植体位置与术前设计基本一致

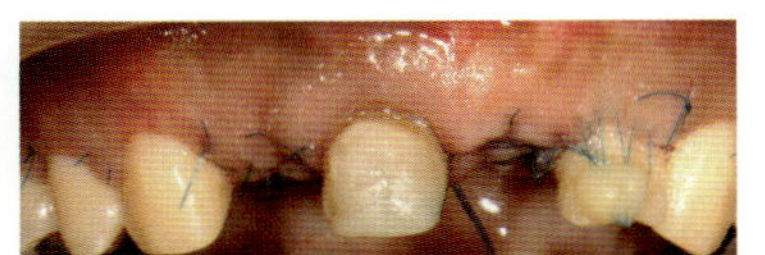
图16 拆线：愈合良好

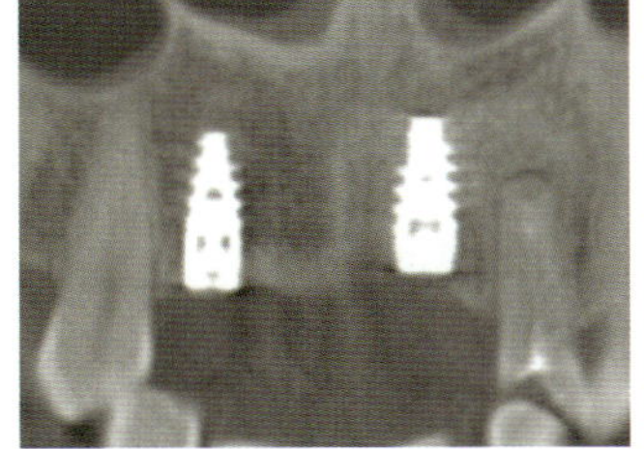
图17 二期术前CBCT

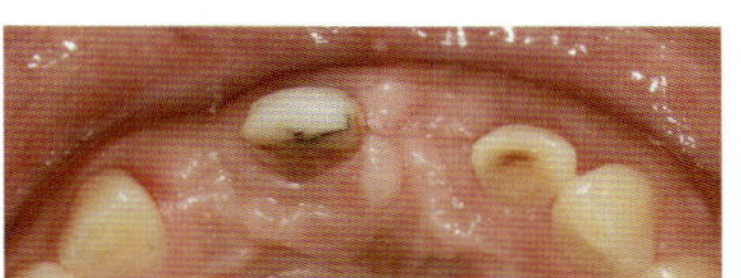
图18 二期手术术前口内像：唇侧丰满度稍有不足

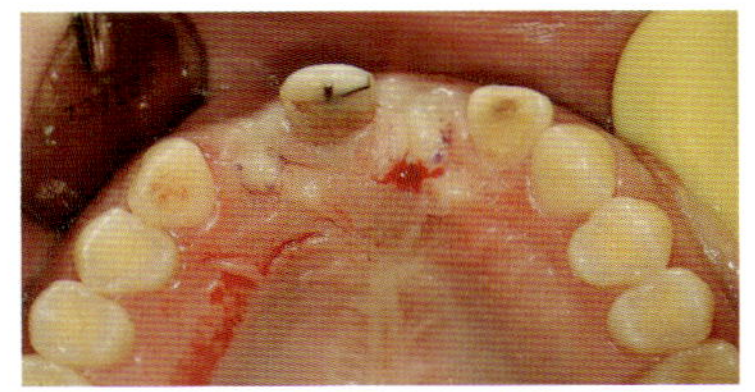
图19 二期手术：U形反折结缔组织瓣术

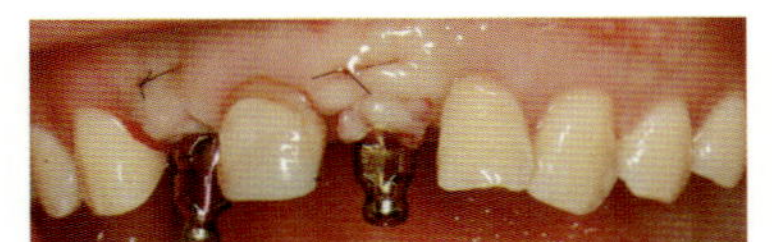
图20 取模

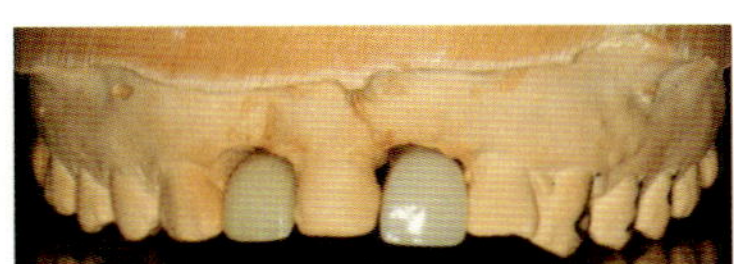
图21 临时修复体

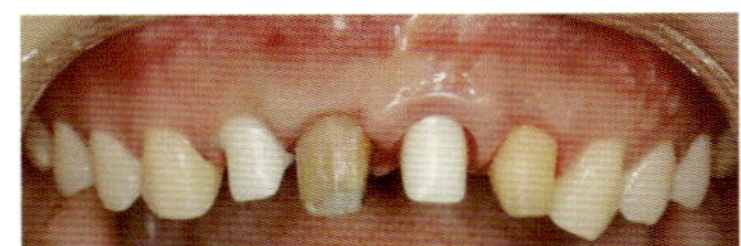
图22 11、22牙体预备

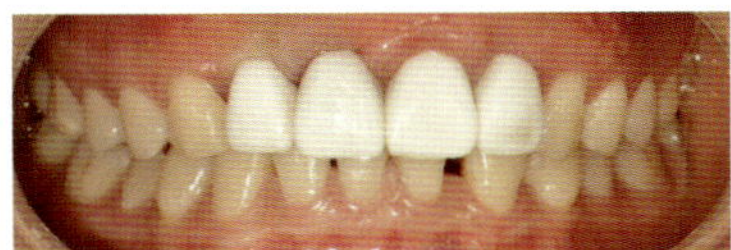
图23 试戴蜡牙：唇面观，患者对美学效果满意

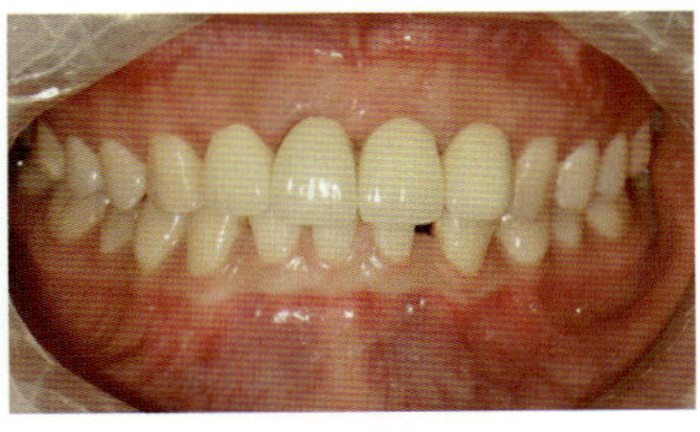
图24 冠戴牙：唇面观显示最终冠口内就位

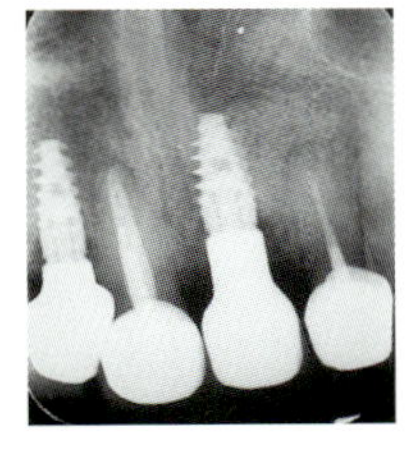
图25 X线片：显示基台及牙冠均就位

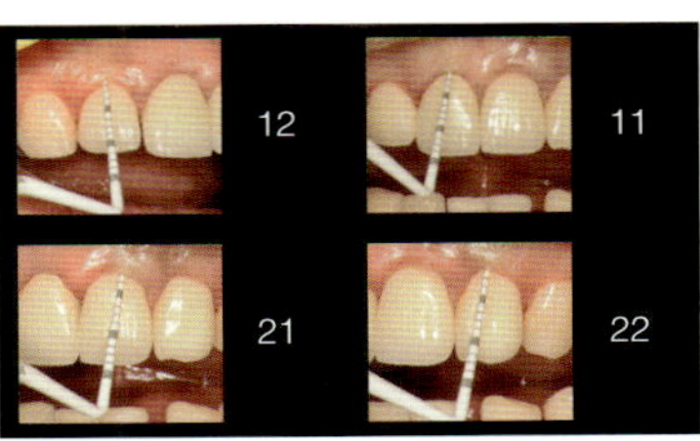

图26 戴牙后12个月探诊：12–22探诊深度1～3mm

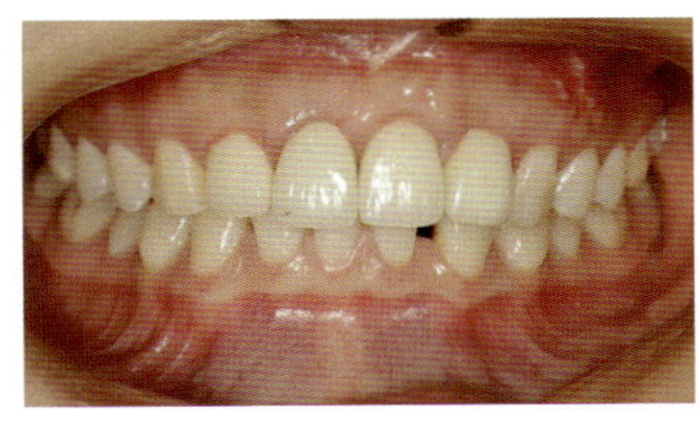
图27 戴牙后12个月口内像

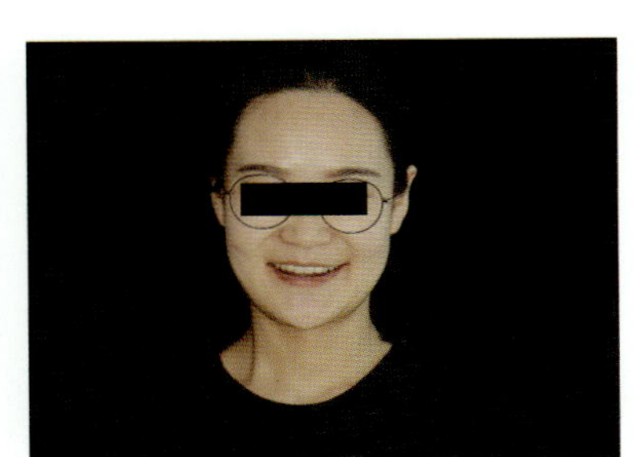
图28 戴牙后12个月面像

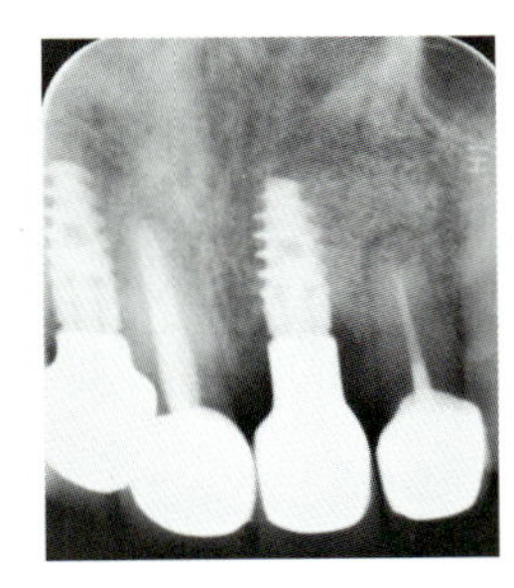
图29 戴牙后12个月X线片

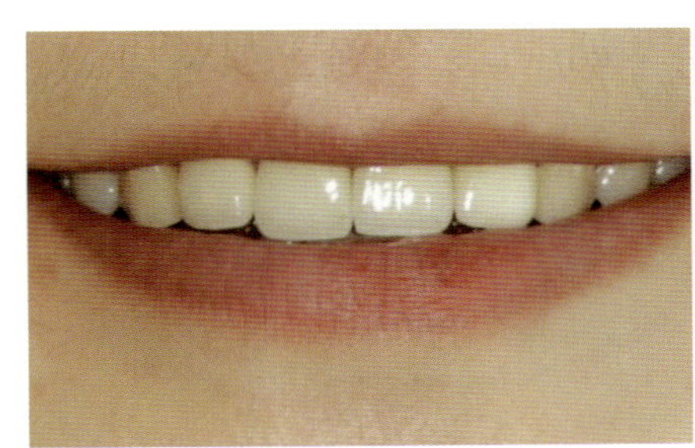
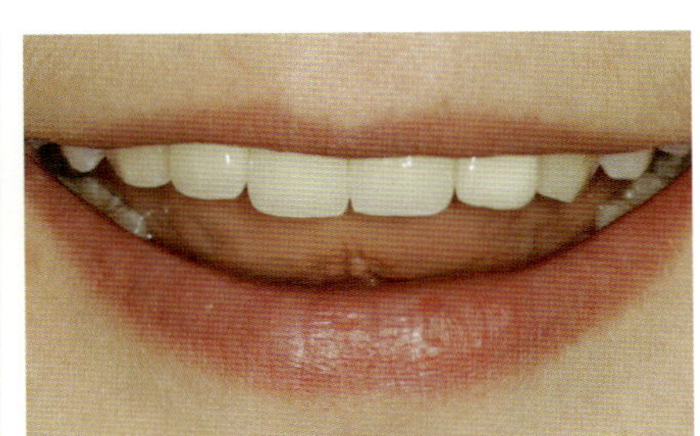
图30 戴牙后12个月微笑、大笑像

三、讨论

龈缘指示导板通常指通过的诊断蜡型、树脂冠、压膜导板等手工导板来指导牙冠延长或者根向复位等龈缘位置调整手术，然而过去十几年中使用的常规导板既无法精准地控制龈缘或骨缘修整的高度，又难以在术中确定龈缘三维形态，难以取得理想的效果，因此本课题组采用数字化为导向的龈缘-骨缘指示导板尝试解决这一难题。

本病例的治疗难点是：如何进行种植体及天然牙软硬组织轮廓塑形，然而，种植牙和天然牙的牙周、种植体周组织存在很多差异。天然牙的生物学宽度就是龈沟底到牙槽嵴顶的距离，实际上是由结合上皮附着0.97mm+结缔组织附着1.07mm共同组成的，平均值大约是2mm。种植体周软组织的高度（近远中）对于形成龈乳头的外观起到了至关重要的作用。对于单牙种植来讲，种植体和天然牙之间骨嵴顶到龈乳头之间的垂直距离为4.5mm。

考虑到以上几点，本病例在设计龈缘导板时，想要同时实现天然牙与种植体周软硬组织轮廓美学，必须深刻理解这些差异并准确量化不同美学参数。如何实现种植体以及天然牙不同美学参数的准确量化呢？首先，按照理想龈缘曲线制作龈缘指示导板，在22计划进行冠向复位1mm，为抵抗冠向复位瓣术后1mm的收缩风险，因此将龈缘曲线向冠方过度调整1mm，即导板设计时，22理想龈缘高度位于真实龈缘冠方2mm。考虑到种植体及天然牙不同的牙周组织特性，冠延长术后天然牙牙槽骨高度将趋向于恢复原有骨高度，而种植牙则不同，Ericsson等发现吸收稳定后的种植体-骨结合界面（BIC）平均位于种植体-基台界面（IAC）根方1.1～1.3mm。因此天然牙的骨缘指示线位于龈缘上3mm，而为了减少种植体垂直向骨吸收对轮廓的影响，种植体的骨缘指示线应位于龈缘上约2mm，天然牙与种植体间的牙槽间隔应位于龈缘上4.5mm。

诱导软组织生长是牙周和种植体周软组织美学的重要影响因素，天然牙及种植牙周围软组织的引导和塑形，也可通过改变临时修复体穿龈轮廓完成。种植体周软组织的厚度、唇/颊舌侧高度、近远中高度、角化龈宽度、血供，以及种植体周的软组织张力，均影响美学区穿龈轮廓及美学。

三、结论

术前通过数字化排牙以及口内mock-up确定理想排牙，以其为指导进行种植体三维位置设计，利用数字化龈缘指示导板的优点实现前牙牙列缺损合并牙体缺损患者龈缘高度及修复设计的统一规划，通过对前牙的个性化、数字化模拟恢复，进一步恢复理想龈缘、牙槽骨形态，获得和谐的软组织轮廓、正确的修复体位置和骨弓轮廓，有助于进一步达到天然牙和种植体更协调的最终修复效果，达到对美学区修复病例较好的治疗效果。

参考文献

[1] Tavelli L, Barootchi S, Avila-Ortiz G, et al. Peri-implant soft tissue phenotype modification and its impact on peri-implant health: A systematic review and network meta-analysis[J]. J Periodontol, 2020(21):21-44.
[2] Avila-Ortiz G, Gonzalez-Martin O, Couso-Queiruga E, et al. The peri-implant phenotype[J]. J Periodontol, 2020, 91(3):283-288.
[3] Chu S, Saito H, Salama M, et al. Flapless postextraction socket implant placement,part 3: the effects of bone grafting and provisional restoration on soft tissue color change—A retrospective pilot study[J]. Int J Periodontics Restorative Dent, 2018, 38(4):509-516.
[4] Cho HS, Jang HS, Kim DK, et al. The effects of interproximal distance between roots on the existence of interdental papillae according to the distance from the contact point to the alveolar crest[J]. J Periodontol, 2006, 77(10):1651-1657.
[5] Tarnow DP, Magner AW, Fletcher P. The effect of the distance from the contact point to the crest of bone on the presence or absence of the interproximal dental papilla[J]. J Periodontol, 1992, 63(12):995-996.
[6] Zuhr O, Hürzeler M. Plastic-esthetic periodontal and implant surgery[M]. Berlin: Quintessence publishing, 2012.
[7] Tahmaseb A, Wismeijer D, Coucke W, et al. Computer technology applications in surgical implant dentistry: a systematic review[J]. Int J Oral Maxillofac Implants, 2014, 29(Suppl):25-42.
[8] Linkevicius T, Puisys A, Steigmann M, et al. Influence of vertical soft tissue thickness on crestal bone changes around implants with platform switching: a comparative clinical study[J]. Clin Implant Dent Relat Res, 2015, 17(6):1228-1236.
[9] Linkevicius T, Puisys A, Linkeviciene L, et al. Crestal bone stability around implants with horizontally matching connection after soft tissue thickening: A prospective clinical trial[J]. Clin Implant Dent Relat Res, 2015, 17(3):497-508.
[10] Xiaoqiang Liu, Jingting Yu. A digitally guided dual technique for both gingival and bone resection during crown lengthening surgery[J]. The Journal Of Prosthetic Dentistry, 2018, 119(3):345-349.
[11] Jepsen S, Caton JG, Albandar JM, et al. Periodontal manifestations of systemic diseases and developmental and acquired conditions: Consensus report of workgroup 3 of the 2017 World Workshop on the Classification of Periodontal and Peri-Implant Diseases and Conditions[J]. J Periodontol,2018,89(Suppl 1):S237-S248.
[12] Nathalia Andrade, Guilherme Moura. Dual Digitally Guided Crown Lengthening in Esthetic Area Compromised by Disharmonic Implant Crown[J]. Clinical Advances in Periodontics, 2021, 17:1-6.
[13] Cho HS, Jang HS, Kim DK, et al. The effects of interproximal distance between roots on the existence of interdental papillae according to the distance from the contact point to the alveolar crest [J]. J Periodontol, 2006, 77(10) : 1651-1657.
[14] Tarnow DP, Cho SC, Wallace SS. The effect of inter-implant distance on the height of inter-implant bone crest[J]. J Periodontol, 2000, 71(4):546-549.
[15] Mailoa J, Miron RJ, Wang HL. Risk Indicators and Prevention of Implant Soft-Tissue Complications:Interproximal Papillae Loss and Midfacial Implant Mucosal Recessions[J]. Compend Contin Educ Dent, 2017, 38(7):436-444.
[16] Jon Gurrea, August Bruguera. Wax-up and mock-up. A guide for anterior periodontal and restorative treatments[J]. The International Journal Of Esthetic Dentistry, 2014, 9(2):146-162.
[17] Nimwegen WG, Raghoebar GM, Zuiderveld EG, et al. Muhlemann, Immediate placement and provisionalization of implants in the aesthetic zone with or without a connective tissue graft:A 1-year randomized controlled trial and volumetric study [J].Clin Oral Implants Res, 2016, 27(1):98-103.
[18] Zuiderveld EG, Meijer HJA, Vissink A, et al. The influence of different soft-tissue grafting procedures at single implant placement on esthetics:A randomized controlled trial [J].J Periodontol, 2018, 89(13):301-305.
[19] Bellver-Fernandez R, Martinez-Rodriguez AM, Gioia-Palavecino C, et al.Surgical treatment of localized gingival recessions using coronally advanced flaps with or without subepithelial connective tissue graft [J]. Med Oral Patol Oral Cir Bucal, 2016, 21(2):222-228.
[20] Thoma DS, Naenni N, Figuero E, et al. Effects of soft tissue augmentation procedures on peri-implant health or disease:A systematic review and meta-analysis [J]. Clin Oral Implants Res, 2018, 29(S15):1532-1549.
[21] Karthikeyan BV, Khanna D, Chowdhary KY, et al. The versatile subepithelial connective tissue graft:a literature update[J]. Gen Dent, 2016, 64(6):28-33.
[22] Furhauser D, Florescu D, Benesch T, et al. Evaluation of soft tissue around single-tooth implant crowns:the pink esthetic score[J]. Clinical Oral Implants Research, 2010, 16(6):639-644.

数字化下颌腓骨重建+种植固定修复1例

邹华伟　邓江　黄元丁

摘要

目的：探讨数字化三维重建联合3D打印技术在成釉细胞瘤患者术后重建下颌骨缺损与数字化种植修复重建下颌骨功能的临床应用价值。**材料与方法**：本文报道1例24岁女性患者因右侧下颌骨成釉细胞瘤入院，通过数字化的手段实现右侧下颌骨病变区的精准切除及数字化的双层腓骨肌皮瓣移植术，而后通过数字化种植修复恢复右侧下颌骨的咀嚼功能，实现数字化的下颌腓骨重建与种植固定修复，取得了良好的效果。**结果**：本病例提供了一种数字化下颌骨功能与美学重建的可行解决方案，以期提高下颌骨成釉细胞瘤患者术后的生存质量。

关键词：下颌骨；口腔种植；3D打印；骨重建；计算机辅助设计

一、材料与方法

1. 病例简介　24岁女性患者。主诉：下颌右侧后牙松动伴疼痛6个月（2018年3月）。口内检查：85、46、47、48可扪及根尖区肿胀，有乒乓感，其余无明显异常（图1）。口外检查：可见右侧面部肿胀、轻度压痛（图2），双侧髁状突无阳性体征。CBCT示：85、46、47、48根尖可见低密度透射影（图3）。病理检查结果见图4。

2. 诊断　成釉细胞瘤。

3. 治疗计划　本病例治疗计划包括颌面外科部分和种植修复部分。颌面外科部分希望通过数字化设计与3D打印实现下颌骨的精准切除与数字化双层腓骨肌皮瓣移植术重建下颌骨缺损；种植修复部分希望通过CAD/CAM导板下种植、游离角化龈移植术解决术区软组织不足，然后行二期牙龈成形术、CAD/CAM树脂冠临时修复、数字化CAD/CAM全瓷冠最终修复来实现下颌骨的功能重建。

4. 治疗过程

（1）数字化颌面外科阶段：首先是数字化设计与制作外科截骨导板（图5），然后行数字化重建下颌骨缺损（图5，图6）。于2018年3月在外科截骨导板的辅助下完成了下颌骨病变区的精准截骨和数字化双层腓骨移植术（图7）。腓骨移植术后3个月复查，可见患者右侧下颌骨外形轮廓恢复良好，数字化实现了下颌骨的美学重建（图8）。腓骨移植术后11个月复查，可见腓骨与下颌骨断端愈合良好，拆除了下颌骨重建所用的微小钛板和钛钉（图9）。腓骨移植术后14月复查，可见患者右侧下颌骨外形、轮廓恢复良好（图10），此时我们将解决右侧下颌45-47缺失牙的问题来实现下颌骨的功能重建。CBCT检查可见45-47牙位可利用的骨宽度为5～7mm，可利用的骨高度为14～16mm（图11）。

（2）数字化种植修复阶段：首先我们设计与制作了数字化种植外科导板（图12），然后在导板的辅助下完成了45-47牙位种植体的植入（图13），所选的种植体系统为瑞士Straumann BLT系列。种植体植入术后当天的CBCT复查可见种植体植入位置良好，种植体周剩余骨量>1.5mm（图14）。种植体植入术后4个月，CBCT复查可见种植体周骨结合良好（图15）。此时为了解决45-47缺牙区无角化龈的问题，进行了游离角化龈移植术（图16），以为后期的美学修复做铺垫。游离角化龈移植术后复查可见45-47缺牙区角化龈增量明显（图17）。因为疫情延误，于2020年6月CBCT复查可见种植体周骨结合良好（图18），进行了二期牙龈成形术（图19），然后行CAD/CAM树脂冠临时修复（图20）。临时修复后3个月复查，修复体舌侧颈部边缘可见软垢（图21）。最后进行了数字化口内扫描与设计修复体（图22），最终CAD/CAM全瓷冠修复后的效果见图23，为修复体预留自洁通道（图24）。最终数字化修复后的X线片检查可见45-47种植修复基台、牙冠就位良好，种植体周骨组织稳定（图25）。

二、结果

本病例通过数字化的手段，围绕“如何实现下颌骨的功能与美学重建”完成该病例的治疗，治疗的结果患者满意，最终实现了数字化下颌骨功能与美学重建。

作者单位：重庆医科大学附属口腔医院

通讯作者：黄元丁；Email: huangyd@126.com

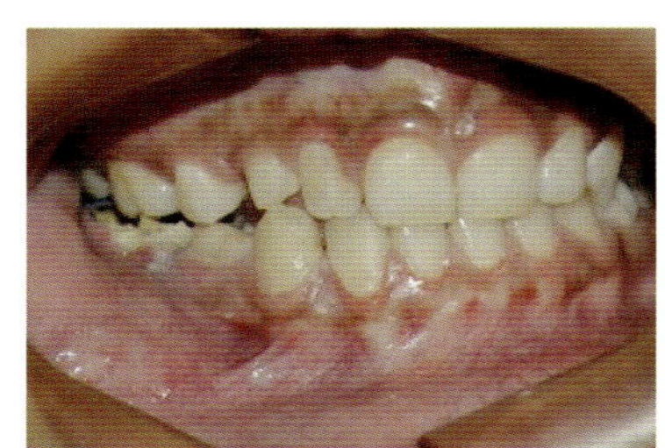

图1 初诊口内检查

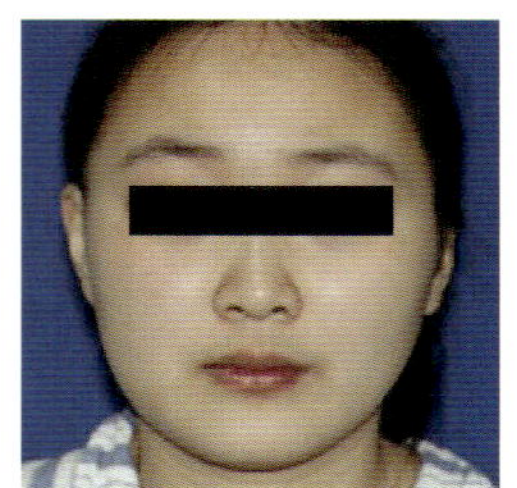

图2 初诊口外检查

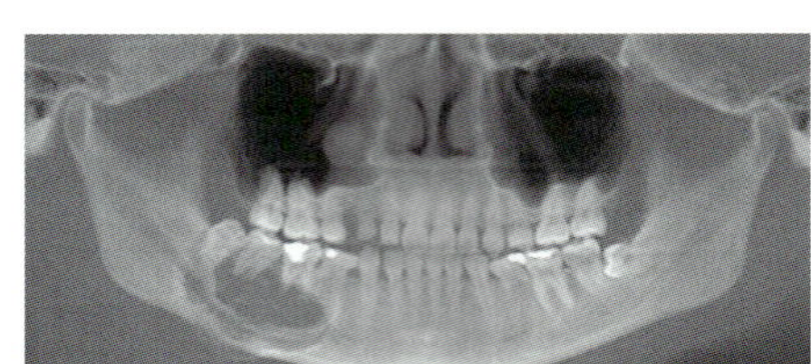

图3 初诊CBCT检查

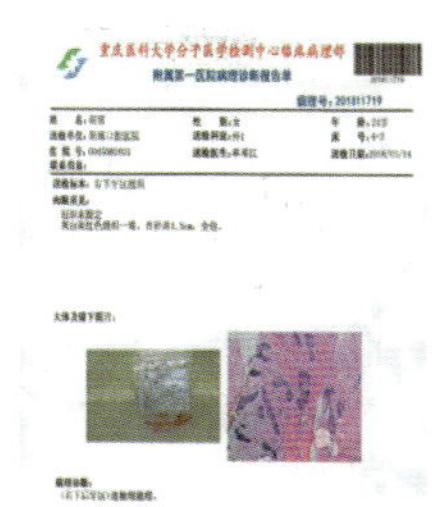

图4 初诊病理检查

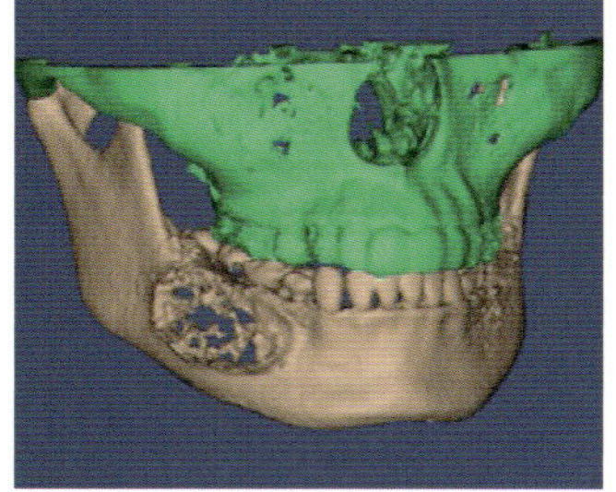

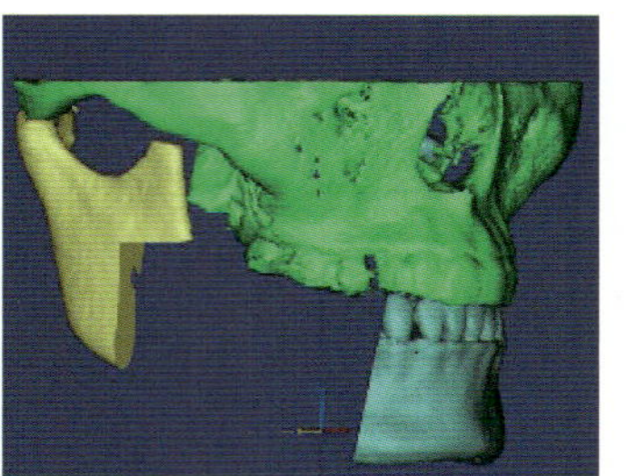

图5 数字化设计与制作外科截骨导板

图6 数字化重建下颌骨缺损

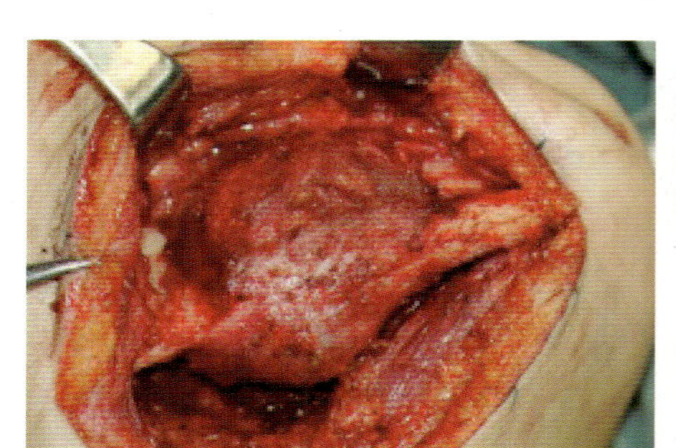

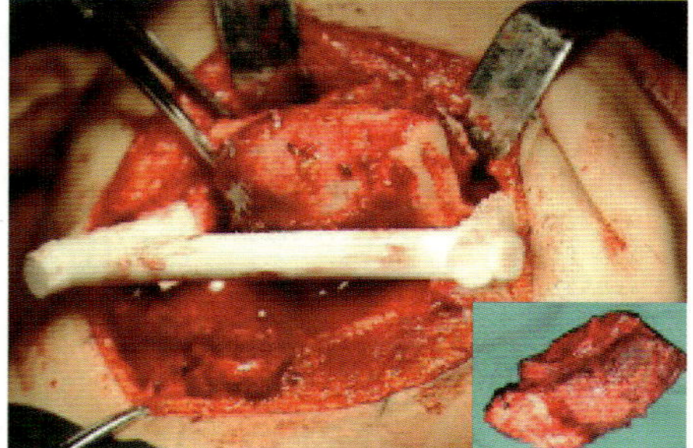

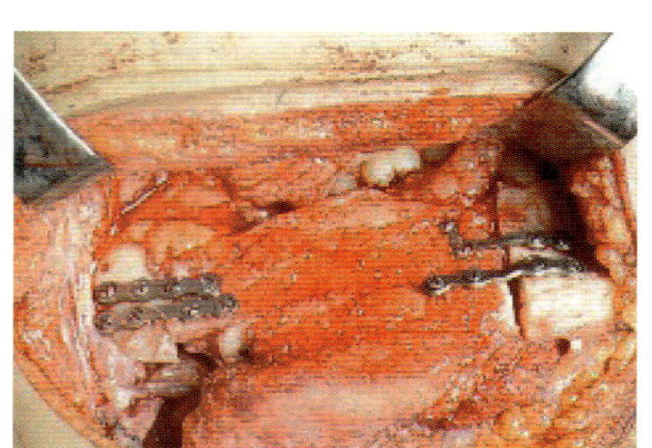

图7 下颌骨病变区的精准截骨和数字化双层腓骨移植术

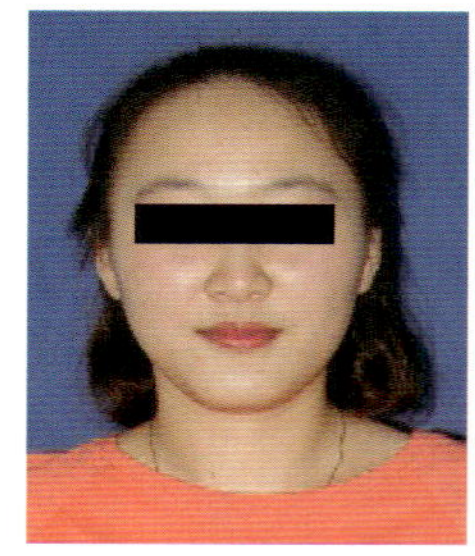

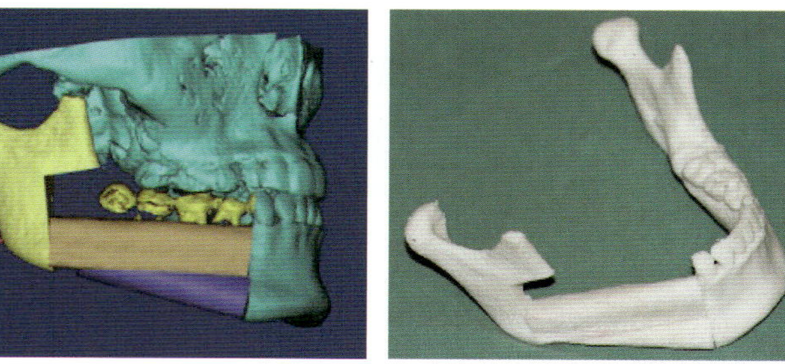

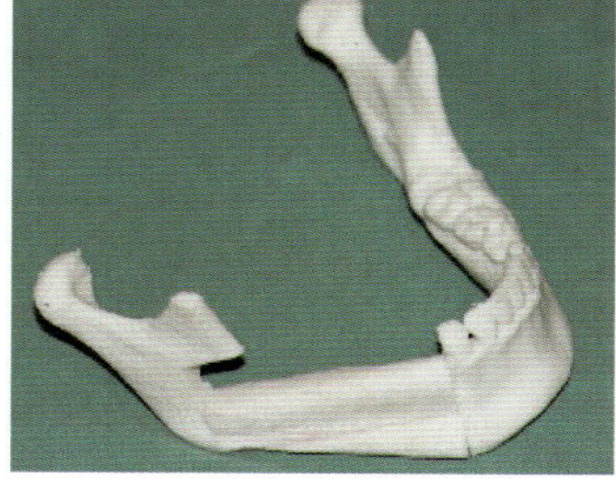

图8 腓骨移植术后3个月复查

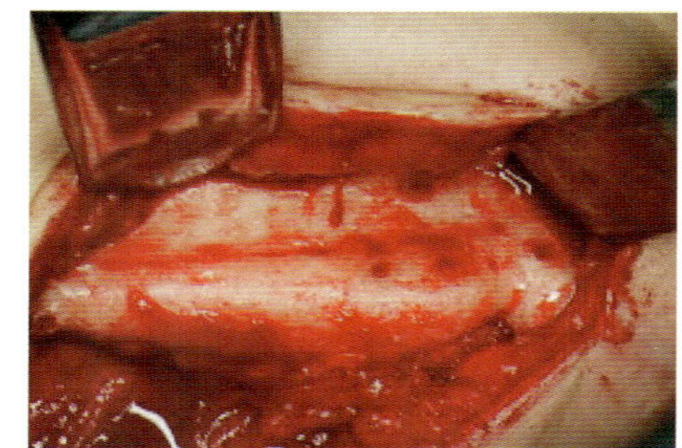

图9 拆除下颌骨重建所用的微小钛板和钛钉

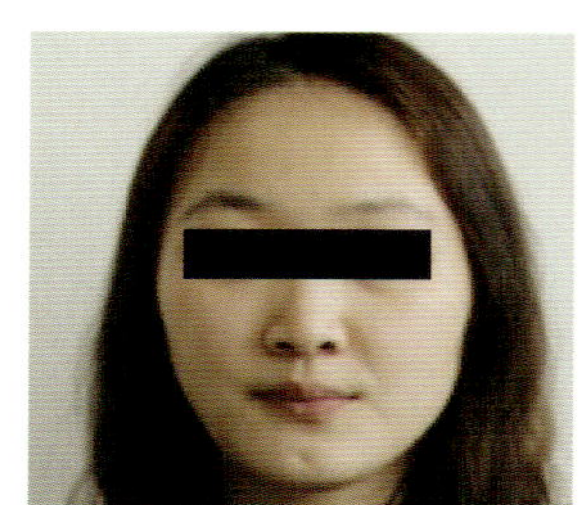

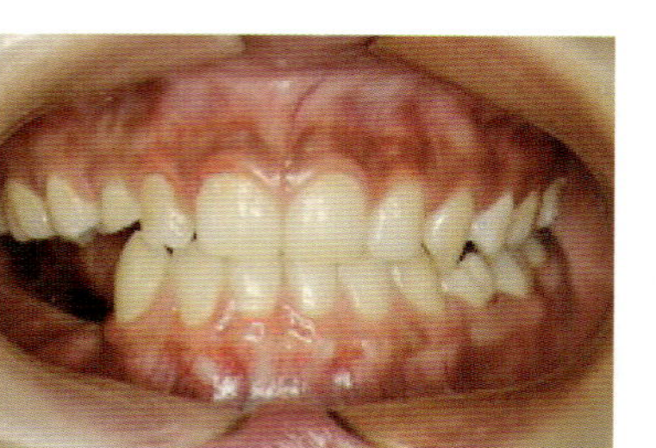

图10 腓骨移植术后14个月复查

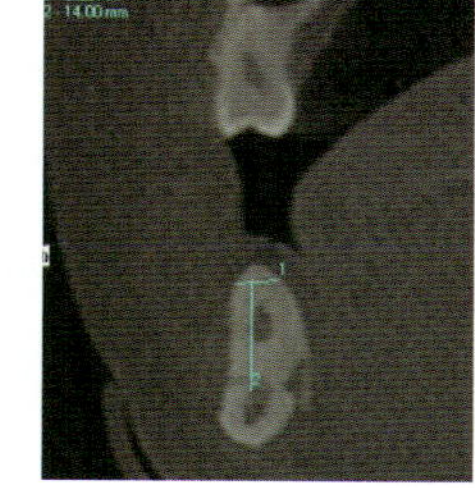

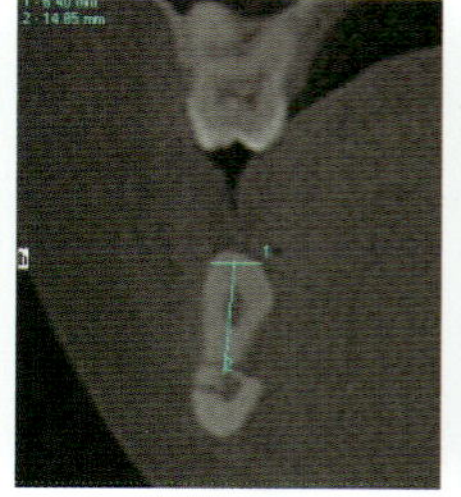

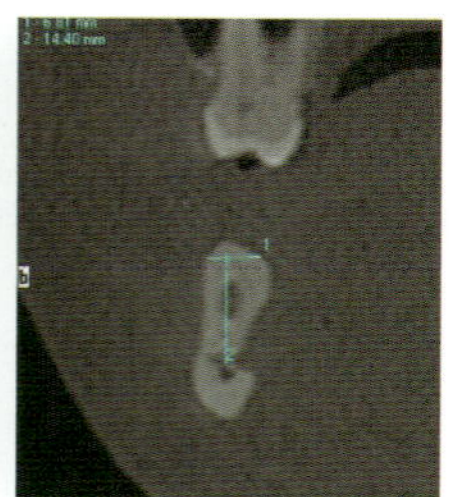

图11 CBCT检查可见45-47牙位可利用的骨宽度和骨高度

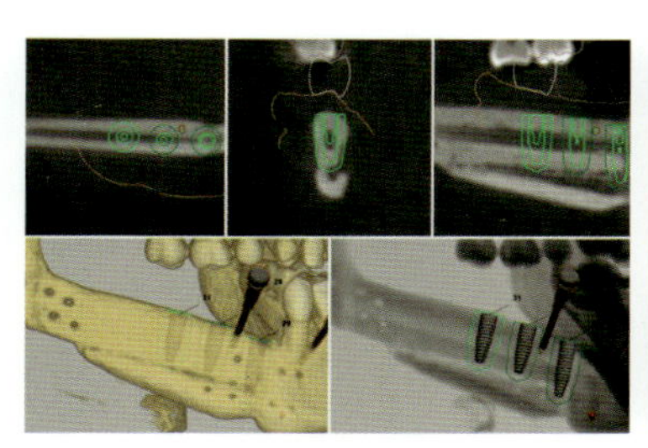
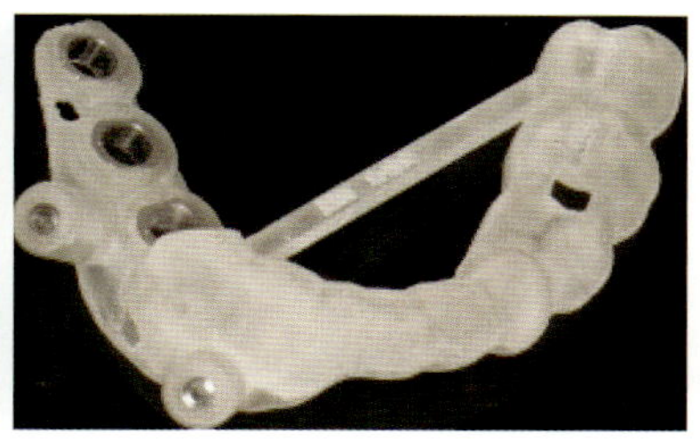
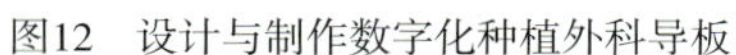

图12 设计与制作数字化种植外科导板

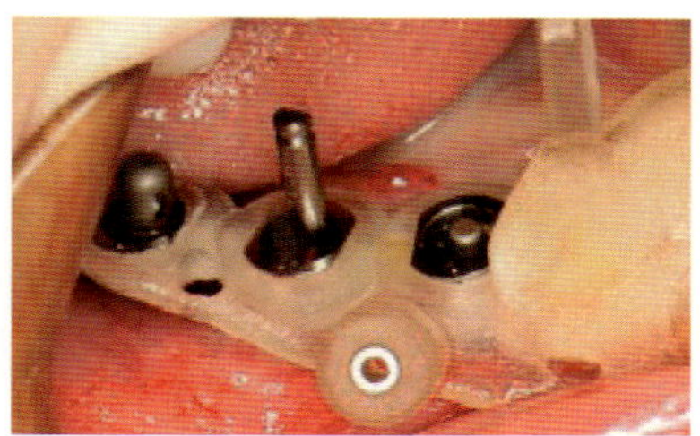

图13 45-47牙位种植体的植入

图14 种植体植入术后当天的CBCT复查

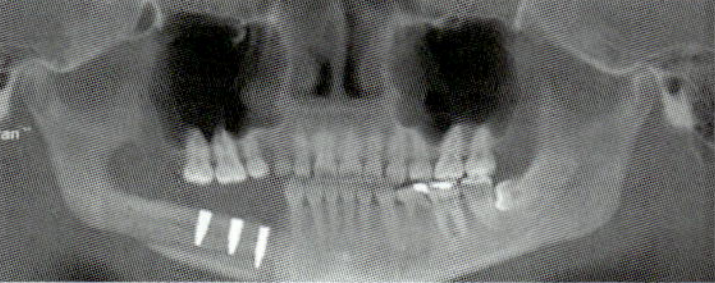

图15 种植体植入术后4个月CBCT复查

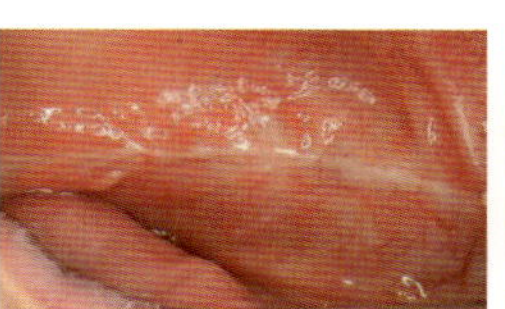
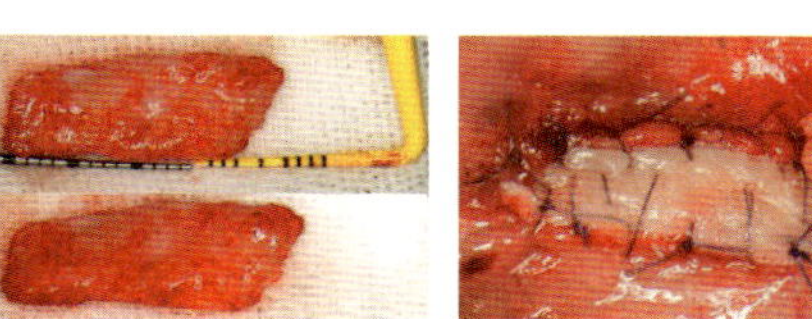

图16 游离角化龈移植术

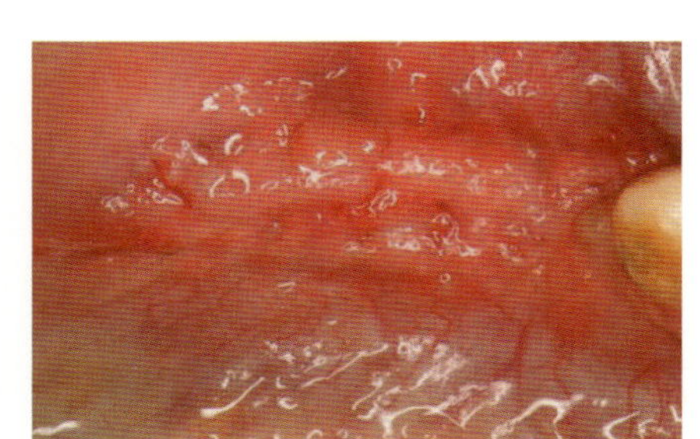

图17 游离角化龈移植术后复查

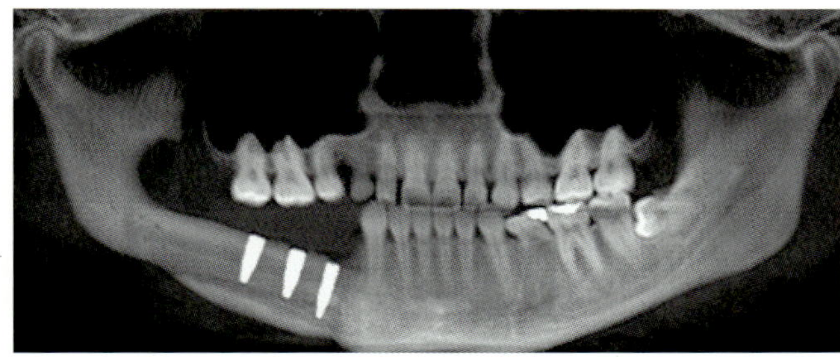

图18 种植体植入术后12个月CBCT复查

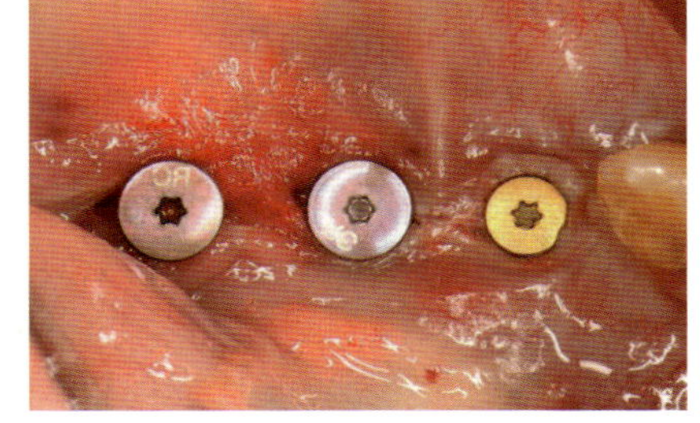

图19 二期牙龈成形术

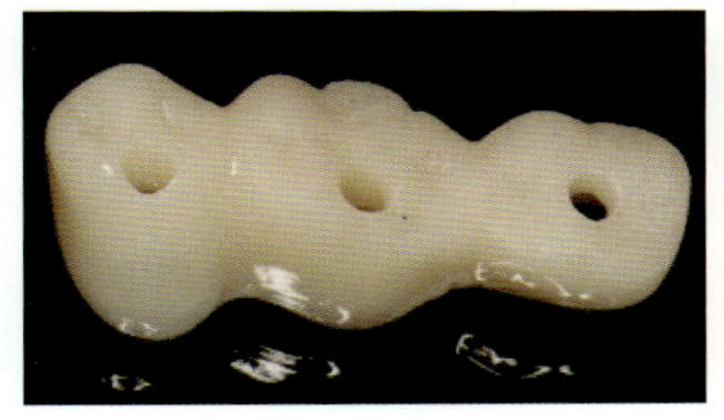
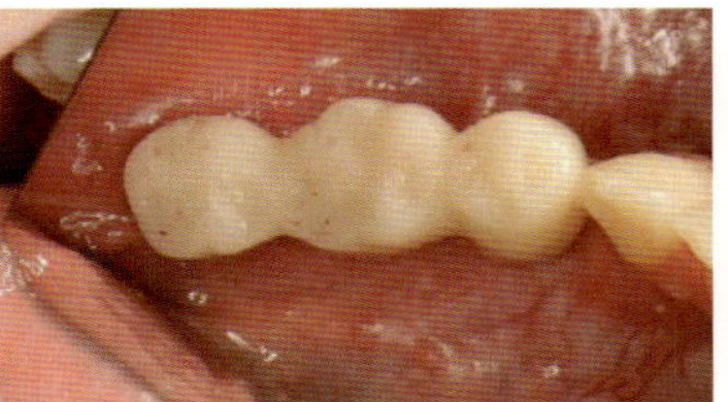
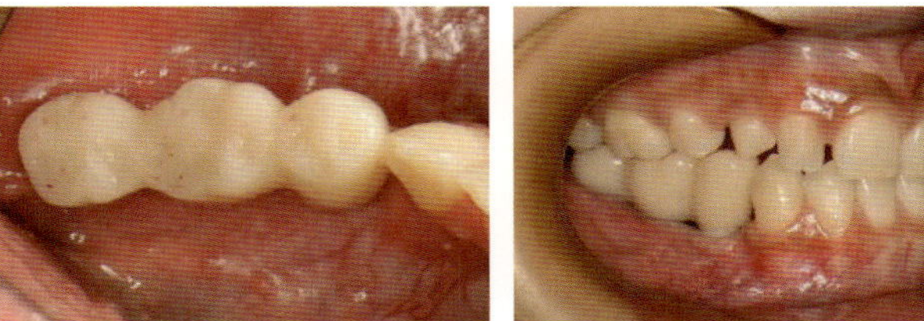
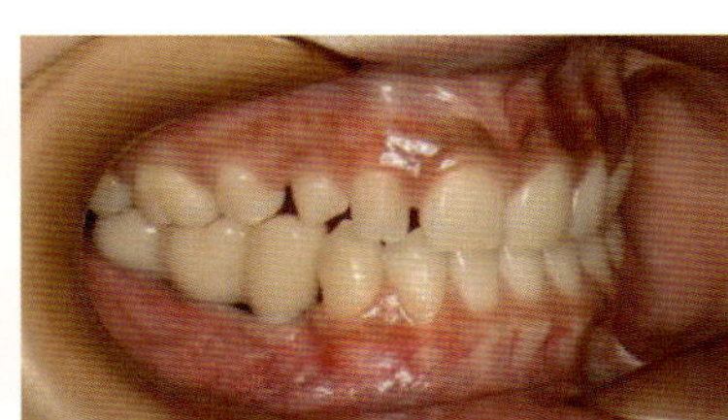

图20 CAD/CAM树脂冠临时修复

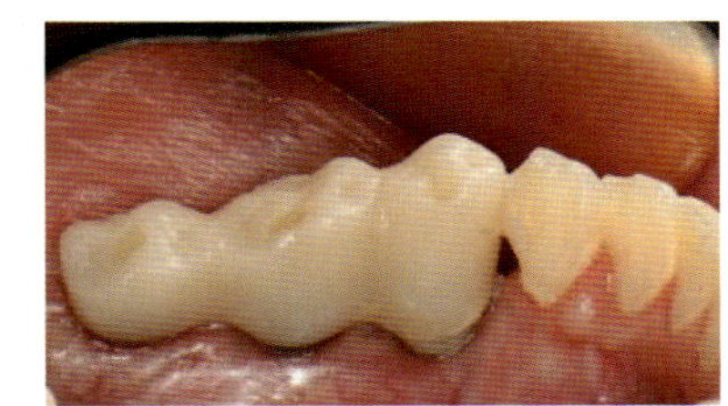

图21 临时修复后3个月复查

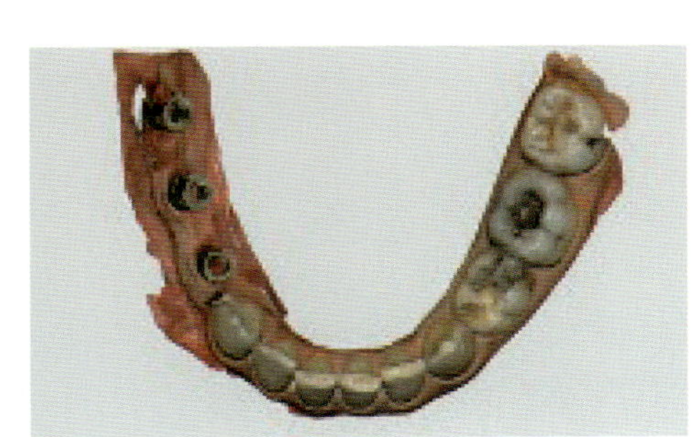
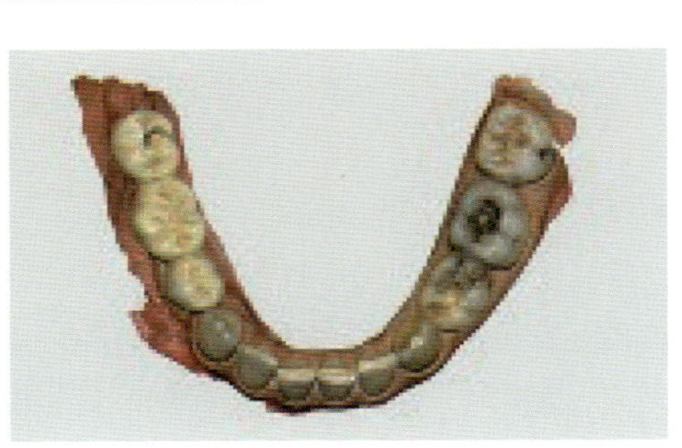
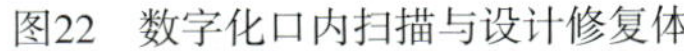

图22 数字化口内扫描与设计修复体

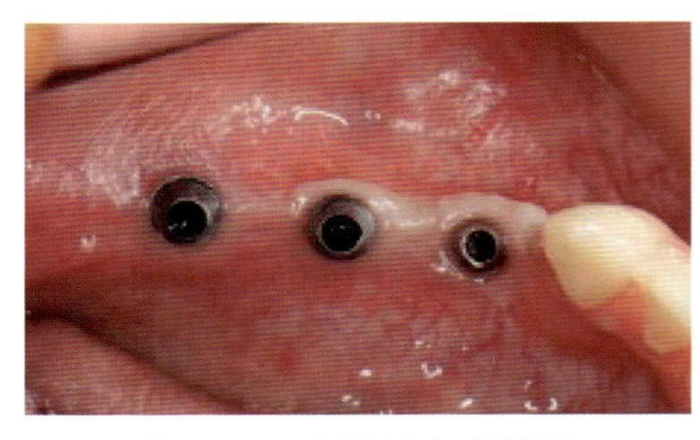
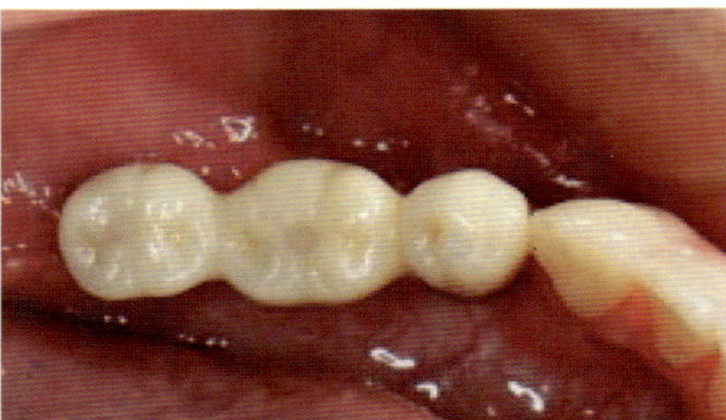
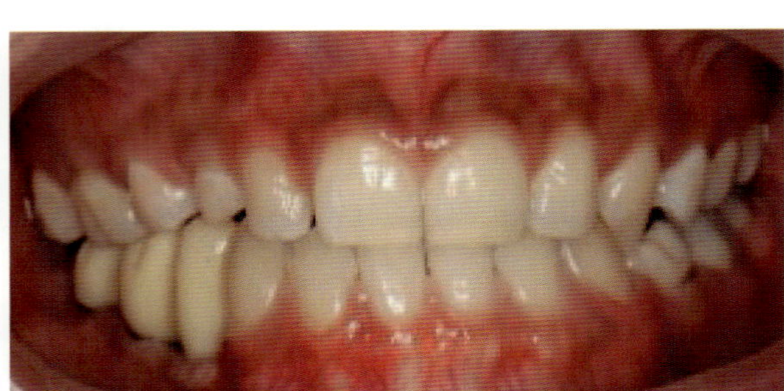

图23 最终CAD/CAM全瓷冠修复后的效果

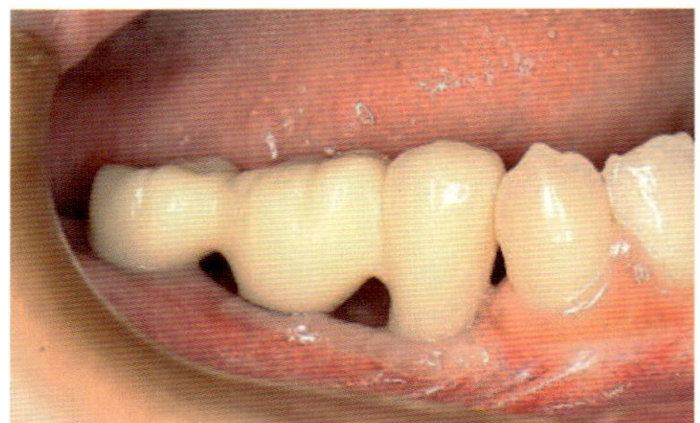

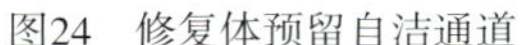

图24 修复体预留自洁通道

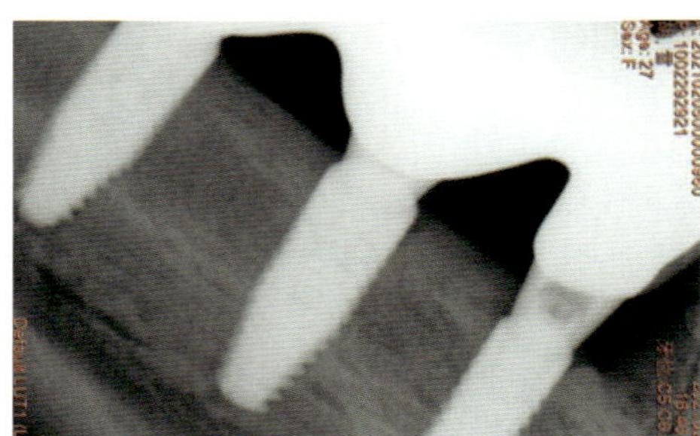

图25 最终数字化修复后的X线片检查

三、讨论

下颌骨缺损的重建是一项富有挑战性的工作，其目的不仅是恢复颌骨连续性、维持正常容貌形态，而且要恢复咀嚼、语言的正常生理功能，达到牙-颌-肌肉-神经反射的协调，即实现功能性重建，这需要外科医生和种植科医生的共同合作。外科医生和种植修复医生术前需共同制订系统的手术和修复方案，制作截骨导板和种植导板，术中外科为种植修复创造条件（植骨、植入种植体等），并在术后保持创面和保护缺损区，最终种植科完成永久修复体。外科通过腓骨移植的方式重建下颌骨时需考虑术后恢复的骨高度，在患者条件允许时尽量采用双层腓骨移植术式或单层移植后牵张成骨联合种植体植入，恢复的骨高度有利于种植后固定修复，可有效地重建咬合功能。种植科进行修复时应该综合考虑修复体的选择、固位方式、咬合设计等因素，注重合理的𬌗力传导和分散，防止种植体失败和腓骨过载创伤。

本病例通过数字化的手段，实现了下颌骨的功能与美学重建，治疗效果比较满意，随访的效果也比较稳定。但是如何能既做到外形和功能的完美结合，又使患者承受最小的创伤，是我们临床工作者共同努力的方向。

参考文献

[1] 王玉龙, 韩龙, 毛驰. 下颌骨缺损的修复重建[J]. 口腔颌面修复学杂志, 2011, 12(2):126–128.

[2] Guerra MF, Gías LN, Campo FJ, et al. Vascularized free fibular flap for mandibular reconstruction: a report of 26 cases[J]. J Oral Maxillofac Surg, 2001, 59(2):140–144.

[3] Ishii J, Yoshida T, Yokoo S, et al. Use of magnetic abutments for short endosseous implants following a fibula bone graft in an oral cancer patient: a case report[J]. J Oral Implantol 2003, 29(6):289–292.

[4] Jacobsen HC, Wahnschaff F, Trenkle T, et al. Oral rehabi– litation with dental implants and quality of life following mandibular reconstruction with free fibular flap[J]. Clin Oral Investig, 2016, 20(1):187–192.

[5] 林野, 王兴, 毛驰, 等. 功能性颌骨重建61例临床分析[J]. 中国口腔颌面外科杂志, 2006, 4(1):14–19.

[6] 薛娇, 邱建忠, 杨绍滨, 等. 数字三维重建联合3D打印在血管化腓骨移植精准修复下颌骨缺损手术中的临床应用[J]. 精准医学杂志, 2018(1):45–50.

[7] 马凯, 冯元勇, 孙阳, 等. 下颌骨腓骨移植联合牙种植术后的覆盖义齿修复1例[J]. 华西口腔医学杂志, 2019, 37(3):336–342.

电子面弓及序列引导理念联合应用于准牙列缺失患者种植修复1例

赵瑜越 黄雁红 黄英 容明灯 张雪洋

摘要

患者全口多颗牙齿缺失数年，经诊断为准牙列缺失患者，采用上下颌各6颗种植体支持式固定义齿修复，后期修复采用ICam4D以及电子面弓数字化设备辅助完成了以尖牙引导为主的序列引导殆的精准的数字化的咬合设计，且治疗过程中及治疗完成后均采用了传统及数字化的方式进行了修复体的相关颌学参数的验证。在数字化设备和以尖牙引导为主的序列引导殆理念下可以完成无牙颌种植修复的数字化的精准咬合重建。

关键词：电子面弓；以尖牙引导为主的序列引导；种植体

一、材料与方法

1. 病例简介 53岁男性患者。全口多颗牙齿缺失数年，咬合紊乱，伴随余留牙的伸长、松动和移位，影像学示双侧髁突后间隙明显变小，下颌后牙区域以及上颌后牙区域骨量不足（图1～图3）。

2. 诊断 牙列缺损；慢性牙周炎。

3. 治疗计划 上下颌各6颗种植体支持式固定义齿修复。

4. 治疗过程

（1）外科部分：即刻拔除即刻种植（图4～图8）。

（2）修复部分：常规负重（种植体植入6个月后行负重）。共制作3副义齿：①第1副义齿：主要确定颌位和垂直距离。采用双手控制法在CR位建殆，采用传统方法（反复叩齿无滑动、取RP位在原有的垂直距离下验证RCP=ICP、关节肌肉触诊无异常）和数字化方法（Zebris运动面弓中髁突靶向定位功能）验证颌位无异常。采用主观方法（面部观察法、发音法、关节肌肉触诊）和客观方法（头影测量）验证垂直距离无异常，在以上基础上制作第2副义齿（图9～图11）。②第2副义齿：采用ICam4D口外扫描获取种植体的位置信息，采用口内扫描获取软组织信息和牙列及咬合相关信息，采用Zebris电子面弓转移上颌及种植体相对于颅骨的位置关系，以上3种数据于EXOCAD软件中进行数据拟合，完成了数字化印模以及复制第1副义齿的颌位和垂直距离。嘱患者开口进行边际运动评估髁突的运动状态，获取功能性的SCI、Bennett角、Iss，即对应着虚拟殆架后部部件的个性化参数值。根据前导比髁导大5°～10°为佳，确定了上颌前牙区的前导和侧导数值大小。根据以尖牙引导为主的序列引导殆理念，牙齿的每个牙尖引导起点、止点、方向、路径都有一定的规律可循，从而确定了第一前磨牙、第二前磨牙、第一磨牙的引导度数，以上即完成了虚拟殆架中前部个性化切导盘的数值调整，最后在虚拟殆架上进行第2副修复体的精准设计。第2副修复体在口内试戴，进行了美学、发音、运动的验证均无异常（图12～图19）。③第3副义齿：在第2副无异常的修复体数字化信息基础上，进行数据回切，设计支架，最终进行原厂切削纯钛支架+爱迪特全锆冠修复。美学、发音、运动的验证无异常。采用了传统+数字化的方式验证关节肌肉无异常、日间可控运动及夜间不可控运动无明显异常。修复完成后双侧髁突后间隙明显变大（图20～图30）。

二、结果

采用包括ICam4D、电子面弓在内的数字化设备结合以尖牙引导为主的序列引导理念，完成了准无牙颌患者的精准的全数字化咬合设计及全数字化咬合重建。

作者单位：南方医科大学口腔医院

通讯作者：张雪洋；Email: zhangxueyang666@126.com

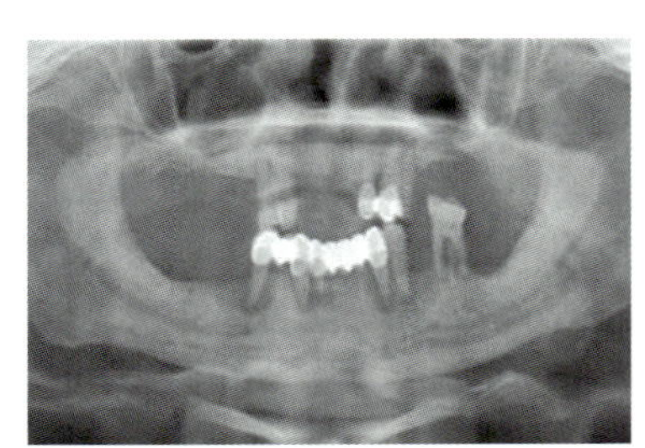
图1　术前全景片

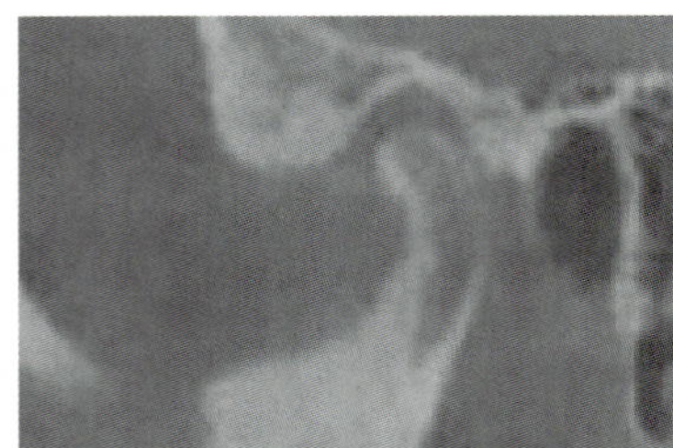
图2　术前关节CBCT截图

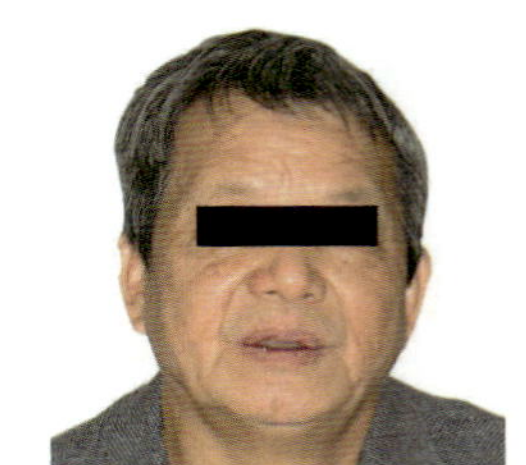
图3　术前口外像

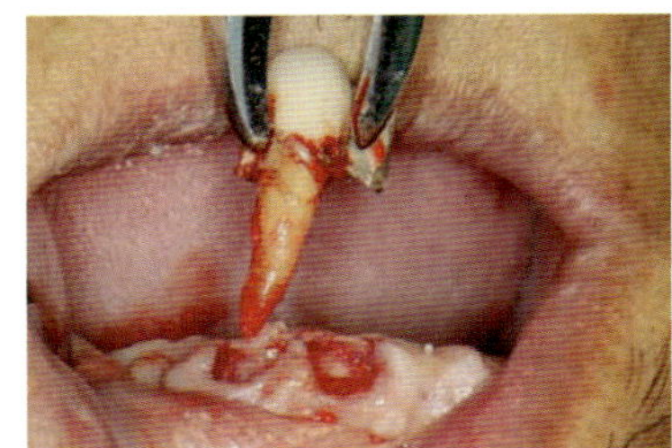
图4　外科手术像1

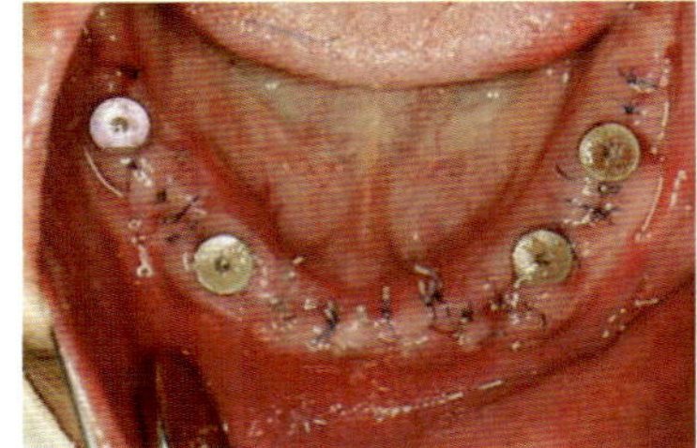
图5　外科手术像2

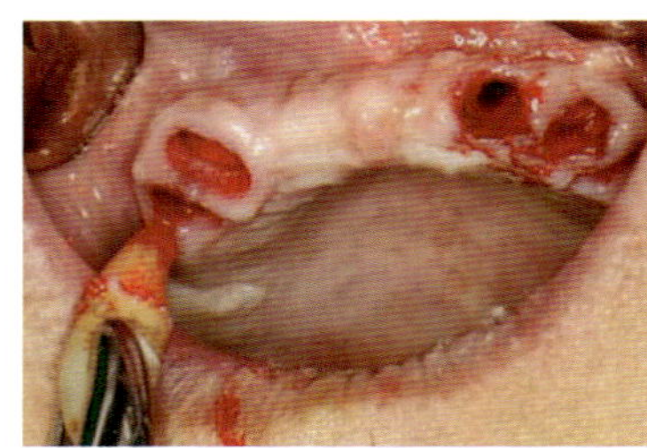
图6　外科手术像3

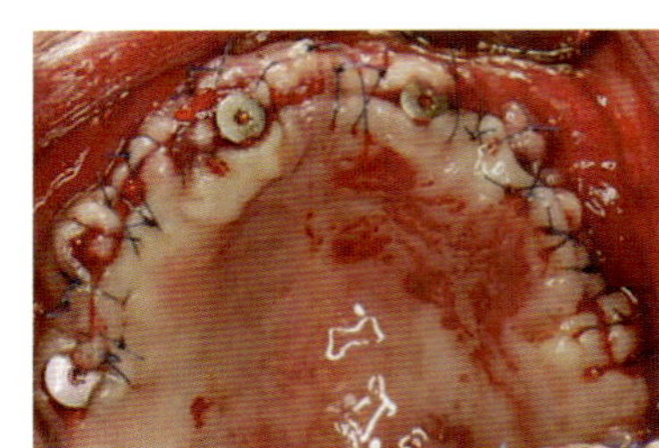
图7　外科手术像4

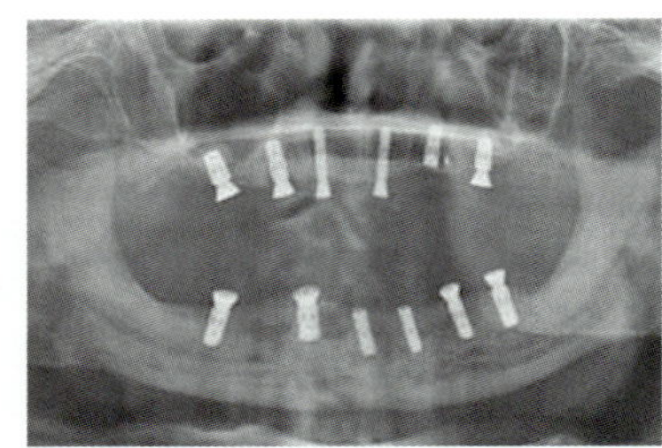
图8　种植体植入后的全景片

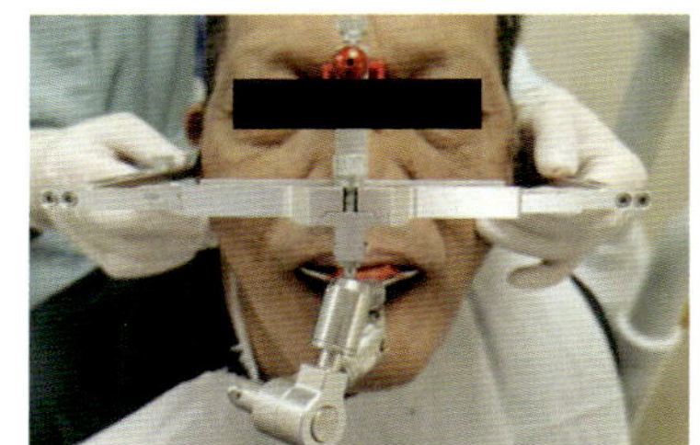
图9　转移面弓制作第1副临时修复体

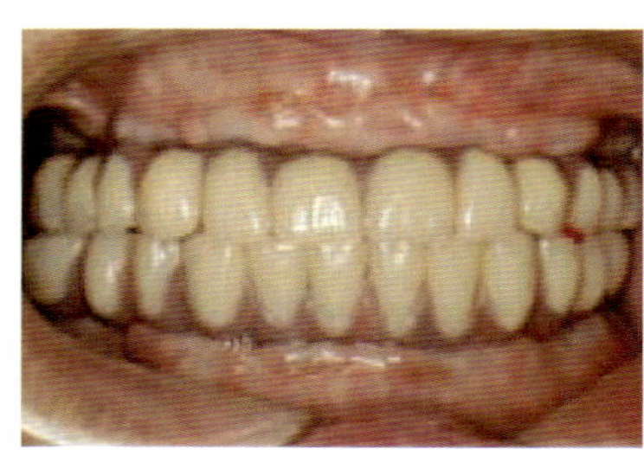
图10　第1副临时修复体口内像

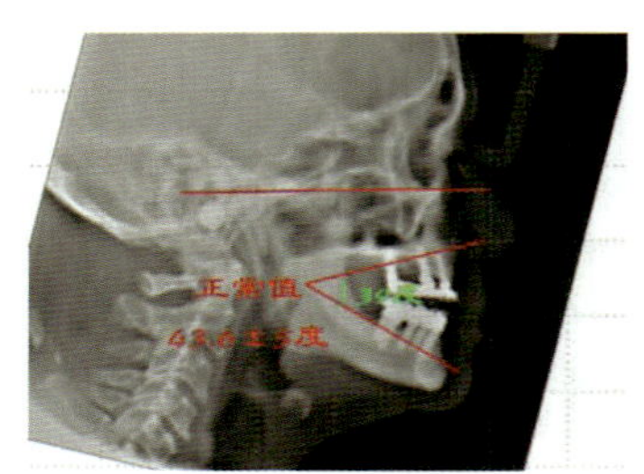
图11　第1副修复体头影测量显示面下高度角大小无异常

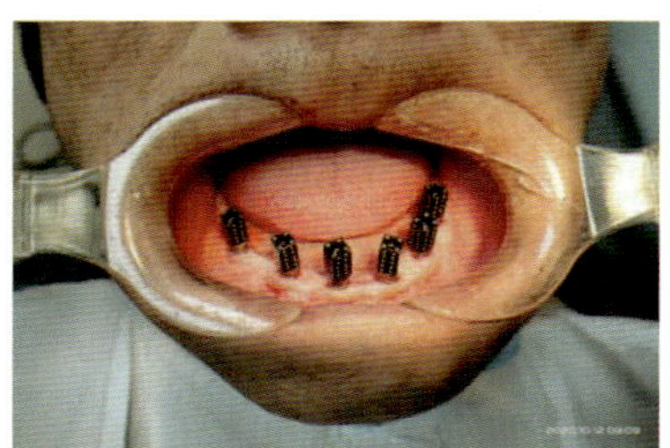
图12　安装ICam4D口外扫描杆进行口外扫描

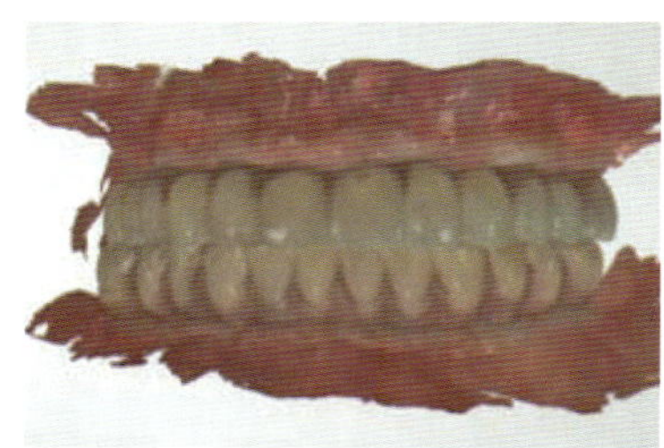
图13　口内扫描获取上下颌牙列和咬合信息

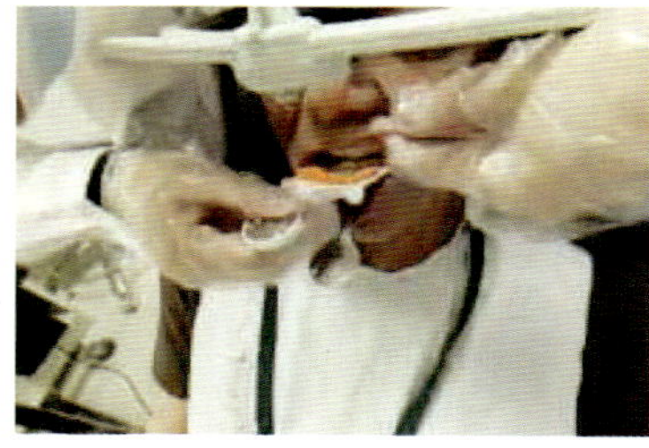
图14　使用Zebris电子面弓转移上颌骨、上颌种植体和颅骨的位置关系，并测量个性化的功能SCI数值及其他对应殆架后部部件的颌学参数

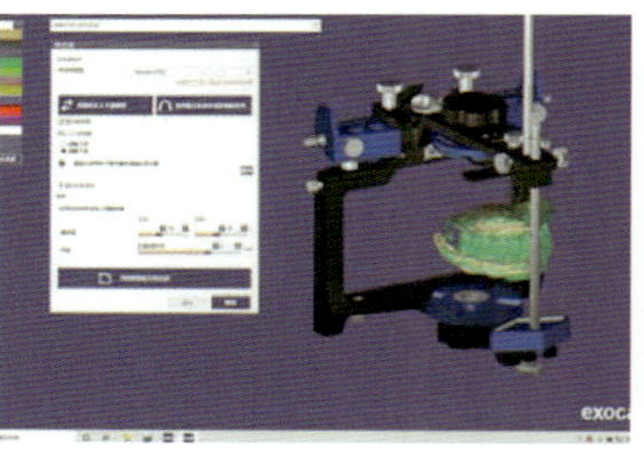
图15　EXOCAD软件中进行数据整合，模型上虚拟全可调殆架

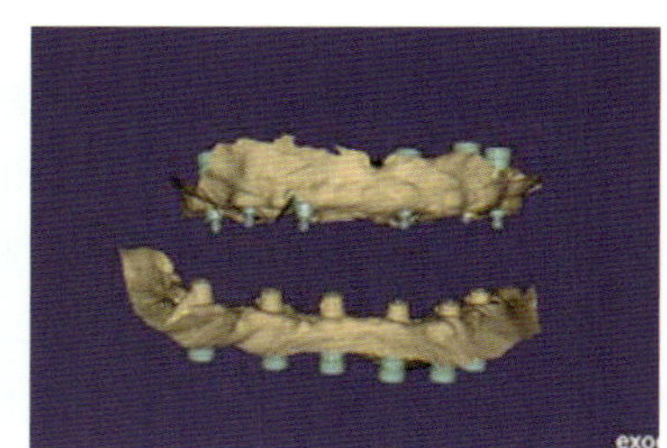
图16　精准的数字化种植体印模转移以及颌位关系复制至虚拟设计软件上

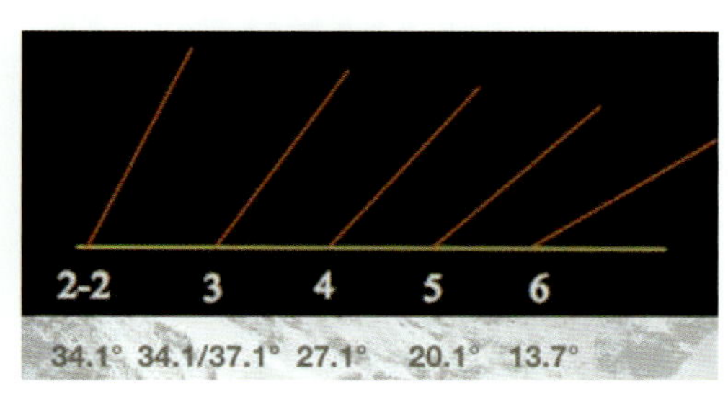

图17 以尖牙引导为主的序列引导殆，显示每颗牙齿的引导度数大小

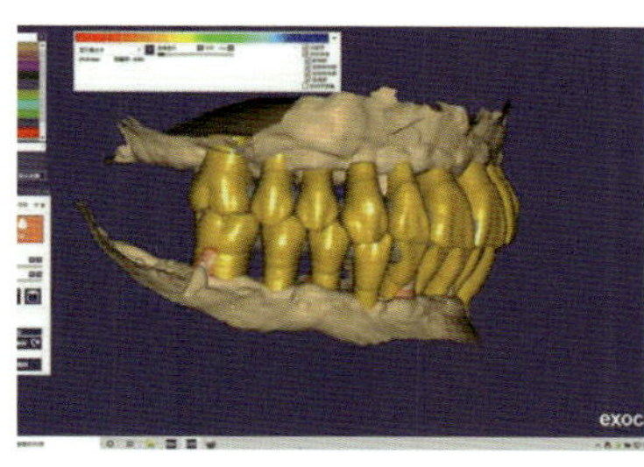

图18 数字化排牙设计第2副临时修复体

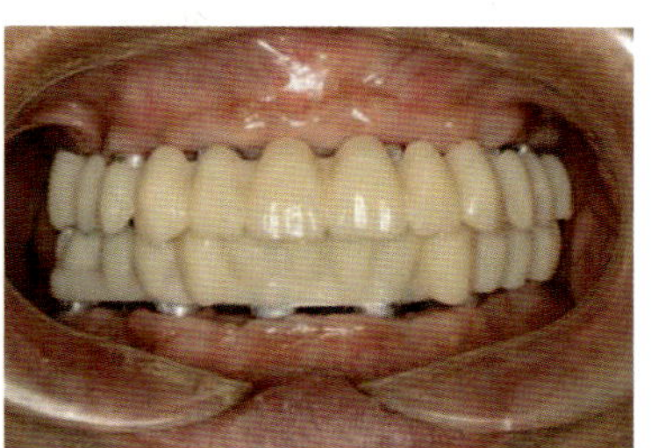

图19 第2副修复体口内就位像

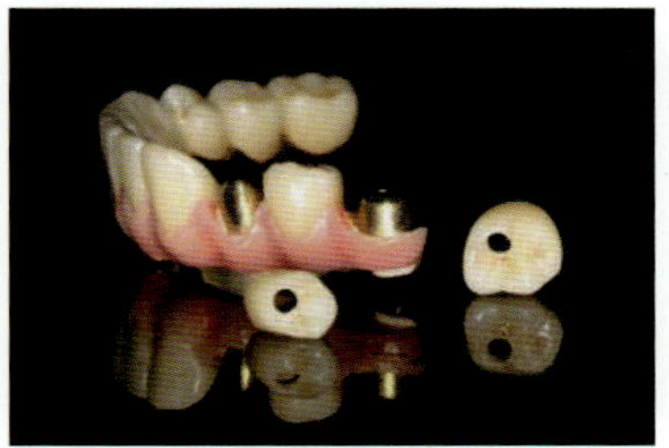

图20 永久修复体为原厂切削纯钛桥架+爱迪特全锆冠

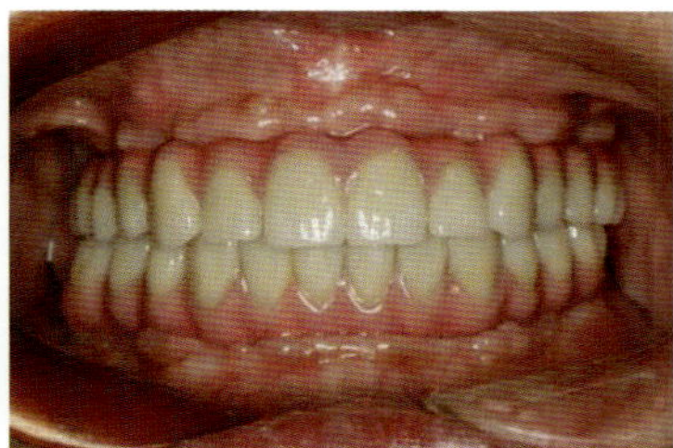

图21 永久修复体口内就位像

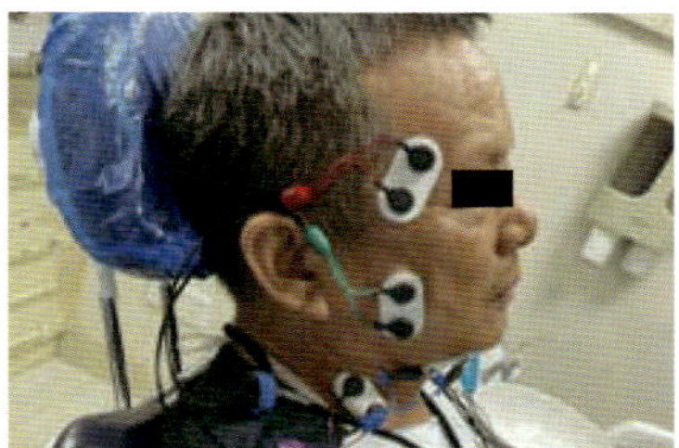

图22 肌电检查

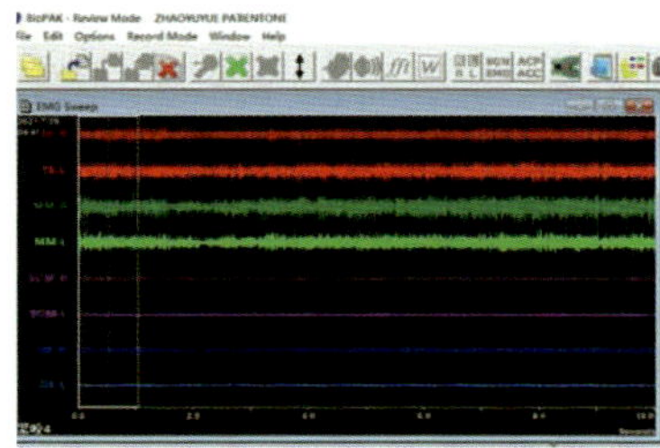

图23 肌电检查结果

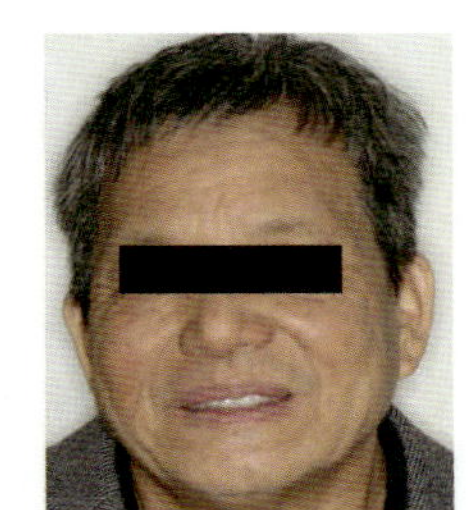

图24 永久修复体佩戴后口外像

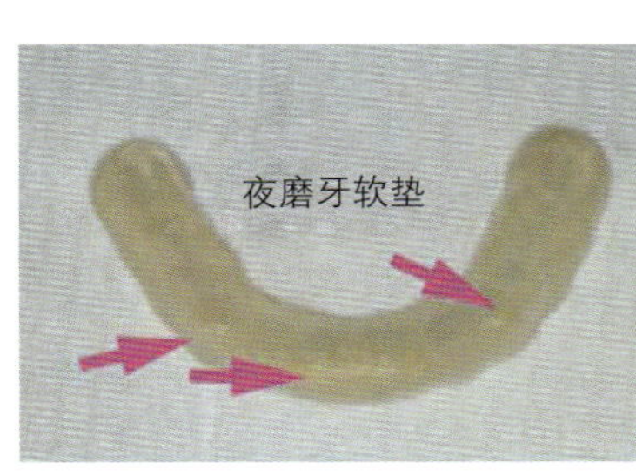

图25 夜磨牙软垫显示夜间不可控运动无明显异常

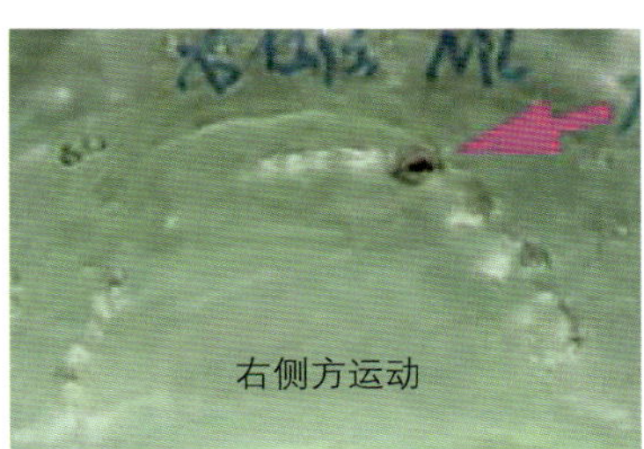

图26 绿蜡检查白天可控运动右侧方运动为尖牙引导

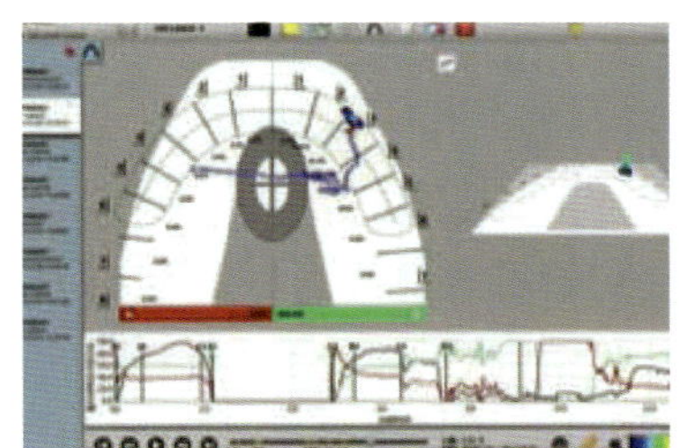

图27 T-Scan检查日间可控运动右侧方运动为尖牙引导

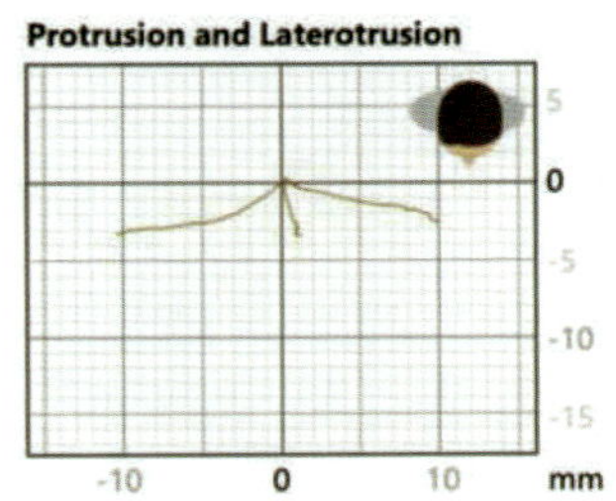

图28 Zebris检查患者的前导和侧导均无异常

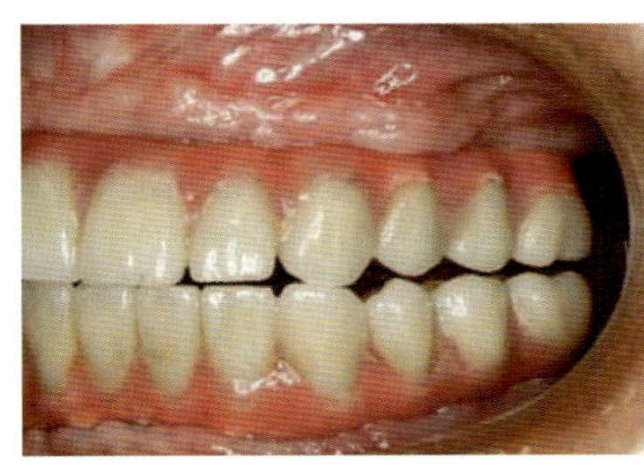

图29 以尖牙引导为主的序列引导

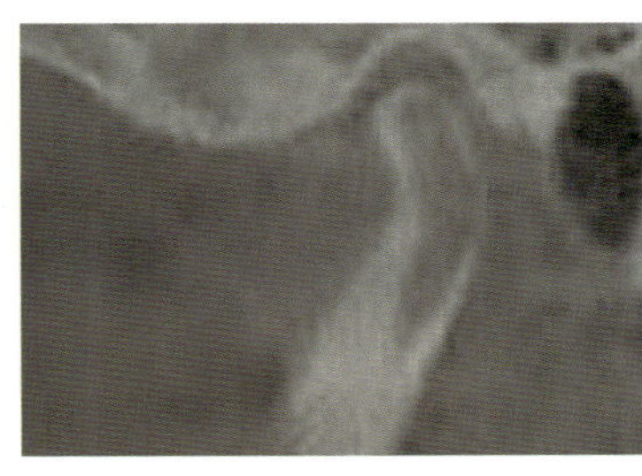

图30 修复完成后CBCT显示髁突后间隙大小有所改善

三、讨论

1. 数字化设备结合以尖牙引导为主的序列引导理念可以完成数字化的精准咬合设计和重建。

2. 本病例采用了数字化的方式和传统方式进行修复体的相关殆学参数的验证，实现了中西医结合治疗。

“谋定后动”——数字化技术在前牙美学种植中的应用

徐海洋 徐世同

摘要

目的：通过5年随访上颌前牙缺失，应用全程数字化技术完成种植修复的病例，评价数字化技术在美学区的应用效果。**材料与方法：**术前对患者进行风险评估、美学蜡型设计、3D打印颌骨模型、导板软件模拟种植，制订骨增量策略，植骨6个月后使用诊断蜡型数据及CBCT制作种植导板、个性化修复基台、临时树脂冠，在导板全程植入后用术前切割出来的树脂冠依靠摩擦固位行即刻修复，种植术后3个月使用原个性化基台数据制作氧化锆内冠在不拆卸修复基台的情况下取模，对氧化锆内冠上饰瓷后完成最终修复。在治疗过程以及5年的随访中通过CBCT及数字化软件对术前设计与术后效果进行拟合和测量。**结果：**在5年的随访中植骨区骨量稳定，无明显骨吸收，种植体唇侧骨量一直维持在2mm以上。修复方面，不仅达到了术前美学蜡型的设计效果，最终修复冠也完美复刻了术前美学蜡型，11、21之间龈乳头充盈，牙冠颜色与通透性接近天然牙，并在5年随访中达到了稳定的美学效果。

关键词：数字化全流程；美学设计；骨增量；长期随访

信息的准确获得、分析和传递会让事情事半功倍，人类千百年也在通过各种技术努力将其不断提升。随着计算机技术的迅猛发展，数字化技术开始进入临床，并在不断尝试后优化了非常多的流程。以前牙美学区为例，美学区种植一直是种植难点区域，而骨缺损患者如何在这个区域实现最佳的美学效果和功能，更是让很多种植医生犯难。我们虽然知道自体骨移植是骨增量的“金标准”，但在哪个部位获得、如何获取合适的骨块会直接影响手术效果和手术时间，患者可能还会承受很大的痛苦。后期修复手段也同样影响着最终的效果。这些问题使前牙区骨缺损的种植具有很大的不确定性。通过数字化口内扫描及模型、CBCT对患者进行数字化信息的采集、拟合和处理。之后完成患者的诊断，利用辅助软件设计与制作修复体，按照循证医学进行治疗方案的设计，再通过CAD/CAM将导板、基台、临时和永久修复体设计打印、切割完成，实现以修复为导向的能够实现术前设计美学、功能的数字化全流程。

一、材料与方法

1. 病例简介 23岁女性患者。主诉：3年前因外伤导致上颌右侧前牙缺失，来我院要求修复缺失牙齿。既往史：既往体健，无系统性疾病史，不吸烟。口内检查：11缺失，缺牙区唇侧牙龈塌陷约2mm，牙槽骨丰满度较差，近远中距离约11mm，唇舌向宽度约8mm，对颌牙未见明显伸长，口腔卫生尚可。口外检查：颌面部左右对称，开口型、开口度正常，高位笑线，颞下颌关节无压痛、无弹响。CBCT示：11牙槽骨冠根向缺失约5mm，颊舌向缺失约4mm。美学风险评估见表1。

2. 诊断 上颌牙列缺损。

3. 治疗计划 方案一：以12、21为基牙，12-21行桥体修复。方案二：先行数字化设计。制订骨增量及种植方案，行种植修复。告知患者上述治疗方案，患者选择方案二。

表1 美学风险评估

美学风险因素	风险水平		
	低	中	高
健康状况	健康，免疫功能正常		免疫功能低下
吸烟习惯	不吸烟	少量吸烟，<10支/天	大量吸烟，>10支/天
患者美学期望值	低	中	高
唇线	低位	中位	高位
牙龈生物型	低弧线形、厚龈生物型	中弧线形、中龈生物型	高弧线形、薄龈生物型
牙冠形态	方圆形	卵圆形	尖圆形
位点感染情况	无	慢性	急性
邻面牙槽嵴高度	到接触点≤5mm	到接触点5.5~6.5mm	到接触点≥7mm
邻牙修复状态	无修复体		有修复体
缺牙间隙宽度	单颗牙（≥7mm）	单颗牙（≤7mm）	2颗牙或2颗牙以上
软组织解剖	软组织完整		软组织缺损
牙槽嵴解剖	无骨缺损	水平向骨缺损	垂直向骨缺损

作者单位：广州德伦口腔

通讯作者：徐世同；Email: xushitong621016@126.com

4. 治疗过程（图1～图29）

（1）行3Shape口内扫描及口内取模，进行虚拟排牙和制作美学蜡型，将美学蜡型数据经过仓扫与CBCT数据进行拟合，虚拟设计种植体位置和方向，得出骨增量的位置及体积，通过3D打印模型研究模拟骨增量方案，制订出原位取骨、混合植骨颗粒的方案。

（2）骨增量手术：在骨缺损上方约5mm位置取术前设计大小的自体骨块，使用钛钉1.8mm×10mm（MCT），在骨块下方及取骨区充填骨替代材料（Bio-Oss骨粉混合术区血液）0.5g，自骨缺损区腭侧至唇侧取骨区覆盖胶原膜（Bio-Gide 25mm×25mm）。严密缝合组织瓣，关闭创口。术后6个月CBCT示：植骨区无明显骨吸收，水平向骨增量达7.8mm，垂直向骨增量达7mm。

（3）将初始虚拟排牙及种植体位置设计与植骨6个月后：CBCT进行拟合，种植体周围骨量充足，唇侧骨厚度达2mm以上。采用种植导板软件3D打印种植导板，使用原储存的11牙冠美学蜡型数据以机械切割方式制作个性化钛基台。结合基台数据及牙冠数据3D打印可以实现摩擦固位的临时树脂冠。

（4）种植手术：使用牙支持手术导板，在11位点全程植入1颗ICX3.75 1.8mm×15mm种植体。安装修复基台，使用摩擦固位方式安装临时冠。

（5）牙龈诱导后3个月：使用原美学蜡型数据回切氧化锆内冠，在不拆卸修复基台的情况下进行取模，制作永久修复体。

二、结果

经过5年的随访，我们可以看到患者获得了良好的美学及功能效果，影像学检查显示种植体唇侧骨量稳定并一直维持在2mm以上。永久修复体颜色和形态均与邻牙协调一致，牙龈质地、色泽健康，粉色美学及白色美学评分分别为14分和9分（表2，表3）。

术前，我们通过多种数字化技术收集患者的各项信息，明确上颌前牙需要植骨的量及位置，为患者设计出创伤更小、效果稳定的植骨方案，又通过数字化技术在种植及修复中使用原设计信息，数字化全流程的方式真正贯彻了“以终为始”的种植修复理念，实现了1颗种植体、1个基台的治疗追求，达到预期良好的美学及功能效果。

表3　粉色美学指标

与对侧同名牙的参数比较	0	1	2
近中龈乳头	缺失	未完全充满	完全充满√
远中龈乳头	缺失	未完全充满	完全充满√
软组织边缘高度	和对侧差异在2mm以上	和对侧差异在1～2mm	和对侧差异在1mm以内√
软组织轮廓外形	不自然	比较自然	很自然√
软组织轮廓塌陷	明显	轻度	没有√
软组织颜色	明显不一样	有些许不一样	几乎一样√
软组织质地	明显不一样	有些许不一样	几乎一样√
PES总分	14		

表2　白色美学指标

WES指标	与参照牙重度不符	与参照牙轻度不符	与参照牙相同
牙体形态	0	1	2√
牙体颜色	0	1	2√
牙体大小	0	1	2√
牙齿表面质地	0	1	2√
牙齿透明度	0	1√	2
WES总分	9		

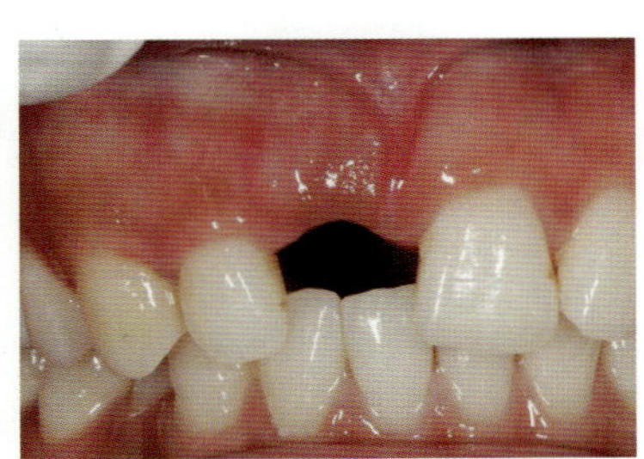
图1　术前口内正面像

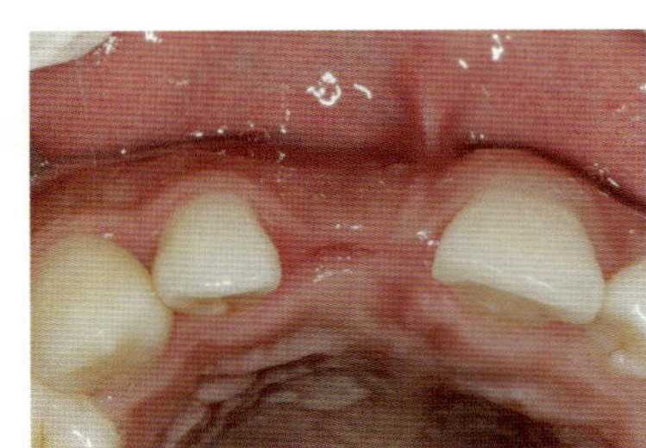
图2　术前口内殆面像

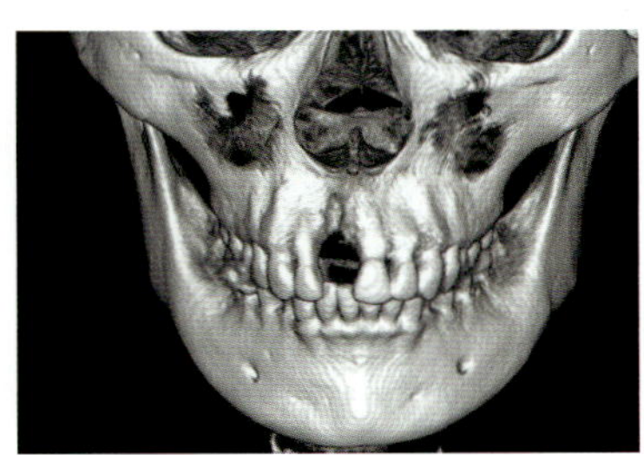
图3　初诊CBCT三维重建

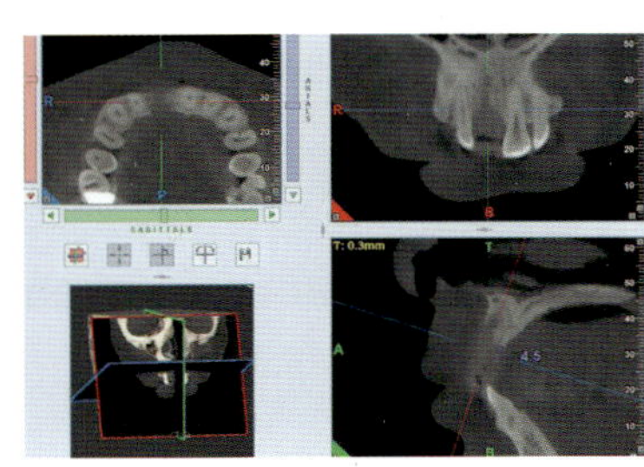
图4　初诊CBCT

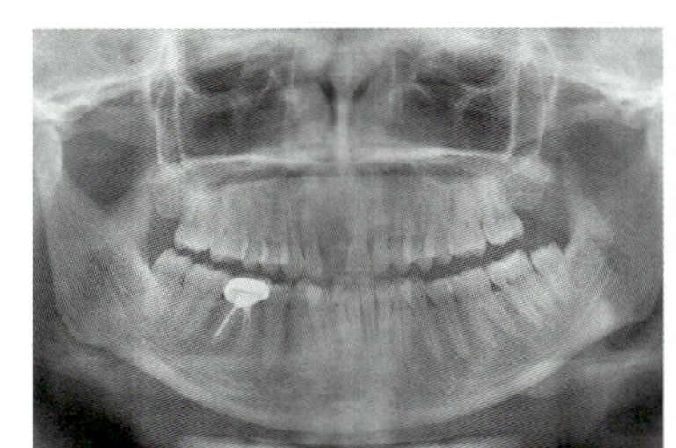
图5 初诊曲面断层片

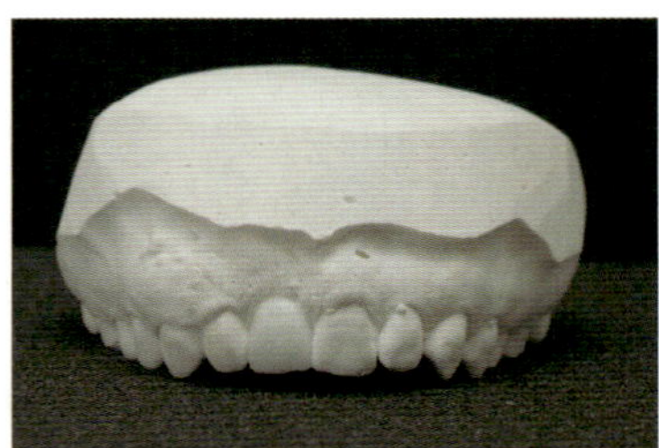
图6 术前诊断美学蜡型

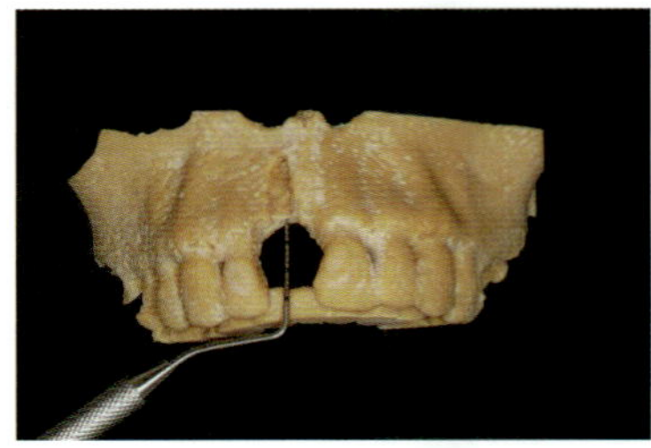
图7 使用3D打印颌骨模型，设计植骨方案

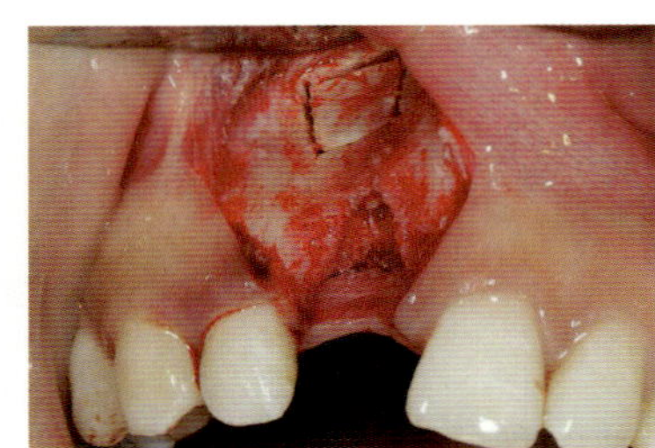
图8 植骨术区根方原位取骨

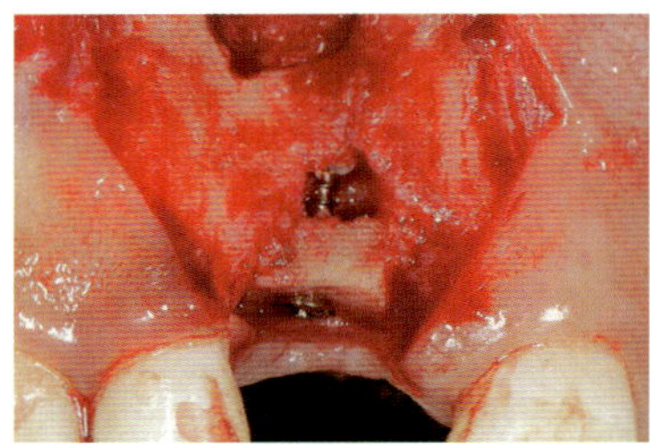
图9 钛钉固定骨块于术区，形成稳定植骨空间

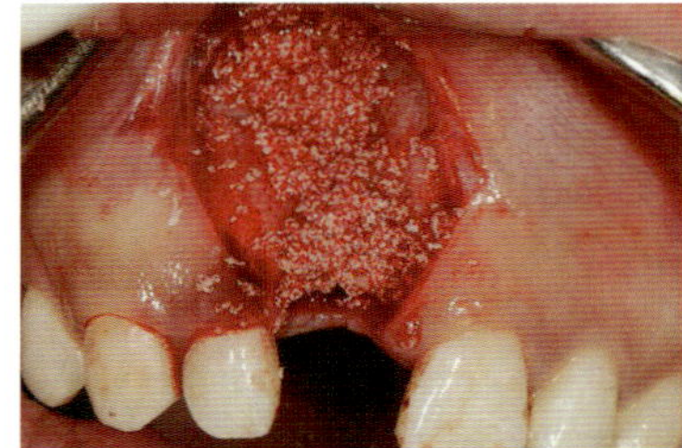
图10 使用Bio-Oss骨粉充填植骨空间及取骨区

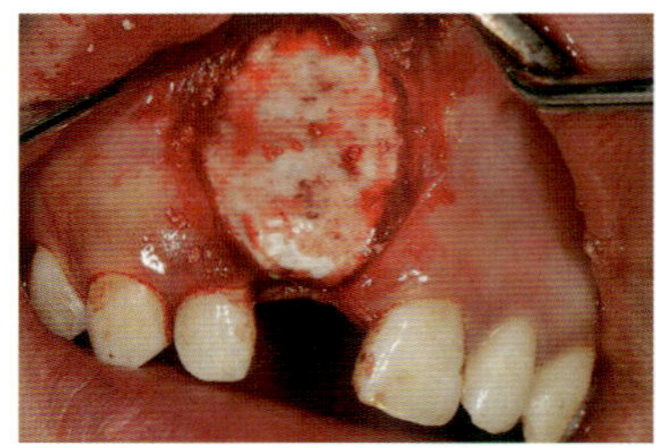
图11 使用Bio-Gide胶原膜覆盖自腭侧至唇侧植骨区

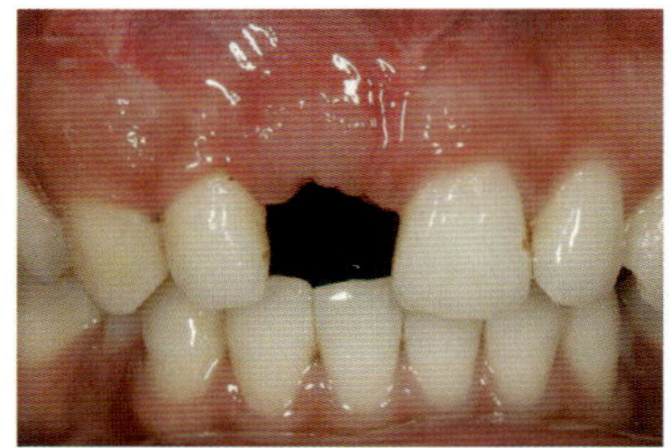
图12 植骨后6个月复查口内正面像显示术区软硬组织健康

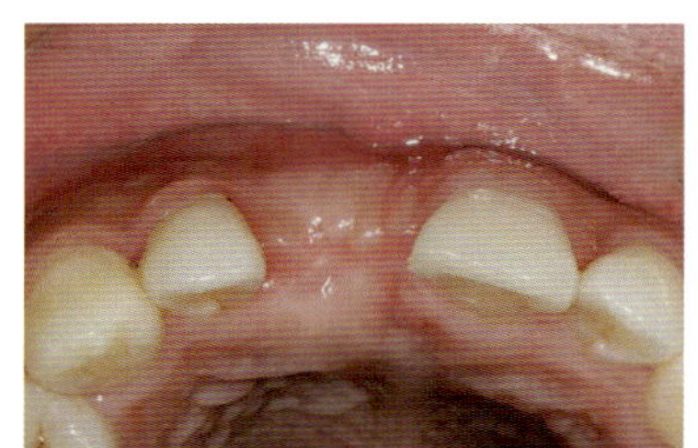
图13 植骨6个月复查口内 面像

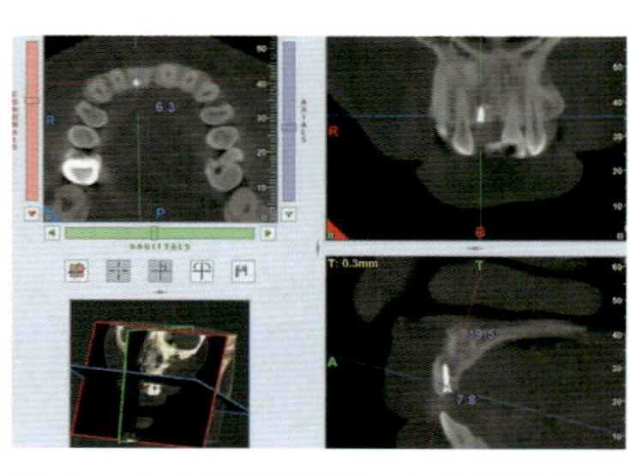
图14 CBCT显示植骨6个月后骨量未见明显吸收

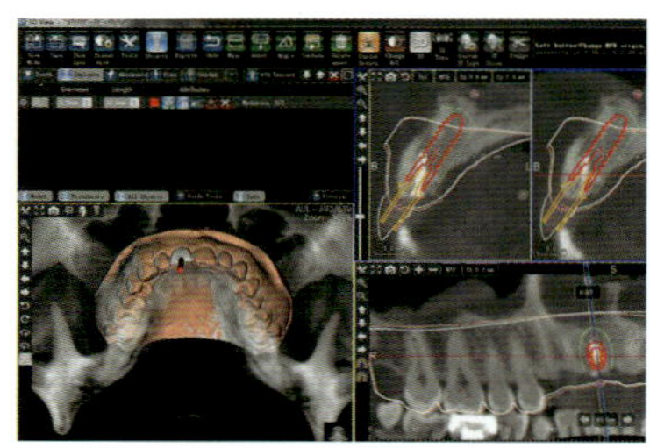
图15 使用导板设计软件对CBCT及诊断蜡型进行拟合，设计种植位点

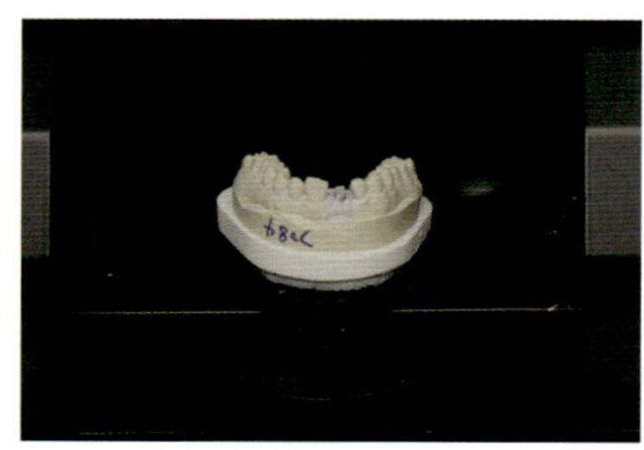
图16 依据口内扫描情况、CBCT、诊断蜡型，计算机切割完成个性化修复基台，并对其进行扫描

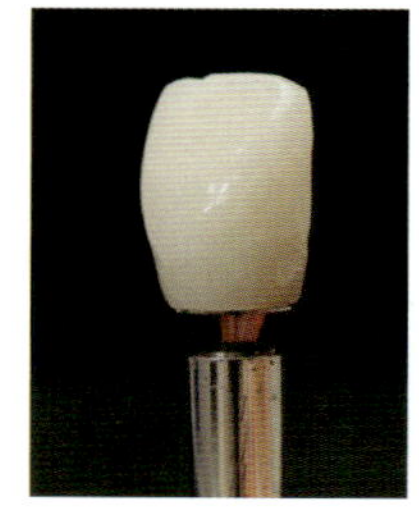
图17 根据诊断蜡型及个性化修复基台切割出临时树脂冠

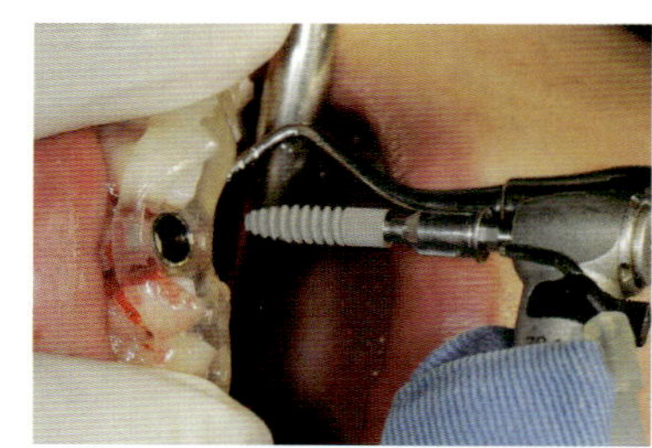
图18 导板全程植入

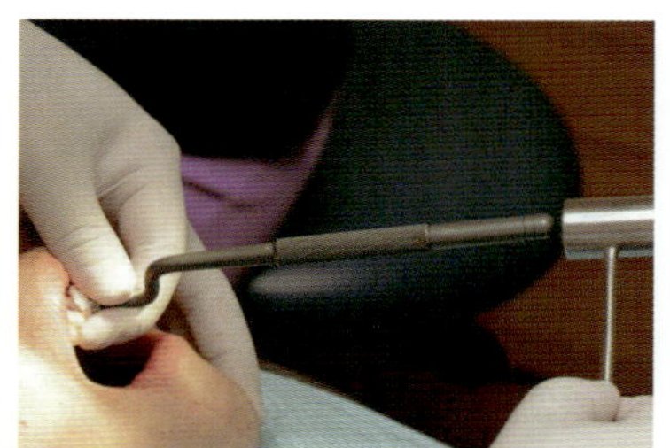
图19 术后即刻修复，使用摩擦固位固定临时树脂冠，行牙龈诱导

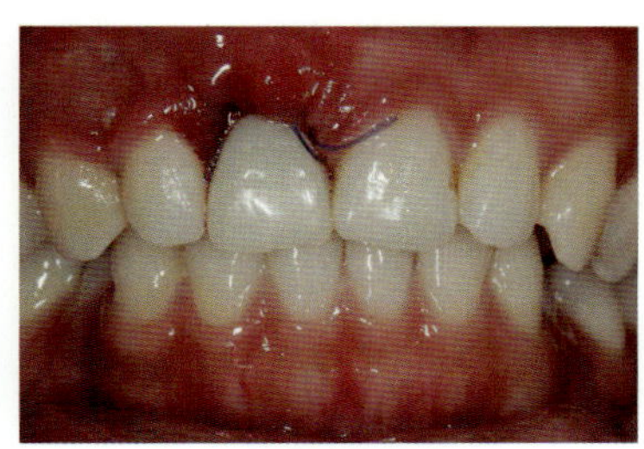
图20 即刻修复后口内像

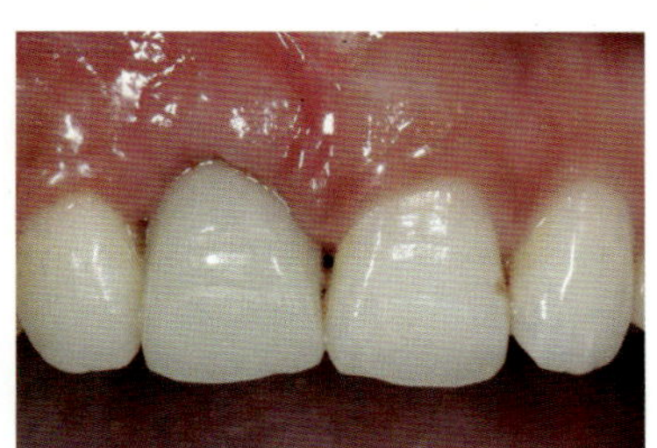
图21 牙龈诱导3个月后口内像

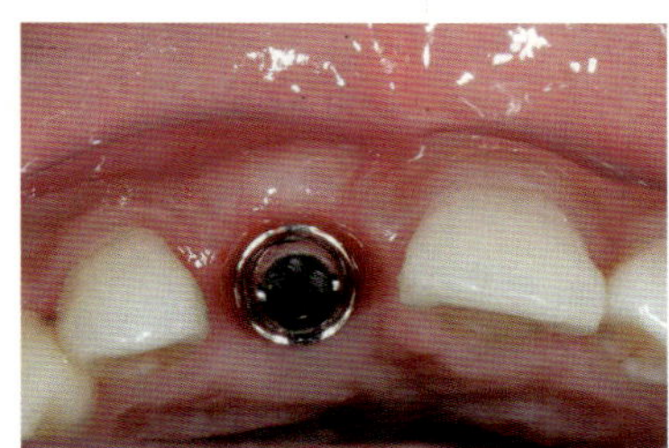
图22 牙龈诱导3个月后口内殆面像显示牙龈形态、色泽良好

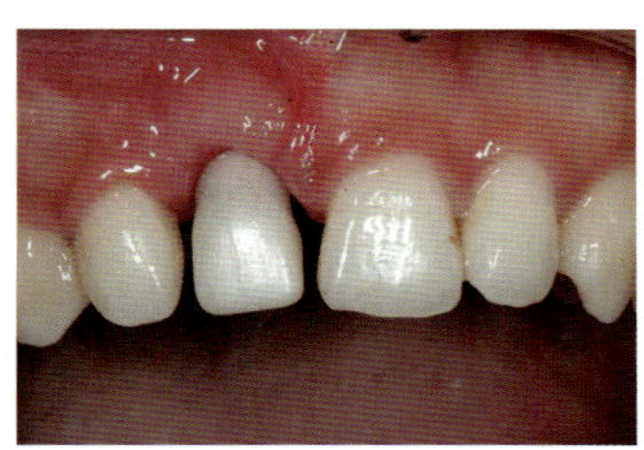
图23 使用保留的个性化基台扫描数据制作氧化锆内冠，在不拆卸修复基台的情况下完成口内取模

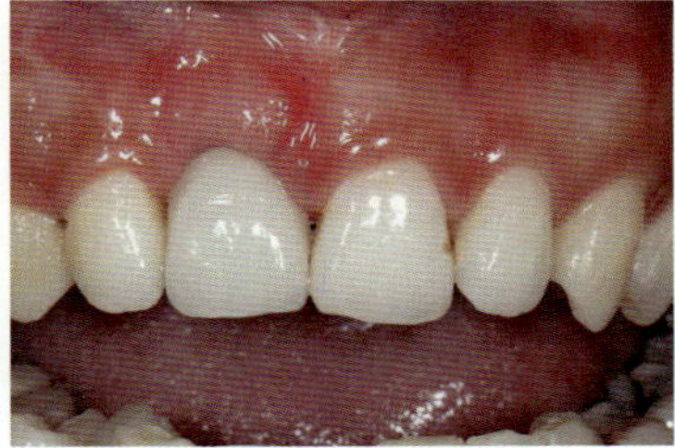
图24 永久修复当天口内像

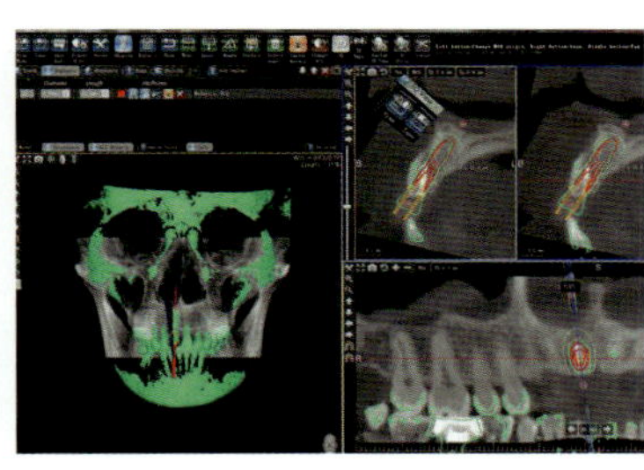
图25 种植体最终植入位置与术前设计拟合，匹配度高于95%

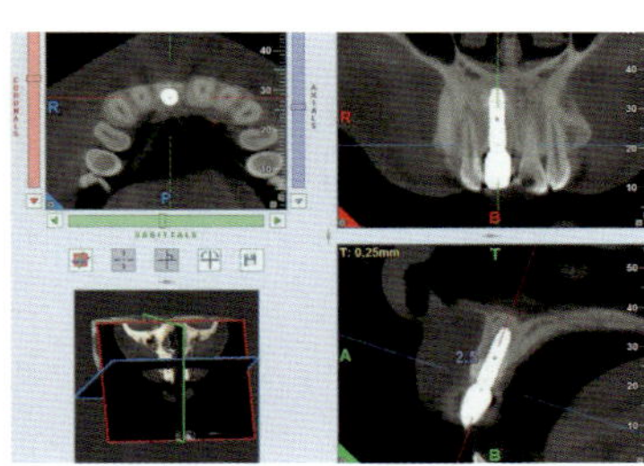
图26 戴牙2年后CBCT

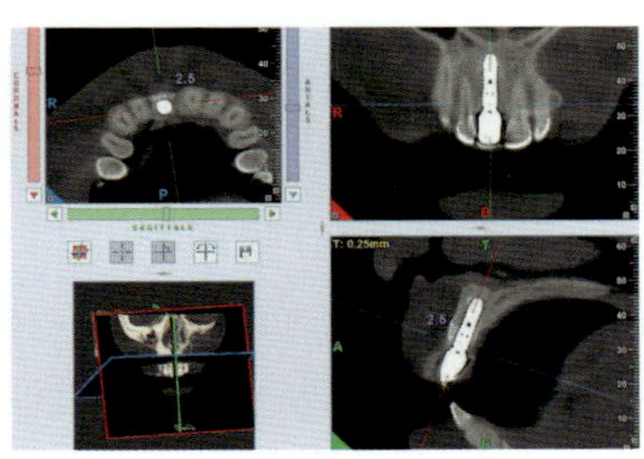
图27 戴牙3年后CBCT

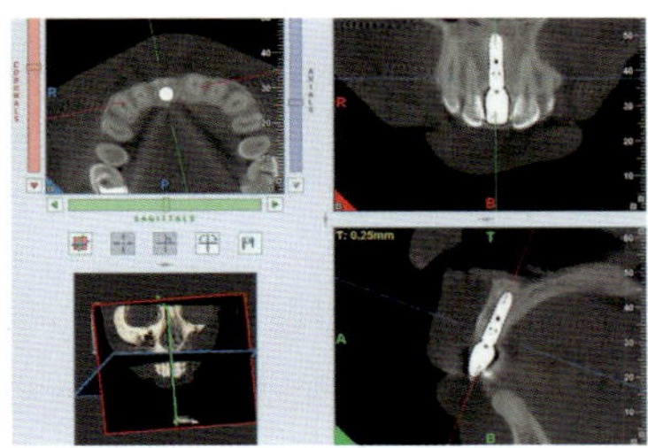
图28 戴牙5年后CBCT

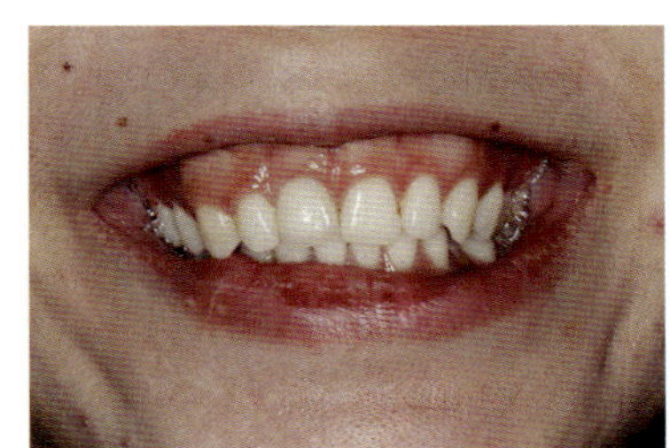
图29 戴牙5年后口内像

三、讨论

所谓知己知彼，百战不殆，数字化技术可以在术前获得患者更多的精准信息，全面了解病情，通过3D打印技术，为手术设计提供了一个“战场沙盘”，在牙槽骨的3D打印模型上可以进行一次次的“战术推演”，辅以大量的相关文献以及过往其他病例经验，结合本病例的实际情况，制订出了相对最佳的手术以及修复策略。

通过前期的手术模拟以及策略的制订，掌握手术中可能用到的工具（如超声骨刀），需要准备的耗材（如钛钉型号），以及骨粉、骨膜的用量。也需要制订了术中如果出现未能按照之前演练的步骤顺利实施，应该采取什么样的备选方案，备选方案应该准备的器械和耗材，在术前也一并予以准备，并三查三对，这一点也非常重要。

参考文献

[1] 宿玉成. 现代口腔种植学[M]. 北京:人民卫生出版社, 2009.

[2] 耿威. 数字化口腔种植治疗现状与研究进展[J]. 中国实用口腔科杂志, 2016, 9(1):2-9.

[3] Yafi FA, Camenisch B, Al-Sabbagh M. Is Digital Guided Implant Surgery Accurate and Reliable?[J]. Dental Clinics of North America, 2019, 63(3):381-397.

[4] Buser D, Chappuis V, Belser UC , et al. Implant placement post extraction in esthetic single tooth sites: when immediate, when early, when late?[J]. Periodontology, 2017, 73(1):84 -102.

[5] Lt Dd BC, Jfehd E, Vbdf G, et al. Bone Augmentation Techniques for Horizontal and Vertical Alveolar Ridge Deficiency in Oral Implantology – ScienceDirect[J]. Oral and Maxillofacial Surgery Clinics of North America, 2019, 31(2):163-191.

[6] David F, Byrnes A, Alam S, et al. Aesthetic outcome of implant supported crowns with and without peri-implant conditioning using provisional fixed restorations. a three year randomised controlled clinical trial[J]. Clinical Oral Implants Research, 2018, 29(17):S332.

数字化引导上颌牙列缺损种植修复1例

陈媛 苏镇亚 莫安春

摘要

目的：探究数字化技术在上颌牙列缺损种植修复中的应用，旨在为临床上更好地完成种植修复提供指导。**材料与方法**：71岁男性患者，初诊可见11及24、25、26缺失6个月。首先进行数字化美学设计合理调整缺牙间隙及唇齿关系，然后以修复为导向进行数字化外科设计，确定种植体的三维位置，并利用数字化全程导板术前确定好种植体的位置和方向，在此基础上术前预制好临时修复体；等待骨结合完成后，采用数字化取模精确转移种植体的位置，复制临时冠的穿龈形态，最后严格按照生物学原则及咬合分析的结果完成数字化修复设计。**结果**：种植体位于理想的三维位置，骨结合良好，随访术后18个月，种植体骨水平稳定，患者获得了长期稳定、自然协调的美学效果。**结论**：借助数字化技术能够在术前完成最合理、最优化的种植设计，且可以在手术前就预制好临时修复体，解决传统即刻修复面临的椅旁时间长、临时冠抛光不良、消毒困难等问题。数字化技术赋予了种植治疗流程新的内涵，相信越来越多的数字化应用将出现在种植修复的常规流程中。

关键词：数字化；牙列缺损；种植修复；前牙美学

一、材料与方法

1. **病例简介** 71岁男性患者。主诉：上颌多颗牙缺失6个月，要求种植修复。既往史：否认系统性疾病史、不吸烟、不嗜酒。口内检查：11、24-26缺失，11牙龈缘高度尚可，龈乳头退缩，唇侧轮廓略有塌陷。牙齿重度磨损。中位笑线。CBCT示：11唇侧骨板较薄，24-26可用骨量基本充足（图1～图4）。该患者美学风险评估为中度美学风险。

2. **诊断** 上颌牙列缺损伴慢性牙周炎。

3. **治疗计划** 数字化引导下的种植修复，前牙即刻修复，后牙延期修复

4. **治疗过程**

（1）数字化扫描获取患者口内信息，通过微笑美学、排牙分析、咬合分析进行数字化美学设计，合理调整缺牙间隙及唇齿关系，并以修复为导向进行数字化外科设计，合理分布种植体，确定种植体的三维位置（图5～图7）。

（2）生成并打印手术导板（图8，图9）。

（3）打印临时修复体，在此基础上术前预制临时冠。首先在树脂模型上就位全程导板，然后将导板基台与植代相连，使导板基台十字的一边对齐植代底部长边的中点，一边对齐植代内六边形某一边的中点，然后将连接好的导板基台和植代正对导板正颊侧，这样就能使植代内六边形的一面正对导板正颊侧，最后在导板上标记好导板基台十字边的延长线并用石膏固定好植代。接下来临时基台就位在植代上，在此基础上预制修复体，最终制备好的修复体具有理想的穿龈轮廓（图10～图13）。

（4）24-26逐级备孔，种植体植入（图14）。对11位点进行预备，并在11位点植入了1颗Nobel CC 3.5mm×13mm的种植体，为了使预制的临时冠能够顺利戴入，将持钉器六边形某一边的中点正对导板上标记好的刻度线，这样就能使种植体内六边形的某一面正对导板正颊侧（图15）。在全程导板引导下植入4颗种植体（图16）。确认种植体唇侧骨弓轮廓缺陷范围，选择填塞自体骨屑+Bio-Collagen，恢复骨轮廓，并戴入临时义齿（图17）。完成手术缝合（图18）。术后种植体位置理想，CBCT显示种植体轴向理想，11牙骨增量效果良好（图19）。

（5）术后6个月11种植体周软组织轮廓外形稳定，丰满度良好，CBCT显示11唇侧骨板稳定。24-26种植体周软组织轮廓外形稳定，CBCT显示位置理想（图20，图21）。

（6）我们将采用数字化取模，精确转移11、24-26种植体的位置，并精确复制11临时冠的穿龈形态，以获取个性化穿龈信息（图22）。

（7）11按照临时修复体穿龈外形设计永久修复体，ASC基台可调整螺丝通道角度且无粘接剂残留。24-26修复采用PIB，设计个性化穿龈外形和预留龈乳头清洁区（图23）。制作好最终修复体（图24，图25）。

（8）11最终修复体的外形和色泽与邻牙协调，美观。24-26修复体戴入即刻观，形态及咬合理想。患者戴入后，非常满意（图26～图28）。

作者单位：四川大学华西口腔医院

通讯作者：莫安春；Email: moanchun@163.com

二、结果

我们对患者进行了追踪随访，从术后18个月的口内像可以看到，患者的美学效果稳定，协调性良好。从CBCT随访的结果来看，患者种植体骨水平稳定。从患者术后第18个月的正面像可见患者获得了长期稳定、自然、协调的美学效果（图29～图32）。

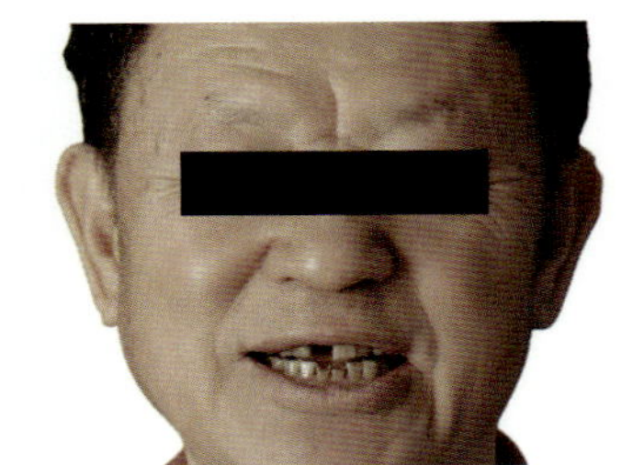

图1　患者术前正面微笑像

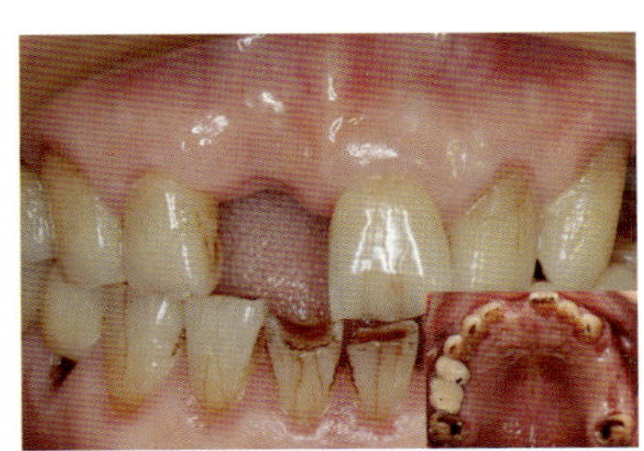

图2　患者术前口内正面像及殆面像

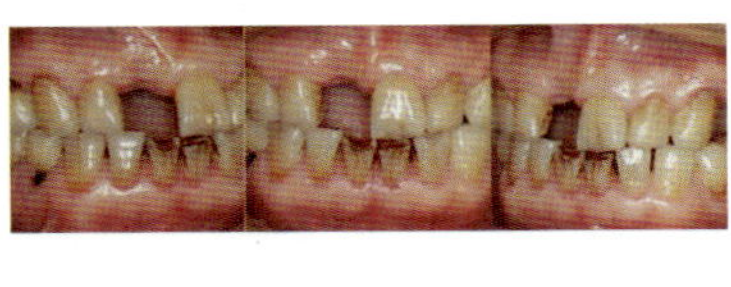

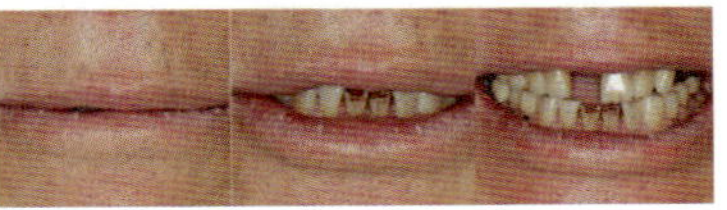

图3　患者术前口内正、侧面像及不笑、微笑、大笑正面像

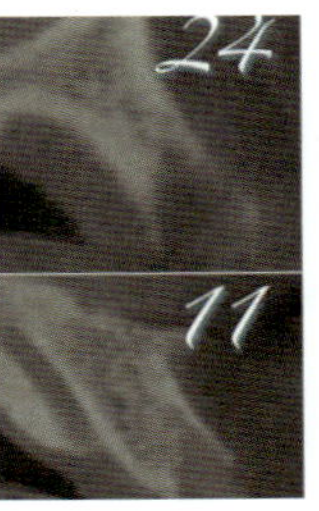

图4　患者术前CBCT

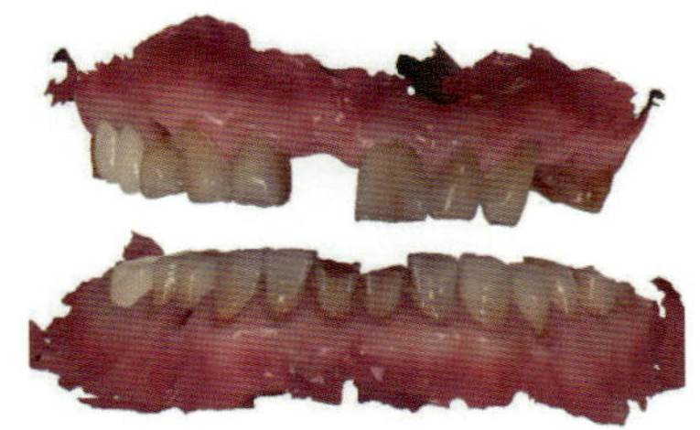

图5　患者术前口内扫描

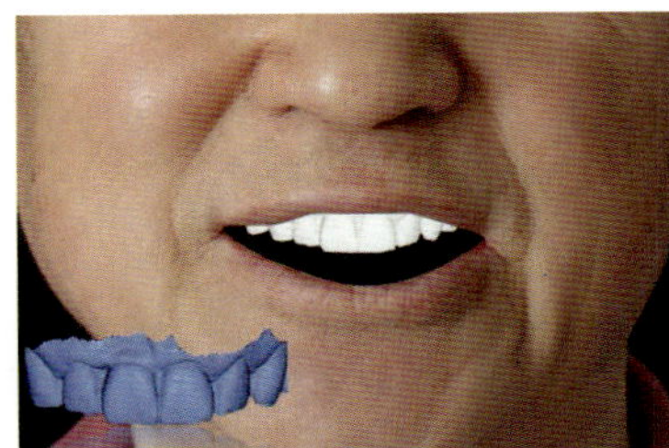

图6　术前数字化排牙

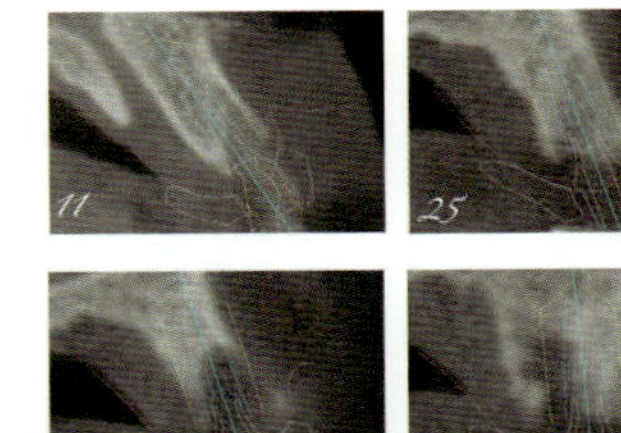

图7　术前数字化外科设计

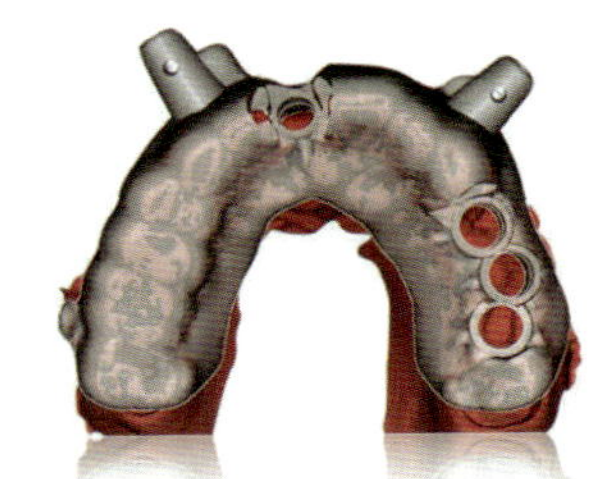

图8　术前导板设计

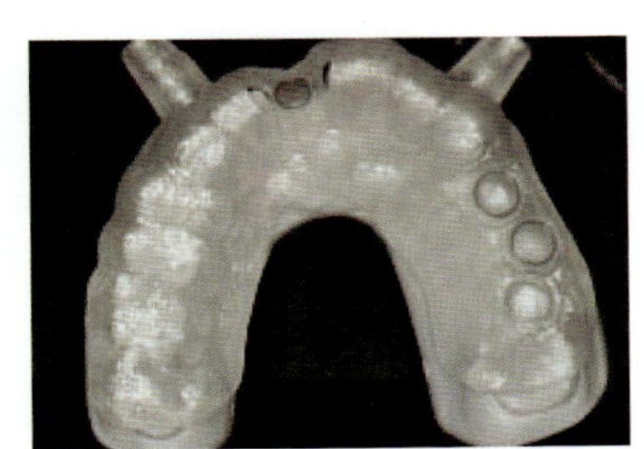

图9　打印导板

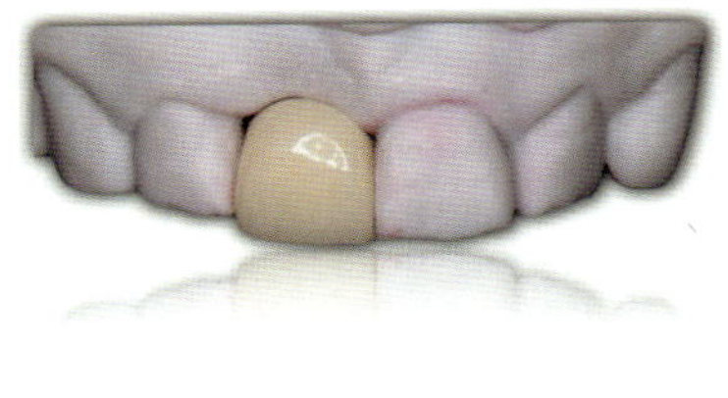

图10　打印临时修复体

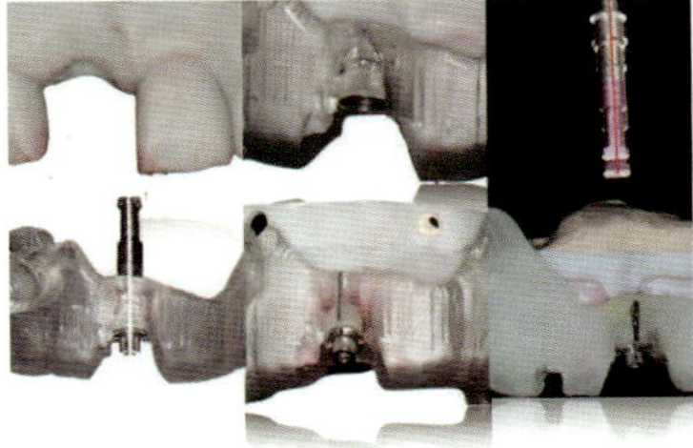

图11　术前固定植代

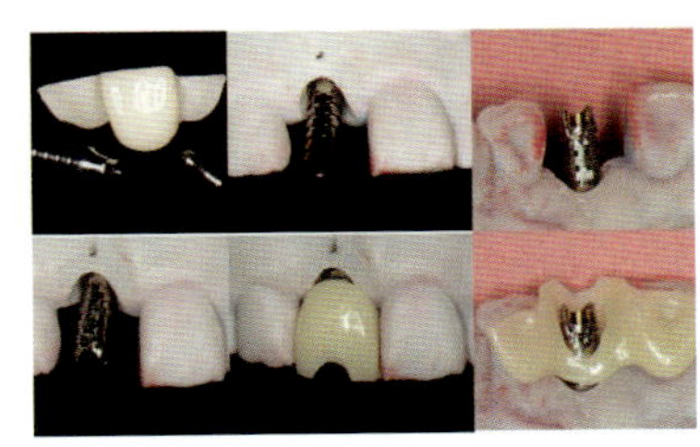

图12　术前制作临时义齿

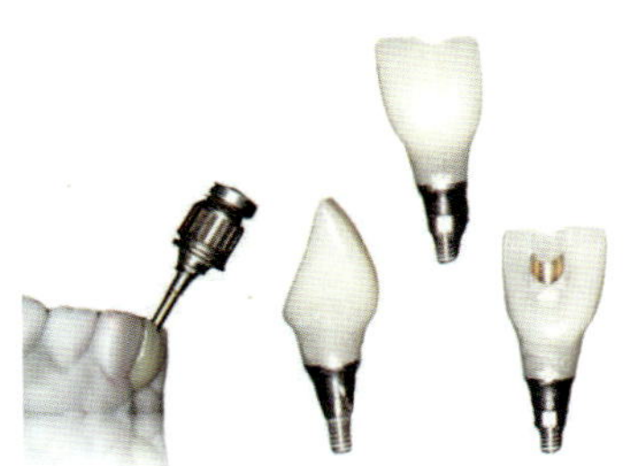

图13　临时义齿

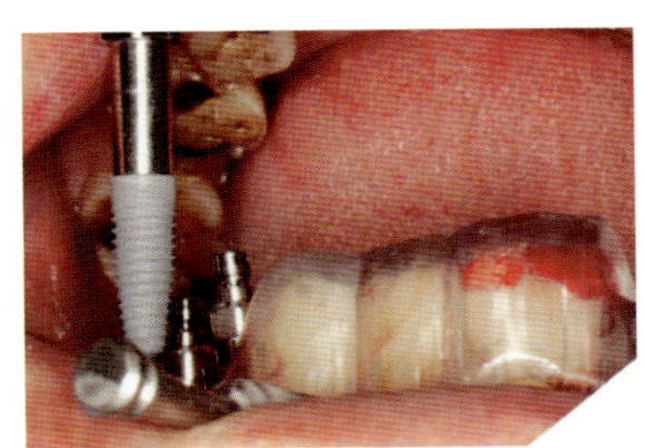

图14　24-26备孔

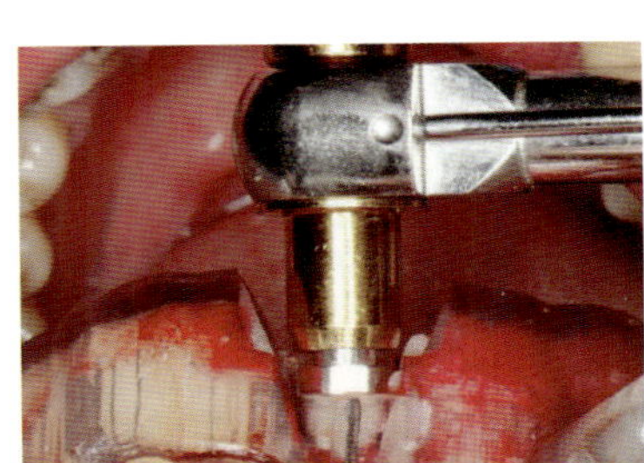

图15　11备孔植入种植体

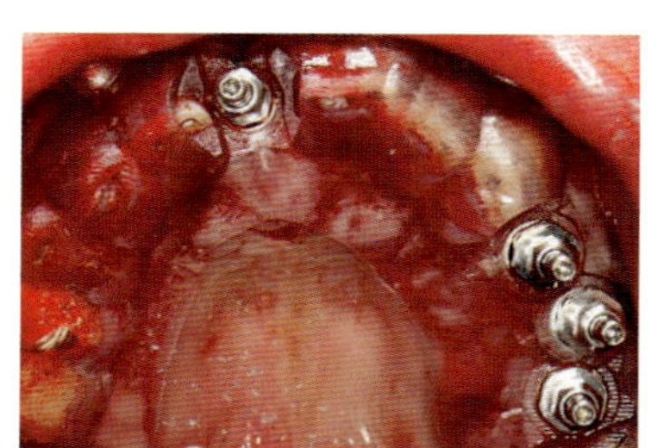
图16 植入4颗种植体

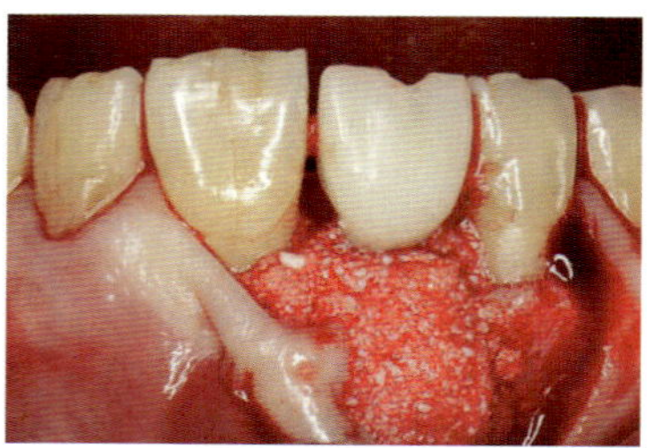
图17 11唇侧植骨并戴入11临时义齿

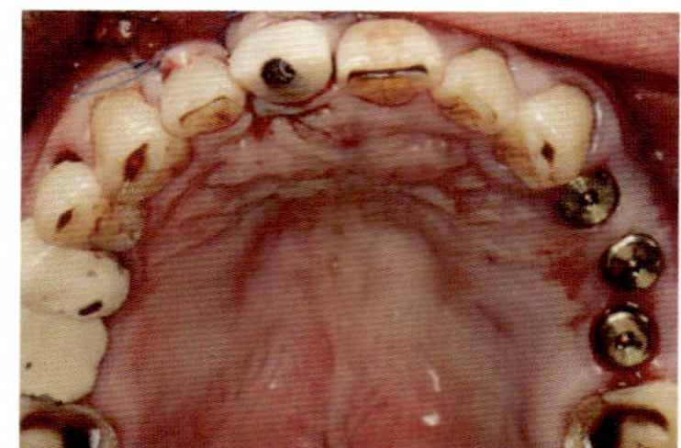
图18 缝合

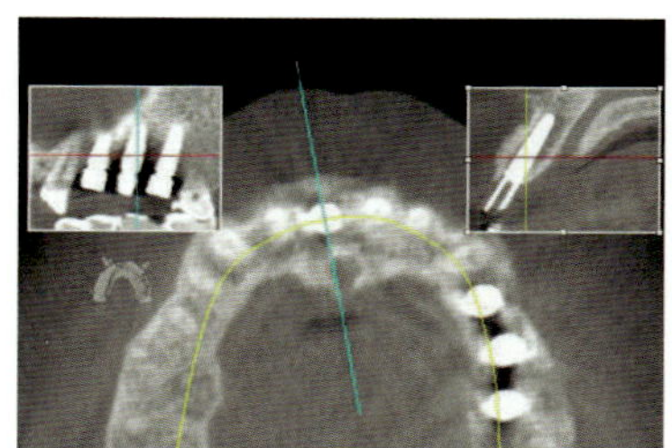
图19 术后CBCT

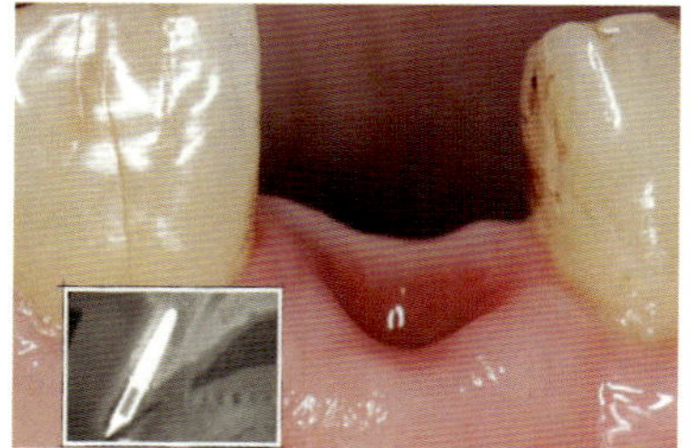
图20 术后6个月11种植体周软组织轮廓外形稳定

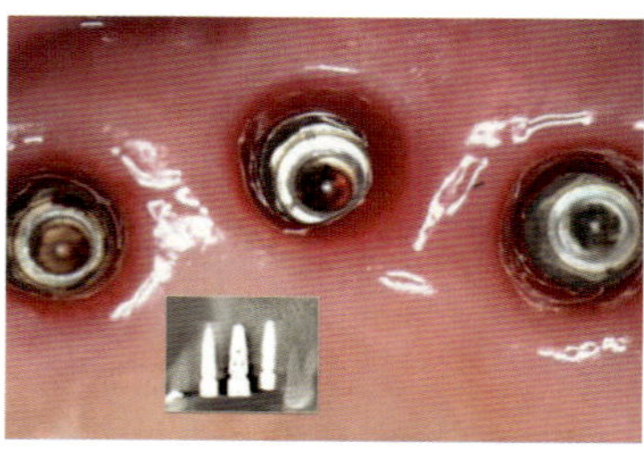
图21 术后6个月24-26种植体周软组织轮廓外形稳定

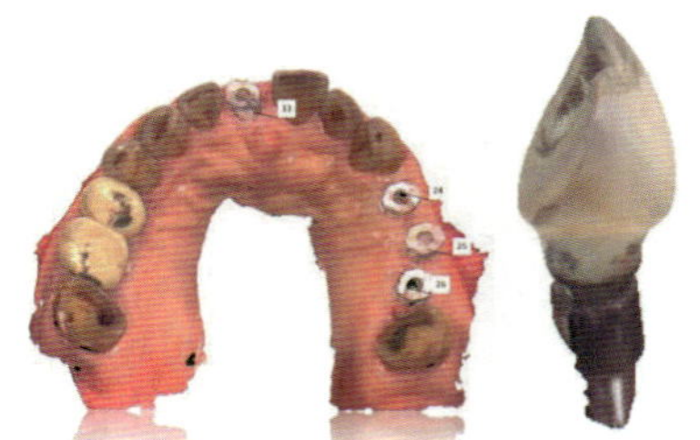
图22 数字化取模

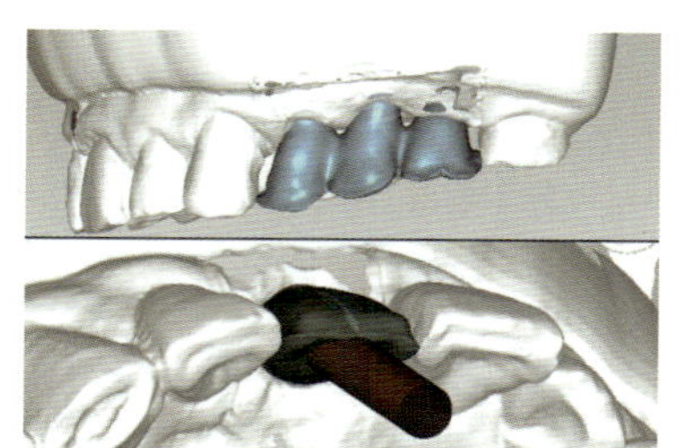
图23 数字化修复设计

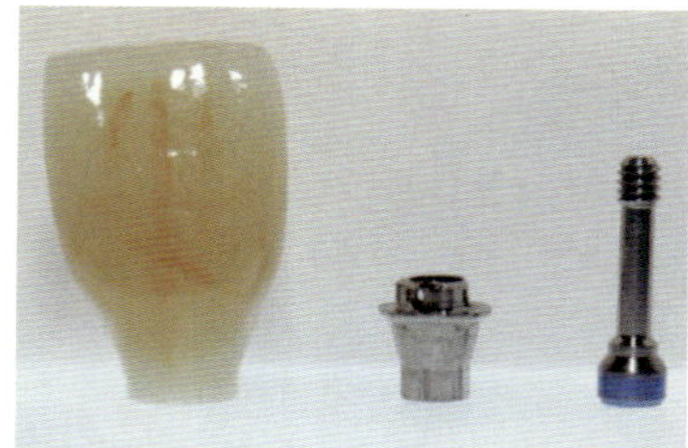
图24 11最终修复体形态

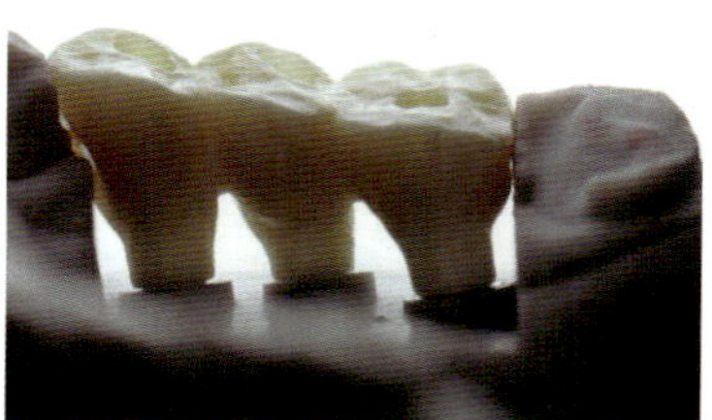
图25 24-26最终PIB桥形态

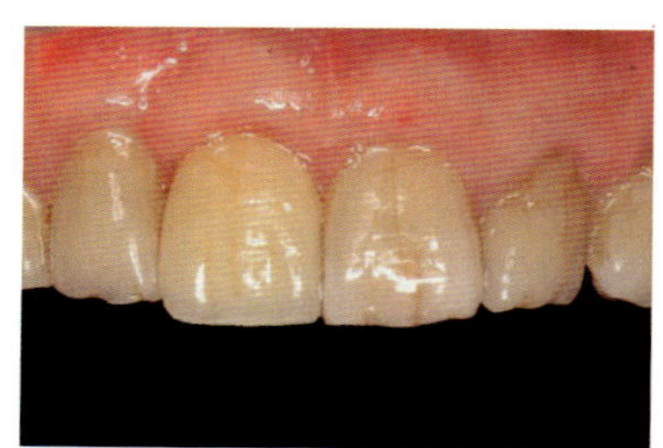
图26 11修复体戴入后口内即刻像

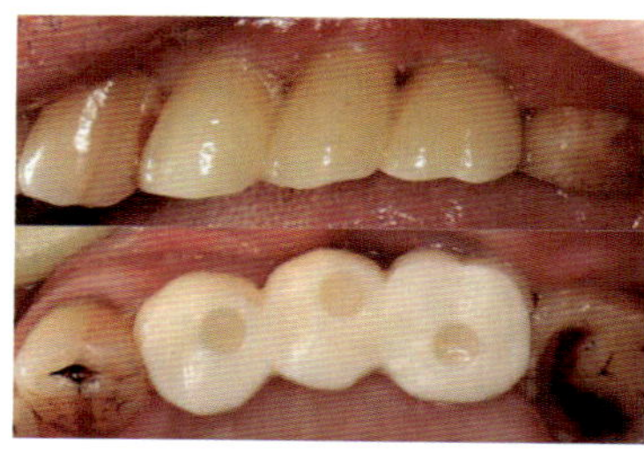
图27 24-26修复体戴入后口内即刻像

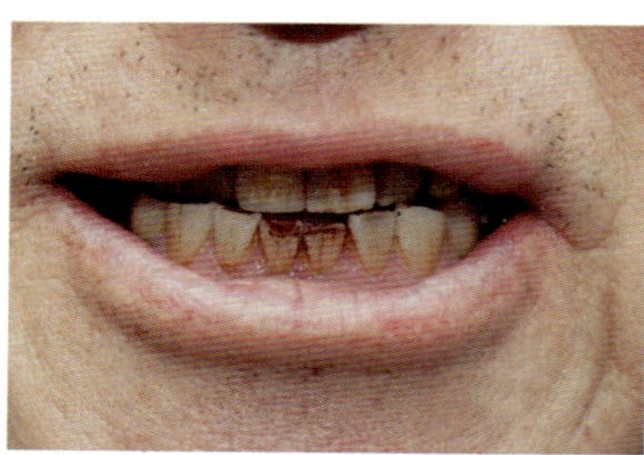
图28 患者最终修复后的正面微笑像

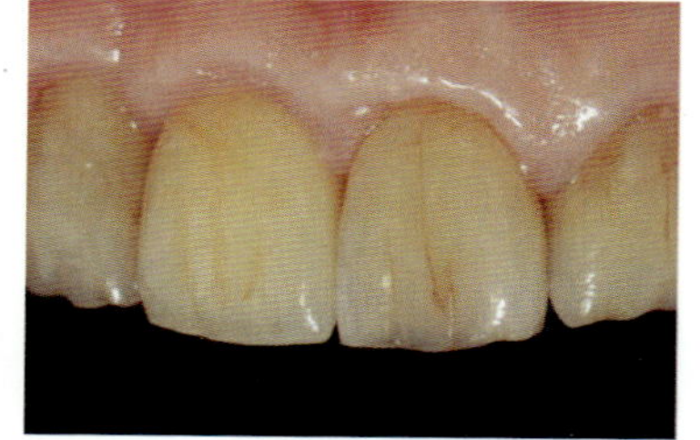
图29 术后18个月患者11复查像

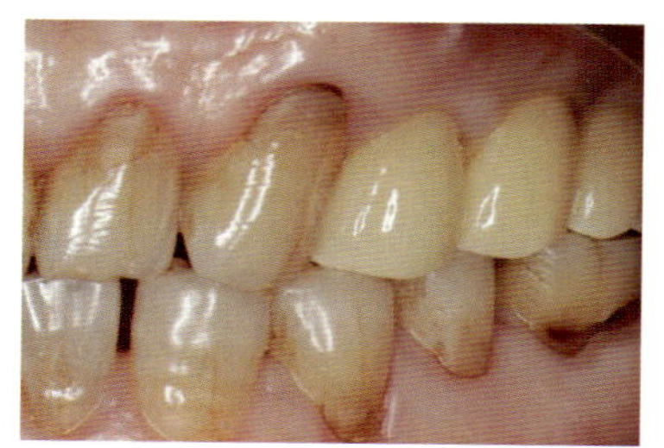
图30 患者术后18个月24-26复查像

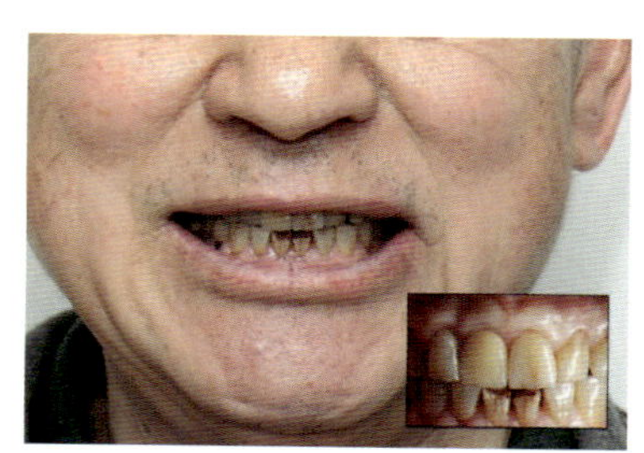
图31 患者术后第18个月的正面微笑像

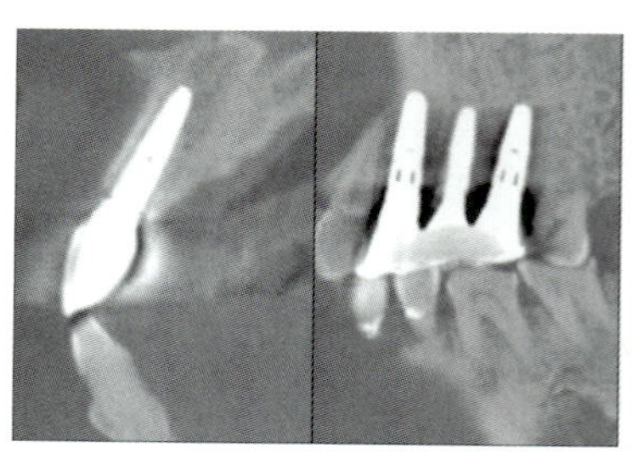
图32 患者术后第18个月的CBCT

三、讨论

我们将数字化设计贯穿患者整个治疗过程中，首先，通过微笑美学、排牙分析、咬合分析进行数字化美学设计，合理调整缺牙间隙及唇齿关系；然后我们将以修复为导向进行数字化外科设计，合理分布种植体，确定种植体的三维位置，并利用数字化全程导板术前确定好种植体的位置和方向，在此基础上术前预制好临时修复体；等待骨结合完成后，我们将采用数字化取模，精确转移种植体的位置，精确复制临时冠的穿龈形态，减少了患者在传统取模过程中的不适感，最后严格按照生物学原则及咬合分析的结果完成数字化修复设计。

四、结论

近年来，随着数字化技术的日臻成熟，种植修复的精确性也越来越高。我们可以借助数字化技术，在术前完成最合理、最优化的种植设计，而且可以在手术前就预制好临时修复体，解决传统即刻修复面临的椅旁时间长、临时冠抛光不良、消毒困难等问题，减少种植位点感染的概率。手术中也可以依靠数字化全程导板，将术前设计精确转移到临床实施中。术后可以通过数字化取模方式减少患者取模过程中的不适感，并最终根据患者软硬组织的情况完成最优化的数字化修复设计。数字化技术赋予了种植治疗流程新的内涵，相信越来越多的数字化应用将出现在种植修复的常规流程中。

基于单数据源无牙颌种植设计及导航手术一次就诊方案

国丹妮 潘韶霞 周永胜 葛严军

摘要

目的：报道1例基于单数据源行无牙颌种植治疗设计并应用动态导航技术同一次临床就诊完成上颌无牙颌种植手术的病例，探讨基于单数据源动态导航辅助下的无牙颌种植外科一次就诊方案，评价治疗效果。**材料与方法：**纳入1例上颌牙列缺失、下颌牙列缺损患者。制作个性化殆堤确定颌位关系，利用放射线阻射材料标记修复重建关键参数，同一时期拍摄CBCT，获取整合的颌骨及修复信息，减少患者放射线暴露及就诊次数。导航系统软件虚拟排牙，设计修复体原型，以修复为导向设计种植方案，导航仪、颌骨位置、CBCT影像数据及手机标定配准，实时引导种植手术，手术同期引导骨组织再生。建立一次就诊完成从信息采集、方案设计，到手术实施的动态导航引导下无牙颌种植外科流程。骨结合后，制取夹板式印模，确定颌位关系，制作过渡义齿。过渡义齿戴用无不适，完成螺丝固位切削钛支架+全瓷冠复合义齿正式修复，连接于螺丝固位基台上。单端全瓷粘接桥修复缺失下颌前牙。**结果：**正式修复体被动就位良好，患者对修复效果满意。复查修复体完好，咀嚼功能良好，患者无不适。术前与术后CBCT配准结果显示导航系统引导下种植体植入根尖及颈部平均误差1～1.5mm，角度误差约0.5°。骨增量效果良好且术后效果稳定。**结论：**基于单次数据源及动态导航辅助下的无牙颌种植外科一次就诊方案可简化治疗流程，减少就诊次数，减小误差累积，优化修复效果。

关键词：动态导航系统；计算机辅助设计；牙列缺失；数字化；种植

一、材料与方法

1. 病例简介 57岁女性患者。主诉：口内多颗牙缺失影响美观和进食。现病史：2周前于本院拔除无法保留的患牙，现自觉影响美观和进食，要求修复治疗。既往史及家族史无特殊，全身体健。口内检查：上颌牙列缺失，剩余牙槽嵴轻度吸收（图1）。拔牙窝愈合中，黏膜无红肿、弹性可。双侧颧突处骨突。双侧上颌结节隆起。32缺失，粘接桥修复，金属翼板边缘密合性差且松动。下颌余留牙叩痛（-），不松动。多颗牙楔状缺损，牙龈退缩。殆曲线可，上下颌间距离适中。舌体大小及唾液分泌基本正常（图2）。口腔卫生差，牙结石（+）。口外检查：面部左右基本对称（图3），上唇丰满度可（图4）。开口型及开口度基本正常，双侧颞下颌关节未见明显异常。CBCT示：双侧上后牙区骨高度不足，前牙区骨高度可，颊舌侧骨厚度不足。

2. 诊断 上颌牙列缺失；下颌牙列缺损；34、31-42、44牙体缺损；慢性牙周炎。

3. 治疗计划

（1）系统牙周治疗。

（2）上颌修复方案：方案一：种植固定义齿；方案二：种植覆盖义齿；方案三：常规上颌总义齿。

（3）34、31-42、44充填治疗。

（4）32全瓷粘接桥修复。

4. 治疗过程

（1）详细告知患者上颌3种修复方案的治疗计划、风险、费用及预后，鉴于患者口腔状况、强烈固定修复意愿及其自身经济预算，选择方案一，患者知情同意。

（2）完善牙周治疗后，开始种植修复设计。患者临床就诊，上下颌制取研究模型，常规确定颌位关系、垂直距离及丰满度，获取修复重建关键参数：中线、口角线、笑线及预设切缘线，使用放射线阻射牙胶尖（柳苑，北京达雅鼎，中国）标记上述参考线（图5～图8）。局部麻醉下在不妨碍种植体植入位置植入6颗配准钛钉（苏州迪凯尔，中国）（图9，图10），戴有利用牙胶尖标记的殆堤拍摄CBCT（Galileos，Densply Sirona，瑞典），同一时间获取包含颌骨三维信息、咬合关系、垂直距离、丰满度、中线、预设上颌前牙切端位置、口角线等信息的整合数据，以Dicom格式存储（图11）。

（3）将整合数据导入动态导航系统（易植美，苏州迪凯尔，中国），全数字化流程虚拟排牙，设计修复体原型（图12）。标记重要解剖结构，以修复为导向设计种植体位置及角度，全面分析，拟行上颌植入6颗种植体，双侧远中种植体倾斜植入，避免复杂骨增量手术（图13，图14）。

（4）标定手机定位装置，统一手机与导航系统参考板坐标系，局部浸润麻醉后，将参考板与上颌骨稳固连接，统一手机、颌骨及参考板坐标系。

作者单位：北京大学口腔医学院

通讯作者：葛严军；Email: yanjun_ge@163.com

利用配准钉完成患者颌骨与CBCT影像数据配准，实现CBCT影像、患者颌骨及手机位置在导航系统内实时融合（图15）。

（5）当次就诊，导航仪引导下按照既定设计完成11、13、16、21、23、26共6颗3.3mm×14mm种植体植入（Roxolid SLActive，Bone Level Tapered NC，Institut Straumann AG，瑞士），依据导航仪实时指示精确控制种植体植入位点、深度及角度（图16，图17）。13-23唇颊侧骨缺损区种植同期行引导骨组织再生（Guided Bone Regeneration，GBR），植入Bio-Oss骨粉（Geistlich Pharma AG，瑞士），覆盖生物可吸收聚乳酸膜（PLA，Guidor可吸收基质膜，Sunstar，日本）。充分减张，严密缝合（图18～图20）。术后2周拆线，软组织愈合良好，曲面断层片示种植体位置及方向良好（图21）。

（6）术后8个月，种植体骨结合良好，二期手术，置入愈合基台。以修复体原型为参考，选择螺丝固位基台（SRA Abutment NC，Institut Straumann AG，瑞士），制取夹板式印模（图22，图23），确定颌位关系，制作一段式复合式义齿完成过渡修复（图24）。过渡义齿戴用无不适，完成螺丝固位切削钛支架+全瓷冠一段式正式修复体制作，聚合瓷修饰义齿龈端唇侧（图25～图28）。32拆除旧义齿，33-32单端全瓷粘接桥修复。

二、结果

戴入正式修复体，顺利就位，被动适合性好，边缘密合，患者对修复效果满意。2个月及1年后复查，修复体完好，咀嚼功能良好，患者无不适（图29）。术前与术后CBCT配准结果示导航系统提高无牙颌种植手术精度，颈部及根尖平均误差1～1.5mm，角度误差约0.5°（图30）。骨增量效果良好且术后效果稳定。

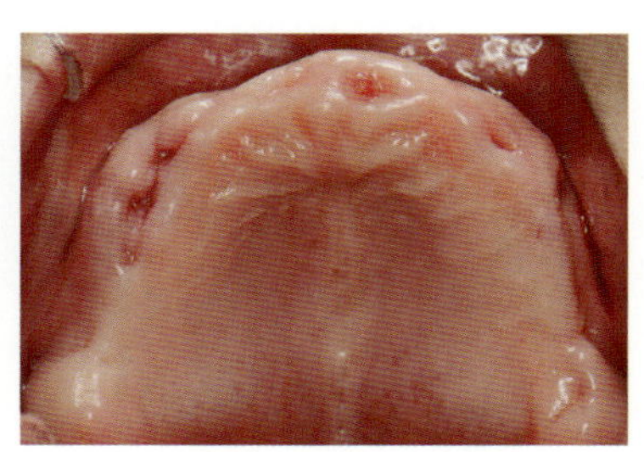
图1　上颌牙列缺失，剩余牙槽嵴轻度吸收，拔牙窝愈合中

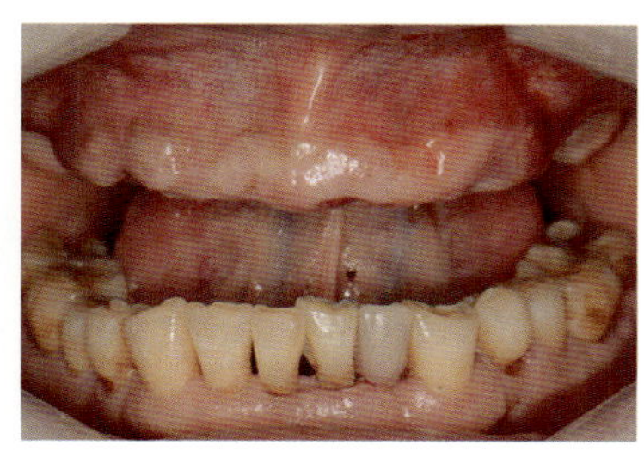
图2　上下颌间距离适中，下颌余留牙殆曲线可，唾液分泌正常

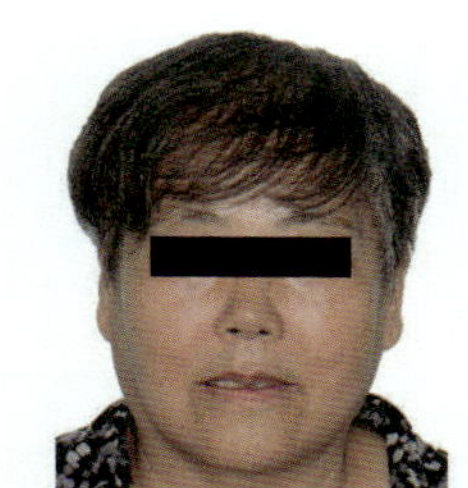
图3　术前正面像，面部左右基本对称

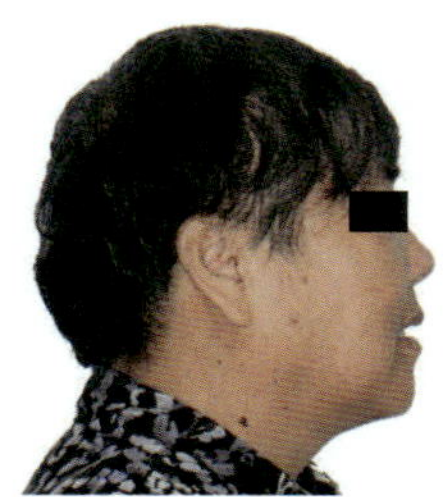
图4　术前侧面像，上唇丰满度可

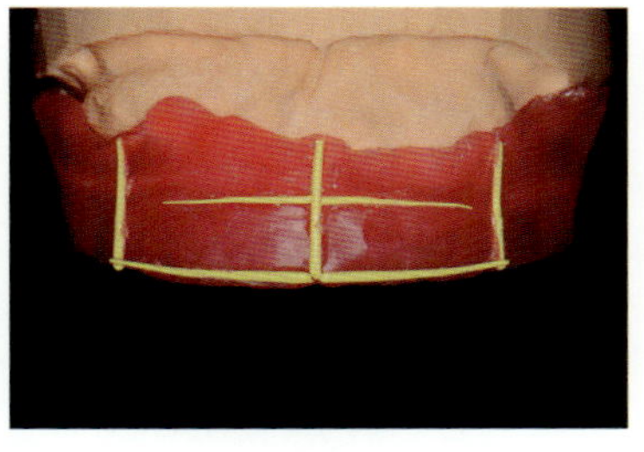
图5　红蜡制作上颌殆堤，去除唇侧基托，牙胶尖标记关键信息

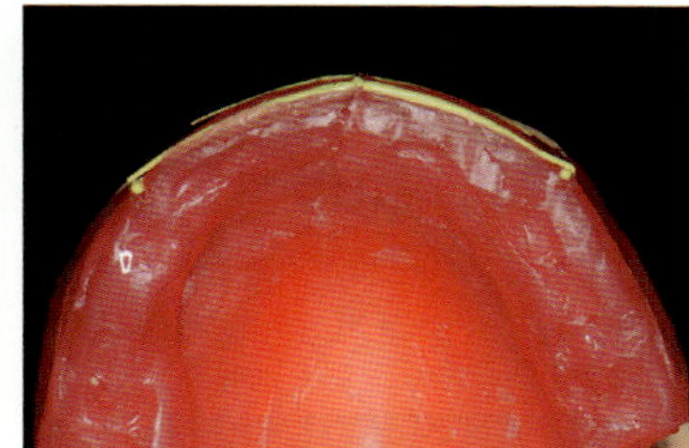
图6　确定颌位关系及丰满度

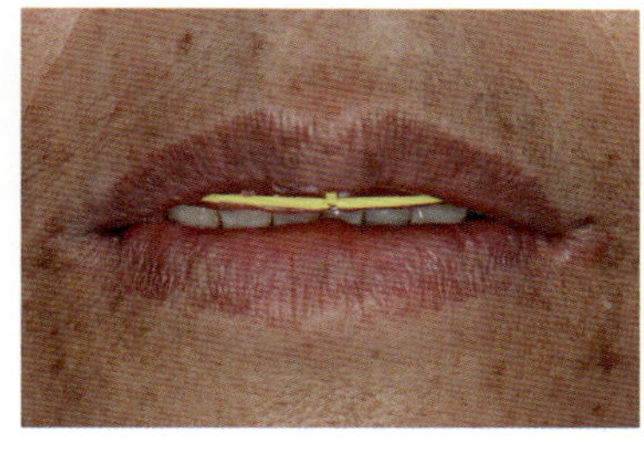
图7　息止颌位，上颌预设切缘暴露约1mm

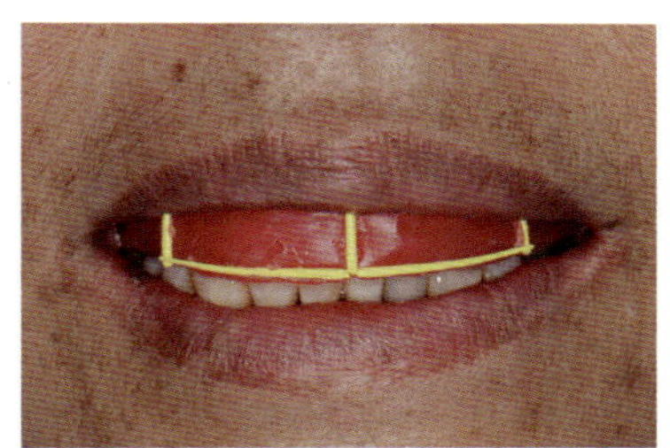
图8　自然大笑位，标记唇高线

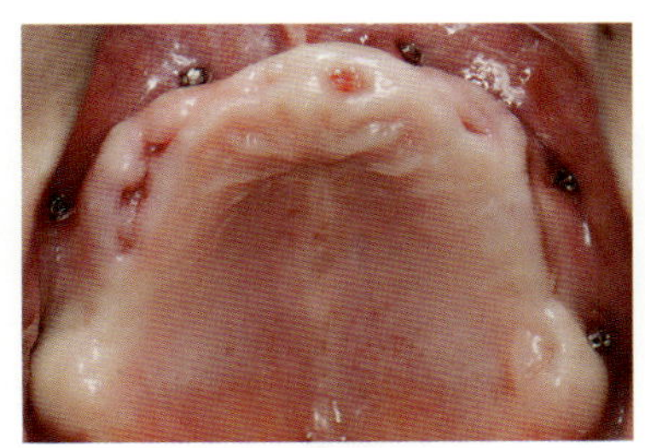
图9　植入6颗配准钉，位置为分散分布

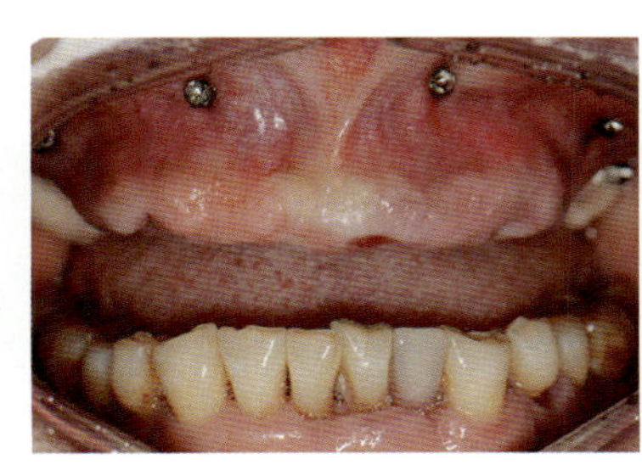
图10　配准钉位置不妨碍种植体植入

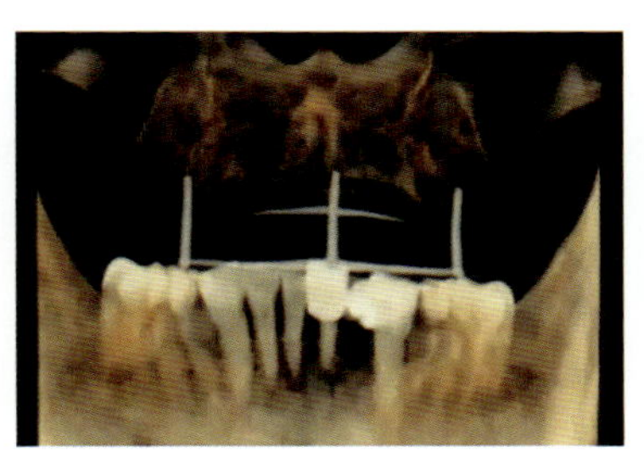
图11　术前CBCT，同一时期拍摄获取颌骨、目标修复体信息整合数据

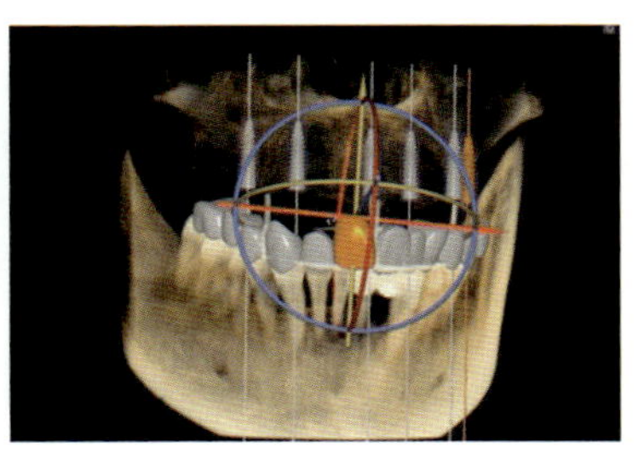
图12　导航系统软件参照牙胶尖标记虚拟排牙，设计修复体原型

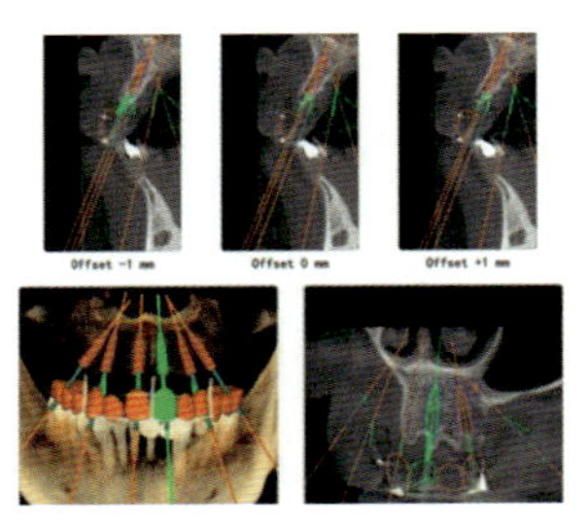

图13 依据修复体切缘、龈缘及颌骨信息设计种植手术方案，21种植位点示意图

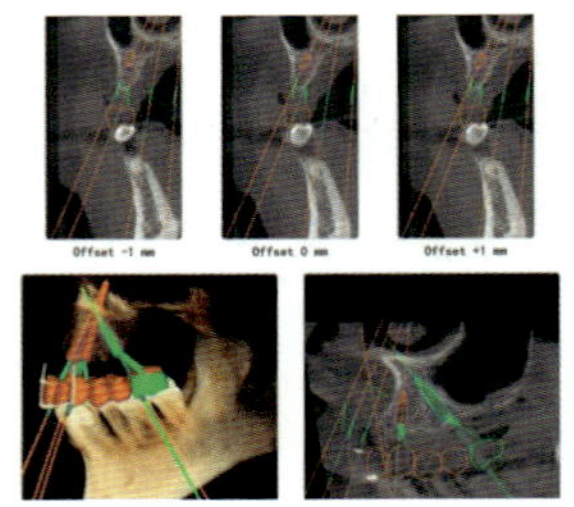

图14 综合考虑颌骨关键解剖形态及螺丝固位设计，远中种植体倾斜植入，26种植位点示意图

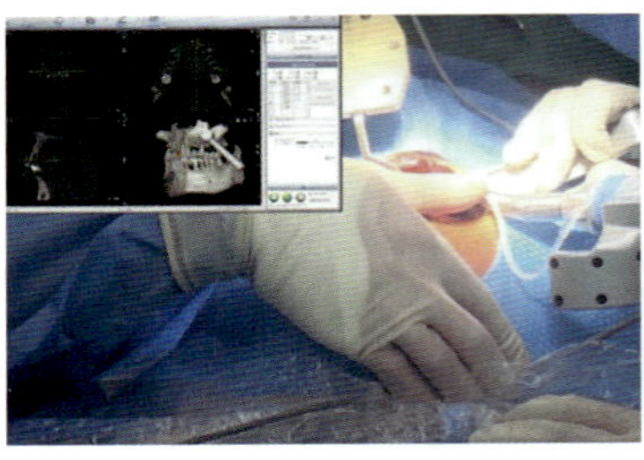

图15 导航系统标定与配准，实现CBCT影像、患者颌骨及手机位置在导航系统内实时融合

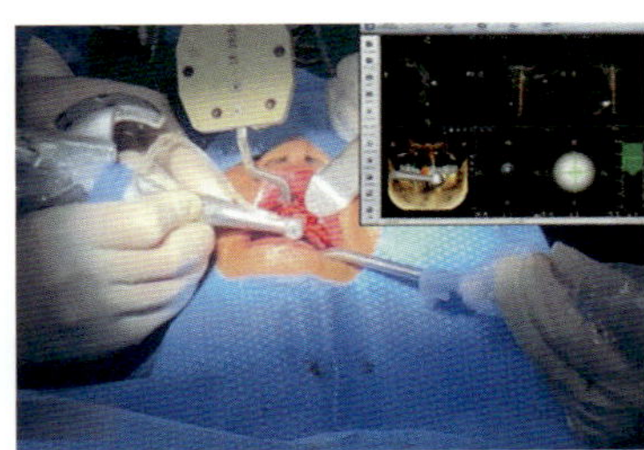

图16 导航引导种植手术，精确控制种植体植入位点、深度及角度

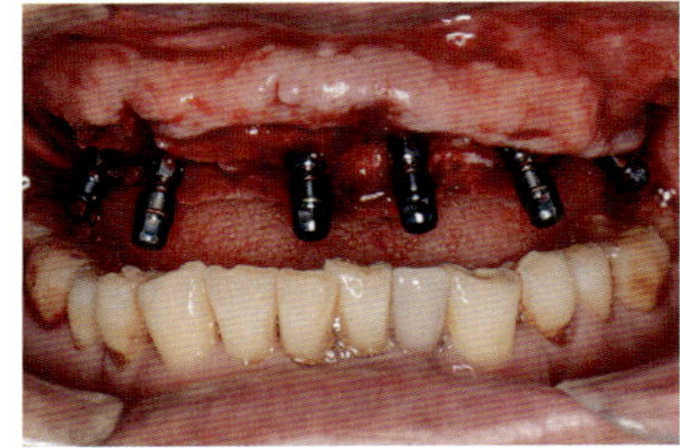

图17 种植体按既定设计位置及角度植入

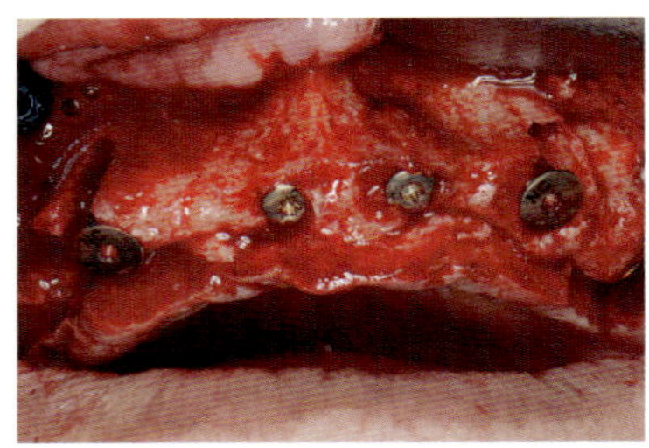

图18 拧入覆盖螺丝或愈合基台，翻瓣，减张，暴露骨缺损区

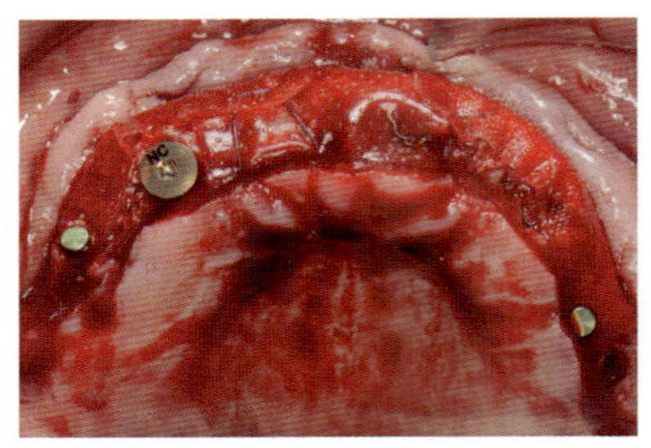

图19 种植同期GBR，颊侧骨缺损区域填Bio-Oss骨粉，覆盖Guidor可吸收基质膜

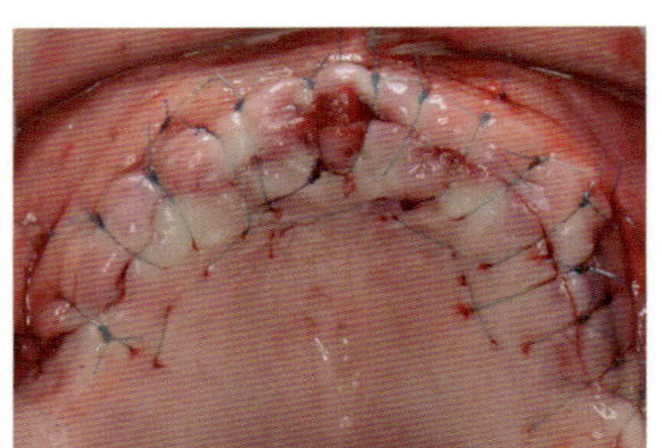

图20 良好对位，严密缝合

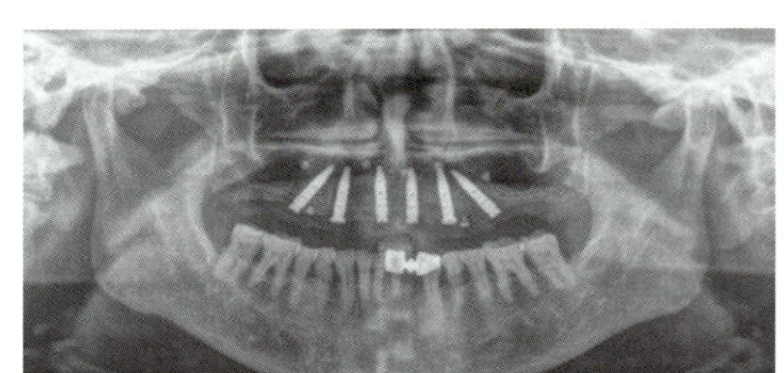

图21 术后2周曲面断层片

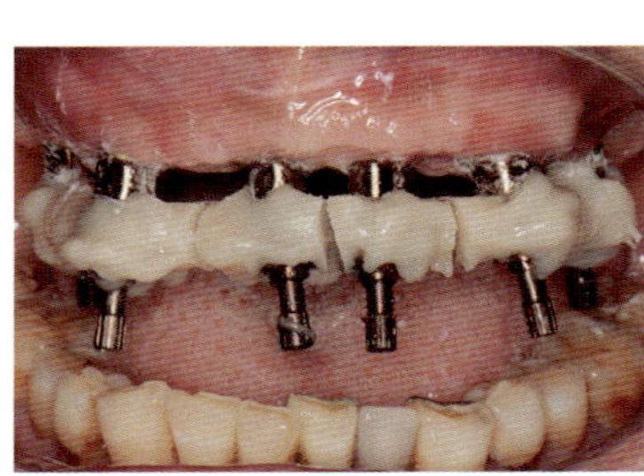

图22 口内直接法制作夹板，再连接释放应力，开窗法制取上颌印模

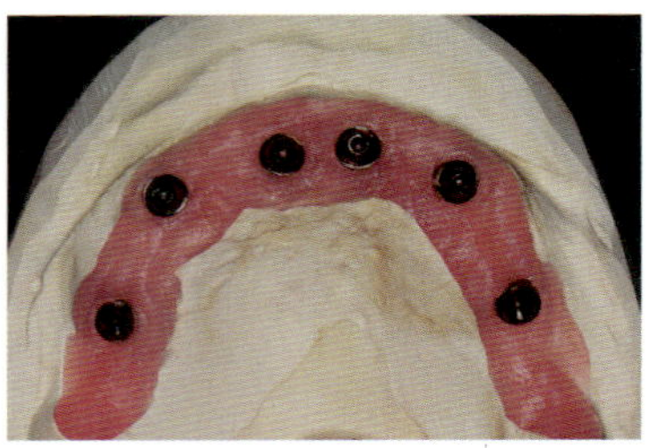

图23 印模杆连接替代体，注入人工牙龈，灌制石膏模型

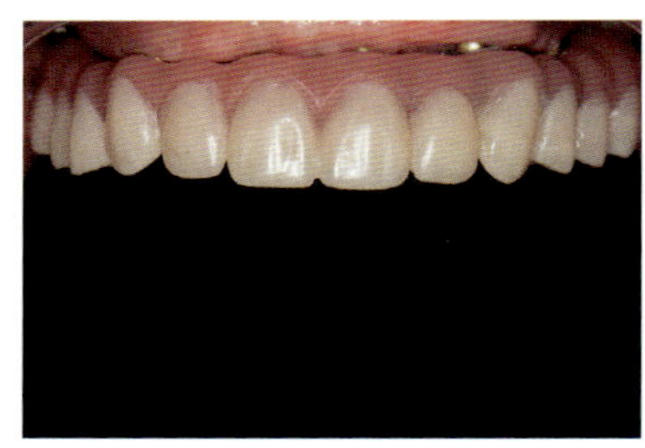

图24 树脂一段式过渡义齿顺利就位，戴用无不适

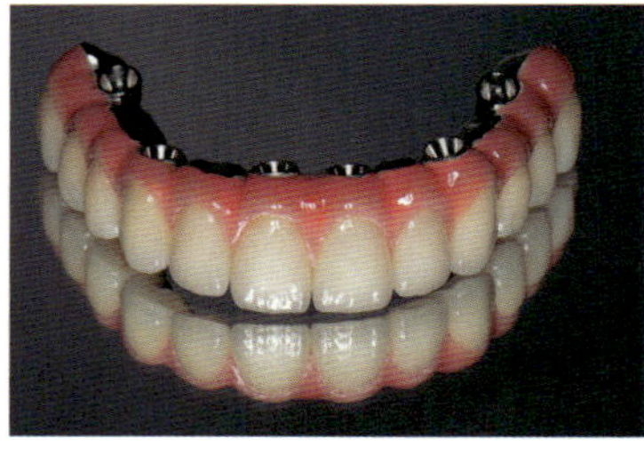

图25 制作切削钛支架+全瓷冠一段式正式修复体，龈端唇侧聚合瓷修饰

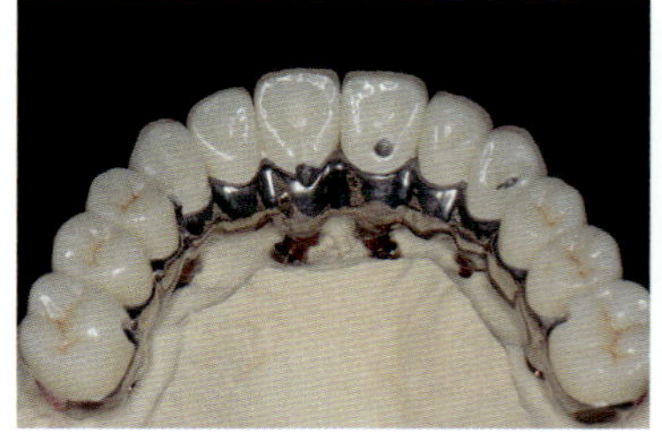

图26 正式义齿螺丝固位连接于SRA基台，稳定无翘动

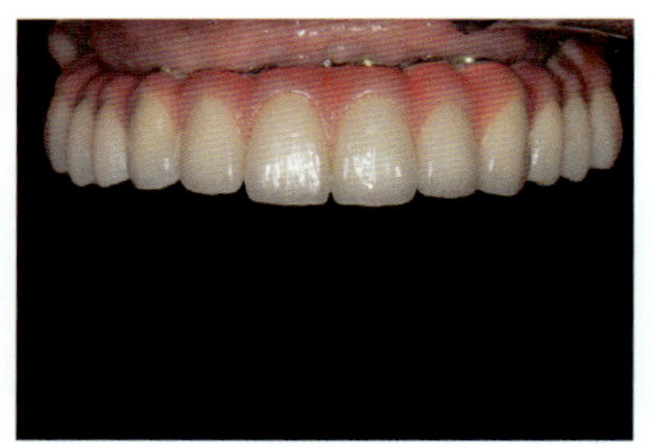

图27 正式修复体口内顺利就位，被动适合性好

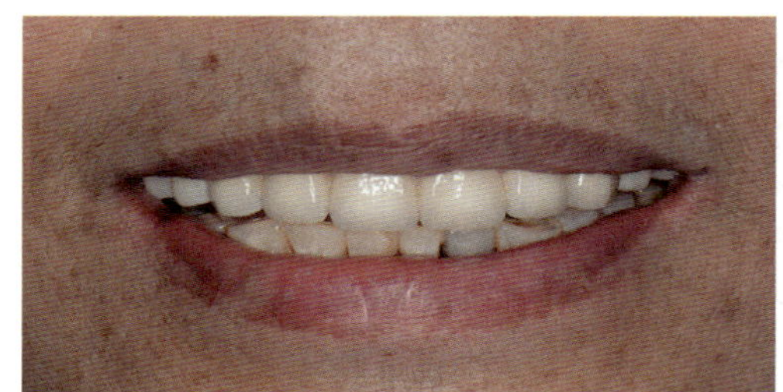

图28 修复后美观明显改善，患者对修复效果满意

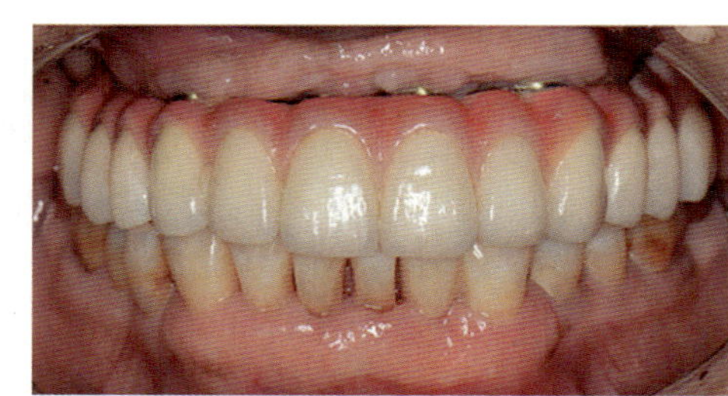

图29 1年后复查示修复体完好

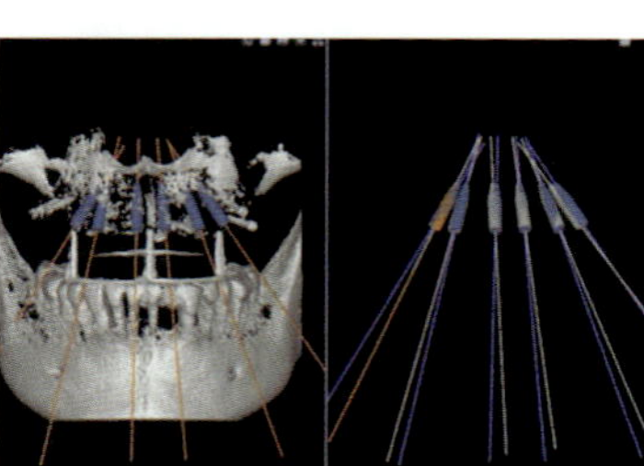

图30 术前设计与手术实际种植体误差小，导航精准引导完成种植治疗

三、讨论

本病例中探究并应用基于单数据源及动态导航辅助下无牙颌种植外科一次就诊方案，简化治疗流程，减少误差累积，优化修复效果。本方案中，仅需一次CBCT扫描，即可获取颌骨信息、咬合关系、丰满度、垂直距离、中线、拟设切缘位置、口角线等修复重建整合数据，无须技工室排牙、口内试戴、制作放射导板等步骤，简化治疗流程，减少就诊次数；将整合数据导入导航软件，虚拟排牙，可实现以修复为导向种植手术设计，避免修复体信息与颌骨信息二次配准误差，无须修复设计软件及导板设计软件转换，减少误差累积，优化种植修复效果；在导航系统辅助下，无牙颌患者一次就诊，可完成从数据采集、治疗设计，到种植体植入整个流程，减少临床就诊次数，缩短治疗周期，降低患者花费。

四、结论

上颌牙列缺失应用基于单次数据源及动态导航辅助下的无牙颌种植外科一次就诊方案可简化治疗流程，减少就诊次数，减小误差累积，优化修复效果。

参考文献

[1] Roberto A, Markarian, Ednaria Vasconcelos, et al. Model-less digital workflow for the replication of an existing complete fixed implant - supported prosthesis using an intraoral scanner[J]. Clinical Case Reports, 2019, 7(3):500-505.

[2] Al-Harbi SA, Sun A. Implant placement accuracy when using stereolithographic template as a surgical guide: preliminary results[J]. Implant Dentistry, 2009, 18(1):46-56.

[3] Block MS, Emery RW, Cullum DR, et al. Implant Placement Is More Accurate Using Dynamic Navigation[J]. Journal of oral and maxillofacial surgery, 2017, 75(7):1377-1386.

[4] 葛严军, 刘晓强, 王勇. 动态导航系统在口腔种植中的临床应用及展望[J]. 中国实用口腔科杂志, 2020,13(8):449-455.

[5] Vercruyssen M, Fortin T, Widmann G, et al. Different techniques of static/dynamic guided implant surgery: modalities and indications[J]. Periodontology 2000, 2014, 66(1):214-227.

动态导航辅助U形骨劈开精准种植1例

周倩冰[1,2] 陈剑宇[2] 张耀芳[2] 夏文静[2] 彭琰[2] 唐华[2] 姚洋[2]

摘要

目的：先天缺牙或正畸后的患者常见缺牙区中部水平向骨缺损，需要进行轮廓美学管理。常用的美学区水平向骨缺损的传统骨增量术式有：GBR、Onlay植骨和骨劈开。此3种术式存在相应的缺陷，如愈合时间长或需开辟第二术区，且对唇侧中部骨板凹陷被视为骨劈开的相对禁忌证。因此，本病例采用动态导航辅助U形骨劈开实现精准种植。**材料与方法：**纳入1名正畸后先天缺牙的患者，使用实时动态导航系统实施种植手术。术前，拍摄CBCT，并分析患者骨质情况。结合照片和口内扫描数据进行DSD设计，患者表示满意后，在导航软件中提前设计出U形骨劈开手术位点。术中，使用导航辅助，严格按照设计的方向精准备洞和植入种植体。术后，通过数字化取模，完成最终修复。**结果：**种植手术顺利完成，术后导航精度验证种植位点、角度、深度佳。随访3年均维持满意的粉白美学和轮廓美学。**结论：**动态导航辅助U形骨劈开取得了良好的应用效果：精准实现了预期骨增量效果，采用微创术式避免了唇侧骨板开窗，稳定维持了远期轮廓存留。

关键词：数字化导航；U形骨劈开；轮廓美学

一、材料与方法

1. **病例简介** 21岁女性患者。主诉：要求种植修复。现病史：先天缺牙，已行正畸治疗。自述无心血管疾病、糖尿病等系统性疾病史；无传染性疾病史；无食物及药物过敏史。口内检查：12、22缺失，唇侧中部凹陷明显。CBCT示：12颊舌向宽度仅3.6mm，22颊舌向宽度仅3.7mm。

2. **诊断** 上颌牙列缺损。

3. **治疗计划** “以终为始”的原则指导整个种植修复，动态导航辅助U形骨劈开实现精准种植。

4. **治疗过程（图1~图23）**

（1）术前：通过照片分析患者面像及口内情况，拍摄CBCT分析患者骨质情况，进行美学风险评估。再行DSD设计，患者表示满意。利用导航系统分析软件提前设计U形骨劈开手术位点和精准的手术方案。由于受种植手术备洞和种植体挤压方向的影响，U形骨劈开也存在着骨块断裂的风险，因此，术中使用导航辅助，严格按照设计的方向精准备洞和植入种植体。

（2）术中：于12、22各植入1颗Straumann BL NC 3.3mm×12mm种植体。手术顺利完成，术后拍CBCT示种植位点、角度和深度佳，且获得了理想的骨增量。

（3）术后5个月：行二期手术，12、22唇侧轮廓维持良好。

（4）二期术后1周：戴临时冠行牙龈诱导。

（5）术后6个月：3Shape口内扫描数字化取模，12、22最终行铸瓷冠修复，取得了满意的粉白美学和轮廓美学。

（6）使用材料：Straumann BL NC 3.3mm×12mm种植体；Bio-Oss 0.5g骨粉；Bio-Gide 30mm×40mm胶原膜。

二、结果

种植手术顺利完成，且获得了理想的骨增量。用导航验证种植精度结果显示无论是植入点、末端和角度均较为精准，符合我们“以终为始”的设计原则，长达3年的随访均维持满意的粉白美学和轮廓美学（图24~图27）。

作者单位：1. 广东药科大学附属第一医院
2. 四川大学华西口腔医院
通讯作者：姚洋；Email: yaoyang9999@126.com

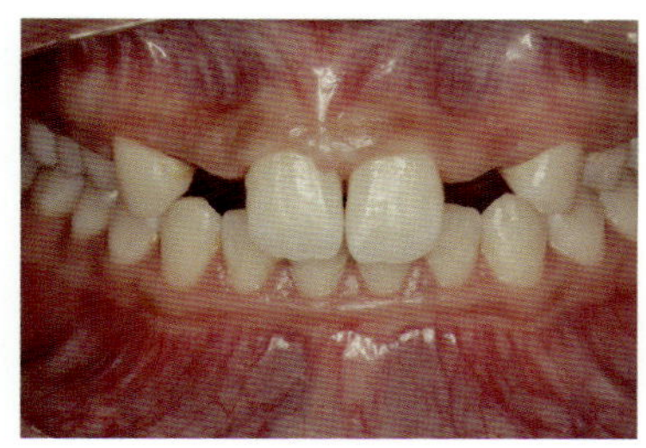
图1　患者术前口内正面像

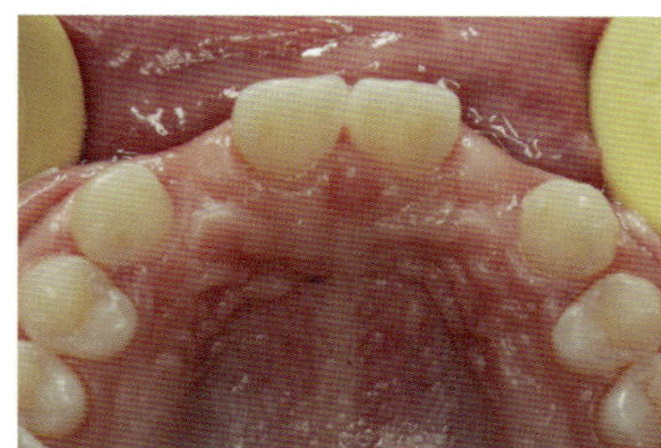
图2　患者术前口内𬌗面像

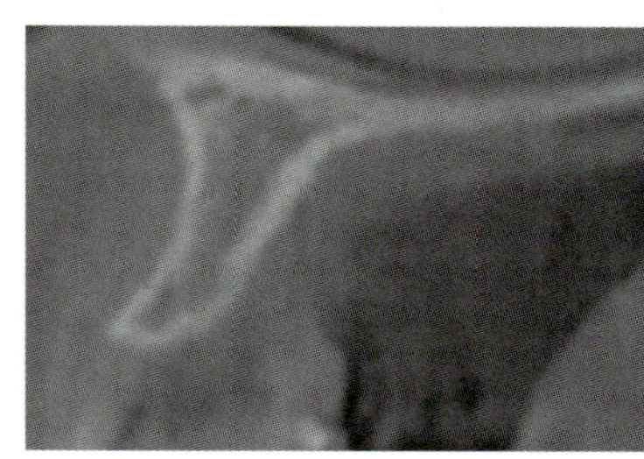
图3　患者12术前CBCT

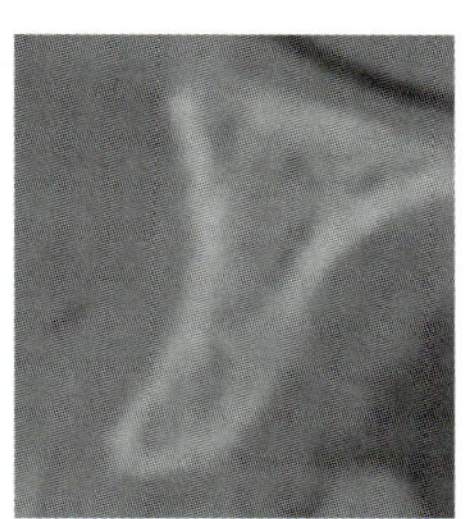
图4　患者22术前CBCT

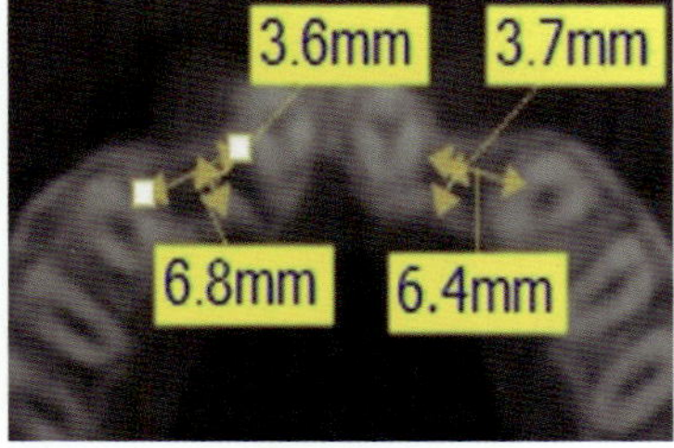

图5　患者12、22术前CBCT颊舌向宽度

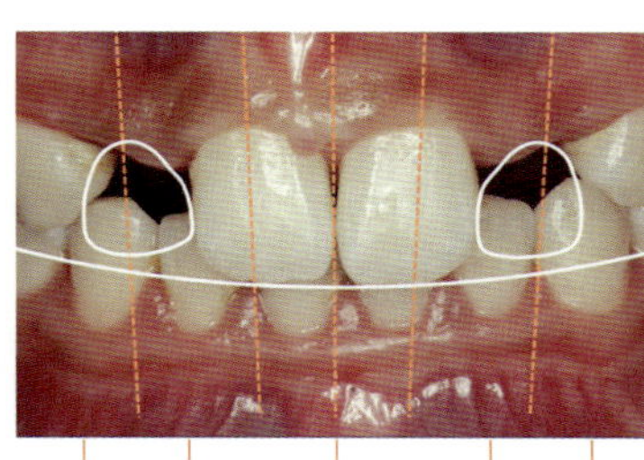
图6　DSD设计

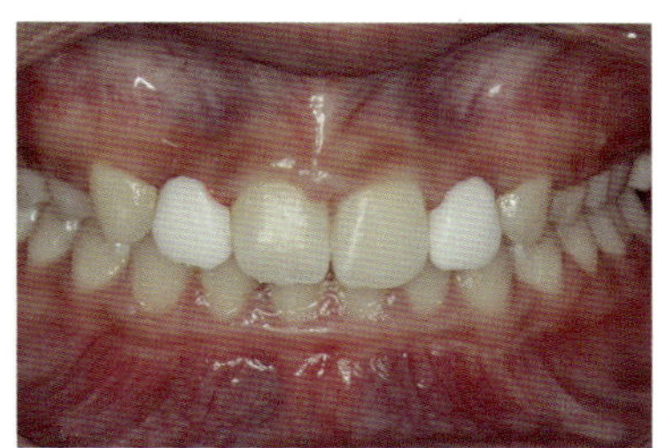
图7　根据DSD制作、试戴美蜡

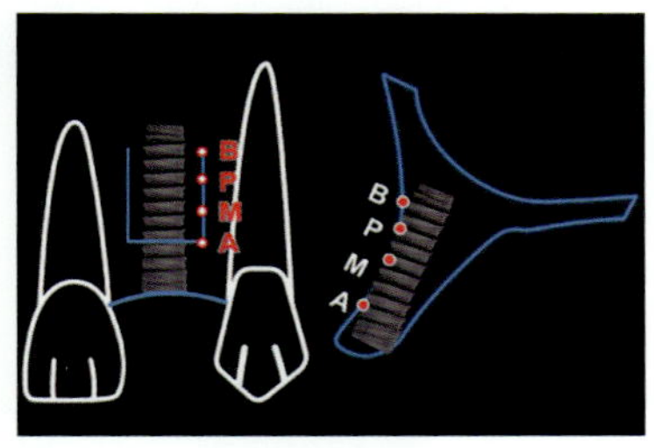

图8　导航辅助设计骨劈开位点（注：M点为唇侧骨板最凹点，P点为种植体与唇侧骨板根方相交点，B点为U形根方止点，位于P点根方＞2mm处，以利于青枝骨折的形成，并保护骨板不要劈飞。A点为U形冠方切口处，位于唇侧骨板最凹点冠方3mm，以利于骨板冠方翘起。在利用导航设计好修复导向的种植体位置后，P点就确定了。M点是已知的。因此，就可以相继确定A点和B点）

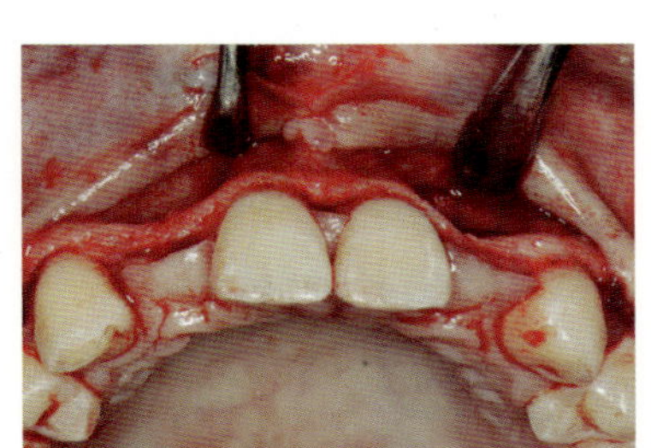
图9　12、22翻瓣可见唇侧中部凹陷明显

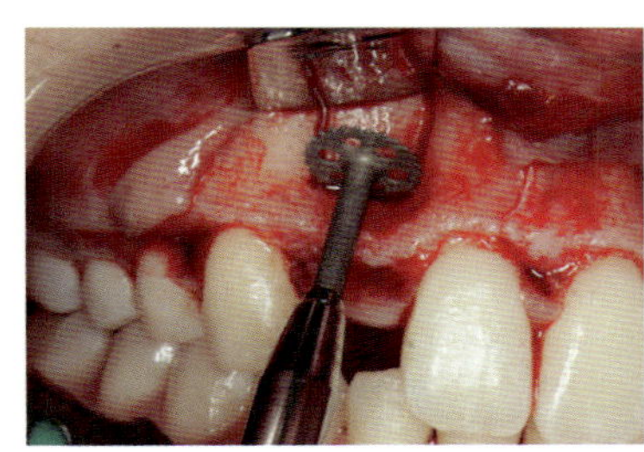
图10　12唇侧盘锯行U形切口

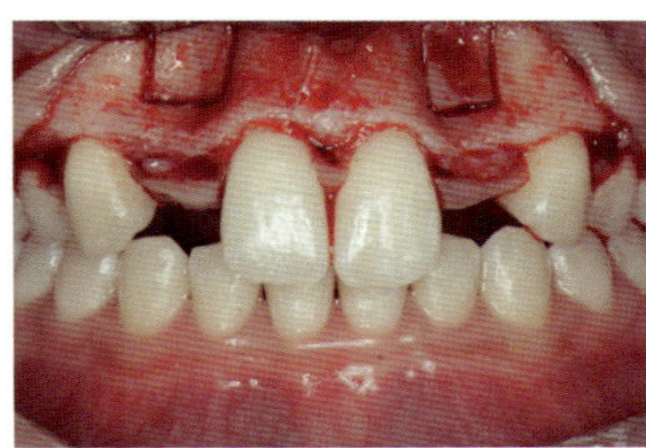
图11　12、22U形切口

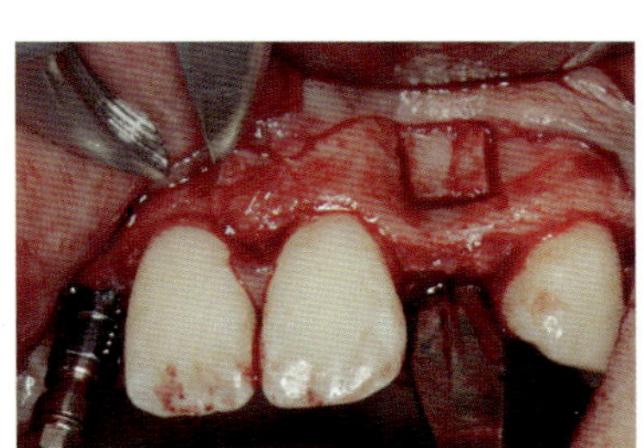
图12　22嵴顶行一字预劈开

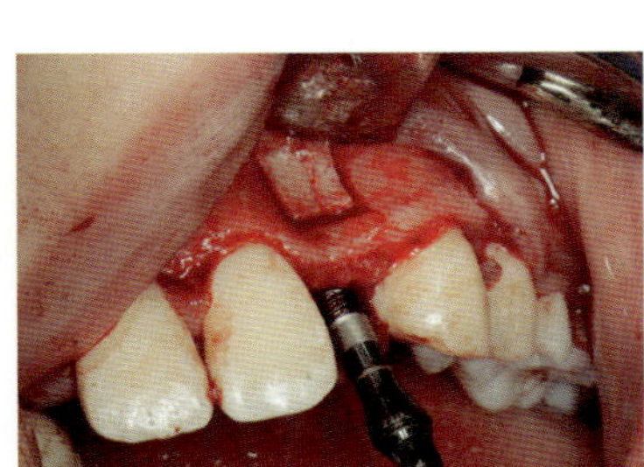
图13　22导航辅助下挤压U形骨板

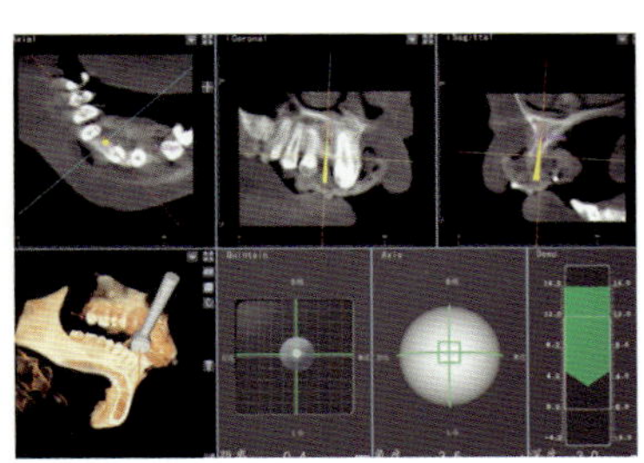
图14　12术中导航截屏

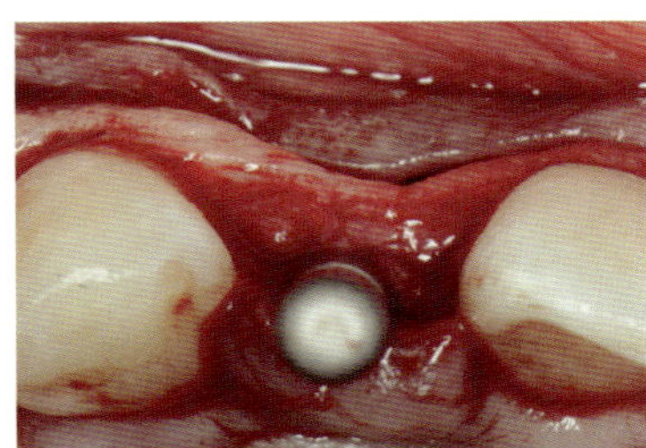
图15　22测量杆示位置可

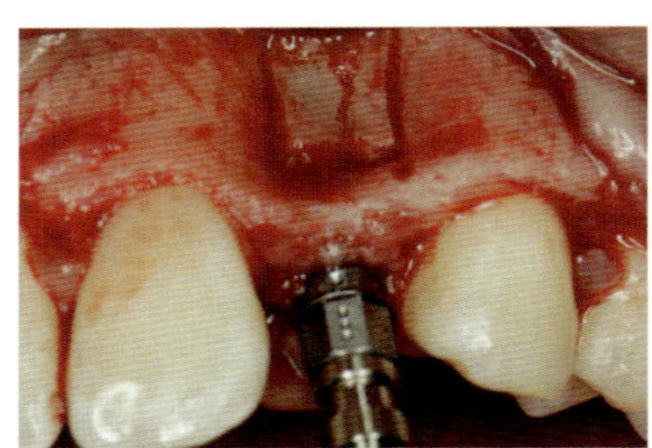
图16 22种植体植入可见U形骨板翘起

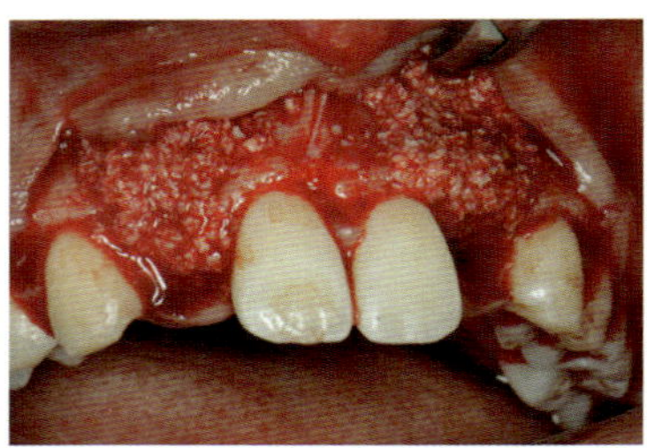
图17 以翘起的骨块作为植骨区的帐篷支撑，对骨凹陷区充填Bio-Oss人工骨粉

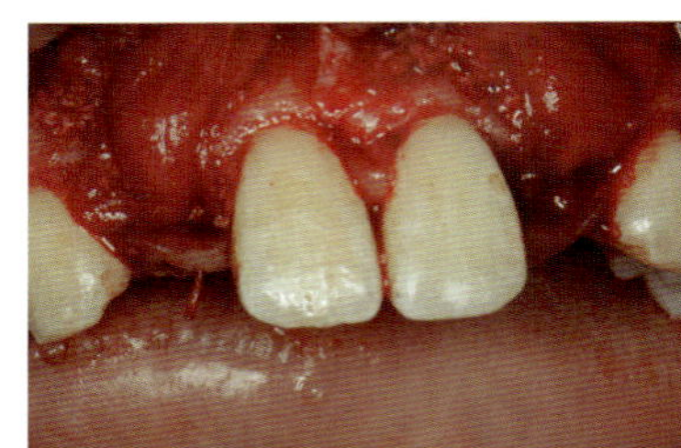
图18 覆盖Bio-Gide胶原膜

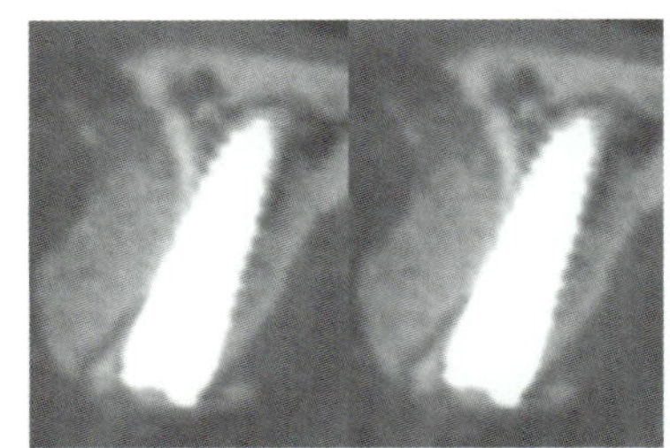
图19 术后即刻CBCT示获得了理想的骨增量

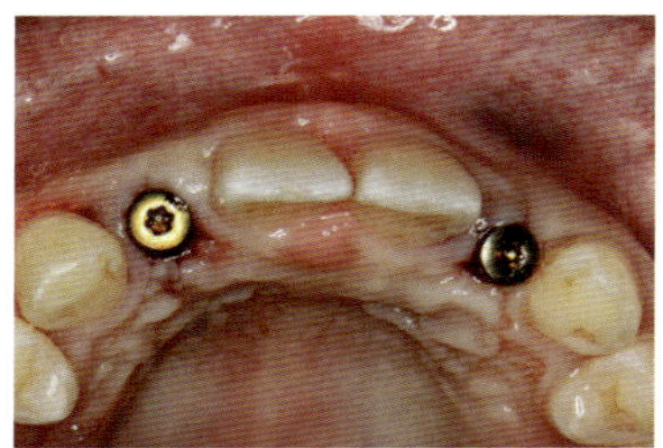
图20 5个月后，行二期手术，12、22唇侧轮廓维持良好

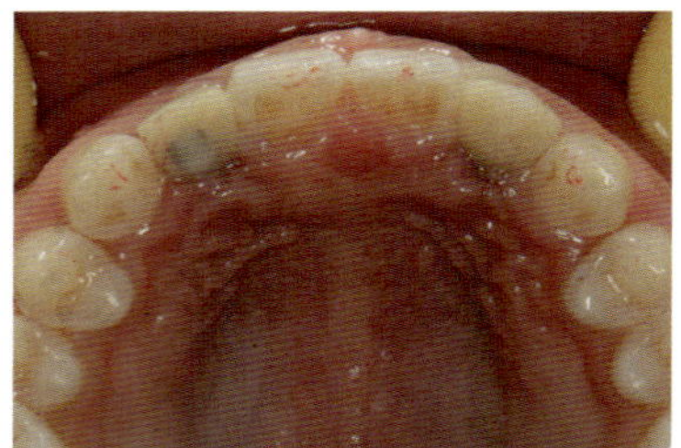
图21 临时冠修复

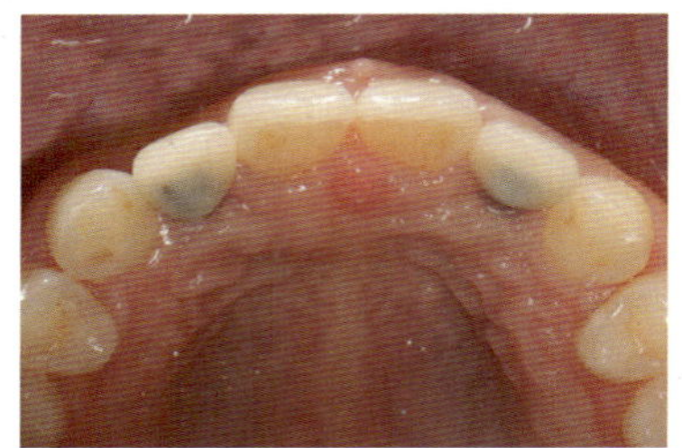
图22 最终修复体戴牙，取得满意的轮廓增量幅度

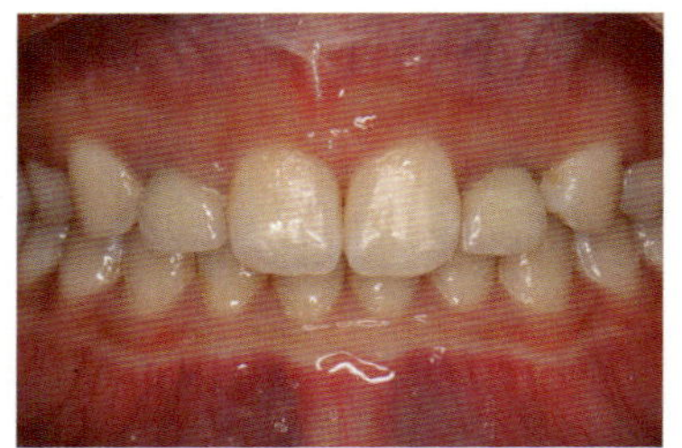
图23 最终修复体戴牙，取得满意的粉白美学

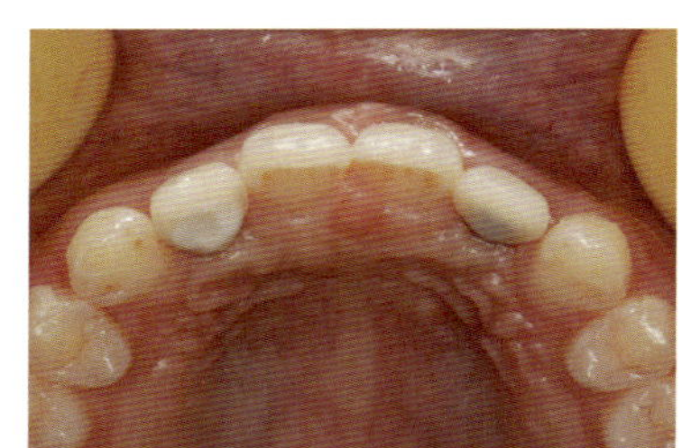
图24 3年随访口内殆面像，维持满意的轮廓增量幅度

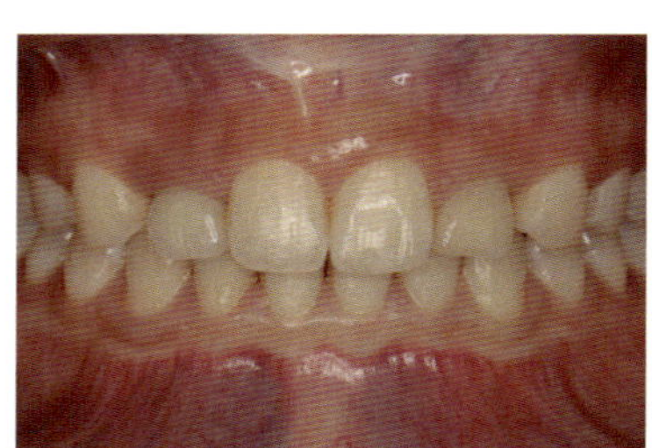
图25 3年随访口内正面像，维持满意的粉白美学

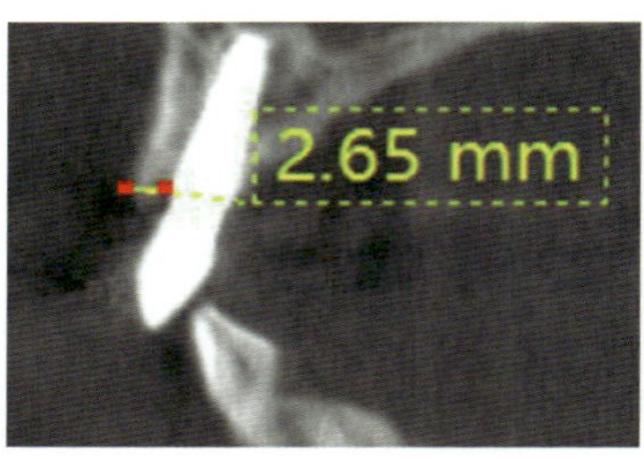

图26 3年随访，12唇侧骨增量效果稳定，形成较厚的皮质骨类影像

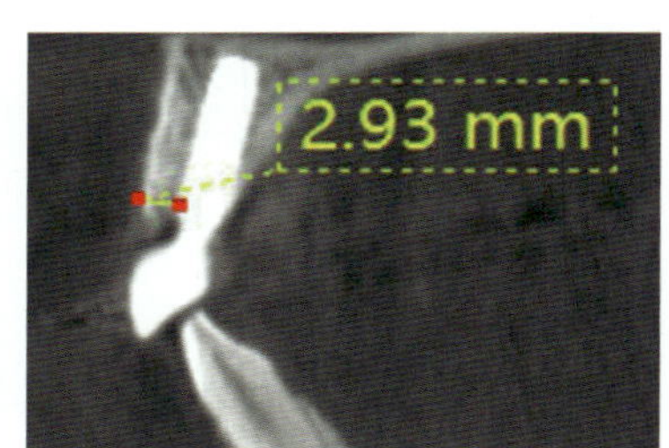

图27 3年随访，22唇侧骨增量效果稳定，形成较厚的皮质骨类影像

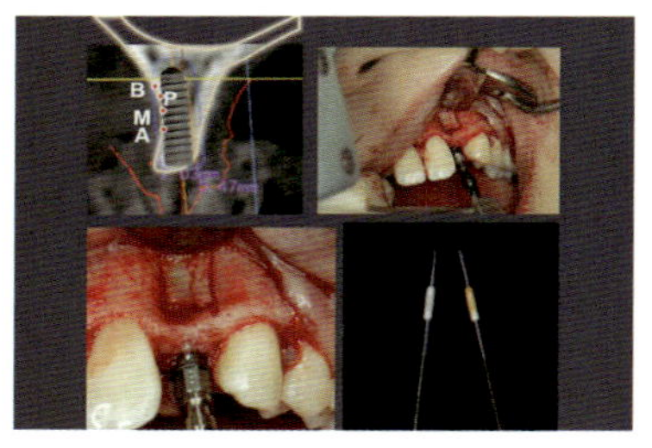
图28 本病例的关键技术：动态导航辅助U形骨劈开的设计、挤压、植入种植体和精度验证

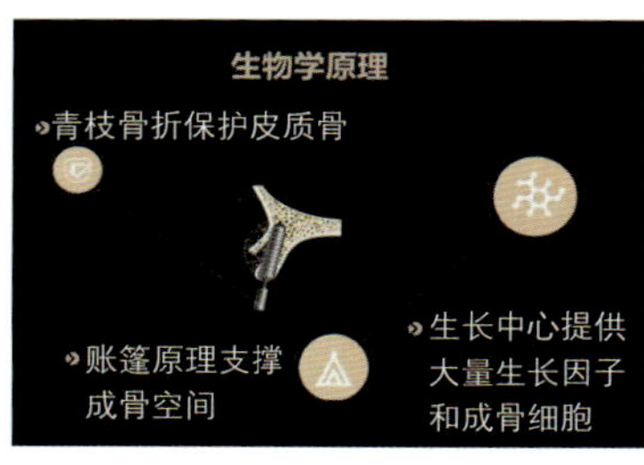

图29 U形骨劈开术的生物学原理

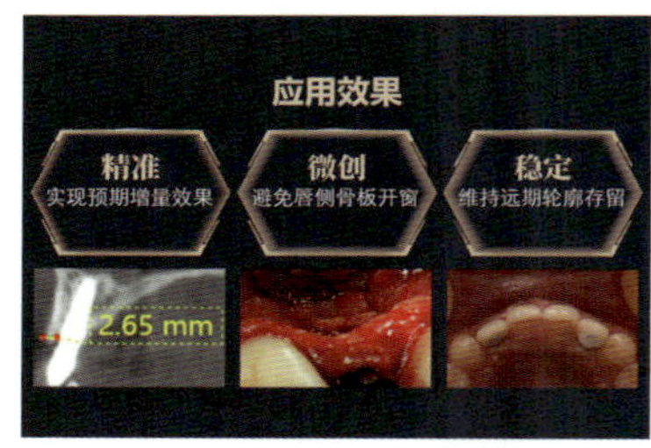

图30 动态导航辅助U形骨劈开术的应用效果

三、结论

U形骨劈开术是唐华教授和姚洋副教授在2011年发明的，并将其发表在2018年《Implant Dentistry》杂志上，我们总结其技术要点：适用于唇侧中部存在>2mm倒凹，牙槽嵴顶有足够的骨宽度的水平向骨缺损病例。其优点有：避免唇侧骨开窗、可预期的水平向骨增量效果和稳定的远期维持能力。

动态导航辅助U形骨劈开精准种植是本病例的特点，其关键技术在于动态导航辅助U形骨劈开的设计、挤压、植入种植体、精度验证（图28）；其生物学原理在于青枝骨折保护皮质骨不开窗、不离断，帐篷原理支撑成骨空间，生长中心提供大量的生长因子和成骨细胞（图29）。其效果优于单纯的引导骨组织再生术，接近于块状植骨的效果。通过本病例我们证明了这一技术的可行性，并取得了良好的应用效果：精准实现了预期骨增量效果，采用微创术式避免了唇侧骨板开窗，稳定维持了远期轮廓存留（图30）。

化繁为简——数字化殆托辅助简化全口种植修复流程

黄李蓉　王茂夏　李丹　莫安春

摘要

目的：一直以来，全口种植固定义齿修复都面临治疗流程烦琐、患者复查频繁、治疗周期冗长等问题。本病例探究通过数字化方式简化全口种植治疗流程的可行性。**材料与方法**：本病例基于数字化技术，根据患者初诊口内扫描数据设计数字化殆托，获取患者颌位关系及软组织信息，以修复为导向指导种植手术开展，全程数字化完成种植修复。**结果**：数字化殆托的使用简化了全口种植治疗流程，在获得患者满意的治疗效果的同时，缩短治疗周期，节省了患者的时间与经济成本。

关键词：全口种植固定义齿；即刻种植；即刻修复；数字化殆托

一、材料与方法

1. 病例简介　主诉：上颌多颗牙齿缺失7年，要求种植修复。现病史：曾行可摘义齿修复。口内检查：余留13-15、22-24Ⅲ度松动，牙龈广泛退缩，牙根暴露（图1）。CBCT示：余留牙根尖周见低密度影或周围牙槽骨吸收至根尖1/3（图2）。美学风险评估为中等风险、高度复杂病例。

2. 诊断　上颌牙列缺损；13-15、22-24Ⅲ度松动；慢性牙周炎。

3. 治疗计划　全口种植固定义齿即刻种植即刻修复。

4. 治疗过程

（1）初诊：获取患者口内扫描数据，用设计软件根据口内扫描数据设计数字化殆托，打印殆托（图3）。

（2）第二次就诊：试戴殆托，并进行适当调改，利用垂直距离尺测量面下1/3法确定垂直距离，用吞咽咬合法、肌肉疲劳法确定患者水平关系，用咬合硅橡胶固定该颌位关系（图4），然后拍摄患者戴殆托的CBCT以及单独殆托的CBCT。同时，对患者进行面部扫描（图5），为后续排牙提供指导。接下来，将所有数据导入设计软件中，采用两步法首先获取患者软组织信息。同时，患者戴殆托的CBCT提供了骨组织信息及颌位关系信息，结合面部扫描，可以完成数字化排牙。此后，以修复为导向指导种植体位置设计，同期可以打印数字化临时冠（图6）。根据患者骨量条件及AP距要求，选择12、14、16、21、24、26牙区作为种植位点。根据即刻修复初始稳定性要求及患者骨量情况，种植位点种植体规格选择：12、21牙区（BLT 4.1mm×12mm）；14、24牙区（BLT 4.1mm×14mm）；16牙区（BLT 4.8mm×10mm）；26牙区（BLT 4.8mm×12mm）。然后放置固位钉，生成全程手术导板，打印手术导板（图7）。

（3）一期手术（图8～图13）。

（4）术后全景片（图14）。

（5）术后2个月行二期手术，口外扫描（图15）。

（6）试戴铝制支架及树脂牙（图16）。

（7）最终修复（图17，图18）。

二、结果

对比传统的全口种植固定义齿修复，通过使用数字化殆托，患者从无可用牙到一期手术后获取具有一定美观与功能的临时冠，就诊次数至少减半。

三、讨论

在本病例中，数字化殆托有效地简化了全口种植固定义齿的治疗流程，给患者带来满意的治疗效果，但该方法的适应证及长期效果需要更多临床病例的支持。

作者单位：四川大学华西口腔医院

通讯作者：莫安春；Email: moanchun@163.com

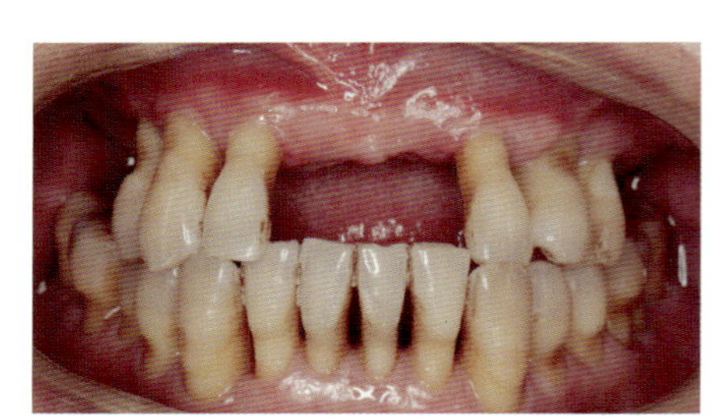

图1 口内正面像

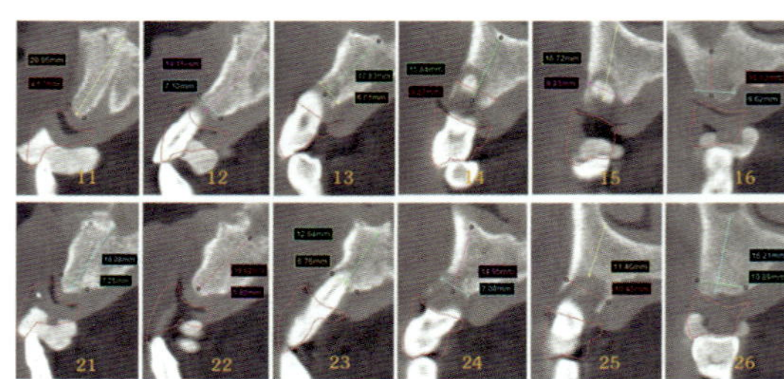

图2 CBCT分析

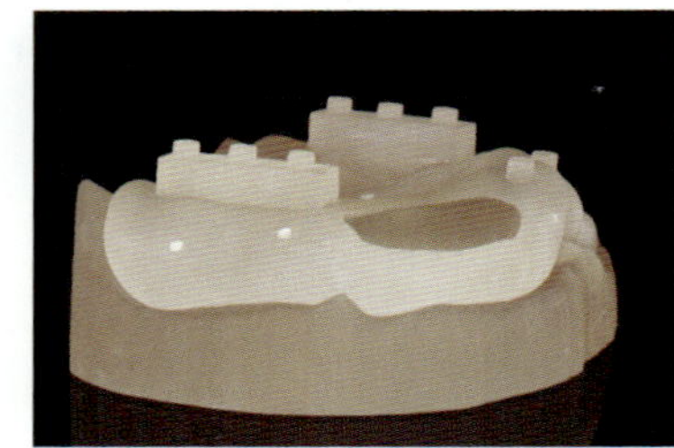

图3 数字化殆托

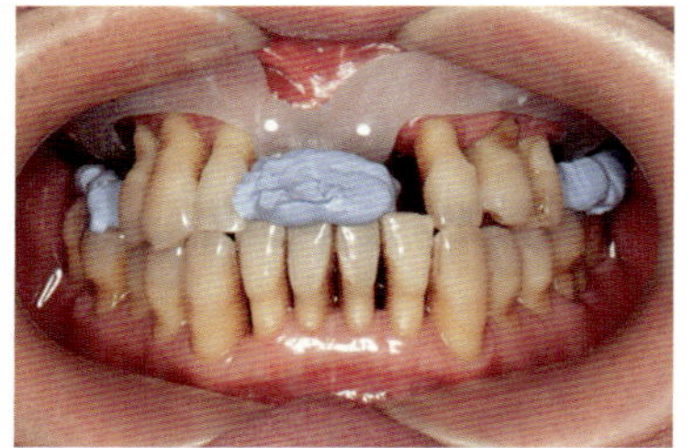

图4 数字化殆托确定颌位关系

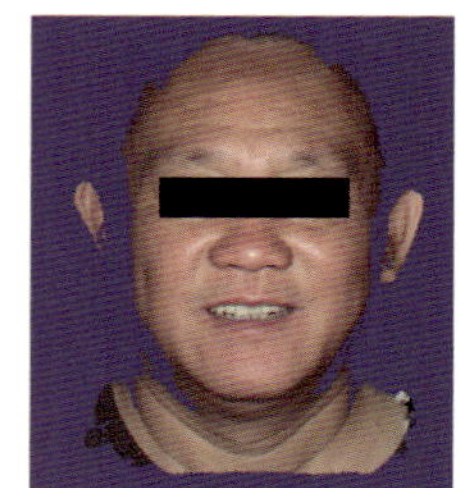

图5 面部扫描

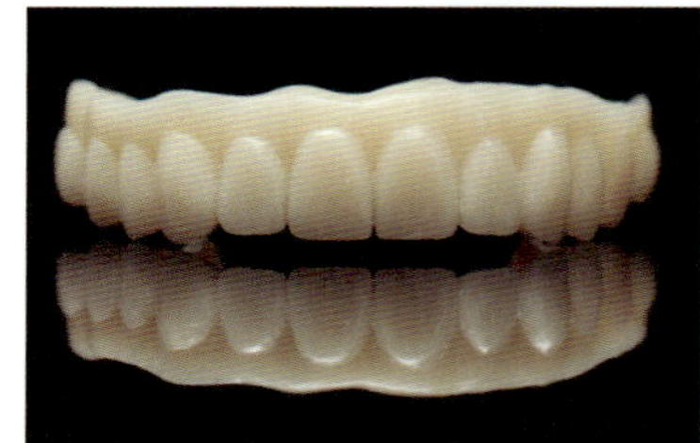

图6 临时冠

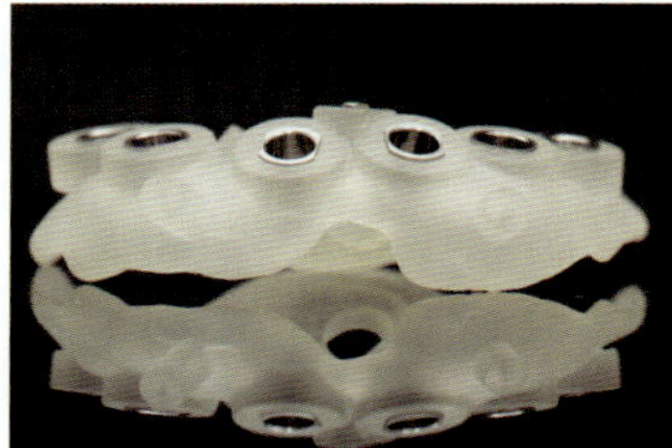

图7 全程手术导板

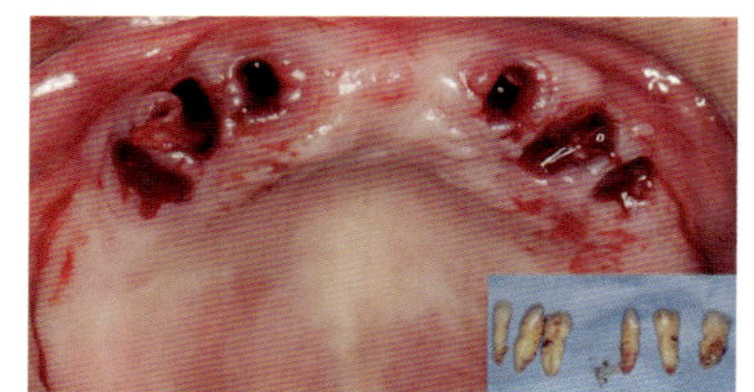

图8 拔除松动余留牙（一期手术）

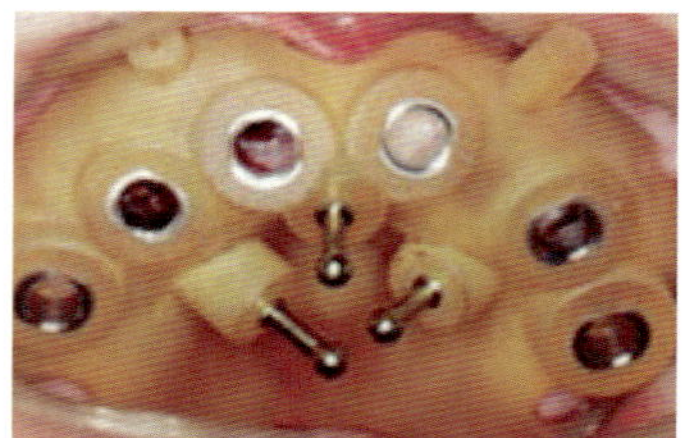

图9 固定全程手术导板（一期手术）

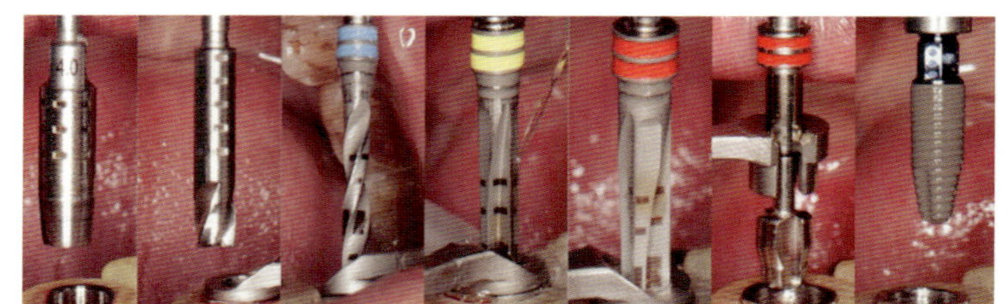

图10 逐级备孔（一期手术）

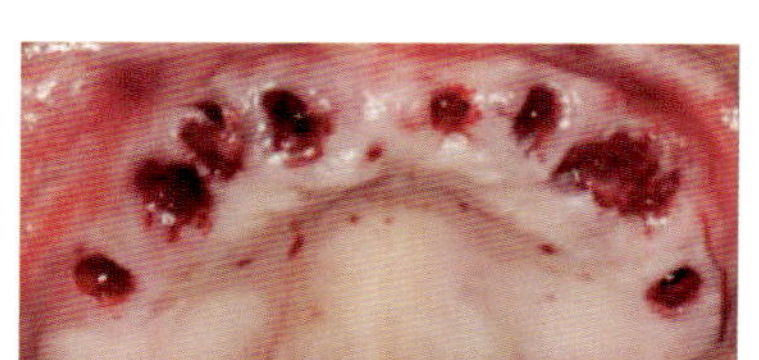

图11 完成种植体植入（一期手术）

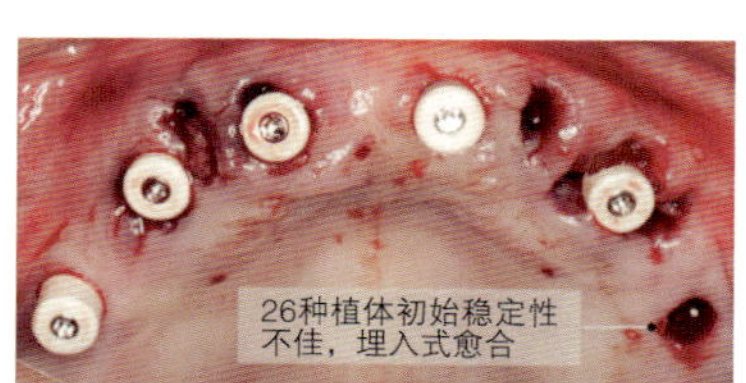

图12 戴入复合基台及保护帽（一期手术）

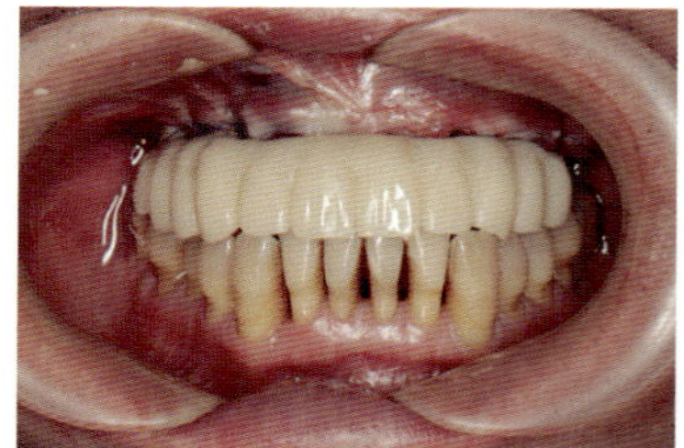

图13 Pick-up（一期手术）

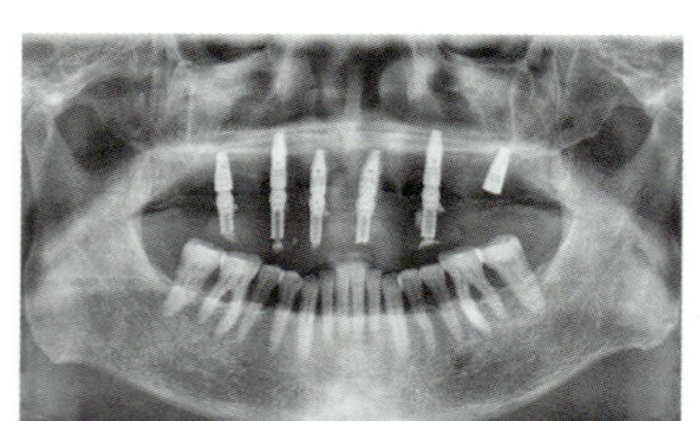

图14 术后当天拍摄全景片（一期手术）

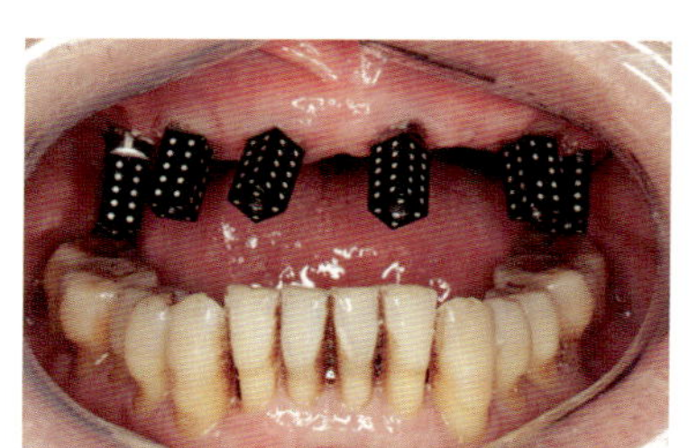

图15 口外扫描

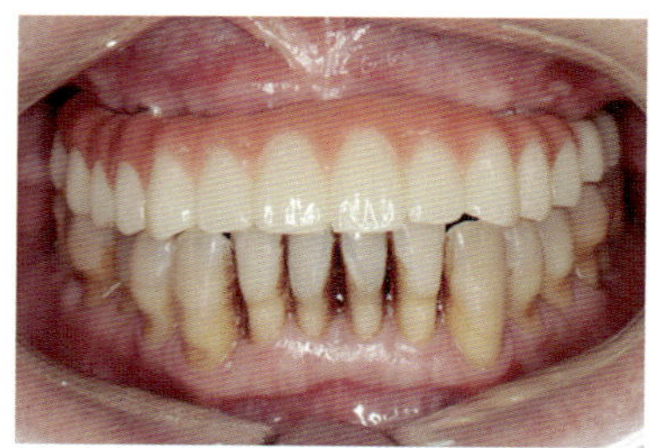

图16 试戴铝制支架及树脂牙

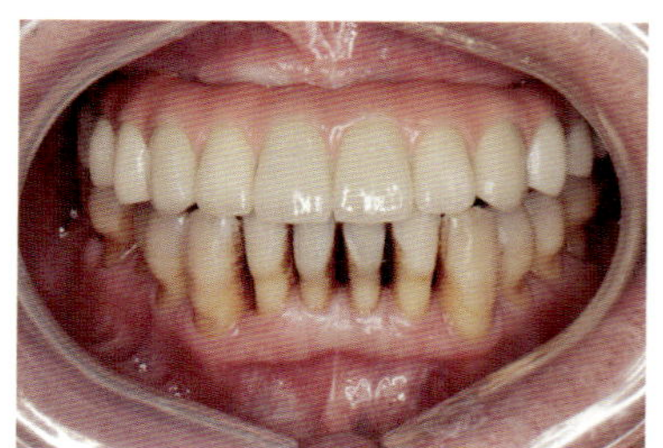

图17 戴入最终修复体

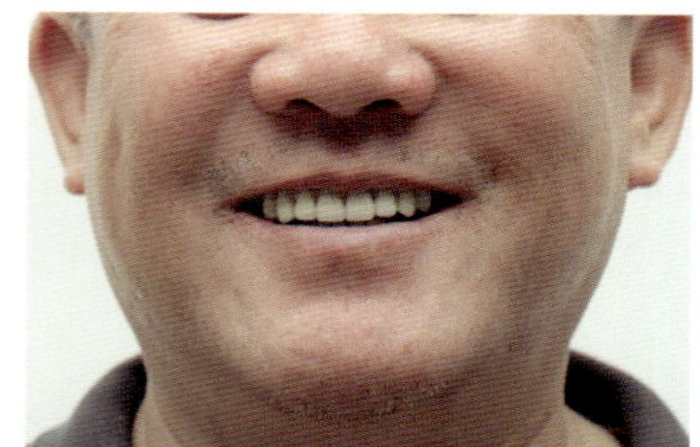

图18 最终修复后正面观

椅旁数字化种植钉式导板引导上颌无牙颌微创种植即刻负重1例

刘兴旺　曹玲瑜　高云飞　孙明旭

摘要

目的：通过口腔扫描仪、CBCT、3D打印机和数字化设计软件的配合，利用种植钉支持式无牙颌导板，完成上颌牙列缺失的半口即刻种植，实现患者的即刻修复和即刻负重，恢复患者的美观和咀嚼功能，并验证种植钉支持式种植导板的精度和可行性。**材料与方法：**术前通过面容分析、上颌骨量CBCT测定及咬合空间设计种植方案，并植入4颗种植支抗钉。植入种植钉后，数字化软件匹配CBCT和模型扫描数据，以修复为导向，模拟排牙，确定种植体和复合基台型号，优化种植体穿出位点。通过3D打印机2小时内完成种植钉支持式种植手术导板的设计和制作。口内固定种植导板，环切牙龈，预备窝洞，在16（4.5mm×12mm）、14（4.0mm×12mm）、24（4.0mm×12mm）、26（4.5mm×12mm）位置分别植入Dentium Superline种植体，口内连接直复合基台和转移杆，术后CBCT确认种植体位置，复合基台和转移杆就位良好，口内Pick-up技术制作临时修复体，即刻负重。**结果：**借助数字化的手段，实现了种植体的精准植入，并实现了即刻负重。种植钉支持式导板制作快速，操作方便，有着较高的精准度。**结论：**数字化技术在无牙颌种植伴咬合重建中能发挥重要的作用，整套椅旁数字化系统的应用缩短了术前准备时间，为手术提供了极大的便利，并且可以实现预期的治疗效果。尤其是种植体支持式无牙颌导板的使用，优化了整个治疗流程，验证了种植体支持式无牙颌导板的可行性和精准度。

关键词：上颌后牙区严重萎缩；静态导板；动态导航；颧骨种植体

一、材料与方法

1. 病例简介　55岁女性患者。主诉：要求种植修复。现病史：3个月前于外院行全口可摘义齿修复，修复后自觉上颌义齿固位不良，上唇前突，要求上颌种植固定修复。既往史：患者全身状况良好，否认全身系统性疾病史，否认药物过敏史，否认吸烟。口内检查：患者全口牙列缺失，上下颌可摘义齿修复，上殆义齿固位不良。口外检查：颞下颌关节检查无不适，开口度、开口型正常。面部比例协调，高位笑线，凸面型。CBCT示：上下颌骨未见占位性病变，双侧上颌窦底及前壁骨量尚可，上颌前牙区骨量欠佳。

2. 诊断　全口牙列缺失；上颌义齿固位不良。

3. 治疗计划　上颌16、14、24、26牙位植入4颗种植体，整体桥架修复。

4. 治疗过程

（1）采集患者术前资料：拍摄面像（图1）、口内像（图2～图4）、原义齿像（图5～图7）及CBCT。并术前通过面容分析（图8，图9）、骨量分析（图10）及DSD美学分析（图11）为患者制订治疗方案。

（2）治疗方案的选择：因为患者的凸面型及上颌修复空间不足12mm放弃种植覆盖义齿修复的方案；因为患者上颌前牙区骨量不足及经济条件差，放弃上颌6～8种植固定修复的方案；最终因为患者对颌为无牙颌且上颌后牙区种植骨量尚可，为患者选择了上颌4颗微创种植、整体桥架的修复方案。若种植体初始稳定性足够则选择即刻负重。

（3）手术过程：①首先避开种植区域植入4颗种植钉（图12），并树脂堆核（图13），要求光滑连续无倒凹。②为患者拍摄CBCT及扫描模型，通过数字化软件进行数据拟合，模拟排牙（图14），设计导板（图15），并3D打印。③在患者口内试戴导板（图16），确认就位后环切牙龈（图17），逐级备洞，在16（4.5mm×12mm）、14（4.0mm×12mm）、24（4.0mm×12mm）、26（4.5mm×12mm）位置植入Dentium Superline种植体（图18），旋入愈合基台（图19），并再次佩戴导板，确认植入位置（图20）。④术后拍摄CBCT确认种植体植入位置与术前设计是否一致（图21）。⑤确认4颗种植体初始稳定性均＞35N·cm后，为患者上复合基台（图22），口内Pick-up制作过渡义齿（图23），即刻负重（图24）。

（4）修复过程：4个月后在确认种植体周软硬组织无异常且ISQ值均＞70后，为患者口内取模，面弓转移（图25），上殆架（图26），制作个性化切导盘，并将扫描数据拟合到数字化软件中，设计一体化钛支架（图27），并模拟排牙（图28），最终通过CAD/CAM技术切削成形（图29）。将最终义齿戴入患者口内（图30～图34），调和抛光后可见牙齿形态自

作者单位：青岛建波口腔

通讯作者：刘兴旺；Email: 397355699@qq.com

然，咬合良好、并针对患者的高笑线，我们在美学区采用了半盖嵴、半压迫的方式提高了龈缘2mm，实现了美学与功能的统一（图35）。

（5）6个月后复查：CBCT示除14位点有少量骨吸收外，其余位点骨量稳定（图36）。患者对最终效果非常满意。

二、结果

借助数字化手段，进行了导板的高效设计和制作，实现了种植体的精准植入，完成了即刻负重，患者表示满意。

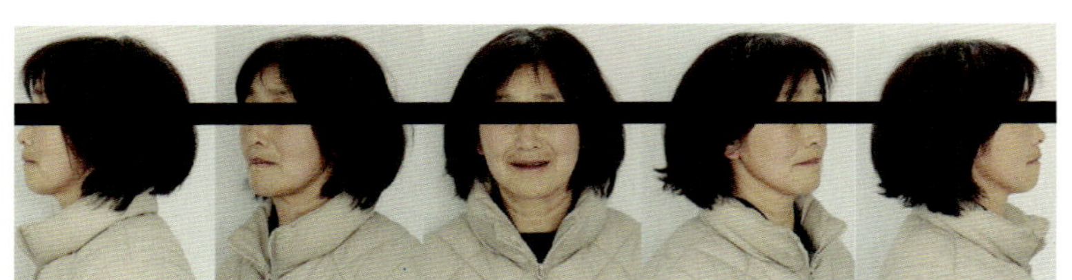

图1 术前患者面像

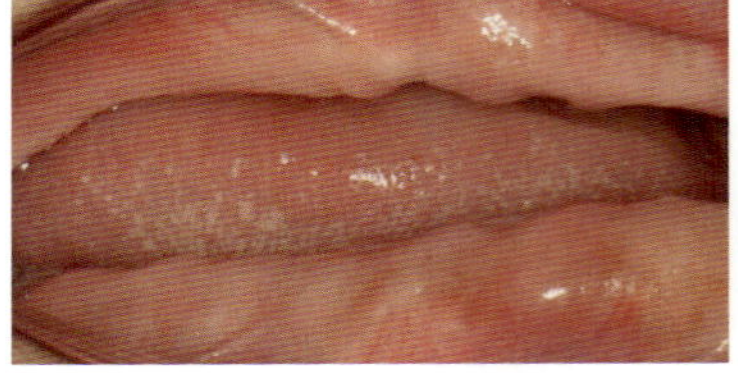

图2 术前患者口内右侧像

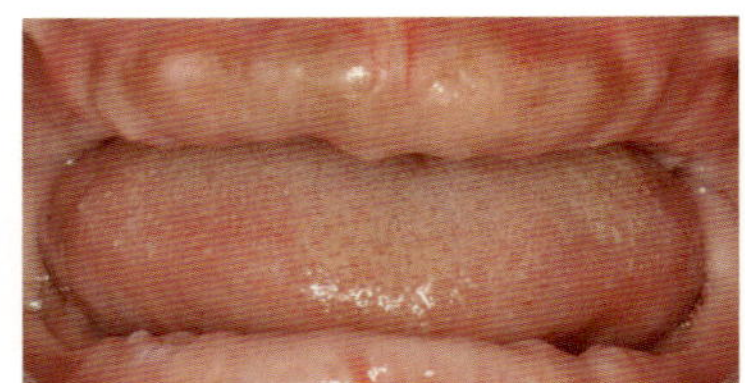

图3 术前患者口内正面像

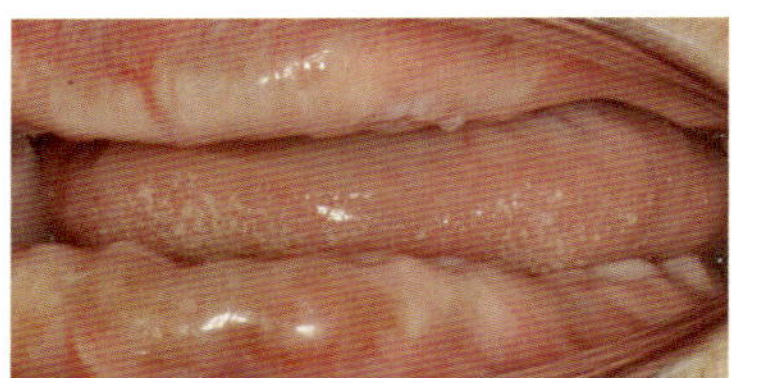

图4 术前患者口内左侧像

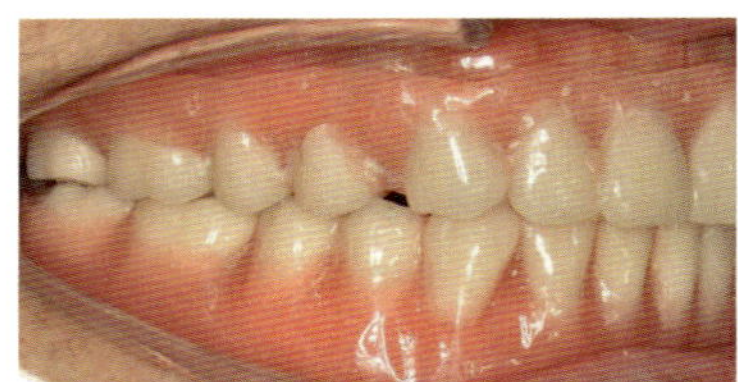

图5 术前患者原义齿右侧像

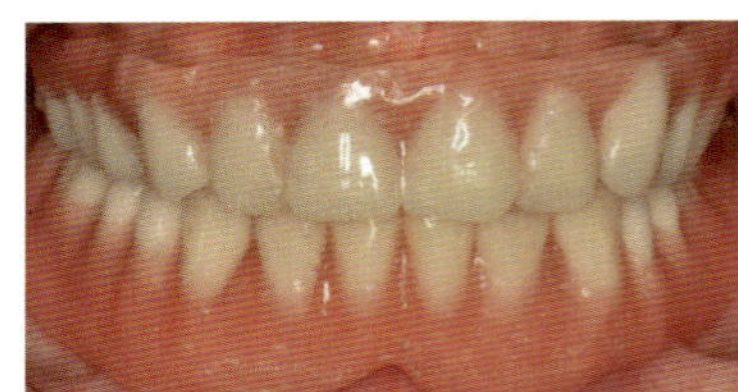

图6 术前患者原义齿正面像

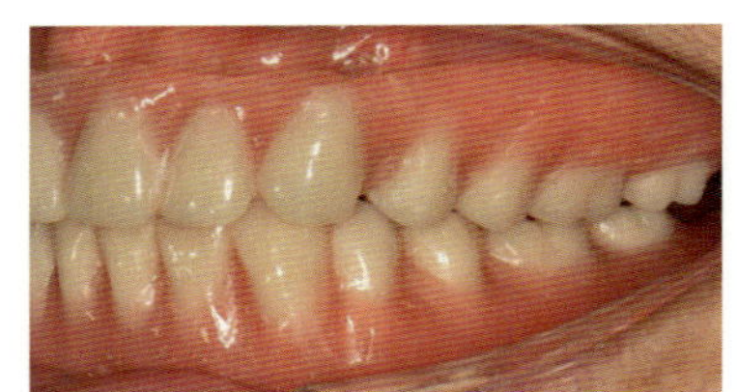

图7 术前患者原义齿左侧像

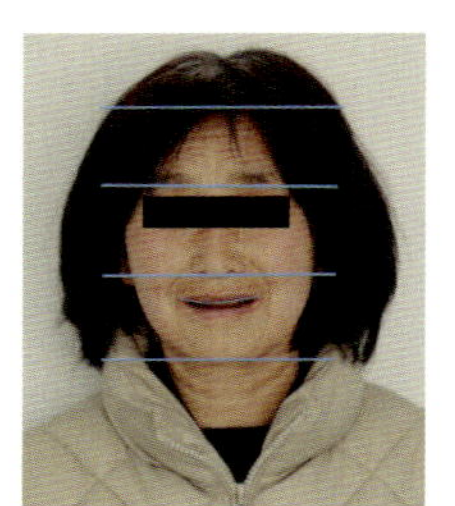

图8 患者面部比例协调，高位笑线

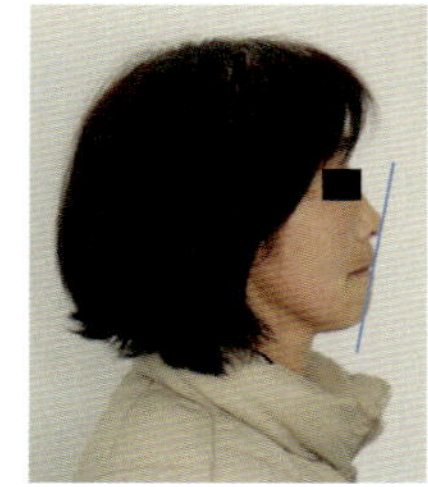

图9 患者侧貌为凸面型

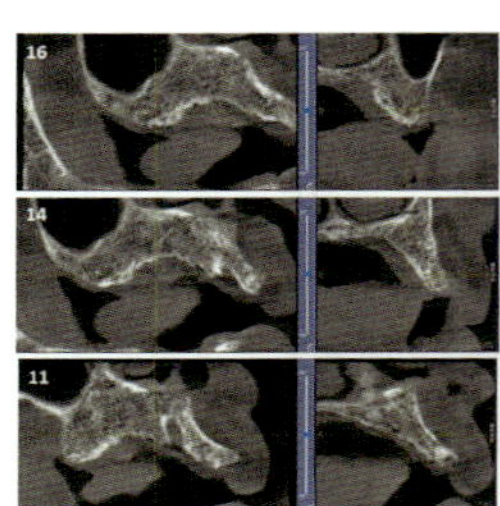

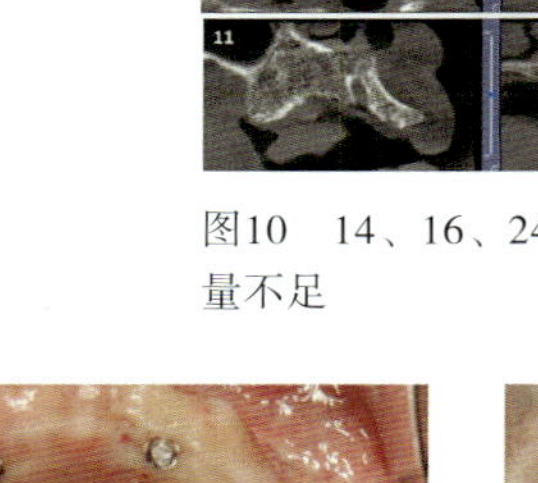

图10 14、16、24、26位点骨量尚可，上颌前牙区骨量不足

图11 DSD美学分析

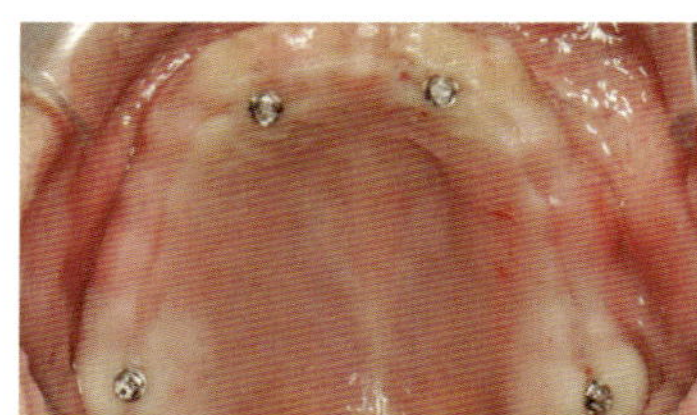

图12 植入4颗种植钉

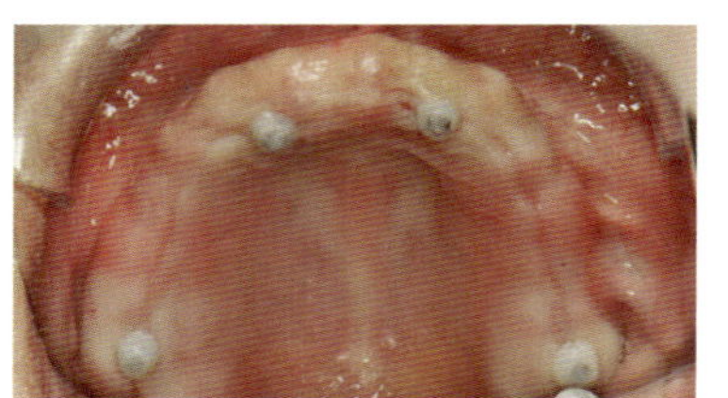

图13 树脂堆核

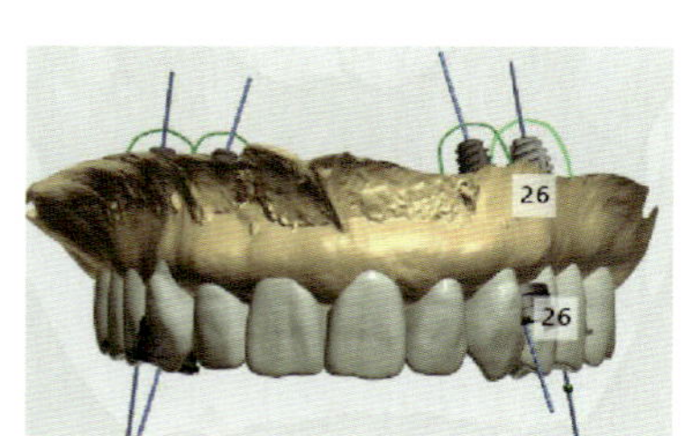

图14 模拟排牙

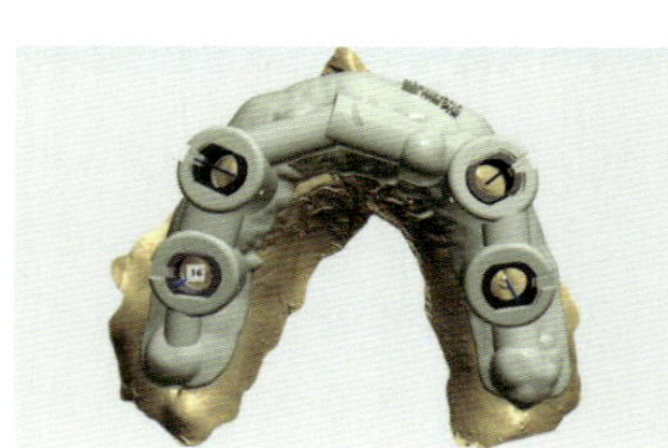

图15 设计导板

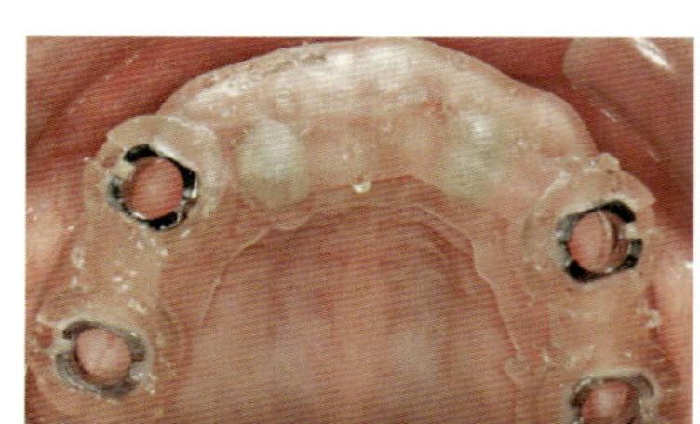

图16 试戴导板

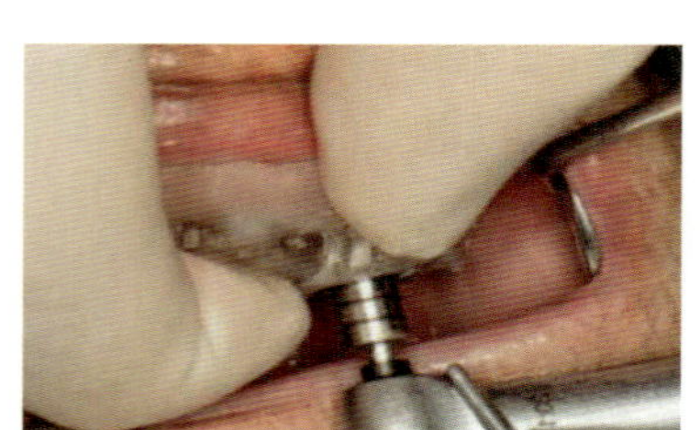

图17 环切牙龈

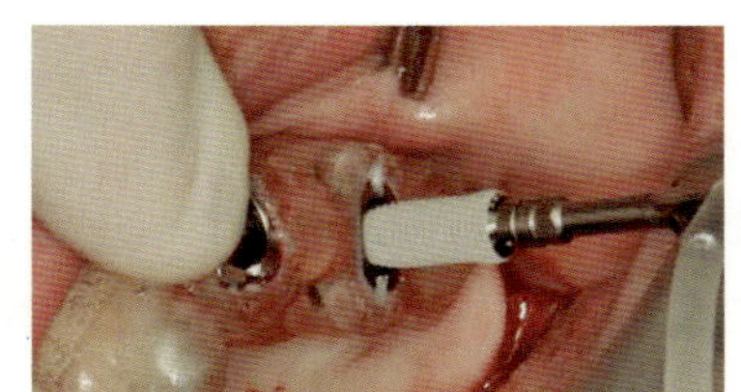
图18　逐级备洞，植入种植体

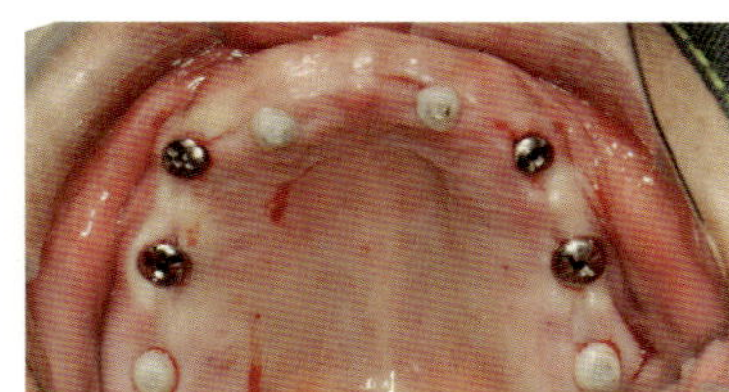
图19　旋入愈合基台

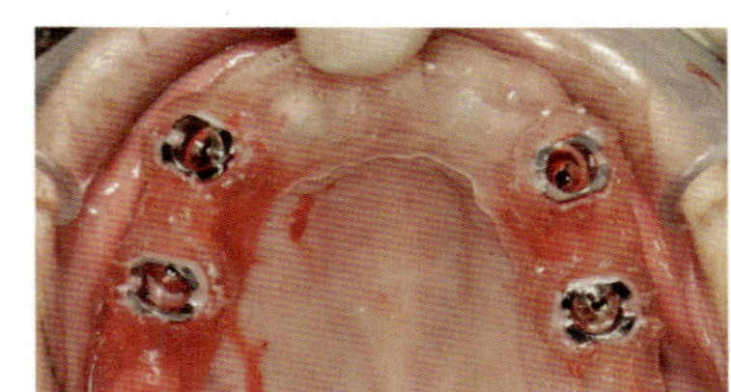
图20　再次佩戴导板，确认种植体位置

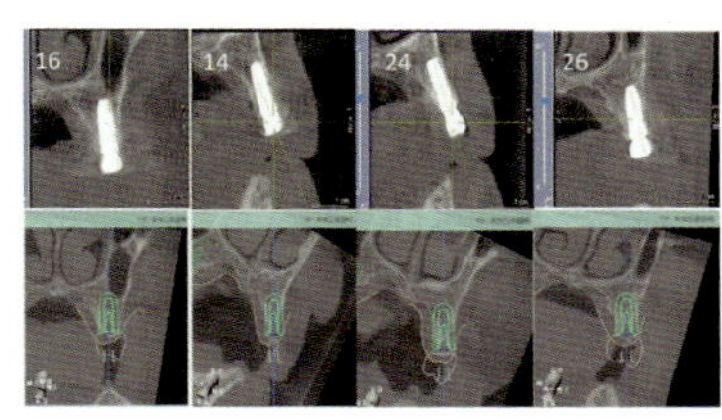
图21　术后CBCT示种植体植入位点与设计位点基本一致

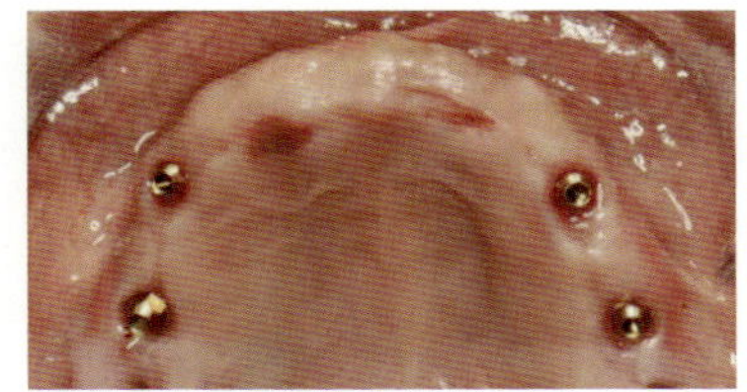
图22　上复合基台

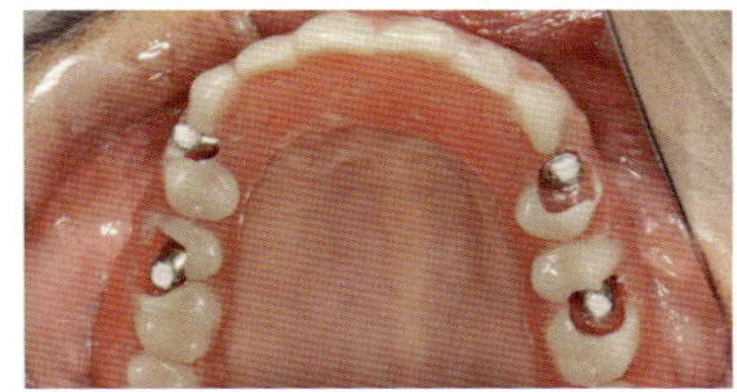
图23　口内Pick-up制作过渡义齿

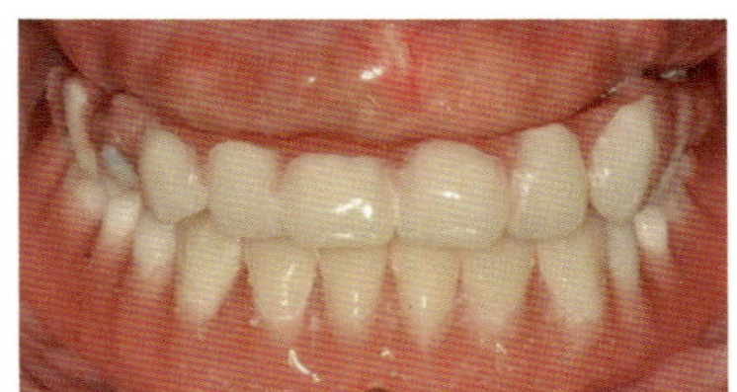
图24　即刻负重

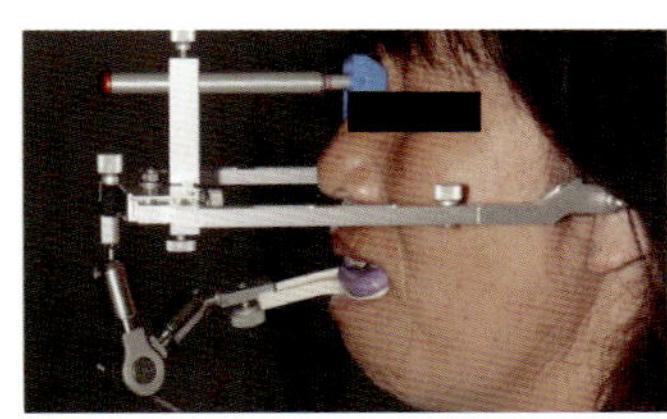
图25　面弓转移

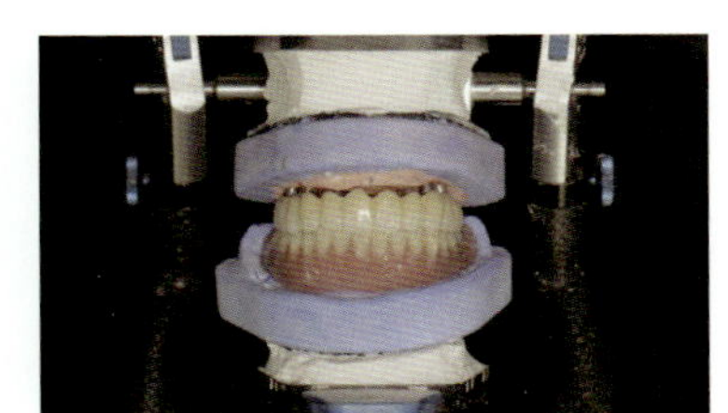
图26　上殆架

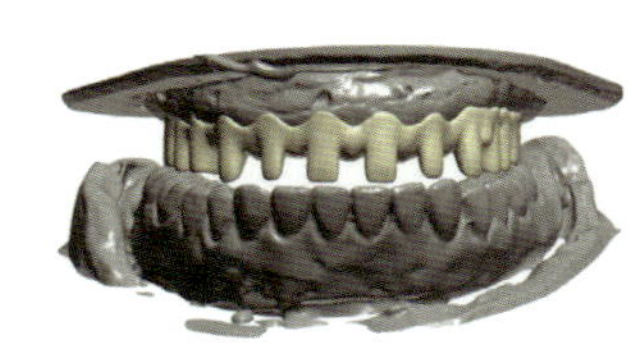
图27　设计一体化钛支架

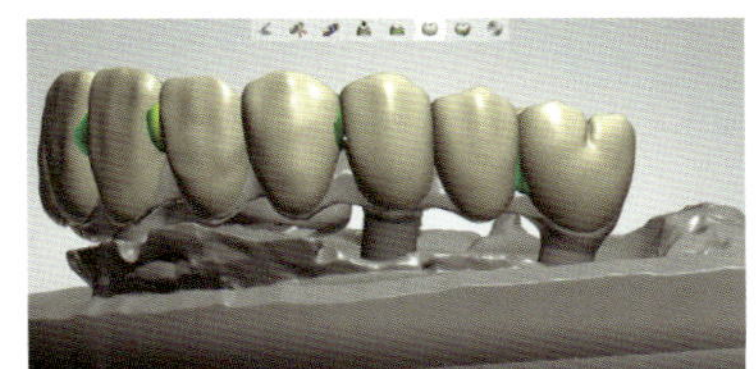
图28　最终数字化排牙

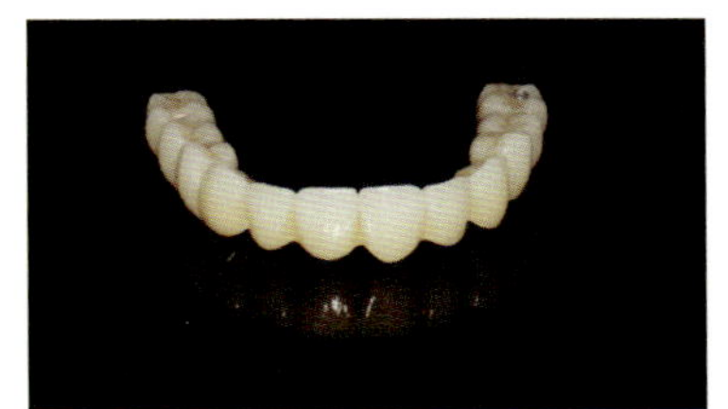
图29　最终修复体

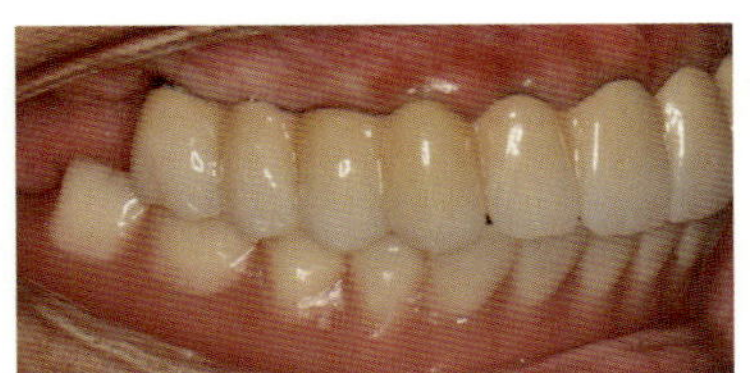
图30　修复后口内右侧像

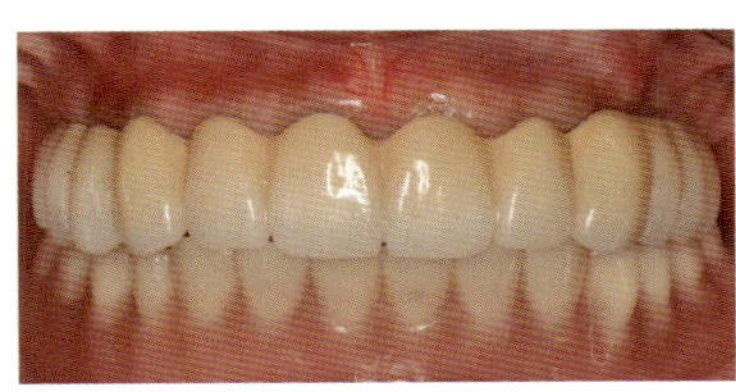
图31　修复后口内正面像

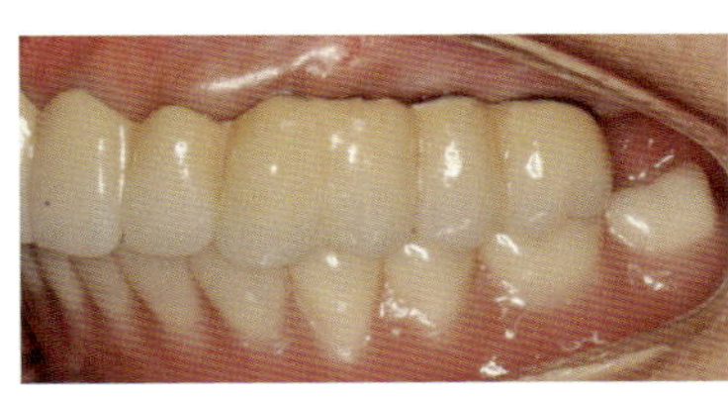
图32　修复后口内左侧像

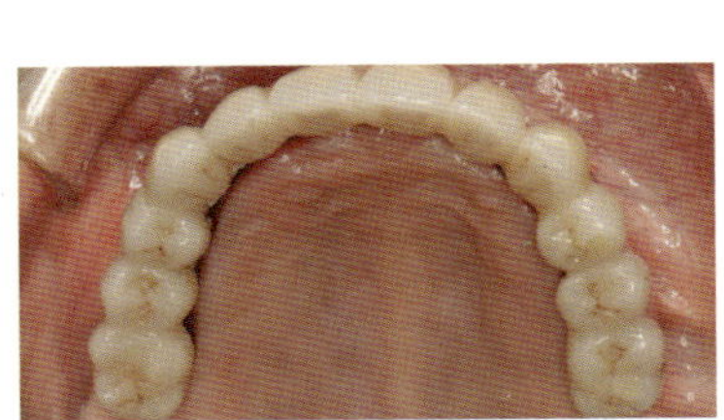
图33　修复后口内上颌像

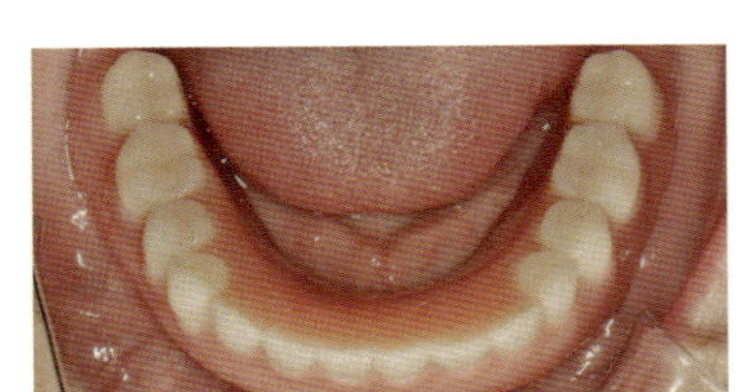
图34　修复后口内下颌像

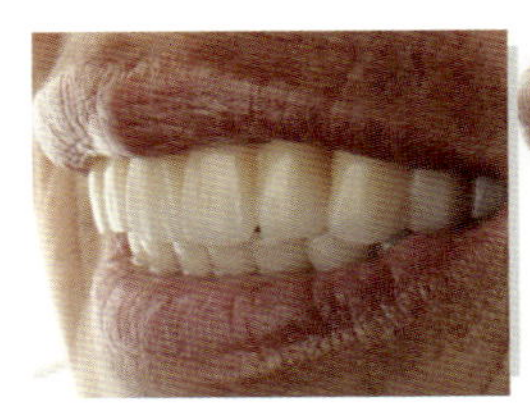
图35　修复后微笑像

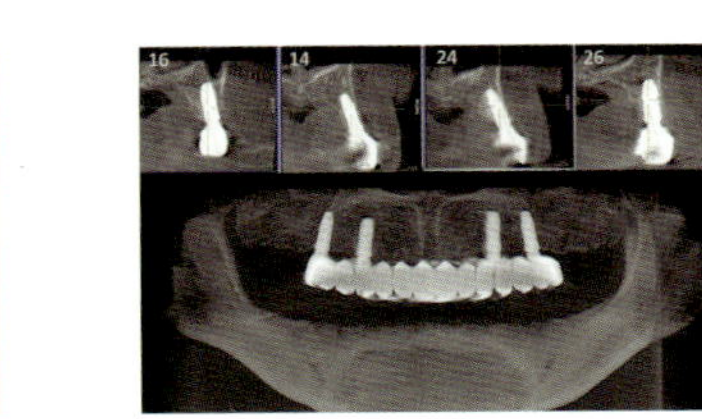
图36　6个月后CBCT复查

三、讨论

数字化种植导板和其他数字化的技术已经广泛应用于各种种植手术，其中涉及无牙颌的种植手术。数字化种植导板因其精准、高效、安全、微创等优点受到很多医生和患者朋友的青睐。但是不可否认的是也有很多医生比较抵触数字化导板。原因有以下几点：

1. 导板会有误差，尤其是黏膜支持式导板的误差会相对更大，容易导致植入位点不准等并发症。

2. 导板制作周期过长，一般需要10天以上的制作周期。

3. 导板的制作成本较高，有很大一部分患者难以承受导板的附加价格。

4. 医生和导板设计技师的沟通比较局限，通常是通过二维图像的粗略沟通，医生对实际植入位置把握不精准，无法术中准确评估植入精度。

但是我们相信，随着数字化技术的不断创新和发展，这些难点也会被逐一攻克，使我们可以更好地帮助患者。

种植钉支持式导板是一种可尝试的无牙颌导板方式，具有误差小、方便拆卸、便于就位、制作简单等优点。且种植钉支持式导板在翻瓣之后也可以实现很高的植入精度，值得在临床中大力推广。

四、结论

数字化技术在半口、全口种植伴咬合重建中能发挥重要的作用，整套椅旁数字化种植钉式导板的应用大大地减少了术前准备时间，缩短了治疗周期，提高了治疗效率，且能达到预期的治疗效果。

数字化精准种植体定位在无牙颌种植修复中的应用

刘雯君 许铭炎

摘要

目的：通过应用改良数字化精准种植体定位技术，实现无牙颌种植修复数字化模型制备。**材料与方法**：1例余留牙重度牙周病的老年患者，在拔除牙齿5个月后，于数字化导板引导下进行上下颌全口种植。临时修复后3个月，使用数字化精准种植体定位技术进行种植体定位，配合口内光学扫描，构建3D数字化模型，制作全口种植固定义齿。**结果**：最终全口种植固定修复体精确度良好，在无牙颌固定多颗种植体上部修复中应用改良数字化精准种植体定位技术，能够获得理想效果。**结论**：改良的数字化精准种植体定位技术兼具数字化印模的优点，不需要连接转移杆后使用托盘和印模材料，并且摄影测量程序可以在需要时中断一段时间后再继续，患者感到舒适，也节省了口腔科医生的经济成本和时间成本；同时，它规避了口腔光学扫描的局限性，提高了3D模型的精准度，是进行无牙颌种植固定修复的有效工具，实现了可预期、准确的被动就位，避免相关机械及生物学并发症的发生。

关键词：数字化；种植体定位；无牙颌；多颗种植体

一、材料与方法

1. 病例简介 79岁男性患者。主诉：要求种植修复。现病史：上下颌牙齿因松动拔除5个月，曾行可摘义齿修复，现自觉效果不佳，就诊我科要求种植修复。既往体健，否认高血压、糖尿病及其他系统性疾病史；否认夜磨牙病史。口内检查：上下颌牙列缺失，牙龈轮廓丰满，上下颌骨覆殆、覆盖关系正常（图2～图4）。口外检查：患者颜面部对称，开口度正常，开口型正常、无偏斜，颞下颌关节区无压痛、弹响等异常（图1）。CBCT示：16、26种植位点骨高度3mm，其余种植位点骨量充足（图5）。

2. 诊断 牙列缺失。

3. 治疗过程

（1）术前准备：口内印模，戴入放射定位导板进行CBCT扫描，制备上下颌3D打印数字化导板。

（2）上颌种植手术：3D打印数字化半程导板引导下定位（图6，图7），预备种植体窝，15行上颌窦底提升术，分别于12、22位点植入Dentium 4.0mm×10mm种植体，15、25位点倾斜植入Dentium 4.5mm×12mm种植体（图8），33、36、43、46位点植入Dentium 4.5mm×10mm种植体（图9），种植体初始稳定性良好，上螺栓固位复合基台加力35N·cm，连接基台保护帽（图10），缝合关闭创口。

（3）临时修复：术后1周，制作一体式螺丝固位临时修复体，去除悬臂（图10，图11），拍摄全景片显示被动就位良好（图12）。试戴2个月后患者自觉临时修复体外形不佳，使用旧临时修复体上殆架记录咬合关系，重新制作带悬臂的临时义齿（图13，图14）。

（4）3个月后复查：患者颜面部对称，面下1/3距离与整体面部协调，开口度正常，开口型正常、无偏斜，颞下颌关节区无压痛、弹响等异常（图15）。CBCT显示双侧颞颌下关节位置无异常。

（5）改良数字化摄影精准印模：取下临时修复体，所有螺丝固位基台上方连接种植体定位杆（图16，图17），在患者正前方放置红外收发设备，快速捕捉种植体空间位置（图18）；取下扫描杆，使用数字化光学扫描仪采集复合基台、软组织及临时冠信息（图19）。

（6）制作永久上部修复体：拟合种植体的位置数据及与软组织、临时冠相对位置关系（图20），3D打印上下颌模型及殆架，CAD/CAM切削螺丝固位钛杆，进行口内螺丝固定试验（图21）及影像学检查（图22），验证未来修复体的被动就位。金属杆上制作蜡型在口内试戴，检查口内咬合情况。

（7）根据临时冠信息数字化排牙（图23）：回切后CAD/CAM切削钛支架+全锆单冠修复体（图24），永久修复（图25～图30）。

（8）种植修复后定期复查（图31）。

二、结果

最终修复体戴入后，被动就位良好；患者面型得到恢复，咬合均匀稳定，术后修复效果满意。

作者单位：厦门医学院附属口腔医院

通讯作者：许铭炎；Email: mingyan_xu@qq.com

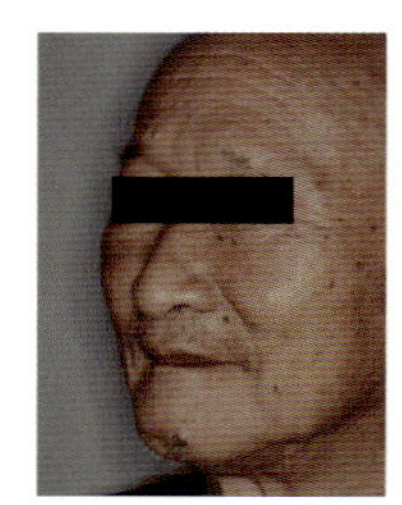
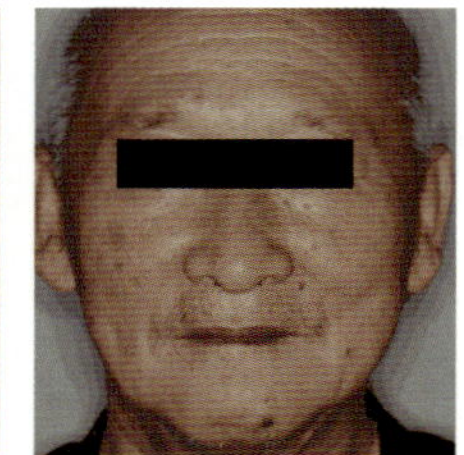
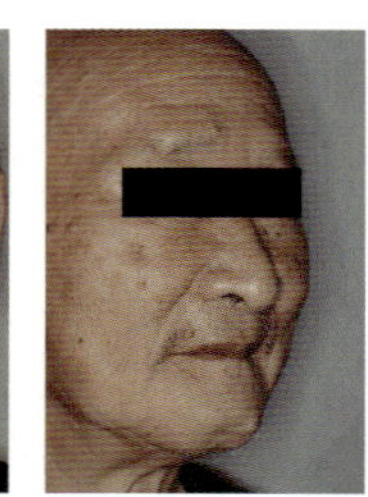

图1 术前面像

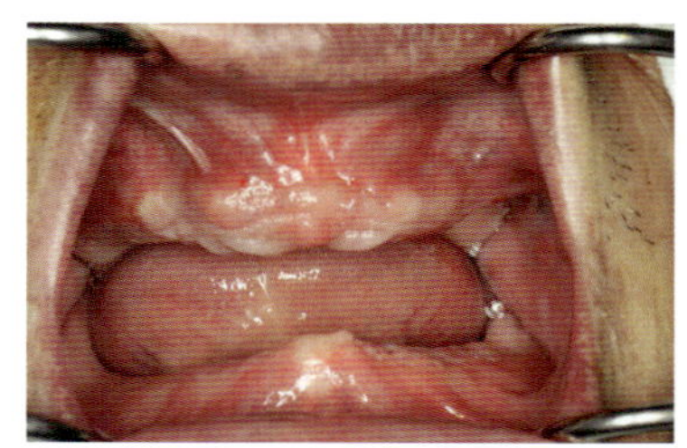

图2 术前口内像

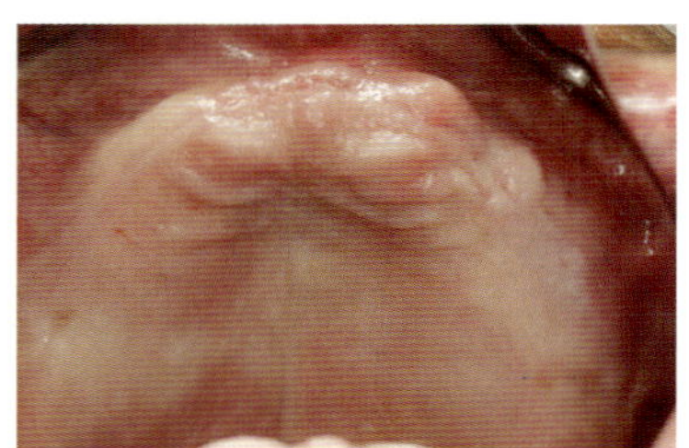

图3 术前上颌口内像

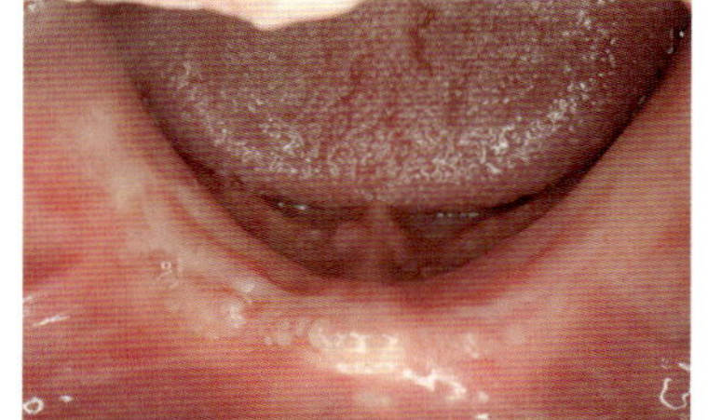

图4 术前下颌口内像

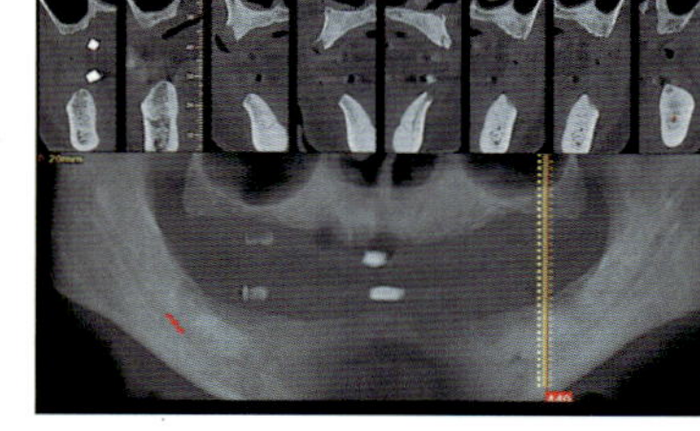

图5 术前CBCT

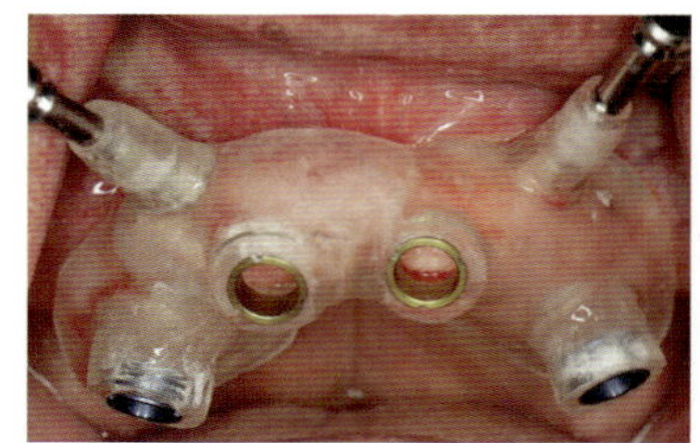

图6 上颌导板引导下植入种植体

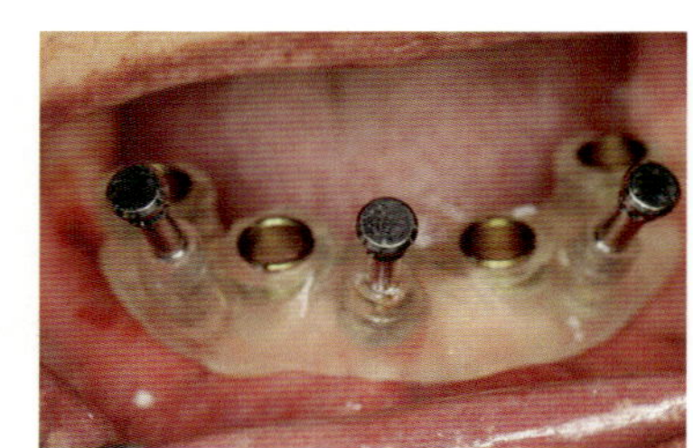

图7 下颌导板引导下植入

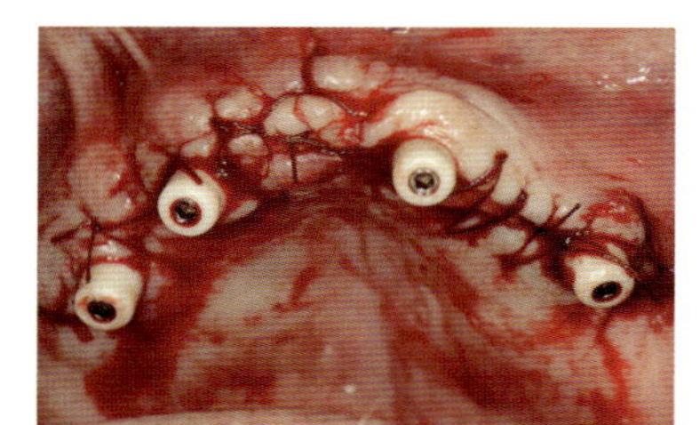

图8 上颌基台保护帽

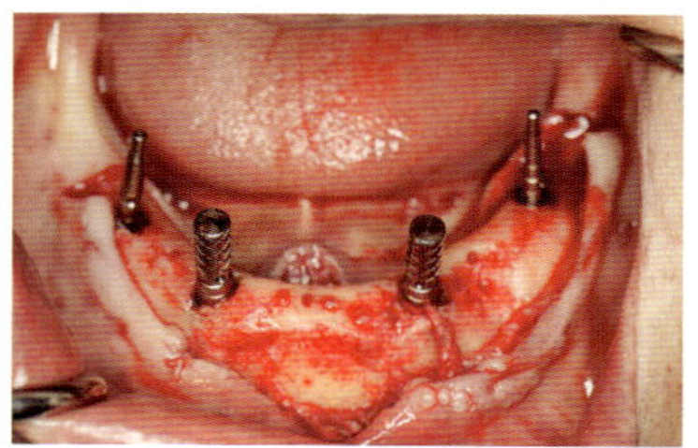

图9 下颌种植体位置及方向

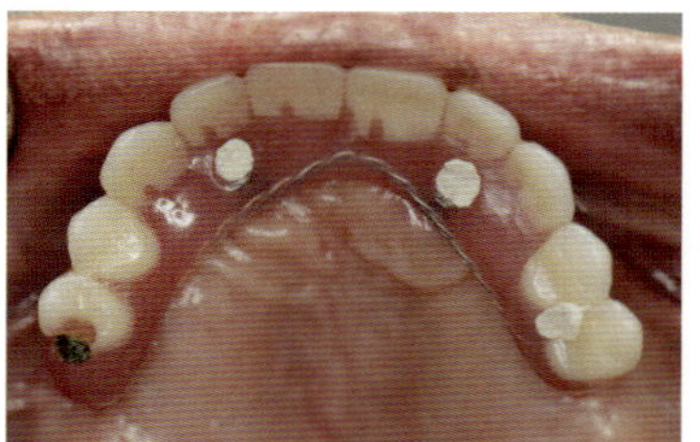

图10 第1副上颌临时修复体

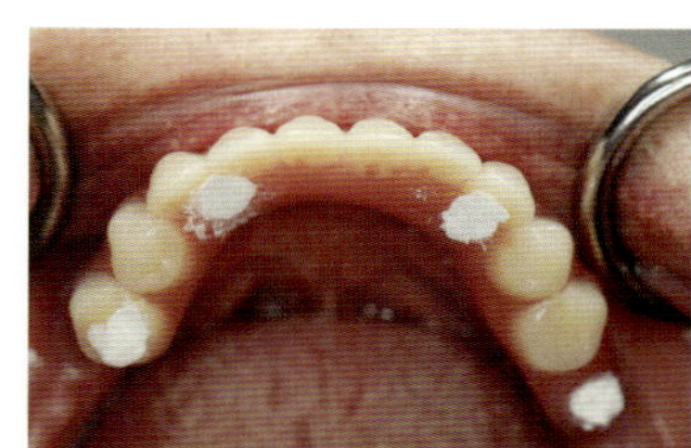

图11 第1副下颌临时修复体

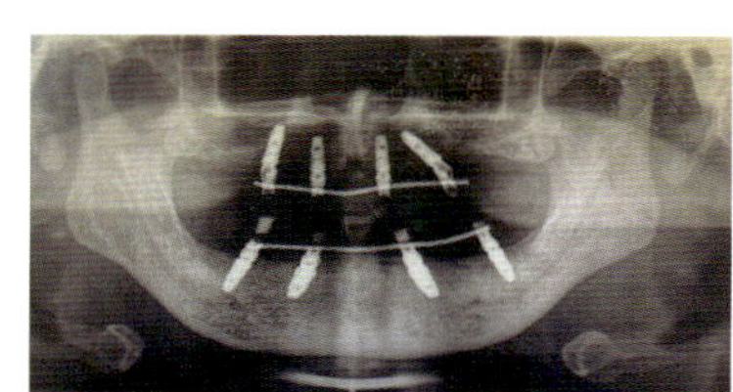

图12 临时修复后全景片

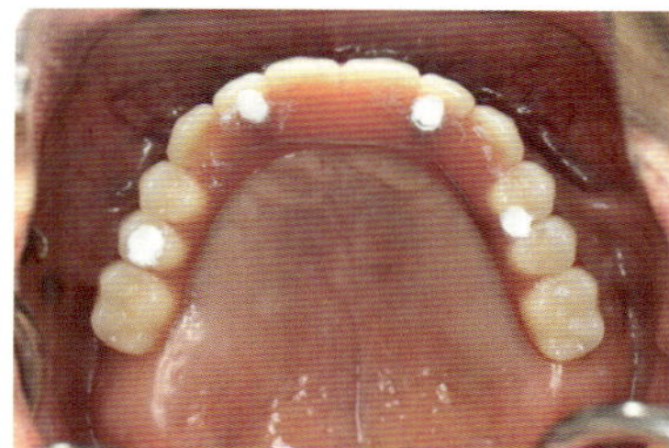

图13 第2副上颌临时修复体

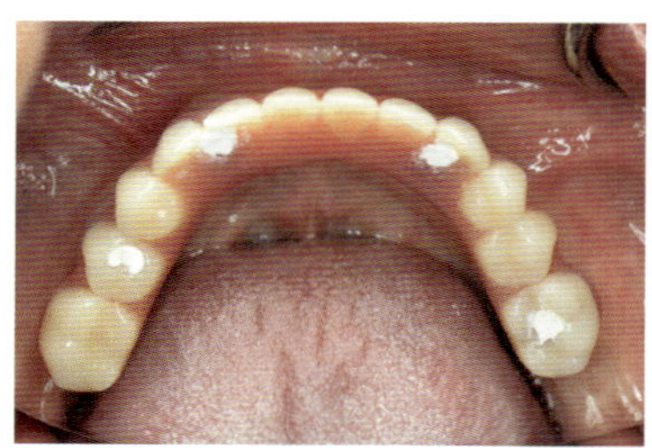

图14 第2副下颌临时修复体

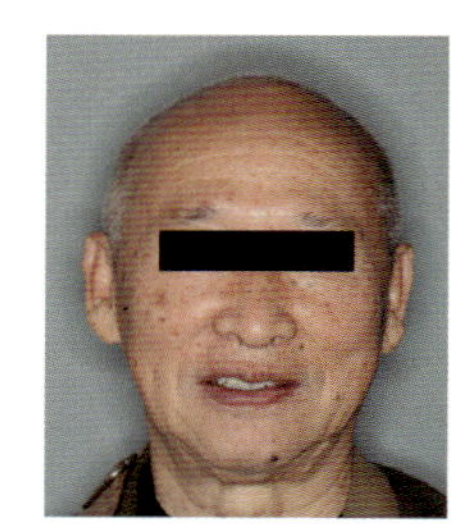

图15 术后3个月复查面像

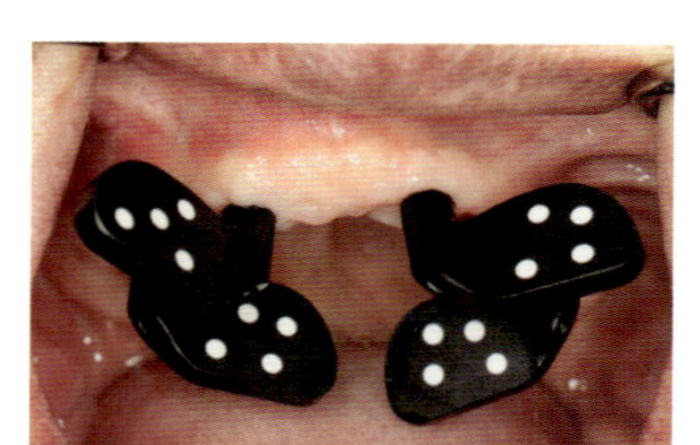

图16 上颌种植体连接定位器

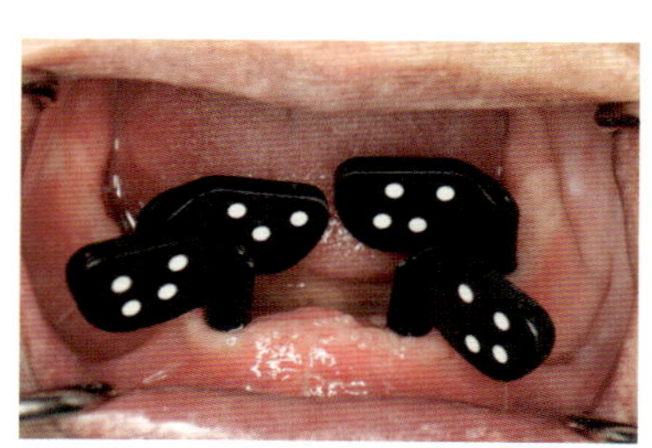

图17 下颌种植体连接定位器

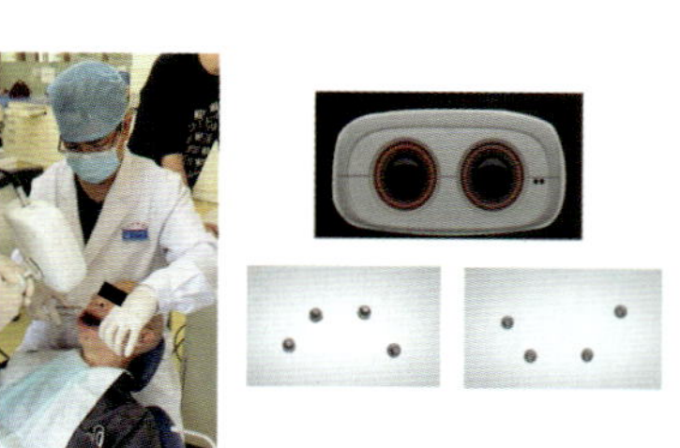

图18 口外摄像获取种植体位置

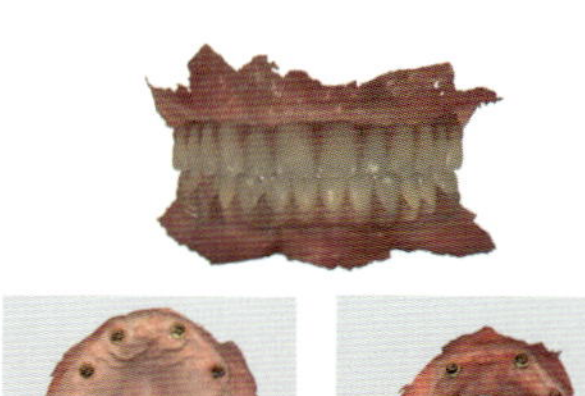

图19 口内光学扫描

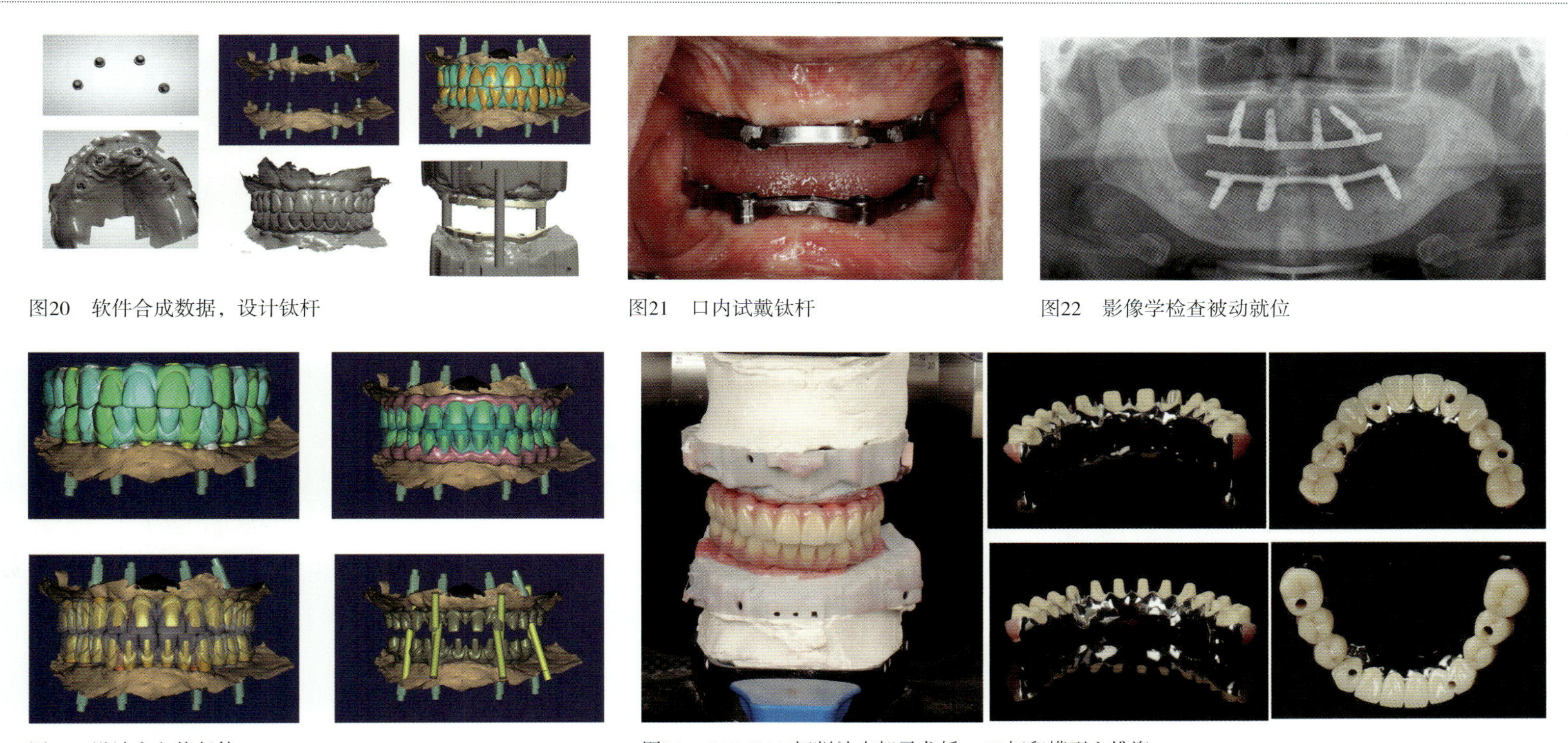

图20 软件合成数据，设计钛杆

图21 口内试戴钛杆

图22 影像学检查被动就位

图23 设计永久修复体

图24 CAD/CAM切削钛支架马龙桥，3D打印模型上堆瓷

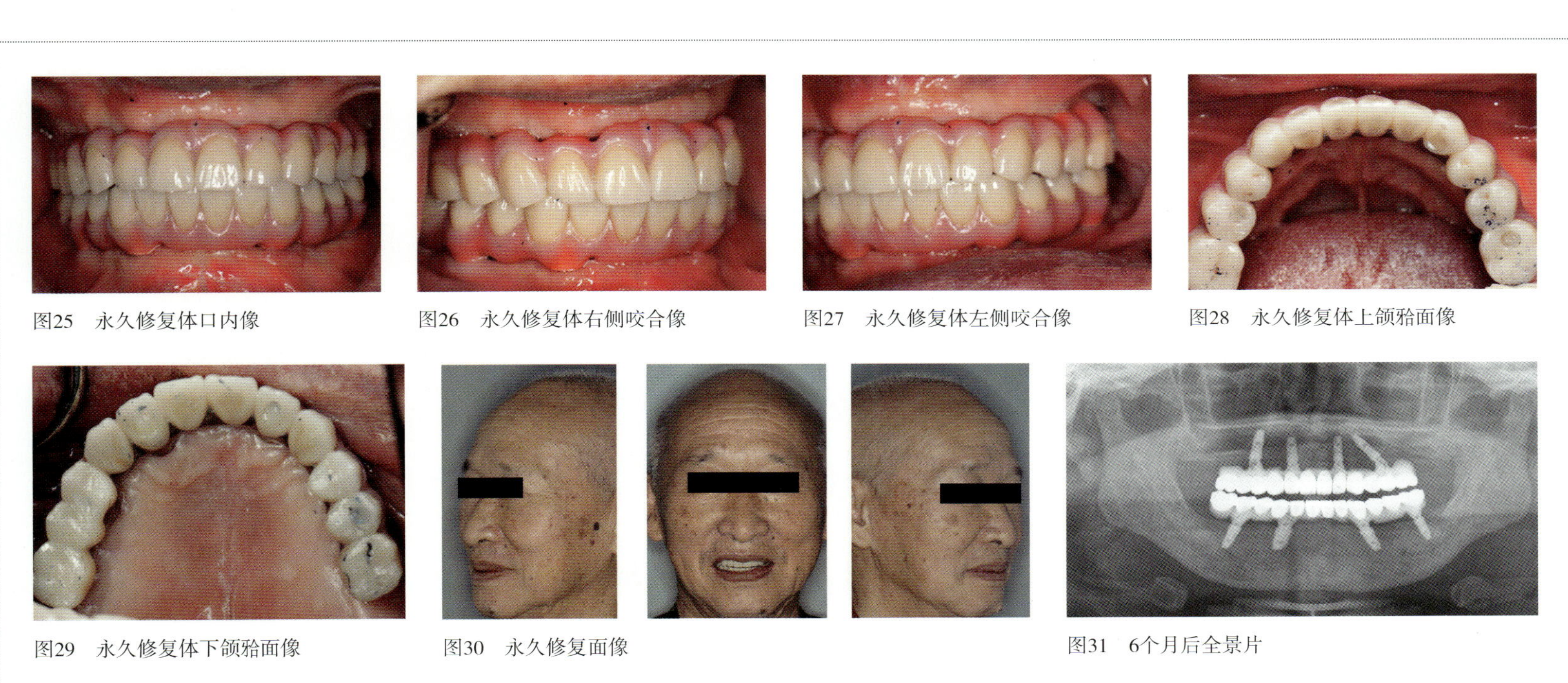

图25 永久修复体口内像

图26 永久修复体右侧咬合像

图27 永久修复体左侧咬合像

图28 永久修复体上颌殆面像

图29 永久修复体下颌殆面像

图30 永久修复面像

图31 6个月后全景片

三、讨论

对于无牙颌多颗种植体上部修复来说，使用树脂连接转移杆后应用高分子材料印模是一种常规的方法。但是，传统的印模材料必须在口腔中放置5～8分钟，会引起敏感患者的恶心和不适；材料的收缩变形、取模及灌模中的移动有可能造成模型的不准确；在手术后即刻负载时，还有可能造成创口感染。

尽管种植数字印模技术已经有了很大进展，可以提高患者的舒适度，但是在无牙颌全牙弓种植修复中也存在一定局限性：血液、唾液的污染会影响成像的准确性；在操作过程中不建议中断，软组织移动性太大的患者很难进行操作；最重要的是，由于校准误差等原因，大部分现存的系统仍无法在大跨度固定种植修复体上获得足够的精确度，限制了它在无牙颌种植固定修复中的应用。

这个病例中的改良数字化精准种植体定位技术，通过口外放置的红外接收设备与扫描杆的反射，在计算机中生成种植体的精准定位。由于该技术无法获取软组织及临时冠信息，因此必须配合额外的口内光学扫描，或者制取传统种植模型进行扫描作为补充，将两份数字文件——一份种植体的定位的信息，一份基台、软组织和牙齿的光学信息，进行拟合配准，生成最终的3D数字化模型，它包含了牙齿、软组织和种植体的信息，最终参照临时冠形态设计制作了数字化永久修复体。

有文献表明，这种全口种植数字化印模定位仪比以往的数字化光学扫描获得了更好的精准度。为了验证该数字化印模的被动就位效果，我们在永久修复体前直接在数字化模型上设计CAD/CAM切削螺丝固位钛杆，戴入患者口内后，采用单螺丝固定实验及影像学来评估最终修复体的被动就位情况，再进行永久修复体的制作，发现达到临床可以接受的效果。

四、结论

改良的数字化精准种植体定位技术兼具数字化印模的优点，不需要连接转移杆后使用托盘和印模材料，并且摄影测量程序可以在需要时中断一段时间后再继续，患者感到舒适，也节省了口腔科医生的经济成本和时间成本；同时，它规避了口腔光学扫描的局限性，提高了3D模型的精准度，是进行无牙颌种植固定修复的有效工具，实现了可预期、准确的被动就位，避免相关机械及生物学并发症的发生。

参考文献

[1] Wee AG, Aquilino SA , Schneider RL. Strategies to Achieve Fit in Implant Prosthodontics: A Review of the Literature[J]. The International journal of prosthodontics, 1999, 12(2):167–178.

[2] M Revilla–León, Att W, Mözcan, et al. Comparison of conventional, photogrammetry, and intraoral scanning accuracy of complete–arch implant impression procedures evaluated with a coordinate measuring machine[J]. The Journal of Prosthetic Dentistry, 2020, 125(3):470–478.

[3] Asd A, Gpd B. Comparative study of the accuracy of an implant intraoral scanner and that of a conventional intraoral scanner for complete–arch fixed dental prostheses[J]. The Journal of Prosthetic Dentistry, 2021.

[4] PeñArrocha–Diago M, Balaguer–Martí JC, PeñArrocha–Oltra D, et al.A combined digital and stereophotogrammetric technique for rehabilitation with immediate loading of complete–arch, implant–supported prostheses: A randomized controlled pilot clinical trial [J]. The Journal of prosthetic dentistry, 2017, 118(5):596–603.